Das neurologische
Gutachten

Das neurologische Gutachten

Herausgegeben von
Heinz-Harro Rauschelbach / Kurt-Alphons Jochheim

Mit Beiträgen von

B. Benz	G. Hennies	H. Plänitz
W. Beuche	H. C. Hopf	K. Poeck
W. Blumenthal	G. Huber	H.-H. Rauschelbach
H.-J. Braune	G. Huffmann	G. Ritter
P. H. Bresser	K.-A. Jochheim	A. Ritz
H. U. Debrunner	M. Kammrath	H. G. Schlack
W. Ehrengut	J.-U. Krainick	H. Silomon
J. Ehrengut-Lange	H. Lewrenz	W. Spann
W. Firnhaber	F.-W. Meinecke	W. Tackmann
G. Gross	G. Möllhoff	P. Wessel
G. Harrer	I. Pampus	
H.-H. Heinsohn	H. Penin	

2., neubearbeitete und erweiterte Auflage

17 Abbildungen, 53 Tabellen

Georg Thieme Verlag Stuttgart · New York 1995

Die Deutsche Bibliothek – CIP-Einheitsaufnahme

Das neurologische Gutachten / hrsg. von
Heinz-Harro Rauschelbach, Kurt-Alphons Jochheim. Mit
Beitr. von B. Benz ... – Stuttgart ; New York : Thieme 1995
NE: Rauschelbach, Heinz-Harro [Hrsg.]; Benz, B.

1. Auflage 1984

Geschützte Warennamen (Warenzeichen) werden *nicht* besonders kenntlich gemacht. Aus dem Fehlen eines solchen Hinweises kann also nicht verschlossen werden, daß es sich um einen freien Warennamen handele.

Das Werk, einschließlich aller seiner Teile, ist urheberrechtlich geschützt. Jede Verwertung außerhalb der engen Grenzen des Urheberrechtsgesetzes ist ohne Zustimmung des Verlages unzulässig und strafbar. Das gilt insbesondere für Vervielfältigungen, Übersetzungen, Mikroverfilmungen und die Einspeicherung und Verarbeitung in elektronischen Systemen.

© 1984, 1995 Georg Thieme Verlag,
Rüdigerstraße 14, D-70469 Stuttgart
Printed in Germany
Satz: Mitterweger Satz GmbH, Plankstadt
gesetzt auf: MS-DOS DTP-System Pagemaker 5.0
Druck: Gutmann + Co., Talheim

Wichtiger Hinweis:

Wie jede Wissenschaft ist die Medizin ständigen Entwicklungen unterworfen. Forschung und klinische Erfahrung erweitern unsere Erkenntnisse, insbesondere was Behandlung und medikamentöse Therapie anbelangt. Soweit in diesem Werk eine Dosierung oder eine Applikation erwähnt wird, darf der Leser zwar darauf vertrauen, daß Autoren, Herausgeber und Verlag große Sorgfalt darauf verwandt haben, daß diese Angabe dem Wissenstand bei Fertigstellung des Werkes entspricht. Für Angaben über Dosierungsanweisungen und Applikationsformen kann vom Verlag jedoch keine Gewähr übernommen werden. Jeder Benutzer ist angehalten, durch sorgfältige Prüfung der Beipackzettel der verwendeten Präparate und gegebenenfalls nach Konsultation eines Spezialisten, festzustellen, ob die dort gegebene Empfehlung für Dosierungen oder die Beachtung von Kontraindikationen gegenüber der Angabe in diesem Buch abweicht. Eine solche Prüfung ist besonders wichtig bei selten verwendeten Präparaten oder solchen, die neu auf den Markt gebracht worden sind. Jede Dosierung oder Applikation erfolgt auf eigene Gefahr des Benutzers. Autoren und Verlag appellieren an jeden Benutzer, ihm etwa auffallende Ungenauigkeiten dem Verlag mitzuteilen.

ISBN 3-13-659802-4   1 2 3 4 5 6

Vorwort zur 2. Auflage

Das vor elf Jahren für dieses Buch entwickelte Konzept bedurfte für viele der vom Neurologen zu begutachtenden Erkrankungs- und Verletzungsfolgen keiner grundlegenden Neuordnung. Trotzdem wurde eine umfassende Neubearbeitung des Buches erforderlich, da beispielsweise im vergangenen Jahrzehnt ein erheblicher Zugewinn an Verfahren erkennbar wurde, die für die Sicherung der Diagnose sowie Funktionsbeeinträchtigungen nutzbar und auch für die gutachtliche Beurteilung unverzichtbar sind. Ein zumindest gleich großes Gewicht kam neuen gesetzlichen Bestimmungen im Sozial-, Zivil- und Verwaltungsrecht und ebenso höchstrichterlichen Entscheidungen zu, die die geltenden Gesetze in auch für die Gutachter relevanter Weise interpretieren.

Fünfzehn neue Autoren konnten für die Mitarbeit an der 2. Auflage gewonnen werden. Es sind zwölf Beiträge neu aufgenommen bzw. völlig neu verfaßt worden, und die verbliebenen Kapitel sind aktualisiert und wesentlich erweitert worden.

Wir sind überzeugt, daß dem als Sachverständigen tätigen Neurologen viele wichtige neue Informationen zur Verfügung gestellt werden, die ihm helfen, im Einzelfall eine sachgerechte Beurteilung abzugeben. Der Gutachter, selbst mit renommierter Ausbildung, wird sich zumeist nicht allein auf seine „anerkannte Schule" verlassen können; er muß im Interesse seiner Vermittlungsaufgabe zwischen dem individuellen Anliegen des Gutachtenprobanden und den jeweils zur Verfügung stehenden Leistungen des Rechts- und Sozialstaates die für den Verwaltungsakt oder die Gerichtsentscheidung zu fordernde ärztliche Kompetenz bereitstellen.

Der Umfang gutachtlicher Aufgaben ist erheblich angewachsen. Im Sozialrecht sind neben finanziellen Leistungen auch Beurteilungen zu vorausgehenden Rehabilitationsleistungen erforderlich, denen auch in dieser Auflage ein hoher Stellenwert zugewiesen wird. Im übrigen haben uns die sich öffnenden Grenzen in Europa veranlaßt, auch die Verhältnisse in Österreich und in der Schweiz einzubeziehen.

Für den neu entstandenen Zweig der sozialen Sicherung, die soziale Pflegeversicherung (SGB XI), haben wir bis zum Abschluß der Vorbereitungen für diese Auflage nur die gutachtenrelevanten Gesetzestexte und erste Überlegungen hierzu einbringen können. Hieraus wird noch eine eigenständige Begutachtungsaufgabe erwachsen, die – wie auch in anderen Bereichen des Sozialrechts – nicht diagnoseorientiert ist, sondern auf individuelle und soziale Folgen unterschiedlicher Behinderungen abhebt; in Zukunft werden die speziellen Richtlinien und vermutlich auch die Rechtsprechung manches Neues für den Sachverständigen bringen.

In der Hoffnung, aus dem Kreis neurologischer Gutachter, der Sozialleistungsträger oder der Rechtsprechung weitere Anregungen für die Zukunft zu erhalten, geben wir die 2. Auflage in die Hände des sachkundigen Lesers, verbunden mit einem herzlichen Dank an alle Mitautoren für ihre sorgfältig und fachkompetent erarbeiteten Beiträge, an Herrn Hennies für seine erneute juristische „Supervision" des Grundlagenteils und schließlich an den Georg Thieme Verlag für die gute Zusammenarbeit und vorzügliche Ausstattung des Buches.

Bonn/Erftstadt, im Januar 1995
Heinz-Harro Rauschelbach
Kurt-Alphons Jochheim

Vorwort zur 1. Auflage

Zu den Aufgaben des Arztes gehört auch die Sachverständigentätigkeit, und ihre Bedeutung ist größer, als dies in der ärztlichen Ausbildung und Weiterbildung, im medizinischen Schrifttum und auch im allgemeinen bei Ärztekongressen zum Ausdruck kommt. In der Bundesrepublik Deutschland müssen in jedem Jahr Millionen von Verwaltungs- und Gerichtsentscheidungen – vor allem im Bereich der sozialen Sicherung – getroffen werden, die eine ärztliche Begutachtung voraussetzen und von der Qualität des jeweiligen Gutachtens entscheidend mitbestimmt werden. Dabei sind – schon infolge des stark gegliederten Systems unserer sozialen Sicherung – die Fragen, die an den ärztlichen Gutachter gestellt werden, sehr verschiedenartig, und die Antworten, die in den einzelnen Gutachtenzweigen gegeben werden müssen, erfordern viele spezielle Kenntnisse. Dies gilt ebenso für die gutachtliche Beurteilung des ursächlichen Zusammenhangs zwischen bestimmten Schädigungsereignissen und den als Folge geltend gemachten Gesundheitsstörungen wie für die Beurteilung des Behinderungsgrades, von Berufsunfähigkeit, Erwerbsunfähigkeit, Dienstunfähigkeit, Arbeitsunfähigkeit und der Verfügbarkeit für den Arbeitsmarkt bis hin zur Begutachtung der Fahrtauglichkeit und der Geschäfts- und Testierfähigkeit. Alle diese Beurteilungen erfordern nicht nur ein solides medizinisches Fachwissen, sondern auch fundierte Kenntnisse der relevanten Rechtsgrundlagen und Rechtsbegriffe sowie von höchstrichterlichen Entscheidungen, die das geschriebene Recht in besonderen Fragen weiter spezifiziert und interpretiert haben.

Unter diesem Aspekt kommen im ersten Teil dieses auf die Begutachtungen in der Neurologie ausgerichteten Buches zunächst sieben Ärzte zu Wort, die in ihrer Tätigkeit ganz spezielle Erfahrungen und Erkenntnisse zu den einzelnen Grundbegriffen der Begutachtung gesammelt haben. Ihre Ausführungen sind abschließend von einem Juristen, Herrn Hennies, der ein hervorragender Kenner sowohl des Sozialrechts als auch der Probleme des Gutachtenwesens ist, durchgesehen und zu manchen Rechtsfragen noch ergänzt worden, was den Wert dieser ersten Kapitel noch erhöht.

Im zweiten Teil des Buches werden dann von siebzehn weiteren Autoren die wichtigsten speziellen Gutachtenfragen der Neurologie erörtert, wobei – soweit wie möglich und nötig – auf den ersten Teil des Buches Bezug genommen wird und auch Fragen der Rehabilitation, die bei der Begutachtung beachtet werden müssen, besprochen werden. Wir als Herausgeber haben uns bemüht, auf eine möglichst einheitliche Gestaltung aller Beiträge hinzuwirken, damit dieses Buch auch seinem Anspruch als Nachschlagewerk gerecht werden kann. Trotzdem haben alle Beiträge ein von den Autoren bestimmtes individuelles Gepräge behalten, wie auch ein gutes Gutachten durch eine individuelle Form der Darstellung noch an Wert und Überzeugungskraft gewinnen kann.

In diesem Sinne legen wir dieses Werk vor in der Hoffnung, daß es für den Alltag der praktischen gutachtlichen Tätigkeit nützlich ist und den Blick für den gesamten Fragenkreis gutachtlicher Beurteilungen in der Neurologie öffnet.

Bonn/Köln, im Frühjahr 1984
Heinz-Harro Rauschelbach
Kurt-Alphons Jochheim

Anschriften

Benz, B., Dipl.-Psych.
 Leit. Psychologin des Neurolog. Rehabilitationszentrums
 für Kinder und Jugendliche Friedehorst
 Rotdornallee 64, 28717 Bremen
Beuche, W., Dr. med., Oberarzt
 Klinik für Neurologie der Universität
 Robert-Koch-Straße 40, 37075 Göttingen
Blumenthal, W., Dr. med.
 Chefarzt der Neurolog. Rehabilitationsklinik
 für Kinder und Jugendliche Geesthacht
 Johannes-Ritter-Straße 100, 21502 Geesthacht
Braune, H.-J., Dr. med.
 Neurologische Universitätsklinik und
 Poliklinik
 Rudolf-Bultmann-Straße 8, 35033 Marburg
Bresser, P.H., Prof. Dr. med. Dr. phil. †
 ehem. Leiter der Abteilung für gerichtliche
 Psychologie und Psychiatrie, Institut für
 Rechtsmedizin Köln
Debrunner, H.U., PD Dr. med.
 Orthopädie FMH
 Ebnetrain 9, CH-6045 Meggen/Schweiz
Ehrengut, W., Prof. Dr. med.
 ehem. Leit. Medizinaldirektor
 Institut für Impfwesen und Virologie
 der Gesundheitsbehörde Hamburg
 Am Kroog 6, 22147 Hamburg
Ehrengut-Lange, J., Dr. med., Kinderärztin
 Am Kroog 6, 22147 Hamburg
Firnhaber, W., Prof. Dr. med.
 Direktor der Neurologischen Klinik
 Städtische Kliniken Darmstadt
 Heidelberger Landstraße 379
 64297 Darmstadt-Eberstadt
Gross, Gisela, Prof. Dr. med.
 Universitäts-Nervenklinik Bonn
 Psychiatrie, Bereich Verlaufspsychiatrie
 53105 Bonn (Venusberg)
Harrer, G., Prof. Dr. med.
 ehem. ärztl. Direktor der Landesnervenklinik
 und ehem. Vorstand des Instituts
 für forensische Psychiatrie der Universität
 Ignaz-Harrer-Straße 79, A-5020 Salzburg

Heinsohn, H.-H., Dr. med.
 Medizinaldirektor a. D., Nervenarzt
 ehem. Fachärztliche Begutachtungsstelle
 für Hirnverletzte und psychisch Kranke
 beim Arbeitsamt Köln
 Försterweg 19, 51429 Bergisch Gladbach
Hennies G.
 Vizepräsident des Landessozialgerichts a. D.
 Johannesstraße 12 a, 14165 Berlin
Hopf, H.C., Prof. Dr. med.
 Direktor der Neurolog. Klinik der Universität
 Langenbeckstraße 1, 55131 Mainz
Huber, G., Prof. Dr. med. Dr. med. h. c., em.
 Direktor der Universitäts-Nervenklinik Bonn
 Auf dem Rosenberg 18, 53343 Wachtberg
Huffmann, G., Prof. Dr. med.
 Direktor der Neurolog. Universitätsklinik
 Rudolf-Bultmann-Straße 8, 35033 Marburg
Jochheim, K.-A., Prof. Dr. med.
 Nervenarzt, Sozialmedizin, ehem. Leiter
 des Rehab.-Zentrums der Universität Köln
 Sperberweg 10, 50374 Erftstadt-Lechenich
Kammrath, M., Dr. med.
 Leit. Medizinaldirektor a. D.
 ehem. Leitender Ärztl. Direktor
 der Landesversicherungsanstalt Hamburg
 Dannenkoppel 38, 22391 Hamburg
Krainick, J.-U., Prof. Dr. med.
 Neurochirurg
 Alter Markt 14, 24103 Kiel
Lewrenz, H., Prof. Dr. med.
 Nervenarzt, Vorsitzender des Gemeinsamen
 Beirats für Verkehrsmedizin
 beim Bundesminister für Verkehr und
 beim Bundesminister für Gesundheit
 Im Ellernbusch 33, 22397 Hamburg
Meinecke, F.-W., Prof. Dr. med.
 ehem. Chefarzt des Querschnittgelähmtenzentrums des Berufsgenossenschaftl. Unfallkrankenhauses Hamburg
 Krummwisch 6, 21465 Reinbek
Möllhoff, G., Prof. Dr. med.
 Leit. Reg. Medizinaldirektor a. D.
 Nervenarzt, Sozialmedizin, Institut für
 Rechtsmedizin der Universität Heidelberg
 In der Hessel 9, 69168 Wiesloch

Pampus, I., Dr. med.
  Nervenärztin
  von-Diergardt-Straße 9, 51375 Leverkusen
Penin, H., Prof. Dr. med.
  em. Direktor der Klinik für Epileptologie
  der Universität Bonn
  Ennerthang 17, 53227 Bonn
Plänitz, H., Dr. med.
  Nervenarzt, Leiter der Versorgungsärztl.
  Untersuchungsstelle Kassel
  Frankfurter Straße 84 a, 34121 Kassel
Poeck, K., Prof. Dr. med.
  em. Direktor der Neurolog. Klinik
  der Medizinischen Fakultät der RWTH
  Aachen
  Königstraße 73, 53115 Bonn
Rauschelbach, H.-H., Dr. med.
  Ministerialrat a. D.
  Nervenarzt, Sozialmedizin
  ehem. Bundesministerium für Arbeit
  und Sozialordnung Bonn
  Wacholderweg 14, 53127 Bonn
Ritter, G., Prof. Dr. med.
  Klinik für Neurologie der Universität
  Robert-Koch-Straße 40, 37075 Göttingen

Ritz, A., Dr. med.
  Leit. Ärztin des Neurolog. Rehabilitations-
  zentrums
  für Kinder und Jugendliche Friedehorst
  Rotdornallee 64, 28717 Bremen
Schlack, H.G., Prof. Dr. med.
  Ärztlicher Leiter des Rheinischen
  Kinderneurologischen Zentrums Gustav-
  Heinemann-Haus
  Waldenburger Ring 46, 53119 Bonn
Silomon, H., Dr. med.
  Leit. Landesmedizinaldirektor a. D.
  Internist, Sozialmedizin
  Adalbert-Stifter-Straße 17, 76305 Remshalden
Spann, W., Prof. Dr. Dr. h. c. mult.
  ehem. Vorstand des Instituts für Rechts-
  medizin der Universität München
  Frauenlobstraße 7 a, 80337 München
Tackmann, W., Prof. Dr. med.
  Chefarzt der Neurologischen Abteilung
  der Weserberglandklinik
  Grüne Mühle, 37671 Höxter
Wessel, P., Dr. med.
  Leit. Medizinaldirektor a. D.
  Internist, Sozialmedizin
  Kielmannseggstraße 59, 22043 Hamburg

Abkürzungen

(Klammerzusatz „A" = Österreich, „CH" = Schweiz)

AFG	= Arbeitsförderungsgesetz		FGG	= Freiwillige Gerichtsbarkeit
AHV	= Alters- und Hinterbliebenenversicherung (CH)		GdB	= Grad der Behinderung
ASVG	= Allgemeines Sozialversicherungsgesetz (A)		GSVG	= Gewerbliches Sozialvericherungsgesetz (A)
AU	= Arbeitsunfähigkeit			
AUB	= Allgemeine Unfallversicherungs-Bedingungen		HHG	= Häftlingshilfegesetz
AVB	= Allgemeine Versicherungsbedingungen (CH)		IE	= Integritätsentschädigung (CH)
			IR	= Invalidenrente (CH)
			IVG	= Bundesgesetz über die Invalidenversicherung (CH)
BABl	= Bundesarbeitsblatt			
BASt	= Bundesamt für Straßenwesen			
BBG	= Bundesbeamtengesetz		JGG	= Jugendgerichtsgesetz
BeamtVG	= Beamtenversorgungsgesetz			
BDG	= Beamten-Dienstrechtsgesetz (A)		KDV	= Kraftfahrgesetz-Durchführungsverordnung (A)
BEG	= Bundesentschädigungsgesetz			
BeKV	= Berufskrankheiten-Verordnung		KFG	= Kraftfahrgesetz (A)
BG	= Berufsgenossenschaft		KOVG	= Kriegsopferversorgungsgesetz (A)
BGB	= Bürgerliches Gesetzbuch			
BGBl	= Bundesgesetzblatt		LAG	= Lastenausgleichsgesetz
BGH	= Bundesgerichtshof		LFZG	= Lohnfortzahlungsgesetz
BGHZ	= Entscheidungen des Bundesgerichtshofs in Zivilsachen		LSG	= Landessozialgericht
			LVA	= Landesversicherungsanstalt
BMA	= Bundesminister für Arbeit und Sozialordnung		MdE	= Minderung der Erwerbsfähigkeit
BMG	= Bundesminister für Gesundheit		MDK	= Medizinischer Dienst der Krankenversicherung
BMV	= Bundesminister für Verkehr			
BPolBG	= Bundespolizeibeamtengesetz		MV	= Militärversicherung (CH)
Breith.	= Breithaupt, Sammlung von Entscheidungen aus dem Sozialrecht		NJW	= Neue Juristische Wochenschrift
BRRG	= Beamtenrechtsrahmengesetz			
BSeuchG	= Bundes-Seuchengesetz		OEG	= Opferentschädigungsgesetz
BSG	= Bundessozialgericht		OLG	= Oberlandesgericht
BSGE	= Entscheidungen des Bundessozialgerichts		OVG	= Oberverwaltungsgericht
BSHG	= Bundessozialhilfegesetz		PflegeVG	= Pflege-Versicherungsgesetz – SGB XI
BSVG	= Bauernsozialversicherungsgesetz (A)			
BtG	= Betreuungsgesetz		RehaAnglG	= Rehabilitationsangleichungsgesetz
BU	= Berufsunfähigkeit		RVO	= Reichsversicherungsordnung
BVBl	= Bundesversorgungsblatt		RzW	= Rechtsprechung zum Wiedergutmachungsrecht
BVG	= Bundesversorgungsgesetz			
EStG	= Einkommensteuergesetz		SchwbG	= Schwerbehindertengesetz
EU	= Erwerbsunfähigkeit		SED-UnBerG	= SED-Unrechtsbereinigungsgesetz
EVG	= Eidgenössisches Versicherungsgericht (CH)		SGB	= Sozialgesetzbuch
			SGG	= Sozialgerichtsgesetz

SozR	=	Sozialrecht, Sammlung von Entscheidungen des BSG
SozSich	=	Soziale Sicherheit, Zeitschrift
StGB	=	Strafgesetzbuch
StVO	=	Straßenverkehrsordung
StVZO	=	Straßenverkehrs-Zulassungs-Ordnung
SUVA	=	Schweizerische Unfallversicherungs-Anstalt (CH)
SVG	=	Soldatenversorgungsgesetz
UbG	=	Bundesgesetz über die Unterbringung psychisch Kranker in Krankenanstalten (A)
UV	=	Unfallversicherung
UVB	=	Allgemeine Bedingungen für die Unfallversicherung (A)
UVG	=	Bundesgesetz über die Unfallversicherung (CH)
UVV	=	Verordnung über die Unfallversicherung (CH)
TÜV	=	Technischer Überwachungs-Verein
VdTÜV	=	Verband der Technischen Überwachungs-Vereine
VGH	=	Verwaltungsgerichtshof
VVW	=	Verlag Versicherungswirtschaft
Vwv-StVO	=	Allgemeine Verwaltungsvorschrift zur Straßenverkehrs-Ordnung
WDB	=	Wehrdienstbeschädigung
WHO	=	Weltgesundheitsorganisation
ZDG	=	Zivildienstgesetz
ZPO	=	Zivilprozeßordnung

Inhaltsverzeichnis

Der ärztliche Sachverständige und seine Aufgaben
K.-A. Jochheim

Allgemeine Hinweise	1	Diagnose, Schadensbezeichnung, Beurteilung und evtl. notwendige Beratung	6
Vorbereitung des Gutachtens	3	Rehabilitation und ihr Vorrang	7
Vorgeschichte	4	Literatur	10
Untersuchungsbefund	5		

Grundbegriffe der Begutachtung
(unter Mitwirkung von G. Hennies)

Ursächlicher Zusammenhang
H.-H. Rauschelbach

Einleitung, Rechtsgrundlagen	12	Nachschaden	25
Tatbestand	15	Folgeschaden	26
Ursachenbegriff, Kausalitätstheorien	17	Mittelbare Schädigungsfolge	27
Beurteilung des ursächlichen Zusammenhangs (Bedingungstheorie), Wahrscheinlichkeit	18	„Kannversorgung"	28
		Tod – Schädigungsfolge (Unfallfolge)	31
Ursächlicher Zusammenhang im Sinne der Entstehung und der Verschlimmerung	22	Berufskrankheiten	32
		Besonderheiten nach dem Bundesentschädigungsgesetz	34
Vorschaden	24	Literatur	35

Minderung der Erwerbsfähigkeit – Grad der Behinderung
H.-H. Rauschelbach

MdE-Begriff	37	Wesentliche Änderung der Verhältnisse – Änderung des MdE-Grades oder des GdB	43
Grad der Behinderung (GdB)	39	MdE-/GdB-Bewertungs-Tabellen	44
Grundsätze der MdE-/GdB-Beurteilung	40	Literatur	61
Berücksichtigung besonderer beruflicher Auswirkungen	43		

Hilflosigkeit – Pflegebedürftigkeit
H.-H. Rauschelbach

„Hilflosigkeit" im Versorgungs-, Unfallversicherungs- und Einkommensteuerrecht	63	Hinweise zur gutachtlichen Äußerung im Einzelfall	64
Rechtsgrundlagen, Begriffsdefinition	63	Besonderheiten im Versorgungswesen und in der gesetzlichen Unfallversicherung	65
Besonderheiten bei Kindern und Jugendlichen	64		

Grad der Hilflosigkeit – Pflegezulagestufen nach dem BVG, Pflegegeldkategorien in der gesetzlichen Unfallversicherung	66	Rechtsgrundlage, Begriffsdefinition	67
		Stufen der Pflegebedürftigkeit	68
„Pflegebedürftigkeit" in der sozialen Pflegeversicherung	67	Literatur	69

Besondere Voraussetzungen für Nachteilsausgleiche Schwerbehinderter
H.-H. Rauschelbach

Allgemeines	70	Dauernde Einbuße der körperlichen Beweglichkeit	71
Blindheit	70		
Erhebliche Beeinträchtigung der Bewegungsfähigkeit im Straßenverkehr (erhebliche Gehbehinderung)	70	Gesundheitliche Voraussetzungen für die Befreiung von der Rundfunkgebührenpflicht	72
Notwendigkeit ständiger Begleitung	71	Literatur	72
Außergewöhnliche Gehbehinderung	71		

Berufsunfähigkeit, Erwerbsunfähigkeit in der gesetzlichen Rentenversicherung
P. Wessel und M. Kammrath

Vorbemerkungen	73	Rentendauer	77
Berufsunfähigkeit (BU)	74	Rentenumwandlung	77
Erwerbsunfähigkeit (EU)	76	Aufbau eines rentenmedizinischen Gutachtens	79
Gang eines Rentenantrages	77		

Arbeitsunfähigkeit
H. Silomon

Einführung	81	Begutachtung der Arbeitsunfähigkeit durch den Medizinischen Dienst der Krankenversicherung	93
Arbeitsunfähigkeit im Spiegel der Zahlen	82		
Krankheit	83		
Leistung und Motivation	85	Mitwirkung des Arztes bei der Überprüfung der Arbeitsunfähigkeit in besonderen Fällen	94
Arbeitsplatz und Arbeitswelt	86		
Verfahrensablauf bei der Feststellung von Arbeitsunfähigkeit	87	Rechtsvorschriften	95
Eintritt von Arbeitsunfähigkeit	87	Rechtsbegriffe	96
Beendigung von Arbeitsunfähigkeit	92	Rolle des Arbeitsunfähigen	97
		Literatur	98

Gesundheitliche Eignung, Dienstunfähigkeit von Beamten
K.-A. Jochheim

Form und Anlässe der Begutachtung	100	Beurteilung der gesundheitlichen Eignung von Berufsanwärtern, insbesondere von schwerbehinderten Bewerbern	101
Beurteilung der dauernden Dienstunfähigkeit	101		
		Literatur	102

Verfügbarkeit – Leistungsfähigkeit im Rahmen der Arbeitsvermittlung
H.-H. Heinsohn

Begutagtungsanlaß: Beurteilung der
Leistungsfähigkeit 103
Probleme der nervenärztlichen Begutachtung
für das Arbeitsamt 104
Vermittlungsschwierigkeiten bei Leistungs-
beeinträchtigungen auf neurologischem
Gebiet 105
Konsequenzen für die Untersuchung und
Beurteilung 106
Literatur 107

Eignung zur Führung eines Kraftfahrzeugs
H. Lewrenz

Vorbemerkungen 108
Anfallsleiden 109
    Problemlage 109
    Begutachtungsgrundsätze 110
Zustände nach Hirnverletzungen und
Hirnoperationen 112
    Problemlage 112
    Begutachtungsgrundsätze 113
Kreislaufabhängige Störungen der
Hirntätigkeit 113
    Problemlage 113
    Begutachtungsgrundsätze 114
Demenz und organische Persönlichkeits-
veränderung 114
    Problemlage 114
    Begutachtungsgrundsätze 114
Parkinson-Krankheit, Parkinsonismus und
andere extrapyramidale Krankheiten, einschließlich zerebellarer Syndrome 115
    Problemlage 115
    Begutachtungsgrundsätze 115
Krankheiten und Folgen von Verletzungen
des Rückenmarks und Krankheiten der
neuromuskulären Peripherie 116
    Problemlage 116
    Begutachtungsgrundsätze 116
Allgemeine Hinweise für die Beurteilung der
Kraftfahreignung 117
Literatur 117

Privatversicherungen und ihre Begriffe
K.-A. Jochheim

Aufgaben der Privatversicherungen 119
Lebensversicherung 119
Unfallversicherung 119
Krankenversicherung 120
Berufsunfähigkeits(zusatz)versicherung 120
Haftpflichtversicherung 121
Literatur 121

Schuldfähigkeit, Geschäftsfähigkeit, Betreuungsrecht
P. H. Bresser †

Schuldfähigkeit 122
Geschäftsfähigkeit 124
Betreuungsrecht 126
Literatur 127

Handeln des Arztes aus rechtlicher Sicht
W. Spann

Arzt-Patienten-Vertrag 128
Operationsrecht 128
Kunstfehler 129
Haftung des Arztes 130
Strafrecht 130
Zivilrecht 131
Literatur 132

Besonderheiten der Grundbegriffe und Schadensbewertung in Österreich
G. Harrer

Begutachtung im Rahmen der gesetzlichen Sozialversicherung	133	Private Unfallversicherung	136
Allgemeines Sozialversicherungsgesetz (ASVG)	133	Schmerzengeld	137
		Fahrtauglichkeit	138
		Sachwalterschaft für Behinderte	138
Bauernsozialversicherung (BSVG) und Gewerbliche Sozialversicherung (GSVG)	135	Unterbringung psychisch Kranker	139
Beamten-Dienstrechtsgesetz (BDG)	135	Schlußbemerkung	139
Kriegsopferversorgungsgesetz (KOVG)	135	Literatur	139

Schweizerische versicherungsmedizinische Gesetzgebung
H.U. Debrunner

Die obligatorische Unfallversicherung (Bundesgesetz über die Unfallversicherung [UVG] vom 20.3.81 und Verordnung über die Unfallversicherung [UVV] vom 20.12.82)	140	Invalidenversicherung (IV) (Bundesgesetz über die Invalidenversicherung vom 19.6.59)	144
		Militärversicherung (MV) (Bundesgesetz über die Militärversicherung)	145
Besondere Probleme für den ärztlichen Gutachter	141	Private Unfallversicherung	145
		Gesetzliche Grundlagen	145
		Anhang	146

Spezieller Teil

Hirnschäden

Spezielle Ätiologie

Schädelhirntraumen
H. Plänitz

Bedeutung der Schädelhirntraumen	152	Einteilung der Schädelhirntraumen	158
Traumatologie	152	Psychopathologische Residualsymptome	160
Primäre Hirnschädigungen	152	Schädelhirntrauma und Alter	161
Sekundäre Hirnschädigungen	153	Akzentverschiebung zwischen Klinik und Begutachtung	162
Klinik	153		
Akute Verletzungszustände	153	Begutachtung	162
Spektrum der Residualzustände	156	Aussagekraft der Hilfsmittel	163
Spätere Veränderungen des Residualzustandes	156	Aussagen für die verschiedenen Diagnosen	164
Prognose und Rehabilitation in Abhängigkeit voneinander	157	Aussagen zu Zusammenhangsfragen	167
Grundsätzliche Probleme im Vorfeld der Begutachtung	158	Aussagen zu verschiedenen Rechtsgebieten	168
		Literatur	169

Traumatische Hirnschäden im Kindes- und Jugendalter
I. Pampus, B. Benz und A. Ritz

Einführung	171	Schulische Maßnahmen	177
Unfallursachen, Alters- und Geschlechtsverteilung	171	Maßnahmen zur beruflichen Rehabilitation	178
Versicherungsträger	172	Maßnahmen zur sozialen Integration	178
Schweregrade der Hirnverletzung	172	Begutachtung	179
Einteilungskriterien	172	Allgemeines	179
Prognose	173	Neuropsychologisches Zusatzgutachten	179
Symptomatik	173	Beurteilung des ursächlichen Zusammenhangs	181
Neurologische Störungen	174	Beurteilung der MdE und des GdB	182
Psychische Störungen	175	Sonstige gutachtliche Fragen	183
Rehabilitation	177	Literatur	183
Medizinische Maßnahmen	177		

Zerebrale Durchblutungsstörungen
H.-J. Braune und G. Huffmann

Einleitung	185	Begutachtung	186
Begriffsbestimmung	185	Zusammenfassende Grundsätze	187
Diagnose	186	Literatur	188

Wichtige Syndrome

Extrapyramidale und zerebellare Syndrome
G. Ritter

Klinik	190	Kausalitätsfragen – MdE-/GdB-Beurteilung – Nachteilsausgleiche für Behinderte	195
Diagnostik	190	Begutachtungsfragen im Zivil- und Strafrecht sowie bei Privatversicherungen	195
Ätiologie	191		
Epidemiologie	192	Beurteilung der Fahrtauglichkeit	196
Begutachtung	194	Literatur	196
Rehabilitation und Beurteilung zur Frage der Berufs- und Erwerbsunfähigkeit	194		

Aphasien und andere neuropsychologische Syndrome
K. Poeck

Einleitung	198	Begutachtung	204
Aphasien	199	MdE-/GdB-Einschätzung und Beurteilung der Leistungsfähigkeit im Erwerbsleben	204
Wichtigste aphasische Syndrome	199	Beurteilung der Fahrtauglichkeit	204
Andere kognitive Störungen	201		
Spezielle Syndrome	201	Beurteilung der Geschäfts- und Testierfähigkeit	204
Untersuchung auf neuropsychologische Leistungseinbußen	203	Literatur	205

Hirnorganische Anfälle
H. Penin

Einleitung	207
Rehabilitation	208
Beurteilung des ursächlichen Zusammenhanges	208
Beurteilung der MdE und des GdB	213
Beurteilung zur Frage der Berufs- und Erwerbsunfähigkeit	214
Allgemeines	214
Berufsunfähigkeit	217
Erwerbsunfähigkeit	218
Beurteilung der Dienstunfähigkeit von Beamten	220
Beurteilung der Kraftfahreignung	221
Literatur	221

Zentralvegetative Syndrome
W. Blumenthal

Einleitung	223
Grundlagen der zentralvegetativen Steuerung	223
Ätiologie	224
Pathogenese	228
Syndrome, ihre Diagnose und Bewertung	228
Vegetative Allgemeinstörungen	228
Bewertung vegetativer Allgemeinsyndrome	229
Lokalisierbare zentralvegetative Syndrome	230
Systemische vegetative Syndrome	233
Bewertung umschriebener Syndrome	234
Verlauf	234
Rehabilitation und Prävention	235
Begutachtung	236
Beurteilung des ursächlichen Zusammenhangs	236
MdE-/GdB-Einschätzung und Beurteilung der Hilflosigkeit	237
Beurteilung zur Frage der Berufs- und Erwerbsunfähigkeit	239
Beurteilung der Arbeits- oder Dienstunfähigkeit und der Verfügbarkeit (Arbeitsvermittlung)	239
Beurteilung der Kraftfahreignung	240
Literatur	240

Organische Psychosyndrome
G. Gross und G. Huber

Bezeichnung, Begriff, Klassifikation	245
Psychopathologie, Symptomatik	245
Leitsymptome	247
Erlebnisreaktive Züge	247
Abgrenzung organischer Psychosyndrome gegen psychogene Symptombildungen und Symptomverstärkungen	249
Abgrenzung gegen endogene Psychosen	249
Diagnose	249
Reversible (akute) organische Psychosyndrome	250
Ätiologie, Pathogenese	250
Symptomatik: Durchgangssyndrom, Bewußtseinstrübung	250
Prognose	251
Diagnose	251
Irreversible (chronische) organische Psychosyndrome	251
Ätiologie, Pathogenese	251
Symptomatik	252
Diagnose und Differentialdiagnose	254
Prognose (Verlauf)	254
Testpsychologische, neuropsychologische und psychopathometrische Untersuchungsverfahren	255
Neuropsychologische Diagnostik	255
Hinweise zu einzelnen Hirnkrankheiten und Hirnschäden	258
Rehabilitation	262
Spezielle Begutachtungsfragen	262
Beurteilung des ursächlichen Zusammenhangs	262
Beurteilung der MdE und des GdB	263
Beurteilung der Frage der Berufs- und Erwerbsunfähigkeit	264
Beurteilung der Dienstunfähigkeit von Beamten	264
Beurteilung der Verfügbarkeit im Rahmen der Arbeitsvermittlung	264
Beurteilung der Eignung zur Führung eines Kraftfahrzeugs	265
Literatur	265

Schäden am Rückenmark und peripheren Nervensystem

Rückenmarkschäden – Querschnittsyndrome
F.-W. Meinecke

Begriffsbestimmung	268
Symptomatik	269
Vollständige Lähmungen	269
Unvollständige oder teilweise Lähmungen	270
Vegetative Lähmung	272
Blasenlähmung	272
Gestörte Sexualfunktion	272
Prognose der Symptomatik	272
Ätiologie und Pathogenese	273
Traumatologie	273
Erkrankungen und Tumoren	274
Behandlung und Rehabilitation	274
Berufliche Maßnahmen	275
Begutachtung	277
Allgemeines	277
Beurteilung des ursächlichen Zusammenhangs	280
Hilfsmittelversorgung	281
Wohnungshilfe	283
Beurteilung des GdB/MdE-Grades und der Hilflosigkeit	283
Beurteilung zur Frage der Erwerbs- und Berufsunfähigkeit	283
Beurteilung der Kraftfahreignung – Kraftfahrzeugversorgung	285
Hinweise zur Notwendigkeit von Nachuntersuchungen	286
Literatur	286

Rückenmarkkrankheiten
W. Beuche

Vaskuläre Syndrome	288
Myelitis	289
Myelopathie	290
Metabolisch-toxische Schädigungen	290
Raumforderungen und Tumoren	291
Syringomyelie	292
Degenerative Syndrome	292
Begutachtung	293
Kausalitätsfragen	293
Beurteilung der Leistungsfähigkeit im Erwerbsleben – MdE-/GdB-Einschätzung	293
Literatur	293

Periphere Nervenschäden und Nervenwurzelschäden bei degenerativen Wirbelsäulenveränderungen
H.C. Hopf

Allgemeines	296
Innervationsanomalien	296
Pathogenese – spezielle Kausalitätsfragen	296
N. ulnaris	296
N. medianus	297
N. radialis	298
Andere Armnerven (Auswahl)	299
Plexus brachialis	299
N. ischiadicus	300
N. peronaeus	301
N. tibialis	302
N. femoralis	302
Plexus lumbosacralis	302
Nervenwurzeln	303
Folgeschäden peripherer Nervenläsionen	303
Prinzipien der Rehabilitation	304
Allgemeine Begutachtungshinweise	305
Beurteilung des ursächlichen Zusammenhangs	305
Einfluß von Vorschädigungen	306
Beurteilung des Defizits – Bewertung der MdE und des GdB	306
Beurteilung zur Frage der Berufs- und Erwerbsunfähigkeit	307
Literatur	307

Hirnnervenstörungen
H.C. Hopf

Spezielle Begutachtungsaspekte 309
Literatur 310

Polyneuropathien
H.C. Hopf

Einleitung 311
Spezielle Ätiopathogenese 311
    Polyneuropathie durch Schwermetalle ... 311
    Polyneuropathie durch andere
    Industrietoxine 312
    Polyneuropathie durch Medikamente 313
    Polyneuropathie durch Mangelernährung
    und Erkrankungen des Magen-Darm-
    Traktes 316
    Diagnostische Probleme 316
Rehabilitation 316
Begutachtung 316
    Beurteilung des ursächlichen
    Zusammenhangs 316
    MdE-/GdB-Einschätzung und Beurteilung
    der Hilflosigkeit 318
    Beurteilung zur Frage der Erwerbs- und
    Berufsunfähigkeit 318
Literatur 318

Beschäftigungsmyopathien und Kompartmentsyndrome
H.C. Hopf

Symptomatik – Ätiopathogenese 320
Begutachtung 320
Literatur 321

Besondere Krankheiten und Syndrome

Multiple Sklerose (MS)
W. Firnhaber

Allgemeine Probleme 324
Rehabilitation 325
Begutachtung 326
    Beurteilung des ursächlichen
    Zusammenhangs 326
    MdE-/GdB-Einschätzung und Beurteilung
    zur Frage der Erwerbs- und Berufs-
    unfähigkeit 328
    Beurteilung der Kraftfahreignung 329
Schlußbetrachtungen 330
Literatur 330

Spinale Muskelatrophien, Myasthenia gravis und Myopathien
W. Tackmann

Klassifikation 331
Allgemeine Gesichtspunkte 331
    Klinische Symptome und Zusatz-
    diagnostik 331
Allgemeine Aspekte in der Begutachtung .. 334
Spinale Muskelatrophien und
Erkrankungen der Motoneurone 334
    Spinale Muskelatrophien 334
    Amyotrophische Lateralsklerose (ALS) . 336
Erkrankungen im Bereich der motorischen
Endplatte 337
Myasthenia gravis 337
Primäre Erkrankungen der Muskulatur 338
    Muskeldystrophien 338
    Muskelerkrankungen mit Myotonie 341
    Myopathien bei endokrinen Störungen ... 343
    Erbliche metabolische Myopathien 343
    Entzündliche Muskelerkrankungen 344
    Arthrogrypsis multiplex congenita 345
Literatur 345

Impfschäden
W. Ehrengut und J. Ehrengut-Lange

Ermittlung der Vorgeschichte bei Impfschäden 346	Poliomyelitisschutzimpfung 353
Erhebung der Vorgeschichte 346	Rötelnschutzimpfung 354
Zentralnervöse Komplikationen nach Pockenschutzimpfung 347	Tollwutschutzimpfung 354
Klinik 347	Influenzaschutzimpfung 354
Diagnose 349	Hepatitis-B-Schutzimpfung 355
Enzephalitis bei Pockenschutzwiederimpfung 350	Frühsommer-Meningoenzephalitis-Schutzimpfung 355
Postvakzinale Myelitis 350	BCG-Schutzimpfung 356
Abortive Form einer postvakzinalen Enzephalopathie 350	Haemophilus-Influenzae-Typ-B-Schutzimpfung 356
Postvakzinale Neuritis bzw. Polyneuritis 351	Pertussisschutzimpfung 357
Masernschutzimpfung 352	Diphtherieschutzimpfung 357
Mumpsschutzimpfung 352	Tetanusschutzimpfung 358
	Literatur 359

Schmerz und Schmerzsyndrome
J.-U. Krainick

Definitionen 362	Kopf- und Gesichtsschmerzen 366
Nozizeption und Schmerz 362	Posttraumatischer Kopfschmerz 368
Nozizeptive Schmerzen 363	Schmerzen in der Halswirbelsäulen-, Schulter- und Armregion 368
Neurogene Schmerzen 363	Schmerzen in der Rumpfregion 369
Übertragene Schmerzen 364	Schmerzen in der Lendenwirbelsäulen- und Beinregion 369
Zentrale Schmerzen 364	Rehabilitation und Begutachtung 371
Akuter, chronischer, chronifizierter Schmerz 365	Schlußbemerkung 371
Schmerz und Krankheitsverhalten 365	Literatur 371

Psychoreaktive Störungen
G. Möllhoff

Einleitung 373	Simulation und Aggravation 377
Epidemiologie psychoreaktiver Störungen 373	Entwicklungstendenz der Neurosen 377
Krankheitsbilder 374	Psychosomatische Störungen 378
Akute Belastungsreaktionen 374	Aufgaben des Gutachters 379
Posttraumatische chronifizierte Belastungsreaktionen 374	Beurteilungskriterien psychoreaktiver Störungen 380
Andauernde Persönlichkeitsänderungen nach Extrembelastungen 375	Beurteilung des ursächlichen Zusammenhangs 381
Schwere reaktive Depressionen nach Traumen 375	Rehabilitation vor Rente 381
Spezifische Persönlichkeitsstörungen 376	Zum Problem der „Willensfreiheit" 382
Borderline-Syndrom 377	Literatur 383

Besonderheiten in der Neuropädiatrie
H.G. Schlack

Methodik und Grundbegriffe 387
    Besonderheiten der Untersuchung 387
    Besonderheiten gutachtenrelevanter
    Kriterien im Kindesalter 389
Allgemeine Hinweise zur Therapie, Förderung
und Rehabilitation behinderter Kinder 392
    Zuständigkeiten und Abgrenzungsfragen 392
    Abwägung zwischen ambulanter und
    stationärer Behandlung und Förderung .. 393
    Hilfsmittel 394
    Transport zur Behandlung 395
    Spezielle Therapiearten in der
    Rehabilitation behinderter Kinder 395
    Behinderung und Schule 396
    Schulreife und Rückstellung von der
    Einschulung 397
    Sonderschultypen 397

    Grenzfälle und Durchlässigkeit 398
    Ruhen der Schulpflicht 399
    Befreiung vom Schulsport 399
Spezielle Hinweise zur Begutachtung
neurologischer und neuropsychiatrischer
Behinderungsformen im Kindesalter 400
    Zerebrale Bewegungsstörungen
    (infantile Zerebralparesen) 400
    Spina bifida 402
    Geistige Entwicklungsstörungen 402
    Leichte Hirnfunktionsstörung (minimale
    zerebrale Dysfunktion, „MCD"),
    Teilleistungsschwächen 405
    Sprachbehinderungen, Hörbehinderungen 406
    Epilepsie 408
    Literatur 408

Sachverzeichnis 411

Der ärztliche Sachverständige und seine Aufgaben

K.-A. Jochheim

Allgemeine Hinweise

Das Netz der sozialen Sicherung, das in modernen Industriestaaten als entscheidender Fortschritt seit der ersten industriellen Revolution gewertet wird, ist in den verschiedenen Regionen der Erde recht unterschiedlich ausgebaut. Selbst in den europäischen Ländern bestehen erhebliche Unterschiede zwischen Ost und West, Nord und Süd (9). Trotz der unterschiedlichen Systeme und der unterschiedlichen Absicherung einzelner Lebensrisiken ist generell die Notwendigkeit unbestritten, rechtliche Entscheidungen in der Regel auf eine ärztliche Beurteilung zu stützen, die über die diagnostische Einordnung hinaus Tatbestände oder Einschätzungen aufzeigen muß, die anschließend eine rechtliche Würdigung zulassen (11).

Dabei bringt der Sachverständige seine Sachkunde ein. Er darf nur zu seinem Sachkundegebiet, dem der Medizin, Stellung nehmen. Alle anderen, nicht im medizinischen Bereich liegenden Tatsachen, wie der berufliche Werdegang des Betroffenen oder die technische Beschaffenheit seines Arbeitsplatzes, fallen nicht in das Sachgebiet des medizinischen Sachverständigen. Sofern Anknüpfungstatsachen von Bedeutung sind, z. B. früher erhobene ärztliche Befunde, so werden solche zwar oft zugrunde gelegt, ohne daß der Gutachter hierfür die Verantwortung übernehmen kann, ob sie zutreffend sind.

Die Aufgabe des ärztlichen Gutachters in diesem Zusammenhang ist vielfach im Schrifttum dargestellt und wird von erfahrenen Ärzten und Juristen zumeist recht ähnlich gesehen. Auf zuweilen unterschiedliche Denkweisen haben allerdings Hennies (3) und Bochnik (12) an Hand eigener Erfahrungen aufmerksam gemacht. Der medizinische Sachverständige sollte allerdings vermeiden, sich mehr an Entscheidungskompetenzen zuzuordnen, als ihm im Rahmen seines Auftrages für die verschiedenen Zweige der Versicherung, der Versorgung oder des Gerichtswesens zukommt. Aus seinem Rollenverständnis heraus sollte der Sachverständige in seinem Gutachten keine Voreingenommenheit für oder gegen den Versicherten, für oder gegen den Versicherungsträger in Erscheinung treten lassen; sind einmal bestimmte Bindungen oder Vorurteile einer möglichst objektiven Beurteilung der Sachlage hinderlich, so sollte sich der Gutachter nicht scheuen, seine „Befangenheit" darzutun und den Auftrag mit eingehender Begründung zurückzugeben.

In jedem Verfahren wird ein Gutachten nur als brauchbare Unterstützung dienen können, wenn der Sachverhalt ausreichend vollständig und stets „unparteiisch" gewürdigt wurde. Insoweit unterscheiden sich ärztliche Gutachten von der Darstellung juristischer Interpretationen, etwa durch verschiedene Anwälte, ganz erheblich. Eine eklektische Auswahl des Faktenmaterials widerspricht dem Auftrag an den ärztlichen Gutachter und ist somit ohne Wert für die spätere rechtliche Entscheidung. Zum Gutachten wird in der Regel eine natürliche Person bestellt. Der persönlich benannte Gutachter ist daher auch verpflichtet, sofern eine Untersuchung erforderlich ist, diese vorzunehmen und das Gutachten eigenverantwortlich zu erstatten.

Bei der Benennung des Sachverständigen durch ein Gericht kann die unzureichende persönliche Mitwirkung des Gutachters sogar zur Verfahrensrüge und zur Verwerfung des Gutachtens, zum Einspruch oder anderen kostspieligen und zeitraubenden Rechtszügen führen.

Das geschilderte Problem stellt sich vor allem bei der Beteiligung von Hilfspersonen bei der Gutachtertätigkeit. In großen Kliniken ist es nicht selten unmöglich, daß die als Gutachter benannten Direktoren und Oberärzte alle Aufträge im Rahmen ihrer Nebentätigkeit erfüllen können. Es ist daher üblich und im Rahmen der Nebentätigkeitsverordnung allgemein gebilligt, daß jüngere Ärzte als Sachbearbeiter bei Aktenstudien, bei der Erhebung der Vorgeschichte und der Untersuchung mitwirken und auch die Beurteilung im Entwurf vorfertigen. Der bestellte Gutachter bestätigt allerdings durch seine Unterschrift, daß er unter Würdigung der vorgetragenen Fakten die gutachterlichen Schlußfolgerungen selbst gezogen hat und das schriftliche Gutachten als Ergebnis der Kooperation mit dem Sachbearbeiter vollinhaltlich verantwortet. Diese Verhaltensweise ist nicht nur pragmatisch entstandene Gewohnheit, sondern im Hinblick auf die Ausbildungs- und Weiterbildungsverpflichtungen des ärztlichen Nachwuchses auch eine Notwendigkeit, die akzeptiert werden muß.

Für Gerichtsverfahren ist seit einer Gesetzesänderung zum 1. 4. 91 vorgeschrieben, daß der Sachverständige seine Mitarbeiter am Gutachten namhaft macht und den Umfang ihrer Tätigkeit angibt, sofern es sich nicht „um Hilfsdienste von untergeordneter Bedeutung handelt" (§ 407 a Abs. 2 ZPO n. F.).

Das Problem der ärztlichen Schweigepflicht ist im Prinzip durch den Gutachtenauftrag nicht aufgehoben. Man kann allerdings generell davon ausgehen, daß der Gutachtenpatient, der zu einer ihm bekannten gutachterlichen Untersuchung erscheint, den Arzt ermächtigt, die bei dieser Untersuchung offenbarten Angaben zur Vorgeschichte und die erhobenen Befunde im Gutachten auch zu verwerten, es sei denn, einzelne Angaben werden ausdrücklich mit der Bitte vorgetragen, sie nicht im Gutachten zu verwenden (beispielsweise Angaben über venerische Erkrankungen, frühere Unfälle, Einkommensanteile durch Schwarzarbeit o. ä.).

Der Arzt muß sich bei Abwägung dieser Angaben entscheiden, ob er die erbetene Schweigepflicht ohne Beeinträchtigung der gutachterlichen Schlußfolgerungen aufrecht erhalten kann oder ggf. das Gutachten unerledigt zurückgeben muß, wenn wesentliche für die Urteilsbildung entscheidende Fakten unter das Schweigegebot gestellt werden.

Benutzt der Gutachter Krankengeschichten und Akten, die außerhalb des Gutachtenverfahrens entstanden sind, so muß der zu Begutachtende sein Einverständnis zu ihrer Verwertung im Gutachten ausdrücklich erteilen.

Die Schweigepflicht wird durch den Gutachtenauftrag des Sachverständigen modifiziert, d. h. der Sachverständige ist berechtigt und verpflichtet, seinem Auftraggeber alles mitzuteilen, was zur Erfüllung des Gutachtenauftrages notwendig ist; Dritten gegenüber ist er schweigepflichtig (3).

Schränkt der zu Begutachtende durch Verweigerung der Untersuchung oder einzelner Teiluntersuchungen die Urteilsbildung des Sachverständigen ein, so muß dieser entscheiden, ob er unter den verbliebenen Möglichkeiten die gestellten gutachterlichen Fragen zu beantworten vermag, welche Unsicherheiten ggf. verbleiben, und er sollte die Folgerungen für die Aussagekraft des Gutachtens dem Auftraggeber mitteilen.

Untersuchungsmethoden, die erhebliche Schmerzen bereiten, bei denen ein Schaden für Leben und Gesundheit nicht mit hoher Wahrscheinlichkeit ausgeschlossen werden kann oder die einen erheblichen Eingriff in die körperliche Unversehrtheit bedeuten, sind nicht duldungspflichtig (§ 65 Abs. 2 Sozialgesetzbuch, Allg. Teil).

Zumeist ist im gegliederten System der sozialen Sicherheit der Gutachter nur von einem Auftraggeber angesprochen, um die in dessen Geschäftsbereich fallenden Fragen zu beantworten. Die in dieser Hinsicht häufigen Fragestellungen sind in den folgenden Kapiteln aus medizinischer Sicht und in ihrem rechtlichen Zusammenhang ausführlich gewürdigt. Wenn in früheren Darstellungen in der Regel empfohlen wurde, sich in der gutachterlichen Aussage strikt an die vorgelegte Fragestellung zu halten, so entspricht dies für den Verwaltungsbereich nicht mehr in vollem Umfang der Funktion, die in zunehmendem Maße den sozialmedizinischen Diensten zufällt. Das Sozialgesetzbuch X weist vielmehr in § 96 ausdrücklich auf die ggf. gemeinsame Nutzung medizinischer und psychologischer Untersuchungsergebnisse durch unterschiedliche Träger hin.

In Gerichtsverfahren muß der Sachverständige die Grenzen des gerichtlichen Gutachtenauftrages einhalten. Hat er Zweifel am Inhalt und Umfang des Auftrages, so hat er, wie § 407 a Abs. 3 ZPO vorschreibt, „unverzüglich eine Klärung durch das Gericht herbeizuführen". Oft wird schon ein Telefongespräch mit dem Richter helfen.

Als neutraler Sachverständiger sollte der Gutachter die verständlichen Interessen des zu Begutachtenden ebenso wie die des Versicherungsträgers im Auge haben und ggf. über die Beantwortung der konkreten sozialmedizinischen Frage hinaus Anregungen zur weiteren Klärung, zur möglichen Therapie und Rehabilitation sowie zur Existenzsicherung geben.

Die Begriffe der Arbeitsunfähigkeit, der Berufs- und Erwerbsunfähigkeit und der Verfügbarkeit lösen jeweils unterschiedliche Leistungen im System der sozialen Sicherheit aus und sollten in der Regel ermöglichen, mit Hilfe von Versicherungsleistungen auch die materiellen Bedürfnisse des Versicherten zumindest vorübergehend abzudecken. Es wird jedoch häufig von den Betroffenen und den sie betreuenden Ärzten vergessen, daß Leistungen wie das Krankengeld und das Arbeitslosengeld nur befristete Hilfen sind und dadurch oft erhebliche finanzielle Einbußen hingenommen werden müssen, wenn nicht rechtzeitig Maßnahmen der Rehabilitation in Erwägung gezogen wurden oder im Hinblick auf die Art und Schwere der Behinderung sogar vorübergehend oder dauerhaft Rentenleistungen beantragt wurden. Der jeweilige sozialmedizinische Dienst und der von diesem als Fachgutachter in Anspruch genommene Sachverständige sollte daher auch Anstöße in Richtung auf Leistungen anderer zuständiger Träger im System der sozialen Leistungen geben, sofern es im Verfahren an derartigen Hinweisen gefehlt hat. Es sollte jedenfalls nicht vorkommen, daß beispielsweise ein Dachdecker nach durchgemachter rechtshirniger Enzephalomalazie mit geringfügigen, aber unverkennbaren Störungen der Oberflächen- und Tiefensensibilität auf der linken Körperseite nach Ablauf von Leistungspflichten der Krankenkasse schließlich der Sozialhilfe überwiesen wird, weil der Rentenversicherungsträger nach fachärztlicher Begutachtung die Voraussetzungen der Berufs- und Erwerbsunfähigkeit verneint, die Arbeitsverwaltung jedoch im Hinblick auf die verbliebenen Einschränkungen der Geschicklichkeit die Verfügbarkeit für den Arbeitsmarkt in der speziellen Berufsrichtung für nicht gegeben hält.

Das „Kästchendenken" der sozialmedizinischen Dienste ist weder für die Betroffenen noch für den Gesetzgeber verständlich und kann allenfalls dazu dienen, die Entwicklung auf einen einheitlichen sozialmedizinischen Dienst zu beschleunigen (3).

Bei der Anforderung eines Gutachtens wird häufig auch ein Termin benannt, der aus verschiedenen Gründen von Bedeutung sein kann. Zum Teil erklärt sich die Befristung aus dem Bedürfnis des Versicherungsträgers, für den Bezug von Leistungen einen rechtsgültigen Bescheid zu erteilen, zum Teil müssen beispielsweise bei der Festlegung der Dauerrente zwei Jahre nach dem Unfallereignis vom Gesetzgeber vorgeschriebene Termine eingehalten werden. Bei Gerichtsverhandlungen, sowohl im Strafprozeß wie in allen anderen Prozessen, besonders vor Sozialgerichten, ist der Fortgang des Verfahrens von der Vorlage des Gutachtens abhängig.

All die dargestellten Situationen verlangen eine zügige Abwicklung von Gutachtenaufträgen, die jedoch in der Praxis oft monatelang Verzögerungen aufweisen. Der Gutachter, der wegen Arbeitsüberlastung innerhalb der vorgesehenen Frist nicht tätig werden kann, sollte daher den Auftraggeber umgehend verständigen und diesem Gelegenheit geben, evtl. einen anderen Gutachter zu benennen.

Auch während des bereits angelaufenen Begutachtungsverfahrens auftretende vorübergehende Verzögerungen sollten dem Auftraggeber bekannt gemacht werden, damit dieser ggf. bei der Überwindung der Hindernisse mitwirken kann. Dies ist besonders dann notwendig, wenn es der zu Begutachtende an der notwendigen Mitarbeit und Zuverlässigkeit fehlen läßt.

Vorbereitung des Gutachtens

Bereits für die Frage der Einbestellung zur gutachterlichen Untersuchung ist eine erste Aktendurchsicht unerläßlich. Der Umfang der erforderlichen Untersuchungen, die Notwendigkeit von Zusatzgutachten und das Bedürfnis nach einer Fremdanamnese bestimmen den Tenor des Einladungsschreibens. Bei dieser ersten orientierenden Aktendurchsicht kann auch das Bedürfnis nach weiteren Unterlagen, Arztbriefen, Krankenblättern etc. aufkommen, die entweder direkt oder über die auftraggebende Stelle beschafft werden müssen.

Bei Krankenblättern und Arztberichten wird man stets die Einverständniserklärung des zu Begutachtenden mit vorlegen müssen.

Wieweit die in der Akte enthaltenen Angaben später in das schriftliche Gutachten mit aufgenommen werden müssen, wird nicht ganz einheitlich beurteilt. Juristen neigen gelegentlich dazu, auf ausführliche Aktenauszüge zu verzichten. Andererseits hat es sich doch als wünschenswert erwiesen, entscheidende Vorbeurteilungen und Befunde, die als Bausteine für die spätere Beurteilung benötigt werden, mit Seitenzahl zu zitieren, um die Schlußfolgerungen des Gutachters nachvollziehen zu können. Die vollständige Kenntnis des Akteninhalts erleichtert auch die gezielte Erhebung der Vorgeschichte. Übereinstimmende Schilderungen lassen zugleich orientierende Rückschlüsse auf Merkfähigkeit und Altgedächtnis zu. Diskrepanzen in der Schilderung bedürfen der Rückfrage mit dem Ziel weiterer Detailaufklärung. Oft bringen die zu Begutachtenden mehr oder weniger geordnete eigene Akten mit. Es empfiehlt sich ein kurzer Vergleich, ob die gleichen Schriftsätze auch dem Gutachter zur Verfügung gestellt wurden oder ob Ergänzungen des „offiziellen" Aktenmaterials wünschenswert sind. Obwohl manche Gutachtenpatienten vom Gutachter gern eine „neutrale, von den Akten unabhängige Beurteilung" haben möchten, wird dem Sachverständigen unzureichende Aktenkenntnis durchweg als mangelndes Interesse oder mangelnde Sorgfalt bei der Vorbereitung ausgelegt. Ein Makel, den man sich besser ersparen sollte. Schließlich sollte die Terminplanung so erfolgen, daß ausgedehnte Wartezeiten möglichst vermieden werden. Eine pünktliche Inangriffnahme des gutachterlichen Auftrags verbessert das persönliche Klima, da bei aller Objektivität auch bei der Begutachtung auf eine Vertrauensatmosphäre nie ganz verzichtet werden kann.

Vorgeschichte

Sozialmedizinische Anamnesen sind im Unterschied zu reinen Krankheitsvorgeschichten zugleich ein Zugang zum persönlichen Schicksal des zu Begutachtenden. Die Erhebung der biographischen Daten ist die beste Gelegenheit, sich zugleich ein Bild von der Gesamtpersönlichkeit zu verschaffen und ein vertrauensvolles Klima für das gutachterliche Gespräch aufzubauen.

Die Familienanamnese ist in dieser Perspektive zugleich ein Einblick in die kindliche Entwicklung unter den im Elternhaus und im Geschwisterkreis herrschenden Milieubedingungen. Die schulische und berufliche Entwicklung, die eigene Familiengründung, die Interessen in der Freizeit, politische und gesellschaftliche Ambitionen, die Art der Feriengestaltung, alle derartigen Angaben helfen dem Gutachter, die konkrete Fragestellung im Lebensplan des Gutachtenpatienten richtig einzuordnen. Auch die spezielle Krankheits- oder Unfallvorgeschichte und die derzeitige gesundheitliche Beeinträchtigung bedürfen im Rahmen der Vorgeschichte der entsprechenden Würdigung. Sie erhalten aber zweifellos einen zuverlässigen Stellenwert, wenn sie in die Gesamtbiographie eingepaßt sind. Wenn beispielsweise ein schon seit längerer Zeit angeblich arbeitsunfähiger Industriearbeiter gerade mit der Fertigstellung eines eigenen Hauses beschäftigt ist, so entstehen verständlicherweise Zweifel an den dem Hausarzt gegenüber geäußerten Beschwerden, die sich offenbar bei der selbstgewählten Tätigkeit weniger hinderlich auswirken. Gerade bei Gutachtenpatienten, die angeblich seit längerer Zeit nicht mehr beruflich tätig waren, empfiehlt sich eine Analyse des häuslichen Alltags und der Bewältigung von Verkehrssituationen, um evtl. auf Lebensgewohnheiten aufmerksam zu werden, die zum Anknüpfungspunkt für lohnbringende Tätigkeit genutzt werden können oder auch die Verfügbarkeit für den allgemeinen Arbeitsmarkt erkennen lassen. Wenn im Bereich der kurativen Medizin die Anamnese als halber Weg zur Diagnose bezeichnet wird, so ist sie im sozialmedizinischen Bereich noch wesentlich ergiebiger, insbesondere als Hilfsmittel, die subjektive Sicht des Betroffenen in das größere Spektrum sozialmedizinischer Fakten einzuordnen.

Nicht selten muß man sich Ergänzungen zur Vorgeschichte durch eine geeignete Fremdanamnese beschaffen. Dies gilt insbesondere bei zerebralen Krankheits- und Verletzungsfolgen, bei denen psychopathologische Befunde in ihren sozialen Auswirkungen zu berücksichtigen sind. Aber auch bei begründeten Zweifeln an der vom Begutachteten selbst dargestellten Vorgeschichte ist es sinnvoll, zumindest auch die Sichtweise der Angehörigen mit zu erfassen. Hierzu ist allerdings die Einholung des Einverständnisses unerläßlich. Sollten darüber hinaus Erhebungen zur Fremdanamnese, beispielsweise beim Arbeitgeber o. ä., erforderlich werden und eine Zustimmung nicht erfolgt sein, so werden derartige zusätzliche Angaben auf entsprechenden Hinweis auch vom Auftraggeber zu beschaffen sein. Derartige ergänzende Angaben aus dem Schulbereich sind beispielsweise bei der Untersuchung unfallverletzter Kinder unentbehrlich.

Untersuchungsbefund

Der ärztlichen Untersuchung kommt im Rahmen der Begutachtung eine erhebliche Bedeutung zu, weil der körperliche und psychische Befund entweder die geschilderten Beschwerden, Schwierigkeiten im Arbeitsleben o. ä. erklärt oder zu den geschilderten Behinderungen im krassen Widerspruch steht. Es ist daher von erheblicher Bedeutung, das Ergebnis der Untersuchung selbst in ähnlicher Art und Weise wie in einem klassischen Krankenblatt zu fixieren.

Das neurologische Gutachten wird zumindest aufgrund orientierender Untersuchung über die Funktion von Herz und Kreislauf Auskunft geben müssen. Abweichungen im Bewegungsausschlag von Wirbelsäule und Gelenken müssen verzeichnet sein und Hinweise über den Funktionszustand des Magen-Darm-Kanals und der Harnwege sollten trotz eingeschränkten diagnostischen Instrumentariums nicht fehlen. Bei der neurologischen Untersuchung selbst sind neben der Prüfung der Hirnnerven, der Sinnesorgane, der Motilität, der Sensibilität und des Reflexverhaltens vor allem auch die Koordinationsleistungen, die Sprache und die psychischen Funktionen zu erfassen. Nicht selten zeigen sich dabei Einwirkungen von Schmerz- und Beruhigungsmitteln, die die Diagnostik und die gutachterlichen Folgerungen in eine ganz andere Richtung lenken. Der übliche neurologische Untersuchungsgang schließt allerdings nur wenige, sozusagen als Stichprobe herausgegriffene Übungen zur Koordination ein. Die Diadochokinese, das Gangbild, vielleicht noch der Seiltänzergang oder der Romberg-Versuch, bieten keine ausreichenden Anhaltspunkte für die Frage, ob etwa ein Dachfirst wieder ohne Gefahr überschritten werden kann oder die Geschicklichkeit für die weitere Tätigkeit als Binnenschiffer ausreicht. In diesem Bereich bedarf der Untersuchungsgang der Ergänzung durch realistische Aufgaben aus dem Bereich von Sport, Arbeit und Verkehr, deren Ausführung vom Gutachter selbst oder von entsprechend geschulten Hilfspersonen überwacht und dokumentiert werden muß. Geschicklichkeitsübungen in der Gymnastikhalle, am Schwebebalken oder Rundbalken, Kletterübungen, auch an der Leiter, Fahrradfahren im Straßenverkehr und die verschiedensten Arbeitsproben aus der Holz- und Metallverarbeitung oder der Elektronik sowie entsprechende bürotechnische Aufgabenstellungen ermöglichen neben der psychologischen Untersuchung einen Einblick in die Dauerbelastungsfähigkeit. Die ergänzenden Daten sind durch keinerlei noch so raffiniert ersonnene Labormethoden zu ersetzen. Sie bilden vielmehr den Grundstock für die sozialmedizinisch unerläßliche funktionelle Diagnostik, während in der klinischen Medizin vorrangig auf ätiologische Klärung angelegte Diagnostik verwandt wird. Hülsmann u. Bärtsch haben einige Verfahren und ihre Anwendungsmöglichkeiten unter dem Rehabilitationsaspekt zusammengetragen (4). In den Einrichtungen der medizinisch-beruflichen Rehabilitation sind inzwischen die Verfahren der berufsunspezifischen Belastung, der berufsfeldspezifischen Belastung und der berufsbildspezifischen Belastung weiter ausdifferenziert worden (14, 20).

Besonderes Gewicht bei der Beurteilung der recht unterschiedlichen Schäden und Funktionseinschränkungen des Gehirns haben die neuropsychologischen Befunde erlangt, die häufig die Explorationsergebnisse wesentlich bereichern. Gut geeignete Untersuchungsverfahren in Form von standardisierten Tests stehen sowohl für die Beurteilung der allgemeinen Intelligenz als auch für spezielle Fähigkeiten und Begabungen zur Verfügung. Der Untersuchungsrahmen umfaßt schließlich auch Leistungstests und Persönlichkeitstests. Das Untersuchungsinstrumentarium wird jeweils für die konkrete Fragestellung zusammengefügt und richtet sich auch nach dem individuellen Erfahrungsbereich des Untersuchers (17, 18) (vgl. S. 180, 255).

Die Bedeutung von Zusatzuntersuchungen, etwa durch die Augen- und Ohrenklinik zur Klärung geklagter Einschränkungen der Sinnesleistung ist zweifellos zur richtigen Einschätzung des Leistungsvermögens, aber auch der verbliebenen Leistungsfähigkeit von Bedeutung.

Gerade diese Fachgebiete können psychogene Symptombildungen, Aggravation oder gar Simulation besonders leicht objektivieren und tragen damit zur Beurteilung der Gesamtpersönlichkeit des zu Begutachtenden maßgeblich bei. Weniger zur funktionellen als zur ätiologischen Zuordnung dienen Röntgenbilder, Computertomogramme, Kernspinresonanz-Tomogramme, elektrophysiologische und operativ-diagnostische Befunde. Sie bedürfen der sorgfältigen Indikationsstellung vor allem, wenn sie mit Schädigungsgefahren verbunden sind.

Die Zuordnung des Syndroms zu einem klassischen Krankheitsbild gelingt relativ leicht, wenn

Anamnese und Befund mit evtl. notwendigen Zusatzuntersuchungen übereinstimmen. Größere Probleme treten auf, wenn eine solche Übereinstimmung fehlt und wenn die Befunde sogar starken Schwankungen in der Intensität und Verteilung unterworfen sind. Lassen sich die angegebenen Funktionsstörungen nicht einem klassischen neurologischen Syndrom zuordnen, so entsteht der Verdacht der Aggravation oder gar der Simulation. Derartige Abgrenzungen psychogener Symptombildungen sind in der Gutachtertätigkeit recht häufig notwendig. Nachweisbare Simulationstendenzen als bewußtseinsnahe gezielte Darstellungen von Krankheitssymptomen sind allerdings selten und sollten keinesfalls „bemängelt" werden. Nur eine Aussprache hilft in einem solchen Fall zur Einstellungsänderung des Gutachtenpatienten. Viel häufiger ist allerdings die Übertreibung von Krankheitssymptomen, ohne daß mit hinreichender Sicherheit eine bewußte Fehlleistung unterstellt werden kann. Kennzeichnend ist vielfach der Wechsel in der Intensität der Störung. Unter den Verhältnissen wechselnder Belastung nach Art und Tempo wird die Störung gelegentlich völlig aufgegeben. Dies gilt insbesondere bei psychogenen Gangstörungen, die sich bei schnellerer Gangart nicht aufrechterhalten lassen, ohne Sturzgefahr heraufzubeschwören. Nur ausnahmsweise wird eine umschriebene psychogene Störung durch alle Untersuchungsgänge hindurch konstant aufrechterhalten. Die Differentialdiagnose zum organischen Schaden ist dann besonders schwierig und verantwortungsvoll.

Bei vorstellungsbedingten Einschränkungen der geistig-seelischen Leistungsfähigkeit gelten prinzipiell gleiche Überlegungen. Auch hier können psychologische Testuntersuchungen etwa zur Bestimmung der Vigilanz, der Reaktionszeit etc. Streuwerte erkennen lassen, die sich nicht mehr als Ausdruck eines organischen Hirnschadens interpretieren lassen. Andererseits kann die sorgfältige Exploration der Krankheitsvorgeschichte und der gegenwärtigen Rechtslage im Streitverfahren ein Ausmaß an Geschwindigkeit und Wendigkeit im gedanklichen Ablauf verraten, das die sonstigen Fehlleistungen als Pseudodemenz entschleiert. Der Gutachter muß also den Katalog der Untersuchungen geduldig immer mehr erweitern, bis sich die Frage nach der organischen oder psychogenen Entstehungsweise der geklagten Funktionsstörung hinreichend beantworten läßt.

Diagnose, Schadensbezeichnung, Beurteilung und evtl. notwendige Beratung

Die Diagnose der dauerhaften Folgen einer durchgemachten Erkrankung oder eines Unfalls gibt im allgemeinen keinen Hinweis auf Art und Schwere der verbliebenen Folgen. Daraus hat die Weltgesundheitsorganisation die Notwendigkeit abgeleitet, neben der *Diagnose* auch eine Klassifikation der Schädigungen, der durch sie bedingten *individuellen funktionellen Einschränkungen* und *sozialen Beeinträchtigungen* zu erstellen. Diese Klassifikationen sind zugleich auch für die Vereinheitlichung gutachterlicher Fragestellungen von Bedeutung. Unter sozialen Beeinträchtigungen sind vor allem schulische, berufliche und soziale Auswirkungen der individuellen funktionellen Einschränkungen zu erfassen, die sich auch auf Familienleben und Freizeitaktivitäten auswirken. Der Gutachter sollte dabei sehr wohl beachten, daß es sich nicht um eine einfache Funktionskette handelt, sondern, daß das Problem des Einzelfalls in allen Kategorien individuell analysiert werden muß. Die gutachterliche Beurteilung muß unter Verwertung von Akteninhalt, Vorgeschichte, Befund und Analyse des Gesundheitsschadens, seiner individuellen funktionellen Auswirkungen und gegenwärtigen sozialen Folgen zunächst auf die konkrete Frage des Auftraggebers Antwort geben. Dabei sind wissenschaftliche Lehrmeinungen in der Regel im Sinne einer Gutachterkonvention nur sehr langsam vor allem durch höchstrichterliche Entscheidungen geändert worden. Dies ist vor allem hinsichtlich der Stellung von psychogenen Reaktionen und neurotischen Entwicklungen erkennbar. Die Frage, wieweit derartige seelische Reaktionen im Rahmen der Kriegsopferversorgung, der Unfallversicherung, des Haftpflichtrechtes als Gesundheitsschaden anzusehen sind und unter welchen Umständen Arbeitsunfähigkeit, Dienstunfähigkeit oder gar Berufs- und Erwerbsunfähigkeit attestiert werden muß, sollte nach dem Stand der gegenwärtigen Rechtsprechung erörtert werden.

Zumindest müssen solche höchstrichterlichen Urteile im Kreis der Sachverständigen ausreichend bekannt gemacht werden, damit nicht in der Rechtsprechung bereits unhaltbar gewordene Positionen Anlaß geben, weitere Gutachter und Einspruchsinstanzen zu bemühen (13).

Rehabilitation und ihr Vorrang

Das System der sozialen Sicherung fordert vom Gutachter sehr unterschiedliche Aussagen, je nachdem, ob es sich um die Frage der Arbeitsunfähigkeit im Rahmen der gesetzlichen Krankenversicherung, um die Berufs- und Erwerbsunfähigkeit, um die Verfügbarkeit im Sinne des Arbeitsförderungsgesetzes oder um die Beurteilung der Minderung der Erwerbsfähigkeit für die gesetzliche Unfallversicherung, im sozialen Entschädigungsrecht oder den Grad der Behinderung im Schwerbehindertenrecht handelt. Schließlich sind auch in der privaten Unfallversicherung der Invaliditätsgrad und im Haftpflichtrecht die wesentlichen Kriterien für den materiellen und immateriellen Schadensausgleich zu erfassen. Für all diese Einzelfragen ist jeweils ein spezielles Kapitel vorgesehen.

In allen angesprochenen Bereichen einschließlich der Sozial- und Zivilgerichtsbarkeit kommt es im Grunde auf eine Beurteilung der eingetretenen Schädigung und ihrer funktionellen und sozialen Auswirkungen an. Im Bereich der Krankenversicherung und der Rentenversicherung muß allerdings auch die verbliebene und ggf. entwickelbare Leistungsfähigkeit für die bisherige Tätigkeit, den bisherigen Beruf oder für den allgemeinen Arbeitsmarkt mitbeurteilt werden. Beim immateriellen Schadensausgleich müssen sogar auch Freizeitinteressen und damit eine Einbuße an Lebensqualität mitberücksichtigt werden. Für diese über die Beschreibung der Schädigung hinausgehenden Fragen ist es häufig schwierig, mit dem ärztlichen Instrumentarium hinreichend tragfähige Aussagen zu machen, weil die Schadensbeschreibung nicht unmittelbar auf die verbliebene Funktion und noch mögliche Kompensationshilfen schließen läßt.

Häufiger als dem Auftraggeber gegenwärtig ist, wird man also *vor* einer definitiven Einschätzung des beruflichen Leistungsvermögens eine sorgfältige Belastungserprobung vorausschicken müssen, um Funktionsverluste durch längere Untätigkeit oder gar durch mangelnde Motivation von den eigentlichen Krankheits- und Verletzungsfolgen abzugrenzen. Dies ist vor allem auch wichtig, weil wesentliche Einschränkungen in der zeitlichen Verfügbarkeit des Leistungsvermögens nach höchstrichterlicher Rechtsprechung im Hinblick auf die Lage am Arbeitsmarkt zur Anerkennung der Erwerbsunfähigkeitsrente führen können (19).

Die Forderung *„Rehabilitation vor Rente"* wird leider nur sehr unvollständig eingelöst und sollte zumindest den erfahrenen Gutachter davor bewahren, vorschnell und bezüglich der möglichen Rückkehr auf den Arbeitsmarkt durch Beobachtungsergebnisse ungenügend abgestützte prognostische Aussagen zu treffen. Dies gilt auch besonders für chronische Schmerzsyndrome (vgl. S. 362).

Unabhängig von der jeweils speziellen Frage des Auftraggebers ist es dem Gutachter häufig möglich, aufgrund der ihm vorliegenden sozialen und gesundheitlichen Daten evtl. mögliche Eingliederungshilfen zu benennen. Dies gilt sowohl für die *medizinischen* Leistungen zur Rehabilitation, die – unter dem Stichwort „Rehabilitation vor Pflege" – durchaus dazu beitragen können, unter Einbeziehung von Bewegungstherapie, Beschäftigungstherapie, Sprachtherapie, Hilfsmittelversorgung, das individuelle funktionelle Leistungsvermögen für die alltägliche Versorgung zu verbessern, als auch für die *soziale* Akzeptanz durch berufliche Qualifikation, Anpassung des Wohnraumes, Motorisierung im Straßenverkehr o. ä. (15).

Oft stellt sich die Frage nach leicht handhabbaren Instrumenten zur Beurteilung der individuellen funktionellen Einschränkungen mit Ansätzen für erforderliche Hilfsmittel oder Hilfspersonen. Die weltweit anlaufenden Bemühungen um Qualitätssicherung haben in den USA zur Entwicklung des FIM (Functional Independence Measure) geführt, mit dessen Hilfe amerikanische Rehabilitationseinrichtungen ihre an Einzelfällen überprüfbaren Ergebnisse dokumentieren. Eine Übersetzung dieses Instrumentes ist in *Tab. 1* wiedergegeben.

Tabelle 1 FIM-Selbständigkeitsindex (Functional Independence measure).
Autorisierte deutschsprachige Übersetzung der amerikanischen Version 3 v. 1. März 1990 durch die Gesellschaft für neurologische und neuropsychologische Rehabilitation, Klinik Bavaria, Steinweg 38, 94315 Straubing

Selbstversorgung

A *Essen/Trinken* umfaßt die Verwendung von Besteck oder anderen geeigneten Geräten, um die Nahrung zum Mund zu führen, zu kauen und zu schlucken, nachdem die Mahlzeit in geeigneter Weise serviert wurde.

B *Körperpflege* umfaßt Mundpflege, Haarpflege, Waschen von Händen und Gesicht sowie Rasieren oder Schminken. Spielt Rasieren oder Schminken keine Rolle, so erfolgt keine Bewertung.

C *Waschen, Baden, Duschen* umfaßt Waschen des Körpers vom Hals abwärts (ohne Rücken) entweder in der Badewanne, unter der Dusche, am Waschbecken oder im Bett.

D *Ankleiden-Oben* umfaßt An- und Auskleiden oberhalb der Taille sowie ggf. An- und Ablegen von Prothesen oder Orthesen.

F *Intimhygiene* umfaßt die Unterleibshygiene sowie das Richten der Kleidung vor und nach dem Gang zur Toilette oder vor und nach Benutzung der Bettschüssel.

Kontinenz

G *Blasenkontrolle* umfaßt die Kontrolle der Miktion, der notwendigen Hilfsmittel und der Medikation.

H *Darmkontrolle* umfaßt die Kontrolle der Defäkation und Verwendung der für die Darmkontrolle erforderlichen Hilfsmittel oder Medikamente.

Transfers

I *Transfer Bett, Stuhl, Rollstuhl* umfaßt sämtliche Aspekte des Transfers zum und vom Bett, Stuhl und Rollstuhl sowie das Aufstehen, wenn Gehen die typische Art der Fortbewegung ist.

J *Transfer zum Toilettensitz* umfaßt den Weg zur und von der Toilette.

K *Transfer Badewanne/Dusche* umfaßt den Transfer in und aus der Badewanne oder Duschkabine.

Fortbewegung

L *Gehen oder Rollstuhl* umfaßt das Gehen aus stehender Position oder bei Rollstuhlfahrern. Benutzung eines Rollstuhls aus sitzender Positon auf ebener Fläche. Prüfen Sie, welches die häufigste Fortbewegungsart ist. Wenn beide etwa gleichwertig sind, kreuzen Sie G und R an. Wird ein Rehabilitationsprogramm eingeleitet, kreuzen Sie bitte an, für welche Art das Training vorgesehen ist.
G = Gehen
R = Rollstuhl

M *Treppensteigen* geht 12–14 Stufen (einen Treppenabsatz) im Haus hinauf und hinunter.

Kommunikation

N *Verstehen* umfaßt das Verstehen von akustischer oder visueller Kommunikation (z. B. Schrift, Zeichensprache, Gestik). Prüfen und beurteilen Sie die häufigste Art der Kommunikation. Werden beide etwa gleich oft verwendet, kreuzen Sie A und V an.
A = akustisch
V = visuell

O *Ausdruck* umfaßt klaren mündlichen oder sonstigen Ausdruck von Sprache. Dieser Punkt beinhaltet sowohl verständliches Sprechen wie auch klaren Ausdruck von Sprache unter Verwendung eines Schreib- oder Kommunikationsgeräts. Prüfen und bewerten Sie die häufigste Ausdrucksweise. Werden beide etwa gleich verwendet, kreuzen Sie V und N an.
V = verbal
N = nonverbal

Kognitive Fähigkeiten

P *Soziales Verhalten* beinhaltet Fähigkeiten im Umgang mit anderen Menschen in therapeutischen und alltäglichen Situationen. Sie zeigt, wie man mit seinen eigenen Bedürfnissen und den Bedürfnissen anderer Menschen umgeht.

Tabelle **1** (Fortsetzung)

Q *Problemlösung* umfaßt Fähigkeiten in bezug auf die Lösung von Problemen des täglichen Lebens. Dazu gehört, Entscheidungen über finanzielle, soziale und persönliche Angelegenheiten zu treffen und Schritte und Maßnahmen einzuleiten, durchzuführen und ggf. selbst zu korrigieren, um ein Problem zu lösen.

R *Gedächtnis* umfaßt Fähigkeiten im Zusammenhang mit dem Erkennen und Erinnern bei der Durchführung täglicher Aktivitäten. Dazu gehört die Fähigkeit, Informationen, insbesondere verbaler oder visueller Natur, zu speichern und abzurufen. Ein Gedächtnisdefizit beeinträchtigt sowohl das Lernen als auch die Durchführung von Aufgaben.

Funktionsstufen und ihre Bewertung

Selbständig

(7) Völlige Selbständigkeit: Alle als Elemente der Tätigkeit beschriebenen Aufgaben werden in typischer Weise, sicher ohne Einschränkung, ohne Hilfsvorrichtungen oder Hilfen und in angemessener Zeit ausgeführt.

(6) Eingeschränkte Selbständigkeit: Die Tätigkeit wird mit einer oder mehreren der folgenden Einschränkungen durchgeführt: eine Hilfsvorrichtung, längere Zeit als angemessen oder es bestehen Sicherheitsbedenken.

Unselbständig

Damit die Tätigkeit ausgeführt werden kann, ist entweder eine andere Person zur Überwachung oder zur physischen Hilfestellung erforderlich, anderenfalls wird sie nicht ausgeführt.

Eingeschränkte Unselbständigkeit

Der Patient erbringt die Hälfte (50 %) oder mehr der Leistung selbst. Die Stufen der erforderlichen Hilfestellung sind:

(5) Supervision oder Vorbereitung: der Patient braucht als Hilfestellung lediglich eine Person in Bereitschaft, ein Stichwort oder Zureden, jedoch keinen Körperkontakt. Oder der Helfer legt die erforderlichen Dinge bereit oder legt Orthesen an.

(4) Kontakthilfe: Mit Körperkontakt braucht der Patient nur Berührungshilfe und erbringt 75 % oder mehr der Leistung selbst.

(3) Mäßige Hilfestellung: Der Patient braucht mehr als Berührungshilfe oder erbringt die Hälfte (50 %) oder mehr (bis 75 %) der Leistung selbst.

Völlige Unselbständigkeit

Der Patient erbringt weniger als die Hälfte (50 %) der Leistung selbst. Ausgeprägte oder totale Hilfestellung ist erforderlich, sonst wird die Tätigkeit nicht ausgeführt. Die Stufen der erforderlichen Hilfestellung sind:

(2) Ausgeprägte Hilfestellung: der Patient erbringt weniger als 50 %, jedoch mindestens 25 % der Leistung selbst.

(1) Totale Hilfestellung: der Patient erbringt weniger als 25 % der Leistung selbst.

Die Einschätzung des Grades der Behinderung und damit die möglicherweise zustehende *Einordnung als Schwerbehinderter* kann eine entscheidende Hilfe für Kranke oder Verletzte bei der Rückkehr auf den alten Arbeitsplatz oder zumindest in den alten Betrieb sein. Diese Anerkennung ermöglicht ja neben anderen Formen des Nachteilsausgleiches einen erhöhten Kündigungsschutz, der unter Nutzung von Eingliederungshilfen der Krankenversicherung (stufenweise Eingliederung), der Rentenversicherung, der Unfallversicherung oder der Arbeitsverwaltung die Wiedereingliederung ohne materielle Nachteile des Arbeitgebers erleichtert.

Hinweise auf sinnvolle Nachuntersuchungstermine sind nicht nur durch die Eigengesetzlichkeit des Krankheitsverlaufes oder der Rekonvaleszenz nach Unfallschäden bedingt. Solche Nachuntersuchungen sind zum Teil auch zur Überprüfung der angeregten Maßnahmen und zur Beurteilung der weiteren sozialen Anpassung des zu Begutachtenden sinnvoll. Nicht selten sind Anregungen zur beruflichen Eingliederung in den verschlungenen Pfaden bürokratischer Abläufe völlig versandet oder in der Zielrichtung wesentlich verändert. Unmittelbare persönliche Kontakte mit dem Berufshelfer der gesetzlichen Unfallversicherung zeigen überzeugend, welche besondere Bedeutung die rasche unmittelbare persönliche Hilfe für den positiven Rehabilitationsablauf hat. Manchmal bewirken aber auch andere Einflüsse wie eine Verlobung eine verbesserte Motivation und damit eine neue Lebensperspektive, die sich auf den Erfolg der Rehabilitation entscheidend auswirkt.

Als Faustregel darf hier vermerkt werden, daß bei jungen Menschen zu Beginn des Berufslebens sicherlich mehrfache Anstrengungen zu einer geeigneten gesellschaftlichen Eingliederung gemacht werden sollten. Bei älteren Menschen kurz vor dem Altersruhestand sind hingegen im Hinblick auf die Festigung der Persönlichkeit und der individuellen Verhaltensmuster raschere Wendungen weniger zu erwarten. Man wird sich daher leichter entschließen können, auf weitere oder häufigere Nachuntersuchungen zu verzichten. Aber auch dann, wenn eine Rückkehr ins Berufsleben nicht sinnvoll erscheint, wird der Rehabilitations- und Begutachtungsplan die verbleibenden Fähigkeiten und Ziele der gesellschaftlichen Teilhabe mitenthalten müssen, um hier zumindest die bescheidenen Leistungen verfügbar zu machen, die auch für den Personenkreis der Alten und Schwerbehinderten im Sozialrecht bereits verankert sind.

Literatur

1 Anhaltspunkte für die ärztliche Gutachtertätigkeit im sozialen Entschädigungsrecht und nach dem Schwerbehindertengesetz 1983, hrsg. vom Bundesminister für Arbeit und Sozialordnung
2 Günther, E., R. Hymmen: Unfallbegutachtung, 7. Aufl. de Gruyter, Berlin 1980
3 Hennies, G. in 5 Marx 1992
4 Jochheim, K.-A., J. F. Scholz: Rehabilitation. Thieme, Stuttgart 1975
5 Marx, H. H.: Medizinische Begutachtung, 6. Aufl. Thieme, Stuttgart 1992
6 Poeck, K.: Klinische Neuropsychologie, 2. Aufl. Thieme, Stuttgart 1989
7 Scheid, W.: Lehrbuch der Neurologie, 5. Aufl. Thieme, Stuttgart 1983
8 Suchenwirth, R. M. A., G. Wolf: Neurologische Begutachtung. Fischer, Stuttgart 1987
9 Messer, O.: Die Behinderten, ihr rechtlicher, sozialer und sozialmedizinischer Standort unter besonderer Berücksichtigung des internationalen Aspekts. In: Handbuch der Sozialmedizin, Band III. Enke, Stuttgart 1976 (S. 699 ff.)
10 WHO International Classification of Impairments, Disabilities and Handicaps. Genf 1980, 1993
11 Krasney, O. E.: Aufgaben und Grenzen des medizinischen Sachverständigen bei der Wahrheitsfindung im Sozialrecht. Psycho 18 (1992) 815–819
12 Bochnik, H. J.: Unterschiede zwischen medizinischem und juristischem Denken. Psycho 18 (1992) 820–822
13 Dohmen, M.: Die medizinische Begutachtung und die sozialversicherungsrechtliche Beurteilung von abnormen, erlebnisreaktiven Entwicklungen. Diss. Köln 1983
14 Bundesarbeitsgemeinschaft der medizinisch-beruflichen Rehabilitationszentren. Heft 3, Bonn 1988
15 Bundesarbeitsgemeinschaft für Rehabilitation Behinderter, Wegweiser für Ärzte, Deutscher Ärzteverlag, Köln 1984
16 Fuhrer, M. J.: Rehabilitation Outcomes. Brookes publishing Co., Baltimore 1987 (p. 137 ff.)
17 Baer, R.: Psychologische Begutachtung, Relevanz und Grenzen aus ärztlicher Sicht. Med. Sachverständ. 88 (1992) 51–54
18 Kijanski, H. D.: Psychologische Begutachtung, Relevanz und Grenzen aus psychologischer Sicht. Med. Sachverständ. 88 (1992) 54–56
19 Wille, G.: Die Anschlußheilbehandlung in Rehabilitation am Kurort, Lethargie oder Aufwind? Deutsche Akademie für med. Fortbildung (Bad Nauheim), Bad Füssing 1985 (S. 103 ff.)
20 Scholz, H. F., H. Wittgens: Arbeitsmedizinische Berufskunde, 2. Aufl. Gentner-Verlag, Stuttgart 1992

Grundbegriffe der Begutachtung

(unter Mitwirkung von G. Hennies)

Ursächlicher Zusammenhang

H.-H. Rauschelbach

Einleitung, Rechtsgrundlagen

Die Beurteilung der Kausalität, des ursächlichen Zusammenhangs einer Gesundheitsstörung mit einem schädigenden Ereignis, gehört zur „hohen Schule" der ärztlichen Sachverständigentätigkeit; sie stellt an den Gutachter besondere Anforderungen: Es genügt nicht, daß der Gutachter die Art und Auswirkungen der *jetzt* vorliegenden Störungen feststellt. Er muß sich darüber hinaus aufgrund von anamnestischen Daten und Befunden aus der *Vergangenheit* ein Bild über die Entwicklung dieser Störungen machen. Er muß daneben über fundierte Kenntnisse zur *Ätiologie* und *Pathogenese* von Krankheiten verfügen. Außerdem muß er die für die Begutachtung relevanten *gesetzlichen Bestimmungen* und die davon abhängigen *Rechtsbegriffe* kennen, und er muß in der Lage sein, diese Begriffe in die richtige Beziehung zu seinen medizinischen Feststellungen zu bringen. Ein kleiner Mangel in einem der genannten Bereiche kann der gutachtlichen Beurteilung schon eine völlig falsche Richtung geben.

Die Frage nach dem ursächlichen Zusammenhang wird dem ärztlichen Gutachter in mehreren Rechtsgebieten gestellt, und zwar immer dann, wenn eine Leistung (Entschädigung) *wegen* der gesundheitlichen *Folgen* einer bestimmten *Schädigung* vorgesehen ist.

Folgende Bereiche sind dabei zu unterscheiden.

Soziale Entschädigung auf der Grundlage des Versorgungsrechts

Zuständige Behörden: Versorgungsverwaltungen der Länder (Versorgungsämter, Landesversorgungsämter)
Rechtsweg: Sozialgerichtsbarkeit
Rechtsgrundlagen:

Gesetz über die Versorgung der Opfer des Krieges (Bundesversorgungsgesetz – BVG)

§ 1 Abs. 1 BVG:
„Wer durch eine militärische oder militärähnliche Dienstverrichtung oder durch einen Unfall während der Ausübung des militärischen oder militärähnlichen Dienstes oder durch die diesem Dienst eigentümlichen Verhältnisse eine gesundheitliche Schädigung erlitten hat, erhält wegen der gesundheitlichen und wirtschaftlichen Folgen der Schädigung auf Antrag Versorgung."

Gesetz über die Versorgung für die ehemaligen Soldaten der Bundeswehr und ihre Hinterbliebenen (Soldatenversorgungsgesetz – SVG)

§ 80 SVG:
„Ein Soldat, der eine Wehrdienstbeschädigung erlitten hat, erhält nach Beendigung des Wehrdienstverhältnisses wegen der gesundheitlichen und wirtschaftlichen Folgen der Wehrdienstbeschädigung auf Antrag Versorgung in entsprechender Anwendung der Vorschriften des Bundesversorgungsgesetzes ..."

§ 81 Abs. 1 SVG:
„Wehrdienstbeschädigung ist eine gesundheitliche Schädigung, die durch eine Wehrdienstverrichtung, durch einen während der Ausübung des Wehrdienstes erlittenen Unfall oder durch die dem Wehrdienst eigentümlichen Verhältnisse herbeigeführt worden ist."

Gesetz über den Zivildienst der Kriegsdienstverweigerer (Zivildienstgesetz – ZDG)

§ 47 Abs. 1 ZDG:
„Ein Dienstpflichtiger, der eine Zivildienstbeschädigung erlitten hat, erhält nach Beendigung des Dienstverhältnisses wegen der gesundheitlichen und wirtschaftlichen Folgen der Schädigung auf Antrag Versorgung in entsprechender Anwendung der Vorschriften des Bundesversorgungsgesetzes ..."

§ 47 Abs. 2 ZDG:
„Zivildienstbeschädigung ist eine gesundheitliche Schädigung, die durch eine Dienstverrichtung,

durch einen während der Ausübung des Zivildienstes erlittenen Unfall oder durch die dem Zivildienst eigentümlichen Verhältnisse herbeigeführt worden ist."

Gesetz über Hilfsmaßnahmen für Personen, die aus politischen Gründen außerhalb der Bundesrepublik Deutschland in Gewahrsam genommen wurden (Häftlingshilfegesetz – HHG)

§ 4 Abs. 1 HHG:
„Ein nach § 1 Abs. 1 Nr. 1 Berechtigter, der infolge des Gewahrsams eine gesundheitliche Schädigung erlitten hat, erhält wegen der gesundheitlichen und wirtschaftlichen Folgen dieser Schädigung auf Antrag Versorgung in entsprechender Anwendung der Vorschriften des Gesetzes über die Versorgung der Opfer des Krieges (Bundesversorgungsgesetz) ..."

Erstes SED-Unrechtsbereinigungsgesetz (1. SED-UnBerG)

Artikel 1
Gesetz über die Rehabilitierung und Entschädigung von Opfern rechtsstaatswidriger Strafverfolgungsmaßnahmen im Beitrittsgebiet (Strafrechtliches Rehabilitierungsgesetz – StrRehaG)

§ 21 Abs. 1:
„Ein Betroffener, der infolge der Freiheitsentziehung eine gesundheitliche Schädigung erlitten hat, erhält wegen der gesundheitlichen und wirtschaftlichen Folgen dieser Schädigung auf Antrag Versorgung in entsprechender Anwendung des Bundesversorgungsgesetzes ..."

Gesetz über die Entschädigung für Opfer von Gewalttaten (Opferentschädigungsgesetz – OEG)

§ 1 Abs. 1 OEG:
„Wer im Geltungsbereich dieses Gesetzes oder auf einem deutschen Schiff oder Luftfahrzeug infolge eines vorsätzlichen, rechtswidrigen tätlichen Angriffs gegen seine oder eine andere Person oder durch dessen rechtmäßige Abwehr eine gesundheitliche Schädigung erlitten hat, erhält wegen der gesundheitlichen und wirtschaftlichen Folgen auf Antrag Versorgung in entsprechender Anwendung der Vorschriften des Bundesversorgungsgesetzes ..."

Bundes-Seuchengesetz (BSeuchG)

§ 51 Abs. 1 BSeuchG:
„Wer durch eine Impfung, die
1. gesetzlich vorgeschrieben oder
2. aufgrund dieses Gesetzes angeordnet oder
3. von einer zuständigen Behörde öffentlich empfohlen und in ihrem Bereich vorgenommen oder
4. aufgrund der Verordnungen zur Ausführung der Internationalen Gesundheitsvorschriften durchgeführt worden ist,

einen Impfschaden erlitten hat, erhält wegen der gesundheitlichen und wirtschaftlichen Folgen des Impfschadens auf Antrag Versorgung in entsprechender Anwendung der Vorschriften des Bundesversorgungsgesetzes ..."

§ 52 Abs. 1 BSeuchG:
„Ein Impfschaden ist ein über das übliche Ausmaß einer Impfreaktion hinausgehender Gesundheitsschaden ..."

Gesetzliche Unfallversicherung

Träger: Gewerbliche und landwirtschaftliche Berufsgenossenschaften, Eigenunfallversicherungsträger
Rechtsweg: Sozialgerichtsbarkeit
Rechtsgrundlagen:

Reichsversicherungsordnung (RVO) Drittes Buch. Unfallversicherung

§ 537 RVO:
„Aufgaben der Unfallversicherung sind nach Maßgabe der folgenden Vorschriften:
1. Arbeitsunfälle zu verhüten,
2. nach Eintritt eines Arbeitsunfalls den Verletzten, seine Angehörigen und seine Hinterbliebenen zu entschädigen
    a) durch Wiederherstellung der Erwerbsfähigkeit des Verletzten, durch Arbeits- und Berufsförderung (Berufshilfe) und durch Erleichterung der Verletzungsfolgen,
    b) durch Leistungen in Geld an den Verletzten, seine Angehörigen und seine Hinterbliebenen."

In den §§ 539, 540 und 543 bis 545 RVO ist der Kreis der versicherten Personen bestimmt. Es handelt sich in der Hauptsache um Beschäftigte aufgrund eines Arbeits-, Dienst- oder Lehrverhältnisses, aber auch um Helfer bei Unglücksfällen, Blutspender und Spender körpereigener Gewebe, Kinder während des Besuchs von Kindergärten, Schüler während des Besuchs allgemeinbildender Schulen, Studierende während der Aus- und Fortbildung an Hochschulen und viele andere mehr.

§ 548 Abs. 1 RVO (Begriff des Arbeitsunfalls):
„Arbeitsunfall ist ein Unfall, den ein Versicherter bei einer der in den §§ 539, 540 und 543 bis 545 genannten Tätigkeiten erleidet ..."

§ 550 RVO (Wegeunfall):
„Als Arbeitsunfall gilt auch ein Unfall auf einem mit einer der in den §§ 539, 540 und 543 bis 545 genannten Tätigkeiten zusammenhängenden Weg nach und von dem Ort der Tätigkeit ..."

§ 551 Abs. 1 RVO (Berufskrankheit als Arbeitsunfall):
„Als Arbeitsunfall gilt ferner eine Berufskrankheit. Berufskrankheiten sind Krankheiten, welche die Bundesregierung durch Rechtsverordnung mit Zustimmung des Bundesrates bezeichnet und die ein Versicherter bei einer der in den §§ 539, 540 und 543 bis 545 genannten Tätigkeiten erleidet. Die Bundesregierung wird ermächtigt, in der Rechtsverordnung solche Krankheiten zu bezeichnen, die nach den Erkenntnissen der medizinischen Wissenschaft durch besondere Einwirkungen verursacht sind, denen bestimmte Personengruppen durch ihre Arbeit in erheblich höherem Grade als die übrige Bevölkerung ausgesetzt sind; sie kann dabei bestimmen, daß die Krankheiten nur dann Berufskrankheiten sind, wenn sie durch die Arbeit in bestimmten Unternehmen verursacht worden sind."

Beamtenrechtliche Unfallfürsorge
Zuständige Behörden: Dienstbehörden
Rechtsweg: Verwaltungsgerichtsbarkeit
Rechtsgrundlage:

Gesetz über die Versorgung der Beamten und Richter in Bund und Ländern (Beamtenversorgungsgesetz – BeamtVG)

§ 30 Abs. 1 BeamtVG:
„Wird ein Beamter durch einen Dienstunfall verletzt, so wird ihm und seinen Hinterbliebenen Unfallfürsorge gewährt."

§ 31 Abs. 1 BeamtVG:
„Dienstunfall ist ein auf äußerer Einwirkung beruhendes, plötzliches, örtlich und zeitlich bestimmbares, einen Körperschaden verursachendes Ereignis, das in Ausübung oder infolge des Dienstes eingetreten ist ..."

§ 31 Abs. 3 BeamtVG:
„Erkrankt ein Beamter, der nach der Art seiner dienstlichen Verrichtung der Gefahr der Erkrankung an bestimmten Krankheiten besonders ausgesetzt ist, an einer solchen Krankheit, so gilt dies als Dienstunfall, es sei denn, daß der Beamte sich die Krankheit außerhalb des Dienstes zugezogen hat. Die Erkrankung an einer solchen Krankheit gilt jedoch stets als Dienstunfall, wenn sie durch gesundheitsschädigende Verhältnisse verursacht worden ist, denen der Beamte am Ort seines dienstlich angeordneten Aufenthaltes im Ausland besonders ausgesetzt war. Die in Betracht kommenden Krankheiten bestimmt die Bundesregierung durch Rechtsverordnung mit Zustimmung des Bundesrates."

Wiedergutmachung nach dem Bundesentschädigungsgesetz
Zuständige Behörden: Entschädigungsbehörden der Länder
Rechtsweg: Ordentliche Gerichtsbarkeit
Rechtsgrundlage:

Bundesgesetz zur Entschädigung für Opfer der nationalsozialistischen Verfolgung (Bundesentschädigungsgesetz – BEG)

§ 1 Abs. 1 BEG:
„Opfer der nationalsozialistischen Verfolgung ist, wer aus Gründen politischer Gegnerschaft gegen den Nationalsozialismus oder aus Gründen der Rasse, des Glaubens oder der Weltanschauung durch nationalsozialistische Gewaltmaßnahmen verfolgt worden ist und hierdurch Schaden an Leben, Körper, Gesundheit, Freiheit, Eigentum, Vermögen, in seinem beruflichen oder in seinem wirtschaftlichen Fortkommen erlitten hat (Verfolgter)."

§ 28 Abs. 1 BEG:
„Der Verfolgte hat Anspruch auf Entschädigung, wenn er an seinem Körper oder an seiner Gesundheit nicht unerheblich geschädigt worden ist..."

Private Unfallversicherung
Träger: privatrechtliche Versicherungsgesellschaften
Rechtsweg: Ärzteausschuß (§ 12 I AUB), ordentliche Gerichtsbarkeit
Rechtsgrundlage:

Allgemeine Unfallversicherungs-Bedingungen (AUB 88)

§ 1 AUB 88:
„I. Der Versicherer bietet Versicherungsschutz bei Unfällen, die dem Versicherten während der Wirksamkeit des Vertrages zustoßen. ...
III. Ein Unfall liegt vor, wenn der Versicherte durch ein plötzlich von außen auf seinen Körper wirkendes Ereignis (Unfallereignis) unfreiwillig eine Gesundheitsschädigung erleidet.

IV. Als Unfall gilt auch, wenn durch eine erhöhte Kraftanstrengung an Gliedmaßen oder Wirbelsäule
1) ein Gelenk verrenkt wird oder
2) Muskeln, Sehnen, Bänder oder Kapseln gezerrt oder zerrissen werden."

§ 2 AUB 88:
„Nicht unter den Versicherungsschutz fallen:
I. (1) Unfälle durch Geistes- oder Bewußtseinsstörungen, auch soweit diese auf Trunkenheit beruhen, sowie durch Schlaganfälle, epileptische Anfälle oder andere Krampfanfälle, die den ganzen Körper des Versicherten ergreifen.
Versicherungsschutz besteht jedoch, wenn diese Störungen oder Anfälle durch ein unter diesen Vertrag fallendes Unfallereignis verursacht waren. ...
III. (2) Schädigungen an Bandscheiben sowie Blutungen aus inneren Organen und Gehirnblutungen.
Versicherungsschutz besteht jedoch, wenn ein unter diesen Vertrag fallendes Unfallereignis im Sinne des § 1 III. die überwiegende Ursache ist.
IV. Krankhafte Störungen infolge psychischer Reaktionen, gleichgültig, wodurch diese verursacht sind."

Tatbestand

In allen genannten Rechtsbereichen wird ein ursächlicher Zusammenhang in Form einer mehrgliedrigen Kausalkette gefordert, deren Glieder von folgenden *Tatbeständen* bestimmt werden können:

Abb. 1

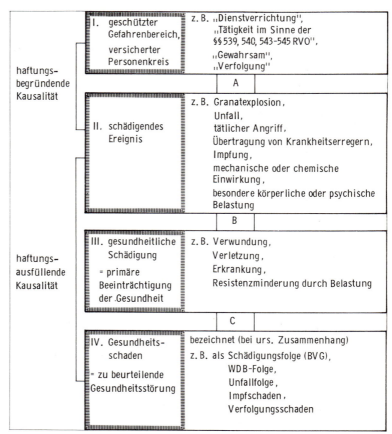

Der Zusammenhang der ersten beiden Kettenglieder (A) wird als *haftungsbegründende Kausalität*, der Zusammenhang der weiteren Glieder (B, C) als *haftungsausfüllende Kausalität* bezeichnet.

Mit der erstgenannten braucht und soll der Gutachter sich nicht beschäftigen. Es ist allein Sache der Verwaltung oder im Streitfall des Gerichts festzustellen, ob zwischen einem schädigenden Ereignis und dem geleisteten Dienst (z. B. BVG, SVG) oder der versicherten Tätigkeit (RVO) oder einem Verfolgungstatbestand (BEG) ein ursächlicher Zusammenhang besteht oder ob etwa eine zur Diskussion stehende Impfung nach dem BSeuchG zu berücksichtigen ist. Der Gutachter sollte nur darauf achten, daß diese Fragen in jedem Fall geklärt sind, bevor er zur Beurteilung der weiteren Zusammenhangsfragen herangezogen wird. Sonst kann es vorkommen, daß er unter falschen Voraussetzungen oder ganz unnötig ein Gutachten erstattet, beispielsweise, wenn erst später entschieden wird, daß ein Unfall auf dem Weg zur Arbeit aus bestimmten Gründen (z. B. großer Umweg, erheblicher Alkoholeinfluß) gar nicht berücksichtigt werden kann.

Auch die oft wichtige Frage, ob ein als Unfall geltend gemachter schädigender Vorgang überhaupt als Unfall anzusehen ist, muß geklärt sein, bevor der Gutachter tätig wird.

Der *Begriff des Unfalls* ist im Bereich der *gesetzlichen Unfallversicherung* und im *Versorgungswesen* nicht gesetzlich definiert, sondern von der Rechtsprechung entwickelt worden. Danach ist ein Unfall ein auf äußeren Einwirkungen beruhendes plötzliches, örtlich und zeitlich bestimmbares, einen Körperschaden verursachendes Ereignis. (Dem entspricht auch § 31 Abs. 1 des *Beamtenversorgungsgesetzes*, S. 14.) Nach der Rechtsprechung ist dabei die „Plötzlichkeit" und zeitliche Bestimmbarkeit auch noch erfüllt, wenn sich das schädigende Ereignis innerhalb einer Arbeitsschicht abgespielt hat.

Ein Unfall ohne ein äußeres Ereignis ist begrifflich ausgeschlossen. Aber es ist nicht erforderlich, daß es sich um eine Gewalteinwirkung von außen oder um ein aus dem Rahmen der gewöhnlichen (geschützten) Tätigkeit herausfallendes Ereignis handelt. So gelten als Unfall z. B. auch Ausgleiten, Umknicken, Stolpern und Fallen sowie Kraftanstrengungen beim Heben, Tragen, Bewegen oder Abfangen schwererer Lasten (5, 34).

Demgegenüber kann ein Sturz im hirnorganischen Anfall bei der Arbeit zu ebener Erde nicht als Unfall angesehen werden (Entstehung aus „innerer Ursache"). Stand der Betroffene aber beispielsweise während des Anfalls auf einer Leiter (erhöhte Betriebsgefahr) und er zog sich dann durch Sturz von der Leiter eine Verletzung zu, dann gilt dies als Unfall (34).

Die Definition des Unfalls in der *privaten Unfallversicherung* stimmt hiermit im wesentlichen überein (§ 1 III., IV. AUB 88 – S. 14 f.).

Zu beachten bleibt, daß der Unfall zu den anspruchsbegründenden Grundtatbeständen gehört, deren Feststellung nicht Sache des Gutachters ist.

Der weitere Weg der Kausalitätsprüfung, die *Beurteilung der haftungsausfüllenden Kausalität* – also des ursächlichen Zusammenhangs zwischen einem schädigenden Vorgang und einem Gesundheitsschaden – erfordert demgegenüber eine Mitwirkung des ärztlichen Sachverständigen. Hier muß der Gutachter aufgrund seiner medizinischen Sachkunde einerseits zur Klärung des Sachverhalts beitragen und andererseits auch zur Frage der kausalen Verknüpfung Stellung nehmen. Zu seinem Anteil an der Sachaufklärung gehört dabei nicht nur die Feststellung der Art und Auswirkung des jetzt vorliegenden Gesundheitsschadens; er muß daneben auch die von der Verwaltung oder dem Gericht ermittelten Unterlagen zur gesundheitlichen Schädigung und manchmal auch zum schädigenden Vorgang aus medizinischer Sicht würdigen (26, 31).

Wenn beispielsweise zur Frage steht, ob es bei einem Unfall zu einer Rückenmarksschädigung gekommen ist, kann eine solche Verletzung nicht schon deshalb als Tatbestand unterstellt werden, weil nach dem Unfall einmal ein Arzt kurz eine „Contusio spinalis" attestiert hat. Der Gutachter muß zu dieser Frage vielmehr alle erreichbaren ärztlichen Unterlagen über die ersten Stunden, Tage und Wochen nach dem Unfall und auch alle diesbezüglichen anamnestischen Angaben des Antragstellers und von Zeugen sorgfältig würdigen. Unter Umständen muß er sich auch dazu äußern, ob aus seiner Sicht das schädigende Ereignis – der Unfallhergang – überhaupt geeignet war, ein Rückenmarkstrauma herbeizuführen.

Von großer Bedeutung ist hierbei, daß dieser Teil der Begutachtung – die *Feststellung und Würdigung des medizinischen Sachverhaltes* – noch allein zur Tatsachenfeststellung und nicht zu dem weiteren Schritt, der Kausalitätsbeurteilung, gehört. Wichtig ist dies deshalb, weil es bei der Beurteilung des ursächlichen Zusammenhangs genügt, daß die Wahrscheinlichkeit gegeben ist (S. 19 f.). Demgegenüber müssen die Fakten, die die Grundlage für die Kausalitätsbeurteilung abgeben, in jedem Fall *voll bewiesen* sein (1, 26, 31, 52). *Vollbeweis* bedeutet, es muß ein so hoher Grad von Wahrscheinlichkeit erreicht sein, daß er praktisch der Gewißheit gleichkommt; die Juristen sprechen von der „an Sicherheit grenzenden Wahrscheinlichkeit" (13, 14, 17).

Für den Gutachter bedeutet dies: Die Fakten, die er für seine Beurteilung benötigt, sollen nach

Möglichkeit eindeutig belegt sein. Wenn solche Belege nicht zu beschaffen sind – wie es häufig besonders dann der Fall ist, wenn wichtige Sachverhalte viele Jahre zurückliegen –, dann muß der Gutachter aber zumindest anhand der ermittelten Fakten zu der festen Überzeugung kommen können, daß es so und nicht anders gewesen ist (1).

Mit anderen Worten: Eine absolute, uneingeschränkte Gewißheit, die im Bereich der Medizin ohnehin nur selten erreichbar ist, wird bei der Tatsachenfeststellung nicht gefordert; aber es wird hierbei mehr als die Wahrscheinlichkeit verlangt.

Ein *Beispiel:* Der ursächliche Zusammenhang zwischen einem Schädel-Hirn-Trauma und Anfällen ist zu beurteilen. Es ist zwar sehr zu wünschen, aber doch nicht zwingend erforderlich, daß der Nachweis einer Hirnverletzung anhand ausführlicher neurologischer Befunddokumentationen aus den ersten Tagen und Wochen nach dem Trauma zu führen ist und daß hirnorganische Anfälle durch EEG-Befunde oder ärztliche Beobachtung eines Anfalls eindeutig belegbar sind. Andererseits genügt es nicht, daß es nur möglich oder vorstellbar oder auch nur wahrscheinlich ist, daß das Trauma zu einer irreversiblen Hirnschädigung geführt hat und daß jetzt hirnorganische Anfälle auftreten. Von beidem muß der Gutachter unter Würdigung aller gegebenen Umstände zumindest fest überzeugt sein. Anderenfalls fehlt die Basis für die Beurteilung des ursächlichen Zusammenhangs.

Ein weiteres *Beispiel:* Bei der Beurteilung einer multiplen Sklerose (MS) kommt es darauf an, ob erste Symptome des Leidens bereits während der Kriegsgefangenschaft 1945–47 aufgetreten sind. Über eine passagere Schwäche im linken Bein mit Gefühlsstörungen Mitte 1945 ist berichtet worden. Kurz vorher hatte der Betroffene aber einen Oberschenkelweichteildurchschuß erlitten. – Auch in diesem Fall reicht es nicht aus, daß es denkbar oder möglich oder allenfalls wahrscheinlich ist, daß die geschilderten Symptome Ausdruck eines MS-Schubes waren. Der Gutachter darf bei seiner Beurteilung nur dann davon ausgehen, daß das Leiden in der Kriegsgefangenschaft manifest geworden ist, wenn er nach dem gesamten Ermittlungsergebnis – sowohl aufgrund der angegebenen Symptomatik als auch im Hinblick auf den weiteren Verlauf – davon überzeugt ist, daß damals ein erster MS-Schub abgelaufen ist.

Auch die Feststellung des Zeitpunktes des Leidensbeginns gehört zu den Tatbestandsfeststellungen.

Ursachenbegriff, Kausalitätstheorien

Erst wenn der Sachverhalt in dem geschilderten Sinn geklärt ist, hat der Gutachter die Frage des ursächlichen Zusammenhangs, des Verhältnisses der festgestellten „Anknüpfungstatsachen" zueinander, zu prüfen.

Hierbei muß der Gutachter zunächst beachten, daß der philosophisch-naturwissenschaftliche Ursachenbegriff nicht mit dem juristischen übereinstimmt, den er seinen Beurteilungen zugrunde zu legen hat.

Philosophisch definiert ist Ursache jedes „primär Seiende, das die Entstehung eines sekundär Seienden bedingt", wobei der Begriff Ursache nicht nur im singulären Sinne verstanden werden darf (22). Für jedes Ereignis gibt es meist mehrere, oft viele Ursachen verschiedener Art (Ursachenbündel). Mit anderen Worten: Ursache in diesem Sinne ist jeder Umstand, der nicht hinweggedacht werden kann, ohne daß der Erfolg entfiele, die „conditio sine qua non".

Auch für den Mediziner hat Ursache zunächst einmal diese Bedeutung. Jeder ätiologische oder pathogenetisch mitwirkende Faktor ist für ihn eine Ursache der Krankheit. Trotzdem darf er in seinem Gutachten nicht jeden derartigen Faktor als Ursache bezeichnen; er würde sonst Verwirrung stiften.

Im Bereich des Rechts sind an die Ursache bestimmte Folgerungen geknüpft, und dies hat – zur Vermeidung unbilliger Entscheidungen – zu der Notwendigkeit geführt, unter den verschiedenartigen ursächlichen Bedingungen eine qualitative Auswahl zu treffen und teilweise die „Ursache im Rechtssinne" gegenüber dem philosophisch-naturwissenschaftlichen Ursachenbegriff einzuengen. Die Rechtslehre und Rechtsprechung haben dabei in den einzelnen Rechtsgebieten unterschiedliche *Kausalitätstheorien* entwickelt:

Im Strafrecht gilt die *Äquivalenztheorie*. Hier stimmt der rechtliche Ursachenbegriff noch mit dem philosophisch-naturwissenschaftlichen überein; auch hier ist Ursache die Conditio sine qua non. Eine Begrenzung der Ursachen ergibt sich in diesem Bereich auf andere Weise, nämlich daraus, daß nur solche Bedingungen relevant sind, die auf rechtswidrigem und schuldhaftem Handeln beruhen.

Im Zivilrecht (hier: private Unfallversicherung und Haftpflichtversicherung) und ebenso im Entschädigungsrecht (Wiedergutmachung nach dem BEG) wird die *Adäquanztheorie* angewandt. Ursache ist hier nur die Conditio sine qua non, die mit dem eingetretenen Erfolg in einem adäquaten Zusammenhang steht (41). Der adäquate Zusammenhang ist dann zu bejahen, „wenn eine Tatsache im allgemeinen und nicht nur unter besonders eigenartigen, ganz unwahrscheinlichen und nach dem regelmäßigen Verlauf der Dinge außer Betracht zu lassenden Umständen zur Herbeiführung eines Erfolges geeignet war".

Im Bereich der sozialen Entschädigung (Versorgungsrecht, S. 12 f.), in der gesetzlichen Unfallversicherung und auch in der beamtenrechtlichen Unfallfürsorge gilt die *Theorie der wesentlichen Bedingung*. Ursachen sind hier die Bedingungen, die wegen ihrer besonderen Beziehung zum Erfolg zu dessen Eintritt wesentlich mitgewirkt haben. Wenn mehrere Umstände zu einem Erfolg beigetragen haben, sind sie nur dann nebeneinander stehende Mitursachen (und wie Ursachen zu werten), wenn sie in ihrer Bedeutung und Tragweite für den Eintritt des Erfolges annähernd gleichwertig sind. Kommt einem der Umstände gegenüber dem anderen eine überragende Bedeutung zu, ist dieser Umstand allein Ursache im Rechtssinne (1, 39, 44).

Für den Gutachter sind nur die beiden letztgenannten Kausalitätstheorien von Bedeutung. Dabei muß er sich nun fragen, welche Schlußfolgerungen aus den so unterschiedlichen Formulierungen in diesen Theorien für die medizinische Kausalitätsbeurteilung zu ziehen sind. Gibt es Sachverhalte, bei denen nach der einen Theorie anders als bei der anderen der ursächliche Zusammenhang zu bejahen oder zu verneinen ist? Kann ein bestimmter Schädigungsfaktor als adäquat – also als generell geeignet zur Herbeiführung eines bestimmten Gesundheitsschadens – angesehen werden, ohne daß dieser Schädigungsfaktor als wesentliche Bedingung zu beurteilen wäre, oder umgekehrt?

Einerseits wird darauf hingewiesen, daß im Sozialrecht anders als im Zivilrecht „auch außergewöhnliche Wirkungsmechanismen und anomale Geschehnisabläufe (also nicht nur ‚im allgemeinen' wirksame Noxen) zu berücksichtigen" seien (5); das könnte im Einzelfall bedeuten, daß ein Gesundheitsschaden nach der Kausalitätsnorm der wesentlichen Bedingung als Unfall- bzw. Schädigungsfolge zu beurteilen wäre, nach der Adäquanztheorie jedoch nicht. Andererseits ist auch mehrfach dargelegt worden, daß in der Theorie der wesentlichen Bedingung der Ursachenbegriff enger als in der Adäquanztheorie zu sehen sei (7, 10, 15, 17) und daß deshalb beispielsweise bei gleichem Sachverhalt in der privaten Unfallversicherung oder nach dem Bundesentschädigungsgesetz (BEG) eher ein ursächlicher Zusammenhang angenommen werden könne als nach dem Bundesversorgungsgesetz (BVG) oder in der gesetzlichen Unfallversicherung. Aus der Sicht der medizinischen Begutachtung ist versucht worden, dies an einzelnen Beispielen zu belegen (7, 16, 18). Diese Beispiele stammen jedoch entweder aus seltenen Grenzbereichen der Begutachtung, deren Beurteilung nach jeder Kausalitätstheorie problematisch ist (17), oder sie sind falsch gewählt worden (25).

Letztlich ist es zumindest sehr schwierig, ein wirklich überzeugendes Beispiel für einen Unterschied zwischen den beiden Kausalitätstheorien, der für die Begutachtung relevant ist, herauszufinden. Das bedeutet in praxi für den Gutachter: Wenn er bei einem bestimmten medizinischen Sachverhalt nach der Theorie der wesentlichen Bedingung zu einer Bejahung des ursächlichen Zusammenhangs kommt, dann wird er in aller Regel bei demselben Sachverhalt nach der Adäquanztheorie zu keinem anderen Beurteilungsergebnis kommen können, und umgekehrt.

Unberührt bleibt hiervon, daß sich Unterschiede in der gutachtlichen Beurteilung eines Leidens zwischen den einzelnen Rechtsgebieten aus ganz anderen Gründen ergeben können. Ein Beispiel sind hier die besonderen Tatsachenvermutungen im BEG, die es in anderen Gesetzen nicht gibt; hierauf wird später noch näher eingegangen (S. 34).

Beurteilung des ursächlichen Zusammenhangs (Bedingungstheorie), Wahrscheinlichkeit

Nach dem Vorhergesagten genügt es, nähere Hinweise zur Zusammenhangsbeurteilung auf die Anwendung der Kausalitätsnorm der wesentlichen Bedingung zu beschränken.

Für den Gutachter ergeben sich keine Probleme, wenn bei der festgestellten Gesundheitsstörung praktisch nur *eine* Noxe in Betracht kommt, wie beispielsweise bei den typischen Folgeerscheinungen einer Verletzung. Ebenso macht die Beurteilung keine Schwierigkeiten, wenn das geltend gemachte schädigende Ereignis offenkundig von ganz untergeordneter Bedeutung gewesen ist, wobei dann oft von *Gelegenheitsursache* gesprochen wird. Gemeint ist hiermit das Ereignis, das innerhalb einer bereits bestehenden Störung nur den „letzten Anstoß", den „bloßen Anlaß" zur „Auslösung" eines besonderen Krankheitssymptoms gegeben hat, das anderenfalls wahrscheinlich durch beliebig austauschbare Belastungen des täglichen Lebens ebenso – zu annähernd gleicher Zeit und in annähernd gleich starker Ausprägung – aufgetreten wäre (5, 6, 63), etwa so, wie ein Windstoß die welken Blätter von den Bäumen löst. Ein typisches Beispiel ist hier der Prolaps einer zermürbten Bandscheibe beim einfachen Anheben eines leichten Gegenstands, ein anderes Beispiel das erste Auftreten eines hirnorganischen Anfalls nach Schlafentzug. Im Gutachten können in solchen Fällen alle genannten Begriffe – von der „Gelegenheitsursache" bis zur „Auslösung" – benutzt werden; stets sollte dann jedoch, um jede Möglichkeit eines Mißverständnisses auszuschließen, ergänzend hervorgehoben werden, daß hiermit keine wesentliche Bedingung gemeint ist und welchen ätiologisch-pathogenetischen Faktoren demgegenüber eine überragende und damit entscheidende Bedeutung beigemessen wird.

Weniger leicht ist die Beurteilung, wenn ein Ursachenbündel mit mehreren gewichtigen Bedingungen berücksichtigt werden muß. Dies trifft oft bei Krankheiten zu und kommt ebenso nach Verletzungen vor, wenn Gesundheitsstörungen aufgetreten sind, die nur gelegentlich und nicht regelmäßig Folge solcher Verletzungen sind und durch sehr verschiedene Noxen bedingt sein können. Dann muß besonders sorgfältig abgewogen werden, welche Bedingungen „wegen ihrer besonderen Beziehung zum Erfolg" als „wesentlich" zu beurteilen sind.

Zwei *Beispiele:*
Bei einem jungen Mann sind mehrere Jahre nach einer im Wehrdienst erlittenen, eindeutig belegten, aber leichteren Hirnverletzung hirnorganische Anfälle aufgetreten. Aus der Anamnese ergeben sich eine familiäre Belastung mit Anfällen und auch Hinweise auf einen Alkoholabusus.

Bei einem 62jährigen Mann ist nach einem Arbeitsunfall mit einer kontusionellen Hirnschädigung erstmalig ein organisches Psychosyndrom in Erscheinung getreten. Schon vor dem Trauma wurde dieser Mann wegen eines erheblichen Bluthochdrucks „mit zerebralen Durchblutungsstörungen" (Kopfdruck, Schwindelanfälle) behandelt.

In beiden Beispielen stehen der relevanten Schädigung schädigungsfremde Faktoren gegenüber, und der Gutachter muß nun anhand aller erhobenen Befunde und anamnestischen Daten und unter Berücksichtigung aller diesbezüglichen wissenschaftlichen Erkenntnisse und Erfahrungen die Bedeutung der einzelnen Faktoren für die jetzt vorliegende Gesundheitsstörung beurteilen und die einzelnen Noxen gegeneinander abwägen. Dabei kommt es nicht auf die Zahl dieser Noxen, sondern allein auf ihren *qualitativen* Wert an (5, 13).

Wichtig ist hierbei, daß nicht nur die geltend gemachten Schädigungsfaktoren und der jetzt zu diskutierende Gesundheitsschaden, sondern ebenso alle schädigungsfremden Noxen, die in die Beurteilung einbezogen werden, „voll bewiesen" (S. 16 f.) sein müssen.

Die Abb. **2** (S. 20) faßt schematisch alles zusammen, was bei der Kausalitätsbeurteilung beachtet werden muß.

Neigt sich beim Abwägen der einzelnen Bedingungen die Waage zur Seite der Schädigung (= überragende Bedeutung), ist die Schädigung allein Ursache im Rechtssinn. Kommt die Waage zum Gleichstand (= annähernd gleichwertige Bedeutung), sind die Schädigung und die schädigungsfremden Faktoren „nebeneinanderstehende Mitursachen". In beiden Fällen wird der Gesundheitsschaden in vollem Umfang als Schädigungsfolge anerkannt.

Schlägt die Waage demgegenüber zur Seite der schädigungsfremden Faktoren aus, dann ist die Schädigung nicht Ursache im Rechtssinn, und eine Anerkennung der zur Diskussion stehenden Gesundheitsstörung kommt nicht in Betracht, auch nicht teilweise – etwa unter dem Aspekt, daß die Schädigung doch zu einem gewissen Teil zu der Störung beigetragen habe –. Der Gutachter muß dieses Alles-oder-Nichts beachten, auch wenn ihm als Mediziner ein Sowohl-als-Auch viel näher liegt (12, 13, 28).

Erleichtert wird dem Gutachter die Wertung der Bedingungen im Hinblick auf den vorliegenden Gesundheitsschaden dadurch, daß es – im Gegensatz zur Feststellung der Anknüpfungstatsachen, die voll bewiesen sein müssen (S. 16 f.) – bei der Beurteilung des ursächlichen Zusammenhangs genügt, daß *Wahrscheinlichkeit* gegeben ist (ausdrücklich festgelegt im § 1 Abs. 3 BVG). Nach Kant ist „unter Wahrscheinlichkeit ein Fürwahrhalten aus unzureichenden Gründen zu verstehen, die aber zu den zureichenden ein größeres Verhältnis haben als die Gründe des Gegenteils". Auf die medizinische Begutachtung bezogen heißt dies: Wahrscheinlichkeit ist gegeben, wenn nach der geltenden medizinisch-wissenschaftlichen Lehr-

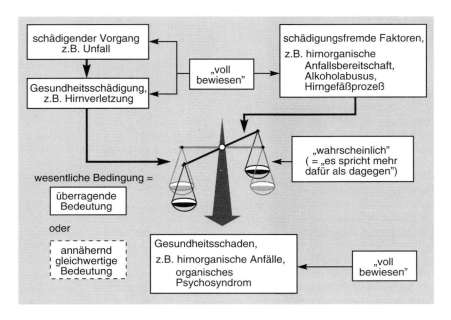

Abb. 2   Beurteilung des ursächlichen Zusammenhangs (29)

meinung *mehr für als gegen* einen ursächlichen Zusammenhang spricht (1, 40). Das bedeutet, daß mit der Bejahung der Wahrscheinlichkeit des Zusammenhangs noch nicht die Möglichkeit ausgeschlossen sein muß, daß es auch anders sein könnte (5). Andererseits genügt es jedoch keinesfalls, daß der Ursachenzusammenhang lediglich möglich oder vorstellbar oder nicht auszuschließen ist. Auch reicht es nicht, daß der Zusammenhang ebensogut möglich ist wie das Gegenteil; hier darf keine Verwechslung damit aufkommen, daß eine annähernd gleichwertige Bedingung ebenso eine wesentliche Bedingung ist wie eine überwiegende (s. oben). Beim Abwägen aller Umstände müssen vielmehr die Argumente *für* einen ursächlichen Zusammenhang – also dafür, daß der relevanten Schädigung für den Gesundheitsschaden gegenüber anderen Bedingungen zumindest eine annähernd gleichwertige Bedeutung zukommt – *gewichtiger* sein, als die Argumente dagegen.

Überflüssig ist es, im Gutachten den Grad der Wahrscheinlichkeit zu differenzieren – wie es nicht selten geschieht – und dann von „hoher", „an Sicherheit grenzender", „überwiegender", „ausreichender" oder „einfacher" Wahrscheinlichkeit zu sprechen; rechtlich sind solche Unterscheidungen ohne Belang.

Zu den Umständen, die für die Beurteilung der Wahrscheinlichkeit des Ursachenzusammenhangs von Gewicht sind, gehört auch die *zeitliche Verbindung* zwischen der Schädigung und dem Eintritt der zu beurteilenden Gesundheitsstörung. (Von einem zeitlichen „Zusammenhang" sollte hier – um Mißverständnissen vorzubeugen – nicht gesprochen werden.) Eine angemessene zeitliche Verbindung ist in der Regel eine wichtige Voraussetzung für die Annahme einer kausalen Verknüpfung. Liegt zwischen der geltend gemachten Schädigung und der Feststellung der Gesundheitsstörung ein längerer Zeitraum, muß sorgfältig nach *Brückensymptomen* und auch danach geforscht werden, ob in der Zwischenzeit noch andere, vielleicht bedeutungsvollere Noxen eingewirkt haben. Nur bei sehr wenigen Gesundheitsstörungen kommt ein ursächlicher Zusammenhang noch in Betracht, wenn zwischen der Gesundheitsschädigung und dem Eintritt des zu beurteilenden Gesundheitsschadens ein sehr langes – jahrelanges oder sogar jahrzehntelanges – symptomfreies Intervall vorgelegen hat (Beispiel: Parkinsonismus nach Enzephalitis).

Andererseits vermag selbst eine enge zeitliche Verbindung für sich allein noch keinen ursächlichen Zusammenhang zu begründen. So reicht auch der Umstand, daß bei einem „gesund in den Dienst eingetretenen" Soldaten während der Dienstzeit „unter den Einflüssen des Dienstes" eine Krankheit – z. B. eine Polyneuropathie – aufgetreten ist, für die Annahme einer Schädigungsfolge nicht aus. Es müssen Schädigungstatbestände nachgewiesen sein, die als wesentliche Bedingung dieser Krankheit anzusehen sind, in dem genannten Beispiel also etwa eine mit dem Dienst im Zusammenhang stehende Infektionskrankheit.

Grundlage für jede Kausalitätsbeurteilung muß im übrigen die *medizinisch-wissenschaftliche Lehrmeinung* zur Ätiologie und Pathogenese sein, also die Summe wissenschaftlicher Erkenntnisse und Erfahrungen, die in Forschung und Lehre als hinreichend gesichert gelten. Arbeitshypothesen einzelner Wissenschaftler oder auch unbestätigte Erfahrungen oder persönliche Erklärungsversuche des Sachverständigen müssen bei der Beurteilung der Zusammenhangsfrage außer Betracht bleiben.

Grundsätzlich kann gelten, daß ein Zusammenhang, der nach gesicherter Erfahrung oft vorkommt, auch im Einzelfall wahrscheinlich sein wird (13). Nur begrenzt ist jedoch die Umkehrung dieses Satzes richtig, daß ein Ereignis um so weniger als wesentliche Bedingung für eine Gesundheitsstörung beurteilt werden kann, je seltener eine derartige Gesundheitsstörung als Folge eines solchen Ereignisses beobachtet worden ist. Ein ursächlicher Zusammenhang zwischen einer Krankheit und Schädigungsfaktoren kann jedenfalls nicht allein mit der Begründung als unwahrscheinlich beurteilt werden, daß diese Krankheit bei vielen anderen Personen, die den gleichen Faktoren ausgesetzt waren, nicht aufgetreten ist. So muß beispielsweise die Tuberkulose eines Bundeswehrsoldaten, die auf die Ansteckung durch einen Stubenkameraden zurückzuführen ist, auch dann als Schädigungsfolge angesehen werden, wenn weitere Angehörige der Einheit nicht erkrankt sind und die Tuberkulose bei der Bundeswehr generell nicht häufiger auftritt als in der vergleichbaren Gruppe der übrigen Bevölkerung. Es kommt im Einzelfall immer darauf an, wie sich ein Schädigungsvorgang gerade bei diesem Menschen mit seinen individuellen Gegebenheiten auswirkt.

Das Bundessozialgericht hat dazu schon 1959 (im Hinblick auf die Selbsttötung eine Pferdepflegers bei einer Veterinärkompanie in Rußland 1943) folgendes ausgeführt (45):

Ob eine Bedingung „wesentlich" ist, kann nicht danach beurteilt werden, ob sie „erfahrungsgemäß", im allgemeinen, unter gleichen Umständen bei anderen Personen den gleichen Erfolg herbeigeführt hätte, sondern nur nach den besonderen Umständen und der besonderen Einzelpersönlichkeit.

In der Sozialversicherung und im Versorgungsrecht kann der Mensch immer nur so, wie er tatsächlich individuell beschaffen ist, rechtlich beurteilt werden. Das wird im Versorgungsrecht und in der Sozialversicherung auch nicht in Zweifel gezogen, soweit es sich um die körperliche Reaktion auf äußere Umstände handelt; der Mensch, der sich als Folge des Wehrdienstes nur deshalb ein Herzleiden zugezogen hat, weil sein Herz nach einem generalisierenden Maßstab nicht so belastbar gewesen ist, wie es dem „Durchschnitt" entspricht, oder der nur deshalb einen Berufsunfall erlitten hat, weil er nicht so schnell reagiert hat wie sonst ein „normaler", wird nur so beurteilt, wie er zu der Zeit, zu der er von dem äußeren Geschehen betroffen worden ist, tatsächlich gewesen ist.

Auf psychischem Gebiet kann nichts grundsätzlich anderes gelten. Es kommt auch insoweit nicht darauf an, wie im „Durchschnitt" Menschen zu reagieren pflegen, sondern darauf, wie gerade dieser Mensch nach der Struktur seiner Persönlichkeit hat reagieren können und müssen.

Aus diesem Urteil wird deutlich, daß nicht nur Geschehensabläufe im Bereich des Somatischen, sondern ebenso Vorgänge auf psychischem Gebiet bei der Kausalitätsbeurteilung berücksichtigt werden müssen. Für die Begutachtung in der Neurologie hat dies besondere Bedeutung bei der Beurteilung von psychogenen Symptomverstärkungen und neurotischen Reaktionen.

Hierzu heißt es in zwei Entscheidungen des Bundessozialgerichtes, bei denen psychogene Störungen (Beinlähmung, Tremor) zur Diskussion standen:

Ein Unfallereignis oder seine Auswirkungen im Körperlich-Organischen sind nicht schon deshalb für die psychischen Reaktionen des Verletzten als Ursache rechtlich unwesentlich, weil diese Reaktionen eine entsprechende psychische „Anlage" voraussetzen.

Auch bei psychischen Reaktionen kann der „Anlage" nicht in jedem Fall von vornherein eine so überragende Bedeutung beigemessen werden, daß sie rechtlich die allein wesentliche „Ursache" ist und die vom Unfallereignis oder seinen organischen Folgen ausgehenden Einwirkungen auf die Psyche als rechtlich unwesentlich in den Hintergrund treten. Vielmehr ist u. a. zu prüfen, ob das Unfallereignis und seine organischen Auswirkungen ihrer Eigenart und Stärke nach unersetzlich, d. h. z. B. nicht mit anderen alltäglich vorkommenden Ereignissen austauschbar sind, und ob die Anlage so leicht „ansprechbar" war, daß sie gegenüber den psychischen Auswirkungen des Unfallereignisses die rechtlich allein wesentliche Ursache ist. Hierbei wird die Schwere des Unfallereignisses – im Verhältnis zu den später vorliegenden Erscheinungen betrachtet – vielleicht gewisse Anhaltspunkte geben können (53).

Auch psychische und neurotische Erscheinungen sind nicht einfach im Blick auf die normale Reaktionslage zu bewerten, sondern die Betrachtungsweise ist auf die Persönlichkeit des Betroffenen und seine Reaktionsweise abzustellen. Zwar muß von jedem Betroffenen erwartet werden, daß er seinen Willen gemäß den Anforderungen seiner Situation steuert und Begehrensvorstellungen Widerstand leistet; ob und wieweit er dazu entsprechend seinem seelischen Zustand und seiner möglicherweise abartigen seelischen Reaktionsweise in der Lage ist, kann aber nur im Einzelfall beurteilt werden. Allerdings wird der ursächliche Zusammenhang im Rechtssinne in der Regel dann zu verneinen sein, wenn „Neurosen" wesentlich die Folge wunschbedingter Vorstellungen sind, wenn es sich bei dem Erscheinungsbild um Wunsch- oder Entschädigungsreaktionen handelt (54).

Ursächlicher Zusammenhang im Sinne der Entstehung und der Verschlimmerung

Bei jeder Kausalitätsbeurteilung muß auch dargelegt werden, ob die zu beurteilende Gesundheitsstörung durch das schädigende Ereignis *hervorgerufen* oder nur *verschlimmert* worden ist, ob also eine Anerkennung *im Sinne der Entstehung* oder *im Sinne der Verschlimmerung* vorgeschlagen wird. Die Anerkennung „im Sinne der Verschlimmerung" bedeutet dabei, daß das anerkannte Leiden nicht mit allen seinen Auswirkungen, sondern nur teilweise Folge der Schädigung ist, und dies muß insbesondere bei der Feststellung der schädigungsbedingten „Minderung der Erwerbsfähigkeit" (MdE) berücksichtigt werden.

Die Abgrenzung zwischen „hervorgerufen" und „verschlimmert" ist einfach, wenn für die Manifestation einer Gesundheitsstörung nur eine einzige („hervorrufende") Noxe in Betracht zu ziehen ist – wie in der Regel bei Traumafolgen – oder wenn vor der Schädigung bereits eine eindeutig pathologische körperliche oder psychische Veränderung vorgelegen hatte und die Schädigung lediglich den Umfang dieser Veränderung vergrößern („verschlimmern") konnte.

Schwierigkeiten können sich ergeben, wenn ein Leiden zu beurteilen ist, bei dem eine endogene Entwicklungsbereitschaft, also sog. „anlagebedingte" oder „konstitutionsbedingte" Faktoren mitberücksichtigt werden müssen. Hierzu hat das Bundessozialgericht in ständiger Rechtsprechung (48, 58) dargelegt:

Beruht das Leiden auf einer „Anlage", die körperliche oder psychische Veränderungen hervorzurufen pflegt, und haben sich solche Veränderungen bereits entwickelt, auch ohne daß sie sofort bemerkt worden sind, so handelt es sich um eine Verschlimmerung, wenn die äußere Einwirkung entweder den Zeitpunkt vorverlegt hat, an dem das Leiden sonst in Erscheinung getreten wäre, oder das Leiden schwerer auftreten läßt, als es sonst zu erwarten gewesen wäre.

Beruht das Leiden dagegen auf einer „Anlage", die bisher kein krankhaftes Geschehen hervorgerufen hat, und wird das krankhafte Geschehen erst durch einen schädigenden Vorgang „zum Ausbruch gebracht", so stehen als Bedingungen sowohl die Anlage als auch der schädigende Vorgang nebeneinander; in diesem Falle ist die durch den schädigenden Vorgang gesetzte Bedingung auch dann eine wesentliche Bedingung und damit Ursache im Rechtssinne für die *Entstehung* des Leidens, wenn sich Anlage und schädigender Vorgang „gleichwertig" gegenüberstehen; in diesem Falle muß das Leiden deshalb als *hervorgerufen* festgestellt werden.

An zwei Beispielen kann dies verdeutlicht werden:

Unmittelbar nach einer mehrmonatigen Haft, die mit einer schweren psychischen Traumatisierung verbunden war, tritt ein Diabetes mellitus in Erscheinung.

Es muß davon ausgegangen werden, daß schon vorher eine pathologische Glukosetoleranz (subklinischer Diabetes) bestanden hat, mag diese auch unbemerkt geblieben sein. Hinsichtlich des Diabetes kommt dementsprechend allenfalls die Annahme einer *Verschlimmerung* durch die Haftbedingungen in Betracht.

Nach einem Motorradunfall mit einer Schulterprellung, die zu einem ausgedehnten Hämatom an der rechten Schulter geführt hat, wird ein Skalenussyndrom rechts festgestellt. Röntgenologisch läßt sich an dieser Seite eine Halsrippe nachweisen.

Es kann davon ausgegangen werden, daß bei der Entwicklung des Skalenussyndroms nicht nur die Prellung mit dem Hämatom, sondern auch die Halsrippe eine Rolle gespielt hat und daß der Halsrippe vielleicht sogar eine annähernd gleichwertige Bedeutung beigemessen werden muß.

Wenn die Halsrippe aber nicht bereits vorher zu Symptomen im Sinne einer Plexusschädigung geführt hatte, dann waren vorher nur die Besonderheit in der „Anlage" und keine krankhaften Störungen vorhanden gewesen, und dann muß das Skalenussyndrom als *hervorgerufen* beurteilt und damit in vollem Umfang *im Sinne der Entstehung* anerkannt werden.

Gerade in Fällen der letztgenannten Art geraten manche Gutachter in Versuchung, nur eine „Verschlimmerung" anzunehmen, „weil das Trauma doch nur eine Teilursache war und das Leiden dann doch nicht voll anerkannt werden kann". Eine solche Beurteilung läßt sich aber mit der oben geschilderten Kausalitätsnorm der wesentlichen Bedingung und mit der genannten Rechtsprechung nicht vereinbaren.

Für den Bereich der Wiedergutmachung nach dem Bundesentschädigungsgesetz gilt im übrigen eine etwas andere Abgrenzung zwischen der Entstehung und Verschlimmerung eines Körperschadens (S. 34).

Ist bei der Begutachtung – gleichgültig, nach welcher gesetzlichen Bestimmung – auf einen ursächlichen Zusammenhang „im Sinne der Verschlimmerung" zu schließen, können aus medizinischer Sicht drei *Arten der Verschlimmerung* unterschieden werden:

a) die *vorübergehende Verschlimmerung*,
bei der ein krankhaftes Geschehen infolge einer Schädigung lediglich für einen begrenzten Zeitraum – vorübergehend – eine Zunahme des Krankheitswertes erfahren hat,

b) die *anhaltende, abgrenzbare Verschlimmerung*,
bei der ein schädigungsbedingtes Mehr an Krankheitswert andauernd in etwa gleichem Umfang bestehen geblieben ist, ohne die Richtung des Leidensverlaufs zu ändern und

c) die *richtunggebende Verschlimmerung*,
bei der es im Verlauf einer Krankheit durch eine Schädigung zu einem „Knick" mit einer andauernden Änderung der Verlaufsrichtung gekommen ist. Beispiel: Aus einem bisher stationären Zustand oder nur gering fortschreitenden Verlauf ist infolge der Schädigung ein Verlauf mit starker Progredienz der Krankheitserscheinungen geworden.

Schematisch läßt sich dies folgendermaßen veranschaulichen:

Diese Unterscheidung der Art der Verschlimmerung kann dem Gutachter die Abgrenzung des Leidensanteils, der als Schädigungsfolge zu betrachten ist, und damit die Einschätzung der schädigungsbedingten MdE erleichtern. Jedoch muß der Gutachter beachten, daß mit einer solchen Differenzierung immer nur der Verlauf bis zum Zeitpunkt der Untersuchung beschrieben werden kann; eine prognostische Bedeutung kann und darf den einzelnen Begriffen nicht beigemessen werden. Häufig ist erst nach längerer Beobachtung des Verlaufs zu beurteilen, wie weit der Einfluß des schädigenden Vorgangs reicht (1).

Im übrigen sind die differenzierenden Verschlimmerungsbegriffe rechtlich irrelevant; der Anerkennungsmodus darf in solchen Fällen nur „im Sinne der Verschlimmerung" – ohne Zusätze – lauten (46). Tritt später in den Verhältnissen des anerkannten Leidens eine Verschlechterung ein, muß ohnehin – nach der Rechtsprechung (55) selbst dann, wenn das Leiden „im Sinne der Entstehung" anerkannt ist – stets eigens geprüft werden, ob diese Zunahme des Leidensumfangs noch mit der Schädigung (oder ihren Folgen) in ursächlichem Zusammenhang steht.

Ist dies der Fall, wird im übrigen auch von einer „Verschlimmerung" gesprochen, womit dann jedoch eine „wesentliche Änderung in den Verhältnissen" (S. 43 f.) und nicht der Anerkennungsmodus „im Sinne der Verschlimmerung" bezeichnet wird.

Abb. 3

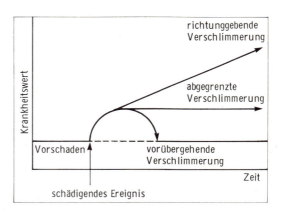

Vorschaden

Als *Vorschaden* wird eine schädigungsunabhängige Gesundheitsstörung bezeichnet, die bei Eintritt der Schädigung bereits bestanden hat (1). Dabei ist zu beachten, daß nicht jeder vom „Idealbild des Menschen" abweichende Befund schon als eine Gesundheitsstörung – und dann auch nicht als Vorschaden – angesehen werden kann (19).

Der Vorschaden ist für die Einschätzung der schädigungsbedingten MdE von Bedeutung, da diese zum Ausdruck bringen soll, welche anatomische und vor allem funktionelle Änderung gegenüber dem Zustand vor dem schädigenden Ereignis eingetreten ist. Im *Versorgungswesen* und ebenso in der *gesetzlichen Unfallversicherung* gilt hierbei, daß gegenüber der Beurteilung bei Nicht-Vorgeschädigten sowohl eine gleich hohe als auch eine niedrigere oder höhere MdE in Betracht kommt, abhängig von der „funktionellen Wechselwirkung" zwischen dem Vorschaden und den Folgen der Schädigung (1, 5, 19).

Die Abb. 4 bringt hierzu ein Beispiel.

In der Verw.-Vorschr. 2 zu § 30 BVG und in den „Anhaltspunkten" (1) ist dies so formuliert:

Zu a) Wenn sich Vorschaden und Schädigungsfolge an verschiedenen Körperteilen befinden und sich gegenseitig nicht beeinflussen, so ist der Vorschaden ohne Bedeutung.

Zu b) Hat die Schädigung eine vorgeschädigte Gliedmaße oder ein vorgeschädigtes Organ betroffen, muß die schädigungsbedingte MdE niedriger sein als die MdE, die sich aus dem nun bestehenden Gesamtschaden ergibt, es sei denn, daß der Vorschaden nach seinem Umfang oder nach seiner Art keine wesentliche Bedeutung für die gesamte Gesundheitsstörung hat. Die schädigungsbedingte MdE läßt sich dabei nicht einfach dadurch ermitteln, daß die MdE des Vorschadens rein rechnerisch von der MdE des Gesamtschadens abgezogen wird; maßgeblich ist, zu welchem zusätzlichen anatomischen und funktionellen Verlust die Schädigung geführt hat.

Zu c) Sind durch Vorschaden und Schädigungsfolge verschiedene Organe oder Gliedmaßen oder paarige Organe betroffen und verstärkt der Vorschaden die schädigungsbedingte Funktionsstörung, so ist die schädigungsbedingte MdE unter Umständen höher zu bewerten, als es bei isolierter Betrachtung der Schädigungsfolge zu geschehen hätte.

Diese differenzierende Betrachtensweise ist Rechenmethoden zur Ermittlung der schädigungsbedingten MdE bei Vorschäden unbedingt vorzuziehen. Leider werden Berechnungen der MdE – insbesondere die Anwendung der Lohmüller-Formel – immer noch vorgeschlagen (5), obgleich sowohl aus der Sicht des ärztlichen Sachverständigen als auch von juristischer Seite und ebenso in der Rechtsprechung gewichtige Bedenken hiergegen vorgebracht worden sind (2, 8, 9, 11, 19, 62). Hierauf wird auch noch im Kapitel „Minderung der Erwerbsfähigkeit" auf S. 42 bei der Erörterung der Bildung der Gesamt-MdE eingegangen.

Die vorgenannten Grundsätze zur Berücksichtigung eines Vorschadens gelten nicht in der *privaten Unfallversicherung*.

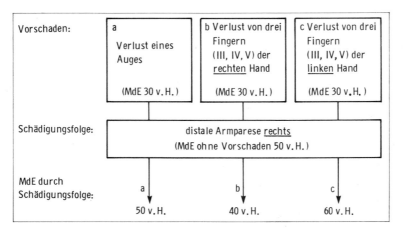

Abb. 4

In der *privaten Unfallversicherung* heißt es im § 7 I. (3) AUB 88:

„Wird durch den Unfall eine körperliche oder geistige Funktion betroffen, die schon vorher dauernd beeinträchtigt war, so wird ein Abzug in Höhe dieser Vorinvalidität vorgenommen. ..."

Wichtigster Unterschied gegenüber dem Versorgungswesen und der gesetzlichen Unfallversicherung ist hier, daß eine Höherbewertung der Invalidität, wenn ein Vorschaden die unfallbedingte Funktionsstörung verstärkt (Beispiel c in Abb. **4**), nicht möglich ist. Demgegenüber entspricht das Beurteilungsergebnis praktisch dem im Versorgungswesen, wenn sich Unfallfolgen an Körperteilen oder Sinnesorganen befinden, die nicht vorgeschädigt waren (Beispiel a in Abb. **4**).

Nachschaden

Zu ganz anderen rechtlichen Konsequenzen führt ein *Nachschaden*, unter dem eine Gesundheitsstörung verstanden wird, die zeitlich nach der Schädigung eingetreten ist und nicht in ursächlichem Zusammenhang mit der Schädigung steht (1). Die Rechtsfolgen erscheinen kompliziert und zum Teil nicht ohne weiteres einleuchtend, wie folgendes *Beispiel* zeigen mag:

Einem 60jährigen ist seit Jahren wegen der Folgen einer linksseitigen Hirnverletzung eine Rente nach einer MdE um 70 v. H. gewährt worden, wobei der MdE-Grad vorwiegend durch eine Hemiparese rechts bestimmt war.

Jetzt ist ein apoplektischer Insult aufgetreten, der auf einen zerebralen Gefäßprozeß bezogen werden muß und nicht als Schädigungsfolge beurteilt werden kann. Dieser apoplektische Insult hat zu einer Hemiparese links – also zu Teillähmungen an der bisher voll funktionsfähigen Körperseite – geführt, wobei diese Paresen etwa gleich stark ausgeprägt sind wie die hirnverletzungsbedingten Paresen an der anderen Seite.

Die Schädigungsfolgen wirken sich jetzt ungünstiger aus als vorher, und an der nun vorliegenden Gesamtbehinderung – Paresen an allen vier Gliedmaßen – sind die Hirnverletzungsfolgen etwa in gleichem Umfang beteiligt wie der Nachschaden.

Aufgrund der Gesamtbehinderung hat der Betroffene seine bis zum apoplektischen Insult noch ausgeübte Berufstätigkeit aufgeben müssen, und er ist pflegebedürftig („hilflos") geworden.

Die Rechtsfolgen in diesem Fall:
a) Eine Höherbewertung der schädigungsbedingten MdE wegen der besonderen *gesundheitlichen* Auswirkungen des Zusammentreffens von Schädigungsfolgen und Nachschaden ist nicht zulässig, gleichgültig, nach welchem Gesetz der Betroffene eine Rente erhält.
b) Demgegenüber kann die MdE, wenn es sich um einen Versorgungsberechtigten nach dem BVG handelt, im Hinblick auf die *besondere berufliche Betroffenheit* erhöht werden.
c) Außerdem besteht wegen der durch den Gesamtzustand bedingten *Hilflosigkeit* bei Schädigungsfolgen nach dem BVG Anspruch auf eine Pflegezulage, bei Arbeitsunfallfolgen Anspruch auf Pflege (Pflegegeld).

Diese Folgerungen ergeben sich aus der *Rechtsprechung* des Bundessozialgerichtes (BSG).

Wenn bei dem Eintritt einer *Hilflosigkeit*, die eine Pflegezulage nach § 35 Abs. 1 BVG – oder auch einen Anspruch auf Pflege nach § 558 RVO – zu begründen vermag (S. 63 f.), nebeneinander Schädigungsfolgen und schädigungsunabhängige Leiden (Nachschaden) eine Rolle spielen, so genügt es für die Gewährung einer Pflegezulage, daß die Schädigungsfolgen zu dem Eintritt der Hilflosigkeit überwiegend oder annähernd gleichwertig beigetragen haben (47). Analoges gilt, wenn bereits durch Schädigungsfolgen eine Hilflosigkeit bedingt war und nun durch einen Nachschaden ein erhöhtes Pflegebedürfnis entstanden ist (60).

In gleicher Weise ist die Kausalitätsnorm der wesentlichen Bedingung anzuwenden, wenn ein Beschädigter (BVG) durch das Zusammenwirken von Schädigungsfolgen mit einem Nachschaden in seinem *Beruf besonders betroffen* ist. Dann kann seine MdE nach § 30 Abs. 2 BVG erhöht werden (57), und er kann auch einen Berufsschadensausgleich nach § 30 Abs. 3–5 BVG erhalten.

Von einem anderen Bezugspunkt ist nach der Rechtsprechung des BSG – für den Gutachter vielleicht etwas verwirrend – auszugehen, wenn es auf die Beurteilung der Gesundheitsstörungen und der allein daraus resultierenden *MdE* (§ 30 Abs. 1 BVG, § 581 Abs. 1 RVO) ankommt. Dann gilt die rechtlich beachtliche Ursachenkette als mit dem Ende des schädigenden Vorgangs abgeschlossen, und dementsprechend muß der Eintritt einer neuen gesundheitlichen Situation infolge eines Nachschadens – im Gegensatz zum Eintritt einer Hilflosigkeit oder eines besonderen beruflichen Betroffenseins – unberücksichtigt bleiben. Dies bedeutet, daß Auswirkungen eines Nachschadens auf das gesundheitliche Handikap keine Höherbewertung des MdE-Grades erlauben.

In diesem Sinne hat das BSG schon 1962 in zwei Fällen der nachträglichen Erblindung entschieden (49, 51): Verlust des Sehvermögens des ersten Auges durch Verwundung, Erblindung des zweiten Auges als Nachschaden (in dem einen Fall durch Netzhautablösung, in dem anderen infolge eines Hirntumors). Hier wurde das Problem besonders deutlich: Die Schädigungsfolge und der Nachschaden hatten ohne Zweifel gleichwertig zu der Erblindung beigetragen, und davon ausgehend ist in den Streitverfahren die Auffassung vertreten worden, daß die Schädigungsfolge wesentliche Bedingung für die Erblindung gewesen sei. Aber das BSG ist dieser Auffassung nicht gefolgt:

„Wollte man alle nachträglich eintretenden Veränderungen im Gesundheitszustand, die nicht wehrdienstbedingt sind, bei der Bewertung der MdE mit berücksichtigen, so würde dies dazu führen, daß nicht nur spätere Unfälle und Krankheiten, sondern auch Altersbeschwerden zu einer Rentenerhöhung führen müßten, weil sich vielfach mit zunehmendem Alter ein Schaden stärker auswirkt als in jungen Jahren" (49).

An dieser Rechtsprechung hat das BSG – trotz mancher Zweifel und Kritik selbst von juristischer Seite (3, 13) – festgehalten (59): Durch einen Nachschaden kann der schädigungsbedingte gesundheitliche Schaden nicht „erweitert" werden.

Folgeschaden

Von dem Nachschaden ist der *Folgeschaden* zu unterscheiden. Hierbei handelt es sich zwar auch um eine Gesundheitsstörung, die nach einer Schädigung – in einem zeitlichen Abstand – aufgetreten ist. Jedoch ist für die Annahme eines Folgeschadens – im Gegensatz zum Nachschaden – Voraussetzung, daß die Schädigung oder deren Folgen mit Wahrscheinlichkeit bei der Entstehung dieser neuen Gesundheitsstörung wesentlich mitgewirkt haben, daß also ein ursächlicher Zusammenhang mit der Schädigung besteht. In der Regel handelt es sich um Gesundheitsstörungen, die zu einer schon bestehenden Schädigungsfolge – oder Unfallfolge – hinzugetreten sind, die diese Schädigungsfolge erweitert haben und die dementsprechend mit ihrer gesamten MdE zu berücksichtigen sind. Wenn ein solcher Folgeschaden erst viele Jahre nach der Schädigung in Erscheinung getreten ist, wird dieser auch als *Spätschaden* oder *Spätfolge* bezeichnet (1, 30).

Als typische Beispiele aus dem Bereich der Neurologie sind das hirnorganische Anfallsleiden oder der Hirnabszeß nach einer Hirnverletzung und der Parkinsonismus nach einer Enzephalitis zu nennen. Beispiele aus anderen Fachgebieten sind die Amyloidose nach einer chronischen Osteomyelitis, das Cor pulmonale nach einer ausgedehnten Schwartenbildung der Lungen und die Arthrose infolge eines in Fehlstellung verheilten Gliedmaßenbruches (1).

In allen diesen Beispielen ist die primäre Gesundheitsstörung als Ursache des Zweitschadens anzusehen, wobei selbstverständlich auch hier wieder die Theorie der wesentlichen Bedingung gilt: Die Schädigung und der primäre Schaden müssen nicht die einzige Bedingung für die Entwicklung des Zweitschadens gewesen sein; ihnen muß nur eine überragende oder zumindest annähernd gleichwertige Bedeutung beizumessen sein. Es ist wichtig, dies im Hinblick auf das BSG-Urteil (49) zu betonen, das oben zum Schluß der Erörterung des Nachschadens wörtlich zitiert wurde. Denn der Hinweis auf Alterungserscheinungen in diesem „Nachschaden-Urteil" hat verschiedentlich zu der Vorstellung geführt, daß jede neue Gesundheitsstörung, die erst während der Alterung in Erscheinung getreten ist und bei der ein Mitwirken von Alterungsvorgängen angenommen werden kann, stets als Nachschaden beurteilt werden müsse und damit niemals ein Folgeschaden sein könne. In dieser Form und Ausschließlichkeit darf aber dies Urteil nicht interpretiert werden (27).

Schon bei dem genannten Folgeschaden-Beispiel der Arthrose (nach einem in Fehlstellung verheilten Gliedmaßenbruch) mögen alterungsbedingte Verschleißerscheinungen eine zusätzliche – aber eben keine überragende – Rolle gespielt haben.

Eine ähnliche Situation kann sich ergeben, wenn bei älteren Hirnverletzten nach jahrelangem gleichbleibendem Verlauf verstärkte oder neue Hirnfunktionsstörungen auftreten. Nicht in jedem Fall darf dann auf einen Nachschaden geschlossen werden; unter bestimmten Bedingungen kann dieses Neue ein Folgeschaden sein (1, 27, 29).

Ein *Beispiel:*

Nach einer offenen linksparietalen Hirnverletzung im 35. Lebensjahr waren eine Hemiparese rechts und eine Teil-Aphasie aufgetreten. Die Aphasie hatte sich damals in wenigen Monaten vollständig zurückgebildet.

Im Alter von 65 Jahren sind nun erneut leichtere aphasische Störungen in Erscheinung getreten. Es muß angenommen werden, daß alterungsbedingte Durchblutungsstörungen – und vielleicht auch eine alterungsbedingte Verminderung der Kompensationsfähigkeit – hierbei eine Rolle gespielt haben. Als überragende oder wenigstens gleichwertige Bedingung ist jedoch in diesem Fall die alte Hirnnarbe anzusehen, da sich sonst keine Zeichen einer allgemeinen und ausgeprägteren zerebralen Arteriosklerose finden.

Unter diesen Umständen ist die Sprachstörung als Folgeschaden – also als weitere Schädigungsfolge, oder anders ausgedrückt: als Verschlechterung in den Verhältnissen der Schädigungsfolgen – zu beurteilen. Die MdE ist entsprechend höher zu bewerten.

Mittelbare Schädigungsfolge

Alle primären Folgen einer Gesundheitsschädigung und ebenso das in der Eigenart des Primärschadens liegende weitere pathologische Geschehen – also die Verschlechterung in den Verhältnissen der Schädigungsfolgen und auch der erörterte Folgeschaden – sind als *unmittelbare* Schädigungsfolgen anzusehen.

Als *mittelbare* Schädigungsfolgen werden demgegenüber Gesundheitsstörungen bezeichnet, die durch ein äußeres Ereignis, das seine Ursache in einem schädigungsbedingten Leiden hat, herbeigeführt worden sind (1, 13, 17).

Drei *Beispiele:*

Als Folge einer Hirnverletzung sind hirnorganische Anfälle anerkannt (unmittelbare Schädigungsfolge). Der Beschädigte stürzt im Anfall von einer Treppe und zieht sich dabei einen Ellenbogengelenkbruch zu, der eine Bewegungseinschränkung im Gelenk hinterläßt (mittelbare Schädigungsfolge).

Während des Krieges ist wegen eines Aneurysmas am Bein nach Schußverletzung (unmittelbare Schädigungsfolge) eine Gefäßdarstellung mit Thorotrast vorgenommen worden. Als deren Folge ist es zu Ablagerungen von radioaktivem Thorium in der Leber gekommen, die nach vielen Jahren zu einer Leberzirrhose geführt haben (mittelbare Schädigungsfolge).

Zehn Jahre nach einer linkshirnigen offenen Hirnverletzung, die eine Hemiparese rechts und ein organisches Psychosyndrom zur Folge hatte, sind hirnorganische Anfälle aufgetreten. Diese werden auf das Hirntrauma bezogen; eine eingehendere Diagnostik unterbleibt zunächst. Erst nachdem sich ein Jahr später auch Paresen an den linken Gliedmaßen entwickelt haben, wird in einer Klinik in der rechten Parietalregion ein Meningeom festgestellt und anschließend operativ entfernt. Anfälle treten nach der Operation nicht wieder auf; die Lähmungserscheinungen bleiben jedoch unverändert. – Zwar kann das Meningeom nicht als Schädigungsfolge beurteilt werden. Die schädigungsbedingten Hirntraumafolgen müssen jedoch als wesentliche Bedingung dafür angesehen werden, daß das Meningeom nicht frühzeitig – also bereits beim Auftreten der Anfälle – erkannt und operiert wurde. Die Verhinderung der Frühdiagnose durch die Schädigungsfolgen war also wesentliche Mitursache für die Entwicklung der zusätzlichen Paresen (Hemiparese links), die dementsprechend als mittelbare Schädigungsfolge aufzufassen sind (64).

Es ergibt sich somit, daß die mittelbare Schädigungsfolge stets ein selbständiges schädigendes Ereignis voraussetzt, das zu einer neuen, von der Eigenart des primären Schädigungsleidens unabhängigen Kausalkette führt, wobei dieses Ereignis ebenso ein Unfall wie eine diagnostische oder therapeutische Maßnahme oder auch die Verhinderung einer rechtzeitigen fachgerechten Behandlung sein kann.

Nicht überall wird der Begriff der mittelbaren Schädigungsfolge so scharf begrenzt gesehen; gelegentlich werden auch Folgeschäden in den Begriff mit einbezogen (5). Hierbei mag eine Rolle spielen, daß mittelbare Schädigungsfolgen rechtlich genauso wie unmittelbare behandelt werden und daß deshalb der Abgrenzung keine große Bedeutung beigemessen wird. Für den Gutachter bleibt aber folgendes wichtig: Wenn eine mittelbare Schädigungsfolge zur Diskussion steht, muß er besonders darauf achten, daß vor seiner Begutachtung von seiten der Verwaltung oder des Gerichtes hinsichtlich des schädigenden Ereignisses der Sachverhalt genau aufgeklärt und nach Möglichkeit bereits entschieden ist, ob dieses Ereignis durch das anerkannte Schädigungsleiden verursacht wurde.

So ist es beispielsweise nicht Sache des Gutachters, zu beurteilen, ob etwa der Sturz von einem Pferd bei einem Beschädigten mit einer Hemiparese oder der Sturz mit einer Stehleiter bei einem Armamputierten durch die Behinderung verursacht oder überwiegend durch unvorsichtiges, „vernunftwidriges" Verhalten – durch eine „selbstgeschaffene Gefahr" – bedingt war.

Diese Beispiele stammen aus der Rechtsprechung (50, 65): In dem ersten Fall wurde nach Würdigung aller Umstände negativ, im zweiten Fall positiv für den Beschädigten entschieden.

„Kannversorgung"

Es gibt eine Reihe von Krankheiten, deren Ätiologie und Pathogenese in der medizinischen Wissenschaft bislang nicht so weit geklärt werden konnten, daß die ursächliche Bedeutung von gutachtlich relevanten exogenen Faktoren für die Manifestation oder den Verlauf des Leidens mit Wahrscheinlichkeit beurteilt werden könnte. Ein typisches Beispiel ist hier die multiple Sklerose (MS), über deren Ursachen trotz umfangreicher Forschungen bisher nur Hypothesen mit sehr verschiedenen Ausgangspunkten aufgestellt werden konnten, ohne daß eine Sicherung einer dieser Hypothesen möglich gewesen wäre. In der Kriegsopferversorgung führte diese Situation nach dem letzten Kriege dazu, daß Gutachter, die bei der Beurteilung einer MS der Infektionstheorie zuneigten, den ursächlichen Zusammenhang mit Belastungen des Kriegsdienstes in Fällen bejahten, in denen andere Gutachter, die die neuroallergische Theorie vertraten, den Zusammenhang strikt ablehnten. Strenggenommen waren dabei im allgemeinen nur die Ablehnungen gerechtfertigt, da die Ungewißheit über die Ätiologie der MS in der Regel gar keine positive gutachtliche Kausalitätsaussage mit Wahrscheinlichkeit gestattete. Bei mehreren anderen Krankheiten ungeklärter Ätiologie – auf neurologischem Gebiet insbesondere auch bei degenerativen Systemerkrankungen – war die Situation ganz ähnlich. Für viele betroffene Kranke war dieser Zustand sehr unbefriedigend, und es ergaben sich manche Härten.

Deshalb wurde 1960 in der Kriegsopferversorgung eine Versorgung „im Wege des Härteausgleichs" eingeführt, die seit 1964 als *„Kannversorgung"* bezeichnet wird. Die entsprechende Bestimmung findet sich im § 1 Abs. 3 Satz 2 des Bundesversorgungsgesetzes:

„Wenn die zur Anerkennung einer Gesundheitsstörung als Folge einer Schädigung erforderliche Wahrscheinlichkeit nur deshalb nicht gegeben ist, weil *über die Ursache des festgestellten Leidens in der medizinischen Wissenschaft Ungewißheit* besteht, kann ... die Gesundheitsstörung als Folge einer Schädigung anerkannt werden."

Gleichlautende Bestimmungen gibt es im Soldatenversorgungsgesetz
   (§ 81 Abs. 6 Satz 2 SVG),
Zivildienstgesetz (§ 47 Abs. 7 Satz 2 ZDG),
Häftlingshilfegesetz (§ 4 Abs. 5 Satz 2 HHG),
Ersten SED-Unrechtsbereinigungsgesetz
   (§ 21 Abs. 5 Satz 2 StRehaG),
Bundes-Seuchengesetz
   (§ 52 Abs. 2 Satz 2 BSeuchG) und
Bundesentschädigungsgesetz
   (§ 171 Abs. 2 Buchst. a BEG),
nicht jedoch in der Reichsversicherungsordnung für den Bereich der gesetzlichen Unfallversicherung.

Für den Gutachter ist es wichtig, folgende *Grundsätze* (1, 32) zu beachten, wenn bei einem Leiden eine „Kannversorgung" zur Diskussion steht:
Über die Ätiologie und Pathogenese des Leidens darf keine durch Forschung und Erfahrung genügend gesicherte medizinisch-wissenschaftliche Auffassung herrschen. Eine von der medizinisch-wissenschaftlichen Lehrmeinung abweichende persönliche Ansicht eines Sachverständigen erfüllt nicht den Tatbestand einer Ungewißheit in der medizinischen Wissenschaft.

Der Mangel an wissenschaftlichen Erkenntnissen und Erfahrungen muß der Grund dafür sein, daß die ursächliche Bedeutung von Schädigungstatbeständen oder Schädigungsfolgen für die Entstehung und den Verlauf des Leidens nicht mit Wahrscheinlichkeit beurteilt werden kann. Ein ursächlicher Einfluß der im Einzelfall vorliegenden Umstände muß in den wissenschaftlichen Arbeitshypothesen als theoretisch begründet in Erwägung gezogen werden. Ist die ursächliche Bedeutung bestimmter Einflüsse trotz mangelnder Kenntnis der Ätiologie und Pathogenese wissenschaftlich nicht umstritten, so muß der Gutachter beurteilen, ob der ursächliche Zusammenhang wahrscheinlich oder unwahrscheinlich ist.

Dies bedeutet, daß auch bei Leiden unbekannter Ätiologie unter besonderen Umständen einmal ein ursächlicher Zusammenhang als wahrscheinlich beurteilt werden kann (was dann zu einer sog. „Anspruchsversorgung" des Betreffenden und nicht zu einer „Kannversorgung" führt).

Beispiel:

Die ersten Symptome einer chronisch-progredienten MS sind in russischer Kriegsgefangenschaft nach einem Fleckfieber, im Stadium der Dystrophie und unter schweren körperlichen Belastungen in Erscheinung getreten. – Bei jeder der verschiedenen wissenschaftlich begründeten Hypothesen über die Ursachen der MS ist es als wahrscheinlich anzusehen, daß die genannten Schädigungseinflüsse für den gesamten Leidensverlauf von ursächlicher Bedeutung waren (24).

Umgekehrt kann es sein – und dies kommt wesentlich häufiger vor –, daß trotz der Ungewißheit über die Leidensursache eine Beurteilung nach dem Grundsatz der Wahrscheinlichkeit insofern abgegeben werden kann, als der ursächliche Zusammenhang als *un*wahrscheinlich zu beurteilen ist. Dies ist der Fall, wenn bei der Art des Leidens nicht einmal die qualifizierte Möglichkeit gegeben ist, daß der geltend gemachte Schädigungstatbestand (z. B. eine psychische oder eine leichte körperliche Belastung bei der MS) eine wesentliche Bedingung für die Leidensentwicklung gewesen ist. Gleiches gilt, wenn zwischen der Einwirkung der geltend gemachten Umstände und der Manifestation oder Verschlimmerung des Leidens keine zeitliche Verbindung festzustellen ist, „die mit den allgemeinen Erfahrungen über biologische Verläufe und den in den wissenschaftlichen Theorien vertretenen Auffassungen über Art und Wesen des Leidens in Einklang steht" (1).

Damit sind die Grenzen für die „Kannversorgung" klar abgesteckt: Nur dort, wo bei der Entscheidung zwischen Wahrscheinlichkeit und Unwahrscheinlichkeit des ursächlichen Zusammenhangs der Grat, der bei den meisten Krankheiten relativ schmal ist, durch unzureichende wissenschaftliche Erkenntnisse über die Ätiopathogenese eines Leidens zu einem breiteren Weg wird, der Beurteilungen in beiden Richtungen erlaubt, ist eine „Kannversorgung" gerechtfertigt.

Schematisch läßt sich dies vereinfacht wie in der Abb. **5** darstellen (24).

Besonders zu beachten ist im übrigen noch, daß *Ungewißheiten im Sachverhalt,* die von der Ungewißheit in der medizinischen Wissenschaft über die Ursachen des Leidens unabhängig sind, die Anwendung der Kannvorschrift *nicht* rechtfertigen; dies ist insbesondere der Fall, wenn rechtserhebliche Zweifel über den Zeitpunkt des Leidensbeginns bestehen, weil die geltend gemachten Erstsymptome mehrdeutig sind, oder wenn das Leiden diagnostisch nicht ausreichend geklärt ist (1, 38). – Hinsichtlich der Feststellung des Sachverhalts gelten also bei Leiden ungeklärter Ätiologie dieselben Grundsätze wie bei allen anderen Gesundheitsstörungen (S. 16 f.).

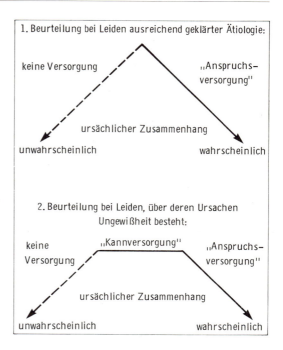

Abb. **5**

Um bei den Krankheiten ungeklärter Ätiopathogenese eine möglichst einheitliche Beurteilung zur „Kannversorgung" zu gewährleisten, hat der Bundesminister für Arbeit und Sozialordnung für den Bereich des sozialen Entschädigungsrechts nach entsprechenden Sachverständigenanhörungen für eine Reihe von Krankheiten, die relativ häufig Anlaß zu gutachtlichen Beurteilungen geben, spezielle Beurteilungsrichtlinien herausgegeben (1, 38). Auf neurologischem Gebiet handelt es sich um folgende *Richtlinien:*

1. *Multiple Sklerose:*
s. hierzu S. 327.

2. *Amyotrophische Lateralsklerose:*
„Die amyotrophische Lateralsklerose gehört zu den degenerativen Systemerkrankungen des Zentralnervensystems. Erbgebundenes Auftreten ist vereinzelt nachgewiesen. Im Sippenkreis findet man überdies manchmal andere degenerative Systemerkrankungen.

Gesicherte Erkenntnisse über die Ätiologie dieses Leidens liegen nicht vor. Ein ursächlicher Zusammenhang mit einer Schädigung kann nur in dem Ausnahmefall als wahrscheinlich angesehen werden, daß sich die amyotrophische Lateralsklerose mehrere Jahre bis Jahrzehnte nach einer Poliomyelitis entwickelt hat und sich die Symptome der amyotrophischen Lateralsklerose eng an diejenigen der durchgemachten Poliomyelitis anlehnen (heute auch als „Post-Poliomyelitis-Syndrom" bezeichnet). Sonst ist eine Versorgung nach § 1 Abs. 3 Satz 2 BVG in Betracht zu ziehen.

Als in ihrer ursächlichen Bedeutung umstrittene Faktoren für die Krankheitsentwicklung werden in der Wissenschaft diskutiert:
a) Poliomyelitis (wenn deren Symptomatik keine enge Korrelation zu der Symptomatik der amyotrophischen Lateralsklerose erkennen läßt),
b) schwere Wirbelsäulentraumen,
c) Elektrotraumen (mit Stromverlaufsrichtung über das Rückenmark),
d) Barotraumen (Druckfallkrankheit),
e) Unter- oder Fehlernährung,
f) toxische Schädigungen,
g) körperliche Belastungen oder Witterungseinflüsse, die nach Art, Dauer und Schwere geeignet sind, die Resistenz erheblich herabzusetzen.

Haben solche Umstände als Schädigungstatbestände vorgelegen, sind die Voraussetzungen für eine Versorgung nach § 1 Abs. 3 Satz 2 BVG als gegeben anzusehen, wenn die Erstsymptome der amyotrophischen Lateralsklerose während der Einwirkung der genannten Faktoren oder mehrere Monate danach (bis zu 6 Monaten), nach Überstehen einer Poliomyelitis auch mehrere Jahre danach, aufgetreten sind. Dies gilt nicht, wenn im Einzelfall eine Vererbung der Krankheit aufgrund weiterer gleicher Erkrankungen bei Blutsverwandten angenommen werden muß. Dann ist der Erbfaktor als überwiegende Bedingung für die Krankheitsmanifestation anzusehen."

3. *Spastische Spinalparalyse:*
„Die spastische Spinalparalyse ist kein einheitliches Krankenbild. Es gibt symptomatische Formen (z. B. nach Lues oder Vergiftungen, insbesondere mit Triorthokresylphosphat oder durch Lathyrusarten) und eine essentielle Form, die zu den degenerativen Systemerkrankungen gehört. Bei dieser Form kommt eine „Kannversorgung" in Betracht, wenn im Einzelfall eine Vererbung des Leidens, die bei dieser Form häufig nachzuweisen ist, nicht festgestellt werden kann.

Bei nicht erkennbarer Vererbung ist wissenschaftlich umstritten, ob folgende Umstände für die Entstehung und den Verlauf des Leidens von ursächlicher Bedeutung sind:
a) Körperliche Belastungen oder Witterungseinflüsse, die nach Art, Dauer und Schwere geeignet sind, die Resistenz herabzusetzen.
b) Krankheiten, bei denen eine toxische Schädigung oder eine erhebliche Herabsetzung der Resistenz in Frage kommt.

Haben solche Umstände als Schädigungstatbestände vorgelegen, sind die Voraussetzungen für eine „Kannversorgung" als gegeben anzusehen, wenn die Erstsymptome der spastischen Spinalparalyse während der Einwirkung der genannten Faktoren oder mehrere Monate danach (bis zu 6 Monaten) aufgetreten sind."

4. *Spinale progressive Muskelatrophie:*
„Die spinale progressive Muskelatrophie gehört ebenfalls zu den degenerativen Systemerkrankungen des Zentralnervensystems. Auch bei diesem Leiden fehlen gesicherte Erkenntnisse über die Ätiologie.

Ein ursächlicher Zusammenhang mit einer Schädigung kann nur in dem Ausnahmefall als wahrscheinlich angesehen werden, daß sich die spinale progressive Muskelatrophie mehrere Jahre bis Jahrzehnte nach einer Poliomyelitis entwickelt hat und sich die Symptome der spinalen progressiven Muskelatrophie eng an diejenigen der durchgemachten Poliomyelitis anlehnen (heute als „Post-Poliomyelitis-Syndrom" bezeichnet).

Sonst ist bei der im Erwachsenenalter auftretenden Form eine Versorgung nach § 1 Abs. 3 Satz 2 BVG in Betracht zu ziehen. Bei dieser Form ist wissenschaftlich umstritten, ob folgende Umstände für die Manifestation und den Verlauf des Leidens von ursächlicher Bedeutung sind:
a) Poliomyelitis (wenn deren Symptomatik keine enge Korrelation zu der Symptomatik der spinalen progressiven Muskelatrophie erkennen läßt),
b) schwere Wirbelsäulentraumen,
c) Elektrotraumen (mit Stromverlaufsrichtung über das Rückenmark),
d) Unter- oder Fehlernährung,
e) Erkrankungen, bei denen eine toxische Schädigung oder eine erhebliche Resistenz in Frage kommt,
f) körperliche Belastungen oder Witterungseinflüsse, die nach Art, Schwere und Dauer geeignet sind, die Resistenz herabzusetzen.

Haben solche Umstände als Schädigungstatbestände vorgelegen, sind die Voraussetzungen für eine

Versorgung nach § 1 Abs. 3 Satz 2 BVG als gegeben anzusehen, wenn die Erstsymptome dieses Nervenleidens während der Einwirkung der genannten Faktoren oder mehrere Monate danach (bis zu 6 Monaten), nach Überstehen einer Poliomyelitis auch mehrere Jahre danach, aufgetreten sind."

5. *Syringomyelie:*
„Die Syringomyelie ist eine auf einer Anlagestörung beruhende Höhlenbildung im Rückenmark, deren erste Erscheinungen meist im 3. und 4. Lebensjahrzehnt auftreten. Eine Erblichkeit ist nicht nachgewiesen.

Die Pathogenese konnte bisher nicht ausreichend geklärt werden. Bei der Art des Leidens ist wissenschaftlich umstritten, ob folgende Umstände für die Manifestation und den weiteren Verlauf des Leidens von ursächlicher Bedeutung sind:
a) Schwere Wirbelsäulentraumen,
b) entzündliche Rückenmarkserkrankungen (u. U. als Folge von langandauernden peripheren Eiterungsprozessen),
c) körperliche Belastungen oder Witterungseinflüsse, die nach Art, Schwere und Dauer geeignet sind, die Resistenz herabzusetzen,
d) Krankheiten, bei denen eine toxische Schädigung oder eine erhebliche Herabsetzung der Resistenz in Frage kommt.

Haben solche Umstände als Schädigungstatbestände vorgelegen, sind die Voraussetzungen für eine „Kannversorgung" als erfüllt anzusehen, wenn die Erstsymptome der Syringomyelie während der Einwirkung der genannten Faktoren oder mehrere Monate danach (bis zu 6 Monaten) aufgetreten sind."

Wenn bei anderen, seltener vorkommenden Krankheiten ungeklärter Ursache, die in den Richtlinien nicht genannt sind, eine „Kannversorgung" zur Diskussion steht, richtet sich die Beurteilung nach den eingangs des Kapitels genannten allgemeinen Grundsätzen.

Tod – Schädigungsfolge (Unfallfolge)

Wenn bei Begutachtungen im sozialen Entschädigungsrecht oder der gesetzlichen Unfallversicherung die Frage zu beantworten ist, ob der Beschädigte „an den Folgen einer Schädigung gestorben" ist (§ 38 Abs. 1 BVG) oder ob der „Tod durch Arbeitsunfall" (§ 589 Abs. 1 RVO) bzw. durch eine Berufskrankheit eingetreten ist, so muß auch bei dieser Beurteilung von der beschriebenen *Kausalitätsnorm der wesentlichen Bedingung* (S. 18) ausgegangen werden.

Dabei ist allerdings bei Begutachtungen im sozialen Entschädigungsrecht zunächst einmal folgende Beweiserleichterung (Rechtsvermutung) zu beachten:

§ 38 Abs. 1 Satz 2 BVG:
„Der Tod gilt stets dann als Folge einer Schädigung, wenn ein Beschädigter an einem Leiden stirbt, das als Folge einer Schädigung rechtsverbindlich anerkannt und für das ihm im Zeitpunkt des Todes Rente zuerkannt war."

Das bedeutet, daß der Gutachter seine Stellungnahme auf den ursächlichen Zusammenhang zwischen Tod und anerkannter Schädigungsfolge beschränken kann und daß sich eine nochmalige Stellungnahme zur Wahrscheinlichkeit des ursächlichen Zusammenhangs zwischen Schädigung und anerkannter Schädigungsfolge erübrigt, es sei denn, daß Umstände bekannt werden, die auf die zweifelsfreie Unrichtigkeit des bisherigen Anerkenntnisses hinweisen (1, 23, 33).

Für die gesetzliche Unfallversicherung gibt es eine solche Beweiserleichterung nicht, sondern nur Rechtsvermutungen anderer Art – nämlich beim Tod von Versicherten mit als Berufskrankheit anerkannter Asbestose und Silikose (§ 589 Abs. 2 RVO) –, die bei neurologischen Begutachtungen kaum zur Diskussion stehen können.

Schwierigkeiten bei der Beurteilung des Kausalzusammenhangs zwischen Tod und Schädigungs- oder Unfallfolge können sich vor allem dann ergeben, *wenn zum Tode mehrere Leiden beigetragen haben*. Dann muß der Gutachter prüfen, ob die als Schädigungsfolge anerkannte Gesundheitsstörung gegenüber dem oder den schädigungsunabhängigen Leiden von überragender oder zumindest annähernd gleichwertiger Bedeutung gewesen ist. Entsprechendes gilt, wenn nur ein Teil eines Leidens, das zum Tode geführt hat, „im Sinne der Verschlimmerung" als Schädigungsfolge anerkannt war.

Mit dem Ziel, die Beurteilung in solchen Fällen zu erleichtern, ist von der Rechtsprechung mehrfach (u.a. 56, 61) dargelegt worden, daß auch dann eine Schädigungsfolge oder ein Arbeitsunfall als Ursache des Todes angesehen werden kann, „wenn der Verlauf anderer zum Tode führender Leiden durch eine Unfall- oder Schädigungsfolge um wenigstens ein Jahr beschleunigt worden ist". Es bleibt fraglich, wieweit diese These für den Gutachter eine Beurteilungserleichterung bedeutet. Die Frage nach der *Lebensverkürzung um ein Jahr* kann im Grunde nur sehr selten in Betracht gezogen werden, und zwar sicher wesentlich seltener, als sie von Gutachtenauftraggebern gestellt und auch von Gutachtern erwogen wird (10, 17). Voraussetzung für eine Bejahung dieser Frage ist stets, daß neben den Schädigungs- oder Unfallfolgen ein *schweres schädigungsunabhängiges* Leiden vorgelegen hat, von dem der Gutachter annehmen kann, daß dieses in absehbarer Zeit auch für sich allein zum Tode geführt hätte, jedoch ohne die Mitwirkung der Schädigungsfolgen noch nicht so schnell, sondern frühestens ein Jahr später. Damit werden dem Gutachter sehr schwierige Fragen zur Prognose gestellt, die nur selten eindeutig beantwortet werden können. Unter diesen Umständen ist auch geäußert worden, daß die Frage nach der Lebensverkürzung „eine Frage an den lieben Gott und nicht an den Arzt" sei (4). Dies mag überspitzt formuliert sein, sollte aber den Gutachter veranlassen, bei der Beurteilung der Frage nach der Lebenszeitverkürzung keine „wissenschaftliche Exaktheit" vorzutäuschen, wo es sie naturgemäß nicht geben kann, und u. U. offen darzulegen, daß die Frage nicht mit der erforderlichen Wahrscheinlichkeit beantwortet werden kann (36, 37).

Berufskrankheiten

Berufskrankheiten sind nach § 551 Abs. 1 RVO (S. 14) Krankheiten, „die nach den Erkenntnissen der medizinischen Wissenschaft durch besondere Einwirkungen verursacht sind, denen bestimmte Personengruppen durch ihre Arbeit in erheblich höherem Grade als die übrige Bevölkerung ausgesetzt sind".

Diese Krankheiten sind in einer besonderen Rechtsverordnung – der *Berufskrankheiten-Verordnung (BeKV)* – bezeichnet, und da diese immer wieder neueren medizinischen Erkenntnissen angepaßt wird, ist grundsätzlich davon auszugehen, daß die Liste der Berufskrankheiten in dieser Verordnung umfassend ist. Dementsprechend können andere Krankheiten, als die dort aufgeführten, im allgemeinen nicht als Berufskrankheiten beurteilt werden. Eine Ausnahme kommt nach § 551 Abs. 2 RVO nur in Einzelfällen und nur dann in Betracht, wenn zum ursächlichen Zusammenhang zwischen einer bestimmten Krankheit und besonderen Einwirkungen im Beruf neue medizinische Erkenntnisse vorliegen, die bislang in der geltenden Berufskrankheiten-Verordnung nicht berücksichtigt werden konnten.

In der Berufskrankheiten-Verordnung in der Fassung vom 18.12.1992 sind 64 Krankheiten bzw. Krankheitsgruppen genannt und nach der Art der schädigenden Einwirkungen geordnet. Für den neurologischen Gutachter sind die in der nachfolgenden Tabelle auszugsweise zusammengestellten Berufskrankheiten von Bedeutung; bei diesen sind Schädigungen des zentralen oder peripheren Nervensystems (in der Tab. **2** auf S. 33 mit „**Z**" und „**P**" bezeichnet) beschrieben worden (20, 35; s. auch S. 296 ff.).

Rechtlich ist die Berufskrankheit dem Arbeitsunfall gleichgestellt. Das bedeutet, daß bei der Kausalitätsbeurteilung im Einzelfall die gleichen Grundsätze anzuwenden sind, wie auch sonst in der gesetzlichen Unfallversicherung: Es muß in jedem Fall als *wahrscheinlich* anzusehen sein, daß die mit der Arbeit verbundenen schädigenden Einwirkungen für die jetzt vorliegende Krankheit von *wesentlicher* Bedeutung gewesen sind, daß sie also – wenn daneben noch andere Noxen in Betracht gezogen werden müssen – zumindest annähernd gleichwertig zu der Krankheitsentwicklung beigetragen haben.

Tabelle 2 Auszug aus der Liste der Berufskrankheiten der BeKV
  Z = ZNS-Schädigungen
  P = Periphere Nervenschädigungen } kommen in Betracht

Nr.		
1	*Durch chemische Einwirkungen verursachte Krankheiten*	
11	*Metalle und Metalloide*	
1101	Erkrankungen durch Blei oder seine Verbindungen	**Z + P**
1102	Erkrankungen durch Quecksilber oder seine Verbindungen	**Z + P**
1105	Erkrankungen durch Mangan oder seine Verbindungen	**Z**
1106	Erkrankungen durch Thallium oder seine Verbindungen	**Z + P**
1108	Erkrankungen durch Arsen oder seine Verbindungen	**Z + P**
1109	Erkrankungen durch Phosphor oder seine anorganischen Verbindungen	**Z + P**
1110	Erkrankungen durch Beryllium oder seine Verbindungen	**P**
12	*Erstickungsgase*	
1201	Erkrankungen durch Kohlenmonoxid	**Z + P**
1202	Erkrankungen durch Schwefelwasserstoff	**Z**
13	*Lösemittel, Schädlingsbekämpfungsmittel (Pestizide) und sonstige chemische Stoffe*	
1302	Erkrankungen durch Halogenkohlenwasserstoffe	**Z + P**
1303	Erkrankungen durch Benzol, seine Homologe oder durch Styrol	**Z + P**
1305	Erkrankungen durch Schwefelkohlenstoff	**Z + P**
1306	Erkrankungen durch Methylalkohol (Methanol)	**Z + P**
1307	Erkrankungen durch organische Phosphorverbindungen	**Z + P**
1310	Erkrankungen durch halogenierte Alkyl-, Aryl- oder Alkylaryloxide	**Z + P**
2	*Durch physikalische Einwirkungen verursachte Krankheiten*	
21	*Mechanische Einwirkungen*	
2103	Erkrankungen durch Erschütterung bei Arbeit mit Druckluftwerkzeugen oder gleichartig wirkenden Werkzeugen oder Maschinen	**P**
2106	Drucklähmungen der Nerven	**P**
2108	Bandscheibenbedingte Erkrankungen der Lendenwirbelsäule durch langjähriges Heben oder Tragen schwerer Lasten oder durch langjährige Tätigkeiten in extremer Rumpfbeugehaltung, die zur Unterlassung aller Tätigkeiten gezwungen haben, die für die Entstehung, die Verschlimmerung oder das Wiederaufleben der Krankheit ursächlich waren oder sein können	**P**
2109	Bandscheibenbedingte Erkrankungen der Halswirbelsäule durch langjähriges Tragen schwerer Lasten auf der Schulter, die zur Unterlassung aller Tätigkeiten gezwungen haben, die für die Entstehung, die Verschlimmerung oder das Wiederauftreten der Krankheit ursächlich waren oder sein können	**P**
2110	Bandscheibenbedingte Erkrankungen der Lendenwirbelsäule durch langjährige, vorwiegend vertikale Einwirkung von Ganzkörperschwingungen im Sitzen, die zur Unterlassung aller Tätigkeiten gezwungen haben, die für die Entstehung, die Verschlimmerung oder das Wiederaufleben der Krankheit ursächlich waren oder sein können	**P**
22	*Druckluft*	
2201	Erkrankungen durch Arbeit in Druckluft	**Z**
3	*Durch Infektionserreger oder Parasiten verursachte Krankheiten sowie Tropenkrankheiten*	
3101	Infektionskrankheiten, wenn der Versicherte im Gesundheitsdienst, in der Wohlfahrtspflege oder in einem Laboratorium tätig oder durch eine andere Tätigkeit der Infektionsgefahr in ähnlichem Maße besonders ausgesetzt war	**Z + P**
3102	Von Tieren auf Menschen übertragbare Krankheiten	**Z + P**
3104	Tropenkrankheiten, Fleckfieber	**Z + P**

Besonderheiten nach dem Bundesentschädigungsgesetz

Die Begutachtungen der Opfer der nationalsozialistischen Verfolgung nach dem Bundesentschädigungsgesetz – BEG – (S. 14) sind weitgehend abgeschlossen. Daher soll hier nur kurz auf die für den Gutachter wichtigen Besonderheiten dieses Rechtsgebietes eingegangen werden, soweit diese von den dargestellten Grundsätzen des Versorgungsrechts und der gesetzlichen Unfallversicherung wesentlich abweichen.

Diese Besonderheiten ergeben sich vor allem aus einigen *Rechtsvermutungen* des BEG:
Wenn der Tod oder ein Gesundheitsschaden während der Deportation oder während einer Freiheitsentziehung oder innerhalb von acht Monaten danach eingetreten ist, so wird ein ursächlicher Zusammenhang zwischen der Verfolgung und dem Tod bzw. dem Gesundheitsschaden grundsätzlich „vermutet" (§ 15 Abs. 2, § 28 Abs. 2 BEG), es sei denn, daß diese Vermutung durch den Beweis des Gegenteils widerlegt werden kann.

Wenn also beispielsweise eine multiple Sklerose (MS) sieben Monate nach einer halbjährigen Haft erstmalig manifest geworden ist, ergibt sich ein Rechtsanspruch auf Entschädigungsleistungen nach dem BEG wegen dieses Leidens.
Wären in diesem Fall die Erstsymptome der MS erst einige Monate später in Erscheinung getreten, so käme im übrigen ein Härteausgleich (§ 171 Abs. 2 a BEG) – analog zur „Kannversorgung" im sozialen Entschädigungsrecht und auch unter den gleichen Voraussetzungen (S. 28 f.) – in Betracht.

War der Verfolgte mindestens ein Jahr in Konzentrationslagerhaft und liegt im Zeitpunkt der Entscheidung eine MdE um wenigstens 25 v. H. vor, so wird zu seinen Gunsten – auch nur durch den Beweis des Gegenteils widerlegbar – „vermutet", daß die verfolgungsbedingte MdE 25 v. H. beträgt (§ 31 Abs. 2 BEG), soweit nicht mit Wahrscheinlichkeit auf einen Verfolgungsschaden zu schließen ist, der eine höhere MdE bedingt.
Anlagebedingte Leiden gelten als durch nationalsozialistische Gewaltmaßnahmen im Sinne der Entstehung verursacht, wenn sie durch diese Gewaltmaßnahmen wesentlich mitverursacht worden sind (§ 4 der 2. DV-BEG). Dabei ist hier nach der Rechtsprechung des Bundesgerichtshofs (42) eine *wesentliche Mitverursachung* – anders als bei der wesentlichen Bedingung im Bereich des sozialen Entschädigungsrechts und der gesetzlichen Unfallversicherung – bereits anzunehmen, wenn die Schädigungsfaktoren zu einem *Viertel* zur Entstehung des Leidens beigetragen haben, was allerdings schwer zu beurteilen ist und zur Verwirrung mancher Gutachter beigetragen hat (7, 25).

Schließlich ist auch für die Beurteilung, ob ein Leiden *im Sinne der Entstehung* oder *im Sinne der Verschlimmerung* durch exogene Faktoren verursacht worden ist, von Bedeutung, daß hierzu der Bundesgerichtshof für den Bereich des BEG anders entschieden hat als das Bundessozialgericht für den Bereich des Versorgungswesens (S. 22). Nach der Auffassung des Bundesgerichtshofs (43) kommt es allein darauf an, wann die ersten Beschwerden eines Leidens bemerkt worden sind und ob die Wirkung der Verfolgungsmaßnahmen die Leistungsfähigkeit des Betroffenen erstmals beeinträchtigt haben oder nicht. D. h., daß nach dem BEG auch dann eine Krankheit „im Sinne der Entstehung" anzuerkennen ist, wenn diese Krankheit aus medizinischer Sicht zweifelsfrei bereits vor den Verfolgungsmaßnahmen bestanden hat, aber erst infolge dieser Maßnahmen Beschwerden und eine Einschränkung der Leistungsfähigkeit eingetreten sind.

Literatur

1. Anhaltspunkte für die ärztliche Gutachtertätigkeit im sozialen Entschädigungsrecht und nach dem Schwerbehindertengesetz, 1983, hrsg. vom Bundesministerium für Arbeit und Sozialordnung, Bonn
2. Asanger, R. In Meinecke, F.W.: Der Vorschaden in sozialrechtlicher Sicht, Schriftenreihe des BG-Forschungsinstitutes für Traumatologie, Frankfurt/M., H. 1, 1976
3. Bericht über die Fachtagung über Probleme der Kriegsopferversorgung 1973, Kriegsopferversorgung 22 (1973) 106
4. Deglmann, T.: Versorgungsärztliche Gesichtspunkte bei der Beurteilung des ursächlichen Zusammenhangs zwischen Schädigungsfolge und Tod. Kriegsopferversorgung 9 (1960) 129
5. Erlenkämper, A.; In G. Rompe, A. Erlenkämper (Hrsg.): Begutachtung der Haltungs- und Bewegungsorgane, 2. Aufl. Thieme, Stuttgart 1992
6. Erlenkämper, A.: „Wesentliche Bedingung" und „Gelegenheitsursache", Abgrenzungsprobleme aus rechtlicher Sicht. Med. Sachverständ. 87 (1991) 39
7. Goetz, E.: Vergleichende Betrachtung der Begutachtung nach dem BVG und dem BEG. Med. Sachverständ. 59 (1963) 131
8. Goetz, E.: Die Bildung der MdE. Kriegsopferversorgung 15 (1966) 101
9. Goetz, E.: MdE und Mathematik. Kriegsopferversorgung 22 (1973) 97
10. Goetz, E.: Grundlagen der Begutachtung in den Rechtsgebieten der sozialen Sicherung. In Bock, H.E. u.a.: Klinik der Gegenwart, Bd. V. Urban & Schwarzenberg, München 1983
11. Gramberg-Danielsen, B.: Rechtliche Grundlagen der augenärztlichen Tätigkeit. Enke, Stuttgart 1992
12. Hennies, G.: Unterschiede zwischen juristischem und medizinischem Denken. Med. Sachverständ. 64 (1968) 213
13. Hennies, G.: Rechtsgrundlagen der Begutachtung im System der sozialen Sicherung. In Marx, H.H. (Hrsg.): Medizinische Begutachtung, 6.Aufl. Thieme, Stuttgart 1992
14. Hennies, G.: Beweismaßstäbe bei der Feststellung von Leistungsansprüchen. Med. Sachverständ. 89 (1993) 41
15. Heuer, K.H.: Med. Sachverständ. 59 (1963) 21
16. Kautzky, R., G. Schewe: Med. Sachverständ. 61 (1965) 29
17. von Keitz, W.: Das Gutachten im Versorgungswesen. Schattauer, Stuttgart 1967
18. Lungershausen, E., Matiar-Vahar: Erlebnisreaktive psychische Dauerschädigungen nach Kriegsgefangenschaft und Deportation. Nervenarzt 39 (1968) 123
19. Meinecke, F.W.: Die Bewertung von Vorschäden bei der Beurteilung von Unfallfolgen aus ärztlicher Sicht. Lebensversicherungsmedizin 31 (1979) 17
20. Merkblätter zur Berufskrankheiten-Verordnung, hrsg. vom Bundesministerium für Arbeit und Sozialordnung, Bonn
21. Mollowitz, G.G.: Der Unfallmann, 11. Aufl. Springer, Berlin 1993
22. Neuhäusler, A.: Kausalität und Wahrscheinlichkeit. Med. Sachverständ. 74 (1978) 110
23. Otto, K.A.: Die Rechtsvermutung des § 38 Abs. 1 Satz 2 BVG. Med. Sachverständ. 84 (1988) 189
24. Rauschelbach, H.H.: Neue Richtlinien der Kannversorgung nach § 1 Abs. 3 Satz 2 BVG. Kriegsopferversorgung 17 (1968) 97
25. Rauschelbach, H.H.: Unterschiede und Gemeinsamkeiten in der Begutachtung nach dem BEG und BVG. Med. Sachverständ. 65 (1969) 248
26. Rauschelbach, H.H.: Würdigung des Sachverhalts durch den ärztlichen Gutachter. Kriegsopferversorgung 22 (1973) 145
27. Rauschelbach, H.H.: Probleme der Begutachtung von älteren Hirnverletzten im Versorgungswesen: In Hirnverletzung und Alter, Schriftenreihe „Arbeit und Gesundheit", H. 92. Thieme, Stuttgart 1977
28. Rauschelbach, H.H.: Ärztliche Begutachtung im Spannungsfeld zwischen Medizin, Recht und Auftraggeber. Med. Sachverständ. 75 (1979) 22
29. Rauschelbach, H.H.: Zur Begutachtung von Hirntraumafolgen. Nervenheilkunde 1 (1982) 160
30. Rauschelbach, H.H.: Späte Folgeschäden bei Kriegsbeschädigten, Abgrenzung gegenüber Nachschäden. Med. Sachverständ. 82 (1986) 2
31. Rauschelbach, H.H.: Beweisanforderungen im sozialen Entschädigungsrecht, aus medizinischer Sicht. Med. Sachverständ. 89 (1993) 49
32. Rösner, N.: Anerkennung von Gesundheitsstörungen nach § 1 Abs. 3 Satz 2 BVG („Kannversorgung"). Med. Sachverständ. 86 (1990) 4
33. Rohr/Sträßer: Bundesversorgungsrecht, Handkommentar, zu § 38 BVG, 42. Lfg. Asgard, St. Augustin 1993
34. Schönberger, A., G. Mehrtens, H. Valentin: Arbeitsunfall und Berufskrankheit, 5. Aufl. Schmidt, Berlin 1993
35. Thürauf, J.: Berufskrankheiten – exogen verursachte Gesundheitsschäden: In Marx, H.H (Hrsg.): Medizinische Begutachtung, 6. Aufl. Thieme, Stuttgart 1992
36. Weber, A., G. Lehnert, H. Drexler: Zur Lebenszeitverkürzung um ein Jahr durch Schädigungs- oder Unfallfolgen, aus ärztlicher Sicht. Med. Sachverständ. 88 (1992) 72
37. Wilde, K.: Zur Lebenszeitverkürzung um ein Jahr durch Schädigungs- oder Unfallfolgen, aus juristischer Sicht. Med. Sachverständ. 88 (1992) 68
38. Rundschreiben BMA vom 25.4.1968, BVBl. 1968, 82, und vom 3.6.1983, BArbBl. 1983, 7–8, 57
39. Verw.-Vorschr. Nr. 2 zu § 1 BVG
40. Verw.-Vorschr. Nr. 9 zu § 1 BVG
41. BGH-Urteil vom 23.10.1951, BGHZ 3, 261
42. BGH-Urteil vom 30.5.1962 – IV ZR 42/62 –, Rzw (1962), 425
43. BGH-Urteil vom 19.12.1962 – IV ZR 218/62 –, Rzw (1963), 170
44. BSG-Urteil vom 14.7.1955 – 8 RV 177/54 –, BSGE 1, 150

45 BSG-Urteil vom 11.11.1959 – 11/9 RV 290/57, BSGE 11, 50
46 BSG-Urteil vom 15.12.1959 – 11/10 RV 1326/56 –, BSGE 11, 161
47 BSG-Urteil vom 25.8.1960 – 11 RV 1368/59 –, BSGE 13, 40
48 BSG-Urteil vom 14.12.1961 – 11 RV 40/60, KOV 11 (1962) 90
49 BSG-Urteil vom 29.5.1962 – 7/9 RV 634/60 –, BSGE 17, 99
50 BSG-Urteil vom 29.5.1962 – 7 RV 1122/61 –, BVBl. 1963, 20
51 BSG-Urteil vom 19.6.1962 – 11 RV 1188/60 –, BSGE 17, 114
52 BSG-Urteil vom 31.7.1962 – 9 RV 174/58 –, KOV 12 (1963) H. 3
53 BSG-Urteil vom 18.12.1962 – 2 RU 189/59 –, BSGE 18, 173
54 BSG-Urteil vom 20.8.1963 – 11 RV 808/61 –, BSGE 19, 275
55 BSG-Urteil vom 13.5.1964 – 10 RV 371/62 –, BSGE 21, 75
56 BSG-Urteil vom 14.11.1965 – 5 RKn 57/60 –, BSGE 22, 200
57 BSG-Urteil vom 29.11.1973 – 10 RV 617/72 –, BSGE 36, 285
58 BSG-Urteil vom 16.10.1974 – 10 RV 531/73 –, SozR 3100 § 1 Nr. 3
59 BSG-Urteil vom 10.12.1975 – 9 RV 112/75 –, BSGE 41, 70
60 BSG-Urteil vom 10.12.1975 – 9 RV 162/75 –, BSGE 41, 80
61 BSG-Urteil vom 24.1.1979 – 9/10 RV 33/77 –, Breithaupt 1980, 216
62 BSG-Urteil vom 15.3.1979 – 9 RVs 6/77 –, BSGE 48, 82
63 BSG-Urteil vom 6.12.1989 – 2 RU 7/89 –, HV-Info 1990, 638
64 Bayer. LSG-Urteil vom 7.2.1963 – L 20/V 3237/58 –, KOV 12 (1963) 177
65 Hess. LSG-Urteil vom 8.3.1977 – L 4 V 974/75 –, Breithaupt 1979, 442

Minderung der Erwerbsfähigkeit – Grad der Behinderung

H.-H. Rauschelbach

MdE-Begriff

Nach einer Reihe von Gesetzen aus dem Bereich der sozialen Sicherung muß der Gutachter sich zum Grad der „Minderung der Erwerbsfähigkeit" (MdE) äußern.

Dies gilt für alle im vorigen Kapitel genannten Gesetze (S. 12 ff.), nach denen Leistungen für Gesundheitsstörungen von einer bestimmten Ursache abhängig sind, also für

die *soziale Entschädigung auf der Grundlage des Versorgungsrechts* (BVG, SVG, ZDG, HHG, 1. SED-UnBerG, OEG, BSeuchG),
die *gesetzliche Unfallversicherung* (RVO),
die *beamtenrechtliche Unfallfürsorge* (BeamtVG) und
die *Wiedergutmachung nach dem BEG*.

Für den Gutachter ist zunächst wichtig, daß die Bewertung der MdE leider nicht in allen Rechtsgebieten völlig gleich erfolgt. Es gibt zwei *verschiedene Maßstäbe* der MdE-Bewertung, wobei der eine nur in der gesetzlichen Unfallversicherung und der andere im Versorgungswesen (soziales Entschädigungsrecht) und ebenso in den übrigen eingangs genannten Rechtsgebieten gilt. Die MdE-Werte liegen in der gesetzlichen Unfallversicherung im allgemeinen um 5 bis 10 Prozentpunkte niedriger als im Versorgungswesen. Diese Unterschiede dürften vor allem historisch begründet sein: In der gesetzlichen Unfallversicherung wird Rente ab einer MdE um 20 v. H., im Versorgungswesen demgegenüber erst ab einer MdE um 25 v. H. gewährt. Bei beiden sollten jedoch gleiche Gesundheitsstörungen zur Zahlung einer Rente führen, und daher wurden – wie dies auch das Bundessozialgericht vermutet (56) – für den Bereich des Bundesversorgungsgesetzes, mit den unteren Ausgangswerten beginnend, allgemein etwas höhere MdE-Werte angesetzt. Andere meinen allerdings (7, 16), daß die Unterschiede in der MdE-Bewertung in der Unfallversicherung und im Versorgungswesen aus den Unterschieden der entsprechenden Gesetzestexte und auch aus den verschiedenen Funktionen der Renten resultieren würden.

Im § 30 Abs. 1 und 2 BVG heißt es:

(1) Die Minderung der Erwerbsfähigkeit ist nach der körperlichen und geistigen Beeinträchtigung im allgemeinen Erwerbsleben zu beurteilen; dabei sind seelische Begleiterscheinungen und Schmerzen zu berücksichtigen. Für die Beurteilung ist maßgebend, um wieviel die Befähigung zur üblichen, auf Erwerb gerichteten Arbeit und deren Ausnutzung im wirtschaftlichen Leben durch die als Folgen einer Schädigung anerkannten Gesundheitsstörungen beeinträchtigt sind ...
(2) Die Minderung der Erwerbsfähigkeit ist höher zu bewerten, wenn der Beschädigte durch die Art der Schädigungsfolgen in seinem vor der Schädigung ausgeübten oder begonnenen Beruf, oder in seinem nachweisbar angestrebten oder in dem Beruf besonders betroffen ist, den er nach Eintritt der Schädigung ausgeübt hat oder noch ausübt ...

Für die gesetzliche Unfallversicherung gibt es im Gesetz keine dem § 30 Abs. 1 BVG vergleichbare Definition der MdE. Im § 581 Abs. 2 RVO ist lediglich dargelegt, welche besonderen berufsbezogenen Umstände bei der MdE-Bewertung zusätzlich zu berücksichtigen sind. § 581 Abs. 2 RVO lautet:

Bei der Bemessung der Minderung der Erwerbsfähigkeit sind Nachteile zu berücksichtigen, die der Verletzte dadurch erleidet, daß er bestimmte, von ihm erworbene besondere berufliche Kenntnisse oder Erfahrungen infolge des Unfalls nicht mehr oder nur noch in vermindertem Umfang nutzen kann, soweit sie nicht durch sonstige Fähigkeiten, deren Nutzung ihm zugemutet werden kann, ausgeglichen werden.

Nach der Rechtsprechung ist diese zusätzliche „Berufsberücksichtigung" nach § 581 Abs. 2 RVO nicht mit derjenigen in § 30 Abs. 2 BVG identisch, sondern wesentlich enger zu sehen (40, 41, 45). Mir erscheint es aber nicht zwingend, hieraus nun für das Versorgungswesen und die gesetzliche Unfallversicherung auch unterschiedliche Grade der Grund-MdE – also der von besonderen beruflichen Verhältnissen unabhängigen MdE – abzuleiten. Immerhin hat das Bundessozialgericht bei einer Gegenüberstellung von MdE-Graden, wie sie im Bereich der gesetzlichen Unfallversicherung und des Bundesversorgungsgesetzes festgestellt werden, auch dargelegt, daß es „einen medizinisch oder rechtlich hinreichend fundierten Unterschied in der MdE-Bemessung für beide Rechtsgebiete grundsätzlich nicht gibt" (48).

Unter diesen Umständen wird immer wieder eine Vereinheitlichung der herkömmlichen unterschiedlichen MdE-Bewertungen gefordert (6, 15, 16), die aber nicht leicht zu erreichen sein wird. Zunächst bleibt nur der Weg, daß die Sachverständigen in den beiden Rechtsgebieten die Unterschiede in den Beurteilungen in den vorgegebenen Rahmen so klein und so selten wie möglich halten (15, 27), bis es eines Tages gelungen ist, sich in gemeinsamen Sachverständigengremien auf einheitliche MdE-Anhaltswerte zu verständigen, wie es in Teilbereichen bereits geschehen ist (16, 27).

Sehr treffend hat Goetz schon 1975 (11) die ganze Problematik der unterschiedlichen MdE-Bewertung in der gesetzlichen Unfallversicherung und nach dem Bundesversorgungsgesetz zusammengefaßt: „Die beiden MdE-Begriffe sind sprachlich verschieden definiert, sind inhaltlich gleich, haben in Wirklichkeit, in beiden Gesetzen gleich, eine von der Definition abweichende ganz andere Bedeutung und sind in ihren absoluten Zahlenwerten bei gleichen gesundheitlichen Schäden im allgemeinen verschieden."

Damit ist ein weiterer wichtiger Punkt angesprochen, der bei der Betrachtung des MdE-Begriffs beachtet werden muß: Der Terminus „Minderung der Erwerbsfähigkeit" und auch die aufgeführten Gesetzestexte hierzu stehen nicht im Einklang mit dem tatsächlichen *Inhalt dieses Begriffes*. Was unter diesem Begriff nach Graden gemessen wird, hat in Wirklichkeit nur eine sehr begrenzte Verbindung zu der Einschränkung der Fähigkeit, eine Erwerbstätigkeit auszuüben (11, 16, 17, 25, 26, 34).

Schon aus der Praxis der Begutachtung wird dies deutlich: Ein Blinder oder ein Querschnittsgelähmter ist – in allen Rechtsgebieten – auch dann mit einer MdE um 100 v. H. zu beurteilen, wenn er noch oder wieder berufstätig ist. Ebenso ist bei einem Behinderten mit dem Verlust einer Hand oder eines Unterschenkels oder einer entsprechenden Lähmung auch dann die MdE auf 50 v. H. einzuschätzen, wenn diese Behinderung sich im Beruf – etwa bei einer Bürotätigkeit – überhaupt nicht nachteilig auswirkt. Das Bundessozialgericht spricht in diesem Zusammenhang im Hinblick auf die gesetzliche Unfallversicherung von der „abstrakten Schadensbemessung" (40, 41, 48), im Hinblick auf das Bundesversorgungsgesetz von der „summarisch-pauschalierenden Betrachtung", bei der nebeneinander die Leistungseinbuße infolge einer Schädigung der körperlichen und geistigen Unversehrtheit, die Beeinträchtigung im allgemeinen Erwerbsleben und das Erfordernis der Abgeltung eines Mehraufwandes zu berücksichtigen sein wird (44, 49, 50).

Auch aus der *geschichtlichen Entwicklung des MdE-Begriffs* läßt sich dies ableiten: Schon 1860 gab es bei der Militär-Invalidenversorgung einerseits feste Pensionszulagen für bestimmte „Verstümmelungen" (z. B. Erblindung, Gliedmaßenverluste), und andererseits wurde betont, daß für die Beurteilung der Erwerbsfähigkeit die Frage maßgebend sei, „ob die Invaliden den Betrieb ihres früheren bürgerlichen Gewerbes oder erlernten Handwerks ... aufzunehmen in der Lage waren" (24). Ebenso gab es im Reichsversorgungsgesetz von 1920 noch zwei Maßstäbe, nach denen die Rente bemessen wurde (30); es hieß dort: „Der Beschädigte hat Anspruch auf Rente, solange infolge einer Dienstbeschädigung seine Erwerbsfähigkeit um wenigstens 15 v. H. gemindert *oder* seine körperliche Unversehrtheit schwer beeinträchtigt ist". Diese beiden Maßstäbe – also einerseits die Beeinträchtigung der körperlichen Unversehrtheit und andererseits die Minderung der Erwerbsfähigkeit – waren somit die Eltern des heutigen MdE-Begriffs. Den Namen hat die heutige MdE nur von einem Elternteil, den Geist und Inhalt aber von beiden (25).

Der Begriff „Minderung der Erwerbsfähigkeit" umfaßt somit mehr und anderes, als er aussagt. Er ist ein Maß für die Schwere eines Gesundheitsschadens, das alle Auswirkungen von Funktionsbeeinträchtigungen, alle Einschränkungen von körperlichem, geistigem oder seelischem Vermögen einbezieht, auch dann, wenn diese nicht allein für die Erwerbstätigkeit, sondern auch oder eher für die ganz persönliche Sphäre von Bedeutung sind (11, 25).

Im Hinblick auf die Rehabilitation ist es wichtig, daß aus dem Grad der MdE nicht auf das Ausmaß der verbliebenen Leistungsfähigkeit geschlossen werden kann. Die Möglichkeiten der Kompensation einer Behinderung sind individuell sehr unterschiedlich, und deshalb kann es für Behinderte keinen Parameter geben, mit dem Verlorenes und Verbliebenes gleichzeitig gemessen werden könnte.

Wenn eine MdE um mehr als 90 v. H. festgestellt ist, wird im Versorgungswesen (§ 31 Abs. 3 BVG) von *Erwerbsunfähigkeit* gesprochen. Diese Erwerbsunfähigkeit darf nicht mit der Erwerbsunfähigkeit in der gesetzlichen Rentenversicherung verwechselt werden, die vom Grad der MdE völlig unabhängig ist. Der Bezug auf die Erwerbstätigkeit in den Voraussetzungen für die Annahme einer Erwerbsunfähigkeit in der gesetzlichen Rentenversicherung ist ein ganz anderer als derjenige im MdE-Begriff (s. auch S. 74, 76). Dementsprechend läßt sich weder aus einem bestimmten MdE-Grad auf eine Erwerbsunfähigkeit im Sinne des SGB VI schließen, noch läßt umgekehrt die Anerkennung einer Erwerbsunfähigkeit durch einen Rentenversicherungsträger Rückschlüsse auf einen bestimmten MdE-Grad zu. Analoges gilt bei der Berufsunfähigkeit in der gesetzlichen Rentenversicherung, bei der Dienstunfähigkeit und auch bei der Arbeitsunfähigkeit (49, 50).

Grad der Behinderung (GdB)

Aus den möglichen Fehldeutungen des Begriffs „MdE" hat der Gesetzgeber 1986 für den Bereich des Schwerbehindertenrechts Konsequenzen gezogen. Bis zu diesem Jahr war nach dem *Schwerbehindertengesetz (SchwbG)* von 1974 das Ausmaß einer Behinderung noch wie im sozialen Entschädigungsrecht nach MdE-Graden festzustellen. Mit der Neufassung des SchwbG vom 26.8.1986 ist der „mißverständliche und einstellungshemmende Begriff MdE" (3) durch den Begriff *„Grad der Behinderung (GdB)"* ersetzt worden, „unter Beibehaltung der Kriterien zur Bewertung und Einstufung, die dieselben sind wie im Kriegsopferrecht" (3). Dabei ist auch der Begriff *Behinderung* – „an der Begriffsbestimmung der Weltgesundheitsorganisation ausgerichtet" (5) – definiert worden.

§ 3 SchwbG lautet:

(1) Behinderung im Sinne dieses Gesetzes ist die Auswirkung einer nicht nur vorübergehenden Funktionsbeeinträchtigung, die auf einem regelwidrigen körperlichen, geistigen oder seelischen Zustand beruht. Regelwidrig ist der Zustand, der von dem für das Lebensalter typischen abweicht. Als nicht nur vorübergehend gilt ein Zeitraum von mehr als sechs Monaten. Bei mehreren sich gegenseitig beeinflussenden Funktionsbeeinträchtigungen ist deren Gesamtauswirkung maßgeblich.
(2) Die Auswirkung der Funktionsbeeinträchtigung ist als Grad der Behinderung (GdB), nach Zehnergraden abgestuft, von 20 bis 100 festzustellen.
(3) Für den Grad der Behinderung gelten die im Rahmen des § 30 Abs. 1 des Bundesversorgungsgesetzes festgelegten Maßstäbe entsprechend.

Hiernach gibt es grundsätzlich keinen Unterschied zwischen der *MdE-Beurteilung im sozialen Entschädigungsrecht* und der *GdB-Bewertung* nach dem SchwbG bei nach Art und Auswirkung gleichen Gesundheitsstörungen. Zwei Umstände bleiben aber zu beachten:

1. Die *MdE* ist immer nur auf eine Gesundheitsstörung zu beziehen, die *kausal* auf einen bestimmten Schädigungsvorgang zurückzuführen ist, während die *GdB*-Beurteilung *final* orientiert ist, d. h. jede Behinderung unabhängig von ihrer Ursache berücksichtigen muß.
2. Bei der *MdE*-Beurteilung kommt eine Höherbewertung des MdE-Grades – über die Bewertung der regelhaften Auswirkungen hinaus – bei besonderem beruflichen Betroffensein (S. 43) in Betracht, während der *GdB* stets unabhängig vom ausgeübten oder angestrebten Beruf zu beurteilen ist.

Nach MdE-Feststellungen in der *gesetzlichen Unfallversicherung* kann es demgegenüber – wegen der dort geltenden anderen Maßstäbe (S. 37) – vorkommen, daß der als Unfallfolge anerkannte Gesundheitsschaden mit einem von der MdE-Feststellung abweichenden GdB zu bewerten ist.

Beispiel: Ein Hirnverletzter mit einer traumatischen Epilepsie als Folge eines Arbeitsunfalls erhält von einer Berufsgenossenschaft eine Rente nach einer MdE um 40 v. H. (große Anfälle mit Pausen von Monaten). Stellt dieser Behinderte einen Antrag nach dem SchwbG, muß der GdB wegen der genannten Hirnschädigungsfolgen nach den Grundsätzen des BVG auf (wenigstens) 50 eingeschätzt und nach § 1 SchwbG eine *Schwerbehinderung* („GdB von wenigstens 50") anerkannt werden.

Diese Situation muß auf Unverständnis der Betroffenen stoßen und unterstreicht die schon oben (S. 38) erwähnte Notwendigkeit einer Vereinheitlichung der MdE-Bewertungen.

Grundsätze der MdE-/GdB-Beurteilung

Die Entscheidung über den Grad der MdE oder über den GdB im Einzelfall treffen – wie dies auch die Rechtsprechung des Bundessozialgerichts immer wieder betont hat (38, 47) – letztendlich die Verwaltung oder das Gericht. Aber ohne einen entsprechenden Vorschlag des medizinischen Sachverständigen ist diese Entscheidung nur selten möglich. Die ärztliche Beurteilung des MdE-Grades (bzw. des GdB) bleibt demnach – auch dies hat das Bundessozialgericht klargestellt – „eine wichtige und vielfach unentbehrliche Grundlage für die richterliche (oder verwaltungsseitige) Schätzung der MdE" (47). Die Basis für die MdE-/GdB-Beurteilungen im Einzelfall bilden „Tabellen", wie sie für das Versorgungswesen und Schwerbehindertenrecht einerseits und für die gesetzliche Unfallversicherung andererseits entwickelt worden sind und die auf S. 46 ff. auszugsweise wiedergegeben werden.

Die *MdE* ist in Vomhundertsätzen anzugeben. Dabei sollen, da die MdE (wie der GdB) ihrer Natur nach immer nur annähernd geschätzt werden kann (1, 47), in aller Regel – zumindest im Versorgungswesen – im Gutachten nur Werte genannt werden, die durch 10 teilbar sind. Nur ausnahmsweise sollten Zwischenwerte in Betracht gezogen werden, z. B. im sozialen Entschädigungsrecht eine MdE um 25 v. H. (niedrigster rentenberechtigender MdE-Grad). In der gesetzlichen Unfallversicherung werden häufiger Zwischenwerte – vor allem bei MdE-Graden unter 50 v. H. – angesetzt.

Die Beurteilungen des *GdB* dürfen immer nur nach Zehnergraden erfolgen (§ 3 Abs. 2 SchwbG). Soweit in der MdE-/GdB-Tabelle der „Anhaltspunkte" (1) für den Bereich des sozialen Entschädigungsrechts für einzelne Gesundheitsstörungen noch Fünfergrade angegeben sind, ist als GdB der darübergelegene Zehnergrad anzunehmen, vorausgesetzt, daß die Gesundheitsstörung genau der in den „Anhaltspunkten" beschriebenen entspricht oder eher ungünstiger ist (32).

Bedingt eine Gesundheitsstörung einen GdB unter 20 oder einen niedrigen MdE-Grad, der für sich allein zu keiner Rente führen könnte (also im Versorgungswesen MdE unter 25 v. H., in der gesetzlichen Unfallversicherung MdE unter 20 v. H.), so soll trotzdem der GdB/MdE-Grad angegeben werden, wenn er wenigstens 10 beträgt. Denn einerseits genügt bei Beurteilungen nach dem Schwerbehindertengesetz schon ein GdB von 10, um die entsprechende Gesundheitsstörung als Behinderung zu bezeichnen (wenn auch nach § 3 Abs. 2 SchwbG eine verwaltungsseitige Feststellung erst erfolgt, wenn aus der Gesamtbehinderung ein GdB von wenigstens 20 resultiert). Zum anderen gibt es in der Unfallversicherung nach § 581 Abs. 3 RVO die sog. „Stützrente", die dann in Betracht kommt, wenn die durch Folgen eines Arbeitsunfalls bedingte MdE nur 10 v. H. ausmacht, aber zusammen mit weiteren Arbeitsunfallfolgen (oder auch zusammen mit im sozialen Entschädigungsrecht anerkannten Schädigungsfolgen) eine MdE um wenigstens 20 v. H. erreicht wird.

Bei der Annahme einer MdE und auch einer Behinderung muß stets von einem bestimmten *Dauerzustand* ausgegangen werden. In der gesetzlichen Unfallversicherung genügt dabei für einen Anspruch auf Rente (§ 580 RVO), daß „die zu entschädigende MdE über die 13. Woche nach dem Arbeitsunfall hinaus andauert". Im Versorgungswesen und ebenso nach dem Schwerbehindertengesetz können demgegenüber nur solche Gesundheitsschäden mit einer MdE bzw. einem GdB bewertet werden, die mehr als sechs Monate andauern (§ 30 Abs. 1 BVG; § 3 Abs. 1 SchwbG), wobei es jeweils auf den Umfang des funktionellen Schadens ankommt, der sechs Monate nach Eintritt der Gesundheitsstörung verblieben ist (1). Einschätzungen von GdB-/MdE-Graden für einzelne Monate kommen nicht in Betracht.

Im übrigen setzen MdE und GdB immer eine *Regelwidrigkeit gegenüber dem für das Lebensalter typischen Zustand* voraus, und dies gilt für Kinder in gleicher Weise wie für alte Menschen (1). Von besonderer Bedeutung ist dies bei den GdB-Beurteilungen nach dem Schwerbehindertengesetz, bei denen ja nicht nur Folgen einer bestimmten Schädigung, sondern alle vorhandenen Behinderungen zu beurteilen sind. All das, was regelhaft ein Kind noch nicht kann oder was regelhaft mit der Alterung nachläßt (*physiologische Alterserscheinungen*), muß bei der Einschätzung von GdB/MdE unberücksichtigt bleiben. Bei den Begutachtungen alter Behinderter können sich hier Abgrenzungsschwierigkeiten ergeben, was noch als reine Alterserscheinung und was schon als Behinderung – also als etwas Pathologisches – zu betrachten ist (29).

Nach den „Anhaltspunkten" (1) sind als physiologische Alterserscheinungen die körperlichen und psychischen Leistungseinschränkungen anzusehen, die sich im Alter regelhaft entwickeln, d. h. für das Alter nach ihrer Art und ihrem Umfang typisch sind. Hierzu gehören die altersbedingte allgemeine Verminderung der körperlichen Leistungsfähigkeit, das altersentsprechende Nachlassen des Gedächtnisses und der geistigen Beweglichkeit, das Nachlassen der sexuellen Potenz, die allgemeine Verminderung der Leistungsbreite des Herzens und der Lungen, eine leichte Verminderung der Beweglichkeit der Gliedmaßen und der Wirbelsäule sowie die altersspezifischen Einschränkungen der Seh- und Hörfähigkeit. Demgegenüber sind Gesundheitsstörungen, die nicht regelmäßig und nicht nur im höheren Alter beobachtet werden können – beispielsweise Folgen arteriosklerotisch bedingter Organerkrankungen (Hirninfarkt oder -blutung, Herzinfarkt, Herzinsuffizienz bei koronarer Herzkrankheit, Arterienverschlüsse), stärkere Bewegungseinschränkungen durch Arthrosen, Schmerzsyndrome bei degenerativen Wirbelsäulenveränderungen sowie über das Alterstypische wesentlich hinausgehende hirnorganische Abbauerscheinungen (z. B. Demenzen vom Alzheimer-Typ) – als pathologische Vorgänge *keine* Alterserscheinungen im vorgenannten Sinne, auch dann nicht, wenn sie erstmalig im höheren Alter aufgetreten sind.

Die nach Art und Umfang regelhafte Einbuße des Gedächtnisses eines 80jährigen ist also noch keine Behinderung und bedingt keinen GdB. Liegen bei einem 80jährigen demgegenüber – etwa aufgrund eines pathologischen Hirngefäßgeschehens – über das Alterstypische wesentlich hinausgehende psychische Störungen und vielleicht auch noch Lähmungen vor, so sind diese Erscheinungen ebenso zu bewerten, als wenn sie im Alter von 40 oder 50 Jahren aufgetreten wären.

Wenn der Verlauf eines Leidens über längere Zeit hinaus durch sich wiederholende Besserungen und Verschlechterungen des Gesundheitszustandes geprägt ist (Beispiele: Anfallsleiden, Schübe und Remissionen einer multiplen Sklerose, phasische Verstimmungen), dann können die zeitweiligen Verschlechterungen – auch wenn sie relativ kurzdauernd sind – wegen der anhaltenden Auswirkungen auf die gesamte Lebensführung nicht als vorübergehende Gesundheitsstörung betrachtet werden. Daher ist bei solchen Schwankungen im Gesundheitszustand ein *Durchschnitts-GdB/MdE-Grad* – dem durchschnittlichen Ausmaß der Beeinträchtigung entsprechend – zu bilden (1).

Schließlich soll sich die MdE-/GdB-Bewertung immer nur auf den aktuellen Zustand der Behinderung beziehen. Gesundheitsstörungen, die erst in der Zukunft zu erwarten sind, müssen grundsätzlich unberücksichtigt bleiben. Wenn beispielsweise bei einer degenerativen Systemerkrankung mit einer Progredienz der Ausfallserscheinungen zu rechnen ist, erlaubt dieser Umstand noch nicht, GdB oder MdE höher als dem augenblicklichen Zustand entsprechend anzusetzen. Die Prognose einer Gesundheitsstörung darf insoweit die GdB-/MdE-Bewertung nicht beeinflussen. – Eine andere Situation ergibt sich, wenn bei einem Leiden, das seiner Natur nach zu Rezidiven neigt (z. B. schubförmig verlaufende multiple Sklerose, bösartige Geschwulstkrankheit), infolge einer Behandlung oder auch spontan eine wesentliche Besserung eingetreten ist und nun prognostisch ungewiß bleibt, ob diese Besserung anhalten wird. In solchen Fällen ist eine *Heilungsbewährung* abzuwarten, und während dieser „Bewährungszeit" kann ein höherer GdB/MdE-Grad, als er allein aus dem verbliebenen Schaden zu erschließen wäre, angenommen werden. Wenn dann nach einer genügend langen Zeit der Beobachtung der gebesserte Zustand als stabil anzusehen ist, kann eine Neubewertung des GdB bzw. der MdE trotz des unveränderten Symptombildes erfolgen, weil der Eintritt der Heilungsbewährung eine wesentliche Änderung der Verhältnisse darstellt ([52], s. auch S. 43 f.).

Bei jeder GdB-/MdE-Einschätzung eines Körperschadens sind auch *seelische Begleiterscheinungen* und *Schmerzen* zu berücksichtigen. Im Bundesversorgungsgesetz (§ 30 Abs. 1 BVG) ist hierauf ausdrücklich hingewiesen. Die in den GdB-/MdE-Tabellen (S. 46 ff.) angegebenen GdB-/MdE-Werte schließen allerdings die üblicherweise vorhandenen seelischen Begleiterscheinungen (z. B. bei Entstellung) oder Schmerzen (z. B. bei Hirnschäden oder nach Amputationen) mit ein oder sind allein auf Schmerzen bezogen (z. B. Gesichtsneuralgie). Dementsprechend ist im Einzelfall nur dann eine Höherbewertung des GdB/MdE-Grades wegen seelischer Begleiterscheinungen oder Schmerzen gerechtfertigt, wenn davon ausgegangen werden kann, daß die seelischen Begleiterscheinungen oder Schmerzen erheblich über das sonst übliche Maß hinausgehen. „Vergleichsmaßstab kann aber" – so wörtlich in den „Anhaltspunkten" (1) – „im Interesse einer gerechten Beurteilung nicht der Behinderte sein, der überhaupt nicht oder kaum unter seinem Körperschaden leidet; Beurteilungsgrundlage ist wie immer die allgemeine ärztliche Erfahrung hinsichtlich der regelhaften Auswirkungen."

Liegen mehrere Gesundheitsstörungen vor, deren Auswirkungen zusammenfassend beurteilt werden müssen, so sind für die einzelnen Gesundheitsstörungen – soweit nicht von vornherein grundsätzlich eine Zusammenfassung geboten ist (z. B. Hirnschaden mit Anfällen und Wesensänderung und ...) – zunächst die jeweiligen Einzel-GdB/MdE-Grade anzugeben und dann der *Gesamt-GdB/MdE-Grad* zu ermitteln.

In diesem Zusammenhang ist auf eine Besonderheit des sozialen Entschädigungsrechts hinzuweisen: Nach § 31

Abs. 5 BVG erhalten „erwerbsunfähige Beschädigte" (schädigungsbedingte MdE 100 %) eine *Schwerstbeschädigtenzulage* – in sechs Stufen –, wenn diese Beschädigten „durch die anerkannten Schädigungsfolgen gesundheitlich außergewöhnlich betroffen sind". Ob und in welchem Umfang dies der Fall ist, wird nach einer Verordnung zu § 31 Abs. 5 BVG in Form einer *Punktbewertung* festgestellt, indem die MdE der einzelnen Schädigungsfolgen – und zwar nach Organsystemen und Gliedmaßen getrennt – nach einem bestimmten System in Punkte umgesetzt und dann die Punkte zusammengezählt werden. Das bedeutet für den Gutachter, daß er für eine solche Punktbewertung auch von dem Grundsatz der Zusammenfassung von Hirnschädigungsfolgen abweichen und z. B. psychische Störungen, Sprachstörungen, Anfälle und Gliedmaßenlähmungen getrennt bewerten muß (s. auch S. 166).

Vielen Gutachtern bereitet die zusammenfassende GdB-/MdE-Einschätzung Schwierigkeiten. Daher hatten sich viele Jahre Rechenmethoden zur Beurteilung der Gesamt-MdE eingebürgert (z. B. nach der abgewandelten sog. Lohmüller-Formel oder nach der Bruchteilmethode), obgleich sowohl von ärztlicher als auch von juristischer Seite immer wieder erhebliche Bedenken dagegen vorgebracht wurden (2, 9, 10, 21), weil Rechenmethoden jeglicher Art dem tatsächlichen Umfang der Gesamtbehinderung – zumindest in vielen Fällen – nicht gerecht werden können. Das Bundessozialgericht hat dann 1979 in mehreren Urteilen (53, 54, 55) Klarheit geschaffen, indem es mathematische Formeln für die Bildung einer Gesamt-MdE als „untaugliche Instrumente" bezeichnet und ausführlich dargelegt hat, daß beim Vorliegen mehrerer Behinderungen die Beurteilung nur von einer Gesamtschau aller Behinderungsmomente unter Betrachtung ihrer wechselseitigen Beziehungen zueinander ausgehen dürfe.

Im Hinblick auf diese Rechtsprechung – und auch nach den „Anhaltspunkten" (1) – ist es zweckmäßig, bei der zusammenfassenden Beurteilung mehrerer Behinderungen (oder Schädigungs- oder Unfallfolgen) im allgemeinen folgendermaßen zu verfahren: Der Gutachter geht von der Behinderung aus, die den höchsten Einzel-GdB/MdE-Grad bedingt, und prüft dann hinsichtlich jeder weiteren Behinderung, ob und inwieweit hierdurch das Ausmaß der Behinderung größer wird, ob also wegen der weiteren Behinderungen dem ersten GdB/MdE-Grad 10 oder 20 oder mehr Punkte hinzuzufügen sind, um der Gesamtbehinderung gerecht zu werden. Dabei sind bei der Gesamtwürdigung der Behinderungen auch Vergleiche mit Gesundheitsschäden anzustellen, zu denen in der Tabelle feste GdB/MdE-Grade angegeben sind.

Außerdem ist in diesem Zusammenhang zu beachten, daß es verschiedene Konstellationen der Beziehungen von mehreren Behinderungen zueinander gibt:
a) Die Auswirkungen der einzelnen Behinderungen können voneinander unabhängig sein, also beziehungslos nebeneinander stehen.
b) Eine Behinderung kann sich auf eine andere besonders nachhaltig auswirken (z. B. bei Schäden an paarigen Organen oder an beiden Armen oder beiden Beinen).
c) Die Auswirkungen der Behinderungen können sich überschneiden, wobei es sein kann, daß das Ausmaß einer Behinderung durch eine hinzutretende weitere Gesundheitsstörung überhaupt nicht verstärkt wird.

Hierzu jeweils ein *Beispiel* aus der Behindertenbegutachtung:

Zu a)

		Gesamt-GdB
Parese am Arm	Einzel-GdB 30	} 40 } 50
Hörbehinderung	Einzel-GdB 20	
Diabetes mellitus	Einzel-GdB 20	

Die Auswirkungen der drei Behinderungen berühren sich in keiner Weise; sie betreffen ganz verschiedene Bereiche im Ablauf des täglichen Lebens. Bei der Beurteilung des Gesamt-GdB ist von der Behinderung auszugehen, die den höchsten Einzel-GdB bedingt, und dann zu berücksichtigen, daß durch die zweite und dritte Behinderung – nach ihrem Umfang – das Ausmaß der Gesamtbehinderung jeweils größer wird.

Zu b)
Lähmung der rechten Hand   Einzel-GdB 50
Verlust der linken Hand   Einzel-GdB 50
Der Gesamt-GdB beträgt hier 100, während sonst im allgemeinen zwei Behinderungen mit einem GdB von je 50 noch nicht zu einem Gesamt-GdB von 100 führen.

Zu c)
Versteifung des rechten Fußgelenks
    in günstiger Stellung   Einzel-GdB 30
Peronäuslähmung rechts   Einzel-GdB 30
Der Gesamt-GdB ist auf 30 einzuschätzen, da sich die Peronäuslähmung durch die Fußgelenksversteifung praktisch gar nicht auswirkt.

Zur MdE-Bewertung im Rahmen der Kausalitätsbegutachtung beim Vorliegen eines *Vorschadens* wird auf S. 24 verwiesen.

Berücksichtigung besonderer beruflicher Auswirkungen

Die in den GdB-/MdE-Tabellen (S. 46 ff.) genannten „Anhaltswerte" sind stets auf die regelhaften Auswirkungen der festgestellten Behinderung – ohne Berücksichtigung spezieller beruflicher Anforderungen – bezogen.

Eine darüber hinausgehende Bewertung der MdE kommt in der gesetzlichen Unfallversicherung und im Versorgungswesen – nicht jedoch bei der GdB-Bewertung nach dem Schwerbehindertengesetz! – in Betracht, wenn sich der Gesundheitsschaden in dem Beruf des Betroffenen in besonderer Weise ungünstig auswirkt (§ 581 Abs. 2 RVO und § 30 Abs. 2 BVG, s. S. 37). Als typisches Beispiel sei hier der Musiker mit einer leichten Parese an einer Hand genannt, der wegen dieses – sonst nur gering zu bewertenden – Schadens seinen Beruf aufgeben mußte.

Steht eine solche besondere Berufsberücksichtigung zur Diskussion, ist es wichtig, daß der Gutachter zunächst einmal von der Verwaltung oder dem Gericht klar darüber informiert wird, von welchem Beruf er bei seiner Beurteilung auszugehen hat; er muß wissen, welche speziellen Tätigkeitsmerkmale und Arbeitsplatzverhältnisse zu berücksichtigen sind. Der Gutachter soll dann genau darlegen, inwiefern der Betroffene durch die festgestellten Gesundheitsstörungen in dem angegebenen Beruf besonders beeinträchtigt ist, insbesondere, welche Tätigkeiten er wegen dieser Störung nicht mehr verrichten oder nur noch mit außergewöhnlicher Anstrengung und unter Gefährdung seiner Gesundheit weiter ausüben kann (39). Dabei soll der Gutachter stets auch bedenken und darauf hinweisen, welche Tätigkeiten noch möglich und welche Rehabilitationsmaßnahmen erfolgversprechend und zumutbar sind, damit die beruflichen Auswirkungen der Behinderung so klein wie möglich gehalten werden können.

Wenn aus der Sicht des Gutachters ein besonderes berufliches Betroffensein in Betracht kommt, ist es im übrigen nicht seine Aufgabe, eine bestimmte Höherbewertung des MdE-Grades gegenüber dem sonst anzusetzenden MdE-Wert vorzuschlagen. Ob und in welchem Umfang eine Höherbewertung gerechtfertigt ist, hängt nicht allein von den medizinisch beurteilbaren Auswirkungen des Gesundheitsschadens auf den Beruf, sondern auch noch von anderen Voraussetzungen (z. B. finanzielle Folgen eines Berufswechsels, Arbeitsmarktlage) ab.

Wesentliche Änderung der Verhältnisse – Änderung des MdE-Grades oder des GdB

Nach Anträgen auf Höherbewertung des MdE-Grades oder des GdB und auch bei amtsseitig veranlaßten Nachuntersuchungen muß – entsprechend § 48 des Zehnten Buches des Sozialgesetzbuches (§ 48 SGB X) – geklärt werden, ob eine *wesentliche Änderung* in den Verhältnissen, die für die bisherige Feststellung maßgebend gewesen sind, eingetreten ist.

Für den Gutachter bedeutet dies die Frage, ob sich nach der letzten maßgeblichen MdE-/GdB-Feststellung der Gesundheitszustand wesentlich gebessert oder wesentlich verschlechtert hat. Der Gutachter muß hierzu die aktuellen Befunde und Beschwerden mit denen vergleichen, die in dem Gutachten beschrieben worden sind, auf die sich die letzte MdE-/GdB-Feststellung gründete. Dabei muß er, wenn er eine Änderung feststellt, prüfen, ob diese als *wesentlich* angesehen werden kann.

Eine wesentliche Änderung liegt immer nur dann vor, wenn der veränderte Gesundheitszustand nicht nur vorübergehend ist – im Versorgungswesen und nach dem Schwerbehindertengesetz also mehr als sechs Monate bestanden hat oder voraussichtlich anhalten wird – und wenn die MdE oder der GdB wegen der Besserung oder Verschlechterung um wenigstens 10 Punkte – für den Bereich der gesetzlichen Unfallversicherung heißt es: „um mehr als 5 Prozentpunkte" – niedriger oder höher einzuschätzen ist (43, 51).

Eine Änderung ist *nicht* gegeben, wenn der Gutachter bei unveränderten Befunden lediglich eine Fehlbeurteilung in der Vergangenheit (z. B. Fehldiagnose oder unzutreffende MdE- oder GdB-Bewertung) erkennt (18).

Bei *unverändertem Gesundheitszustand* ist eine Herabsetzung des GdB/MdE-Grades im allgemeinen nur in zwei speziellen Situationen möglich, und zwar bei zu Rückfällen neigenden Krankheiten beim Eintritt einer „Heilungsbewährung", die eine wesentliche Änderung bedeutet (S. 41), und außerdem in der gesetzlichen Unfallversicherung beim Übergang von der vorläufigen Rente zur Dauerrente in den ersten zwei Jahren nach dem Unfall (§ 622 Abs. 2 RVO).

Sonst kann eine Neufeststellung der MdE oder des GdB *zuungunsten* des Betroffenen, wenn keine wesentliche Änderung eingetreten ist, nach § 45 SGB X („Rücknahme eines rechtswidrigen begünstigenden Verwaltungsaktes") – unter Berücksichtigung des Grundsatzes des Vertrauensschutzes – nur unter relativ strengen Voraussetzungen erfolgen, die vor allem von verwaltungsseitigen Feststellungen abhängig sind und nur selten erfüllt sein dürften.

Für eine Neufeststellung der MdE oder des GdB ohne wesentliche Änderung *zugunsten* des Betroffenen – also für eine Erhöhung des MdE-Grades – gelten die gleichen strengen Voraussetzungen nicht (§ 44 SGB X). Aber es ist auch in diesem Fall notwendig, daß sich die bisherige Beurteilung nach den allgemeinen Beurteilungsmaßstäben als *unrichtig* erweist; es genügt nicht, daß die bisherige Feststellung an der unteren Grenze eines Ermessensspielraums liegt.

Aus all diesem wird deutlich, wie sorgfältig der Gutachter bei jeder MdE-/GdB-Beurteilung vorgehen muß.

MdE-/GdB-Bewertungs-Tabellen
– ergänzt durch eine Synopse von *Invaliditätsgraden* der privaten Unfallversicherung in Deutschland, Österreich und der Schweiz und von *Integritätsschäden* der schweizerischen Unfallversicherung –

In den folgenden Bewertungs-Tabellen sind die für die neurologische Begutachtung wichtigen MdE-/GdB-Sätze zusammengefaßt. Dabei sind auch Gesundheitsschäden aus anderen Fachgebieten mit aufgenommen, die „Eckpfeiler" der allgemeinen MdE-/GdB-Beurteilung darstellen und Analogieschlüsse bei solchen neurologischen Störungen erlauben, die in den Tabellen nicht speziell aufgeführt sind (z. B. bei Teillähmungen Vergleich mit Amputationsfolgen).

Wie auf S. 37 bereits dargelegt, besteht leider keine volle Übereinstimmung zwischen den MdE-/GdB-Sätzen im Versorgungswesen und nach dem Schwerbehindertengesetz einerseits und den MdE-Werten im Bereich der gesetzlichen Unfallversicherung andererseits, so daß hier zwei Tabellen nebeneinander gestellt werden mußten.

Die für die Beurteilungen im *sozialen Entschädigungsrecht* und nach dem *Schwerbehindertengesetz* angegebenen MdE-/GdB-Sätze sind weitgehend den vom Bundesministerium für Arbeit und Sozialordnung herausgegebenen „Anhaltspunkten" (1) entnommen. Diese MdE-/GdB-Sätze sind von Mindestvomhundertsätzen abgeleitet, die in der Verwaltungsvorschrift Nr. 5 zu § 30 des Bundesversorgungsgesetzes für erhebliche äußere Körperschäden angegeben sind, einer Verwaltungsvorschrift, die den Charakter einer Rechtsnorm hat (42) und damit ein festes Grundgerüst für die MdE-/GdB-Beurteilungen im Versorgungswesen und nach dem Schwerbehindertengesetz abgibt.

Für die Bewertung der MdE im Bereich der *gesetzlichen Unfallversicherung* standen demgegenüber immer nur private Zusammenstellungen von MdE-Sätzen in verschiedenen Gutachten-Handbüchern und anderen diesbezüglichen Veröffentlichungen zur Verfügung. Dabei blieb unvermeidbar, wie dies auch die folgende Synopse zeigt, daß die in den verschiedenen Veröffentlichungen für die einzelnen Gesundheitsschäden vorgeschlagenen MdE-Sätze zum Teil erheblich differieren.

Vielleicht kann diese Synopse einen Beitrag zur Vereinheitlichung der MdE-Beurteilungen – auch gegenüber den Bewertungen im Versorgungswesen und nach dem Schwerbehindertengesetz (S. 38) – leisten.

In die MdE-Tabelle „ges. UV" (Tab. **3**) dieses Buches sind MdE-Vorschläge von

	(Kennbuchstaben)
Bilow/Weller (4)	(Bi)
Feldmann (7)	(Fe)
Gramberg-Danielsen (12, 13)	(Gr)

Heitmann/Schuchardt (14)	(Hei)
Kutzner/Delank (19)	(Ku)
Manz (20)	(Ma)
Mollowitz (22)	(Mo)
Mumenthaler/Schliack (23)	(Mu)
Penin (S. 213)	(Pe)
Rompe (31)	(Ro)
Scheid (33)	(Schei)
Schönberger/Mehrtens/Valentin (35)	(Schö)
Spatz (36)	(Sp)
Suchenwirth/Wolf (37)	(Su)

aufgenommen. Aus den Kennbuchstaben läßt sich in der Tabelle der Autor des MdE-Vorschlags jeweils ablesen.

Für alle in den Bewertungs-Tabellen angegebenen MdE-/GdB-Sätze – mit Ausnahme der genannten Mindestvomhundertsätze im Versorgungswesen – gilt im übrigen: Es handelt sich nicht um den Gutachter bindende Sätze, sondern nur um Anhaltswerte, die aus langer gutachtlicher Erfahrung bei typischen Fällen gewonnen wurden und von denen der Gutachter je nach der besonderen Lage des Einzelfalls nach oben oder nach unten abweichen kann. Allerdings soll der Gutachter dann immer begründen, welche besonderen Umstände ihn zu der Abweichung von den MdE-/GdB-Anhaltswerten veranlaßt haben. Die Mindestvomhundertsätze im Versorgungswesen – in der Tabelle durch Fettdruck gekennzeichnet – dürfen in diesem Bereich (die entsprechenden GdB-Bewertungen eingeschlossen) in keinem Fall unterschritten werden.

In die MdE-/GdB-Tabelle (Tab. 3) sind Angaben zu *Invaliditätsgraden* der *privaten Unfallversicherungen* in Deutschland (AUB 88), Österreich und der Schweiz sowie von *Integritätsschäden* der schweizerischen (gesetzlichen) Unfallversicherung gesetzt. Zu den Grundlagen der Bewertung in diesen Versicherungen wird auf die entsprechenden Kapitel auf den S. 119 f., 136 f. und 140 ff. dieses Buches verwiesen.

Tabelle 3 MdE-/GdB-Bewertungs-Tabellen

	MdE in % BVG GdB-SchwbG	MdE in % ges. UV	Autor	Invaliditätsgrad priv. UV Deutschland	Invaliditätsgrad priv. UV Österreich	Invaliditätsgrad priv. UV Schweiz	Integritätsschaden in % Schweiz. UV
Kopf							
Knochenlücken am Schädeldach (ohne Hirnfunktionsstörung)		10–40	Mo				
Schädelnarben am Hirnschädel mit erheblichem Verlust von Knochenmasse ohne Funktionsstörung des Gehirns, einschl. entstellender Wirkung (insbes. alle traumatisch entstandenen erheblichen – nicht gedeckten – Substanzverluste, die auch das innere Knochenblatt betreffen)	30						
Kleinere Knochenlücken, Substanzverluste (auch größere gedeckte) am knöchernen Schädel	0–10						
Einbruch des Augendachrandes und des Jochbeins		0–15	Mo				
Abstoßend wirkende Gesichtsentstellung	**50**	20–50	Mo				50
Einfache Gesichtsentstellung							
kosmetisch nur wenig störend	10						
sonst	20–30						
Fazialisparese (peripher)							
einseitig							
kosmetisch nur wenig störende Restparese	0–10	10–30	Su				
		10	Mo				
ausgeprägtere Restparese oder Kontrakturen	20	0–10	Fe				
komplette Lähmung oder entstellende Kontraktur	30	20	Fe				30
		30	Fe				
beidseitig							
komplette Lähmung	50	50	Fe				50
		30	Mo				
Sensibilitätsstörungen im Gesichtsbereich							
leicht	0–10						0–5
ausgeprägt, den oralen Bereich einschließend	20–30						10–30

	MdE in % BVG GdB-SchwbG	MdE in % ges. UV	Autor	Invaliditätsgrad priv. UV Deutschland	Österreich	Schweiz	Integritätsschaden in % Schweiz. UV
Kopf (Fortsetzung)							
Gesichtsneuralgien (z. B. Trigeminusneuralgie)		5–80	Su				
leicht (seltene, leichte Schmerzen)	0–10						
mittelgradig (leichte bis mittelgradige Schmerzen, schon durch geringe Reize auslösbar)	20–30						10
schwer (häufige, mehrmals im Monat auftretende starke Schmerzen bzw. Schmerzattacken)	40–60						20
besonders schwer (starker Dauerschmerz oder Schmerzattacken mehrmals wöchentlich)	70–80						50
Echte Migräne je nach Häufigkeit und Dauer der Anfälle und Ausprägung der Begleiterscheinungen (vegetative Störungen, Augensymptome, andere zerebrale Reizerscheinungen)		0–50	Su				
leichte Verlaufsform (Anfälle durchschnittlich einmal monatlich)	0–10						
mittelgradige Verlaufsform (häufigere Anfälle, jeweils einen oder mehrere Tage anhaltend)	20–40						
schwere Verlaufsform (langdauernde Anfälle mit stark ausgeprägten Begleiterscheinungen, Anfallspausen von nur wenigen Tagen)	50–60						

Tabelle 3 MdE-/GdB-Bewertungs-Tabellen (Fortsetzung)

	MdE in % BVG GdB-SchwbG	MdE in % ges. UV	Autor	Invaliditätsgrad priv. UV Deutschland	Österreich	Schweiz	Integritätsschaden in % Schweiz. UV
Kopf (Fortsetzung)							
Verlust einer Ohrmuschel	20	20 10	Fe Mo				10
Verlust beider Ohrmuscheln	**30**	30 20	Fe Mo				
Völliger Verlust der Nase	**50**	50 30– 50	Fe Mo				30
Teilverlust der Nase, entstellende Sattelnase kosmetisch nur wenig störend sonst	10 20– 30	10 20– 30 20	Fe, Mo Fe Mo				
Völliger Verlust des Riechvermögens (mit der damit verbundenen Beeinträchtigung der Geschmackswahrnehmung)	15	10– 15 15	Fe Su	10	10	5	15
Verlust des Geschmackssinns				5	5	5	
Lippendefekt mit ständigem Speichelfluß	20– 30	20– 30 20	Fe Mo				
Sprechstörungen							
Rekurrenslähmung							
einseitig							
kompensiert, mit guter Stimme	0– 10	10– 20 10	Su Mo				5
mit dauernder Heiserkeit	20	0– 10 20	Fe Fe				20
mit Aphonie	30	30	Fe				30
beidseitig							
je nach Atembehinderung und Stimmfunktion	30– 50	30– 50	Fe				
mit Notwendigkeit, eine Dauerkanüle zu tragen	40– 50	50 40– 50	Mo Fe				

MdE-/GdB-Bewertungs-Tabellen   49

	MdE in % BVG GdB-SchwbG	MdE in % ges. UV	Autor	Invaliditätsgrad priv. UV Deutschland	Österreich	Schweiz	Integritätsschaden in % Schweiz. UV
Sprechstörungen (Fortsetzung)							
Artikulationsstörungen durch Lähmungen oder Veränderungen in Mundhöhle oder Rachen							
mit gut verständlicher Sprache	10	10	Fe				5
mit schwer verständlicher Sprache	20– 40	20– 40	Fe				30
mit kaum verständlicher Sprache	50	50	Fe				60
Stottern							
leicht	0						
mittelgradig auf bestimmte Situationen begrenzt nicht situationsabhängig	10 20	10– 30	Fe				
schwer	30 (–50)						
Gehirn							
Allgemeine Grundsätze							
Hirnschäden mit geringer Leistungsbeeinträchtigung	30– 40	10– 20	Hei, Schei				20–35
Hirnschäden mit mittelschwerer Leistungsbeeinträchtigung	50– 60	30– 50	Hei, Schei				50
Hirnschäden mit schwerer Leistungsbeeinträchtigung	70–100	60–100	Hei, Schei				70–80
Hirnschäden mit isolierten Auswirkungen							
Hirnschäden mit organisch-psychischen Störungen (je nach Art)		30–100	Su				
leicht	30– 40	30– 40 20– 30	Hei, Schei Mo				
mittelgradig	50– 60	50 30– 50	Hei, Schei Mo				
schwer	70–100	60–100 50 und mehr	Hei, Schei Mo				

Tabelle 3 MdE-/GdB-Bewertungs-Tabellen (Fortsetzung)

	MdE in % BVG GdB-SchwbG	MdE in % ges. UV	Autor	Invaliditätsgrad priv. UV Deutschland	Österreich	Schweiz	Integritätsschaden in % Schweiz. UV
Gehirn (Fortsetzung)							
Hirnschäden mit zentralen vegetativen Störungen (z. B. ausgeprägte Schlafstörungen, vasomotorische Störungen)		10– 40	Su				
leicht	30	bis 30 10– 20	Mo Hei, Schei				
mittelgradig, auch mit vereinzelten synkopalen Anfällen	40	bis 50 20– 30	Mo Hei, Schei				
mit häufigeren Anfällen oder schweren Auswirkungen auf den Allgemeinzustand	50 (–60)	bis 80 40	Mo Hei, Schei				
Hirnschäden mit Koordinations- und Gleichgewichtsstörungen zerebellarer Ursache – je nach Gebrauchsfähigkeit der Gliedmaßen	(30–)40–100	30–100 20–100	Hei, Mo, Schei, Su				
Hirnschäden mit kognitiven Leistungsstörungen (z. B. Aphasie, Apraxie, Agnosie)							
leicht (z. B. Restaphasie)	30– 40	bis 40 30	Mo Hei, Schei				
mittelgradig (z. B. mittelgradige, kombinierte Aphasie)	50– 80	bis 60 40– 60	Mo Hei, Schei				
schwer (z. B. globale Aphasie)	100	80–100 70–100	Mo Hei, Schei				80

	MdE in % BVG GdB-SchwbG	MdE in % ges. UV	Autor	Invaliditätsgrad priv. UV Deutschland	Österreich	Schweiz	Integritätsschaden in % Schweiz. UV
Gehirn (Fortsetzung)							
Hirnschäden mit Teillähmungen und Lähmungen							
leichten Grades	30						
mittelschweren bis schweren Grades, Halbseitenlähmung	"Anhaltspunkte": Die MdE ist aus Vergleichen mit den nachfolgend aufgeführten Gliedmaßenverlusten und peripheren Lähmungen abzuleiten						
Teillähmungen und Lähmungen je Gliedmaße							
leicht		30	Hei, Schei				
mittelgradig		40– 50	Hei, Schei				
fast vollständig bis vollständig		60– 80	Hei, Schei				
Epileptische Anfälle (je nach Art, Schwere, Häufigkeit und tageszeitlicher Verteilung)		40–100	Mo, Su				ab 30
sehr selten (große Anfälle mit Pausen von mehr als einem Jahr; kleine Anfälle mit Pausen von Monaten)	40	30	Pe				
selten (große Anfälle mit Pausen von Monaten; kleine Anfälle mit Pausen von Wochen)	50– 60	40	Pe, Hei, Schei, Schö, Sp				
mittlere Häufigkeit (große Anfälle mit Pausen von Wochen; kleine Anfälle mit Pausen von Tagen)	60– 80	50– 60	Pe, Hei, Schei, Schö, Sp				
häufig (große Anfälle wöchentlich oder Serien von generalisierten Krampfanfällen, von fokal betonten oder von multifokalen Anfällen; kleine Anfälle täglich)	90–100	70–100	Pe, Hei, Schei, Schö, Sp				

Tabelle 3 MdE-/GdB-Bewertungs-Tabellen (Fortsetzung)

	MdE in % BVG GdB-SchwbG	MdE in % ges. UV	Autor	Invaliditätsgrad priv. UV			Integritätsschaden in % Schweiz. UV
				Deutschland	Österreich	Schweiz	

Gehirn (Fortsetzung)

	MdE in % BVG GdB-SchwbG	MdE in % ges. UV	Autor	Deutschland	Österreich	Schweiz	Schweiz. UV
(noch: Epileptische Anfälle)							
nach drei Jahren Anfallsfreiheit bei weiterer Notwendigkeit antikonvulsiver Behandlung (wegen fortbestehender Anfallsbereitschaft)	30	20	Pe, Hei, Schei, Schö, Sp				
(Ein Anfallsleiden gilt als abgeklungen, wenn ohne Medikation drei Jahre Anfallsfreiheit besteht. Ohne nachgewiesenen Hirnschaden ist dann keine MdE bzw. kein GdB mehr anzunehmen.)							
Gehirnerschütterung wenn Folgen wenigstens ½ Jahr andauern	10–20						
im ersten Jahr nach dem Unfall							

Psychoreaktive Störungen

	MdE in % BVG GdB-SchwbG	MdE in % ges. UV	Autor	Deutschland	Österreich	Schweiz	Schweiz. UV
Leichtere psychovegetative oder psychische Störungen	0–20						
Stärker behindernde Störungen mit wesentlicher Einschränkung der Erlebnis- und Gestaltungsfähigkeit (z. B. depressive, phobische, psychosomatische Störungen)	30–40						
Schwere Persönlichkeitsänderungen mit erheblichen sozialen Anpassungsschwierigkeiten	50–100						

Sehorgan

	MdE in % BVG GdB-SchwbG	MdE in % ges. UV	Autor	Deutschland	Österreich	Schweiz	Schweiz. UV
Verlust oder Blindheit beider Augen	100	100	Gr, Mo	100	100	100	100
Verlust oder Blindheit eines Auges sofern die Sehkraft des anderen Auges	30	25	Gr, Mo	50	35	30	30

MdE-/GdB-Bewertungs-Tabellen 53

	MdE in % BVG GdB-SchwbG	MdE in % ges. UV	Autor	Invaliditätsgrad priv. UV Deutschland	Österreich	Schweiz	Integritätsschaden in % Schweiz. UV
Sehorgan (Fortsetzung)							
Lähmung des Oberlides							
mit vollständigem Verschluß des Auges	30	20	Gr				
sonst	10– 20	5– 10	Gr				
Augenmuskellähmungen an einem Auge, wenn das Auge vom Sehen ausgeschlossen werden muß	30	25	Gr				
sonst	10– 20						
Ausfall des N. oculomotorius		10– 30	Su				
Ausfall des N. trochlearis		10– 20	Su				
Ausfall des N. abducens		10– 20	Su				
Doppeltsehen in allen Blickrichtungen ohne Kompensation		20	Gr, Su				
Totale Halbseitenblindheit beidseits							
homonym	40	40	Gr	60			
bitemporal	25	25	Gr	35			
binasal	10	10	Gr	15			
Homonymer Quadrantenausfall beidseits							
in der oberen Gesichtsfeldhälfte	20	20	Gr	25			
in der unteren Gesichtsfeldhälfte	30	30	Gr	35			

Tabelle 3 MdE-/GdB-Bewertungs-Tabellen (Fortsetzung)

	MdE in % BVG GdB-SchwbG	MdE in % ges. UV	Autor	Invaliditätsgrad priv. UV			Integritätsschaden in % Schweiz. UV
				Deutschland	Österreich	Schweiz	

Hörorgan

Taubheit beidseits im Erwachsenenalter erworben	**70**	70	Fe, Mo	60	60	60	85
Hochgradige Schwerhörigkeit beidseits	45	45	Fe, Mo				
Mittelgradige Schwerhörigkeit beidseits	30	30	Fe, Mo				
Taubheit eines Ohres soweit das andere Ohr bereits taub war (Vorschaden)	15	15	Fe, Mo	30	15 45	20 40	15

Rückenmark

Vollständige Halsmarkschädigung mit vollständiger Lähmung beider Beine und Arme und Störungen der Blasen- und Mastdarmfunktion	100	100	Bi, Ku, Mo, Ro, Schei, Su	100			100
Vollständige Brustmark-, Lendenmark- oder Kaudaschädigung mit vollständiger Lähmung der Beine und Störungen der Blasen- und Mastdarmfunktion	100	100 80–100	Bi, Mo, Ro, Ku, Schei, Su	100			90
Unvollständige Halsmarkschädigung mit gewichtigen Teillähmungen beider Arme und Beine und mit Störungen der Blasen- und Mastdarmfunktion	100	80–100	Bi, Ku, Mo, Ro, Schei, Su	80–100			
Unvollständige, leichte Halsmarkschädigung mit beidseits geringen motorischen und sensiblen Ausfällen, ohne Störungen der Blasen- und Mastdarmfunktion	30– 60	30– 60	Bi, Ku, Mo, Ro	30– 60			
Unvollständige Brustmark-, Lendenmark- oder Kaudaschädigung mit Teillähmung beider Beine und Störungen der Blasen- und Mastdarmfunktion	60– 80	60– 80	Bi, Ku, Mo, Ro	60– 80			
Unvollständige Brustmark-, Lendenmark- oder Kaudaschädigung mit Teillähmung beider Beine, ohne Störungen der Blasen- und Mastdarmfunktion	30– 60	30– 60	Bi, Ku, Ro, Schei, Su	30– 60			

	MdE in % BVG GdB-SchwbG	MdE in % ges. UV	Autor	Invaliditätsgrad priv. UV Deutschland	Österreich	Schweiz	Integritätsschaden in % Schweiz. UV
Blase – Mastdarm							
Harninkontinenz							
relativ							
leichter Harnabgang bei Belastung (z. B. Streßinkontinenz Grad I)	0– 10						
Harnabgang tags und nachts (z. B. Streßinkontinenz Grad II–III)	20– 40	10– 30 20– 40	Mo Ku				
völlige Harninkontinenz	50	50–100 60–100	Mo Ku				
Afterschließmuskelschwäche							
mit seltenem, nur unter besonderen Belastungen auftretendem unwillkürlichen Stuhlabgang	10						
sonst	20– 40	30	Ku				
Degenerative Veränderungen der Wirbelsäule – Bandscheibenschäden							
Degenerative Veränderungen							
mit geringer Funktionsbehinderung der Wirbelsäule, zeitweise auftretenden leichten bis mittelschweren Nerven- und Muskelreizerscheinungen (z. B. Schulter-Arm-Syndrom, Lumbalsyndrom, Ischialgie)	0– 10						0– 10
mit anhaltender Funktionsbehinderung der Wirbelsäule und häufig rezidivierenden stärkeren, langanhaltenden Nerven- und Muskelreizerscheinungen – aber ohne Paresen	20– 30						20– 30
sehr starke schmerzhafte Funktionseinschränkung der Wirbelsäule	über 30						50

Tabelle 3 MdE-/GdB-Bewertungs-Tabellen (Fortsetzung)

	MdE in % BVG GdB-SchwbG	MdE in % ges. UV R (rechts)	MdE in % ges. UV L (links)*	Autor	Invaliditätsgrad priv. UV Deutschland	Invaliditätsgrad priv. UV Österreich	Invaliditätsgrad priv. UV Schweiz	Integritätsschaden in % Schweiz. UV
Obere Gliedmaße								
Verlust beider Arme oder Hände	100	100		Mo, Ro			100	
Verlust eines Armes im Schultergelenk oder mit sehr kurzem Oberarmstumpf	80	R 80 / R 80 / R 80	L 80 / / L 70	Mo / Ro / Bi	70			
Verlust eines Armes in der Mitte des Oberarmes	70	R 75 / R 70 / R 70	/ L 70 / L 60	Ro / Mo / Bi	65		70	50
Verlust eines Armes im Ellenbogen	70	R 70 / R 70 / R 70	L 60 / / L 70	Ro / Bi / Mo			70	50
Verlust eines Armes im Unterarm	50	R 60 / R 60 / R 50	L 60 / L 50 /	Ro / Mo / Bi	60		60	
Verlust einer ganzen Hand	50	R 60 / R 60 / R 50	L 60 / L 40 /	Ro / Mo / Bi	55		60	R 50 L 40
Verlust aller Finger einer Hand	50	Re 50 / Re 50	L 50	Ro / Mo				
Verlust aller zehn Finger	100	90 / 80		Ro / Mo				
Totaler Ausfall des Armplexus	80	R 75 / R 75 / R 75	L 70 / L 66²/₃ / L 60–65	Bi, Ro / Mu, Schei, Su / Ma		¹/₁ Arm		
Ausfall des oberen Armplexus (Erb)	50	R 40–50 / R 30–40 / R 30	L 35–45 / L 25–30 / L 25	Ma, Mu / Schei / Su				

	MdE in % BVG GdB-SchwbG	MdE in % ges. UV R (rechts)	MdE in % ges. UV L (links)*	Autor	Invaliditätsgrad priv. UV Deutschland	Invaliditätsgrad priv. UV Österreich	Invaliditätsgrad priv. UV Schweiz	Integritäts-schaden in % Schweiz. UV
Obere Gliedmaße (Fortsetzung)								
Ausfall des N. axillaris	30	R 50–60 R 35 R 30–35 R 30 R 30	L 45–55 L 30 L 20–25 L 20 L 30	Ma, Mu Bi, Mu, Ro Su Ma, Schei Mo	1/4 Arm			
Ausfall des N. thoracicus longus	20	R 30 R 25 R 30	L 20 L 20 L 30	Schei, Su Ma, Mu, Ro Mo	3/20 Arm			
Ausfall des N. musculocutaneus	20	R 25	L 20	Bi, Ma, Mu, Ro Schei	3/10 Arm			
Ausfall des N. radialis – ganzer Nerv	30	R 30–40 R 30 R 25	L 30–40 L 25 L 20	Mo Ma, Mu, Su Bi, Ro, Schei	4/10 Arm			
Ausfall des N. radialis – mittlerer Bereich	20	R 25 R 25	L 20 L 25	Ma, Mu, Su Mo				
Ausfall des N. radialis – distal	20	R 20 R 20	L 15 L 20	Ma, Mu, Su Mo				
Ausfall des N. ulnaris – proximal	30	R 33 1/3 R 25	L 25 L 20	Schei Bi, Ma, Mu, Ro, Su	4/10 Arm			
Ausfall des N. ulnaris – distal	30	R 30 R 25 R 20 R 20	L 30 L 20 L 20 L 15	Mo Mu Ma Su				
Ausfall des N. medianus – proximal	40	R 35 R 35 R 33 1/3 R 30	L 35 L 30 L 25 L 25	Mo Ma, Mu, Ro, Su Schei Bi	4/10 Arm			
Ausfall des N. medianus – distal	30	R 30 R 25	L 25 L 20	Su Ma, Mu				

Tabelle 3 MdE./GdB-Bewertungs-Tabellen (Fortsetzung)

	MdE in % BVG GdB-SchwBG	MdE in % ges. UV R (rechts)	MdE in % ges. UV L (links)*	Autor	Invaliditätsgrad priv. UV Deutschland	Invaliditätsgrad priv. UV Österreich	Invaliditätsgrad priv. UV Schweiz	Integritätsschaden in % Schweiz. UV
Obere Gliedmaße (Fortsetzung)								
Ausfall des N. medianus – vorwiegend sensibel		R 20	L 15	Ma, Mu				
Ausfall der Nn. radialis + axillaris	50	R 60	L 50	Ma, Mu				
Ausfall der Nn. radialis + ulnaris	50	R 60 R 50	L 50 L 40	Ma, Mu, Schei Bi, Ro, Su	6/10 Arm			
Ausfall der Nn. radialis + medianus	50	R 60	L 50	Bi, Ma, Mu, Ro, Schei, Su	6/10 Arm			
Ausfall der Nn. ulnaris + medianus	50	R 60 R 60	L 60 L 50	Mo Bi, Ma, Mu, Ro, Schei, Su	6/10 Arm			
Ausfall der Nn. radialis + ulnaris + medianus in Schulterhöhe		R 75 R 75 R 75	L 75 L 66²/₃ L 60–65	Mo Mu, Schei Ma				
Ausfall der Nn. radialis + ulnaris + medianus im Vorderarmbereich	60	R 66²/₃ R 60	L 60 L 50	Schei Ma, Mu				

* R = Gebrauchshand
  L = Gegenhand

MdE-/GdB-Bewertungs-Tabellen

Untere Gliedmaßen

Bezeichnung	MdE in % BVG GdB-SchwbG	MdE in % ges. UV	Autor	Invaliditätsgrad priv. UV Deutschland	Invaliditätsgrad priv. UV Österreich	Invaliditätsgrad priv. UV Schweiz	Integritätsschaden in % Schweiz. UV
Verlust beider Beine im Oberschenkel	100	100	Bi, Mo, Ro			100	
Verlust beider Beine im Unterschenkel bei genügender Funktionstüchtigkeit der Stümpfe und der Gelenke	80	80 70– 80	Ro Bi, Mo			100	
Verlust eines Beines im Hüftgelenk	80	80 70	Bi, Mo Ro	70			
Verlust eines Beines mit sehr kurzem Oberschenkelstumpf	80	70	Bi, Mo, Ro		70		
Verlust eines Beines im Oberschenkel (um Mitte)	70	60	Bi, Mo, Ro	über Mitte 70, unter Mitte 60	60	60	50
Verlust eines Beines im Knie (*Gritti*)	70	60 50– 60	Mo Bi			60	40
Verlust eines Beines im Unterschenkel bei genügender Funktionstüchtigkeit des Stumpfes und der Gelenke	50	50 40	Mo Bi, Ro	unter Knie 50, Mitte US 45	50	50	
Totaler Ausfall des Plexus lumbosacralis – Gebrauchsunfähigkeit eines Beines	80	75 70	Ma, Mu Schei Bi, Schei	1/1 Bein	70		
Ausfall der Nn. glutaei		15– 25	Bi, Schei				
Ausfall des N. glutaeus superior	20	15– 20 15	Ma Mu, Ro	1/5–1/3 Bein			
Ausfall des N. glutaeus inferior	20	20 15–25	Ma, Mu Ro	1/5–1/3 Bein			
Ausfall des N. cutaneus femoralis lat.	10	0– 10 5– 10	Ma Mu, Ro				

Tabelle 3 MdE-/GdB-Bewertungs-Tabellen (Fortsetzung)

	MdE in % BVG GdB-SchwbG	MdE in % ges. UV	Autor	Invaliditätsgrad priv. UV Deutschland	Invaliditätsgrad priv. UV Österreich	Invaliditätsgrad priv. UV Schweiz	Integritätsschaden in % Schweiz. UV
Untere Gliedmaßen (Fortsetzung)							
		5	Su				
Ausfall des N. femoralis	40	40	Mo, Schei, Su	²/₅–¹/₂ Bein			
		35– 40	Ma				
		35	Mu				
		30– 40	Bi, Ro				
Ausfall des N. ischiadicus (proximal)	60	50	Ma, Mo, Mu, Schei, Su	⁴/₅ Bein			
		40– 50	Bi, Ro				
Ausfall der Nn. peronaeus communis + tibialis (distaler Ischiadikusausfall)	50	45	Bi, Ma, Mu, Ro, Schei, Su	²/₅–¹/₂ Bein			
		40	Schei, Su				
Ausfall der Nn. ischiadicus + glutaei		60– 70	Ma, Mu				
Ausfall des N. peronaeus communis	30	30	Mo	¹/₃–²/₅ Bein			
		25	Schei, Su				
		20	Ma, Mu				
Ausfall des N. peronaeus superficialis	20	15	Bi, Ma, Mo, Mu, Ro				
		10	Schei, Su				
Ausfall des N. peronaeus profundus	30	25	Bi, Mo, Ro, Schei, Su	¹/₃ Bein			
		15– 20	Ma				
		15	Mu				
Ausfall des N. tibialis	30	30	Mo, Su	¹/₃ Bein			
		25	Bi, Ma, Mu, Ro, Schei				

Literatur

1. Anhaltspunkte für die ärztliche Gutachtertätigkeit im sozialen Entschädigungsrecht und nach dem Schwerbehindertengesetz, 1983, hrsg. vom Bundesministerium für Arbeit und Sozialordnung, Bonn
2. Asanger, R. In Meinecke, F.W.: Der Vorschaden in sozialrechtlicher Sicht, Schriftenreihe des BG-Forschungsinstitutes für Traumatologie, Frankfurt/M., H. 1, 1976
3. Begründung des Gesetzentwurfs der Bundesregierung vom 3.4.1985, BT-Drucksache 10/3138
4. Bilow, H., S. Weller: Chirurgische und orthopädische Erkrankungen und Verletzungen. In Marx, H.H. (Hrsg.): Medizinische Begutachtung, 6. Aufl. Thieme, Stuttgart 1992 (S. 400 ff.)
5. Bundestags-Ausschuß für Arbeit und Sozialordnung, Bericht vom 19.6.1986, BT-Drucksache 10/5701
6. Erlenkämper, A., G. Rompe: Gleiche MdE-Sätze in der gesetzlichen Unfallversicherung und im sozialen Entschädigungsrecht? Med. Sachverständ. 80 (1984) 112; Med. Sachverständ. 81 (1985) 87
7. Feldmann, H.: Das Gutachten des Hals-Nasen-Ohrenarztes, 3. Aufl. Thieme, Stuttgart 1993
8. Fitzek, J.M.: Begutachtung in der privaten Unfallversicherung. In Rompe, G., A. Erlenkämper (Hrsg.): Begutachtung der Haltungs- und Bewegungsorgane, 2. Aufl. Thieme, Stuttgart 1992
9. Goetz, E.: Die Bildung der MdE. Kriegsopferversorgung 15 (1966) 101
10. Goetz, E.: MdE und Mathematik. Kriegsopferversorgung 22 (1973) 97
11. Goetz, E.: Die Bewertung der Minderung der Erwerbsfähigkeit. Öff. Gesundh.-Wes. 37 (1975) 161
12. Gramberg-Danielsen, B.: Augenarzt und gesetzliche Unfallversicherung. Enke, Stuttgart 1979
13. Gramberg-Danielsen, B.: Rechtliche Grundlagen der augenärztlichen Tätigkeit. Enke, Stuttgart 1992
14. Heitmann, R., V. Schuchardt: Erregerbedingte Entzündungen. In Suchenwirth, R.M.A., G. Wolf (Hrsg.): Neurologische Begutachtung, 2. Aufl. Fischer, Stuttgart 1987 (S. 121 f.)
15. Hennies, G.: Rechtsgrundlagen der Begutachtung im System der sozialen Sicherung. In Marx, H.H., (Hrsg.): Medizinische Begutachtung, 6. Aufl. Thieme, Stuttgart 1992
16. Holtstraeter, R.: Das Problem divergenter MdE-Beurteilung in der gesetzlichen Unfallversicherung und im sozialen Entschädigungsrecht. Med. Sachverständ. 85 (1989) 86
17. v. Keitz, W.: Das Gutachten im Versorgungswesen. Schattauer, Stuttgart 1967
18. Krasney, O.E.: Wesentliche Änderung der Verhältnisse. Med. Sachverständ. 88 (1992) 95
19. Kutzner, M., H.W. Delank: Rückenmarkstraumen. In Suchenwirth, R.M.A., G. Wolf (Hrsg.): Neurologische Begutachtung, 2. Aufl. Fischer, Stuttgart 1987 (S. 250)
20. Manz, F.: Periphere Nervenschäden. In Suchenwirth, R.M.A., G. Wolf (Hrsg.): Neurologische Begutachtung, 2. Aufl. Fischer, Stuttgart 1987 (S. 401 f.)
21. Meinecke, F.W.: Die Bewertung von Vorschäden bei der Beurteilung von Unfallfolgen aus ärztlicher Sicht. Lebensversicherungsmedizin 31 (1979) 17
22. Mollowitz, G.G. (Hrsg.): Der Unfallmann, 11. Aufl. Springer, Berlin 1993
23. Mumenthaler, M., H. Schliack: Läsionen peripherer Nerven, 6. Aufl. Thieme, Stuttgart 1993
24. Paalzow: Die Invalidenversorgung und -begutachtung. Hirschwald, Berlin 1906
25. Rauschelbach, H.H.: Zur Bedeutung der „MdE". Z. Allgemeinmed. 51 (1975) 58
26. Rauschelbach, H.H.: Ärztliche Begutachtung im Spannungsfeld zwischen Medizin, Recht und Auftraggeber. Med. Sachverständ. 75 (1979) 22
27. Rauschelbach, H.H.: Gleiche MdE-Sätze in der gesetzlichen Unfallversicherung und im sozialen Entschädigungsrecht? Med. Sachverständ. 81 (1985) 86
28. Rauschelbach, H.H.: Der Grad der Behinderung (GdB) im novellierten Schwerbehindertengesetz. Med. Sachverständ. 85 (1989) 82
29. Rauschelbach, H.H., J. Pohlmann: Kommentar zu den „Anhaltspunkten". In Rohr/Strässer: Bundesversorgungsrecht, Handkommentar, 41. Lfg., Asgard, St. Augustin 1992 (S. A 87 ff.)
29a. Reichenbach, M.: Die private Unfallversicherung. In Mollowitz, G.G. (Hrsg.): Der Unfallmann, 11. Aufl. Springer, Berlin 1993
30. Reichsversorgungsgesetz vom 12.5.1920, § 24
31. Rompe, G.: Synopse der Bewertung von Leistungsbeeinträchtigungen. In Rompe, G., A. Erlenkämper (Hrsg.): Begutachtung der Haltungs- und Bewegungsorgane, 2. Aufl. Thieme, Stuttgart 1992
32. Rundschreiben des Bundesministeriums für Arbeit und Sozialordnung vom 31.10.1986 – VI a 6 – 55462-5 – Bundesarbeitsbl. 12/86
33. Scheid, W.: Lehrbuch der Neurologie, 5. Aufl. Thieme, Stuttgart 1983
34. Schellworth, W.: Minderung der Erwerbsfähigkeit (Begriff und Wirklichkeit). In Reichardt, R.: Einführung in die Unfall- und Rentenbegutachtung. Fischer, Stuttgart 1958
35. Schönberger, A., G. Mehrtens, H. Valentin: Arbeitsunfall und Berufskrankheit, 5. Aufl. Schmidt, Berlin 1993
36. Spatz, R.; Anfallsleiden (Epilepsien, Narkolepsien). In Suchenwirth, R.M.A., G. Wolf (Hrsg.): Neurologische Begutachtung, 2. Aufl. Fischer, Stuttgart 1987 (S. 282)
37. Suchenwirth, R.M.A., G. Wolf: Neurologische Begutachtung, 2. Aufl. Fischer, Stuttgart 1987 (S. 699 f.)
38. BSG-Urt. vom 17.1.1958 – 10 RV 102/56 – BSG-E 6, 267
39. BSG-Urt. vom 24.8.1960 – 10 RV 333/56 – BSG-E 13, 20
40. BSG-Urt. vom 25.8.1965 – 2 RU 52/64 – BSG-E 23, 253
41. BSG-Urt. vom 27.9.1968 – 2 RU 149/66 – BSG-E 28, 227
42. BSG-Urt. vom 26.11.1968 – 9 RV 262/66 – BSG-E 29, 41

43 BSG-Urt. vom 2.3.1971 – 2 RU 39/70 – BSG-E 32, 245
44 BSG-Urt. vom 5.10.1971 – 9 RV 796/70 – BSG-E 33, 151
45 BSG-Urt. vom 19.9.1974 – 8 RU 94/73 – BSG-E 38, 118
46 BSG-Urt. vom 19.12.1974 – 8 RU 296/73 – BSG-E 39, 49
47 BSG-Urt. vom 17.12.1975 – 2 RU 35/75 – BSG-E 41, 99
48 BSG-Urt. vom 21.1.1976 – 8 RU 264/74 – Breithaupt 1976, 747
49 BSG-Urt. vom 4.2.1976 – 9 RV 136/75 – Breithaupt 1976, 854
50 BSG-Urt. vom 18.5.1976 – 9 RV 166/75
51 BSG-Urt. vom 23.11.1977 – 9 RV 84/76 – SozR 3100 § 62 Nr. 14
52 BSG-Urt. vom 27.7.1978 – 9 RV 48/77 – Breithaupt 1979, 455
53 BSG-Urt. vom 15.3.1979 – 9 RVs 6/77 – BSG-E 48, 82
54 BSG-Urt. vom 15.3.1979 – 9 RVs 16/78 – SozR 3870 § 3 Nr. 5
55 BSG-Urt. vom 7.11.1979 – 9 RVs 12/78
56 BSG-Urt. vom 26.11.1987 – 2 RU 22/87

Hilflosigkeit – Pflegebedürftigkeit

H.-H. Rauschelbach

„Hilflosigkeit" im Versorgungs-, Unfallversicherungs- und Einkommensteuerrecht

Rechtsgrundlagen, Begriffsdefinition

Bei Begutachtungen im Versorgungswesen (soziales Entschädigungsrecht – S. 12 f.) und in der gesetzlichen Unfallversicherung – und in gleicher Weise nach dem Schwerbehindertengesetz – muß der Sachverständige auch zu der Frage Stellung nehmen, ob *Hilflosigkeit* vorliegt.

Von der Feststellung der „Hilflosigkeit" hängt ab, ob
– nach § 35 Abs. 1 Bundesversorgungsgesetz (BVG) eine Pflegezulage zu zahlen ist,
– nach § 558 Abs. 1 Reichsversicherungsordnung (RVO) ein Pflegegeld zu gewähren ist,
– nach § 33 b Einkommensteuergesetz (EStG) ein erhöhter Pauschbetrag für Behinderte geltend gemacht werden kann (Feststellung nach § 4 Abs. 4 Schwerbehindertengesetz zur „Inanspruchnahme von Nachteilsausgleichen"),
– nach § 59 Abs. 1 Schwerbehindertengesetz (SchwbG) der Schwerbehinderte im öffentlichen Personennahverkehr unentgeltlich zu befördern ist.

Die Grundvoraussetzungen für die Annahme von „Hilflosigkeit" sind in allen hier genannten gesetzlichen Bestimmungen gleich (3, 4, 6, 8, 19, 20).

Leider kann es um das Wort „hilflos" auch Mißverständnisse geben, ähnlich wie bei dem Begriff „Minderung der Erwerbsfähigkeit" (S. 38). Denn als hilflos wird im allgemeinen Sprachgebrauch oft nur eine Person bezeichnet, die sich in nichts mehr allein helfen kann. So ist aber der in den gesetzlichen Bestimmungen verwendete Begriff nicht im Regelfall zu verstehen, was sich schon daraus ergibt, daß nach mehreren Gesetzen zusätzlich festgestellt werden muß, welche Stufe – welches Ausmaß – von Hilflosigkeit im konkreten Fall vorliegt. Unter diesen Umständen bezeichnet der Begriff „Hilflosigkeit" de facto eine *Hilfsbedürftigkeit* in einem bestimmten Umfang.

Der Inhalt des Begriffs „hilflos" ist von der Rechtsprechung entwickelt worden (4, 8, 10, 11, 24):

1. Es müssen Hilfen bei den *gewöhnlichen und regelmäßig wiederkehrenden Verrichtungen im Ablauf des täglichen Lebens* erforderlich sein. Hierzu rechnen das An- und Auskleiden, Essen und Trinken, Waschen, Rasieren und die sonstige Körperpflege, das Verrichten der Notdurft sowie die notwendige und mögliche körperliche Bewegung und ebenso die erforderliche geistige Anregung und Erholung (1, 7). Dabei sollen auch Hilfen zum Ausgleich von Kommunikationsdefiziten, wie sie z. B. bei angeborener oder frühkindlich erworbener Gehörlosigkeit mit entsprechenden Sprachstörungen (auch noch während der Ausbildungszeit) notwendig sind, berücksichtigt werden (24). Andererseits bleibt besonders zu beachten, daß es immer nur auf die durch den Leidenszustand bedingte ganz persönliche Pflege ankommt, ohne die der Betroffene nicht bestehen könnte (10, 11). Außer Betracht müssen alle Verrichtungen bleiben, die mit dieser unmittelbaren Pflege und Wartung der Person nicht zusammenhängen, wie beispielsweise alle Haushaltsarbeiten.

2. Der Umfang der notwendigen Hilfen muß *erheblich* sein, und dies bedeutet, daß der Hilfsbedürftige dauernd bei zahlreichen relevanten Verrichtungen auf eine fremde Hilfskraft angewiesen sein muß. Für die Annahme einer Hilflosigkeit genügt es dementsprechend nicht, daß der Behinderte nur bei einzelnen Verrichtungen – z. B. beim Anziehen einzelner Bekleidungsstücke oder beim Zerkleinern der Speisen oder beim Spaziergang oder auf Reisen – einer Hilfe bedarf, selbst wenn diese einzelnen Verrichtungen lebensnotwendig sind und im täglichen Lebensablauf mehrfach vorgenommen werden. Andererseits ist es nicht erforderlich, daß Hilfe tatsächlich fortwährend geleistet wird; die Voraussetzungen für die Feststellung von

Hilflosigkeit sind auch gegeben, wenn eine Hilfskraft ständig in Bereitschaft sein muß (1, 10, 11). Dies kann beispielsweise angenommen werden, wenn Hilfe häufig und plötzlich wegen akuter Lebensgefahr notwendig ist, nicht dagegen allein wegen des Auftretens *hirnorganischer Anfälle*, bei denen lediglich für kurze Zeit Hilfeleistungen zur Verhütung möglicher zusätzlicher Gesundheitsstörungen in Betracht kommen (14). Eine Hilflosigkeit wegen eines Anfallsleidens ist nur anzunehmen, wenn auch in den Zeiten zwischen den Anfällen (etwa wegen einer schweren Wesensänderung) oder häufig für längere Zeit nach Anfällen (wegen Tage oder gar Wochen andauernder Dämmerzustände) Hilfe geleistet werden oder bereitstehen muß.

Beim Vorliegen schwerer *psychischer Veränderungen* ist zu beachten, daß es in solchen Fällen nicht allein darauf ankommen kann, ob das körperliche Leistungsvermögen des Betroffenen ausreicht, die gewöhnlichen und regelmäßig wiederkehrenden Verrichtungen im Ablauf des täglichen Lebens vorzunehmen. Eine Hilflosigkeit ist in solchen Fällen auch gegeben, wenn der Betroffene wegen der psychischen Störungen (etwa wegen einer erheblichen Antriebsschwäche) die genannten Verrichtungen ohne ständige Fremdanregung und Überwachung nicht – oder nicht in dem für seine Existenz notwendigen Umfang – realisieren würde, wenn er ohne solche ständige Hilfe „verkommen" würde (18, 21, 22).

Besonderheiten bei Kindern und Jugendlichen

Bei der Beurteilung der Hilflosigkeit behinderter Kinder und Jugendlicher kommt es ebenfalls – wie bei schweren psychischen Veränderungen Erwachsener – nicht nur darauf an, bei welchen „Verrichtungen" wegen körperlicher Einschränkungen Hilfen notwendig sind, sondern ebenso darauf, wieweit Anleitungen zu diesen „Verrichtungen" wegen der Behinderung erfolgen müssen. Außerdem sind die gesamte Förderung der körperlichen und geistigen Entwicklung (z. B. durch Anleitung im Gebrauch der Gliedmaßen oder durch Hilfen zum Erfassen der Umwelt und zum Erlernen der Sprache) sowie die notwendige Überwachung zu den Hilfeleistungen zu rechnen, die für die Frage der Hilflosigkeit von Bedeutung sind (1, 8, 9, 24).

Dabei muß allerdings beachtet werden, daß immer nur der Teil der Hilfsbedürftigkeit berücksichtigt werden darf, der wegen der Behinderung den Umfang der Hilfsbedürftigkeit eines gesunden gleichaltrigen Kindes überschreitet.

Bereits im ersten Lebensjahr können jedoch infolge der Behinderung Hilfeleistungen in solchem Umfang erforderlich sein, daß dadurch die Voraussetzungen für die Annahme von Hilflosigkeit erfüllt sind, beispielsweise bei blinden Kindern oder bei Säuglingen mit einem schweren Hirnschaden, insbesondere, wenn dieser mit Anfällen einhergeht.

Die besonderen Hilfeleistungen, die behinderte Kinder benötigen, führen im übrigen dazu, daß zwischen dem Ausmaß der Behinderung und dem Umfang der wegen der Behinderung erforderlichen Hilfeleistungen nicht immer eine Korrelation besteht, so daß – anders als bei Erwachsenen – auch schon bei niedrigeren GdB/MdE-Graden eine Hilflosigkeit vorliegen kann.

Ein besonderes Beispiel: Bei Kindern mit einer Phenylketonurie ist wegen der erforderlichen ständigen Überwachung zur genauen Einhaltung der Diät, die von den Kindern nur schwer angenommen wird, für die Dauer der diätetischen Therapie (in der Regel bis zum 10. Lebensjahr) Hilflosigkeit anzunehmen (1, 9, 23); der GdB ist jedoch während dieser Zeit, wenn ein Hirnschaden vermieden werden konnte, nur auf 30 einzuschätzen.

Hinweise zur gutachtlichen Äußerung im Einzelfall

Aus allem ergibt sich, daß es bei der Beurteilung der Hilflosigkeit nicht entscheidend darauf ankommt, wie schwerwiegend eine Gesundheitsstörung für den Betroffenen ist, sondern immer nur auf die „Defizite im Hinblick auf die Fähigkeit zur Selbstbetreuung" (4), also nur darauf, in welchem Umfang die Gesundheitsstörungen Hilfeleistungen durch andere Personen erforderlich machen. Auch die Rechtsprechung betont in diesem Zusammenhang, daß die Frage, ob ein Zustand der Hilflosigkeit vorliegt, keinesfalls allein nach dem medizinischen Befund beurteilt werden kann (10).

Dies bedeutet, daß sich der Gutachter, wenn Hilflosigkeit zur Diskussion steht, an sich nicht darauf beschränken darf, in seinem Gutachten lediglich die Art und Schwere der festgestellten Gesundheitsstörungen zu schildern. Er muß zusätzlich darlegen, bei welchen Verrichtungen und in welchen Situationen der Untersuchte aus der Sicht des Arztes wegen seiner Behinderung Hilfeleistungen benötigt und für welchen Zeitraum diese Hilfeleistungen voraussichtlich erforderlich sein werden. Ist hierzu eine ausreichende Aussage nicht möglich, dann sollte der Gutachter die Verwaltung oder das Gericht bitten, weitere Ermittlungen anzustellen, welche Hilfen in dem betreffenden Fall tatsächlich geleistet werden.

Bei einer Reihe schwerer Behinderungen, die aufgrund ihrer Art und besonderen Auswirkungen regelhaft Hilfeleistungen in erheblichem Umfang erfordern, kann jedoch im allgemeinen darauf verzichtet werden, die Annahme von Hilflosigkeit näher zu begründen (1, 8).

Dies ist insbesondere der Fall bei
— Blindheit und hochgradiger Sehbehinderung (Sehschärfe auf keinem Auge mehr als 1/20),
— Querschnittslähmung und
— Verlust von zwei oder mehr Gliedmaßen (Verlust mindestens der ganzen Hand oder des ganzen Fußes), ausgenommen die beiderseitige Amputation im Unterschenkel, bei der immer eine individuelle Prüfung notwendig ist (17).

Dies gilt im allgemeinen auch bei Hirnschäden, Anfallsleiden, geistiger Behinderung und Psychosen, wenn diese Behinderungen allein eine MdE (oder GdB) um 100 v. H. bedingen.

Im § 35 Abs. 1 BVG ist sogar ausdrücklich festgelegt, daß bei Hirnbeschädigten, bei denen der Hirnschaden allein eine MdE um mehr als 90 v. H. (= 100 v. H.) bedingt, eine Pflegezulage zu gewähren ist. In der gesetzlichen Unfallversicherung gibt es eine gleichartige Bestimmung nicht; hier soll nach der Rechtsprechung auch bei Hirnbeschädigten mit einer MdE um 100 v. H. im Einzelfall geprüft werden, ob Hilflosigkeit vorliegt (18). Nach meiner Überzeugung sind jedoch kaum Fälle vorstellbar, bei denen wegen einer Hirnschädigung die MdE mit 100 v. H. zutreffend bemessen wurde und trotzdem die Voraussetzungen für die Annahme einer Hilflosigkeit nicht gegeben sind.

Besonderheiten im Versorgungswesen und in der gesetzlichen Unfallversicherung

Bei Begutachtungen im sozialen Entschädigungsrecht und in der gesetzlichen Unfallversicherung steht nicht allein zur Diskussion, ob die Voraussetzungen für die Annahme von Hilflosigkeit gegeben sind. Beim Vorliegen von Hilflosigkeit muß zusätzlich beantwortet werden, ob diese „infolge der Schädigung" (§ 35 Abs. 1 BVG) bzw. „infolge des Arbeitsunfalls" (§ 558 Abs. 1 RVO) eingetreten ist.

Es muß also zusätzlich der *Kausalzusammenhang* der Hilflosigkeit beurteilt werden. Dabei ist – ebenso wie bei der Beurteilung des ursächlichen Zusammenhangs zwischen Schädigung und Gesundheitsschaden (S. 18 f.) – die Kausalitätsnorm der wesentlichen Bedingung zu beachten (4, 5, 8, 12, 15). Das bedeutet: Es ist nicht erforderlich, daß die festgestellte Hilflosigkeit ausschließlich oder überwiegend auf Folgen einer Schädigung bzw. eines Arbeitsunfalls zurückzuführen ist. Es genügt, daß für den Eintritt der Hilflosigkeit die Folgen der Schädigung bzw. des Arbeitsunfalls eine annähernd gleichwertige Bedeutung gegenüber anderen Gesundheitsstörungen gehabt haben (s. auch S. 25). Dies gilt ebenso im Hinblick auf das Ausmaß der Hilflosigkeit, von dem die Höhe der Pflegezulage bzw. des Pflegegeldes abhängt:

So erhält ein Beschädigter, der ein Auge im Krieg und das zweite Auge später schädigungsunabhängig verloren hat, genauso die Pflegezulage Stufe III wie ein Kriegsblinder, der beide Augen durch eine Verwundung eingebüßt hat.

Auch bei der Erhöhung des Pflegebedürfnisses ist dies zu beachten (16).

Beispiel: Ein Hirnverletzter mit einer Hemiparese und psychischen Veränderungen, der wegen dieser Verletzungsfolgen eine Rente nach einer MdE um 100 v. H. und eine Pflegezulage Stufe I nach dem BVG erhält, wird im Alter nach einem schädigungsunabhängigen apoplektischen Insult – etwa mit Paresen an den bisher nicht betroffenen Gliedmaßen – erhöht pflegebedürftig. Dieser Beschädigte hat Anspruch auf eine höhere Pflegezulage, wenn die Schädigungsfolgen auch für den Zustand des erhöhten Pflegebedürfnisses noch von überwiegender oder annähernd gleichwertiger Bedeutung sind.

Grad der Hilflosigkeit – Pflegezulagestufen nach dem BVG, Pflegegeldkategorien in der gesetzlichen Unfallversicherung

Im *sozialen Entschädigungsrecht* wird die *Pflegezulage* in sechs Stufen gewährt. Dabei ist eine höhere Pflegezulage als nach Stufe I dann gerechtfertigt, wenn die Gesundheitsstörung so schwer ist, „daß sie dauerndes Krankenlager oder außergewöhnliche Pflege erfordert" (§ 35 Abs. 1 BVG).

Ein außergewöhnliches Pflegeerfordernis ist immer anzunehmen, wenn ein Aufwand an Pflege etwa in gleichem Umfang wie bei dauerndem Krankenlager eines Beschädigten notwendig ist (13). Hierbei ist zu beachten, daß dauerndes Krankenlager nicht voraussetzt, daß der Beschädigte das Bett überhaupt nicht verlassen kann (1).

Für eine Reihe von Behinderungen ist in den Verwaltungsvorschriften zum § 35 BVG und ebenso in den „Anhaltspunkten" (1) für das soziale Entschädigungsrecht angegeben, welche Pflegezulage im allgemeinen angemessen erscheint.

Auch das *Pflegegeld* in der *gesetzlichen Unfallversicherung* wird in unterschiedlicher Höhe gewährt. Hierzu hat der Hauptverband der gewerblichen Berufsgenossenschaften „Anhaltspunkte für die Bemessung von Pflegegeld" herausgegeben, in denen sechs Pflegegeldkategorien (A–F) aufgeführt sind (2).

In der untenstehenden Tab. **4** sind diese Hinweise zur Beurteilung des Ausmaßes der Hilflosigkeit im *sozialen Entschädigungsrecht* (BVG usw.) und in der *gesetzlichen Unfallversicherung* nebeneinandergestellt, wobei sich ergibt, daß nur teilweise Analogien zwischen den Pflegezulagestufen und den Pflegegeldkategorien bestehen. Trotzdem kann durch das Nebeneinander der Hinweise die Beurteilung im Einzelfall erleichtert werden.

Tabelle **4** Pflegezulagestufen/Pflegegeldkategorien

Bundesversorgungsgesetz (BVG)		Gesetzliche Unfallversicherung (Ges. UV)	
Pflegezulage Stufe	Behinderung	Pflegegeldkategorie (v. H.-Satz des Höchstbetrages)	Behinderung
I	Verlust eines Beines im Oberschenkel und des anderen im Unterschenkel		
	Hochgradige Sehbehinderung (Sehschärfe auf keinem Auge mehr als 1/20)		
II	Verlust beider Beine im Oberschenkel	F (50 %)	Verlust beider Beine im Oberschenkel oder im Hüftgelenk
			Vollständige Lähmung beider Beine ohne Blasen- und Mastdarmbeteiligung
III	Blindheit (Sehschärfe auf keinem Auge mehr als 1/50)	E (60 %)	Blindheit
	Verlust beider Unterarme		Verlust beider Arme im Unterarm (Ohnhänder)
	Verlust beider Hände		Hirnverletzung mit Anfällen oder organischen Hirnleistungsstörungen (sog. Werkzeugstörungen)
IV	Blindheit mit weiteren Schädigungsfolgen (vor allem Störungen der Ausgleichsfunktion), die das Pflegebedürfnis erhöhen, wenn nicht Pflegezulage Stufe V oder VI zusteht	D (70 %)	Blindheit mit Halbseitenlähmung
			Verlust eines Armes im Oberarm und eines Armes im Unterarm

Tabelle 4   Pflegezulagestufen/Pflegegeldkategorien (Fortsetzung)

Bundesversorgungsgesetz (BVG)		Gesetzliche Unfallversicherung (Ges. UV)	
Pflegezulage Stufe	Behinderung	Pflegegeldkategorie (v. H.-Satz des Höchstbetrages)	Behinderung
noch IV		C (80 %)	Teilquerschnittslähmung mit Blasen- und Mastdarmlähmung
			Verlust eines Armes im Oberarm und beider Beine im Oberschenkel
	Verlust dreier Gliedmaßen		Lähmung oder Verlust beider Arme im Oberarm
	Verlust beider Oberarme		Hirnverletzung mit Anfällen oder organischen Hirnleistungsstörungen (sog. Werkzeugstörungen) und Teillähmungen der Gliedmaßen mit wesentlichen Funktionsausfällen
V	Querschnittslähmung mit Blasen- und Mastdarmlähmung	B (90 %)	Unvollständige Halsmarklähmung (Tetraparese)
	Hirnschaden mit schweren psychischen und physischen Störungen und Gebrauchsbehinderung mehrerer Gliedmaßen		Paraplegie mit Blasen- und Mastdarmlähmung
			Verlust beider Arme im Oberarm und eines Beines im Oberschenkel
	Blindheit mit Verlust beider Beine im Oberschenkel oder mit Verlust eines Armes im Oberarm und eines Beines im Oberschenkel		Blindheit mit Lähmung oder Verlust beider Beine im Oberschenkel
			Blindheit mit totalem Hörverlust
VI	Erhebliche Teillähmungen in beiden Armen bei vollständiger Lähmung beider Beine mit Blasen- und Mastdarmlähmung	A (100 %)	Vollständige Halsmarklähmung (Tetraplegie)
			Hirnverletzung mit Anfällen oder organischen Hirnleistungsstörungen (sog. Werkzeugstörungen) und Lähmungen aller Gliedmaßen
	Verlust beider Arme im Oberarm und beider Beine im Oberschenkel		
	Blindheit mit völligem Gehörverlust		Verlust aller Gliedmaßen
	Blindheit mit Verlust beider Hände		Blindheit mit Verlust beider Hände (blinde Ohnhänder)

„Pflegebedürftigkeit" in der sozialen Pflegeversicherung

Rechtsgrundlage, Begriffsdefinition

Der Begriff „Pflegebedürftigkeit" in dem ab 1995 geltenden Pflege-Versicherungsgesetz (PflegeVG) – Sozialgesetzbuch, Elftes Buch (SGB XI) – ist mit dem vorstehend erörterten Begriff der „Hilflosigkeit" *nicht identisch*.

Der Begriff „Pflegebedürftigkeit" ist einerseits wesentlich weiter gefaßt, bringt andererseits aber auch Einschränkungen gegenüber dem Begriff „Hilflosigkeit". Besonders ist zu beachten, daß bei der Beurteilung der „Pflegebedürftigkeit" – im Gegensatz zur „Hilflosigkeit" – die notwendigen Hilfen bei der hauswirtschaftlichen Versorgung mit zu berücksichtigen sind. Demgegenüber bleiben erforderliche Hilfen zum Ausgleich von Kommunikationsstörungen, die in die Beurteilung der „Hilflosigkeit" mit einzubeziehen sind (s. S. 63), nach dem Pflege-Versicherungsgesetz außer Betracht.

Die „Pflegebedürftigkeit" ist im § 14 SGB XI ausführlich definiert:

„(1) Pflegebedürftig im Sinne dieses Buches sind Personen, die wegen einer körperlichen, geistigen oder seelischen Krankheit oder Behinderung für die gewöhnlichen und regelmäßig wiederkehrenden Verrichtungen im Ablauf des täglichen Lebens auf Dauer, voraussichtlich für mindestens sechs Monate, in erheblichem oder höherem Maße der Hilfe bedürfen.

(2) Krankheiten oder Behinderungen im Sinne des Absatzes 1 sind:
1. Verluste, Lähmungen oder andere Funktionsstörungen am Stütz- und Bewegungsapparat,
2. Funktionsstörungen der inneren Organe oder der Sinnesorgane,
3. Störungen des Zentralnervensystems wie Antriebs-, Gedächtnis- oder Orientierungsstörungen sowie endogene Psychosen, Neurosen oder geistige Behinderungen.

(3) Die Hilfe im Sinne des Absatzes 1 besteht in der Unterstützung, in der teilweisen oder vollständigen Übernahme der Verrichtungen im Ablauf des täglichen Lebens oder in Beaufsichtigung oder Anleitung mit dem Ziel der eigenständigen Übernahme dieser Verrichtungen.

(4) Gewöhnliche und regelmäßig wiederkehrende Verrichtungen im Sinne des Absatzes 1 sind:
1. im Bereich der *Körperpflege* das Waschen, Duschen, Baden, die Zahnpflege, das Kämmen, Rasieren, die Darm- oder Blasenentleerung,
2. im Bereich der *Ernährung* das mundgerechte Zubereiten oder die Aufnahme der Nahrung,
3. im Bereich der *Mobilität* das selbständige Aufstehen und Zu-Bett-Gehen, An- und Auskleiden, Gehen, Stehen, Treppensteigen oder das Verlassen und Wiederaufsuchen der Wohnung,
4. im Bereich der *hauswirtschaftlichen Versorgung* das Einkaufen, Kochen, Reinigen der Wohnung, Spülen, Wechseln und Waschen der Wäsche und Kleidung oder das Beheizen."

Dieser Begriff gilt ab 1995 auch in der Sozialhilfe (§ 68 Bundessozialhilfegesetz – BSHG).

Träger der sozialen Pflegeversicherung sind die Pflegekassen, deren Aufgaben von den Krankenkassen wahrgenommen werden.

Von Bedeutung ist – auch für den Gutachter –, daß im Pflege-Versicherungsgesetz der *Vorrang von Prävention und Rehabilitation* besonders hervorgehoben wird:

§ 5 SGB XI lautet:

„(1) Die Pflegekassen wirken bei den zuständigen Leistungsträgern darauf hin, daß frühzeitig alle geeigneten Maßnahmen der Prävention, der Krankenbehandlung und der Rehabilitation eingeleitet werden, um den Eintritt von Pflegebedürftigkeit zu vermeiden.

(2) Die Leistungsträger haben im Rahmen ihres Leistungsrechts auch nach Eintritt der Pflegebedürftigkeit ihre medizinischen und ergänzenden Leistungen zur Rehabilitation in vollem Umfang einzusetzen und darauf hinzuwirken, die Pflegebedürftigkeit zu überwinden, zu mindern sowie eine Verschlimmerung zu verhindern."

Stufen der Pflegebedürftigkeit

Die gutachtliche Prüfung, ob die Voraussetzungen der „Pflegebedürftigkeit" vorliegen, ist Aufgabe des Medizinischen Dienstes der Krankenversicherung. Bei dieser Prüfung ist auch zu beurteilen, welche *Stufe der Pflegebedürftigkeit* anzunehmen ist.

Hierzu heißt es im § 15 SGB XI:

„(1) Für die Gewährung von Leistungen nach diesem Gesetz sind pflegebedürftige Personen einer der folgenden drei Pflegestufen zuzuordnen:
1. Pflegebedürftige der Pflegestufe I (*erheblich Pflegebedürftige*) sind Personen, die bei der Körperpflege, der Ernährung oder der Mobilität für wenigstens zwei Verrichtungen aus einem oder mehreren Bereichen mindestens einmal täglich der Hilfe bedürfen und zusätzlich mehrfach in der Woche Hilfen bei der hauswirtschaftlichen Versorgung benötigen.
2. Pflegebedürftige der Pflegestufe II (*Schwerpflegebedürftige*) sind Personen, die bei der Körperpflege, der Ernährung oder der Mobilität mindestens dreimal täglich zu verschiedenen Tageszeiten der Hilfe bedürfen und zusätzlich mehrfach in der Woche Hilfen bei der hauswirtschaftlichen Versorgung benötigen.
3. Pflegebedürftige der Pflegestufe III (*Schwerstpflegebedürftige*) sind Personen, die bei der Körperpflege, der Ernährung oder der Mobilität täglich rund um die Uhr, auch nachts, der Hilfe bedürfen und zusätzlich mehrfach in der Woche Hilfen bei der hauswirtschaftlichen Versorgung benötigen.

(2) Bei Kindern ist für die Zuordnung der zusätzliche Hilfebedarf gegenüber einem gesunden gleichaltrigen Kind maßgebend."

In einer Verordnung (§ 16 SGB XI) und in Richtlinien der Pflegekassen (§ 17 SGB XI) soll näher geregelt werden, welcher zeitliche Pflegeaufwand in den einzelnen Pflegestufen jeweils mindestens erforderlich ist und wie die genannten Merkmale der Pflegebedürftigkeit sowie der Pflegestufen noch weiter abzugrenzen sind.

Literatur

1 Anhaltspunkte für die ärztliche Gutachtertätigkeit im sozialen Entschädigungsrecht und nach dem Schwerbehindertengesetz, 1983, hrsg. vom Bundesministerium für Arbeit und Sozialordnung, Bonn
2 Anhaltspunkte für die Bemessung von Pflegegeld, Rundschreiben vom 23.1.1986 – VB 10/86 –, abgedr. bei Lauterbach/Watermann, Gesetzl. Unfallversicherung, Bd. 1, 3. Aufl. § 558 Nr. 17
3 Hennies, G.: Rechtsgrundlagen der Begutachtung im System der sozialen Sicherung. In Marx, H.H. (Hrsg.): Medizinische Begutachtung, 6. Aufl. Thieme, Stuttgart 1992 (S. 79 ff.)
4 Igl, G.: Der Begriff der Pflegebedürftigkeit im Recht der sozialen Sicherheit: Med. Sachverständ. 84 (1988) 77–84
5 Ludolph, E.: Begutachtung der Hilflosigkeit/Pflegebedürftigkeit im Bereich der gesetzlichen Unfallversicherung. Med. Sachverständ. 84 (1988) 85–87
6 Rauschelbach, H.H.: Zur Begutachtung der Pflegebedürftigkeit. Öff. Gesundh.-Wes. 37 (1975) 155–161
7 Rohr/Sträßer: Bundesversorgungsrecht mit Verfahrensrecht – Handkommentar § 35 K 5–15, Asgard, St. Augustin 1994
8 Rösner, N.: Begutachtung der Hilflosigkeit/Pflegebedürftigkeit im Bereich des sozialen Entschädigungsrechts und des Schwerbehindertengesetzes. Med. Sachverständ. 84 (1988) 88–95
9 Rösner, N., H.H. Rauschelbach: Begutachtung chronisch kranker Kinder. In Stephan, U.: Langzeittherapie im Kindes- und Jugendalter. Hippokrates, Stuttgart 1988 (S. 430 ff.)
10 BSG-Urteil vom 28.8.1958 – 8 RV 301/55 – BSGE 8, 97
11 BSG-Urteil vom 23.2.1960 – 10 RV 1371/58 – BSGE 12, 20
12 BSG-Urteil vom 25.8.1960 – 11 RV 1368/59 – BSGE 13, 40
13 BSG-Urteil vom 9.4.1963 – 10 RV 1007/59 – Breithaupt 1963, 356
14 BSG-Urteil vom 19.2.1964 – 10 RV 1223/61 – BSGE 20, 205
15 BSG-Urteil vom 26.5.1966 – 2 RU 61/64 – BSGE 25, 49
16 BSG-Urteil vom 10.12.1975 – 9 RV 162/75 – BSGE 41, 80
17 BSG-Urteil vom 10.6.1976 – 10 RV 153/75 – Breithaupt 1977, 16
18 BSG-Urteil vom 20.1.1977 – 8 RU 32/76 – Breithaupt 1977, 196
19 BSG-Urteil vom 6.11.1985 – BSGE 59, 103
20 BSG-Urteil vom 7.5.1986 – Breithaupt 1987, 138
21 OVG Berlin – Urteil vom 15.12.1966 – OVG VI B 56.65 – Soziale Arbeit 1967, 177
22 Bayer. VGH – Urteil vom 19.5.1969 – 146 I 68 – Fürsorgerechtl. Entscheid. 17, 44
23 OVG Berlin – Urteil vom 12.12.1974 – VI B 14.73 – Fürsorgerechtl. Entscheid. 23, 191
24 BSG-Urteil vom 23.6.1993 – 9/9a RVs 5/92

Besondere Voraussetzungen für Nachteilsausgleiche Schwerbehinderter

H.-H. Rauschelbach

Allgemeines

Bei Begutachtungen nach dem *Schwerbehindertengesetz* (SchwbG) ist nicht nur der Grad der Behinderung (GdB) zu beurteilen (s. hierzu S. 39 ff.). Denn die Feststellungen nach diesem Gesetz dienen nicht allein der Anerkennung der Schwerbehinderteneigenschaft im Hinblick auf die Sicherung der *beruflichen* Eingliederung Schwerbehinderter. Nur ein Fünftel der anerkannten Schwerbehinderten stehen im Erwerbsleben, und nur für diese sind die auf den Arbeitsplatz bezogenen Schutzvorschriften des Gesetzes von Bedeutung.

Die Mehrzahl der Anträge nach dem Schwerbehindertengesetz wird wegen der *Nachteilsausgleiche* gestellt, die für Behinderte in diesem Gesetz und in einer Reihe anderer Gesetze vorgesehen sind. Zu nennen sind hierbei vor allem

- die Nachteilsausgleiche Schwerbehinderter bei Fahrten im öffentlichen Personenverkehr (§ 59, 60 SchwbG),
- Steuererleichterungen nach dem Einkommensteuergesetz (EStG),
- Parkerleichterungen nach der Allgemeinen Verwaltungsvorschrift zur Straßenverkehrsordnung (Vwv-StVO) und
- die Befreiung von der Rundfunkgebührenpflicht nach entsprechenden Länderverordnungen.

Die meisten Nachteilsausgleiche sind davon abhängig, daß neben einer *Schwerbehinderung* – also einem GdB von wenigstens 50 – noch *weitere gesundheitliche Merkmale* als Voraussetzung für die Inanspruchnahme von Nachteilsausgleichen (§ 4 Abs. 4 SchwbG) vorliegen.

Allgemein ist bei der Beurteilung dieser „gesundheitlichen Merkmale" zu beachten, daß diesen stets eine *Behinderung* (S. 39) zugrunde liegen muß und daß für die Annahme einer Behinderung immer gilt: Es muß eine – nicht nur vorübergehende – Regelwidrigkeit gegenüber dem für das Lebensalter typischen Zustand vorliegen. Was also ein Kind regelhaft noch nicht kann oder was regelhaft mit der Alterung nachläßt, darf nicht mitberücksichtigt werden (S. 40 f.). Dies ist deshalb von besonderer Bedeutung, weil die genannten Nachteilsausgleiche von Behinderten aller Altersgruppen in Anspruch genommen werden können – soweit die entsprechenden Voraussetzungen gegeben sind –, so daß viele gutachtliche Beurteilungen nach dem Schwerbehindertengesetz auch bei Kindern und vor allem bei älteren Menschen abzugeben sind.

Zu den besonderen Voraussetzungen für Nachteilsausgleiche gehört auch – im Hinblick auf Freifahrt im öffentlichen Nahverkehr und Steuererleichterungen nach dem Einkommensteuergesetz – die schon beschriebene *Hilflosigkeit* (S. 63 ff.).

Außerdem sind folgende Voraussetzungen für Nachteilsausgleiche zu beurteilen.

Blindheit

Für Blinde sind Nachteilsausgleiche in allen genannten Bereichen vorgesehen.

Als *blind* ist nicht nur der Behinderte zu bezeichnen, dem das Augenlicht vollständig fehlt, sondern auch derjenige, dessen Sehschärfe auf keinem Auge mehr als 1/50 beträgt oder wenn andere Störungen des Sehvermögens von einem solchen Schweregrad vorliegen, daß sie dieser Beeinträchtigung der Sehschärfe gleichzuachten sind.

Erhebliche Beeinträchtigung der Bewegungsfähigkeit im Straßenverkehr (erhebliche Gehbehinderung)

Eine erhebliche Beeinträchtigung der Bewegungsfähigkeit im Straßenverkehr ist Voraussetzung für die Nachteilsausgleiche Schwerbehinderter bei Fahrten im öffentlichen Personenverkehr.

Nach § 60 SchwbG ist *in seiner Bewegungsfähigkeit im Straßenverkehr erheblich beeinträchtigt*, „wer infolge einer *Einschränkung des Gehvermögens*, auch durch innere Leiden, oder infolge von *Anfällen* oder von *Störungen der Orientie-*

rungsfähigkeit nicht ohne erhebliche Schwierigkeiten oder nicht ohne Gefahren für sich oder andere Wegstrecken im Ortsverkehr zurückzulegen vermag, die üblicherweise noch zu Fuß zurückgelegt werden".

Diese „Wegstrecken im Ortsverkehr" hat das Bundessozialgericht definiert und dabei als maßgebliche Grenze des Weges, den der Schwerbehinderte infolge seiner Funktionsausfälle nicht ohne erhebliche Schwierigkeiten oder Gefahren bewältigen kann, mit 2 km bei einer Fußwegdauer von einer halben Stunde angegeben (2, 3).

Auf eine entsprechende *Einschränkung des Gehvermögens* ist zu schließen, wenn auf die Gehfähigkeit sich auswirkende Funktionsstörungen (auch z. B. Lähmungen) der unteren Gliedmaßen und/oder der Lendenwirbelsäule bestehen, die für sich einen GdB von wenigstens 50 bedingen. Darüber hinaus kann eine solche Einschränkung des Gehvermögens bei Behinderungen an den unteren Gliedmaßen mit einem GdB *unter* 50 gegeben sein, wenn diese sich auf die Gehfähigkeit in besonderer Weise auswirken, z. B. bei Versteifung des Hüftgelenks, des Knie- oder Fußgelenks in ungünstiger Stellung oder bei funktionell ebenso ungünstigen Lähmungen.

Bei *hirnorganischen Anfällen* ist die Beurteilung von der Art und Häufigkeit der Anfälle sowie von der Tageszeit des Auftretens abhängig zu machen. Im allgemeinen ist auf eine erhebliche Beeinträchtigung der Bewegungsfreiheit erst ab einer mittleren Anfallshäufigkeit (S. 51) zu schließen, wenn die Anfälle überwiegend am Tage auftreten.

Störungen der Orientierungsfähigkeit, die zu einer erheblichen Beeinträchtigung der Bewegungsfreiheit führen, sind vor allem bei erheblichen Sehbehinderungen, die einen GdB von wenigstens 70 bedingen, und bei schweren geistigen Behinderungen und organisch-psychischen Störungen anzunehmen, wenn die Betroffenen sich im Straßenverkehr auf Wegen, die sie nicht täglich benutzen, nur noch schwer zurechtfinden können.

Notwendigkeit ständiger Begleitung

Eine Begleitperson eines Schwerbehinderten kann im öffentlichen Personenverkehr nach § 59 SchwbG unentgeltlich befördert werden, wenn der Schwerbehinderte in seiner Bewegungsfähigkeit im Straßenverkehr erheblich beeinträchtigt ist *und* einer ständigen Begleitung bedarf.

Eine *ständige Begleitung* ist als *notwendig* anzusehen, wenn der Behinderte zur Vermeidung von Gefahren für sich oder andere bei Benutzung von öffentlichen Verkehrsmitteln regelmäßig auf fremde Hilfe beim Ein- und Aussteigen oder während der Fahrt angewiesen ist. Dies ist stets der Fall bei Querschnittsgelähmten, Ohnhändern und Blinden, und ebenso bei den Anfallskranken und Orientierungsgestörten, bei denen auf eine erhebliche Beeinträchtigung der Bewegungsfähigkeit im Straßenverkehr zu schließen ist (s. oben).

Außergewöhnliche Gehbehinderung

Beim Vorliegen einer außergewöhnlichen Gehbehinderung sind Parkerleichterungen vorgesehen.

Nach der Vwv-StVO ist eine *außergewöhnlichen Gehbehinderung* bei solchen Personen anzunehmen, „die sich wegen der Schwere ihres Leidens dauernd nur mit fremder Hilfe oder nur mit großer Anstrengung außerhalb ihres Kraftfahrzeuges bewegen können". Hierzu zählen nach dieser Vorschrift Querschnittsgelähmte, Doppelbeinamputierte, Hüftexartikulierte und einseitig Oberschenkelamputierte, die dauernd außerstande sind, ein Kunstbein zu tragen, oder nur eine Beckenkorbprothese tragen können oder zugleich unterschenkel- oder armamputiert sind sowie andere Schwerbehinderte, die dem vorstehend aufgeführten Personenkreis gleichzustellen sind, also auch Behinderte mit entsprechend schwerwiegenden Lähmungen.

Dauernde Einbuße der körperlichen Beweglichkeit

Zu dem Begriff *dauernde Einbuße der körperlichen Beweglichkeit* ist im Hinblick auf Steuererleichterungen Stellung zu nehmen, jedoch nur bei Behinderten, deren GdB weniger als 50, aber mindestens 30 beträgt.

Der Begriff soll nicht eng ausgelegt werden. Eine solche Einbuße der körperlichen Beweglichkeit ist schon dann zu bejahen, wenn diese auf einem Schaden des Stütz- und Bewegungsapparates (z. B. in Form einer leichten Parese) beruht, der für sich allein nur einen GdB von 20 ausmacht, vorausgesetzt, daß insgesamt durch das Zusammentreffen mit weiteren Behinderungen ein GdB von 30 oder 40 vorliegt.

Gesundheitliche Voraussetzungen für die Befreiung von der Rundfunkgebührenpflicht

Für die Befreiung von der Rundfunkgebührenpflicht können auch *gesundheitliche Voraussetzungen* von Bedeutung sein.

Diese Voraussetzungen sind immer erfüllt bei
- Sehbehinderten mit einem GdB von wenigstens 60 allein wegen der Sehbehinderung,
- Hörgeschädigten, die gehörlos sind oder denen eine ausreichende Verständigung über das Gehör auch mit Hörhilfen nicht möglich ist (MdE wegen Hörbehinderung mindestens 50 v. H.) und
- Behinderten mit einem GdB von wenigstens 80, die wegen ihres Leidens an öffentlichen Veranstaltungen jeglicher Art ständig nicht teilnehmen können. Hierzu gehören neben Behinderten mit entsprechend schweren Bewegungsstörungen auch Behinderte, die auf ihre Umgebung unzumutbar abstoßend oder störend wirken (z. B. durch häufige hirnorganische Anfälle, grobe Hyperkinesen bei Spastikern oder motorische Unruhe bei geistig Behinderten).

Literatur

1 Anhaltspunkte für die ärztliche Gutachtertätigkeit im sozialen Entschädigungsrecht und nach dem Schwerbehindertengesetz, 1983, hrsg. vom Bundesministerium für Arbeit und Sozialordnung
2 Rauschelbach, H.H., J. Pohlmann: Kommentar zu den „Anhaltspunkten". In Rohr/Sträßer: Bundesversorgungsrecht, Handkommentar, 41. Lfg., Asgard, St. Augustin 1992 (S. A 239–277)
3 BSG-Urteil vom 10.12.1987, BSGE 63, 273

Berufsunfähigkeit, Erwerbsunfähigkeit in der gesetzlichen Rentenversicherung

P. Wessel und M. Kammrath

Vorbemerkungen

Die Sozialversicherung steht einem immer größer werdenden Prozentsatz der Bevölkerung zur Verfügung, sei es in Form der Krankenversicherung, der Unfall- oder der Rentenversicherung. Die Anforderungen, die diese Zweige im medizinischen Bereich stellen, sind ein wesentlicher Bestandteil der heute immer mehr an Bedeutung gewinnenden Sozialmedizin.

Jede dieser Versicherungsarten hat ihre gesetzliche Grundlage, die – mit Ausnahme der Unfallversicherung – in den einzelnen Abschnitten des Sozialgesetzbuches niedergelegt ist. Das Rentenversicherungsrecht für Arbeiter und Angestellte ist im VI. Buch des Sozialgesetzbuches enthalten. Dieses hat mit seinem Inkrafttreten am 1. 1. 1992 das Buch IV der alten Reichsversicherungsordnung, das Angestelltenversicherungsgesetz und das Reichsknappschaftsgesetz abgelöst und gilt nun auch einheitlich für alle Rentenversicherungsträger.

Jede Versicherungsart hat ihre eigenen Grundbegriffe, die im Gesetz selbst enthalten sind. Darüber hinaus haben die einzelnen Versicherungsarten Anwendungspraktiken, die sich aus der Rechtsprechung gebildet haben. Wie in anderen Bereichen auch, schafft der Gesetzgeber den festen Rahmen, innerhalb dessen Detailfragen durch höchstrichterliche Rechtsprechung ausgelegt und somit für die Anwendung im Rentenrecht verbindlich werden. Diese Modifizierung – wohlverstanden immer im vorgegebenen gesetzlichen Rahmen – gewährleistet eine Flexibilität der Gesetzesauslegung, die sich den zeitbedingten sozialen und wirtschaftlichen Veränderungen anpassen kann. Für den Gutachter in der Sozialmedizin sind demnach die Kenntnisse der wichtigsten Entscheidungen des Bundessozialgerichts von Bedeutung.

In all jenen Fällen, in denen die Leistungspflicht des Rentenversicherungsträgers auf medizinischen Sachverhalten beruht – und dies sind im allgemeinen die vorzeitige Rentenzahlung wegen Berufs- oder Erwerbsunfähigkeit und die Kostenübernahme für medizinische und berufliche Rehabilitationsmaßnahmen – muß er sich des ärztlichen Sachverstands bedienen. Wenn die versicherungsrechtlichen Voraussetzungen durch die Fachabteilung des Rentenversicherungsträgers geklärt sind, erhält der sozialmedizinische Gutachter den Auftrag, die medizinischen Voraussetzungen im jeweiligen Einzelfall zu klären. Sein Gutachten dient also als Entscheidungshilfe für den eigentlichen Verwaltungsakt, der Zuerkennung oder Versagung der beantragten Leistung. Um dieser Entscheidung, die nicht nur von medizinischen Sachverhalten abhängig ist, nicht vorzugreifen, sollte er festlegende Formulierungen wie: „Aufgrund meiner Untersuchung halte ich den Rentenantragsteller für erwerbsunfähig" unbedingt vermeiden. Vielmehr zielt der Auftrag des Rentenversicherungsträgers an den sozialmedizinischen Gutachter darauf ab, eine eingehende und detaillierte Beschreibung der *Leistungsfähigkeit* im Erwerbsleben zu erhalten. Dieses Profil gliedert sich in ein *negatives* und ein *positives Leistungsbild*, es enthält zur Beschreibung und Abgrenzung Leistungseinschränkungen qualitativer und quantitativer Art (s. S. 79: „Aufbau eines rentenmedizinischen Gutachtens").

Da eine vorzeitige Berentung bzw. ein vollständiges Ausscheiden aus dem Erwerbsleben vor Erreichen der gesetzlich festgelegten Altersgrenze für den einzelnen Versicherten, aber auch für die Gemeinschaft einen sozialen Schlußpunkt darstellt, wurde schon frühzeitig im Rahmen der sozialen Sicherung der Gedanke der *Rehabilitation* entwickelt. Er hat zunehmend präventive Züge bekommen, so daß *medizinische* Rehabilitation in Form von stationären Heilverfahren in großzügiger Auslegung bereits dann durchgeführt wird, wenn die Erwerbsfähigkeit durch gesundheitliche Störungen erheblich gefährdet erscheint. Besonders bei der *beruflichen* Rehabilitation spielt die Absicht, durch den Einsatz abgestufter Schulungs- und Fördermaßnahmen eine Frühberentung so weit wie möglich zu vermeiden, eine entscheidende Rolle. Diese Zielvorstellungen des Gesetzgebers, die verkürzt in dem Ausspruch: „Reha geht vor

Rente" apostrophiert werden können, sollten bei jeder sozialmedizinischen Begutachtung mit in Betracht gezogen werden. Die versicherungsrechtlichen Voraussetzungen für Rehabilitationsmaßnahmen sind in § 11 des VI. Sozialgesetzbuches, die Grundlagen für medizinische und berufsfördernde Leistungen zur Rehabilitation in den §§ 15 und 16 geregelt.

In den Rentengesetzen, die seit 1957 gelten, sind einige Begriffe enthalten, die man kennen muß, wenn man die Aufgabe des Gutachters voll erfüllen will. Hierbei ist besonders zu beachten, daß die Rentengesetzgebung andere Fragestellungen hat als die Unfallversicherung und das soziale Entschädigungsrecht (Versorgungswesen). Bei den letzteren beiden wird von der Unversehrtheit als Bezugspunkt ausgegangen und dann der Umfang eines – auf eine bestimmte Schädigung zurückzuführenden – Gesundheitsschadens quantitativ bestimmt in Form von Prozentsätzen einer Minderung der Erwerbsfähigkeit (MdE), aus der sich dann eine materielle Entschädigung ergeben kann. Für den Rentengutachter ist jedoch das Schwerbehindertengesetz von größerem Interesse, weil ein Versicherter als Schwerbehinderter unter bestimmten Bedingungen die vorzeitige Altersrente in Anspruch nehmen kann. Im Schwerbehindertengesetz wird allerdings der Gesundheitsschaden in „Grad der Behinderung" (GdB) zum Ausdruck gebracht. Aus diesen ganz anderen Beurteilungskategorien ergibt sich jedoch keine Definition der Leistungsfähigkeit im Erwerbsleben.

Beispiel:

Ein infolge einer Hirnschädigung mit einer MdE von 100 % eingestufter Versicherter kann u. U. voll in seinem Beruf – etwa als Sachbearbeiter – tätig sein und ist dann nicht berufs- oder erwerbsunfähig in der gesetzlichen Rentenversicherung.

Die Rentengesetze stellen ganz andere Fragen. Sie fragen nämlich nach der Leistungsminderung im Vergleich zu Gesunden, nach verbliebenem Leistungsvermögen, nach der Zumutbarkeit anderer Tätigkeit. Eine Abschätzung nach Prozentsätzen gibt es hier nicht. Diesen Unterschied zum Unfallversicherungsrecht und zum Versorgungsrecht muß sich der Gutachter klar machen, bevor er ein Rentengutachten abgibt.

Berufsunfähigkeit (BU)

§ 43 Abs. 2 SGB VI.

„Berufsunfähig sind Versicherte, deren Erwerbsfähigkeit wegen Krankheit oder Behinderung auf weniger als die Hälfte derjenigen von körperlich, geistig und seelisch gesunden Versicherten mit ähnlicher Ausbildung und gleichwertigen Kenntnissen und Fähigkeiten gesunken ist. Der Kreis der Tätigkeiten, nach denen die Erwerbsfähigkeit von Versicherten zu beurteilen ist, umfaßt alle Tätigkeiten, die ihren Kräften und Fähigkeiten entsprechen und ihnen unter Berücksichtigung der Dauer und des Umfangs ihrer Ausbildung sowie ihres bisherigen Berufs und der besonderen Anforderung ihrer bisherigen Berufstätigkeit zugemutet werden können. Zumutbar ist stets eine Tätigkeit, für die die Versicherten durch Leistungen zur beruflichen Rehabilitation mit Erfolg ausgebildet oder umgeschult worden sind."

Der Begriff „Berufsunfähigkeit" wurde 1957 eingeführt und gilt für alle Zweige der gesetzlichen Rentenversicherung. Er ist ein medizinisch-soziologisch-wirtschaftlicher Mischbegriff, der mit den Mitteln des Rechts gehandhabt wird.

Im Gesetzestext zur Berufs- und auch zur Erwerbsunfähigkeit werden „Krankheit oder *Behinderung*" als Grundlagen für die sozialmedizinische Beurteilung aufgeführt. Beide Begriffe, vor allem der der Behinderung, werden somit sehr pauschal verwendet.

Akute Erkrankungen, mit deren Besserung in absehbarer Zeit zu rechnen ist oder bei denen während laufender Behandlung eine Prognose des Heilverlaufs wegen der Kürze der Zeit noch nicht abgegeben werden kann, fallen unter die Leistungspflicht der Krankenversicherung. Das weite Feld der chronischen Erkrankungen hingegen ist Leistungsgegenstand der Rentenversicherung. Die medizinischen Voraussetzungen für eine Rentengewährung werden im allgemeinen dann erfüllt sein, wenn die Leistungsfähigkeit durch eine chronische Erkrankung schwerwiegend gemindert ist und auch durch Einsatz von Reha-Maßnahmen keine genügende Aussicht auf Besserung besteht.

Für die sozialmedizinische Beurteilung ist aber nicht nur der Bereich diagnostisch wohl definierter Krankheitsbilder von Bedeutung, sondern in manchen Fällen auch eine allgemeine Gebrechlichkeit oder Schwäche der körperlichen oder geistigen Kräfte, wie es statt „Behinderung" in der alten Reichsversicherungsordnung hieß. Dabei sind die Ursachen derartiger Störungen ohne Belang. Herkunft und ätiologische Zusammenhänge sind im Rentenrecht nicht gefragt. (Hier ist ein wichtiger Unterschied zur Unfallversicherung und zum Versorgungsrecht zu beachten.) Es kann sich um Folgen allgemeiner Art nach früheren Erkrankungen oder Unfällen, um ein Nachlassen der Kräfte, vorzeitige körperliche oder geistige Erschöpfbarkeit oder mangelhafte Umstellfähigkeit aufgrund des Lebensalters handeln. Häufig wird von den anderen Fachdisziplinen in solchen Fällen zusätzlich der Nervenarzt bemüht, um diese schlechter eingrenzbaren allgemeinen Leistungseinbußen aus der Sicht seines Faches festzustellen und zu gewichten.

Die Rente wegen Berufsunfähigkeit soll eine differenzierte Behandlung des Versicherten in rentenrechtlicher Hinsicht ermöglichen, wenn das Leistungsvermögen aus gesundheitlichen Gründen eingeschränkt ist. Hierbei ist entsprechend dem wiedergegebenen Gesetzeswortlaut entscheidend, ob der Versicherte noch die Hälfte der Einkünfte einer gesunden Vergleichsperson durch Erwerbstätigkeit erzielen kann; im Sprachgebrauch der Versicherungsträger wird deshalb in diesem Zusammenhang häufig von der „gesetzlichen Lohnhälfte" gesprochen. Dies kann sich nach der ursprünglichen Absicht des Gesetzgebers sowohl auf die Qualität, d. h. den Grad der Belastung am Arbeitsplatz, als auch auf die Quantität, d. h. die zeitliche Belastbarkeit pro Arbeitstag, beziehen.

Die Entwicklung auf dem Arbeitsmarkt hat jedoch seit längerer Zeit dazu geführt, daß Teilzeitarbeitsplätze nicht mehr in genügendem Umfang zur Verfügung stehen. So wurde in maßgeblichen Urteilen des Bundessozialgerichts entschieden, daß der Teilzeitarbeitsmarkt derzeit in der Regel als verschlossen anzusehen sei. In der praktischen Auswirkung führen diese Entscheidungen dazu, daß bei einer vom Gutachter festgestellten zeitlichen Einschränkung der Leistungsfähigkeit auf untervollschichtige Dauer die abgestufte Rentengewährung wegen Berufsunfähigkeit ($2/3$ der Vollrente) aus rechtlichen Gründen in eine solche wegen Erwerbsunfähigkeit durchschlägt. Ausnahmen machen solche Versicherte, die bereits einen leidensgerechten Teilzeitarbeitsplatz innehaben bzw. denen ein solcher nachgewiesen werden kann. Auf diese maßgebliche Rolle der zeitlichen Leistungseinschränkung in der derzeitigen Praxis der Rentenrechtsprechung sei an dieser Stelle besonders hingewiesen. Jeder Rentengutachter muß sich darüber im klaren sein, daß er eine Zuerkennung von Erwerbsunfähigkeit präjudiziert, wenn er die regelmäßige tägliche Einsatzfähigkeit zeitlich auch nur gering einschränkt.

Das *Gesamtbild der Leistungsbeurteilung* in rentenmedizinischer Hinsicht ergibt sich also einerseits aus der Berücksichtigung der *zeitlichen* Belastbarkeit, bezogen auf die tariflich festgelegte tägliche vollschichtige Arbeitszeit, und andererseits aus dem großen Spektrum der *qualitativen* Anforderungen durch die Art der Tätigkeit. Die Bemessung der qualitativen Leistungseinschränkungen aufgrund organischer oder funktioneller Störungen hat also die Fülle der Belastungen am Arbeitsplatz wie Heben, Tragen, langes Sitzen oder Stehen, Zwangshaltungen, Zeitdruck oder auch besondere Gefährdungen und vieles andere mehr zu berücksichtigen. In zusammenfassender Übersicht ist dies in dem Abschnitt „Aufbau eines rentenmedizinischen Gutachtens" (S. 79) dargestellt.

Der Gutachter hat die Aufgabe, durch seine Untersuchung zu ermitteln, welche gesundheitlichen Störungen vorliegen, und festzulegen, welche Belastungen an einem Arbeitsplatz dem Versicherten aus diesen Gründen nicht mehr regelmäßig zugemutet werden können, möglicherweise nur in zeitlich beschränktem Ausmaß. Aus diesem Vergleich zwischen dem Berufsbild und dem negativen Leistungsbild ergeben sich dann die Aussagen zum verbliebenen restlichen Leistungsvermögen. In diesem positiven Leistungsbild wird der Gutachter darlegen, zu welchen körperlichen Tätigkeiten und auch psychischen und geistigen Leistungen der Rentenantragsteller noch in der Lage ist. Er muß auch in Betracht ziehen, inwieweit die geistige Umstellfähigkeit und Wendigkeit, die Konzentration, das Gedächtnis und die Ausdauer für einen täglichen vollschichtigen Arbeitseinsatz noch in ausreichendem Maße zur Verfügung stehen.

Dem sozialmedizinisch tätigen Gutachter begegnen gelegentlich Versicherte, die bereits vor der Antragstellung eine Arbeit leisteten, welche sie notorisch überforderte, so daß sie auf Kosten der Gesundheit und unter Gefahr der Verschlimmerung eines Leidens arbeiteten. Die so mit dem Risiko eines Gesundheitsschadens erhaltene Stellung im Erwerbsleben und die dadurch erzielten Einkünfte dürfen bei der Rentenbeurteilung keine Berücksichtigung finden (BSG-Urt. vom 27. 1. 1981 – 5b/5RJ 58/79).

Zu den allgemeinen Behinderungen und Beeinträchtigungen können in manchen Fällen noch zusätzliche Leistungseinschränkungen hinzutreten, die sich auf die Erwerbsfähigkeit eines Versicherten nachteilig auswirken und dann häufig eine ausschlaggebende Bedeutung hinsichtlich der Berentung erhalten.

Solche zusätzliche Einschränkung liegt z. B. vor, wenn eine besondere *Beeinträchtigung der Wegefähigkeit* von und zur Arbeitsstelle besteht. Ein gehbehinderter Versicherter muß noch in der Lage sein, mehrfach an einem Arbeitstag eine Wegstrecke von 500 Metern oder mehr (z. B. von der Wohnung zum nächsten Verkehrsmittel und dann von dort zum Arbeitsplatz) in einer zumutbaren Zeit, d. h. evtl. auch unter Einschaltung von Pausen zurückzulegen. Nach neuester Rechtsprechung ist neben der jeweiligen zumutbaren Entfernung von 500 Metern für eine Teilstrecke auch der Zeitfaktor insofern festgelegt, als für die Bewältigung dieser Strecke nicht mehr als 20 Minuten veranschlagt werden dürfen, oder anders ausgedrückt, daß ein solcher Arbeitnehmer in 20 Minuten nicht weniger als die Hälfte eines Gesunden zu gehen imstande sein darf.

Eine weitere zusätzliche Einschränkung, die unbedingt beachtet werden muß, liegt dann vor, wenn ein Versicherter die ihm möglichen Arbeitsleistungen nur unter dem Zugeständnis *betriebsunüblicher Pausen* mehrfach während eines Arbeitstages leisten kann (z. B. insulinpflichtiger Diabetiker). Derartige, von den üblichen Arbeitsbedingungen abweichende Einschränkungen geben dann oftmals den Ausschlag für die Annahme von Erwerbsunfähigkeit, weil eine hinreichende Aussicht auf Vermittlung eines geeigneten Arbeitsplatzes nicht mehr besteht.

Für die Frage der Rentengewährung wegen Berufsunfähigkeit ist ferner zu ermitteln, welchen Berufsweg der Versicherte zurückgelegt und welche Qualifikationen er hierbei erworben hat. Aufgrund dieser Prüfung ist der rechtlich maßgebliche Hauptberuf als wesentlicher Ausgangspunkt für die rechtliche Beurteilung der Berufsunfähigkeit festzustellen.

Kann der Hauptberuf nach den medizinischen Feststellungen nicht mehr ausgeübt werden, muß im nächsten Schritt geprüft werden, ob es Tätigkeiten gibt, die der Versicherte noch zumutbar verrichten kann (sog. *Verweisungstätigkeiten*). Sie müssen dem behinderten Arbeitnehmer die Möglichkeit bieten, seine im bisherigen Beruf erworbenen Kenntnisse und Erfahrungen einzubringen, u. U. ergänzt durch eine kurze Anlernphase, und sie müssen auch in sozialer Hinsicht zumutbar sein, d. h. der Versicherte darf im Gefüge der tariflichen Entlohnung keinem unzumutbaren sozialen Abstieg ausgesetzt werden. Hierüber entscheidet die Fachabteilung des Versicherungsträgers. Aus diesen dargelegten rechtlichen Gründen kann es nicht Aufgabe des ärztlichen Gutachters sein, diese Frage der Verweisbarkeit zu erörtern oder gar festzulegen.

Besteht keine Möglichkeit zu einer Verweisung, wird der Rentenversicherungsträger vor der Zubilligung einer Berufsunfähigkeitsrente weiterhin die Chance prüfen, ob durch *berufliche Rehabilitationsmaßnahmen* die Wiedereingliederung in eine adäquate andere Berufstätigkeit möglich ist. Dabei müssen allerdings die Umschulungsfähigkeit und der soziale Erfolg im Vergleich zum Aufwand abgewogen werden, so daß eigentliche Umschulungen jenseits des 50. Lebensjahres im allgemeinen nicht mehr in Betracht kommen.

Erwerbsunfähigkeit (EU)

§ 44 Abs. 2 SGB VI.

„Erwerbsunfähig sind Versicherte, die wegen Krankheit oder Behinderung auf nicht absehbare Zeit außerstande sind, eine Erwerbstätigkeit in gewisser Regelmäßigkeit auszuüben oder Arbeitsentgelt oder Arbeitseinkommen zu erzielen, das ein Siebtel der monatlichen Bezugsgröße übersteigt. Erwerbsunfähig ist nicht, wer eine selbständige Tätigkeit ausübt."

Auch hier gelten sinngemäß die bereits im Abschnitt Berufsunfähigkeit dargelegten Ausführungen zur Beurteilung der Leistungsfähigkeit. Doch während es sich bei der BU um eine partielle oder graduelle Leistungseinschränkung mit dauerhafter Erhaltung eines verwertbaren Leistungsrestes handelt, stellt sich bei einem Antrag auf Erwerbsunfähigkeitsrente die Frage, ob überhaupt noch ein Einsatzvermögen für regelmäßige vollschichtige Erwerbstätigkeit besteht. Der Vergleich zu Bezugspersonen, zu Berufsgruppen fehlt, es geht bei der Frage der Erwerbsunfähigkeit um alle Tätigkeiten, mit denen ein Erwerb möglich ist. Somit ist das Bezugssystem der allgemeine Arbeitsmarkt ohne jegliche spezialisierte Anforderungen. Bei Rentenbewerbern aus der großen Gruppe der ungelernten Versicherten geht es also um alles oder nichts; bei denjenigen, die aufgrund ihrer Ausbildung oder späteren Qualifizierung Berufsschutz genießen, jedoch darum, ob über die Gewährung einer Teilrente (²/₃) wegen Berufsunfähigkeit hinaus bereits eine so schwerwiegende Einschränkung vorliegt, daß auch einfache ungelernte Arbeiten nicht mehr regelmäßig und vollschichtig möglich sind, also bereits Erwerbsunfähigkeit anzunehmen ist.

Vor allem die vielen Grenzfälle sind es, die immer wieder den ganzen medizinischen Sachverstand und die ärztliche und sozialmedizinische Erfahrung des Gutachters fordern. Er ist in jedem Fall einer Rentenbeurteilung zu einer klaren Stellungnahme aufgefordert.

Es muß aber auch eindringlich darauf hingewiesen werden, daß die bei schwierigen Leistungsbeurteilungen naheliegende und sich aufdrängende Frage, ob denn der so Beurteilte mit den detailliert aufgeführten Leistungseinschränkungen angesichts der konkreten Situation des derzeitigen Arbeitsmarktes überhaupt vermittelt werden kann, keinesfalls in die sozialmedizinische Entscheidung einfließen darf, sondern strikt aus ihr herausgehalten werden muß. Der ärztliche Gutachter hat sich ausschließlich auf die Beurteilung der Leistungsfähigkeit zu beschränken. Es ist die Aufgabe des Rentenversicherungsträgers, die Richtlinien zu berücksichtigen, die sich aus den relevanten Rechtsentscheidungen zu diesen Fragen ergeben, während von dem ärztlichen Gutachter eine davon unbeeinflußte Leistungsbeurteilung erwartet wird. Gleichwohl ist es für den sozialmedizinischen Gutachter nützlich und für eine verantwortungsvolle und fundierte Begutachtung auch erforderlich, die Auswirkungen der Rechtsprechung zu kennen.

Gang eines Rentenantrages

Hierzu s. Abb. **6** (S. 78).

Rentendauer

Bei Leistungseinbußen mit schlechter Prognose der zugrunde liegenden Krankheit, deren Besserung auf absehbare Zeit nicht zu erwarten ist, werden die Renten aus der gesetzlichen Rentenversicherung *ohne zeitliche Begrenzung* gewährt.

Anders ist es bei Krankheiten mit günstigerer Prognose, bei denen eine Besserung oder Wiederherstellung der Leistungsfähigkeit mit überwiegender Wahrscheinlichkeit in absehbarer Zeit zu erwarten ist. In solchen Fällen wird eine *Zeitrente* zuerkannt. Sie setzt eine Prognose mit der begründeten Aussicht voraus, daß die Berufs- oder Erwerbsunfähigkeit in absehbarer Zeit behoben sein kann. Die Zeitrente beginnt erst mit dem 7. Monat nach Eintritt des Versicherungsfalles und endet ohne weiteres mit dem im Rentenbescheid festgesetzten Zeitpunkt. Die Bezugsdauer ist auf längstens drei Jahre begrenzt; jedoch kann sie wiederholt gewährt werden, aber nicht über sechs Jahre hinaus.

Für den Gutachter ergibt sich hieraus, daß er gefragt wird, ob die von ihm beschriebene Leistungsminderung innerhalb dieser Zeiträume mit einem hohen Grad an Wahrscheinlichkeit wesentlich gebessert oder behoben sein kann. Während Zeitrenten ohne Nachuntersuchung enden, werden bei den unbefristeten Renten Nachuntersuchungen oder Anfragen bei der Ärztlichen Abteilung vom Versicherungsträger veranlaßt. Ihre Häufigkeit und die Abstände zwischen den Untersuchungen richten sich u. a. nach ärztlicher Empfehlung.

Rentenumwandlung

Wenn die Voraussetzungen sich ändern, die zur Berentung geführt haben, hat dies Auswirkungen auf die weitere Gewährung der Leistung. So ist die Umwandlung einer BU-Rente in eine EU-Rente bei verschlechtertem Leistungsbild unvermeidlich, wie auch der umgekehrte Weg von EU zu BU gangbar ist, wenn sich das Bild gebessert hat. Der Entziehung der Rente liegt der analoge Mechanismus

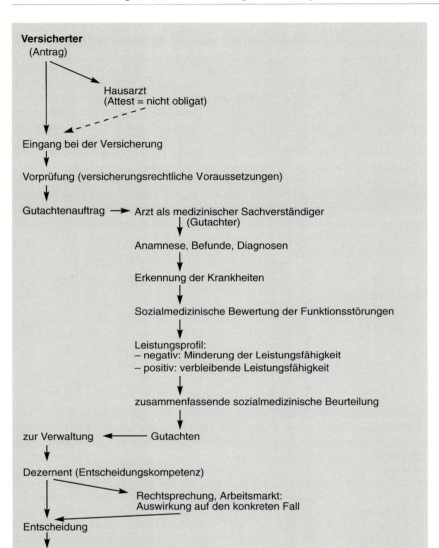

Abb. 6 Gang eines Rentenantrages

zugrunde. In allen Fällen ist ein ärztliches Gutachten erforderlich, das nach den oben erörterten Gesichtspunkten abzufassen ist. Von entscheidender Bedeutung ist dabei, daß eine Rente nur dann umgewandelt oder entzogen werden kann, wenn die *Verhältnisse* beim Versicherten *sich wesentlich geändert haben*. Geringfügige Besserungen, eine Korrektur der Diagnose oder der Funktionsbeurteilung durch bessere Erkenntnisse oder allgemeinen medizinischen Fortschritt bei gleichem Befund, oder gar durch eine andere Auffassung des Gutachters, läßt niemals eine Umwandlung oder Entziehung zu! Die Umwandlung einer EU-Rente zur BU-Rente bzw. der Entzug der Rente ist nur dann möglich, wenn eine wesentliche Änderung (Besserung) des Leistungsbildes beweisbar ist. Auch darum ist die umfassende Schilderung des Leistungsvermögens im ersten Gutachten so überaus wichtig.

Beispiel:
Bei einer 35jährigen Frau werden Parästhesien an den Akren als multiple Sklerose gedeutet. Eine BU-Rente wird zuerkannt. Bei mehreren Nachuntersuchungen wird deutlich, daß die Diagnose korrigiert werden muß im Sinne einer vegetativ bedingten Sensibilitätsstörung. Aber die Symptomatik ist unverändert; die Verhältnisse bei der Patientin haben sich nicht geändert. Die Rente kann nicht entzogen werden, weil ein Besserungsnachweis nicht möglich ist.

Das Gutachten des nachuntersuchenden Arztes soll sich lediglich mit dem Vergleich des Vorgutachtens befassen, d. h., wenn eine Umwandlung oder Entziehung in Frage kommt, einen Besserungsnachweis gegenüber dem Gewährungsgutachten erbringen.

Zusätzliche Ausführungen über frühere Fehldiagnosen oder Erkenntnismängel sind nicht zweckdienlich. Ganz allgemein ist zu beachten, daß in der Gutachtenmedizin die Beschränkung auf jene Fragen, die dem Gutachter gestellt sind, ratsam ist und darüber hinausgehende Äußerungen und Bekenntnisse besser vermieden werden.

Aufbau eines rentenmedizinischen Gutachtens

1. Vorgeschichte
Soziale Vorgeschichte: Frage nach einem erlernten Beruf; kurze Schilderung des beruflichen Werdegangs mit ungefähren Zeitangaben.
    Jetzige Tätigkeit mit kurzer Charakterisierung des Arbeitsablaufes bzw. des Arbeitsplatzes und Erwähnung besonderer Belastungen. (Entlastungsphasen der Tätigkeit und Pausengestaltung.)
    Derzeitige Arbeitsunfähigkeit, früherer Rentenbezug. Familienstand, Erwerbstätigkeit des Ehepartners, häusliche oder wirtschaftliche Belastungen besonderer Art.
    Freizeitbeschäftigungen (Gartenbewirtschaftung, Sport).
Krankheitsvorgeschichte: Frühere Erkrankungen und Unfälle. Jetzige Beschwerden. Schilderung, wie sich die Belastungen des Arbeitsplatzes auf die derzeitigen Beschwerden auswirken.

2. Untersuchung
(Wo immer dies möglich und angebracht ist, Dokumentation durch Maß und Zahl, z. B. Anwendung der Neutral-O-Methode bei der Darstellung der orthopädischen Befunde.)

3. Diagnosen
Aufzählung in der Reihenfolge der sozialmedizinischen Bedeutung.
    Aufnahme bedeutungsvoller Funktionsstörungen in die Formulierung.
    Nach Möglichkeit Bevorzugung einer auch für Laien verständlichen Ausdrucksweise.

4. Epikrise und sozialmedizinische Beurteilung
Kurze, zusammenfassende Darstellung der wichtigsten Krankheitsbefunde und Funktionsstörungen mit ihrer Auswirkung auf die Leistungsfähigkeit im Erwerbsleben.

Negatives Leistungsbild = Arbeitsanforderungen, die nicht mehr geleistet werden können:
1. Qualitative Einschränkungen:
   – Allgemeine Schwere der körperlichen Arbeiten (leicht, mittelschwer, schwer)
   – Heben und Tragen (evtl. Angabe oberer Gewichtsgrenzen)
   – Überwiegendes Sitzen oder Stehen
   – Häufiges Bücken
   – Häufige oder längere Zwangshaltungen
   – Überkopfarbeiten
   – Monotone Belastungen (z. B. eines Armes oder einer Hand)
   – Keine volle Gebrauchsfähigkeit beider Hände
   – Absturzgefahr (Leitern, Gerüste)
   – Arbeiten an gefährdenden Maschinen
   – Arbeiten im Freien bei ungünstiger Witterung, in Zugluft, Nässe, Kälte, Hitze
   – Exposition gegenüber atemreizenden Stoffen, hautreizenden Stoffen oder Lärm
   – Arbeiten unter Zeitdruck, Akkordarbeit, Wechselschicht
   – Arbeiten in gehobener Verantwortung
   – Arbeiten unter Voraussetzung der vollen Sehfähigkeit, des beidäugigen Sehens
2. Zusätzliche Einschränkungen:
   – Beschränkung der Wegefähigkeit (4 x 500 m bei zumutbarem Zeitaufwand)
   – Erfordernis betriebsunüblicher Pausen

Positives Leistungsbild:
Kurze Darstellung der Arbeitsanforderungen und Tätigkeiten, die der Proband leisten kann mit Festlegung der täglichen Arbeitsdauer (vollschichtig, halb- bis untervollschichtig, 2 Stunden bis unterhalbschichtig).

Zeitliche Festlegung des Beginns und der voraussichtlichen Dauer der Leistungseinschränkung:
Diese zeitliche Festlegung des Eintritts der Leistungsminderung, d. h. des Beginns der rentenrelevanten Erkrankung ist für den Fall der Rentengewährung von großer Bedeutung. Sie ergibt sich vielfach aus der Vorgeschichte, aus der Befunddokumentation in der Vergangenheit oder auch aus dem Eintritt der letzten Arbeitsunfähigkeit. Sollten sich derartige stichhaltige Kriterien nicht ermitteln lassen, muß der Gutachter diesen Sachverhalt herausstellen. In diesem Fall obliegt die Entscheidung über den Rentenbeginn dem Dezernenten der Fachabteilung.

Dieser Umriß mit seinen Stichworten ergibt ein Gerüst. Der Einzelfall ist daran aufzubauen und durch Ergänzungen den individuellen Gegebenheiten anzupassen. Denn das Leistungsprofil muß ganz individuell aufgestellt werden, es ist das Kernstück jedes sozialmedizinischen Gutachtens. Es sollte zwar alle für die Einsatzfähigkeit im Erwerbsleben wichtigen Leistungseinschränkungen und andererseits die erhaltenen Fähigkeiten aufzählen und beschreiben, jedoch sollte sich der Gutachter davor hüten, bei der Aufzählung qualitativer Leistungseinbußen auch solche von untergeordneter Bedeutung heranzuziehen, die dem Versicherten bei vergleichender Betrachtung mit ähnlichen Situationen der Arbeitswelt noch zugemutet werden können. Wichtig ist eine gerechte, aber auch kritische Beschränkung auf die für die Beurteilung relevanten Einschränkungen.

Arbeitsunfähigkeit

H. Silomon

Einführung

Zum Verständnis der nachfolgenden Ausführungen zur Arbeitsunfähigkeit muß an deren Anfang der Wortlaut zweier Rechtsvorschriften und einer höchstrichterlichen Entscheidung hierzu gestellt werden:

§ 1 des Gesetzes über die Fortzahlung des Arbeitsentgelts im Krankheitsfall (Lohnfortzahlungsgesetz) lautet:

Wird ein Arbeiter nach Beginn der Beschäftigung durch Arbeitsunfähigkeit infolge Krankheit an seiner Arbeitsleistung verhindert, ohne daß ihn ein Verschulden trifft, so verliert er dadurch nicht den Anspruch auf Arbeitsentgelt für die Zeit der Arbeitsunfähigkeit bis zu einer Dauer von 6 Wochen.

Im § 44 Sozialgesetzbuch (SGB) V heißt es:

Versicherte haben Anspruch auf Krankengeld, wenn die Krankheit sie arbeitsunfähig macht oder sie auf Kosten der Krankenkasse stationär in einem Krankenhaus, einer Vorsorge- oder Rehabilitationseinrichtung ... behandelt werden.

In einem Urteil des Bundessozialgerichts (BSG) von 1967 (44) wird ausgeführt:

„Arbeitsunfähig ist ein Versicherter, der seiner bisher ausgeübten oder einer ähnlich gearteten Erwerbstätigkeit wegen Krankheit überhaupt nicht oder nur auf die Gefahr hin nachgehen kann, seinen Zustand zu verschlimmern".

Durch die beiden vorstehend zitierten Rechtsvorschriften werden also einerseits Rechtsbeziehungen zwischen dem Arbeitsunfähigen und seinem Arbeitgeber und andererseits zwischen ihm und seiner gesetzlichen Krankenkasse geregelt. Der Begriff „Arbeitsunfähigkeit" ist somit Bestandteil des Arbeitsrechts und des Sozialrechts bzw. des Krankenversicherungsrechts (52–56).

Wenn der Tatbestand der Arbeitsunfähigkeit gegeben sein soll, so muß demnach die Vorbedingung erfüllt sein, daß bei dem Arbeitsunfähigen eine *Krankheit* aufgetreten ist, und zwar nicht nur überhaupt, sondern zugleich auch mit der Folge, daß er hierdurch an der Erbringung seiner *Arbeitsleistung* verhindert wird. Wenn dem so ist, muß folglich zueinander in Beziehung gesetzt werden,

- inwieweit der Kranke in seiner Fähigkeit beeinträchtigt ist, eine bestimmte *Leistung* bzw. verschiedene Arten von Leistungen in Verbindung miteinander zu erbringen, und
- welche Leistung bzw. welche verschiedenen Arten von Leistungen an seinem *Arbeitsplatz* von ihm gefordert werden.

Es liegt in der Natur der Sache, daß die dazu notwendigen Feststellungen nicht ohne Zuhilfenahme von medizinischem Sachverstand (5, 18, 20, 34, 35) zu treffen sind. Dies gilt a priori für den Nachweis von Krankheit und die Beurteilung der dadurch bedingten Leistungsminderung, während der Arzt über die Leistungsanforderungen am Arbeitsplatz im einen Fall die erforderlichen Kenntnisse von sich aus besitzt und im anderen auf entsprechende Informationen angewiesen ist. Dabei kann für ihn die Erkenntnis, daß Leistungsfähigkeit und Leistungsanforderung einander nicht entsprechen, entweder dadurch begründet sein, daß

- die Krankheit von vornherein in ihrem derzeitigen Grade die Erbringung der Arbeitsleistung verhindert oder daß
- dies zwar nicht der Fall ist, eine Überforderung durch die Arbeitsleistung aber erkennbar zu einer Verschlimmerung des Gesundheitszustandes führen würde.

Wenn es um die Frage geht, ob ein Versicherter arbeitsunfähig ist und dadurch einen Anspruch auf Fortzahlung des Arbeitsentgelts oder auf Krankengeld erwirbt, so sind dies die vom Arzt zu treffenden Feststellungen hierzu, während andere verwaltungsseitig zu treffen sind. Formal ist die Bescheinigung des Arztes über Arbeitsunfähigkeit eine gutachterliche Äußerung, die er aufgrund seines Sachverstandes abgibt, aber nicht etwa eine Verwaltungsentscheidung. Aus dem Ineinandergreifen beider Arten von Feststellungen ergibt sich, ob der Tatbestand der Arbeitsunfähigkeit tatsächlich eintritt und dieser die Rechtsfolge der Entgeltfortzahlung oder des Bezuges von Krankengeld nach sich zieht. Letzteres – aber auch nur dieses – bedeutet ebenso die Vornahme eines Verwaltungsaktes wie die später erfolgende Einstellung der Zahlung des Krankengeldes, worauf zweckmäßigerweise schon an dieser Stelle hingewiesen sei (vgl. S. 93) (10, 11, 13, 37).

Bevor näher auf die eben eingebrachten Begriffe „Krankheit", „Leistung" und „Arbeitsplatz" eingegangen wird, soll anhand von Zahlenmaterial verdeutlicht werden, welche Masseneffekte durch das Bescheinigen von Arbeitsunfähigkeit seitens der Ärzte ausgelöst werden und welche Verantwortung hierdurch auf die Ärzteschaft und auf den einzelnen bescheinigenden Arzt fällt, welche insgesamt die Kompetenz hierfür beanspruchen (40).

Arbeitsunfähigkeit im Spiegel der Zahlen

Tab. 5 läßt erkennen, in welcher Häufigkeit jährlich bei den Mitgliedern der gesetzlichen Krankenkassen in der Bundesrepublik Deutschland Arbeitsunfähigkeitsbescheinigungen ausgestellt werden. Es ist dabei zu beachten, daß die ausgewiesenen Zahlen Fall-Statistiken entnommen wurden, aber nicht Personen-Statistiken, d. h. wenn das Pflichtmitglied XY im Kalenderjahre 1993 dreimal arbeitsunfähig war, so schlägt sich dies in der Statistik in Form von drei Arbeitsunfähigkeitsfällen nieder, obwohl diese durch Krankheit oder Krankheiten nur einer Person bedingt waren.

Die Folgen des Faktors Arbeitsunfähigkeit ergeben sich nicht nur aus der Fallhäufigkeit, sondern auch aus der Falldauer, d. h. der Zahl der Arbeitsunfähigkeitstage pro Fall und insgesamt. Die durchschnittlichen Falldauern weist Tab. 6 aus.

Da Arbeitsunfähigkeit Kosten in Form von Entgeltfortzahlung und von Krankengeld verursacht, können die durch sie bedingten finanziellen Folgen nicht außer Betracht bleiben. Die Höhe der Arbeitgeberleistungen für Entgeltfortzahlung bei Krankheit gibt Tab. 7 an.

Tabelle 5   Zahl der Arbeitsunfähigkeitsfälle in der gesetzlichen Krankenversicherung
(Quelle: Gesetzliche Krankenversicherung – Geschäfts- und Rechnungsergebnisse)

1983	1984	1985	1986	1987	1988	1989	1990
21 201 360	21 971 245	23 386 783	25 211 104	25 873 957	26 545 242	28 178 112	30 230 240

Tabelle 6   Arbeitsunfähigkeitstage je Arbeitsunfähigkeitsfall
(Quelle: Gesetzliche Krankenversicherung – Geschäfts- und Rechnungsergebnisse)

1983	1984	1985	1986	1987	1988	1989	1990
16,3	16,4	16,2	15,5	15,7	15,6	15,1	14,9

Tabelle 7   Arbeitgeberleistungen für Entgeltfortzahlung wegen Krankheit in Mio. DM
(Quelle: Sozialbudget der Bundesregierung. In Bundesarbeitsblatt, Bundesminister für Arbeit und Sozialordnung [Hrsg.], Stuttgart, verschiedene Jahrgänge)

1974	1984	1985	1986	1987	1988	1989	1990
19 570	32 950	25 850	28 030	29 110	30 260	32 400	34 000

Tabelle 8   Ausgaben für Krankengeld in Mio. DM
(Quelle: Gesetzliche Krankenversicherung – Geschäfts- und Rechnungsergebnisse)

1983	1984	1985	1986	1987	1988	1989	1990
5 781,353	6 301,101	6 378,584	6 874,814	7 997,421	8 040,246	8 618,893	8 807,575

Tabelle 9   Kosten für die Honorierung der Arbeitsunfähigkeitsbescheinigungen in Mio. DM
(Quelle: Mitteilung des Bundesverbandes der Ortskrankenkassen)

1976	1977	1978	1979	1980	1981	1990
57,5	—	—	70,4	74,4	75,7	105,8

Tab. 8 enthält dazu die Ausgaben der gesetzlichen Krankenversicherung im Rahmen der Leistungen bei Krankheit, Zweiter Titel „Krankengeld", § 44 SGB V.

Der Vertragsarzt erhält für das Ausstellen einer Arbeitsunfähigkeitsbescheinigung ein Honorar. Auch die hierfür aufzuwendenden Geldmittel sind den Folgekosten zuzurechnen, die durch Krankheit entstehen. Ihre Höhe ist aus Tab. 9 in etwa zu erkennen.

Die wichtigsten Folgekosten durch Arbeitsunfähigkeit erwachsen jedoch aus dem Produktionsausfall durch nicht erbrachte Arbeitsleistungen, wie sich aus den folgenden Mitteilungen der Bundesvereinigung Deutscher Arbeitgeberverbände ergibt:

Wenn man zugrunde legt, daß im Jahresdurchschnitt 1991 in der alten Bundesrepublik 23 289 166 Menschen in einem sozialversicherungspflichtigen Arbeitsverhältnis standen, so bedeutet ein Prozentpunkt Krankenstand einen Ausfall von täglich ca. 233 000 Arbeitnehmern. Der amtlich ermittelte Krankenstand betrug 1991 in den alten Bundesländern 5,3 Prozentpunkte. Dem entspricht ein Ausfall von täglich 1 234 326 Arbeitnehmern.

Nach den Erhebungen der Bundesvereinigung der Deutschen Arbeitgeberverbände lag der Krankenstand im Jahre 1991 in der BRD allerdings bei 6,8 Prozentpunkten, und zwar einschließlich der sog. Kurzerkrankungen von 1–3 Tagen Dauer, für die den Krankenkassen in der Regel keine Arbeitsunfähigkeitsbescheinigungen vorliegen. Dem würde ein Ausfall von täglich 1 583 663 Arbeitnehmern entsprechen.

Die direkten Folgekosten der Arbeitsunfähigkeit in Form von Entgeltfortzahlung beliefen sich im Jahre 1990 (vgl. Tab. 7) auf 34 Mrd. DM. Die indirekten Folgen der Arbeitsunfähigkeit durch Produktionsausfall, Vorhalten von Personalreserven, Beschaffung von Ersatzkräften, Auftragsverluste usw. werden dabei auf 90 Mrd. DM geschätzt.

Wenn man für das Jahr 1991 einen Krankenstand von 5,3 bzw. 6,8 Prozentpunkten ansetzt, so bedeutet dies eine Minderung des Bruttosozialproduktes um 145,5 bzw. 189,6 Mrd. DM bei einem Bruttosozialprodukt von 2 599,1 Mrd. DM.

Die ärztliche Bescheinigung von Arbeitsunfähigkeit setzt also gewaltige Geldmengen in Bewegung (4, 27, 33). Auch deshalb erfordert die Bescheinigung über die Arbeitsunfähigkeit und ihre voraussichtliche Dauer besondere Sorgfalt (§ 92 Abs. 1 Ziff. 7 SGB V).

Krankheit

Es erscheint angebracht, den Erörterungen über den Begriff „Krankheit" vorauszuschicken, daß nicht nur im Schriftverkehr innerhalb der Sozialversicherung, sondern gelegentlich auch im wissenschaftlichen Schrifttum die Formel „Krankheit im Sinne der Reichsversicherungsordnung (RVO)" verwendet wurde. Da die RVO eine Gesetzessammlung, ein Gesetzbuch, war, und da sich nicht qua Gesetz formulieren läßt, was unter einer Krankheit zu verstehen ist, hat der Gesetzgeber wohlweislich darauf verzichtet, eine entsprechende Definition in die RVO und jetzt in das Sozialgesetzbuch (SGB) einzufügen. Wenn dem so war, sollte aber auch eine entsprechende Definition – die keine ist – nicht verwendet werden.

Wohl aber hat die Rechtsprechung wiederholt festgelegt, welche Merkmale Krankheit haben müsse, wenn durch sie ein Anspruch auf Leistungen aus der gesetzlichen Krankenversicherung begründet werden soll. Aus dieser Rechtsprechung – die wegen ihres Umfanges hier nur in den wesentlichen Punkten abgehandelt werden kann – werden nachfolgend die wichtigsten Merkmale von Krankheit dargestellt, die wir in diesem Zusammenhang – wie wir glauben: treffender – als *Krankheit im Sinne der Rechtsprechung* oder als *Krankheit im Sinne der gesetzlichen Krankenversicherung* bezeichnen wollen.

Da schon die Medizin aus hier nicht näher darzulegenden Gründen den Begriff „Krankheit" nur bedingt und fragmentarisch definieren kann (6, 24), ist auch die Rechtsprechung zu nichts anderem in der Lage, als eine Reihe von mehr oder weniger pragmatischen Normen dazu aufzustellen.

Es ist dabei anzumerken, daß die Rechtsprechung im Laufe der letzten etwa 15–20 Jahre die Definition des Begriffes „Krankheit" in ihrem Kern zwar nicht angetastet, sie aber immer weiter ausgelegt hat in der Erkenntnis, daß dies infolge zunehmender Möglichkeiten der Beseitigung, Behandlung und Linderung unnormaler Zustände und Vorgänge und bei gleichzeitiger Anerkennung des zunehmenden Schutzbedürfnisses der Bürger in einem sozialen Rechtsstaat erforderlich sei. Auch der Umstand, daß in jenen Jahren immer reichlichere Ressourcen zur Verfügung standen, mag dabei eine Rolle gespielt haben. Dies ist in besonderem Maße den Trägern angeborener Mißbildungen bzw. Behinderungen, den Trunksüchtigen, den Drogenabhängigen und den Menschen mit seelischen Störungen wie Neurosen im weitesten Sinne des Wortes zugute gekommen.

Nachfolgend wird aus der Rechtsprechung zum Begriff „Krankheit" (7) als bedeutsam zitiert:

Nach der ständigen Rechtsprechung noch aus Zeiten des ehemaligen Reichsversicherungsamtes – entsprechend etwa dem heutigen Bundessozialgericht – ist

„Krankheit ein regelwidriger Körper- oder Geisteszustand, der eine Heilbehandlung erforderlich macht oder Arbeitsunfähigkeit zur Folge hat".

Eine Heilbehandlung ist dann erforderlich, wenn

„sich Schmerzen einstellen oder die Gefahr einer Verschlimmerung des Zustandes droht".

Ein behandlungsbedürftiger Zustand, also ein solcher mit den Merkmalen von Krankheit im Sinne der Rechtsprechung, ist aber gemäß der weitergehenden Definition durch ein Urteil des BSG von 1960 (42) auch schon dann anzunehmen, wenn

„der Zustand zwar noch keine Schmerzen oder Beschwerden bereitet, durch ärztliche Behandlung aber eine wesentliche Besserung oder gar Beseitigung des Leidens und damit eine günstige Wirkung auf die spätere Erwerbsfähigkeit erreicht werden kann".

Was denn unter einem „regelwidrigen Körper- oder Geisteszustand" zu verstehen sei, wird vom BSG 1967 (43) näher definiert:

„Die Regelwidrigkeit eines Körper- oder Geisteszustandes ist bereits mit der Abweichung von der durch das Leitbild des gesunden Menschen geprägten Norm gegeben."

Dies zusammengefaßt ergibt als *Definition von Krankheit:*

„Als Krankheit im versicherungsrechtlichen Sinne ist ein regelwidriger Körper- oder Geisteszustand zu verstehen, dessen Eintritt entweder allein Behandlungsbedürftigkeit oder zugleich oder ausschließlich Arbeitsunfähigkeit zur Folge hat."

Während es sich bei der Gewährung von Barleistungen wegen Krankheit und Arbeitsunfähigkeit zunächst um eine Leistung von eher begrenzter Dauer – nämlich 26 Wochen – handelte, wird Krankengeld seit dem 1. 8. 1961 für den Fall der Arbeitsunfähigkeit wegen derselben Krankheit für höchstens 78 Wochen innerhalb von je drei Jahren gewährt (§ 48 SGB V.). Dabei entfällt Arbeitsunfähigkeit nicht dadurch, daß ihr Grund – Krankheit – nicht zu beheben ist; vielmehr steht der Annahme von Krankheit und/oder Arbeitsunfähigkeit nach Auffassung des BSG (50) „nicht entgegen, daß es sich bei dem vorliegenden Gebrechen um einen Dauerzustand handelt".

Während nach früherer Rechtsprechung Trunksucht höchstens dann einen Anspruch auf Leistungen aus der gesetzlichen Krankenversicherung begründete, wenn hierdurch Folgeerscheinungen mit den Merkmalen von Krankheit nach den bis dahin maßgeblichen Kriterien aufgetreten waren, wie z. B. Leberzirrhose, Polyneuritis oder Delir, hat das BSG in mehreren Urteilen (45, 46, 47, 48) entschieden, daß Trunksucht auch dann als Krankheit im Sinne der Rechtsprechung anzusehen sei, wenn

„die Suchterscheinungen, die sich im Verlust der Selbstkontrolle und in der krankhaften Abhängigkeit von Suchtmitteln äußern, ohne ärztliche Behandlung nicht behoben, gebessert oder auch nur vor Verschlimmerung bewahrt werden können".

Analog findet diese Rechtsprechung Anwendung, wenn es um die Annahme von Krankheit bei der süchtigen Abhängigkeit von anderen Substanzen als Alkohol geht, also der sog. *Drogensucht.* Schließlich sind in diesem Zusammenhang – ungeachtet der definitorischen Schwierigkeiten des

Begriffs *Neurose* schon unter Ärzten – die hier zu subsumierenden Erscheinungsformen seelischer Störungen anzuführen.

Hierzu stellt das BSG in einem Urteil von 1970 (49) dem Grundsatz nach fest:

„Ein neurotisches Fehlverhalten (Neurose) ist als Krankheit im versicherungsrechtlichen Sinne anzusehen."

Damit kam die bis dahin gängige Praxis in Fortfall, bei „neurotischem Fehlverhalten" deshalb Arbeitsunfähigkeit nicht anzuerkennen, weil keine Krankheit im Sinne der Rechtsprechung als Vorbedingung zugrunde läge.

Leistung und Motivation

Zu beurteilen, inwieweit bei bestehender Krankheit durch diese eine Minderung des Leistungsvermögens (23, 25) bedingt wird, kann in einem Fall einfach sein, im anderen schwierig.

Evident ist, daß z. B. ein Bechterew-Kranker mit verformter und versteifter Wirbelsäule keine Arbeit verrichten kann, die mit Bücken und Tragen verbunden ist, wohingegen ein Proband mit normalen Ergebnissen der Herzfunktionsdiagnostik wenigstens von seiten des Herzens nicht an der Verrichtung körperlicher Tätigkeit gehindert wird. Aber inwieweit ist ein Hypertoniker mit systolischen Blutdruckwerten zwischen 180 und 200 mm Hg in seiner körperlichen Leistungsfähigkeit reduziert und inwieweit ein Diabetiker mit leicht erhöhtem Blutzucker und gelegentlicher geringer Zuckerausscheidung? Geringfügig, leicht, erheblich oder gar nicht?

Keine besonderen Probleme ergeben sich also, wenn die Krankheit zu *eindeutig gravierenden Befunden und Fakten* geführt hat, wie z. B. Fieber, Bettlägerigkeit und Beeinträchtigung vitaler Funktionen oder sonst zu offenkundiger Functio laesa in der einen oder anderen Form. Hier können sich eher Schwierigkeiten bei eingetretener Besserung zu der Frage ergeben, ob noch weitere Arbeitsunfähigkeit anzunehmen ist und ggf. wie lange.

Problematisch ist die Beurteilung der Minderung der Leistungsfähigkeit besonders bei den Zuständen und Vorgängen, die im Grenzbereich zwischen Gesundheit und Krankheit anzusiedeln sind, bei den weniger handfesten als diskreten Krankheiten, vor allem bei denjenigen ohne gravierende medizinisch-technische Meßdaten, bei den *Befindensstörungen* und bei den *seelischen Störungen* im weitesten Sinne des Wortes.

Im allgemeinen neigt der Arzt dazu, die Schwere einer Krankheit und analog dazu die Minderung der krankheitsbedingten Leistungsfähigkeit nach dem Ausfall objektiver Untersuchungsmethoden, insbesondere technischer Parameter, zu beurteilen, und hierin hat er im Grunde recht. Die Anwendbarkeit der Regel: je pathologischer die Befunde, um so größer die Leistungsminderung – und umgekehrt –, hat jedoch ihre Grenzen. Vielmehr weiß jeder erfahrene Arzt, daß Menschen mit krankhaft ausgefallenen Untersuchungsergebnissen u. U. voll leistungsfähig oder leistungsfähiger als erwartet sind und daß Menschen, die man nach ihren Befunden für gesund und leistungsfähig halten möchte, glaubhaft erklären: „Ich kann beim besten Willen nicht."

Hier kommt der Faktor *Motivation* ins Spiel, und es hieße, die Leistungsfähigkeit vice versa, die Leistungsminderung abstrakt zu beurteilen, wenn man die Motivation hierbei außer Betracht ließe. Wie Abb. 7 (32) veranschaulichen soll, kann das nach den Befunden zu ermittelnde, sehr oft auch nur einzuschätzende Leistungsvermögen nur dann am Arbeitsplatz freigesetzt und zum Tragen gebracht werden, wenn es mit dem erforderlichen Maß an Motivation zusammentrifft und wenn dabei einige zusätzliche Faktoren als Katalysatoren mitwirken.

Da wir Motivation mangels geeigneter Test- und Meßverfahren nicht genau zu bestimmen vermögen, können wir sie nur als normal, vermindert oder erhöht einschätzen. Dies ist teils durch Erfahrung möglich, teils ein Problem ärztlicher Kunst. Als Faustregel kann gelten, daß Hochmotivierte auch mit relativ ungünstigen Befunden unverhältnismäßig leistungsfähig sind, Niedrigmotivierte hingegen trotz nicht gravierender Befunde de facto leistungsgemindert (28, 38). Wenn bei den in diesem Zusammenhang zu beurteilenden Patienten der Faktor psychischer Irritiertheit als Begleitsymptom oder Teilerscheinung einer Erkrankung aus dem neurologisch-psychiatrischen Fachgebiet hinzutritt, ist dies ein zusätzliches Erschwernis.

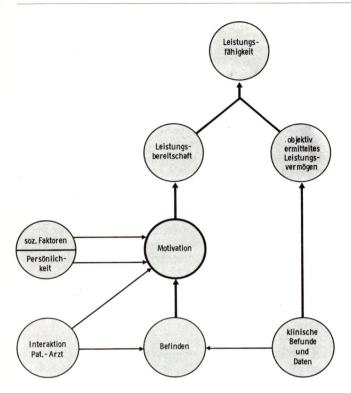

Abb. **7** Modellhafte Darstellung der Motivation und ihrer Bedeutung (aus Silomon, H. [Hrsg.]: Herzinfarktrehabilitation – Licht und Schatten. Hippokrates, Stuttgart 1980)

Diese Problematik in aller Breite abzuhandeln, wäre im Rahmen dieses Beitrages unmöglich, so daß auf das einschlägige Schrifttum verwiesen sei (1, 23, 25, 28, 29, 30, 31).

Es liegt in der Natur der Sache, daß auch dazu, inwieweit etwa einzelne Krankheitsbilder mit bestimmter Leistungsminderung korrelieren, eine aufgelistete Darstellung nicht möglich ist.

Arbeitsplatz und Arbeitswelt

Auch zu der Frage, welche spezifischen Leistungen an bestimmten Arbeitsplätzen gefordert werden bzw. mit welchen besonderen Belastungen die dort zu verrichtenden Tätigkeiten verbunden sind, kann hier eine detaillierte Abhandlung nicht vorgelegt werden. So erscheinen folgende, mehr allgemein gehaltene Überlegungen angebracht:

Erfahrungsgemäß neigen die meisten Menschen dazu, ihre Arbeit als „schwer" zu bezeichnen. Beim näheren Nachfragen stellt sich oft heraus, daß zeitweilig bzw. mehrmals im Tages- oder Schichtablauf anfallende erhöhte Belastungen, die vorübergehend das Erbringen von Maximalleistungen erfordern, als repräsentativ für den Ablauf einer Schicht oder der Arbeit schlechthin hingestellt werden. Im ganzen ist die Aussage erlaubt, daß das Verrichten sog. „schwerer Knochenarbeit" heute eher selten als verbreitet ist, da entsprechende Arbeitsvorgänge durch Maschinen entweder ausgeführt oder erleichtert werden (1).

Die Belastungen des Menschen in der modernen Arbeitswelt, vornehmlich in der Industrie mit ihren spezifischen Fertigungsmethoden, nämlich Band-, Akkord- und Schichtarbeit, haben sich von der „Knochenarbeit" verlagert auf andere Mühsale, wobei diese dem Menschen weniger Leistung im engeren Wortsinn abverlangen als ihr „Ertragen": Störungen der zirkadianen Rhythmik, Monotonie, einseitige körperliche Belastung, Ersetzbarkeit, Vigilanz, Streß, Frustration, Lärm- und Geruchsbelästigungen, Erschütterungen, Kunstlicht u.a.m. Das Tolerieren dieser zum Teil meßbaren, zum Teil imponderablen Faktoren erfordert nicht die Fähigkeit zum Erbringen von Leistung im Sinne eines mechanisch-physikalischen Bezugssystems, sondern zum Ertragen von mehr oder weniger dumpfen Unlustgefühlen (14).

Wie der Massenversuch zeigt, ist der Mensch grundsätzlich nicht außerstande, diese Mühsale zu ertragen, bzw. sie zu kompensieren. Voraussetzung dafür ist wiederum die im vorausgegangenen Abschnitt erwähnte Motivation. Wenn diese nicht vorhanden ist, so dürfte ein mehr oder weniger reaktionsloses Hinnehmen den dumpfen und schlicht strukturierten Menschen am ehesten möglich sein – wogegen die in diesem Sinne Unfähigen und die Nicht-Immunen oder Nicht-Immunisierten mit Leistungsversagen oder Leistungsverweigerung oder anders gewendet: mit Krankheit im Sinne von Befindensstörungen oder mit vegetativen Regulationsstörungen reagieren.

Bei der Beurteilung der Anforderungen sowohl an einem Arbeitsplatz als auch in der modernen Arbeitswelt ist außer körperlicher Belastung auch ins Kalkül zu ziehen, inwieweit das Ausfüllen eines Arbeitsplatzes mit der Hinnahme von sog. „Arbeitsleid" verbunden ist. Inwieweit der einzelne vor allem aufgrund der bei ihm vorhandenen Motivation hierzu imstande ist, muß in die ärztliche Beurteilung mit einbezogen werden. Unterschwellig mag in diese auch die persönliche Einstellung des Arztes einfließen, inwieweit für den einzelnen das Ertragen von „Arbeitsleid" zumutbar ist und inwieweit dessen Ertragen seitens der Gesellschaft von ihm gefordert werden kann. Es versteht sich, daß hier der soziokulturelle Hintergrund am Ende des 20. Jahrhunderts in Urteile und Entscheidungen hineinwirkt (39).

Um es im Jargon der älteren Arbeitergeneration auszudrücken, „durfte man vor 30 Jahren erst ‚krankfeiern', wenn man den Kopf unter dem Arm trug". Die Normen, welche diesem Urteil zugrunde lagen, sind heute korrigiert. Wenn der Augenschein nicht trügt, haben sie sich in Richtung auf das entgegengesetzte Extrem verschoben. Dies kommt insbesondere den sog. Leichtkranken und den Grenzfällen am Übergang zwischen „gesund" und „krank" zugute.

Verfahrensablauf bei der Feststellung von Arbeitsunfähigkeit

Hierbei ist im Interesse der Übersichtlichkeit der Darstellung zu unterscheiden zwischen Feststellung von

- Eintritt der Arbeitsunfähigkeit und
- Beendigung der Arbeitsunfähigkeit.

Bei beiden Vorgängen sind ärztliche Feststellungen und solche von der Verwaltungsseite zu treffen. An beider Beginn steht – um es modern auszudrücken – eine Interaktion Patient – Arzt. Aus den nachfolgend vorgestellten Modellfiguren ist unschwer zu erkennen, daß in diesem Rollenspiel der Patient einen viel stärkeren Einfluß ausübt als durchweg angenommen wird. Daß „der Arzt Arbeitsunfähigkeit feststellt", ist in dieser Formulierung im Grunde eine Fiktion oder eine Option.

Eintritt von Arbeitsunfähigkeit

Es wurde schon eingangs darauf hingewiesen, daß der Arzt beim Ausstellen einer Bescheinigung über Arbeitsunfähigkeit und deren voraussichtliche Dauer besondere Sorgfalt walten lassen müsse (S. 83). Des weiteren hat er § 27 Abs. 3 Bundesmantelvertrag (Ärzte) n. F. zu beachten:

„Die Arbeitsunfähigkeit soll für eine vor der ersten Inanspruchnahme des Arztes liegende Zeit grundsätzlich nicht bescheinigt werden. Eine Rückdatierung des Beginns der Arbeitsunfähigkeit auf einen vor dem Behandlungsbeginn liegenden Tag ist nur ausnahmsweise und nur nach gewissenhafter Prüfung und in der Regel nur bis zu zwei Tagen zulässig."

Im § 1 des eben zitierten Bundesmantelvertrages (Ärzte) n. F. bestimmt im übrigen Abs. 1:

„Die Beurteilung der Arbeitsunfähigkeit und ihrer voraussichtlichen Dauer sowie die Ausstellung der Bescheinigung darf nur aufgrund einer ärztlichen Untersuchung erfolgen. Näheres bestimmen die Richtlinien des Bundesausschusses der Ärzte und Krankenkassen."

Einzelheiten dazu sind in diesen Richtlinien unter Nrn. 10–21 aufgeführt.

Das Ausstellen einer Arbeitsunfähigkeitsbescheinigung, wenn der Vertragsarzt nur aufgrund telephonischer Informationen von einem Patienten oder dessen Familienangehörigen die Annahme von Arbeitsunfähigkeit für begründet hält, ist unzulässig (29).

Interaktion
Wenn Krankheit plötzlich und heftig aus voller oder relativer Gesundheit eintritt, übt sie auf Patient und Arzt einen faktischen Zwang aus, den jeder für sich und beide gegenseitig ohne Diskussion anerkennen (z. B. bei Herzinfarkt oder bei Nierensteinkolik bei bekannter Nephrolithiasis). Die Bescheinigung der Arbeitsunfähigkeit ist vor dem Hintergrund der Krankheit und der einzuleitenden kurativen Maßnahmen ein Randproblem.

In anderen Fällen ist der Krankheitsbeginn zwar auch akut, aber nicht dramatisch. Die Arbeitsunfähigkeit ist also diskutabel:

– Der Patient signalisiert dem Arzt Arbeitsunfähigkeit: „Ich kann nicht", der Arzt nimmt das Signal auf: „Nein, Sie können nicht – ich bescheinige Arbeitsunfähigkeit" (z. B. Ischias).
– Der Patient signalisiert dem Arzt Arbeitsunfähigkeit: „Ich glaube, ich kann nicht" – „Geht es nicht doch?" – „Nein, es geht beim besten Willen nicht" – „Dann will ich es Ihnen bescheinigen". Variante: „Nein, ich kann es Ihnen trotzdem nicht bescheinigen" (z. B. bei leichtem Infekt).
– Der Arzt signalisiert dem Patienten Arbeitsunfähigkeit: „Sie sind so krank, daß Sie nicht arbeiten dürfen/können" – „Dann muß ich eben aussetzen" (z. B. bei Aktivierung einer alten Lungentuberkulose).
– Der Arzt signalisiert dem Patienten Arbeitsunfähigkeit: „Sie müssen aussetzen" – „Ich möchte/kann aber nicht" – „Seien Sie doch vernünftig" – „Gut, Herr Doktor". Variante: „Ich gehe aber trotzdem arbeiten" (z. B. Tumorrezidiv).

Die Modelle sind bei allmählichem, schleichendem Krankheitsbeginn grundsätzlich die gleichen, wenn man nur in die gesprochenen Formeln das Wörtchen „mehr" einfügt: „Ich kann nicht *mehr*" – „Sie können/dürfen nicht *mehr*".

Formalien
Sofern bei der Krankheit, die zum Eintritt von Arbeitsunfähigkeit führt, der Anspruch auf Entgeltfortzahlung von vornherein besteht oder noch nicht erschöpft ist, füllt der Vertragsarzt dem Versicherten die *Arbeitsunfähigkeitsbescheinigung* für die Krankenkasse (Abb. **8**) aus, von welcher der Arbeitgeber eine Durchschrift erhält (Abb. **9**) mit Ausnahme des Formularteils, auf dem Angaben über Diagnose und Befund eingetragen sind.

Der arbeitsunfähige Arbeitnehmer reicht beide Dokumente den Empfängern ein, dem Arbeitgeber spätestens innerhalb von 3 Tagen (§ 3 Abs. 1 Lohnfortzahlungsgesetz). In aller Regel, d. h. sofern sich am Bestehen der Arbeitsunfähigkeit keine begründeten Zweifel ergeben, wird diese von beiden anerkannt.

In seinem Urteil vom 15. Juli 1992 – 5 AZR 312/91 – hat das Bundesarbeitsgericht entschieden, die ordnungsgemäß ausgestellte Arbeitsunfähigkeitsbescheinigung habe einen hohen Beweiswert. Der Beweis ergebe sich aus der Lebenserfahrung. Der Arbeitgeber, der eine ärztliche Arbeitsunfähigkeitsbescheinigung nicht gegen sich gelten lasse, müsse im Rechtsstreit Umstände darlegen und beweisen, die zu ernsten und begründeten Zweifeln an der Arbeitsunfähigkeit Anlaß geben.

Es ist hier anzumerken, daß das Bescheinigen von Arbeitsunfähigkeit keine therapeutische Maßnahme ist. Auch dürfte die schlichte Annahme, Krankheiten nähmen bei Nicht-Arbeiten grundsätzlich einen günstigeren Verlauf als bei Fortführung der Tätigkeit – und umgekehrt –, in dieser pauschalen Form in keiner Weise den Besonderheiten der verschiedenen Krankheitsbilder und der Individualität des einzelnen Krankheitsfalles gerecht werden. Falls der Anspruch auf Entgeltfortzahlung bereits erschöpft ist und somit Barleistungen in Form von Krankengeld von der Krankenkasse zu beanspruchen sind, füllt der Vertragsarzt ein anderes Formular aus als die beiden vorerwähnten, nämlich die *ärztliche Bescheinigung zur Erlangung von Krankengeld*. Dieses enthält keine medizinischen Informationen (Abb. **10**).

Wenn es tatsächlich zur Feststellung von Arbeitsunfähigkeit kommen soll, so schließt dies ein bzw. setzt voraus, daß zu prüfen ist,
– ob begründete Zweifel an der Arbeitsunfähigkeit bestehen oder nicht,
– ob bereits wegen derselben Krankheit Entgeltfortzahlung vom Arbeitgeber geleistet worden ist,
– ggf. wie lange,
– ob und wie lange demnach noch weiterer Anspruch hierauf besteht oder
– ob bzw. ab wann Anspruch auf Krankengeld besteht, weil derjenige auf Entgeltfortzahlung erschöpft ist, ggf. auf wie lange noch Krankengeld zu beanspruchen ist.

Falls sich *Zweifel* am Bestehen von Arbeitsunfähigkeit ergeben, so müssen diese, wenn sie Rechtsfolgen nach sich ziehen sollen, „begründet" (§ 275 Abs. 1 Ziff. 3 b SGB V) sein und dürfen sich nicht nur auf allgemeine im sozialen Raum stehende Eindrücke, Beobachtungen und Behauptungen stützen, sondern sie müssen konkret sein und sich auf die Person des betreffenden Versicherten beziehen. Sie können medizinischer oder anderer Art sein.

Verfahrensablauf bei der Feststellung von Arbeitsunfähigkeit

Arbeitsunfähigkeits-bescheinigung
zur Vorlage bei der Krankenkasse

Bei verspäteter Vorlage droht Krankengeldverlust!

| AOK | LKK | BKK | IKK | VdAK | AEV | Knappschaft |

Name des Versicherten / Vorname / geb. am

Ehegatte/Kind / Vorname / geb. am

Mitgl.-Nr.

Wohnung des Patienten

☐ Erstbescheinigung   ☐ Folgebescheinigung

☐ Arbeitsunfall, Arbeitsunfallfolgen, Berufskrankheit   ☐ Dem Durchgangsarzt zugewiesen

Arbeitsunfähig seit

Voraussichtlich arbeitsunfähig bis einschließlich

Festgestellt am

Unterschrift des Arztes

Befund _____

☐ sonstiger Unfall, Unfallfolgen

☐ Versorgungsleiden (BVG)

Diagnose _____

Es wird die Einleitung folgender besonderer Maßnahmen durch die Krankenkasse für erforderlich gehalten (z. B. Badekur, Heilverfahren, MDK).

Kassenarztstempel

Paul Albrechts Verlag, 2073 Lütjensee

Für Zwecke der Krankenkasse

Abb. 8 Arbeitsunfähigkeitsbescheinigung zur Vorlage bei der Krankenkasse   Muster 1b (10. 1991)

90 Arbeitsunfähigkeit

| AOK | LKK | BKK | IKK | VdAK | AEV | Knappschaft |

Name des Versicherten — Vorname — geb. am

Ehegatte/Kind — Vorname — geb. am

Mitgl.-Nr.

Wohnung des Patienten

Arbeitsunfähigkeits-bescheinigung
zur Vorlage beim Arbeitgeber

Der angegebenen Krankenkasse wird unverzüglich eine Bescheinigung über die Arbeitsunfähigkeit mit Angaben über den Befund sowie die voraussichtliche Dauer der Arbeitsunfähigkeit übersandt.

• Bitte sofort dem Arbeitgeber vorlegen! •

☐ Erstbescheinigung ☐ Folgebescheinigung
☐ Arbeitsunfall, Arbeitsunfallfolgen ☐ Dem Durchgangsarzt
   Berufskrankheit   zugewiesen

Arbeitsunfähig seit

Voraussichtlich arbeitsunfähig
bis einschließlich

Festgestellt am

Kassenarztstempel / Unterschrift des Arztes
Muster 1a (10. 1991)

Abb. **9** Arbeitsunfähigkeitsbescheinigung zur Vorlage beim Arbeitgeber

Abb. **10** Ärztliche Bescheinigung zur Erlangung von Krankengeld ▶

Verfahrensablauf bei der Feststellung von Arbeitsunfähigkeit 91

Nächste Auszahlung am | **Fall-Nr.** | **Beleg**

Auszahlschein für Krankengeld

Art	Zu zahlen sind vom	bis	Tage	je Tag	insgesamt DM Pf	Konto
KG						4700
KG						4700

Tag | Sachbearbeiter | Tag | Anweisender

Erklärung des Versicherten

1. Während der Dauer des Leistungsbezuges habe ich keine Beschäftigung ausgeübt und weder Arbeitsentgelt erhalten noch Leistungen der Arbeitslosenversicherung bezogen.
2. Ein Antrag auf ☐ Rente ☐ Vorruhestandsgeld wurde gestellt:
   ☐ Nein ☐ Ja, am _____
3. Bitte überweisen Sie das Krankengeld auf mein Konto
   Nr. _____ bei der _____
   Bankleitzahl: _____

Hinweis: Die Auszahlung des Krankengeldes erfolgt in der Regel bis zum Ausstellungsdatum dieses Zahlscheines!

Datum _____ Unterschrift _____

Ärztliche Bescheinigung zur Erlangung von Krankengeld

Name des Versicherten | Vorname | Geburtstag

Wohnort

Straße

Zuletzt vorgestellt am / bzw. zuletzt besucht am

Noch arbeitsunfähig? Ja ☐ nein ☐   Voraussichtlich bis?

Wiederbestellt zum   Ausgang? Ja ☐ nein ☐

Falls der Arzt Ausgang zuläßt, aber keine Zeiten festgesetzt hat, gelten die Ausgehzeiten nach der Krankenordnung der Kasse.

Noch behandlungsbedürftig? Ja ☐ nein ☐

Letzter Tag der Arbeitsunfähigkeit?

Krankenhausaufenthalt vom _____ bis _____

Diagnose:
(Nur auszufüllen bei Änderungen gegenüber der zuletzt angegebenen Diagnose, stets jedoch am Schluß der Arbeitsunfähigkeit.)

Datum: _____

Stempel des Arztes bzw. des Krankenhauses | Unterschrift des Arztes

☒ Zutreffendes bitte ausfüllen und ankreuzen ◀

Beispiel für *medizinisch begründete* Zweifel:
Wenn Arbeitsunfähigkeit wegen Ischias bescheinigt wird und der Versicherte dabei seinen Garten umgräbt, ergeben sich Zweifel am Bestehen einer Ischias und damit an der Arbeitsunfähigkeit.

Beispiel für *andere* Zweifel:
Ein Arbeitnehmer verläßt nach einem Streit den Betrieb und erklärt: „Jetzt melde ich mich krank."

Wenn der Arbeitgeber Zweifel hegt, muß er sie der Krankenkasse gegenüber begründen. Diese hat sie zu prüfen und hat, wenn sie sie für begründet hält, zu klären, ob sie zu beseitigen bzw. auszuräumen oder zu bestätigen sind. Der Arbeitgeber kann demnach nicht schlechthin wie früher bei der Krankenkasse eine „Vorladung zum Vertrauensarzt" beantragen. Sind die Zweifel medizinischer Art, so hat eine *Begutachtung der Arbeitsunfähigkeit* durch den Medizinischen Dienst der Krankenversicherung (MDK) zu geschehen, zu welcher der Versicherte vorgeladen wird (§ 275 Abs. 1 Ziff. 3 b SGB V). Die Krankenkasse ist also in etwa der Sachwalter der Interessen auch des Arbeitgebers. Entsprechend hat die Krankenkasse auch zu verfahren, wenn sie aufgrund eigener Überlegungen oder Informationen begründete Zweifel an der Arbeitsunfähigkeit eines ihrer Mitglieder hegt.

Die Tab. 10–12 stellen dar, in welchem Umfang seit 1984 von den Krankenkassen Begutachtungen insgesamt durch ihren Medizinischen Dienst veranlaßt wurden und inwieweit dabei Arbeitsunfähigkeit Gegenstand der Begutachtung war. Die nicht uninteressante Frage, in welchem Umfang dies wegen *Zweifeln* an der Arbeitsunfähigkeit der Fall war und inwieweit diese etwaigen Zweifel bei den Begutachtungen bestätigt oder ausgeräumt wurden, läßt sich anhand von Zahlenmaterial nicht beantworten. Dies wird nicht erfaßt.

Tabelle 10 Anzahl der Untersuchungen, Gutachten nach Aktenlage und Beratungen im MDK 1984–1991 in Mio. von Fällen (Quelle: Statistiken des Medizinischen Dienstes der Spitzenverbände der Krankenkassen e. V.)

1984	1985	1986	1987	1988	1989	1990	1991
1,99	1,98	3,5	3,8	5,3	5,22	5,22	5,87

Tabelle 11 Anzahl der Untersuchungen und Begutachtungen nach Aktenlage wegen Arbeitsunfähigkeit in Mio. von Fällen (Quelle: Statistiken des Medizinischen Dienstes der Spitzenverbände der Krankenkassen e. V.)

1984	1985	1986	1987	1988	1989	1990	1991
1,29	1,25	1,24	1,32	1,32	1,23	1,18	1,03

Tabelle 12 Arbeitsunfähigkeits-Begutachtungen in v. H. aller dem MDK vorgelegten Fälle (Quelle: Statistiken des Medizinischen Dienstes der Spitzenverbände der Krankenkassen e. V.)

1984	1985	1986	1987	1988	1989	1990	1991
65,0	63,2	35,4	34,8	24,8	23,5	23,0	17,5

Beendigung von Arbeitsunfähigkeit

Interaktion

Die Beendigung einer Krankheit geschieht im allgemeinen nicht so schlagartig und plötzlich wie eine Krankheit auftreten kann. Vielmehr ergibt sich während des Verlaufs unter dem Eindruck der Besserung des Befindens und der Befunde, in Verbindung mit dem Nachlassen der Beschwerden, eines Tages die Frage nach der Gesundung. Der Tag, zu dem diese dann angenommen wird, kann von medizinischen Befunden allein abhängen (z. B. hat die Röntgenuntersuchung am Tage X die Abheilung eines Magengeschwürs ergeben, welche abgewartet wurde):

– „Dann kann ich wohl wieder." – „Ja, Sie können wieder".
– „Sie können wieder arbeiten." – „Ja, dann will ich es auch".

In anderen Fällen kommen außer-medizinische Faktoren ins Spiel, entweder in Verbindung mit medizinischen oder sogar für sich allein bzw. überwiegend:

- „Ich werde wieder gebraucht."
- „Es wird mir vor den Kollegen zu dumm."
- „Ich bin zum Medizinischen Dienst vorgeladen – ich glaube, dann fange ich doch lieber vorher wieder an."
- „Ich glaube, nächsten Montag (oder: am 1. August) fange ich wieder an."
- „Bis zum ... muß ich noch arbeiten, sonst bekomme ich meine Zusatzrente nicht."

Dies ergibt als Modell der Interaktion Patient – Arzt folgende Figuren:

- „Ich will/ich möchte." – „Sie können."
- „Kann ich?" – „Ja, Sie können."
- „Sie können wieder." – „Ich will auch."
- „Sie können wieder." – „Ich habe Zweifel." – „Doch, Sie können."
- „Sie können wieder." – „Ich glaube aber, ich kann beim besten Willen nicht." – „Doch, Sie können." – „Es geht aber nicht." – „Versuchen Sie es doch."

Formalien

In diesen Fällen hat der Vertragsarzt dem Versicherten den letzten Tag der Arbeitsunfähigkeit auf der Arbeitsunfähigkeitsbescheinigung (falls noch Anspruch auf Entgeltfortzahlung besteht) oder auf dem Formular „ärztliche Bescheinigung zur Erlangung von Krankengeld" (falls schon Krankengeld bezogen wird) zu bescheinigen. Die entsprechende Bescheinigung reicht der Versicherte den Empfängern ein.

Das Aufhören des Bezuges von Entgeltfortzahlung bzw. von Krankengeld wird in der Regel den faktischen Zwang zur Wiederaufnahme der Arbeit bedeuten, wenn auch nicht den juristischen.

Begutachtung der Arbeitsunfähigkeit durch den Medizinischen Dienst der Krankenversicherung

Die Krankenkassen sind, wie schon erwähnt, in den gesetzlich bestimmten Fällen ... verpflichtet, „eine gutachtliche Stellungnahme des Medizinischen Dienstes der Krankenversicherung (Medizinischer Dienst) einzuholen", und zwar wenn dies „zur Beseitigung von begründeten Zweifeln an der Arbeitsunfähigkeit, insbesondere auf Verlangen des Arbeitgebers, wenn er begründete Zweifel an der Arbeitsunfähigkeit darlegt", erforderlich erscheint (§ 275 Abs. 1, Ziff. 3 b SGB V). Diese Zweifel beziehen sich u. U. gar nicht auf die Arbeitsunfähigkeit per se, sondern auf deren Dauer. Eine Begutachtung kann sich aber auch – und zwar ist dies überwiegend der Fall – aus anderen Gründen als Zweifeln an der Arbeitsunfähigkeit als notwendig erweisen. In diesen Fällen ist ebenfalls zu der Frage des Bestehens der Arbeitsunfähigkeit Stellung zu nehmen.

In seinem Gutachten hat der Gutachter auszusagen und zu begründen, ob nach ärztlichem Dafürhalten

- etwaige Zweifel an der Arbeitsunfähigkeit aufgrund des ärztlichen Befundes als beseitigt anzusehen sind, Arbeitsunfähigkeit also begründet ist, oder
- etwaige Zweifel an der Arbeitsunfähigkeit durch ärztliche Erkenntnisse nicht zu beseitigen sind, Arbeitsunfähigkeit also nicht begründet ist.

Kommt er zur ärztlichen Feststellung von Arbeitsunfähigkeit, so muß diese seine Äußerung deren voraussichtliche Dauer einschließen.

Das ärztliche Urteil hat für den Untersuchten keine unmittelbaren Rechtsfolgen. Diese ergeben sich erst aus dem weiteren Handeln der Krankenkasse nach deren Kenntnisnahme und Auswertung des Gutachtens (10). Der Krankenkasse muß der Gutachter außer dem Ergebnis der Begutachtung auch die erforderlichen Angaben über den Befund mitteilen (§ 277 Abs. 1 SGB V). Wenn dem keine besonderen Gründe entgegenstehen, teilt die Krankenkasse dem Versicherten hiernach den Tag der Beendigung der Arbeitsunfähigkeit mit.

Auch dem behandelnden Vertragsarzt muß das Ergebnis der Begutachtung mitgeteilt werden, ebenso die erforderlichen Angaben über den Befund (§ 277 Abs. 1 SGB V). Das Gutachten des Gutachters ist grundsätzlich verbindlich (Richtlinien über die Beurteilung der Arbeitsunfähigkeit ... des Bundesausschusses der Ärzte und Krankenkassen vom 3. 9. 1991 Nr. 23). Auf die Frage, wie bei Meinungsverschiedenheiten zwischen Gutachter und Vertragsarzt zu verfahren ist, wird noch eingegangen.

Wenn der Versicherte sich durch die daraufhin getroffene *Entscheidung der Krankenkasse beschwert* sieht, so kann er dies der Krankenkasse vortragen, da er Anspruch auf „rechtliches Gehör" hat. Die Krankenkasse hat dann zu prüfen, ob dem abzuhelfen ist oder nicht. Wenn deren Entscheidung nicht mit Rechtsbehelfsbelehrung versehen ist, sollte er um Überprüfung bitten. Dann kann die Krankenkasse nunmehr einen mit Rechtsbehelfsbelehrung versehenen Bescheid erteilen. Gegen diesen kann der Versicherte *Widerspruch* einlegen. Oder aber schon die ursprüngliche Entscheidung wird vom Versicherten mit einem Schreiben angefochten, das ausdrücklich als Widerspruch bezeichnet oder inhaltlich als solcher auszulegen ist. Durch den Widerspruch wird das gesetzlich vorgeschriebene Vorverfahren eingeleitet. Zunächst hat die Krankenkasse zu prüfen, ob sie dem Widerspruch abhilft (§ 85 Abs. 1 SGG). Kann sie sich zur Abhilfe nicht entschließen, so legt sie die Sache ihrer Widerspruchsstelle vor, die daraufhin einen Widerspruchsbescheid erläßt (§ 85 Abs. 2 SGG).

Diesen Bescheid kann der Versicherte ggf. durch Klage auf dem Wege eines Rechtsstreites anfechten, für dessen Durchführung die *Sozialgerichtsbarkeit* zuständig ist.

Für die Erledigung von Streitigkeiten zwischen einem arbeitsunfähigen Arbeitnehmer und dessen Arbeitgeber, welche die Entgeltfortzahlung betreffen, ist die *Arbeitsgerichtsbarkeit* zuständig.

Es besteht aber auch die Möglichkeit, daß mit dem Ergebnis einer Begutachtung der behandelnde *Vertragsarzt* nicht einverstanden ist. Es kann sein, daß er dies von sich aus nicht ist, er kann aber auch durch Darlegungen seines Patienten dazu gebracht werden. Hierzu bestimmen die Arbeitsunfähigkeitsrichtlinien in Nr. 23, wie dann zu verfahren ist:

„Bestehen zwischen dem Kassen/Vertragsarzt und dem Medizinischen Dienst der Krankenversicherung Meinungsverschiedenheiten, kann der Arzt unter Darlegung seiner Gründe die Krankenkasse unterrichten. Kann die Krankenkasse die Meinungsverschiedenheiten nicht ausräumen, hat sie auf Verlangen des Arztes möglichst kurzfristig die Entscheidung durch ein Zweitgutachten herbeizuführen. Ist das Vorliegen der Arbeitsunfähigkeit durch einen Facharzt bescheinigt worden, soll für das Zweitgutachten ein Arzt derselben Gebietsbezeichnung tätig werden".

Der Vertragsarzt hat also die *Gründe* darzulegen, wegen derer er mit dem Inhalt des Gutachtens des Medizinischen Dienstes und/oder mit den aus dem Befund gezogenen Schlußfolgerungen nicht übereinstimmt. Die nicht so selten geübte Praxis, nur unbegründeten Widerspruch anzumelden oder gar ohne Angabe von Gründen ein Zweitgutachten zu beantragen, entspricht nicht dem Vertragsrecht.

Die im Einspruchschreiben angeführten Gründe hat die Krankenkasse zu prüfen und hiernach „das Weitere zu veranlassen". Sie kann von sich aus weitere Arbeitsunfähigkeit anerkennen, wenn z. B. der Vertragsarzt mitteilt, bei dem Versicherten sei inzwischen Fieber mit der Notwendigkeit von Bettruhe aufgetreten oder eine andere Krankheit, oder es habe ein Gipsverband angelegt werden müssen. In anderen Fällen muß sie eine erneute Begutachtung veranlassen, nach Möglichkeit durch einen anderen als den zuerst begutachtenden Arzt, u. U. auch durch einen Arzt mit Gebietsbezeichnung. Dies wird besonders dann zu geschehen haben, wenn neu angeführte medizinische Gesichtspunkte zu begutachten sind.

In dem dann erneut zu erstattenden Gutachten hat sich der Gutachter mit dem medizinischen Inhalt des Einspruchs auseinanderzusetzen und dann zu begründen, ob er hiernach die Annahme von Arbeitsunfähigkeit für gerechtfertigt hält oder nicht, ggf. auch wie lange. Sein Gutachten leitet er wiederum nach den Bestimmungen des § 277 Abs. 1 SGB V der Kasse und dem Hausarzt zu. Hiernach hat die Krankenkasse ebenso zu verfahren wie beim Eingang des Erstgutachtens.

Falls auch dann Widersprüche im Verhältnis Versicherter/Krankenkasse nicht ausgeräumt sind, ist zu verfahren wie oben beschrieben. Dem Hausarzt stehen keine Eingriffsmöglichkeiten in das etwaige weitere Vorverfahren oder in den sich ggf. daran anschließenden Rechtsstreit offen. Es bleibt ihm unbenommen, die Darlegungen seines Patienten durch ein ärztliches Attest zu untermauern. Nichtsdestoweniger bleibt aber das Gutachten des Medizinischen Dienstes für die Krankenkasse gem. Ziff. 23 der Arbeitsunfähigkeitsrichtlinien jetzt zunächst „verbindlich".

Mitwirkung des Arztes bei der Überprüfung der Arbeitsunfähigkeit in besonderen Fällen

Mit der vorausgegangenen Darstellung dürften dem Arzt, insbesondere dem Vertragsarzt, die Informationen zugänglich gemacht worden sein, deren er bedarf, um die Routine des Alltags zu erledigen – und hierauf kommt es in erster Linie an. Deshalb soll hier auf eine tiefer schürfende Abhandlung dieses Sachgebietes und der Beurteilung etwaiger Problemfälle bewußt verzichtet werden.

Die Aneignung des entsprechend juristisch gefärbten Spezialwissens wird dem ärztlichen Spezialisten vorbehalten bleiben.

In der Regel ergibt sich die Notwendigkeit der Überprüfung der Arbeitsunfähigkeit wegen besonderer Probleme auch gar nicht in der ärztlichen Praxis, sondern im Geschäftsgang der Krankenkassen. Die hier zu klärenden Fragen sind im allgemeinen rechtlicher Natur, wenn auch mit medizinischer Problematik verquickt. Um diese Fälle aufzulösen, pflegen die Krankenkassen die dabei rechtlich relevanten medizinischen Beweisfragen ihrem ärztlichen Gutachter zur Beantwortung vorzulegen.

Es erscheint deshalb zweckmäßig und auch ausreichend, im folgenden nur einige der wichtigsten *Rechtsnormen* und *-begriffe* zu erläutern. Von ihrer Kenntnis hängt u. U. für den mit ihnen nicht oder nur wenig Vertrauten das Verständnis bestimmter Entscheidungen oder an ihn gerichteter Anfragen von seiten der Krankenkassen ab.

Rechtsvorschriften

Arbeitsunfähigkeit im Sinne der *gesetzlichen* Krankenversicherung ist (anders als in der privaten Krankenversicherung) im Grunde unteilbar: entweder besteht sie – oder sie besteht nicht. Sobald und solange der Arbeitnehmer die von ihm geforderte Arbeitsleistung nicht zur Gänze erbringen kann, ist er arbeitsunfähig. Diese Regelung ist im Prinzip vernünftig, denn sie verhindert, daß „Leichtkranke" ihre Krankheit nicht ausheilen können, und daß Kranke, die noch nicht genesen sind, „an die Arbeit geschickt werden". Ihr Nachteil liegt darin, daß dadurch eine stufenweise Wiedereingliederung erschwert wurde, wie sie bei manchen Krankheiten durchaus zweckmäßig sein kann, z. B. nach Herzinfarkt, besonders eingreifenden Operationen u. a. m.

§ 74 SGB V gibt dieser Möglichkeit jetzt Raum, so daß in den erforderlichen Fällen über die Hilfskonstruktion der *Teil-Arbeitsfähigkeit* bei Gewährung eines um den nicht vollschichtig erworbenen Lohn gekürzten Krankengeldes die *Belastungserprobung* erfolgen kann. Es versteht sich, daß sich diese Maßnahme nur über begrenzte Zeit und nur bei bestimmten Krankheiten erstrecken kann, im allgemeinen nach Anschlußheilbehandlungen oder anderen Rehabilitationsmaßnahmen. Sie zu realisieren erweist sich jedoch in der Praxis als schwierig (2, 17, 26, 32, 36). (Die Belastungserprobung wird bei Arbeitsunfähigkeit im übrigen vom Rentenversicherungsträger übernommen.)

Über die *Dauer des Krankengeldes* sind die rechtlichen Vorschriften im § 48 SGB V enthalten (41).

Im Falle einer Krankheit, die bei dem Kranken dazu geführt hat, daß seine „Erwerbsfähigkeit nach ärztlichem Gutachten erheblich gefährdet oder gemindert ist", hat der Kranke nach neuerem Recht vorrangig den Anspruch auf Rehabilitation und nachrangig denjenigen auf eine Rente. Ihm kann die Krankenkasse gem. § 51 SGB V eine Frist von 10 Wochen stellen, innerhalb deren er einen Antrag auf Maßnahmen der Rehabilitation zu stellen hat. Stellt sich allerdings im Verfahren beim Rentenversicherungsträger heraus, daß Berufs- oder Erwerbsunfähigkeit besteht und eine erfolgreiche Rehabilitation nicht zu erwarten ist, dann wird der Antrag auf Maßnahmen zur Rehabilitation gem. § 116 Abs. 2 SGB VI wie ein Antrag auf Rente behandelt. Dies liegt im Interesse des Versicherten selbst sowie der Solidargemeinschaft der Versicherten und soll dem gesundheitspolitischen Zweck dienen, die zügige Einleitung von Rehabilitationsmaßnahmen zu fördern. Ärztliche Feststellungen hierzu hat der Medizinischen Dienst der Krankenversicherung zu treffen (§ 275 Abs. 1 Ziff. 2 SGB V).

Im übrigen regelt § 50 SGB V weiteres zur zeitlichen Begrenzung des Anspruches auf Krankengeld:

„(1) Versicherte haben vom Beginn der nachstehenden Leistungen an keinen Anspruch auf Krankengeld:
1. Rente wegen Erwerbsunfähigkeit oder Vollrente wegen Alters aus der gesetzlichen Rentenversicherung,
2. Ruhegehalt, das nach beamtenrechtlichen Vorschriften oder Grundsätzen gezahlt wird,
3. Vorruhestandsgeld nach § 5 Abs. 3, ...

Ist über den Beginn der in Satz 1 genannten Leistungen hinaus Krankengeld gezahlt worden und übersteigt dieses den Betrag der Leistungen, kann die Krankenkasse den überschießenden Betrag vom Versicherten nicht zurückfordern. ..."

Während des Bezuges von Berufsunfähigkeitsrente kann grundsätzlich Anspruch auf Krankengeld bestehen. Weiteres hierzu, also zur Dauer des Krankengeldes, bestimmt § 48 SGB V.

Die Inanspruchnahme des Gutachters des Medizinischen Dienstes der Krankenversicherung regeln §§ 275–277 SGB V. Durch ihn ist in den erforderlichen Fällen auch die Verordnung von Versicherungsleistungen rechtzeitig nachzuprüfen. Darauf, daß er tätig werden muß, um zu beurteilen, ob zur Sicherung des Heilerfolges besondere Maßnahmen einzuleiten und ob Maßnahmen der Sozialleistungsträger für die Wiederherstellung der Arbeitsfähigkeit erforderlich sind, wurde schon hingewiesen, ebenso auf sein Tätigwerden bei der Aufstellung eines Gesamtplanes zur Rehabilitation.

Es ist unschwer zu erkennen, daß Begutachtungen zur Beseitigung von begründeten Zweifeln an dieser nur einen kleinen Ausschnitt des Tätigkeitsbereiches des Gutachters des Medizinischen Dienstes ausmachen.

Rechtsbegriffe

Die Frage zu klären, ob ein *mißglückter Arbeitsversuch* vorliege, ist im Alltag der gesetzlichen Krankenversicherung ein häufiges Vorkommnis. Es ist Angelegenheit der Verwaltung, die dazu den Arzt hören muß. Die an sie gerichtete Frage wird von praktizierenden Ärzten nicht selten ohne nähere Kenntnis ihres Inhalts und der Konsequenzen aus ihrer Beantwortung bejaht.

Das BSG hat 1978 (51) zum Begriff des mißglückten Arbeitsversuchs entschieden:

„Ein mißglückter Arbeitsversuch, der nicht zur Versicherungspflicht führt, liegt dann vor, wenn die Beschäftigung noch vor Ablauf einer wirtschaftlich ins Gewicht fallenden Zeit wieder aufgegeben wird, weil der Beschäftigte von vornherein nicht oder nur unter schwerwiegender Gefährdung seiner Gesundheit fähig, mithin bereits bei der Aufnahme der Beschäftigung arbeitsunfähig war."

Die Beurteilung, ob von Anfang an feststand, daß die Arbeit wegen Krankheit nach kürzester Frist enden mußte, darf rückschauend nur eine angemessene Zeit später vorgenommen werden.

Sind die verwaltungsmäßigen und die medizinischen Bedingungen eines mißglückten Arbeitsversuches erfüllt, so bedeutet dies, daß von dem Arbeitsunfähigen aus dem Beschäftigungsverhältnis, das mit einem mißglückten Arbeitsversuch endete bzw. dazu führte, kein Anspruch auf Krankengeld und anderweitige Krankenhilfe abgeleitet werden kann. Bei nahtlosem Übergang zweier Beschäftigungsverhältnisse ineinander und bei gleichzeitigem Wechsel der Krankenkasse, kann zur Erbringung von Barleistungen die bisherige Krankenkasse in Betracht kommen. Auf die schwierige Frage, inwieweit in den entsprechenden Fällen Anspruch auf Entgeltfortzahlung besteht, soll hier nicht eingegangen werden.

Von Bedeutung für die sog. *Blockbildung*, welche die Krankenkassen vornehmen müssen, um hiernach über die zeitliche Begrenzung ihrer Leistungspflicht gem. § 48 SGB V entscheiden zu können, sind *auch* medizinische Sachverhalte, die vom Arzt zu beurteilen sind. Dabei hat der Arzt die Frage der Krankenkasse zu beantworten, ob und ggf. wann die Krankheit, wegen der jetzt Barleistungen bezogen bzw. beantragt werden, zum ersten Mal Arbeitsunfähigkeit begründet hat.

Nach ärztlichem Verständnis ist bei einem Versicherten zu fragen, ob etwa ein im Dezember 1989 aufgetretener Erkältungsinfekt *dieselbe Krankheit* ist (8, 9, 12, 15, 16, 21, 22) wie einer, der im Januar desselben Jahres aufgetreten ist – oder ob man von „derselben" Krankheit nur dann sprechen kann, wenn z. B. eine über Monate und Jahre sich hinziehende Krankheit in zeitlich aufeinanderfolgenden Schüben oder Exazerbationen verläuft.

Es ist unschwer zu erkennen, daß von der Feststellung oder Verneinung „derselben" Krankheit im Einzelfall abhängt, ob bzw. wie lange Anspruch auf Entgeltfortzahlung oder auf Krankengeld besteht, mit der Konsequenz, daß sich aus der Summe der Entscheidungen hierzu die Aufbringung und Verteilung bzw. Umverteilung eines nicht unerheblichen Finanzvolumens ergibt. In der Praxis wird hier nichtsdestoweniger pragmatisch verfahren und wird im allgemeinen von Krankenkassen- wie Arbeitgeberseite das ärztliche Urteil hingenommen.

Inwieweit *Verweisbarkeit* anzunehmen ist, hängt bei einem Arbeitnehmer davon ab, ob er einen Beruf erlernt und ihn während seines bisherigen Arbeitslebens ausschließlich oder überwiegend ausgeübt hat. So ist z. B. ein gelernter kaufmännischer Angestellter von 57 Jahren, der ausschließlich als solcher gearbeitet hat, nicht auf eine andere Tätigkeit verweisbar. Dagegen ist ein 35jähriger Hilfsarbeiter ohne abgeschlossene Berufsausbildung, der etwa 3 Jahre als Bauarbeiter, 4 Jahre als Bote, 6 Jahre als angelernter Dreher,

5 Jahre als Kraftfahrer und dann als Gartenbauarbeiter gearbeitet hat, ggf. von dieser Tätigkeit auf eine andere zu verweisen. Dies ist von versicherungsrechtlicher Relevanz, wenn bei ihm eine Krankheit mit Arbeitsunfähigkeit auftritt, die in einen nicht behebbaren Zustand übergeht, der eine Wiederaufnahme der zuletzt ausgeübten Tätigkeit auf dauernd ausschließt.

Zu diesem zuletzt aufgeführten, also rein medizinischen Sachverhalt, hat der Arzt eine Beurteilung abzugeben, über deren Bedeutung und Konsequenzen er sich im klaren sein muß. Die Frage, ob Verweisbarkeit vorliegt oder nicht, ist jedoch verwaltungsseitig zu entscheiden und nicht ärztlicherseits.

Rolle des Arbeitsunfähigen

Die Rolle des Kranken im allgemeinen Wortsinne und damit auch des arbeitsunfähig Kranken wollen wir dahingehend definieren, daß der Kranke

- von bestimmten Verpflichtungen freigestellt werden muß,
- von der Verantwortung für seinen Zustand mindestens weitgehend freizustellen ist,
- den Willen zur Gesundung haben und an deren Wiederherstellung mitarbeiten muß und
- dafür Hilfe von der Gesellschaft beanspruchen kann.

Inwieweit diese nun schon fast „klassische", bekanntlich auf den amerikanischen Soziologen Talcott Parsons zurückgehende Definition inzwischen relativiert worden ist (3) bzw. werden mußte, lassen wir im einzelnen außer Betracht.

Es ist jedenfalls zu erkennen, daß die erste der vier Teildefinitionen auch im umgekehrten Sinne anzuwenden ist: Wer von bestimmten Verpflichtungen freigestellt werden will bzw. soll, der muß krank sein – im Sinne dieser Überlegungen also arbeitsunfähig. In das Rollenspiel Patient – Arzt beim Bescheinigen von Arbeitsunfähigkeit kann eine entsprechende Anmutung demnach auch eingebracht werden.

Die tägliche Beobachtung zeigt weiter, daß der potentielle „Heilungsmechanismus" für den Kranken ebenso wie für die Gesellschaft, wie er in dem Rollenspiel im Sinne der vorstehenden Überlegungen eigentlich angelegt ist, mindestens nur noch bedingt funktioniert. Hierfür sprechen u. a. schon die Krankenstände, mag deren Höhe auch noch von einer Reihe anderer Faktoren abhängen.

Wenn wir hier als Träger und Verkörperer der Rolle der Gesellschaft die Ärzte und ferner die Institutionen der Sozialversicherung insbesondere die Krankenkassen ansehen, so erhält der Kranke die Hilfen, welche diese gewähren, zu einem erheblichen Teil nur dann, wenn er sich wenigstens teilweise von seinen Verpflichtungen – hier: zu arbeiten – hat freistellen lassen. Sie in Anspruch zu nehmen, bedeutet im allgemeinen Bewußtsein mehr und mehr, gleichzeitig auch arbeitsunfähig zu sein. Die Verfahrensabläufe, die innerhalb der kurativen Medizin zum Tragen kommen und ebenso diejenigen, die mit der Zuteilung anderer, gleichfalls medizinisch relevanter Leistungen der Sozialversicherungsträger verbunden sind, können in der Summe der Fälle sehr zeitaufwendig sein. Daraus ergibt sich ein Verweilen in der Krankenrolle von oft erheblicher Dauer.

Ein Großteil der Kranken wartet Tage, Wochen oder Monate auf Untersuchungen nebst deren Ergebnissen und auf Befundkontrollen, auf den Platz bzw. die Aufnahme in einer bestimmten Einrichtung, auf die Genehmigung von Anträgen und danach auf die Durchführung der beantragten Maßnahme, sehr oft, nachdem die akute Krankheitsphase längst abgeklungen ist.

Ihre Einflußmöglichkeiten auf die Dauer bzw. das Tempo dieser Verfahrensabläufe sind gering. Der Ausstieg aus der Krankenrolle aus eigener Motivation heraus wird für sie immer schwieriger, das Rollenverhalten wird verfestigt, und die Verantwortung für die Änderung dieses Zustandes verlagert sich von den Betroffenen weg. Die Möglichkeiten, an der Gestaltung der äußeren Vorbedingungen zu seiner Gesundung mitzuarbeiten, sind insoweit oft nur gering, worunter dann auch der Wille zur Gesundung Schaden nehmen kann.

Literatur

1 Atteslander, P.: Macht Arbeit krank? – Gedanken aus der Sicht eines Sozialforschers. Öff. Gesundh.-Wes. 53 (1991) 365–372
2 Eissenhauer, W.: Teilarbeitsfähigkeit und stufenweise Wiederaufnahme der Arbeit bei Leistungsgeminderten – aus sozialmedizinischer Sicht. Med. Sachverständ. 85 (1989) 78–80
3 von Ferber, Chr.: Soziologie für Mediziner. Eine Einführung. Springer, Berlin 1975
4 von Ferber, L.: Was gilt das Wort des Arztes? Öff. Gesundh.-Wes. 36 (1974) 241–251
5 Gesundheit – Krankheit – Arbeitsunfähigkeit, Selbstmedikation. Schriftenreihe „Arb. Medizin – Soz. Medizin – Präventivmedizin". Band 64. Gentner, Stuttgart 1967. Verhandlungsbericht der Deutschen Gesellschaft f. Soz. Medizin, Heidelberg 14. und 15. Oktober 1976, hrsg. von M. Blohmke, U. Keil
6 Gross, R.: Gesundheit und Krankheit in ihren verschiedenen Aspekten. Dtsch. Ärztebl. 77 (1980) 1397–1406
7 Grundner-Culemann, A.W.: Ergebnisse der neueren Rechtsprechung aus dem Bereich der Krankenversicherung. Öff. Gesundh.-Wes. 42 (1980) 167–174, 281–288 und 355–360
8 Grundner-Culemann, A.W.: „Dieselbe Krankheit" im Sinne des § 48 SGB V und des § 1 Abs. 1 LFZG – aus der Sicht des ärztlichen Gutachters. Med. Sachverständ. 85 (1989) 193–196
9 Hartwig, H.: Der Begriff „dieselbe Krankheit" im Rahmen des Artikels I § 1 des LFZG. Öff. Gesundh.-Wes. 35 (1973) 512–522
10 Hennies, L.G.: Kompetenzverteilung zwischen Krankenkassen und Medizinischem Dienst. Öff. Gesundh.-Wes. 54 (1992) 635–639
11 Hennies, G.: Beweismaßstäbe bei der Feststellung von Leistungsansprüchen. Med. Sachverständ. 89 (1993) 41–44
12 Hillebrand, W.: „Dieselbe Krankheit ... „ Öff. Gesundh.-Wes. 35 (1973) 769–772
13 Horch, R., J. Hoffart, D. Stenner: Zur Problematik der „Arbeitsunfähigkeit" und deren Begutachtung durch den Medizinischen Dienst. Med. Sachverständ. 89 (1993) 25–29
14 Jansen, G.: Der Einfluß der physischen und technischen Umwelt auf den Menschen. In Blohmke, M., Chr. von Ferber, K.P. Kisker, H. Schaefer (Hrsg.): Handbuch der Sozialmedizin, Bd. I. Enke, Stuttgart 1975 (S. 189–203)
15 Krasney, O.E.: „Dieselbe Krankheit" im Sinne des § 48 SGB V. Med. Sachverständ. 85 (1989) 188–189
16 Krauskopf, D., H. Marburger: Dieselbe Krankheit im Sinne des § 48 SGB und des § 1 Abs. 1 LFZG – aus der Sicht der Verwaltungspraxis. Med. Sachverständ. 85 (1989) 190–192
17 Kruck, P.: Stufenweise Wiedereingliederung ins Erwerbsleben – „Teilarbeitsfähigkeit" – aus juristischer Sicht. Med. Sachverständ. 85 (1989) 76–78
18 Kummer, P.: Die Arbeitsunfähigkeit im Krankenversicherungsrecht. Med. Sachverständ. 82 (1986) 86–89
19 Lösche, W.: Die Feststellung der Arbeitsunfähigkeit bei Erkrankungen im Ausland. Med. Sachverständ. 89 (1993) 82–86
20 Nüchtern, E.: Der Arzt als Gutachter. Öff. Gesundh.-Wes. 53 (1991) 1–6
21 Paulsdorff, J.: Der Begriff „dieselbe Krankheit" nach § 1 LFZG. Öff. Gesundh.-Wes. 35 (1973) 272–274
22 Rohwer-Kahlmann, H.: „Dieselbe Krankheit". Öff. Gesundh.-Wes. 35 (1973) 769–772
23 Schaefer, H.: Feststellung und Beschreibung von Leistungsvermögen und -einbuße. Öff. Gesundh.-Wes. 36 (1974) 474–483
24 Schaefer, H.: Der Krankheitsbegriff. In Blohmke, M., Chr. von Ferber, K.P. Kisker, H. Schaefer (Hrsg.): Handbuch der Sozialmedizin, Bd. III. Enke, Stuttgart 1976 (S. 15–31)
25 Schaefer, H., P. Nowak: Der Begriff der Leistung in medizinischer Sicht. In Blohmke, M., Chr. von Ferber, K.P. Kisker, H. Schaefer (Hrsg.): Handbuch der Sozialmedizin, Bd. III. Enke, Stuttgart 1976 (S. 66–77)
26 Scholz, J.F.: Teilzeitbeschäftigte in der sozialmedizinischen Begutachtung. Med. Sachverständ. 84 (1988) 44–46
27 Silomon, H.: Leserbrief zu der Arbeit von L. von Ferber „Was gilt das Wort des Arztes?". Öff. Gesundh.-Wes. 37 (1975) 49–50
28 Silomon, H.: Die Anamnese und ihre Bedeutung für das Gutachten. In: Sozialärztliche Begutachtung, Schriften zur Fortbildung, hrsg. vom Verband Deutscher Rentenversicherungsträger, Band 28, 1975 (S. 43–54)
29 Silomon, H.: Der Aussagewert der kassenärztlichen Arbeitsunfähigkeitsbescheinigung. Prakt. Arzt (Wien) (1978) 2076–2084
30 Silomon, H.: Verkennung der Grenzen menschlicher Leistungsfähigkeit. Med. Sachverständ. 74 (1978) 70–72
31 Silomon, H.: Folgen der Verkennung der Grenzen menschlicher Leistungsfähigkeit. Med. Sachverständ. 75 (1979) 90–92
32 Silomon, H.: Die Bedingungen der heutigen Arbeitswelt als Grenzen für die berufliche Rehabilitation Herzinfarktkranker. In Silomon, H. (Hrsg.): Herzinfarktrehabilitation – Licht und Schatten. Hippokrates, Stuttgart 1980
33 Silomon, H.: Ausmaß und Trend der Arbeitsunfähigkeit – Organisationsformen und Ergebnisse ihrer Kontrolle. Öff. Gesundh.-Wes. 45 (1983) 374–379
34 Silomon, H.: Der medizinische Sachverständige – Einführung in die Thematik. Med. Sachverständ. 80 (1983) 3
35 Silomon, H.: Der medizinische Sachverständige in der Sozialversicherung. Med. Sachverständ. 80 (1983) 9–11
36 Silomon, H.: Überlegungen eines Gutachters zur Teilarbeitsfähigkeit. Med. Sachverständ. 80 (1984) 80–82
37 Silomon, H.: Die Arbeitsunfähigkeit in ihren verschiedenen Aspekten. Dtsch. Ärztebl. 82 (1985) 3253–3256
38a Silomon, H.: Der Einzelfall und die Regel. Dtsch. Ärztebl. 84 (1987) 1146–1150

38b Silomon, H.: Zu dem Begriff „gerecht" – Diskussionsbemerkungen zu „Sozialmedizinische Begutachtung: Überlegungen zu einem Qualitätssicherungsprogramm" von R. Großpietzsch und M. Ihmann. Dtsch. Ärztebl. 87 (1990) Heft 13

40 Silomon, H.: Arbeitsunfähigkeit – Tafeln für den Gutachter, relevante Begriffe und Definitionen. Med. Sachverständ. 86 (1990) 135

41 Steinwedel, U.: Die Beurteilung der Arbeitsunfähigkeit bei langfristigen Erkrankungen – aus juristischer Sicht. Med. Sachverständ. 85 (1989) 73–76

42 BSG-Urteil vom 28.10.1960 – 3 RK 29/59 – BSG-E 13, 134

43 BSG-Urteil vom 28.4.1967 – 3 RK 12/65 – BSG-E 26, 240

44 BSG-Urteil vom 30.5.1967 – 3 RK 15/65 – BSG-E 26, 288

45 BSG-Urteil vom 18.6.1968 – 3 RK 63/66 – BSG-E 28, 144

46 BSG-Urteil vom 22.9.1968 – 3 RK 20/66 – Breithaupt 1969, 552

47 BSG-Urteil vom 7.10.1969 – 3 RK 80/66 – Amtl. Mitt. LVA Rheinprovinz 1970, 251

48 BSG-Urteil vom 7.10.1969 – 3 RK 82/66 – Breithaupt 1970, 188 = DMW 1970, 1029

49 BSG-Urteil vom 28.8.1970 – 3 RK 74/67 – BSG-E 31, 279

50 BSG-Urteil vom 16.5.1972 – 9 RV 556/71 – ErsK 1972, 422

51 BSG-Urteil vom 16.11.1978 – 3 RK 62/77 – KVRS 1020/20

52 Beschluß des Großen Senats des BSG vom 16.12.1981 – GS 3/78, 4/78 = BSGE 53 S. 22

53 Urteil vom 15.11.1984 – 3 RK 21/83 = BSGE 57 S. 227

54 Urteil vom 16.9.1986 – 3 RK 27/85 = KVRS A-2320/8

55 Urteil vom 9.12.1986 – 8 RK 12/85 = BSGE 61 S. 66

56 Urteil vom 7.8.1991 – 1/3 RK 28/89 = BSGE 69 S. 180

Gesundheitliche Eignung, Dienstunfähigkeit von Beamten

K.-A. Jochheim

Die Beurteilung der Dienstfähigkeit von Beamten obliegt in der Regel den Gesundheitsämtern, die gemäß Art. 35 des Grundgesetzes zur Amtshilfe für den öffentlich-rechtlichen Dienstherrn herangezogen werden können. Die Verpflichtung zur Amtshilfe begründet jedoch kein Unterordnungsverhältnis der Ersuchten gegenüber der ersuchenden Behörde (4).

Form und Anlässe der Begutachtung

Die Ergebnisse der amtsärztlichen Stellungnahme können in verschiedener Weise vorgelegt werden. Grundsätzlich wird zwischen nachfolgenden Formen unterschieden:

1. *Formularzeugnisse oder -gutachten,*
2. *Gutachten in freier Form,*
3. *Beobachtungsgutachten,*
4. *Aktengutachten.*

Zu 1.: Formblattzeugnisse und Formblattgutachten unterschiedlichen Aufbaus und Inhalts sind bei den staatlichen und kommunalen Gesundheitsämtern aufgrund von Verwaltungsvorschriften, Runderlassen und Rechtsverordnungen in Gebrauch.

Im einzelnen handelt es sich dabei um amtsärztliche Zeugnisse, amtsärztliche Krankheitszeugnisse, amtsärztliche Gutachten zum Zweck des Nachweises der körperlichen Befähigung, amtsärztliche Untersuchungsbogen für eine Anstellung im Staatsdienst, amtsärztliche Zeugnisse für die Ernennung zum Beamten, Untersuchungsbogen für die Beurteilung der Tauglichkeit für einen bestimmten Dienst und amtsärztliche Zeugnisse zum Antrag auf Gewährung einer Beihilfe aus Anlaß eines Sanatoriumsaufenthaltes sowie einer Heilkur.

Zu 2.: Freie Gutachten werden durchweg in einer Form vorgelegt, wie sie auf S. 4 ff. für die allgemeine Gutachtenerstattung näher beschrieben werden.

Zu 3.: Das Beobachtungsgutachten wird in der Regel vom Krankenhausarzt aufgrund einer mehrtägigen stationären Beobachtung erstellt. Die dabei zu beantwortenden Fragen sind zumeist im vorausgegangenen amtsärztlichen Zeugnis oder Gutachten präzisiert.

Zu 4.: Aktengutachten werden benötigt, wenn sich widersprechende, gegensätzliche oder stark voneinander abweichende Schlußfolgerungen in verschiedenen Gutachten vorfinden und eine differenzierte Würdigung des Tatsachenmaterials erforderlich erscheint. Bei Todesfällen im Dienst sind verständlicherweise auch nur Aktengutachten zur Klärung der Zusammenhangsfrage möglich.

In Anlehnung an die in der Rentenversicherung übliche Fragestellung der Berufsfähigkeit muß im Einzelfall die Beurteilung der Dienstfähigkeit die körperlich-geistige Leistungsfähigkeit mit Hilfe einer entsprechenden Funktionsdiagnostik ermittelt werden. Wieweit hierzu Verfahren der Routinediagnostik und wieweit Spezialuntersuchungen erforderlich sind, richtet sich nach dem jeweiligen Erkenntnisstand der medizinischen Wissenschaft und nach der Fragestellung im einzelnen.

Die Ergebnisse der körperlich-geistigen Befunderhebung sollen in kurzen formalen Angaben niedergelegt werden, bei Nichteignung oder Nichttauglichkeit bedarf es einer eingehenderen Begründung unter Hinweis auf den Krankheitsbefund und dessen Bedeutung für die Diensteignung. In gleicher Weise muß auch bei Funktionseinschränkungen die positive Stellungnahme zur Dienstfähigkeit oder Diensteignung gutachtlich begründet werden.

Welche Folgen sich für den Amtsarzt möglicherweise aus ungenügender oder unzutreffender Begründung in disziplinarrechtlicher oder haftpflichtrechtlicher Hinsicht ergeben können, ist von Steinebach (5) eingehend dargestellt worden.

Bei unklaren Röntgenbefunden beispielsweise für die Eignungsuntersuchung von Lehrpersonal können lungenfachärztliche Zusatzuntersuchungen erforderlich werden, bei Eignungen für den Fahrdienst muß vielfach eine augenärztliche Stellungnahme eingeholt werden.

Beurteilung der dauernden Dienstunfähigkeit

Die Verfahren zur Versetzung von Beamten in den Ruhestand sind in den §§ 42–44 und 46 des Bundesbeamtengesetzes (BBG), im § 26 des Beamtenrechtsrahmengesetzes (BRRG) und entsprechenden Landesbeamtengesetzen geregelt.

In § 42 Abs. 1 BBG heißt es:
Der Beamte auf Lebenszeit ist in den Ruhestand zu versetzen, wenn er infolge eines körperlichen Gebrechens oder wegen Schwäche seiner körperlichen oder geistigen Kräfte zur Erfüllung seiner Dienstpflichten dauernd unfähig (dienstunfähig) ist.

Der Gutachter wird hier bereits tätig, wenn der Beamte innerhalb von sechs Monaten mehr als drei Monate keinen Dienst getan hat. Zu beurteilen ist dann nach § 42 BBG, ob innerhalb weiterer sechs Monate voraussichtlich volle Dienstfähigkeit wiederhergestellt werden kann.

Die Versetzung in den Ruhestand kann auf Antrag des Beamten ohne Nachweis der Dienstunfähigkeit erfolgen, wenn er
– das 63. oder 62. Lebensjahr (unterschiedlich in Bund und Ländern) vollendet hat oder
– schwerbehindert im Sinne des § 1 des Schwerbehindertengesetzes ist (S. 39, 70) und mindestens das 60. Lebensjahr vollendet hat.

Geht der Antrag auf Versetzung in den Ruhestand vom Dienstherrn aus, so ergeben sich die Verfahrensregeln aus § 44 BBG.

Besondere Vorschriften zur Dienstunfähigkeit von Polizeivollzugsbeamten und Angehörigen der Berufsfeuerwehr sind im § 101 BRRG und im § 4 des Bundespolizeibeamtengesetzes (BPolBG) enthalten. Hier heißt es übereinstimmend:
Der Polizeivollzugsbeamte ist dienstunfähig, wenn er den besonderen gesundheitlichen Anforderungen für den Polizeivollzugsdienst nicht mehr genügt und nicht zu erwarten ist, daß er seine volle Verwendungsfähigkeit innerhalb zweier Jahre wiedererlangt (Polizeidienstunfähigkeit).

Allerdings soll der Polizeivollzugsbeamte bei Polizeidienstunfähigkeit, falls nicht zwingende dienstliche Gründe entgegenstehen, in ein Amt einer anderen Laufbahn versetzt werden.

Beurteilung der gesundheitlichen Eignung von Berufsanwärtern, insbesondere von schwerbehinderten Bewerbern

Eine besondere Verantwortung fällt dem Amtsarzt innerhalb seiner gutachterlichen Beurteilung von Berufsanwärtern zu, die als Schwerbehinderte nach dem Schwerbehindertengesetz (§ 4) anerkannt sind und eine Verbeamtung entsprechend § 50 Abs. 1 dieses Gesetzes anstreben.

Von einem Beamten erwartet man, daß er in besonderem Maße gesundheitlichen Anforderungen entspricht. Dies ist unbedingt notwendig, insbesondere dann, wenn er Aufgaben zu erfüllen hat, bei denen gesundheitliche Beeinträchtigungen schwerwiegende Folgen nach sich ziehen können. Man denke dabei an Polizeivollzugsbeamte, Soldaten, Piloten, Lokführer usw. Die Aufzählung könnte noch beliebig fortgesetzt werden. Im Gegensatz hierzu gibt es jedoch Bereiche, wo es durchaus vertretbar ist, auch den in gesundheitlicher Hinsicht nur eingeschränkt Leistungsfähigen sinnvoll einzusetzen. In aller Regel sind dies Verwaltungsbereiche, wo körperliche Mobilität und die Fähigkeit, ohne gelegentliche Pausen zu arbeiten, nicht in allen Positionen unbedingt notwendig sind.

Zur Feststellung der gesundheitlichen Eignung hat der Dienstherr entsprechend den beamtenrechtlichen Bestimmungen den Amtsarzt einzuschalten. Der Amtsarzt wird nach Auftrag tätig:

a) anläßlich der Einstellung (Einstellungsuntersuchung),
b) während eines bestehenden Beamtenverhältnisses, wenn generelle Zweifel an der gesundheitlichen Eignung bestehen,
c) wenn Zweifel bestehen, ob der Beamte die übertragene Tätigkeit auch weiterhin ausführen kann,
d) bei anderen Fragen, die gutachterliche Mitwirkung erfordern, wie z. B. Gewährung von Beihilfen, Disziplinarverfahren u. ä.

Der vorliegende Beitrag beschränkt sich auf die beiden erstgenannten Tatbestände. Generell fordert das Beamtenrecht von dem Bewerber volle gesundheitliche Eignung, d. h., es muß erwartet werden können, daß der Bewerber nicht vorzeitig dienstunfähig wird. Ein solches Verlangen auch dem schwerbehinderten Bewerber gegenüber, erscheint unbillig, deshalb verlangt der Gesetzgeber von diesem Bewerberkreis lediglich ein Mindestmaß an körperlicher Rüstigkeit für die betreffende Stelle. Diese Bestimmung des Laufbahnrechts läßt viele Auslegungen zu, die in der Praxis auch vielfach zu Verwirrungen und uneinheitlicher Handhabung geführt haben. Es ist deshalb zu begrüßen, daß verschiedene Ministerien des Bundes und der Länder eine diese Bestimmung definierende Regelung in die Fürsorgeerlasse aufgenommen haben, wonach die körperliche Eignung im allgemeinen auch dann noch als ausreichend angesehen werden kann, wenn der Schwerbehinderte nur für die Wahrnehmung bestimmter Dienstposten der betreffenden Laufbahn geistig und körperlich geeignet ist und voraussichtlich noch wenigstens 10 Jahre dienstfähig sein wird. Erfüllt er diese Voraussetzungen, so steht einer Einstellung aus gesundheitlicher Sicht kein Hindernis mehr im Weg.

Vielfach informieren die Dienstherren den Amtsarzt nicht darüber, daß der zu Untersuchende Schwerbehinderter ist. Wegen der Häufigkeit dieses unbedachtsamen Versäumnisses sollte der Arzt bei jeder Untersuchung, bei der größere Leistungseinbußen in Erscheinung treten, nach der Anerkennung der Schwerbehinderteneigenschaft fragen. Ferner sollte er bei Vorliegen der Schwerbehinderteneigenschaft genauer nachfragen, welche dienstlichen Aufgaben der Bewerber voraussichtlich zu erfüllen hat. Nur wenn das Aufgabengebiet ausreichend bekannt ist, kann die gutachtliche Beurteilung zur gesundheitlichen Eignung einigermaßen maßgerecht erfolgen.

Aus der Sicht einer umfassenden Hilfe für Schwerbehinderte wäre es wünschenswert, wenn sich die Amtsärzte in solchen Fällen, wo sie keine gesundheitliche Eignung für eine bestimmte Position feststellen, ergänzend dazu äußern würden, für welche andere Tätigkeit der betreffende Schwerbehinderte geeignet erscheint. Damit kann dem Dienstherrn die Entscheidung erleichtert werden, den Schwerbehinderten ggf. in einer anderen Position zu beschäftigen, als ursprünglich bei der Bewerbung vorgesehen.

Die weitgehende Angleichung von Angestellten und Beamten im öffentlichen Dienst, auch hinsichtlich der sozialen Sicherung, gibt gerade dem öffentlich-rechtlichen Dienstherrn die Verpflichtung auf, in seinem Dienstbereich die Auflagen des Schwerbehindertengesetzes angemessen zu erfüllen.

Literatur

1 Das öffentliche Gesundheitswesen, Band V: Gutachtenwesen. Thieme, Stuttgart 1968
2 Handwörterbuch des öffentlichen Dienstes: Das Personalwesen. Schmidt, Berlin 1976
3 Hennies, G.: Rechtsgrundlagen der Begutachtung. In Marx, H.H.: Medizinische Begutachtung. 6. Aufl. Thieme, Stuttgart 1992
4 v. Mangoldt, H., F. Klein: Das Bonner Grundgesetz, Kommentar, Band II, Vahlen, Berlin 1964
5 Steinebach, E.: Öff. Gesundh.-Dienst 17 (1955) 120–127

Verfügbarkeit – Leistungsfähigkeit im Rahmen der Arbeitsvermittlung

H.-H. Heinsohn

Begutachtungsanlaß: Beurteilung der Leistungsfähigkeit

Der für das Arbeitsamt begutachtende Nervenarzt hat nicht zu der Rechtsfrage der *Verfügbarkeit* Stellung zu nehmen oder gar diese zu entscheiden. Dies ist als Vorbedingung für den Bezug von Leistungen wie Arbeitslosengeld, Arbeitslosenhilfe und beruflichen Förderungsmaßnahmen Aufgabe des Arbeitsvermittlers. Der begutachtende Nervenarzt hat vielmehr die *gesundheitliche Leistungsfähigkeit* eines Arbeit- oder Ratsuchenden sowohl quantitativ als auch qualitativ zu beurteilen und anschaulich (z. B. hinsichtlich der konkreten Leistungsausdauer) zu beschreiben.

Seine Beurteilung führt oft zu Rechtsentscheidungen der Bundesanstalt für Arbeit mit weitgehenden Folgen für die konkrete soziale Existenz des Arbeit- oder Ratsuchenden. Wird vom Nervenarzt z. B. eine Minderung der Leistungsfähigkeit auf unter halbschichtige Tätigkeiten für eine Dauer von mehr als sechs Monaten in der Beurteilung angenommen, führt dies im Regelfall dazu, daß der Arbeitsuchende keine Leistungen mehr vom Arbeitsamt erhält. Es wird im Regelfall dann ein anderer Leistungsträger zuständig. Beantragt der Versicherte nun aufgrund seiner laut nervenärztlicher Beurteilung geminderten gesundheitlichen Leistungsfähigkeit Erwerbs- oder Berufsunfähigkeitsrente, so erhält er jedoch so lange Leistungen des Arbeitsamtes, bis der Rentenversicherungsträger über den Antrag entschieden hat (§ 105 a des Arbeitsförderungsgesetzes – AFG). Liegen trotz erheblich geminderter gesundheitlicher Leistungsfähigkeit nicht alle gesetzlich vorgeschriebenen Voraussetzungen für den Rentenbezug vor, kann der Fall eintreten, daß der Leistungsgeminderte für seinen Unterhalt Sozialhilfe beantragen muß.

Die gesundheitliche Leistungsfähigkeit ist auch eine sehr wichtige Voraussetzung für die *berufliche Rehabilitation behinderter Erwachsener* oder Jugendlicher (§ 56 AFG).

Wenn die verbliebenen gesundheitlichen Fähigkeiten und Funktionen (u. U. mit Unterstützung durch rehabilitative Maßnahmen) arbeitsmäßig genutzt werden können, stehen auch schwerwiegende gesundheitliche Funktionseinbußen der beruflichen Eingliederung bzw. Förderung nicht entgegen. Die nervenärztliche Beurteilung hat sich deshalb nicht nur auf den aktuellen Gesundheitszustand zu beschränken, sondern in besonderem Maße auch die *Prognose* der gesundheitlichen Leistungsentwicklung mit zu berücksichtigen.

Ferner ist die gesundheitliche (körperliche und geistige) Eignung bei der *Berufsberatung Jugendlicher* zu berücksichtigen (§ 27 AFG). Nicht selten benötigt der Berater die sachverständige Auskunft des Arztes, ob ein Jugendlicher für eine in Aussicht genommene Berufsausbildung schon die erforderliche körperliche und geistige Reife besitzt. Hier hat die längerfristige Prognose des gesundheitlichen Leistungsvermögens einen besonders hohen Stellenwert (9).

Entsprechendes gilt für die *Förderung der beruflichen Bildung*. Die gesundheitliche Eignung ist neben der Neigung des Arbeitnehmers Voraussetzung für die Gewährung von Leistungen zur beruflichen Qualifizierung (§ 36 AFG). Es ist mit dem Grundsatz wirtschaftlicher Verwendung von Geldbeträgen der Solidargemeinschaft nicht vereinbar, wenn eine Bildungsmaßnahme wegen fehlender gesundheitlicher Eignung (aber auch wegen fehlender persönlicher Motivation oder fehlender begabungsmäßiger Voraussetzungen) vorzeitig abgebrochen werden müßte. Auch wäre eine Bildungsmaßnahme bei fehlender gesundheitlicher (oder begabungsmäßiger) Eignung für den Betroffenen nicht zumutbar.

Nach § 103 AFG steht der Arbeitsvermittlung zur Verfügung, wer

1. eine zumutbare ... Beschäftigung unter den üblichen Bedingungen des allgemeinen Arbeitsmarktes ausüben kann und darf,
2. bereit ist,
   a) jede zumutbare Beschäftigung anzunehmen, die er ausüben kann und darf, sowie
   b) an zumutbaren Maßnahmen zur beruflichen Ausbildung, Fortbildung und Umschulung

[zur Verbesserung der Vermittlungsaussichten]* sowie zur beruflichen Rehabilitation teilzunehmen

sowie

3. das Arbeitsamt täglich aufsuchen kann und für das Arbeitsamt erreichbar ist.

Als Vorbedingung für den Bezug von Leistungen des Arbeitsamtes werden demnach die *objektive* sowie die *subjektive Verfügbarkeit* und die *ständige Erreichbarkeit* genannt. Für die objektive Verfügbarkeit ist neben den notwendigen Berufskenntnissen und eventuellen häuslichen Bindungen die körperliche und geistige Leistungsfähigkeit einschließlich der gesundheitlichen Leistungsvoraussetzungen von Bedeutung.

---

* gestrichen im Entwurf der Bundesregierung für ein Änderungsgesetz (1. 7. 1992)

Leistungsfähigkeit bezeichnet die Fähigkeit, eine zumutbare konkrete Tätigkeit unter den Bedingungen des allgemeinen Arbeitsmarktes zu verrichten. Abgesehen von Faktoren des persönlichen Interesses bzw. der persönlichen Motivation und der damit verfolgten persönlichen Zielsetzungen hängt die Leistungsfähigkeit von den körperlichen und geistigen objektiven Voraussetzungen einschließlich des aktuellen gesundheitlichen Zustandes und der weiteren gesundheitlichen Entwicklung ab.

Leistungsfähigkeit als Vorbedingung des Rechtsbegriffs der Verfügbarkeit ist demnach multifaktoriell definiert. Die gutachterliche Frage nach der gesundheitlichen Leistungsfähigkeit umfaßt neben Fragen der Begabung, des fachlichen Könnens, der persönlichen Motivation nur den gesundheitlichen Teilaspekt.

Probleme der nervenärztlichen Begutachtung für das Arbeitsamt

Medizinische Ausbildung und Untersuchungstechniken sind vorwiegend auf kausale gesundheitliche Fragestellungen entsprechend dem negativen Leistungsbild und nicht auf die finale Fragestellung nach einer Fähigkeit zu konkretem zukünftigen Leistungsverhalten entsprechend dem positiven Leistungsbild ausgerichtet. Um so wichtiger ist es für den nervenärztlichen Gutachter, die finalen Schlußfolgerungen zukünftigen Leistungsverhaltens logisch verständlich und nachprüfbar auch zu begründen.

Wegen des aufgezeigten Schwierigkeitsgrades einer finalen Beurteilung aufgrund kausalorientierter Untersuchungsmethoden sind die für das Arbeitsamt erstellten nervenärztlichen Begutachtungen (ähnlich den forensisch-psychiatrischen Begutachtungen, die deshalb oft durch fachpsychologische Gutachten ergänzt werden) in der Öffentlichkeit besonders umstritten. Deshalb werden im Regelfall aktenmäßige Beurteilungen finaler nervenärztlicher Fragestellungen auch bei fundierten kausal orientierten klinischen Vorbefunden nicht genügen (4, 5, 12).

Die Schwierigkeit, finale Schlußfolgerungen aus kausalorientierten Untersuchungsmethoden zu gewinnen, führte dazu, daß Poppelreuter nach dem ersten Weltkrieg, die Hirnverletzensonderlazarette des zweiten Weltkrieges und danach u. a. das Hirnverletzten-Institut Bonn, die Fachärztliche Begutachtungsstelle des Landesarbeitsamtes Nordrhein-Westfalen und das Rehabilitationszentrum der Universität zu Köln Leistungsprognosen bei neurologisch-psychiatrischen Fragestellungen erst nach standardisierten Leistungsproben in einer Gruppenbeobachtung erstellten (2, 3, 6, 11a).

Hülsmann schlug vor, bei bestimmten gesundheitlichen Leistungsbeurteilungen für das Arbeitsamt zusätzlich den fachpsychologischen Dienst des Arbeitsamtes einzuschalten (8).

Bürger-Prinz forderte für forensisch-psychiatrische Problemstellungen, Allgemeinfragen, wozu ein Mensch „fähig" sei, gutachterlich abzulehnen, insbesondere, wenn die Frage auf ein Problem abziele, das außerhalb medizinischer Kategorien liege. Der Gutachter solle selbst über die Grenzen seiner Kompetenz Bescheid wissen, dann erübrige sich die Frage, ob auch die Behörde in ihrer Fragestellung diese Grenze genau einhalte. Wessen ein Mensch unter bestimmten Umständen fähig sei, wisse man sicher immer erst hinterher. Die Umwelt neige dazu, „Fähigkeitszensuren" zu erteilen, ohne dazu befähigt zu sein (1).

Außer Hinweisen auf Probleme finaler Fragestellungen zu Leistungsvoraussetzungen im Rahmen der Verfügbarkeit ergeben sich daraus auch Überlegungen über die Wortwahl der 1956 im

AFG vollzogenen Umwandlung des Rechtsbegriffs der Arbeitsfähigkeit in den der *Verfügbarkeit*, einer Wortwahl, die sich an die Staatsgesinnung vor dem zweiten Weltkrieg anlehnt und innerhalb unseres heutigen demokratischen Staatsverständnisses wie ein Fremdkörper wirkt. Mitscherlich hob hervor, daß unser heutiger Mitmensch nicht mehr durch einfache Unterordnungsverhältnisse dauerhaft regiert und sozial reguliert werden könne (10).

Erst wenn es nicht mehr möglich ist, den gesundheitlich Leistungsgeminderten unter Berücksichtigung seiner bisherigen Arbeitsschwierigkeiten im Bereich seiner Berufskenntnisse und seiner beruflichen Erfahrungen in Arbeit zu vermitteln, kommen als besondere Hilfen z. B. eine Umschulung oder letzten Endes auch eine beschützende Werkstatt in Frage.

Vermittlungsschwierigkeiten bei Leistungsbeeinträchtigungen auf neurologischem Gebiet

Schon bei den Vermittlungsschwierigkeiten neurologisch Leistungsbeeinträchtigter nach dem zweiten Weltkrieg hatte sich gezeigt, daß leichter gesundheitlich Behinderte oft diesbezüglich größere Schwierigkeiten bereiteten als sehr viel schwerer Behinderte, für die die berufliche Versorgung oft eine viel entscheidendere Bedeutung für ihre menschliche Existenz bekam. Fast die Hälfte der jahrelang beruflich untätigen Hirnbeschädigten war mit einer „Minderung der Erwerbsfähigkeit" bis höchstens 60 % eingestuft. Auch ein besonders häufiger Arbeitsplatzwechsel fand sich stärker bei den versorgungsrechtlich niedrig eingestuften. Bei diesem Personenkreis geriet oft eine reaktive Erlebnisfehlverarbeitung in eine verhängnisvolle Wechselbeziehung zu vegetativen Regulationsstörungen, die schließlich für eine aktive Auseinandersetzung mit beruflichen Anforderungen keine Kraftreserven mehr freigaben. Welchen Stellenwert die berufliche Versorgung gerade für den neurologisch Leistungsbehinderten hat, zeigte sich auch in der Feststellung, daß psychogene Überlagerungen bei dem Personenkreis der arbeitslosen oder arbeitsuchenden neurologisch Leistungsbehinderten keineswegs häufiger waren als bei dem sozial nicht ausgelesenen Personenkreis von Klinikpatienten (2).

Es hatte sich erwiesen, daß für Fragen der beruflichen Versorgung nicht so sehr die isolierten gesundheitlichen Leistungsfunktionen als vielmehr allgemeine Faktoren wie aktive Zielstrebigkeit, Ausdauer, Fleiß, Zuverlässigkeit, aber auch Gewandtheit und Anpassungsfähigkeit zumindest ebenso entscheidend für die soziale Prognose waren.

Gerade in diesen Bereichen wirkten sich aber die psychoorganischen Veränderungen am verhängnisvollsten aus, und hier lag auch der eigentliche Grund häufigen sozialen Abstiegs.

Zudem hatte sich gezeigt, daß auch Fähigkeiten und Fertigkeiten in enger Beziehung zu allgemeinen Erlebnisweisen und Persönlichkeitszügen stehen. Ein Mensch, bei dem das Körpergefühl relativ dominiert, wird für einen manuellen Beruf besser geeignet sein als der intellektuell eingestellte. Ein Mensch von starker Vitalität, guter Körperkraft und geringerer Intelligenz muß in seiner Berufsarbeit zupacken können, was allerdings in einer zunehmend automatisierten Industriewelt immer schwerer zu realisieren sein wird. Phantasiebegabung und selbständige Kombinationsgabe vertragen sich nicht mit monotonen, schematischen Arbeitsabläufen. Wechselhaftigkeit und Unbeständigkeit wiederum vertragen sich nicht mit Tätigkeiten, die Ausdauer und Konstanz der Anstrengung verlangen.

Der Agile, Lebhafte wird überall dort mehr Befriedigung finden, wo er seinem Temperament die Zügel schießen lassen kann, als da, wo er sich beständig zurückhalten muß.

Es zeigte sich auch, daß der nicht ausgelastete „Gesunde" seinem Arbeitsplatz in geringerem Maße die Treue hält, als der neurologisch sehr viel schwerer Leistungsbehinderte, der u. U. auch in einer sehr bescheidenen, aber angepaßten Arbeitsleistung erst sein seelisches Gleichgewicht und sein Selbstbewußtsein wiedergewinnt.

Das negative Leistungsbild, der objektive Gesundheitsschaden, der nach kausaler Fragestellung erhobene gesundheitliche Befund waren ein nur wenig verläßlicher Anhalt für die tatsächlichen Schwierigkeiten bei der Arbeitsvermittlung und bei der sozialen Eingliederung neurologisch Leistungsbehinderter. Der isolierte Gesundheitsschaden war weniger entscheidend als das gutachterlich ungleich schwieriger objektivierbare verbliebene Leistungsvermögen, das positive Leistungsbild, das Persönlichkeitsniveau und die individuelle Reaktion des einzelnen auf die (zum Teil gesundheitlich begründeten) Veränderungen seiner Lebens-, Ehe- und Berufssituation (2).

Konsequenzen für die Untersuchung und Beurteilung

Aus der überwiegend finalen Fragestellung einer neurologisch-psychiatrischen Begutachtung für das Arbeitsamt ergibt sich, daß es zweckmäßig ist, die klassische neurologisch-psychiatrische Anamnese- und Befunderhebung sowie die wertende Diagnose- und Prognosestellung durch improvisierte Leistungsprüfungen gestörter Funktionen und deren anschauliche Beschreibung zu ergänzen.

Insbesondere bei den peripheren, spinalen oder zerebralen Paresen ist es erforderlich, Leistungsausfall und Leistungsfähigkeit in Bewegung und improvisierter wirklichkeitsnaher Betätigung (und keineswegs nur auf der Untersuchungscouch bzw. mit dem Reflexhammer) zu überprüfen.

Dabei ist von vorrangiger Bedeutung bei den gesundheitlichen Problemen der beruflichen Eingliederung die *prognostische* Frage, ob neurologische oder psychoorganische Leistungsbehinderungen über die aktuelle Untersuchungs- bzw. Begutachtungssituation hinaus bereits chronisch-irreversibel bzw. nur durch Übung noch begrenzt besserungsfähig sind.

Behinderungen der Geh-, Steh- und Bückbelastbarkeit einschließlich der Fähigkeit, ausdauernd Treppen oder Rampen zu besteigen, sind letztlich nur durch kritische Beobachtung adäquater Bewegungsanforderungen und deren befundmäßige Veranschaulichung gutachterlich mit den konkreten Anforderungen einer mehr und mehr automatisierten industriellen Arbeitswelt in Beziehung zu bringen.

Gleiches gilt für improvisierte *Probearbeiten* zur Prüfung behinderter Arm- und Handfunktionen, z. B. beim Schreiben, Zeichnen, Knöpfen, Ausschneiden und dem Hantieren mit geeigneten Gegenständen bzw. bei alltäglichen Betätigungen.

Dabei sollte jederzeit gegenwärtig sein, daß derartige Arbeits- und Leistungsproben subjektiv beeinflußbar sind und sowohl durch überfordernden Übereifer als auch durch gewollt verminderte Mühegabe oder Vortäuschung geprägt sein können. Außerdem bleibt die Notwendigkeit, einen Augenblicksquerschnitt auf die Belastung einer vollen Arbeitsschicht und einer dauernden Betriebszugehörigkeit zu transponieren.

Verbleibende diesbezügliche Unsicherheiten werden um so geringer sein, je mehr das Augenmerk nicht nur auf den Einzelbefund und die isolierte Leistungsprobe gelegt wird, sondern auf den mehr oder weniger an seiner beruflichen Eingliederung interessierten, mehr oder weniger auf eine vorzeitige Rentenversorgung bedachten, in jedem Fall aber zu Recht auf seinen persönlichen Vorteil hin orientierten Mitmenschen.

Auch sollte gegenwärtig sein, daß überall da, wo die Subjektivität unserer Patienten eine stärkere Rolle spielt als bei der klassischen neurologischen Diagnostik, auch die eigene Subjektivität, aus irrationalen Quellen unerkannt gespeist – meist in Form von Sympathie oder Antipathie –, sich stärker in unser vermeintlich sachliches Vorgehen hineinmischt.

Ehrliche Selbstkritik ist das beste Mittel, mit sachlich ausgewogenen Beurteilungen sowohl der die Solidargemeinschaft vertretenden Behörde als auch unserem behinderten Mitmenschen (und uns selbst) gerecht zu werden. Richter stellte in diesem Zusammenhang fest, daß nur, wer selbst genügend selbstsicher geworden ist, erkennt, daß er über alle Hindernisse hinweg auf seinesgleichen stößt (11b).

Zur *prognostischen Beurteilung der Arbeitsbelastbarkeit* müssen der Einzelbefund und die einzelne Probearbeit mit unseren Kenntnissen vom Krankheitsverlauf und den Angaben über das bisherige Arbeitsverhalten verglichen werden, um die zu erwartende Ausdauer, Übungsfähigkeit, Wendigkeit, Zuverlässigkeit und das mögliche Arbeitstempo mit den tatsächlichen Anforderungen des modernen Arbeitsalltags abstimmen zu können.

Letzten Endes geht es um die Frage, mit welcher Zielstrebigkeit und Beständigkeit trotz gesundheitlicher Einbußen und trotz der Auswirkungen privater oder beruflicher Ärgernisse die vorhandene Intelligenz und Berufserfahrung in einem konkreten Arbeitsverhältnis verwirklicht werden können und ob ein Mindestmaß an sozialer Einordnung gewährleistet ist.

Ohne Berücksichtigung auch der subjektiven Leistungseinstellung bleibt die prognostische Beurteilung der beruflichen Eingliederungsmöglichkeiten wegen der multifaktoriellen Bedingtheit allen Leistungsverhaltens so unsicher, daß auch exakt erhobene Befundergebnisse und Leistungsproben nur eine Scheinexaktheit widerspiegeln. Dies gilt auch für die Ergebnisse der zuweilen zusätzlich notwendigen testpsychologischen Meßergebnisse.

Abgesehen von Einflüssen der Medikamentenauswirkungen (insbesondere auf Anforderungen der Konzentrationszuverlässigkeit, der Reaktionsschnelligkeit und der vitalen Aktivitätsentfaltung) und des Alkoholmißbrauchs (mit den hierbei zu erwartenden Vertuschungstendenzen) auf die berufliche Leistung entscheidet letztlich (auch über die Mitarbeit in der Untersuchungssituation) der Nutzen (z. B. berufliche Eingliederung oder Rente), den sich der Patient (u. U. ohne bewußte Reflexion) von seiner Leistung verspricht, bzw. der (ggf. ebenso unbewußte) Zweck, den er mit seinem Verhalten verfolgt.

Beispielsweise ist ein Patient mit einer (u. U. konfliktneurotisch bedingten) vorgefaßten Abneigung gegen „Arbeiter"-Berufe und mit einem ungestillten Prestigebedürfnis nach „gehobeneren" Schreibtischberufen für alle Leistungsanforderungen mit mehr geistigem Charakter freudiger ansprechbar als bei ihm zu „primitiv" erscheinenden technisch-handwerklichen Leistungsbedingungen; dies auch oft unabhängig von seiner objektiven Begabungsstruktur (2).

Nur durch Einbeziehung menschlicher Subjektivität bei der Interpretation auch streng objektiver Befundergebnisse können die Schwierigkeiten in der gutachterlichen Beantwortung finaler Fragestellungen vermindert und die in der Öffentlichkeit bemängelten Fehlbeurteilungen vermieden werden.

Literatur

1 Bürger-Prinz, H.: Ein Psychiater berichtet. Hoffmann und Campe, Hamburg 1971
2 Heinsohn, H.H.: Ärztliche Erfahrungen in der Arbeitsvermittlung Hirnverletzter. In Rehwald, E. (Hrsg.): Das Hirntrauma. Thieme, Stuttgart 1956
3 Heinsohn, H.H.: Neurologisch-psychiatrische Probleme des Arbeitseinsatzes Hirnverletzter. In Münk, H. (Hrsg): Rehabilitation. Vorträge der Tagung der Werksärztlichen Arbeitsgemeinschaft in Nürnberg 2.–4. Oktober 1958. Steinkopff, Darmstadt 1958
4 Heinsohn, H.H.: Der Leistungsgeminderte: Nervensystem. In: Bericht über den 11. Kongreß für Arbeitsschutz und Arbeitsmedizin 1969 in Düsseldorf, hrsg. von der Deutschen Gesellschaft für Arbeitsschutz e. V. Haug, Heidelberg 1970
5 Heinsohn, H.H.: Eignungsuntersuchung und berufliche Eingliederungschancen. In: Rehabilitation. Kongreßbericht Kassel 1972, hrsg. von der Deutschen Akademie für medizinische Fortbildung Kassel. Thieme, Stuttgart 1973
6 Hirnverletzten-Betreuung in der ehemaligen Wehrmacht. In: Kameradendienst, hrsg. vom Bund hirnverletzter Kriegs- und Arbeitsopfer e. V., Sitz Bonn, 15 (1968) 354–364
7 Hülsmann, P.: Erwerbsarbeit in sozialmedizinischer Sicht. Thieme, Stuttgart 1964
8 Hülsmann, P.: Ärztliche Begutachtung der Leistungsfähigkeit von Arbeitsuchenden und Arbeitslosen nach dem Arbeitsförderungsgesetz. 2. Aufl. Thieme, Stuttgart 1972
9 Mentzel, R.: Besonderheiten und Schwierigkeiten der arbeitsmedizinischen Begutachtung. Med. Sachverständ. 83 (1987) 115–119
10 Mitscherlich, A.: Die Unwirtlichkeit unserer Städte, 13. Aufl. Suhrkampverlag, Frankfurt/M. 1976
11a Pampus, I.: Rehabilitation Hirnverletzter. In: Schriftenreihe des Bundesministers für Jugend, Familie und Gesundheit, Bd. 19. Kohlhammer, Stuttgart 1974
11b Richter, H.-E.: Die Chance des Gewissens. Erinnerungen und Assoziationen. Hoffmann und Campe, Hamburg 1986
12 Silomon, H.: Verkennung der Grenzen menschlicher Leistungsfähigkeit. Med. Sachverständ. 74 (1978) 70–72

Eignung zur Führung eines Kraftfahrzeugs

H. Lewrenz

Vorbemerkungen

Die Frage, wieviel Ordnung sein muß, wieviel Sicherheit man will, wieviel Risiko hingenommen werden kann und wieviel Freiheiten aufgegeben werden müssen, stellt sich mit der Einführung aller Maßnahmen, die der Regelung des Straßenverkehrs dienen sollen. Daß psychophysische Schwächen, seien sie konstitutions- oder dispositionsbedingt, die Sicherheit des Straßenverkehrs beeinträchtigen können, ist niemals bezweifelt worden. Die Vorstellung, daß man vom Führer eines Kraftfahrzeugs bestimmte psychophysische Mindestvoraussetzungen erwarten muß, hat sich in Vorschriften schon bald nach der ersten gesetzlichen Regelung zur Ordnung des motorisierten Verkehrs auf den Straßen niedergeschlagen.

Die Überwachung der körperlich-geistigen Eignung der Kraftfahrer hat also eine lange Geschichte. Aber hinsichtlich des Zusammenhangs von körperlich-geistigen Mängeln und Unfallereignissen oder auch nur konkreten Verkehrsgefährdungen blieben die Forschungsergebnisse bescheiden und die Auffassungen kontrovers. Immer wieder ist in diesem Zusammenhang darauf hingewiesen worden, daß die statistische Erfassung in dieser Hinsicht lückenhaft ist (7).

Lediglich die Tatsache, daß krankheitsbedingte Schwächen oder auch Konstitutionsmängel zu Unfallereignissen führen können, ist klar, also im Grunde liegen nur kasuistische Erfahrungen vor. Hinsichtlich der Größenordnung des Problems, selbst hinsichtlich des Verbreitungsgrades, gibt es immer noch große Kenntnislücken. Es gibt nur Anhaltspunkte; die Schlußfolgerungen daraus bleiben aber im spekulativen Bereich und bieten der subjektiven Meinungsbildung viel Raum. Das gilt prinzipiell auch für die Beurteilung neurologischer Ausfallerscheinungen.

Trotz aller Unsicherheiten hat die doch für Einzelfälle gesicherte Erfahrung, daß körperliche Ausfallerscheinungen auch zur Unfallursache werden können, schon früh dazu geführt, die Entwicklung von *Anforderungsnormen* zu versuchen. Besonders intensiv ist auf ophthalmologischem Gebiet gearbeitet worden; aber auch die anderen Bereiche der Medizin blieben von solchen Normierungsversuchen nicht ausgeschlossen. Sie fanden ihren Niederschlag in nationalen und internationalen Richtlinien. Nach dem Kriege und schon in der Initialphase zur Entwicklung der zweiten großen Motorisierungswelle einigte sich 1951 die Deutsche EEG-Gesellschaft auf Richtlinien für die Beurteilung anfallskranker Kraftfahrer. Sie wurden 1965 durch die Deutsche Sektion der Internationalen Liga gegen Epilepsie modifiziert. Hinweise für die Beurteilung neurologischer Erkrankungen finden sich auch in den Richtlinien für die Beurteilung körperlich-geistiger Mängel bei Kraftfahrern, die 1955 vom Wissenschaftlichen Beirat des Deutschen Ärztetages veröffentlicht wurden. 1956 brachte die Weltgesundheitsorganisation (WHO) ihre Richtlinien zur gesundheitlichen Beurteilung der Kraftfahrer heraus. Auch sie sind in der Zwischenzeit neu überarbeitet worden und als „Resolution über die Tauglichkeit der Fahrer" durch den Unterausschuß Straßenverkehr des Binnenverkehrsausschusses der UN-Wirtschaftskommission für Europa (ICE) in Genf den Regierungen 1965 neu vorgelegt worden.

Im Zuge der Entwicklung ist von der Wirtschaftskommission für Europa im April 1975 ein Übereinkommen über die Mindestanforderungen für die Erteilung und die Gültigkeit von Fahrerlaubnissen erarbeitet worden. Der Inhalt dieses Übereinkommens ist im wesentlichen in die Erste EG-Richtlinie des Rates vom Dezember 1980 zur Harmonisierung der Rechtsvorschriften betreffend die Erlaubnis zum Führen von Kraftfahrzeugen übernommen worden. Die Umsetzung in deutsches Recht erfolgte ab 1. Januar 1983 mit der dritten Verordnung zur Änderung straßenverkehrsrechtlicher Vorschriften. Im Juli 1991 ist durch den Rat der Europäischen Gemeinschaften mit einer Zweiten Richtlinie über den Führerschein eine weitergehende Harmonisierung beschlossen worden; diese Zweite Richtlinie tritt ab Juli 1996 in Kraft und soll bis Juli 1994 in das einzelstaatliche Recht umgesetzt werden.

Große Bedeutung in der Praxis gewannen die sog. „Richtlinien für Sicherheitsmaßnahmen bei körperbehinderten Kraftfahrern" (24), die 1957 zuerst vom Technischen Überwachungsverein Bayern herausgegeben worden sind. Sie wurden inzwischen mehrfach verbessert (zuletzt als Merkblatt des VdTÜV Kraftfahrwesen 745, Ausgabe 10.90). Es ist ein übersichtliches Nachschlagewerk geworden mit Hinweisen dafür, wie im einzelnen beim Vorliegen von Lähmungen, Versteifungen, Amputationen durch Auflagen, Beschränkungen, Um- und Einbauten am Kraftfahrzeug selbst Schwerstgeschädigte sich doch sicher im Verkehr bewegen können. Auch der neurologische Gutachter kann in der Praxis auf die Benutzung dieser Richtlinien nicht mehr verzichten.

Im Auftrage des Bundesverkehrsministers hat der Gemeinsame Beirat für Verkehrsmedizin beim Bundesminister für Verkehr und beim Bundesminister für Gesundheit erstmals 1973 ein *Gutachten zum Problemkreis „Krankheit und Kraftverkehr"* vorgelegt, das nach Aktualisierungen im November 1992 in der 4. Auflage erschienen ist (4). Der Beirat ist davon ausgegangen, daß es keine gesicherten empirischen Erfahrungen zum Zusammenhang Verkehrsgefährdung und Krankheit gibt. Er hat trotzdem die Aufgabe übernommen angesichts der Tatsache, daß im Zusammenhang mit Krankheiten unumgänglich jährlich große Zahlen von Kraftfahrern daraufhin untersucht werden müssen, ob sie die Sicherheit des Straßenverkehrs gefährden oder nicht. Der Beirat sah es also nicht in erster Linie als seine Aufgabe an, Gesetzesinitiativen anzuregen, sondern ein praktisches Bedürfnis zu befriedigen und in der möglichen Klarheit gesichertes medizinisches Wissen einerseits und Kenntnislücken andererseits darzulegen, um gleichzeitig den begutachtenden Ärzten die Möglichkeit aufzuzeigen, wie sich trotz aller Schwierigkeiten im Einzelfall deduktiv gutachtliche Begründungen entwickeln lassen. Der Beirat hat bewußt darauf verzichtet, methodisch seine Darlegungen noch durch Grundlagenforschungen zu sichern, er hat sich vielmehr der umfassenden klinischen Erfahrungen zahlreicher Experten bedient und konnte trotz unterschiedlicher Meinungen zu einzelnen Problemkreisen relativ schnell ein auf Kompromisse abgestimmtes Konzept vorlegen. Das Gutachten vermittelt also den gegenwärtigen Kenntnisstand und verschließt nicht die Möglichkeiten zur weiteren Entwicklung, zur Verbesserung bis zu grundsätzlicher Änderung der eingenommenen Standpunkte, wenn weitergehende Erfahrungen oder besser noch empirisch gesicherte Erkenntnisse solche Möglichkeiten eröffnen.

Anfallsleiden

Problemlage

Nach allen Untersuchungen, die schon vor mehr als 30 Jahren zur Risikobeurteilung anfallskranker Kraftfahrer vorgenommen wurden (8, 9, 10), hat sich stets ergeben, daß die Unfallzahlen, verursacht durch das Auftreten anfallsartiger Bewußtseinsstörungen, tatsächlich sehr klein sind. Sie betragen auch nach einer neueren Schätzung von Laubichler und Haberl (16) etwa 1 ‰ aller Verkehrsunfälle. Sicher ist nur, daß Unfälle durch anfallsartige Bewußtseinsstörungen – und zwar nicht im Zusammenhang mit epileptischen Erkrankungen – vorkommen. Insofern sind diese Erkrankungen also als ein Gefährdungsfaktor im Straßenverkehr anzusehen. Im Einzelfall wird auch die Gefahr nicht dadurch gemindert, daß gewisse Vorzeichen (Aura) das Nahen eines Anfalles ankündigen, da meistens schon in der Aura die Bewußtseinsstrukturen verändert sind (18).

Ob der epileptische Formenkreis unter den Bewußtseinsstörungen, die zur Unfallursache werden, eine Sonderstellung einnimmt oder nicht, ist noch eine offene Frage. Koschlig (14) vertrat die Auffassung, daß epileptische Reaktionen unter den Unfallursachen durch Erkrankungen des Nervensystems an erster Stelle stehen, und Herner (8) meinte sogar, daß jeder dritte Unfall, der durch eine Erkrankung eines Kraftfahrers verursacht wurde, auf eine epileptische Reaktion zurückgeht. Böer, Prange und Ritter (2) wiesen vor allem auf die Gefahr durch Ischämien bei Patienten mit zerebrovaskulären Erkrankungen hin.

Bei allen Sachkennern besteht jedenfalls Einigkeit darüber, daß die Eignung zum Führen von Kraftfahrzeugen nicht gegeben ist, wenn bei einem Menschen unregelmäßig über den Tag verteilt anfallsartig Bewußtseinsstörungen oder epileptische Anfälle auftreten. Dabei wird in der Regel auch kein Unterschied gemacht, ob es sich um häufig auftretende oder selten auftretende Anfälle handelt.

Nicht völlig ausgeräumt ist der Meinungsstreit zur Frage, ob bestimmte Verlaufstypen der Epilepsie, trotz Vorkommens anfallsartiger Bewußtseinsstörungen und auch großer Krampfanfälle, hingenommen werden könnten, z. B. im Zusammenhang mit der sog. Schlafepilepsie (15). Janz (11) sah einen Zusammenhang zwischen Verlaufsform und Unfallrisiko insofern, als nach seinen Feststellungen Kranke mit „Aufwach-" und „diffusen Epilepsien" etwa doppelt so oft durch Anfälle in Verkehrsunfälle verwickelt wurden wie Kranke mit „Schlafepilepsien" und auch Kranke, die nur kleine Anfälle hatten.

Unterschiedliches Gewicht wird für die Beurteilung der Kraftfahreignung bei Anfallskranken dem EEG-Befund beigemessen. Im allgemeinen werden die EEG-Kontrollen insbesondere vor Neuerteilung einer Fahrerlaubnis nach Entzug oder Verweigerung für erforderlich gehalten. Andererseits weist man aber auch auf die Schwierigkeiten hin, daß selbst bei manifesten epileptischen Anfällen nicht regelmäßig pathologische Krampfpotentiale im EEG zu erwarten sind. So fanden sich nach einer amerikanischen Studie (9) 13 % normale EEG-Befunde bei Epileptikern und nach deutschen Untersuchungen (11, 12) nur 30 % spezifische Krampfpotentiale bei Epileptikern. Kompliziert wird das Bild schließlich noch dadurch, daß abnorme hirnelektrische Befunde bei phänotypisch Gesunden aus Epilepsiesippen möglich sind. Es kann also nicht allein aus einem krankhaft veränderten Hirnstrombild auf einen entsprechenden klinischen Befund geschlossen werden. Das gilt aber nur dann, wenn sich auch niemals epileptische Reaktionen zu irgendeinem Zeitpunkt gezeigt haben.

Christian (3) wies auf die schwierige Beurteilungssituation hin, wenn nach einem längeren, z. B. dreijährigen, anfallsfreien Intervall ein nicht ganz einwandfreies EEG gefunden wird, wobei man wohl davon ausgehen muß, daß der Nachweis einer erhöhten Krampfbereitschaft im EEG als ein erhöhtes Anfallsrisiko zu beurteilen ist. So kommt es letztendlich also darauf an, wieviel Risiko hingenommen werden soll oder kann.

Im Gegensatz zu früher wird heute einstimmig die Auffassung vertreten, daß aus ärztlichen Gründen (lediglich zum Nachweis der wiedergewonnenen Kraftfahreignung) die Medikation nicht abgesetzt werden darf.

Diese Auffassung läßt sich auch mit der Erfahrung begründen, daß lebenslange Anfallsfreiheit bei zweckentsprechender antikonvulsiver Arzneimitteltherapie zu erreichen ist und damit auch ein Zustand, der als Voraussetzung für die Erteilung einer neuen Fahrerlaubnis angesehen werden kann.

Begutachtungsgrundsätze

Wer unter epileptischen Anfällen oder anderen anfallsartig auftretenden Bewußtseinsstörungen leidet, ist zum Führen von Kraftfahrzeugen aller Klassen ungeeignet.

Tageszeitliche Bindungen und regelmäßige Prodrome rechtfertigen keine Ausnahmeregelung, ebensowenig das seltene Auftreten der Anfälle. Einfache partielle (fokale) Anfälle, die keine Bewußtseinsstörung und keine motorische, sensorische oder kognitive Behinderung für das Steuern des Fahrzeugs zur Folge haben, schließen die Kraftfahreignung im allgemeinen nicht aus.

Weiter ist die Eignung nicht gegeben bei nichtepileptischen Anfällen mit akuter Beeinträchtigung des Bewußtseins oder der Motorik, wie narkoleptische Reaktion, affektiver Tonusverlust, zervikozephales Syndrom, kardiovaskuläre Synkopen u. a.

Nach einem *einmaligen Anfall* kann die Eignung zum Führen von Kraftfahrzeugen nur dann angenommen werden, wenn kein erkennbares Risiko weiterer Anfälle besteht. In Fällen, bei denen der Verdacht bestand, daß Anfälle an bestimmte Bedingungen geknüpft waren (Gelegenheitsanfälle), muß ferner der Nachweis erbracht werden, daß jene Bedingungen nicht mehr gegeben sind oder daß geeignete Provokationsmethoden weder zu klinischen Manifestationen noch zu epileptischen EEG-Phänomenen führten. Dies gilt z. B. für Anfälle, die nachweislich nur im Zusammenhang mit fieberhaften Erkrankungen, akuten Erkrankungen des Gehirns oder Vergiftungen aufgetreten waren.

Die Eignung zum Führen von Kraftfahrzeugen der Klasse 2 und zum Führen von Fahrzeugen, die der Fahrgastbeförderung gemäß § 15 d StVZO dienen, bleibt nach mehreren epileptischen Anfällen stets ausgeschlossen.

Im übrigen ist (für die Klassen 1, 3, 4 und 5) die *Wiederannahme der Eignung* an ein positives nervenärztliches (neurologisches) Gutachten – ggf. unter Hinzuziehung eines medizinisch-psychologischen Gutachtens – gebunden. Das Gutachten muß eindeutige Ausführungen dazu enthalten, warum im Einzelfall die Gefährdung wahrscheinlich oder sicher nicht mehr gegeben ist.

Grundsätzlich sollte bei Personen mit epileptischen Anfällen eine solche Beurteilung nur unter den folgenden Voraussetzungen erwogen werden:

Der Fahrerlaubnisinhaber oder Fahrerlaubnisbewerber muß in der Regel zwei Jahre frei von epileptischen Reaktionen gewesen sein.

Das EEG muß in nachweisbaren größeren Abständen frei sein von den für Epilepsie typischen Wellenformen, z. B. Spikes, Spikes and Waves, Sharp Waves u. a. Ausnahmen von dieser Regelung bedürfen der eingehenden gutachterlichen Begründung.

Bei Fahrerlaubnisinhabern oder Fahrerlaubnisbewerbern, die dauernd mit Arzneimitteln behandelt werden müssen, dürfen keine Intoxikationen oder andere unerwünschte zentralnervöse Nebenwirkungen erkennbar sein.

Es dürfen keine die Eignung ausschließenden hirnorganischen Veränderungen vorliegen.

Bei Fahrerlaubnisinhabern sind Kontrolluntersuchungen in Abständen von ein, zwei und vier Jahren erforderlich.

Wichtig: Hirnelektrische Befunde von epileptischem Aspekt ohne klinische Manifestation von Anfällen – also Zufallsbefunde – schränken die Kraftfahreignung nicht ohne weiteres ein.

Ob bei einem manifest gewordenen Anfallsleiden eine besondere Gefahrenlage besteht, die den Ausschluß vom motorisierten Straßenverkehr rechtfertigt, ist im Einzelfall zu klären. Mehrfach aufgetretene Bewußtseinsstörungen rechtfertigen schon die Annahme, daß auch künftig mit dem Eintreten unvorhergesehener gefährlicher Bewußtseinsveränderungen gerechnet werden muß.

Es ist im Prinzip unerheblich, ob anfallsartig auftretende Bewußtseinsstörungen diagnostisch als epileptische Anfälle anzusehen sind oder nicht.

Der Beirat für Verkehrsmedizin beim Bundesminister für Verkehr und beim Bundesminister für Gesundheit hat in seinem Grundsatzgutachten die Auffassung vertreten, daß Fahrerlaubnisinhaber oder Fahrerlaubnisbewerber, die unter anfallsartig auftretenden Bewußtseinsstörungen leiden, auch dann nicht als geeignet zum Führen von Kraftfahrzeugen angesehen werden können, wenn bei ihnen die Anfälle nur selten, z. B. jährlich ein- oder zweimal, auftreten. Entscheidend bleibt, daß diese Anfälle jederzeit, unvorhersehbar und für den Kraftfahrer unabwendbar auftreten können. Auch Anfälle mit Prodromen bei epileptischen Reaktionen schließen die Eignung aus. Die Gefahr beim Anfallskranken ist so evident, daß auch langjähriges unfallfreies Fahren des Kranken die Feststellung der mangelnden Eignung nicht ausschließt, denn beim Vorliegen eines solchen Leidens rechtfertigt das unfallfreie Fahren in der Vergangenheit nicht die Annahme des unfallfreien Fahrens in der Zukunft.

Stets sollte beachtet werden, daß das Leiden oft erst durch den „großen Anfall" als Unfallursache bekannt wird.

Die bei Anfallskranken auftretenden sehr flüchtigen Bewußtseinsstörungen besonderer Art, die sog. Absencen und andere Petit-mal-Anfälle, dürften als Unfallursache oft unentdeckt bleiben, und es ist zu vermuten, daß gerade sie mit einer hohen Dunkelziffer in der Unfallstatistik belastet sind.

Auch „Dämmerzustände" verschiedener Genese werden oft erst im Zusammenhang mit einem Unfall überhaupt entdeckt.

Eine Vergegenwärtigung der Gefährdungsmöglichkeiten durch den Anfallskranken im Straßenverkehr rechtfertigt es, daß bei diesen Leiden strenge Maßstäbe angelegt werden müssen.

Aber sowohl die Grundsatzrechtsprechung des Bundesverwaltungsgerichts als auch das Erfordernis für strenge Maßstäbe sollten die Berücksichtigung besonderer Umstände nicht ausschließen (z. B. günstige Krankheitsverläufe, die sich spontan oder auch durch Behandlung ergeben und die kontrolliert worden sind).

Eine Sonderstellung unter den hirnorganischen Anfallsleiden nehmen stets die *posttraumatischen* oder *postoperativen Anfälle* ein. Grob unterscheidend kann man hierzu die Aussage machen, daß Anfälle als Spätfolgen nach einem Hirntrauma oder einer Hirnoperation eine schlechtere Prognose haben und im allgemeinen dazu führen, daß die Kraftfahreignung ausgeschlossen werden muß, während Anfälle, die sich schon wenige Tage posttraumatisch oder postoperativ einstellen, eine ungünstige Prognose keineswegs zulassen, sondern häufig abklingen und die Eignung zum Führen von Kraftfahrzeugen nicht ohne weiteres ausschließen (5, 17, 19). Es muß bei diesen Anfällen auch nicht unbedingt das sonst geforderte anfallsfreie Intervall von mindestens zwei Jahren abgewartet werden. Das gleiche gilt für operativ behandelte Epilepsiekranke, die nach der Operation mindestens ein Jahr anfallsfrei geblieben sind. Im Falle eines Anfallrezidivs genügt in der Regel eine Fahrunterbrechung von sechs Monaten, wenn vorher die vorgeschriebene anfallsfreie Frist eingehalten wurde. Der Nachweis einer zerebralen Läsion als die wahrscheinliche Ursache persistierender epileptischer EEG-Entladungen mahnt jedoch zu besonderer Vorsicht bzw. führt zur Verneinung der Fahreignung. Besondere Vorsicht ist beim Absetzen der Antiepileptika geboten; sehr häufig kommt es dann nämlich zum Rezidiv.

Jede Beurteilung muß den besonderen, hier keineswegs vollständig aufgezählten Umständen angepaßt werden. Der Betroffene muß eine gewisse Beweislast für den günstigen Verlauf im Einzelfall auf sich nehmen. Aus diesem Grunde kann aus ärztlicher Sicht das Kriterium der Eignung nicht allein die vom Erkrankten selbst behauptete zweijährige Anfallsfreiheit sein. Die Angabe muß vielmehr durch den Nachweis einer regelmäßigen ärztlichen Überwachung und durch Fremdanamnese gesichert werden; außerdem sind eine entsprechende Zuverlässigkeit und Selbstverantwortung für die Annahme der Fahrtauglichkeit eine wichtige persönliche Voraussetzung.

Einmalige oder mehrmalige hirnelektrische Untersuchungen im anfallsfreien Intervall ohne pathologische Befunde schließen Anfallsbereitschaft noch nicht aus. Mit ausreichender Wahrscheinlichkeit läßt sich die günstige Entwicklung nur durch wiederholte, dem Einzelfall angepaßte Kontrolluntersuchungen untermauern. Dazu gehören routinemäßig das EEG und oft auch die Antiepileptika-Serumspiegelbestimmung und in ausgesuchten Zweifelsfällen eine Untersuchung mit Hilfe des Video-SDA (Simultan-Doppelbild-Aufzeichnung von Anfallsmanifestationen und polygraphischen Biosignalen) und/oder das Videosynchronisierte mobile Langzeit-EEG über 24 oder 48 Stunden.

Wenn sich epileptische Anfälle manifestierten, so fällt es auch nach jahrelanger Anfallsfreiheit nicht allein in die ärztliche Kompetenz, darüber zu entscheiden, ob das Risiko eines erneuten Anfalles der Allgemeinheit zugemutet werden soll oder nicht. Allgemein wird neurologischerseits aber die Auffassung vertreten, daß dieses Risiko in Einzelfällen zumutbar sein kann.

Die Eignung zum Führen von Kraftfahrzeugen der Klasse 2 muß wegen der damit verbundenen anfallsprovozierenden Belastungen (z. B. unvermeidliche Nachtfahrten), die Eignung zum Führen von Fahrzeugen, die der Fahrgastbeförderung gemäß § 15 d StVZO dienen, wegen der besonderen Verantwortlichkeit ständig ausgeschlossen bleiben.

Zustände nach Hirnverletzungen und Hirnoperationen

Problemlage

Eine systematische Studie der Auswirkung von Hirnverletzungsfolgen im Hinblick auf das Führen eines Kraftfahrzeuges legte Großjohann (5) vor. Fazit seiner Untersuchungen ist, daß Hirnverletzte im Straßenverkehr aus verschiedenen Gründen wohl als gefährdeter anzusehen sind als Gesunde. In einer Gegenüberstellung mit dem Durchschnittsfahrer übersteigt jedoch die Zahl der in Zwischenfälle verwickelten nicht die jener Fahrer, die aus anderer Ursache im Verkehr auffällig wurden. Diese Erfahrungen konnten grundsätzlich auch von anderen bestätigt werden (17, 19, 20). Trotz der vielfältigen psychischen Veränderungen, die sich in dieser Geschädigtengruppe finden, wie die affektive Entdifferenzierung, der Antriebsverlust, die Veränderungen des Stimmungsgrundes oder auch intellektuelle Defekte, sind sie doch gerade unter den sog. „Mehrfachtätern" im Straßenverkehr nicht gehäuft anzutreffen.

Sowohl bei Hirngeschädigten als auch bei Zuständen nach Hirnoperationen – wie auch bei anderen Erkrankungen des peripheren und zentralen Nervensystems – wird im Einzelfall die Gefahr vom Ausprägungsgrad des Mangels abhängig gemacht (4, 19).

Schwere Behinderungen, insbesondere wenn sie mit hochgradig abnormer Geistesverfassung verbunden sind, wurden schon früh für unkompensierbar und gefährlich gehalten (1). Im übrigen konnte nach einem Überblick über einen 10jährigen Begutachtungszeitraum (20) die Erfahrung vorgelegt werden, daß die Kompensation der verletzungs- bzw. schädigungsbedingten Geistesmängel nicht nur von der Schwere eines Schadens sowie seiner Lokalisation im Gehirn abhängig ist, sondern in auffälliger Weise von den Möglichkeiten der primärpersönlichen Voraussetzungen.

Weiter gilt: Wenn ein Schädelhirntrauma nach der Analyse der Initialphase zu Hirnsubstanzschäden geführt haben muß, so kann auch eine mehrwöchige klinische Behandlung noch nicht zu vollständiger Restitution der gesetzten Schäden führen. Beschwerdefreiheit des Betroffenen darf ggf. nicht über diese Tatsache hinwegtäuschen.

Abgesehen davon, daß sich hinter der subjektiv empfundenen Symptomlosigkeit eine Persönlichkeitsnivellierung (Kritikschwäche) verbergen kann, muß abgewartet werden, ob sich nicht doch noch Komplikationen einstellen. Eine Wartefrist von drei Monaten dürfte in der Regel nicht zu gering angesetzt sein, und sie sollte für eine positive Beurteilung nur in besonders begründeten Ausnahmefällen unterschritten werden (4).

Begutachtungsgrundsätze

Wer eine *Schädelhirnverletzung* erlitt oder eine *Hirnoperation* durchmachte, ist für die Dauer von drei Monaten zum Führen von Kraftfahrzeugen aller Klassen ungeeignet.

Besteht Rezidivgefahr nach Operationen (z. B. Tumoren), muß Nachuntersuchung und Begutachtung in angemessenen Abständen (ein, zwei und vier Jahre) erfolgen.

Sowohl bei Hirnverletzten nach Schädelhirntrauma als auch bei Zuständen nach Hirnoperationen kann die Eignung zum Führen von Kraftfahrzeugen der Klasse 2 und zum Führen von Fahrzeugen, die der Fahrgastbeförderung gemäß § 15 d StVZO dienen, bei nachgewiesener Heilung wieder angenommen werden. Hierzu ist der Nachweis zu führen, daß neben Beschwerdefreiheit keine hirnorganischen Leistungsschwächen vorliegen.

Kreislaufabhängige Störungen der Hirntätigkeit

Problemlage

Akute Gehirnerkrankungen spielen in der Verkehrsmedizin eine untergeordnete Rolle. Subakute Störungen können Probleme aufwerfen. Am häufigsten wird gutachterlicher Rat im Zusammenhang mit kreislaufabhängigen Krankheitserscheinungen gesucht. Mit ihnen ist in der Regel eine erhöhte Gefährdung verbunden (2); wenn auch bei intermittierendem Verlauf die Leistungsfähigkeit nicht sofort erheblich beeinträchtigt ist, so besteht doch die Gefahr eines akuten hirnorganischen Zwischenfalles sowie einer unter Umständen schnell fortschreitenden Verschlechterung der Leistungsfähigkeit.

Für die Beurteilung, d. h. für die Prognose, ist die Feststellung des Grundleidens wichtig. Darum müssen gesicherte, durch klinische Untersuchungen erhobene Befunde vorliegen. Erst wenn sich ergibt, daß im Einzelfall die allgemeine Prognose als günstig anzusehen ist, kann die Untersuchung auf spezifische Leistungsausfälle sinnvoll erscheinen.

In der Praxis können sich Schwierigkeiten durch die kaum normierbaren Begriffe „akut" und „subakut" ergeben. Für die Annahme, daß ein akutes oder subakutes Stadium überwunden wurde, ist zumindest der Symptomenstillstand bei stabilisiertem Allgemeinzustand für längere Zeit (nicht weniger als ein Jahr) Voraussetzung. Auch danach bleibt die Gefahr wieder einsetzender und progredienter Verschlechterung erhöht, so daß Nachuntersuchungen in Abständen von einem, zwei und vier Jahren zu empfehlen sind.

Da es sich in jedem Fall von Hirnblutung und Hirndurchblutungsstörungen um ein mit Leistungsausfällen und/oder Rückfallgefahren verbundenes Leiden handelt, können die Belastungen, wie sie beim Führen eines Kraftfahrzeuges der Klasse 2 entstehen, Kranken nicht mehr zugemutet werden. Ebensowenig erscheint es möglich, daß bei einer solchen Erkrankung noch die Verantwortung für das Führen von Fahrzeugen, die der Fahrgastbeförderung gemäß § 15 d StVZO dienen, übernommen werden kann. Aus diesen Überlegungen ergaben sich die Beurteilungsgrundsätze im Gutachten „Krankheit und Kraftverkehr" des Gemeinsamen Beirats für Verkehrsmedizin beim Bundesminister für Verkehr (4):

Begutachtungsgrundsätze

Wer infolge einer *Hirnblutung* oder *Durchblutungsstörung des Gehirns* (auch intermittierende Ischämie) unter Anfällen mit Bewußtseinsstörungen, akuten oder subakuten zentralneurologischen Ausfällen (z. B. Lähmungen, Aphasien, Gesichtsfeldausfällen) leidet, ist zum Führen von Kraftfahrzeugen aller Klassen ungeeignet.

Nach erfolgreicher Therapie und nach Abklingen des akuten Ereignisses ohne erhebliche Rückfallgefahr kann, abhängig von den besonderen Umständen des Einzelfalles, eine bedingte Eignung zum Führen von Kraftfahrzeugen der Klasse 1, 3, 4 und 5 wiedererlangt werden.

Die Beurteilung setzt in der Regel eine stationäre Untersuchung voraus.

Progressive Hirnleistungsstörungen (auch atrophisierende Prozesse) oder der Verdacht auf solche Krankheiten sowie isolierte zerebrale Leistungsmängel (auch unklarer Ursache), erfordern eine eingehende Untersuchung, damit relevante psychophysische Leistungsschwächen oder psychopathologische Erscheinungen ausgeschlossen werden können.

Ergeben die Untersuchungen eine bedingte Eignung trotz Störung umschriebener Leistungen (z. B. Lähmungen), so ist nach den Richtlinien für „Sicherheitsmaßnahmen bei körperbehinderten Kraftfahrern" (24), bei Schäden am optischen System gemäß Anlage XVII zur StVZO (4) zu verfahren.

Nachuntersuchungen bei Annahme der bedingten Eignung zum Führen von Kraftfahrzeugen der Klassen 1, 3, 4 und 5 sind je nach Lage des Falles, im allgemeinen aber nach einem, zwei und vier Jahren zur Auflage zu machen.

Demenz und organische Persönlichkeitsveränderung

Problemlage

Liegt bei einem Kraftfahrer eine Demenz oder organische Persönlichkeitsveränderung vor, so wird man die Beurteilung der Eignung von Art und Schwere der psychophysischen Leistungsmängel abhängig machen müssen.

Sehr häufig kommt es im Zusammenhang mit diesen Syndromen auch zu Befindensschwankungen der Kranken. Durch Temperaturschwankungen, Wetterwechsel, psychische Belastung, Schlafentzug kann das gerade noch im Gleichgewicht gehaltene System zur Dekompensation gebracht werden. Auch dissoziale Verhaltensweisen, die nicht einfach als Einstellungsmängel betrachtet und dementsprechend psychologisch begutachtet werden sollten, kommen vor. Die Frage, ob sich das Grundleiden therapeutisch so beeinflussen läßt, daß solche Auswirkungen nicht mehr auftreten, ist meistens nur mit großer Zurückhaltung und Skepsis zu beantworten.

Tatsächlich sind diese Zustände in der Begutachtungspraxis aber selten. Der Einzelfall kann für die Verkehrssicherheit viel Risiko mit sich bringen. Ein nennenswertes Risikopotential ergibt sich aber aus diesen Fällen für die Verkehrssicherheit nicht.

Begutachtungsgrundsätze

Wer unter einer *Demenz* oder einer *organischen Persönlichkeitsveränderung* leidet, ist zum Führen von Kraftfahrzeugen der Klasse 2 oder zum Führen von Fahrzeugen, die der Fahrgastbeförderung gemäß § 15 d StVZO dienen, in der Regel ungeeignet.

Ausnahmen hiervon sind nur bei geringfügigen Einschränkungen der geistigen Leistungsfähigkeit und/oder bei leichten organischen Persönlichkeitsveränderungen gerechtfertigt.

Die Beurteilung der Eignung zum Führen von Kraftfahrzeugen der Klassen 1, 3, 4 und 5 muß von Art und Schwere einer Demenz oder einer organischen Persönlichkeitsveränderung abhängig gemacht werden; so kann eine leichte organische Persönlichkeitsveränderung die Eignung für die Fahrerlaubnis der Klassen 1, 3, 4 und 5 u. U. unberührt lassen. Gefährliche und/oder schwere Störungen schließen auch die Eignung zum Führen von Kraftfahrzeugen dieser Klassen aus.

Feststellungen zur Eignungsfrage beim Vorliegen einer Demenz oder einer organischen Persönlichkeitsveränderung können nur nach psychiatrischer und je nach den Umständen medizinisch-psychologischer Untersuchung getroffen werden.

Bei positiver Beurteilung sind in der Regel Nachuntersuchungen in Abständen, die vom Einzelfall abhängig sind (z. B. ein, zwei und vier Jahre), zur Auflage zu machen.

Parkinson-Krankheit, Parkinsonismus und andere extrapyramidale Krankheiten, einschließlich zerebellarer Syndrome

Problemlage

Kraftfahrer oder Bewerber um eine Fahrerlaubnis mit extrapyramidalen Bewegungsstörungen sind nicht selten zu begutachten, denn sie fallen ebenso leicht nach Unfällen wie bei der Führerscheinprüfung auf. Bei ihnen stellt sich darum die Eignungsfrage auch eher als bei mehr verdeckten Krankheitszuständen. Sofern sich bei diesen Kranken nicht Zeichen einer organischen Persönlichkeitsveränderung (d. h. Demenz oder auch grobe sensorische Schwächen) finden und sofern die psychomotorischen Auffälligkeiten nicht so erheblich sind, daß sie überhaupt eine zureichende Beherrschung der technischen Bedienungseinrichtung eines Kraftfahrzeuges ausgeschlossen erscheinen lassen, ist eine Kompensation der Bewegungsstörungen am Steuer eines Fahrzeugs möglich. Stucke und Müller-Jensen (23) haben darauf hingewiesen, daß es unter dem Prägungsdruck maschineller und apparativer Anforderungen bis zu einer Beherrschung des Kraftfahrzeuges kommen kann, die keine Beanstandung zuläßt. In diesem Zusammenhang merkten die Autoren aber auch an, daß die Entwicklung des prozeßhaften oder degenerativen Krankheitsgeschehens wohl noch einigermaßen vorausberechnet werden kann, daß die Schwierigkeit der Beurteilung im Einzelfall aber in der Abschätzung der psychischen Belastungsreserven liegt, deren allzuweit gehender Schwund in unvorhergesehenen Situationen dann doch in einer Krise u. U. zum Funktionszusammenbruch führt.

Da es sich (ausgenommen Residualsyndrome) um fortschreitende Erkrankungen handelt, kann von Nachuntersuchungen, die zeitlich unterschiedlich lang festgesetzt werden dürfen (abhängig vom Einzelfall), die aber doch regelmäßig erfolgen müssen, nicht abgesehen werden.

Begutachtungsgrundsätze

Wer unter einer *extrapyramidalen* (oder *zerebellaren*) *Erkrankung* leidet, ist zum Führen von Kraftfahrzeugen der Klasse 2 und zum Führen von Fahrzeugen, die der Fahrgastbeförderung gemäß § 15 d StVZO dienen, ungeeignet.

Die bedingte Eignung zum Führen von Kraftfahrzeugen der Klassen 1, 3, 4 und 5 ist nur bei erfolgreicher Therapie oder in manchen leichteren Fällen der Erkrankung gegeben. Die Beurteilung setzt aber eine sog. funktionspsychologische Überprüfung der Leistungsfähigkeit und u. U. eine Fahrbefähigungsprobe voraus.

Nachuntersuchungen in Abständen von einem, zwei und vier Jahren sind nach den Befunden, die der Einzelfall bietet, zur Auflage zu machen.

Krankheiten und Folgen von Verletzungen des Rückenmarks und Krankheiten der neuromuskulären Peripherie

Problemlage

Die Vielfalt der Symptome bei *Erkrankung und Verletzung des Rückenmarks* läßt eine Normierung für den Einzelfall nicht zu. Entscheidend ist, ob es sich um Erkrankungen, die schwere Ausfallerscheinungen hervorrufen, handelt, oder um solche, die in langsam fortschreitendem Verlauf zu schweren Störungen führen. Dabei ist zu berücksichtigen, ob es sich z. B. um abortive Fälle von multipler Sklerose oder auch ungewöhnlich gut kompensierte Fälle anderer Krankheits- und Schädigungsfolgen handelt. Im Einzelfall ist sogar die Annahme einer Eignung zum Führen von Kraftfahrzeugen der Klasse 2 oder zum Führen von Fahrzeugen, die der Fahrgastbeförderung gemäß § 15 d StVZO dienen, denkbar. Damit ein Zustand optimaler Bedienungssicherheit erreicht wird, ist im Zusammenhang mit Lähmungen die Begutachtung nach den Richtlinien für „Sicherheitsmaßnahmen bei körperbehinderten Kraftfahrern" durchzuführen (24).

Bei *Erkrankungen der neuromuskulären Peripherie*, insbesondere bei periodischen Lähmungen, ergibt sich eine Gefahrenlage, die im Hinblick auf die plötzlich auftretende Aktionsunfähigkeit der bei Anfallskranken in gewisser Weise vergleichbar ist. Im Einzelfall wird aber auch hier wegen der unterschiedlichen Verlaufsformen und wegen der gerade im Zusammenhang mit diesen Erkrankungen zu erwartenden neuen Erkenntnisse aus der Forschung im allgemeinen eine klinische Untersuchung nötig sein.

Bei bösartigem, neurogenem und myopathischem Muskelschwund ist die Beurteilung vom Ausprägungsgrad des einzelnen Krankheitsfalles abhängig zu machen. Die Frage, ob die Eignung zum Führen von Kraftfahrzeugen der Klasse 2 oder zum Führen von Fahrzeugen, die der Fahrgastbeförderung gemäß § 15 d StVZO dienen, gegeben ist, wird sich im allgemeinen bei diesen Erkrankungen kaum stellen, da es auch für die Betroffenen selbst einleuchtend ist, daß sie den Belastungen, die bei Teilnahme am motorisierten Straßenverkehr mit diesen Fahrzeugklassen auftreten, nicht gewachsen sind.

Begutachtungsgrundsätze

Wer unter *Erkrankung* oder *Folgen von Verletzungen des Rückenmarks* leidet, ist zum Führen von Kraftfahrzeugen der Klasse 2 und zum Führen von Fahrzeugen, die der Fahrgastbeförderung gemäß § 15 d StVZO dienen, ungeeignet. Eine Ausnahme von dieser Regelung erscheint nur in seltenen Fällen möglich und bedarf der Begründung.

Wer unter *fortschreitendem neurogenem oder myopathischem Muskelschwund*, wie myasthenischem Syndrom, Myotonie, periodischen Lähmungen leidet, ist zum Führen von Kraftfahrzeugen der Klasse 2 und zum Führen von Fahrzeugen, die der Fahrgastbeförderung gemäß § 15 d StVZO dienen, ungeeignet.

Die Eignung zum Führen von Kraftfahrzeugen der Klassen 1, 3, 4 und 5 hängt sowohl bei den Krankheiten und Folgen von Verletzungen des Rückenmarks als auch bei den Krankheiten der neuromuskulären Peripherie von der Symptomenausprägung des Einzelfalles ab. Auf jeden Fall muß die nervenärztliche/neurologische Untersuchung ergeben, daß eine Kompensation gemäß den Beurteilungsgrundsätzen für Schäden an den Extremitäten und der Wirbelsäule möglich erscheint.

Bei *periodischen Lähmungen* muß der Nachweis geführt werden, daß die Lähmungsanfälle nicht mehr bestehen.

Bei schweren Formen anderer Erkrankungen der neuromuskulären Peripherie wird im allgemeinen eine erfolgreiche Behandlung vorauszusetzen sein, bevor die Eignung zu begründen ist. Wird die Eignung positiv beurteilt, so sind Nachuntersuchungen in Abständen von einem, zwei und vier Jahren erforderlich.

Allgemeine Hinweise für die Beurteilung der Kraftfahreignung

Die besondere Schwierigkeit in diesem Begutachtungsbereich liegt darin, daß sowohl die Bedürfnisse des einzelnen zur Teilnahme am motorisierten Straßenverkehr als auch das Interesse der Allgemeinheit an der Sicherheit beachtet werden müssen. An ein Gutachten werden hohe Anforderungen gestellt. Nur wenn die Eignung nach ärztlicher Erfahrung nicht gegeben ist, läßt sich auch ein negatives Gutachten begründen. Ist im Einzelfall die Annahme einer Verkehrsgefährdung gerechtfertigt, so ist die Eignung nicht gegeben. Diese Annahme ist nach der Verwaltungsrechtsprechung aber nur dann begründet, wenn die nahe, durch Tatsachen belegbare Wahrscheinlichkeit des Eintritts eines Schädigungsereignisses gegeben ist, oder, wie es auch heißt, wenn die Möglichkeit, daß ein Schaden eintritt, über die latente Gefährdung hinaus akut geworden ist. Gesetzgeber und Rechtsprechung nehmen ein Restrisiko hin. Die Grenze zwischen den Bereichen positiv (auch bedingt positiv) bzw. negativ zu beurteilender Fälle ist im allgemeinen nicht scharf zu ziehen.

Für das Vorliegen eines Gefährdungssachverhaltes ist davon auszugehen, daß er dann gegeben ist, wenn

a) von einem Kraftfahrer nach dem Grad der festgestellten Beeinträchtigung der körperlichen und/oder geistigen Leistungsfähigkeit zu erwarten ist, daß die Anforderungen beim Führen eines Kraftfahrzeuges – zu denen auch die Beherrschung von Belastungssituationen gehört – nicht bewältigt werden können;

b) von einem Kraftfahrer in einem absehbaren Zeitraum die Gefahr des plötzlichen Versagens der körperlichen und geistigen Leistungsfähigkeit (z. B. hirnorganische Anfälle, apoplektische Insulte, anfallsartige Schwindelzustände, Schockzustände, Bewußtseinstrübung oder Bewußtseinsverlust u. ä.) zu erwarten ist.

Auf diese Grundsätze ist jedes Gutachten, das sich mit der Kraftfahreignung befaßt, zu beziehen. Das Gutachten braucht sich nicht bzw. sollte sich überhaupt nicht expressis verbis zur Eignungsfrage äußern, sondern in dieser Hinsicht die Entscheidung durch prognostische Darlegungen vorbereiten. Da diese Entscheidungen in erster Instanz durch die Bediensteten der unteren Verwaltungsbehörden erfolgen, ist in sprachlicher Hinsicht der kommunikativen Funktion des Gutachtens besondere Beachtung zu schenken.

Literatur

1 Buhtz, G.: Der Verkehrsunfall. Enke, Stuttgart 1938
2 Böer, A., H.W. Prange, G. Ritter: Zur Frage der Verkehrstauglichkeit von Patienten mit cerebralen Ischämien im Bereich der hinteren Schädelgrube. Unfall- und Sicherheitsforschung Straßenverkehr (BASt). 82 (1991)
3 Christian, W.: EEG-Befund und Fahrtauglichkeit. Unfall- und Sicherheitsforschung Straßenverkehr (BASt). 10 (1977)
4 Gem. Beirat f. Verk. Med. b. BMV u. BMG: Gutachten „Krankheit und Kraftverkehr". Schriftenreihe des Bundesministers f. Verkehr H. 71, 4. Aufl. (1992)
5 Großjohann, A.: Dürfen Epileptiker Auto fahren? Dtsch. med. Wschr. 79 (1954)
6 Großjohann, A.: Körperliche und geistige Eignung zum Führen von Kraftfahrzeugen bei Hirnverletzten. Thieme, Stuttgart 1957
7 Händel, K.: Lückenhafte Unfallstatistik; Arzt u. Auto 66 (1990)
8 Herner, B.: Referiert in Zbl. f. Verk. Med. 11 (1966)
9 Holzbach, R.: Die Bedeutung und Beurteilung epileptischer Kraftfahrer. Zbl. f. Verk. Med. 3 (1957)
10 Hütker, H.: Verkehrsunfälle als Folge epileptischer Zustände und ihre Bedeutung für den amtsärztlichen Gutachter. Amtsarztarb. Hamburg 1951
11 Janz, D.: Die Beurteilung der Kraftfahrfähigkeit vom nervenärztl. Standpunkt aus. Öff. Gesundh.-Dienst H. 20 (1958)
12 Jung, C.G., R.W. Meyer-Mickeleit: Das ärztliche Gutachten im Versicherungswesen, Bd. 2. Barth, München 1955
13 Jung, C.G.: Das EEG bei Begutachtung der Kraftfahrtauglichkeit, ref. in Zbl. f. Verk. Med. 4 (1958)
14 Koschlig, G.: Epilepsie und Verkehrssicherheit. Bahnarzt 7 (1960)
15 Krischek, J.: Epilepsie und Kraftfahrtauglichkeit. Fortschr. Med. 79 (1961)
16 Laubichler, W., J. Haberl: Verkehrsunfälle infolge anfallsartiger Bewußtseinsstörung der Lenker mit besonderer Berücksichtigung des Lebensalters. Unfall- und Sicherheitsforschung Straßenverkehr (BASt). 76 (1989)
17 Lewrenz, H.: Die Eignung zum Führen von Kraftfahrzeugen. Enke, Stuttgart 1964

18 Lewrenz, H.: Beurteilung der Kraftfahreignung bei Anfallsleiden. Med. Sachverständ. 87 (1991) 167–169
19 Peukert, E., W. Nieschke: Die Beurteilung der körperlichen und geistigen Eignung des Kraftfahrers. Enke, Stuttgart 1963
20 Portius, W.: Möglichkeiten und Grenzen der Kompensation von Leistungsmängeln und Schädelhirntraumen. Unfall- und Sicherheitsforschung im Straßenverkehr (BASt). 16 (1978)
21 Reisner, H.: Apoplektischer Insult und Gefäßsklerose im Hinblick auf die Kraftfahrmedizin. Wien. Med. Wschr. 117 (1967) zit. b. Böer, Prange und Ritter: Unfall- und Sicherheitsforschung Straßenverkehr (BASt). 82 (1991)
22 Ritter, G., G. Ritzel: Untersuchung zur Verkehrsdelinquenz von Epileptikern. Unfallhkd. 114 (1973)
23 Stucke, F., W. Müller-Jensen: Dyskinetische Störungen und Kraftfahrtauglichkeit. In Randzonen menschlichen Verhaltens. Enke, Stuttgart 1962
24 Vereinigung der Technischen Überwachungs-Vereine e. V.: Katalog der Sicherheitsmaßnahmen bei körperbehinderten Kraftfahrern, Merkblatt des VdTÜV, Kraftfahrwesen 745 (1990)

Privatversicherungen und ihre Begriffe

K.-A. Jochheim

Aufgaben der Privatversicherungen

Im Aufgabenfeld der Privatversicherungen sind sehr unterschiedliche Vertragsverhältnisse zu berücksichtigen, die nur zum Teil eine ärztliche gutachtliche Beurteilung erforderlich machen.

So sind im Bereich der Lebensversicherung allenfalls ärztliche Angaben zur Frage des Risikoumfangs für den Versicherer von Bedeutung. In der Regel gibt der Versicherer bei diesem Zweig ein Leistungsversprechen für eine Kapitalzahlung, die er nach den vereinbarten Modalitäten einzuhalten hat, ohne daß dieser Betrag in einem bestimmten Verhältnis zu dem vom Anspruchsberechtigten erlittenen Schaden stehen muß.

Andererseits sind Teile eines solchen Vertrages, wie etwa die private Krankenversicherung, die Tagegeld-Versicherung oder die Versicherung der Berufsunfähigkeit an Sachverhalte gebunden, die mit einem gesundheitlichen Schaden und seinem Umfang durchaus in Beziehung stehen.

Die vereinbarte Geldleistung ist aber stets von den im Vertrag vorgesehenen Beträgen und nicht, wie in der Haftpflichtversicherung erforderlich, vom nachgewiesenen materiellen Schaden abhängig. Insofern können derartige Leistungen aus verschiedenen Zweigen durchaus auch kumulieren.

Lebensversicherung

Unter den verschiedenen Formen der Personenversicherung hat die *Lebensversicherung* eine weite Verbreitung. Sie wird sowohl als Todesfallversicherung als auch als Erlebensversicherung oder als gemischte Versicherung abgeschlossen.

Unfallversicherung

Bei der *Unfallversicherung* tritt der Versicherungsfall durch eine Körperverletzung ein, die zum *Tode*, zur *Invalidität*, zur vorübergehenden *Arbeitsunfähigkeit* oder zur *Krankenhausaufnahme* führen kann. Für diese Teile des Versicherungsvertrages, nämlich für die Todesfalleistung, für die Invaliditätsleistung, für die Übergangsleistung während der ersten sechs Monate, für das Tagegeld und für das Krankenhaustagegeld sowie das Genesungsgeld sind in den Allgemeinen Unfallversicherungsbedingungen (AUB 88, HUK-Verband 8/92 – s. auch S. 14 f.) sowohl zeitliche wie auch vom Grad der Beeinträchtigung abhängige Bedingungen benannt, die vom Arzt bescheinigt werden müssen.

Die *Invalidität* muß innerhalb eines Jahres nach dem Unfall eingetreten sowie spätestens vor Ablauf einer weiteren Frist von drei Monaten ärztlich festgestellt und geltend gemacht worden sein. Haben Krankheiten und Gebrechen bei der durch den Unfall hervorgerufenen Gesundheitsschädigung oder deren Folgen mitgewirkt, so wird die Leistung entsprechend dem Anteil der Krankheit oder des Gebrechens gekürzt, wenn dieser Anteil mindestens 25 % beträgt.

Beim Vorliegen einer Geisteskrankheit oder dauernder Pflegebedürftigkeit entfällt die Versicherungsfähigkeit.

Die allgemeinen Unfallversicherungsbedingungen enthalten auch eine Reihe von Ausschlüssen, die sich auf die Entstehungsbedingungen des Unfalls beziehen (z. B. Benutzung von Fluggeräten, aber auch Kriegs- oder Bürgerkriegsereignisse) oder mit der verunfallten Person zusammenhängen (Geistes- oder Bewußtseinsstörungen, epileptische Anfälle, Trunkenheit). Besondere Bedingungen, u. a. auch der Einschluß von besonderen Risiken (auch Trunkenheit), können vertraglich vereinbart werden.

Der Ausschluß krankhafter Störungen infolge psychischer Reaktionen, gleichgültig wodurch diese verursacht sind, ist ein wichtiger Unterschied zur gesetzlichen Unfallversicherung und zum Haftpflichtrecht.

Für die *Bemessung der Invaliditätsleistungen* werden zwei Fallgruppen unterschieden:

Sind Gliedmaßen oder Augen, Gehör, Geruch oder Geschmack betroffen, so gilt die „Gliedertaxe", die feste *Invaliditätsgrade* für den Verlust oder die Funktionsunfähigkeit vorsieht (vgl. S. 46 ff.). Bei *teilweiser* Beeinträchtigung der Funktionsfähigkeit ist zu beurteilen, inwieweit der betroffene Körperteil oder das Sinnesorgan seine natürlichen Aufgaben im ganzen gesehen nicht mehr zu erfüllen vermag. Dabei ist nicht auf die individuellen Verhältnisse des Versicherten abzustellen, sondern ein genereller Maßstab anzulegen, wie er dem Durchschnitt der Versicherten entspricht. Es empfiehlt sich, die Funktionsbeeinträchtigung in Bruchteilen – gemessen an der vollen Funktionsfähigkeit unversehrter Körperteile bzw. Sinnesorgane – anzugeben (z. B. $1/10$; $1/7$; $1/5$).

In allen anderen Fällen ist für die Bemessung maßgebend, inwieweit die normale körperliche oder geistige Leistungsfähigkeit unter ausschließlicher Berücksichtigung medizinischer Gesichtspunkte beeinträchtigt ist. Der Invaliditätsgrad ist in Prozent anzugeben.

Die spezielle Berufstätigkeit oder Beschäftigung der versicherten Person, die Lage auf dem Arbeitsmarkt sowie sonstige außermedizinische Umstände dürfen die Bewertung nicht beeinflussen.

Streitfälle in der privaten Unfallversicherung, die durch unterschiedliche Beurteilung verschiedener Gutachter entstanden waren, wurden früher (AUB 61) häufiger im Ärzteausschuß verhandelt und somit einer außergerichtlichen Regelung zugeführt. Dieses Verfahren ist mit der AUB 88 aufgegeben worden, weil doch oft noch im Nachgang eine gerichtliche Klärung angestrebt wurde. Heute werden daher alle Streitigkeiten ausschließlich vor den Zivilgerichten ausgetragen, die dann auch ergänzende Gutachten beiziehen können.

Krankenversicherung

In der privaten *Krankenversicherung* ist eine Leistung stets von einem ärztlich attestierten anormalen körperlichen oder geistigen Zustand abhängig. Lediglich subjektive Empfindungen der Gesundheitsstörung sind für die Vertragserfüllung irrelevant.

Im Rahmen der *Krankentagegeldversicherung* muß vom Arzt auch zur *Arbeitsunfähigkeit* Auskunft gegeben werden. Er muß also bescheinigen, daß der Versicherte seine berufliche Tätigkeit vorübergehend in keiner Weise ausüben kann, sie tatsächlich nicht ausübt und keiner andersartigen Erwerbstätigkeit nachgeht. Bei Selbständigen sind die Voraussetzungen erfüllt, wenn der Versicherte gesundheitlich auch nicht in der Lage ist, mitarbeitend, leitend oder aufsichtführend tätig zu sein.

Berufsunfähigkeits(zusatz)versicherung

Sobald der Gesundheitszustand nicht nur vorübergehend, sondern langfristig Arbeitsunfähigkeit bedingt, muß auch die Frage der Berufsunfähigkeit geprüft werden, die dann, bei positiver Antwort, das Krankentagegeld zum Wegfall bringt. Soweit eine *Berufsunfähigkeitsversicherung* oder eine *Berufsunfähigkeitszusatzversicherung* besteht, erfolgt dann eine Leistung aus diesem *Zweig der Lebensversicherung*.

Für diese Leistung wird eine vollständige Berufsunfähigkeit verlangt; dies bedeutet für die Mehrzahl der Vertragsabschlüsse einen Verlust des Leistungsvermögens für den verrichteten Beruf von mindestens 50 %. Dabei sind erhebliche berufskundliche Kenntnisse des bescheinigenden Arztes für die Stichhaltigkeit des Attestes unverzichtbar. Sofern er derartige Kenntnisse nicht besitzt, sollte er dies in seinem Attest mitteilen. Wenn der Versicherte trotz einer so erheblichen gesundheitlichen Einschränkung, unter Einsatz übermäßiger Anstrengungen und auf Kosten seiner Gesundheit die Tätigkeit beibehält, so entlastet dies den Versicherer nicht von der zu gewährenden Leistung.

Haftpflichtversicherung

Eine gutachtliche Aufgabe für die private *Haftpflichtversicherung* stellt sich für den Arzt gemeinhin in zweierlei Richtung:

1. Für die Klärung des *materiellen* Schadens sind Art und Ausmaß des Unfallschadens, der erforderlichen und durchgeführten Heilbehandlung, der entstandenen Folgen für Berufs- und Arbeitsfähigkeit, für selbständige Lebensführung und die jeweils erforderlichen personellen und sächlichen Hilfen zur Kompensation des Schadens von Bedeutung. Dabei sind auch psychologische Auswirkungen des Traumas und seine Folgen und dadurch bedingter zusätzlicher Aufwand mit zu berücksichtigen.
   Der Schadensersatz bei Hausfrauen und Müttern im Haushalt wird mit Hilfe eines umfangreichen Tabellenwerkes eingeschätzt, in das sowohl der Gesundheitsschaden als auch die unterschiedlichen Verrichtungen eingehen (VVW 1987).

Die Haftpflichtversicherung ist verständlicherweise auch interessiert, den Umfang erforderlicher Rückstellungen zu überschlagen. Dazu bedarf es auch einer realistischen Einschätzung des Verdienstausfalles, möglicher Unterhalts- und Arbeitgeberansprüche, Renten- und Krankenversicherungsbeiträge, Umbaukosten für die Wohnung, Umschulungskosten oder sogar Kosten für eine Heimunterbringung.

2. Für die Bemessung des *immateriellen* Schadensausgleichs (dem sog. *Schmerzensgeld*) sind nicht nur die während des Heilungsprozesses entstandenen Schmerzen und Einschränkungen, sondern auch die bleibenden Verluste an Lebensqualität zu benennen. Die monetäre Bewertung unterliegt allerdings in der Regel den Gerichten. Entsprechende Tabellen (ADAC 1991) liefern Anhaltspunkte für einen außergerichtlichen Vergleich.

Literatur

1 Hennies, G.: Rechtsgrundlagen der Begutachtung im Rahmen der Privatversicherungen. In Marx, H.H.: Medizinische Begutachtung, 6. Aufl. Thieme, Stuttgart 1992
2 Lehmann, R.: Der Invaliditätsbegriff in der Allgemeinen Unfallversicherung. Versicherungswirtschaft 21/87, Karlsruhe 1987
3 Grimm, W.: Die neuen allgemeinen Unfallversicherungsbedingungen (AUB 88). Versicherungswirtschaft 2/88 (132–137)
4 Raestrup, O.: Leitfaden der Lebensversicherungsmedizin, 2. Aufl. Versicherungswirtschaft, Karlsruhe 1988
5 Viret, B.: Privatversicherungsrecht. Verlag des schweizerischen kaufmännischen Verbandes, Zürich 1991
6 Rossi, G.: Unfallversicherung. Verlag des schweizerischen kaufmännischen Verbandes, Zürich 1988
7 Hierholzer, G., E. Ludolph: Das ärztliche Gutachten in der privaten Unfallversicherung. Springer, Berlin 1992
8 Rompe, G., A. Erlenkämper: Begutachtung der Haltungs- und Bewegungsorgane. Thieme, Stuttgart 1992
9 Schulz-Borck-Hofmann: Schadensersatz bei Ausfall von Hausfrauen und Müttern im Haushalt. Versicherungswirtschaft, Karlsruhe 1987

Schuldfähigkeit, Geschäftsfähigkeit, Betreuungsrecht

P. H. Bresser †

In der Überschrift werden ein Rechtsbegriff des Strafrechts (Schuldfähigkeit), ein Rechtsbegriff des Zivilrechts (Geschäftsfähigkeit) und das seit dem 1. 1. 1992 geltende Betreuungsrecht aufgeführt. Bei der Schuld- und bei der Geschäftsfähigkeit geht es ausschließlich um psychopathologische Fragestellungen. Im Betreuungsrecht geht es auch um körperliche Behinderungen, soweit eine rechtliche Vertretung persönlicher Interessen erforderlich erscheint.

Beeinträchtigungen der Schuldfähigkeit (also der strafrechtlichen Verantwortlichkeit) oder der Geschäftsfähigkeit (also der Fähigkeit zu rechtswirksamen Handlungen) sind bei neurologischen Erkrankungen nicht zu diskutieren, wenn nicht gleichzeitig auch organische Psychosyndrome vorliegen. Gutachtlich relevant werden im Rahmen neurologischer Erkrankungen in erster Linie die epileptischen Anfallsleiden mit ihren akut-anfallsartigen oder ihren fortbestehenden psychischen Krankheitserscheinungen, Hirnverletzungen und ihre psychopathologischen Folgewirkungen, entzündliche oder degenerative Hirnerkrankungen sowie Gefäßerkrankungen mit ihren seelischen Auswirkungen, weiterhin aphasische Syndrome jedweder Herkunft und schließlich Defektzustände nach frühkindlichen Hirnschäden, bei denen möglicherweise die neurologischen Symptome im Vordergrund stehen.

Schuldfähigkeit

Der Begriff Schuldfähigkeit hat den früher geläufigen und bis zum 31. 12. 1974 im Gesetz stehenden Begriff *Zurechnungsfähigkeit* ersetzt. Allgemein wird auch von *strafrechtlicher Verantwortlichkeit* gesprochen.

Der Wortlaut der Bestimmungen lautet:

§ 20 StGB
Ohne Schuld handelt, wer bei Begehung der Tat wegen einer krankhaften seelischen Störung, wegen einer tiefgreifenden Bewußtseinsstörung oder wegen Schwachsinns oder einer schweren anderen seelischen Abartigkeit unfähig ist, das Unrecht der Tat einzusehen oder nach dieser Einsicht zu handeln.

§ 21 StGB
Ist die Fähigkeit des Täters, das Unrecht der Tat einzusehen oder nach dieser Einsicht zu handeln, aus einem der in § 20 bezeichneten Gründe bei Begehung der Tat erheblich vermindert, so kann die Strafe nach § 49 Abs. 1 gemildert werden.

Gutachten zur Frage der Schuldfähigkeit sind darauf auszurichten, ob in der Orientierung an den vier Rechtsbegriffen – krankhafte seelische Störung, tiefgreifende Bewußtseinsstörung, Schwachsinn, schwere andere seelische Abartigkeit – ein psychopathologischer Tatbestand oder eine psychiatrische Diagnose festgestellt oder nicht ausgeschlossen werden können. Ist das in einem ersten Gedankenschritt zu bejahen, dann ist die weitere Frage zu diskutieren, ob das diagnostizierte Zustandsbild die Einsichts- oder die Steuerungsfähigkeit (erheblich) gemindert oder aufgehoben haben könnte. Die Rechtsprechung zielt darauf ab, Einsichts- und Steuerungs-(Willens-)Fähigkeit getrennt zu beurteilen. Es handelt sich jedoch stets um einen komplexen, einheitlichen Verarbeitungsvorgang, der selten einseitig akzentuiert einzugrenzen ist. Der Betrunkene ist kritikgemindert und gleichzeitig entsprechend enthemmt. Ist – etwa infolge hochgradigen Schwachsinns – die Einsichtsfähigkeit zu verneinen, dann entfällt die Frage nach der Fähigkeit „gemäß der Einsicht zu handeln".

In allen Fällen ist der gedankliche Schritt von den *Voraussetzungen* der §§ 20 und 21 StGB zur *Anwendung* dieser Paragraphen ein rechtliches Wertungsproblem. Der Gutachter überschreitet seine Kompetenz, wenn er bündig formuliert: § 20 oder § 21 StGB ist zu bejahen oder zu verneinen. Er kann nur feststellen (und somit bejahen oder verneinen), ob ein Schwachsinn oder ein anderer gesetzlich vorgesehener psychopathologischer Sachverhalt vorliegt. Er darf darüber hinaus allenfalls (möglichst vorsichtig formulierte) Erwägungen zu der Frage anstellen, ob die Einsichts- oder die Steuerungsfähigkeit erheblich beeinträchtigt oder gar aufgehoben gewesen sein könnte. Die Verständigung hierüber zwischen dem Gutachter und dem Richter gelingt in der Regel ohne Schwierigkeiten, da der Urteilsbildung weithin anerkannte Konventionen zugrunde liegen. In problematischen Fällen muß die rechtliche Wertung den Ausschlag geben.

Die Anwendung des § 20 StGB führt zur Exkulpation, d. h. zur Straflosigkeit. Das bedeutet soviel wie Freispruch: Schuld liegt nicht vor. Eine Ausnahme von dieser zwingenden Rechtsfolge liegt vor, wenn die Schuldunfähigkeit beispielsweise durch einen Rausch verursacht ist. Dann ist der Rausch – als vorsätzlich oder fahrlässig herbeigeführt – strafbar (Rauschtat). So kann auch bei einer im zurechnungsfähigen Zustand vorsehbaren Rechtsverletzung durch die Herbeiführung anderer Bedingungen, die diese Rechtsverletzung befürchten lassen konnten, ein Schuldvorwurf erhoben werden. Das ist beispielsweise bei einem Epileptiker möglich, der am Steuer seines Wagens einen Anfall bekommt und dann in einen Unfall verwickelt ist.

Die Bejahung der Voraussetzungen des § 21 StGB ist kein Schuldausschließungs-, sondern ein Strafzumessungsgrund: Die Strafe *kann* gemildert werden. Es ist üblich, von Dekulpation zu sprechen. Es bleibt vielfach offen, ob von „weniger Schuld" oder eher von einer Einschränkung der Schuldfähigkeit ausgegangen wird. Der Wortlaut des Gesetzes in § 21 StGB fordert eine *erhebliche* Verminderung der Einsichts- oder der Steuerungsfähigkeit, so daß also nicht jede leichte seelisch-geistige Beeinträchtigung, insbesondere bei einfachen Unrechtstatbeständen, schon die Annahme einer verminderten Schuldfähigkeit begründen kann.

Folgende Sachverhalte stehen nach dem Wortlaut des Strafgesetzbuches zur Diskussion.

a) *Krankhafte seelische Störung:* Im Zusammenhang mit neurologischen Erkrankungen kann nur an organisch verursachte Psychosen, an Dämmerzustände oder anderweitige Bewußtseinsveränderungen gedacht werden. Es handelt sich dabei um Zustandsbilder, die einem engeren Krankheitsbegriff zuzuordnen sind. Immer wenn beispielsweise die Begriffe exogene oder symptomatische Psychose, organisches Psychosyndrom, Enzephalopathie oder organische Pseudopsychopathie anwendbar sind, handelt es sich um eine krankhafte seelische Störung im Sinne des Gesetzes.

b) *Tiefgreifende Bewußtseinsstörung:* Da alle im klinischen Sinne als Bewußtseinsstörung, Bewußtseinstrübung oder Bewußtseinsveränderung einzuordnende Zustandsbilder den krankhaften seelischen Störungen zuzurechnen sind und mit dem Rechtsbegriff Bewußtseinsstörung jetzt in erster Linie Beeinträchtigungen der Besonnenheit oder sog. normalpsychologische Ausnahmezustände zusammengefaßt werden, ist die Erörterung dieses Begriffes hier entbehrlich.

c) *Schwachsinn:* Dieser im geltenden Recht gewählte Begriff ist an die Stelle der Geistesschwäche getreten. Da bei den meisten schuldfähigkeitsrelevanten Intelligenzdefekten eine organische Ursache zugrundeliegt und im Zusammenhang mit neurologischen Behinderungen lediglich der exogene Schwachsinn infolge einer frühkindlichen Hirnschädigung zur Diskussion steht, ist regelmäßig die Zuordnung zum Begriff der krankhaften seelischen Störung vorzuziehen.

d) *Schwere andere seelische Abartigkeit:* Dieser Rechtsbegriff, der sich vielfältig auf alle möglichen sogenannten neurotischen, psychopathischen, soziopathischen und irgendwie von der Norm abweichenden seelischen Zustandsbilder anwenden läßt, spielt im Zusammenhang mit neurologischen Erkrankungen und vor allem im Rahmen eines neurologischen Gutachtens keine Rolle.

Bei der Bewertung körperlicher Befunde für die Beurteilung der Schuldfähigkeit ist immer zu berücksichtigen, daß nicht allein der Nachweis beispielsweise einer stattgehabten Hirnverletzung ausschlaggebend ist, nicht der Nachweis eines epileptischen Anfallsleidens oder der Nachweis einer Narkolepsie, sondern der Nachweis eines *psychopathologischen* Befundes, und zwar insbesondere *für die Tatzeit*. Eine pathologische Hirnstromkurve allein hat bei einem mit Umsicht vorbereiteten und zielstrebig durchgeführten Eigentums- oder Sexualdelikt eine in der Regel untergeordnete oder ganz zu vernachlässigende Bedeutung, wenn nicht psychopathologische Befunde mit entsprechendem Gewicht hinzukommen, während etwa eine impulsartig ausgeführte Handlung auch bei geringen psychopathologischen Allgemeinveränderungen in Verbindung mit einem pathologischen EEG u. U. eher als möglicherweise pathologisch determiniert einzuschätzen ist. Über diese wenigen erläuternden Hinweise hinaus wird im Zusammenhang mit „neurologischen Gutachten" eine Erörterung entbehrlich sein. In der Regel wird sich der für die Neurologie spezialisierte Arzt für eine Begutachtung zur Frage der Schuldfähigkeit kaum als zuständig einschätzen.

Geschäftsfähigkeit

Der Rechtsbegriff Geschäftsfähigkeit, der im Wortlaut des § 104 BGB lediglich seine negative Bestimmung erfährt – dort ist von der *Geschäftsunfähigkeit* die Rede – kann nur im Umfeld einer Reihe weiterer Rechtsbegriffe erläutert werden. Dabei sind zu unterscheiden: Die Fähigkeit zur Abgabe einer *Willenserklärung* gemäß § 105 BGB und die *Testierfähigkeit* (die Fähigkeit, ein Testament zu errichten) gemäß § 2229 BGB. Die früher im Gesetz verankerten Zusammenhänge mit den Voraussetzungen einer Entmündigung gemäß § 6 BGB oder einer Pflegschaft gemäß § 1910 BGB entfallen, weil durch das seit dem 1. 1. 1992 geltende Betreuungsgesetz die Bestimmungen über Entmündigung und Pflegschaft aufgehoben sind.

Auf die Geschäftsfähigkeit soll etwas ausführlicher als auf die Schuldfähigkeit eingegangen werden. Der Neurologe wird kaum zur Schuldfähigkeit befragt werden, muß aber u. U. – als Zeuge oder als sachverständiger Zeuge – zur Beurteilung der Geschäftsfähigkeit etwas beisteuern. Wenn der Patient während der Zeit der Behandlung ein Rechtsgeschäft (einen Vertrag) abschließt, dessen Rechtswirksamkeit nachträglich (meist nach dem Tode) angefochten wird, dann ist u. U. die Erkenntnishilfe des behandelnden Arztes unentbehrlich. Dann sollte er wissen, um welche Fragestellung es geht.

Der hier einschlägige Gesetzestext lautet:

§ 104 BGB:
Geschäftsunfähig ist:
1. wer nicht das siebente Lebensjahr vollendet hat;
2. wer sich in einem die freie Willensbestimmung ausschließenden Zustand krankhafter Störung der Geistestätigkeit befindet, sofern nicht der Zustand seiner Natur nach ein vorübergehender ist.

Von gutachtlicher Relevanz ist lediglich der Begriff „krankhafte Störung der Geistestätigkeit", der früher auch für die Bestimmung der Zurechnungsfähigkeit (§ 51 StGB a. F.) galt und der nach wie vor nur psychopathologische Zustände im Rahmen eines eng ausgelegten Krankheitsbegriffes umfaßt.

Zudem muß der Zustand einen solchen Schweregrad haben, daß er die *freie Willensbestimmung*, das Abwägen von Gründen und Gegengründen sowie die Fähigkeit, daraus nach eigenem Urteil Entscheidungen herzuleiten, *ausschließt*. Dieser Zustand darf seiner Natur nach kein vorübergehender sein. Wer nur berauscht ist, sich nur in einem Dämmerzustand oder in einer akuten vorübergehenden Erkrankungsphase befindet, ist deshalb nicht geschäftsunfähig.

Gleichwohl kann seine *Willenserklärung nichtig* sein, und zwar gemäß § 105 BGB, der besagt:

„(1) Die Willenserklärung eines Geschäftsunfähigen ist nichtig.
(2) Nichtig ist auch eine Willenserklärung, die im Zustande der Bewußtlosigkeit oder vorübergehender Störung der Geistestätigkeit abgegeben wird."

Der Ausdruck *Bewußtlosigkeit* bedeutet hier – wie in einer älteren Fassung des § 51 StGB – nicht Bewußtlosigkeit im klinischen Sinne (der Bewußtlose ist handlungs- und erklärungsunfähig), sondern er umfaßt alle Formen einer schweren Bewußtseinsstörung im Sinne des Vollrausches und anderer, durchweg mit Erinnerungslosigkeit (Amnesie) einhergehender Krankheitszustände. Neben dem Ausdruck „vorübergehende Störung der Geistestätigkeit" kommt ihm allenfalls ein Stellenwert insofern zu, als an den äußerst seltenen Fall einer Hypnose gedacht wird, obwohl auch diese seelische Ausnahmeverfassung unschwer als vorübergehende Störung der Geistestätigkeit angesehen werden kann.

Wenn in § 104 BGB noch der Ausdruck *freie Willensbestimmung* auftaucht, dann kann dies all die unendlichen Diskussionen auslösen, die für den Bereich des Strafrechts längst zur Eliminierung dieses Begriffes geführt haben. Der Sinn der Bestimmung ist jedoch erkennbar. Bei dem Versuch, eine weniger verfängliche Formulierung zu finden, hat G. Aschaffenburg mit seinem Vorschlag besondere Anerkennung gefunden, in dem von der „Aufhebung der normalen Bestimmbarkeit durch normale Motive" die Rede war. In Anlehnung daran hat das Reichsgericht „eine normale Bestimmbarkeit durch vernünftige Erwägungen" verlangt. Eine nähere Erläuterung besagt, daß als geschäftsunfähig im Sinne des § 104 Ziff. 2 BGB derjenige anzusehen ist, „dessen Erwägungen und Willensentschlüsse nicht mehr auf einer der allgemeinen Verkehrsauffassung entsprechenden Würdigung der Außendinge und Lebensverhältnisse beruhen, sondern durch krankhaftes Empfinden, krankhafte Vorstellung und Gedanken oder durch Einflüsse dritter Personen dauernd derart beeinflußt werden, daß sie tatsächlich nicht mehr frei sind, vielmehr sich den genannten regelwidrigen Einwirkungen schranken- und hemmungslos hingeben und von ihnen widerstandslos beherrscht werden".

Der die Geschäftsunfähigkeit oder die Nichtigkeit einer Willenserklärung begründende krankhafte Zustand muß nach zivilrechtlichen Beweiskriterien sicher festgestellt sein. Zweifel – wie bei der Annahme der Schuldunfähigkeit im Strafrecht – genügen im Zivilrecht nicht, um die jeweiligen Rechtsfolgen zu begründen.

Im Klageverfahren wird je nach Interessenlage einer Prozeßpartei gelegentlich geltend gemacht, daß bei einem als weitgehend verwirrt geschilderten Menschen zur Zeit des Rechtsgeschäftes ein sog. *„lichter Augenblick" (intervallum lucidum)* vorgelegen hat. Das ist zwar insbesondere bei hirnarteriosklerotischen Verwirrtheitszuständen (infolge wechselnder Durchblutungsverhältnisse des Gehirns) immer möglich, aber meist besteht gleichzeitig doch schon ein mehr oder weniger ausgeprägter Dauerdefekt im Sinne der Demenz. Im übrigen ist es problematisch, ob bei vorübergehender, also inselhafter Bewußtseinsklarheit noch ein aus der Kontinuität des Erlebens und aus einer sicheren Urteilskraft erwachsenes Rechtsgeschäft möglich ist. Außerdem sind nicht allein die kritischen (kognitiven) Funktionen ausschlaggebend. Oft wirken sich die Suggestibilität oder die emotionelle Beeinflußbarkeit unter Mithilfe der jeweils anwesenden oder „zuredenden" Angehörigen oder andere Konstellationen auf die Willenserklärung so stark aus, daß von einer freien Willensentscheidung innerhalb eines „lichten Augenblicks" kaum die Rede sein kann. Suggestive oder situative Einflüsse können natürlich immer auch bei einem seelisch-geistig Gesunden zu einer motivbildenden Kraft werden, aber im Zusammenhang mit eindeutigen Symptomen einer Hirnkrankheit kommt ihnen doch ein anderer Stellenwert zu.

Bei Anwendung gewissenhafter diagnostischer Kriterien gerät der Gutachter mit der sachgerechten „Feststellung" relevanter Anknüpfungspunkte bei zivilrechtlichen Beweisanforderungen nicht selten in einen „Beweisnotstand", den er entsprechend formulieren muß. Jedenfalls wird es nicht zu vermeiden sein, daß de facto strittige Rechtsgeschäfte, auch wenn sie im Klageverfahren angefochten werden, de jure nur deshalb wirksam bleiben, weil die fortbestehende oder die vorübergehende Störung der Geistestätigkeit für den Zeitpunkt des Rechtsgeschäftes (z. B. Vertragsabschluß) nicht bewiesen werden kann.

Bei nachträglicher Begutachtung, insbesondere wenn der zu Begutachtende schon verstorben ist, haben die positiven, für die Geistesstörung sprechenden Beweiszeichen – sofern sie glaubwürdig festgestellt sind – einen übergeordneten Wert gegenüber den „negativen" Feststellungen: Daß ein Kranker auch normale Antworten gibt, sich auch unauffällig verhält, im Alltag und in der gewohnten Umgebung weitgehend situationsangepaßt reagiert, ist niemals ein Beweis gegen eine ggf. schwere Geistesstörung.

Eine für den Gutachter meist erst nach dem Tode des zu Begutachtenden aktuell werdende Frage ist die nach der *Testierfähigkeit*, also die Frage nach der Rechtsgültigkeit einer hinterlassenen letztwilligen Verfügung. Die Bestimmung lautet:

§ 2229 Abs. 3 BGB:
Wer wegen krankhafter Störung der Geistestätigkeit, wegen Geistesschwäche oder wegen Bewußtseinsstörung nicht in der Lage ist, die Bedeutung einer von ihm abgegebenen Willenserklärung einzusehen und nach dieser Einsicht zu handeln, kann ein Testament nicht errichten.

Hier geht es wie bei den Strafrechtsbestimmungen wieder um die Einsichtsfähigkeit und die Fähigkeit, „nach dieser Einsicht zu handeln". Die psychopathologischen Sachverhalte werden in der gleichen Weise bezeichnet wie in der alten Fassung des § 51 StGB. Mit der Formulierung, ob der Betreffende „die Bedeutung einer von ihm abgegebenen Willenserklärung" einzusehen und sich dementsprechend zu entscheiden vermag, wird zwar der psychologische Sachverhalt deutlicher präzisiert, als wenn nur von einem „die freie Willensbestimmung ausschließenden Zustand" die Rede ist, aber gemeint ist praktisch das gleiche. Testierfähigkeit ist einer vorgangsbezogenen Geschäftsfähigkeit gleichzustellen. Es geht um die Nichtigkeit einer letztwilligen Verfügung, also um eine Willenserklärung, bei deren Beurteilung hier auch der Begriff Geistesschwäche wieder auftaucht.

Allerdings muß schon ein ausgeprägter krankhafter Defekt nachgewiesen werden, um die Testierfähigkeit zu verneinen. Nicht testierfähig ist auch ein Minderjähriger vor Vollendung des 16. Lebensjahres (§ 2229 Abs. 1).

Die diagnostischen Probleme, insbesondere auch die Abschätzung des Schweregrades einer

Störung, erfordern ein klares Urteil über das, was an psychopathologischen Symptomen hinreichend sicher festgestellt werden kann. Falls ein Testament aus der Sicht des Außenstehenden oder der Beteiligten sehr ungewöhnliche Erbregelungen enthält, darf daraus nicht auf Zweifel an der Testierfähigkeit geschlossen werden. Ein solches Testament mag zwar Veranlassung geben, die Frage nach der Testierfähigkeit zu stellen, aber in die diagnostischen Überlegungen kann der Inhalt des Testamentes allenfalls als ein zusätzlicher Hinweis für eine besondere Suggestibilität und Kritikschwäche einbezogen werden.

In der Praxis besteht vielfach die Neigung, entweder aus der Handschrift des ganzen Testamentes oder aber lediglich aus der Unterschrift des Erblassers auf seinen seelisch-geistigen Zustand zu schließen. Das ist ohne jede Einschränkung unzulässig. Klare, wie gestochen wirkende Schriftzüge und flüssige Linienführung sprechen nicht für geistige Intaktheit, während unbeholfene oder im Vergleich zu früheren Unterschriften auffällig veränderte Schriftzüge ihre Ursache auch lediglich in mechanischen Behinderungen oder in körperlichen Bewegungsstörungen haben können, ohne daß der seelisch-geistige Zustand betroffen ist.

Das Recht kennt auch den Begriff der *beschränkten Geschäftsfähigkeit*. Sie wird durch das Gesetz – also ohne daß sich zusätzliche gutachtliche Fragestellungen ergeben – gemäß § 106 BGB dem Minderjährigen zugesprochen, der das siebente Lebensjahr vollendet hat (alle jüngeren Kinder sind geschäftsunfähig). Das jetzt außer Kraft gesetzte Entmündigungsrecht sah unter bestimmten Bedingungen auch eine beschränkte Geschäftsfähigkeit bei unter Vormundschaft gestellten Personen vor. Wenn im Sinne des Betreuungsgesetzes ein Einwilligungsvorbehalt gilt (S. 127), entspricht dies für den Betroffenen praktisch einer beschränkten Geschäftsfähigkeit.

Gesetzlich nicht vorgesehen und in der Literatur umstritten ist der Begriff der *partiellen Geschäftsfähigkeit*. Bei der beschränkten Geschäftsfähigkeit ist der Kreis der Rechtsgeschäfte festgelegt, die dem Betroffenen zugestanden werden. Bei der Diskussion über die partielle Geschäftsfähigkeit wird daran gedacht, die Geschäftsfähigkeit für unterschiedlich schwierige Entscheidungen unterschiedlich zu beurteilen, etwa so, wie bei der Schuldfähigkeit je nach dem deutlichen oder weniger deutlichen Unrechtsgehalt einer Tat unterschiedliche Konsequenzen zu ziehen sind.

Eine spezielle Unterform der Geschäftsfähigkeit ist die *Prozeßfähigkeit*. Die umschriebene Verneinung der Prozeßfähigkeit, die u. U. bei einem ohne realistisches Augenmaß prozessierfreudigen Querulanten angenommen werden kann, ist einer *partiellen Geschäftsunfähigkeit* gleichzustellen. Es läßt sich aber keine partielle Geschäftsfähigkeit feststellen, sondern nur die partielle Geschäfts*un*fähigkeit.

Betreuungsrecht

Mit dem „Gesetz zur Reform des Rechts der Vormundschaft und Pflegschaft für Volljährige *(Betreuungsgesetz – BtG)*" vom 12. 9. 1990 – rechtswirksam seit dem 1. 1. 1992 – ist eine neue Rechtslage für die rechtliche Stellung der hilfe- oder fürsorgebedürftigen Personen geschaffen worden. Die Begriffe Entmündigung, Mündel, Vormundschaft für einen Erwachsenen und die gesetzlichen Folgen für seine Geschäftsfähigkeit sowie die auch nach Wiederbemündigung nicht zu löschende Eintragung der Entmündigung in das Bundeszentralregister waren schon lange Gegenstand der Kritik, so daß schließlich eine Neuregelung überfällig erschien. Wesentliches Ziel der gesetzlichen Regelung ist es, daß die Rechtsinteressen einer Person, die in der Wahrnehmung ihrer Angelegenheiten behindert ist, durch einen Betreuer vertreten werden.

Das Betreuungsgesetz ist kein eigenständiges Gesetz, das im Zusammenhang nachgelesen werden kann, sondern es ändert außer im BGB weitere Bestimmungen im Gesetz über die freiwillige Gerichtsbarkeit (FGG), in der Zivilprozeßordnung (ZPO) und in einigen Anschlußbestimmungen. Grundlegend sind in erster Linie die §§ 1896–1908 BGB, die sehr detaillierte Einzelregelungen enthalten mit dem Ziel, das „Wohl" des Betreuten und ausdrücklich auch die persönliche Betreuung durch den Betreuer möglichst in allen Richtungen gesetzlich zu gewährleisten.

Grundlegend ist § 1896 BGB, der lautet:

(1) Kann ein Volljähriger aufgrund einer psychischen Krankheit oder einer körperlichen, geistigen oder seelischen Behinderung seine Angelegenheiten ganz oder teilweise nicht besorgen, so bestellt das Vormundschaftsgericht auf

seinen Antrag oder von Amts wegen für ihn einen Betreuer. Den Antrag kann auch ein Geschäftsunfähiger stellen. Soweit der Volljährige aufgrund einer körperlichen Behinderung seine Angelegenheiten nicht besorgen kann, darf der Betreuer nur auf Antrag des Volljährigen bestellt werden, es sei denn, daß dieser seinen Willen nicht kundtun kann.
(2) Ein Betreuer darf nur für Aufgabenkreise bestellt werden, in denen die Betreuung erforderlich ist. Die Betreuung ist nicht erforderlich, soweit die Angelegenheiten des Volljährigen durch einen Bevollmächtigten oder durch andere Hilfen, bei denen kein gesetzlicher Vertreter bestellt wird, ebenso gut wie durch einen Betreuer besorgt werden können.

Viele der detaillierten Zusatzbestimmungen sind ausdrücklich oder vom Inhalt her auf *psychisch Behinderte* abgestellt. Falls die Bestellung eines Betreuers vor allem wegen einer seelischen Erkrankung oder wegen psychopathologischer Auswirkungen eines körperlichen Krankheitsbildes in Frage kommt und sachverständig zu prüfen ist, dann steht das Problem der nicht freiwilligen und von Amts wegen veranlaßten Betreuerbestellung zur Diskussion. Dafür sind alle nur denkbaren Absicherungen des Verfahrens gesetzlich geregelt. Die unter vielen Gesichtspunkten festgelegte Notwendigkeit einer Zustimmung des Vormundschaftsgerichtes (diese Bezeichnung ist weiterhin gültig) kommt nur in Betracht, wenn der Betreuer Entscheidungen treffen möchte, die nicht im Einvernehmen mit dem Willen des Betreuten stehen. Das gilt auch für die gemäß § 1905 BGB besonders streng geregelte Einwilligung zur Sterilisation des Betreuten.

Mit Nachdruck wird – das eigentlich Selbstverständliche – betont, daß der Gutachter eine persönliche Untersuchung vorzunehmen hat und davon nur Abstand nehmen darf, wenn dadurch für den zu Begutachtenden „erhebliche Nachteile" für seine Gesundheit zu besorgen sind (§ 68 Abs. 2 FGG). Außerdem wird die – wohl überwiegend theoretische – Regelung getroffen, daß zur „Vorbereitung eines Gutachtens" eine mehrwöchige, notfalls eine bis zu drei Monaten verlängerte Unterbringung – nicht anfechtbar – angeordnet werden kann.

Ein Dritter kann den Antrag, einen Betreuer einzusetzen, nicht stellen. Er kann nur die Anregung (an die Gemeindebehörde oder an das Vormundschaftsgericht) geben. Falls die Aufgaben, zu deren Besorgung der Betreuer bestellt ist, erledigt sind oder nicht mehr anstehen, ist der Betreuer zu entlassen.

Die gewichtigste Neuerung im Betreuungsrecht ist der *„Einwilligungsvorbehalt"*, d. h. dem Betreuer steht es zu – ggf. mit einer beim Vormundschaftsgericht zu beantragenden Zustimmung –, seine Einwilligung nicht zu geben, wenn der Betreute Entscheidungen treffen möchte, die seinem Wohle nicht dienen oder die im Blick auf die Aufgaben, die dem Betreuer zugewiesen sind, nicht angemessen erscheinen. Der Eingriff in die rechtlichen Angelegenheiten des Betreuten durch einen Einwilligungsvorbehalt des Betreuers, der im Rahmen der früheren gesetzlichen Regelung dem Vormund oder dem Pfleger nicht von Fall zu Fall zu genehmigen war, wird nunmehr einengend abgesichert. Aber das ganze Thema des Einwilligungsvorbehaltes dürfte bei der selbst beantragten Einsetzung eines Betreuers nicht aktuell werden, weil bei unterschiedlichen Zielsetzungen zwischen dem Betreuer und dem Betreuten jederzeit die Ablösung des Betreuers möglich wäre.

Eine Fallkonstellation, bei der für einen *körperlich Behinderten* die Bevollmächtigung eines Dritten, die Hilfe durch Angehörige oder die Beauftragung eines Interessenvertreters nicht ausreicht, dürfte nur selten – vielleicht bei Taubstummheit oder bei Aphasien – eintreten.

Literatur

1. Göppinger, H., H. Witter: Handbuch der forensischen Psychiatrie. Springer, Berlin 1972
2. Jürgens, A., u. a.: Das neue Betreuungsrecht. Beck, München 1991
3. Knittel, B.: Betreuungsgesetz, Kommentar. Schulz, Starnberg-Percha 1992
4. Langelüddeke, A., P.H. Bresser: Gerichtliche Psychiatrie, 4. Aufl. de Gruyter, Berlin 1976
5. Venzlaff, U. (Hrsg.): Psychiatrische Begutachtung. Fischer, Stuttgart 1986
6. Witter, H. (Hrsg.): Der psychiatrische Sachverständige im Strafrecht. Springer, Berlin 1987

Handeln des Arztes aus rechtlicher Sicht

W. Spann

Arzt-Patienten-Vertrag

Ebenso wie sonst im zwischenmenschlichen Umgang des täglichen Lebens kommt es auch zwischen dem Arzt und dem Patienten im Rahmen der Behandlung zu einer Rechtsbeziehung. Formal handelt es sich um einen Dienstvertrag (§ 611 BGB), dessen Wirksamwerden und Beendigung in aller Regel formlos – insbesondere ohne Schriftform – erfolgen. Das heißt z. B., der Patient betritt das Sprechzimmer und bringt dadurch zum Ausdruck, daß er behandelt werden will. Ebenso erklärt der Arzt nicht ausdrücklich, daß er bereit ist, einen Behandlungsvertrag abzuschließen. Der Vertrag erfordert für sein Inkrafttreten nicht die Anwesenheit des Patienten; er wird auch wirksam, wenn der Arzt durch Boten oder durch Telephon gerufen wird. Gleiches gilt für die telephonische Beratung. Der Vertrag verpflichtet den Arzt zur Sorgfalt und zur Behandlung nach bestem Wissen und Gewissen, den Patienten zur Leistung des Honorars bzw. Übergabe des Krankenscheines. Im Streitfall wird durchschnittliches Wissen verlangt.

In der Regel ist der niedergelassene Arzt verpflichtet, dem Wunsch des Patienten nach Behandlung und Abschluß eines Vertrages zu entsprechen. Nur wenn kein Notfall gegeben ist, kann der Arzt u. U., z. B. wegen Überlastung, die Behandlung ablehnen.

Im Gegensatz zum Patienten kann der Arzt das Vertragsverhältnis nicht ohne weiteres, sondern nur bei Vorliegen eines wichtigen Grundes, kündigen. Ein wichtiger Grund wäre z. B. eine Beschimpfung oder Beleidigung des Arztes durch den Patienten, aber auch die Nichtbefolgung ärztlicher Anordnungen sowie das Aufsuchen anderer Ärzte hinter dem Rücken des Erstbehandlers. Letzteres ist heute sicher nicht mehr zeitgemäß. Derzeit wird man dem Patienten zugestehen müssen, daß er sich eine andere ärztliche Meinung einholt, ohne Konsequenzen aus diesem Verhalten abzuleiten.

Operationsrecht

Die Rechtsprechung macht keinen Unterschied zwischen einem Einstich in die Haut und der Eröffnung einer Körperhöhle. A priori handelt es sich immer um eine Verletzung des Körpers und somit um eine Körperverletzung, deren rechtliche Qualifikation im Falle eines ärztlichen Eingriffes zumindest zunächst offen ist.

Grundsätzlich ist ein ärztlicher Eingriff nur dann rechtmäßig, wenn folgende drei Voraussetzungen gegeben sind: Vorliegen einer *Indikation*, Einhalten der *Lex artis*, *Einwilligung des Patienten*. Nimmt man die Indikation mit zum kunstgerechten Handeln, so sind es nur zwei – allerdings unverzichtbare – Voraussetzungen für die Rechtmäßigkeit ärztlichen Handelns. Über das Bestehen der Indikation hat der Arzt im Einvernehmen mit dem Patienten zu entscheiden. D. h., das Vorliegen einer Indikation allein rechtfertigt keineswegs, ohne Information des Patienten die aus ärztlicher Sicht erforderliche Handlung vorzunehmen. Für das Einhalten der Lex artis ist der Arzt verantwortlich.

Die *Einwilligung in den Eingriff* hat der zu geben, der das Risiko allein zu tragen hat. Das ist der Patient. Genau an dieser Stelle hat sich während der letzten Jahrzehnte die Rechtsauffassung, und daraus resultierend die Rechtsprechung, geändert. Heute gilt nicht mehr „salus aegroti suprema lex", sondern „voluntas aegroti suprema lex". Da die Einwilligung des Patienten in hohem Maße von der Höhe des Risikos abhängt, ist der Patient besonders darüber *aufzuklären*. Geschieht dies nicht, so ist die Einwilligung nicht rechtswirksam und der Eingriff wird zur strafwürdigen Körperverletzung. Nach der Rechtsprechung ist aufzuklären über *typische Gefahren und Risiken*. Entscheidend ist allein, daß es sich um eine typische Gefahr handelt, wenn diese auch noch so selten vorkommt (z. B. Beeinträchtigung des N. recurrens im Rahmen einer Strumektomie). Die rechtswirksame Einwilligung des Patienten ist der einzige Rechtfertigungsgrund für die im Rahmen der Behandlung zu begehende Verletzung des Körpers.

Ist der Patient z. B. aufgrund einer Bewußtlosigkeit nicht in der Lage einzuwilligen, so kann nicht generell auf die Einwilligung verzichtet werden. In diesem Falle ist von der mutmaßlichen Einwilligung des Patienten auszugehen.

Bei Kindern und minderjährigen Personen (also unter 18 Jahre) kommt es für die Einwilligung nicht auf die Volljährigkeit, sondern ausschließlich auf die Einsichtsfähigkeit an. Der Minderjährige kann somit u. U. rechtswirksam einwilligen, obwohl er nur bedingt geschäftsfähig ist und einen Behandlungsvertrag nicht abschließen kann. Kommt der Arzt bei Kindern und Jugendlichen zu der Auffassung, daß die erforderliche Einsichtsfähigkeit fehlt, so müssen beide Eltern einwilligen. In der täglichen Praxis wird man sich heute häufig darauf verlassen müssen, daß – zumindest bei intakten ehelichen Verhältnissen – die Einwilligung durch einen Elternteil im Einverständnis des anderen Elternteils geschieht. Allerdings zeigt sich immer wieder, daß ein solches Handeln in seltenen Fällen nicht frei von Risiko ist. Ein Risiko mehr, das der ärztliche Beruf mit sich bringt.

Kunstfehler

Da im Rahmen ärztlichen Handelns häufig Leben und Gesundheit in Gefahr sind, kommt einer *Fehlhandlung* eine besondere Bedeutung zu. Der Arzt hat sich an allgemein anerkannte Regeln der ärztlichen Kunst bei Fehlen solcher an die Verpflichtung zur Sorgfalt zu halten. Verstößt er dagegen und entstehen daraus für den Patienten nachteilige Folgen, so haftet der Arzt dafür. Im Strafrecht wegen einer – in der Regel fahrlässigen – Körperverletzung bzw. Tötung, im Zivilrecht wegen Vertragsverletzung oder einer unerlaubten Handlung. In diesem Zusammenhang ist es wichtig zu wissen, daß die Einwilligung des Patienten nur den kunstgerechten, nicht den fehlerhaften Eingriff deckt. Kommt es z. B. während eines operativen Eingriffes (Verletzung der Integrität des menschlichen Körpers – also nicht nur die Chirurgie betreffend) zu einer Fehlhandlung, so sind diese und alle daraus sich ergebenden Folgen nicht durch die Einwilligung gedeckt und strafwürdige Körperverletzung bzw. Tötung.

Eine weitere sehr wichtige Voraussetzung ist der *Nachweis des Ursachenzusammenhanges* (Kausalität) zwischen Fehlhandlung und Folgen, insbesondere dann, wenn eine fahrlässige Tötung im Raume steht. Der naturwissenschaftliche Begriff der Kausalität unterscheidet sich vom Kausalitätsdenken des Juristen. Im Strafrecht gelten die härtesten Beweisanforderungen. Dies ist sicher ein Grund dafür, daß es relativ selten zu einer strafrechtlichen Verurteilung nach ärztlichen Fehlhandlungen kommt. Sowohl der Nachweis der Schuld als besonders auch der der Kausalität muß mit an Sicherheit grenzender Wahrscheinlichkeit erbracht werden. D. h., es darf kein vernünftiger Zweifel verbleiben. Was den Nachweis der Kausalität betrifft, gelten im Strafrecht, im Zivilrecht und im Sozialrecht unterschiedliche Theorien (vgl. hierzu S. 17 f.).

In einem nicht geringen Prozentsatz aller *Kunstfehlervorwürfe* wird durch eine Äußerung des Nachbehandlers über die Qualität des Erstbehandlers das Verfahren ausgelöst. Mancher nachbehandelnde Arzt ist schon in Schwierigkeiten geraten, wenn er später, vor Gericht geladen, zu seinen nicht selten leichtfertig gemachten kritischen Äußerungen Stellung nehmen muß. Andererseits muß der nachbehandelnde Arzt dem Patienten auf Fragen wahrheitsgemäß Auskunft geben. Hier sollte der Arzt stets bedenken, daß diese Aussage so zuverlässig sein muß, daß sie später vor Gericht standhalten kann.

Ein anderer, ebenfalls nicht geringer Teil der Verfahren kommt deshalb zustande, weil der behandelnde Arzt nicht bereit war, über den gemachten Vorwurf mit dem Patienten oder dessen Angehörigen zu sprechen, oder gar den Patienten in unhöflicher Form abgewiesen hat.

Kommt es nach einer Strafanzeige zu einer Vernehmung des Arztes durch einen Polizeibeamten als Beschuldigter, so muß der Beamte den Arzt darauf hinweisen, daß er nicht verpflichtet ist, eine

Aussage zu machen, und daß er, der Beschuldigte, bereits in diesem Stadium des Verfahrens einen Anwalt beiziehen kann. Der beschuldigte Arzt muß dann entscheiden, ob er eine Aussage machen will oder nicht. Er sollte für diese Entscheidung immer bedenken, daß das, was er nicht ausgesagt hat, ihm im weiteren Verfahren nicht vorgehalten werden kann.

Haftung des Arztes

Es gibt keine speziellen gesetzlichen Regelungen, die die ärztliche Haftung betreffen. Die Haftung des Arztes ergibt sich aus den auch für alle anderen Staatsbürger geltenden gesetzlichen Vorschriften. Diese Vorschriften bestehen seit langem, an ihnen hat sich praktisch nichts geändert. Was sich im Lauf der abgelaufenen Jahrzehnte geändert hat, ist die Rechtsprechung, sie ist für den Arzt strenger geworden.

Für den Arzt besteht heute – im Gegensatz zu früher – nach neuerer Rechtsprechung als Nebenpflicht aus dem Behandlungsvertrag bzw. dem Krankenhausaufnahmevertrag die *Verpflichtung zur Dokumentation* aller für die Behandlung wichtigen Umstände durch Aufzeichnung und Aufbewahrung. Auch das Berufsrecht verlangt die Dokumentation. Darüber hinaus ergibt sich diese Verpflichtung in Einzelfällen auch aus besonderen Rechtsvorschriften (z. B. Gesetz zur Bekämpfung der Geschlechtskrankheiten). Bei Verletzungen der Dokumentationspflicht können sich im Arzthaftungsprozeß für den Patienten Beweiserleichterungen bis hin zur Beweislastumkehr ergeben.

Der Arzt muß im Falle fehlerhaften Handelns damit rechnen, haftungsrechtlich in Anspruch genommen zu werden. Die Haftung kann *strafrechtlich*, aber auch *zivilrechtlich* sein; schließlich kann sie beide, das Strafrecht und das Zivilrecht, betreffen. D. h., der Arzt kann sowohl strafrechtlich verurteilt als auch zivilrechtlich, z. B. zur Leistung von Schadenersatz, in Anspruch genommen werden.

Strafrecht

Die Vorschriften des Strafrechts gelten für jedermann, keineswegs nur für den Arzt, ebensowenig für den Arzt allein. Ärztliches Handeln ist zumindest dort, wo es sich um die Verletzung der Integrität des Körpers des Patienten handelt, unter den strafrechtlichen Gesichtspunkten einer Körperverletzung bzw. einer Tötung zu sehen und zu beurteilen.

In aller Regel wird dem Arzt *Fahrlässigkeit*, nicht vorsätzliches Handeln, vorgeworfen. In sehr seltenen Fällen wird dem Arzt vorgeworfen, mit *bedingtem Vorsatz* gehandelt zu haben, d. h. den negativen Erfolg vorausgesehen und diesen billigend in Kauf genommen zu haben.

Nach weitgehend einhelliger Meinung der Rechtsprechung stellt im Gegensatz zur Rechtslehre der die Integrität des menschlichen Körpers verletzende ärztliche Eingriff eine Verletzung des Körpers und damit eine Körperverletzung im Sinne des Strafrechtes dar, über deren Strafwürdigkeit allerdings zumindest zunächst nichts gesagt ist. Nur die rechtswirksame Einwilligung des Patienten (im Falle des Unvermögens einwilligen zu können, die mutmaßliche Einwilligung) ist in der Lage, als Rechtfertigungsgrund der Körperverletzung, das Odium der Strafwürdigkeit, zu nehmen.

Der Arzt haftet bei seiner Tätigkeit strafrechtlich für *schuldhaftes* (in der Regel fahrlässiges) *Handeln* höchstpersönlich, wenn es zu Folgen gekommen ist, die im Zusammenhang mit seinem Handeln stehen. Kommt es bei der ärztlichen Behandlung zu einem Schaden durch schuldhaftes Handeln eines nicht ärztlichen Gehilfen des Arztes, so haftet im Strafrecht auch dieser Gehilfe für seine Fehlhandlung persönlich (z. B. Verbrennung durch Lichtbogen).

Der Schuldvorwurf gründet sich in der Regel auf die *Fahrlässigkeit* dessen, dem der Vorwurf gemacht wird. Fahrlässig im Strafrecht handelt, wer die Sorgfalt, zu der er nach den (speziellen) Umständen und nach seinen persönlichen Kenntnissen und Fähigkeit verpflichtet und imstande war, außer acht gelassen und infolgedessen entweder den Erfolg, den er bei Anwendung pflichtgemäßer Sorgfalt hätte vorhersehen können, nicht vorhergesehen oder den Eintritt des Erfolges zwar für möglich gehalten, aber darauf vertraut hat, er werde nicht eintreten.

In kritischen Fällen hat der Arzt immer zu prüfen, ob seine Kenntnisse und seine Fähigkeiten dazu ausreichen, die Behandlung erfolgversprechend durchzuführen. Vom Grundsatz her ist jeder Arzt, der die Approbation besitzt, berechtigt, jede ärztliche Maßnahme durchzuführen. Allerdings muß er die für eine bestimmte Behandlung (gleich, ob „nur" Beratung oder Eingriff) erforderlichen Kenntnisse und die notwendige Erfahrung besitzen. Er darf sich auch nicht auf seine Intuition und diagnostische Begabung allein verlassen, wenn die Möglichkeit zur Objektivierung von Befunden gegeben ist. Das klassische Beispiel dafür ist die Unterlassung der Temperaturmessung nach Prüfung der Temperatur durch Befühlen der Körperoberfläche.

Stehen dem Arzt für *bestimmte diagnostische Maßnahmen* die erforderlichen Geräte nicht zur Verfügung, so muß er je nach Notwendigkeit eine Überweisung an einen anderen Arzt vornehmen. In diesen Fällen reicht es u. U. aus, die Überweisung nur für eine bestimmte diagnostische Maßnahme zu veranlassen und die weitere Behandlung selbst durchzuführen.

In der täglichen Praxis wird von der *Möglichkeit der Überweisung* deshalb mit Zurückhaltung Gebrauch gemacht, weil vielfach der Patient nicht mehr „zurückgegeben" wird. Wird weiterbehandelt, obwohl Kenntnisse und Erfahrung nicht ausreichen oder die Diagnostik nicht erschöpfend gemacht werden kann, so muß der Arzt im Falle eines negativen Ausganges mit dem Vorwurf eines sog. *Übernahmeverschuldens* rechnen. Handelt es sich um eine Situation, in der kein anderer Arzt erreicht werden kann, so muß der Arzt ein höheres Risiko eingehen. Tut er dies nicht, so muß er damit rechnen, wegen einer unterlassenen Hilfeleistung (§ 323 c StGB) in Anspruch genommen zu werden. Entscheidend für die Beurteilung ex post ist immer die Situation, in der sich der Arzt zum Zeitpunkt seines Handelns befunden hat.

Zivilrecht

Auch im Zivilrecht ist der Haftungsgrund – die Haftungsschwelle – die *Fahrlässigkeit*. Nach dem BGB handelt fahrlässig, „wer die im Verkehr erforderliche (nicht übliche) Sorgfalt außer acht läßt" (§ 276 BGB). Hier wird auf das objektive abstrakte Handeln abgestellt, ohne daß zunächst die persönlichen Kenntnisse und Fähigkeiten als Maßstab angelegt werden. Allerdings bemißt sich die verkehrsübliche Sorgfalt nicht durchschnittlich nach der Gesamtbevölkerung, sondern nach der Berufsgruppe, der der Betreffende angehört, z. B. Arzt für Allgemeinmedizin oder Arzt für ein bestimmtes Gebiet.

Der Haftungsanspruch wird entweder auf eine *Vertragsverletzung* gestützt mit einer Forderung nach *Schadenersatz* oder mit *unerlaubter Handlung* begründet und neben dem Schadenersatz auch *Schmerzensgeld* gefordert.

Anders als im Strafrecht ist im Zivilrecht die Haftung für das *ärztliche Hilfspersonal*. Wird eine Vertragsverletzung geltend gemacht, so haftet der Arzt in vollem Umfang nicht nur für sich, sondern auch für sein Hilfspersonal als Erfüllungsgehilfe (§ 278 BGB) wie für eigenes Verschulden.

Ist die Klage auf eine unerlaubte Handlung abgestellt, so haftet auch hier der Arzt für sein Hilfspersonal, hier als Verrichtungsgehilfe. Der Rechtsgrund der Haftung ist hier vermutetes Verschulden des Arztes bei der Auswahl und Überwachung des Verrichtungsgehilfen. Hier kommt im Gegensatz zum Erfüllungsgehilfen eine Haftung nicht zustande, wenn der Arzt den Nachweis erbringen kann, daß er bei der Auswahl und Überwachung des Personals die im Verkehr erforderliche Sorgfalt hat walten lassen. In diesem Zusammenhang empfehlen sich regelmäßige Belehrungen des Personals und die Dokumentation darüber.

Sowohl bei der straf- als auch bei der zivilrechtlichen Beurteilung ist zu unterscheiden zwischen den *Diagnose-* und *Behandlungsfehlern*. In aller Regel kommt für die Beurteilung beider Fehlervorwürfe das Gericht nicht ohne einen erfahrenen Sachverständigen aus, der zu der Frage Stellung nehmen muß, ob ein Verstoß gegen allgemein anerkannte Regeln der ärztlichen Kunst oder gegen die Sorgfaltspflicht vorliegt.

Da der Patient häufig in einer schwierigen Lage ist, wenn er dem Arzt nachweisen muß, daß dieser einen Fehler gemacht hat, wird nicht selten versucht, den Prozeß mit der Behauptung einer nicht oder zumindest nicht vollständig erfolgten *Aufklärung* in Gang zu bringen. In diesen Fällen obliegt es dem Arzt zu beweisen, daß er hinreichend aufgeklärt hat. Bei Eingriffen empfiehlt es sich – eine dazu zwingende rechtliche Vorschrift besteht nicht – zum eigenen Schutz zu dokumentieren, daß und worüber aufgeklärt wurde (s. auch S. 128 f.).

Literatur

1. Marx, H.H.: Medizinische Begutachtung. Thieme, Stuttgart 1992
2. Rieger, H.J.: Lexikon des Arztrechtes. De Gruyter, Berlin 1984
3. Spann, W.: Ärztliche Rechts- und Standeskunde. Lehmann, München 1962
4. Spann, W.: Arztrecht in der täglichen Praxis, Information der Firma Basotherma, Biberach 1979

Besonderheiten der Grundbegriffe und Schadensbewertung in Österreich

G. Harrer

Begutachtung im Rahmen der gesetzlichen Sozialversicherung

Allgemeines Sozialversicherungsgesetz (ASVG)

Das im BGBl. Nr. 189 vom 9. 9. 1955 veröffentlichte ASVG stellt die wichtigste Grundlage für die ärztliche Begutachtung im Sozialversicherungswesen dar. Es ist in der Zwischenzeit durch 54 Novellen ergänzt und abgeändert worden. Das Bauernsozialversicherungsgesetz (BSVG) und das Gewerbliche Sozialversicherungsgesetz (GSVG) stimmen in weiten Teilen mit dem ASVG überein.

Krankenversicherung

Nach § 120 (1) ASVG gilt der Versicherungsfall als eingetreten:
a) bei Krankheit,
b) bei Arbeitsunfähigkeit,
c) bei Mutterschaft,
d) bei Tod.

Eine *Krankheit* im Sinne des § 120 Ziff. 1 ASVG liegt dann vor,

„wenn äußere Krankheitserscheinungen in solcher Art auftreten, daß sie die Inanspruchnahme ärztlicher Hilfe und die Anwendung von Heilmitteln erfordern, wobei unter Heilmittel auch schmerzlindernde Mittel, wie aus § 136 Abs. 1 lit. b hervorgeht, verstanden werden müssen. Im Hinblick auf den sozialen Zweck der Krankenversicherung muß auch bei Dauerzuständen die Notwendigkeit von Krankenbehandlung schon dann als gegeben erachtet werden, wenn diese nur dem Ziel einer erträglicheren Gestaltung des Leidens und der Verlängerung des Lebens dient".

„*Arbeitsunfähigkeit*" im Sinne der Krankenversicherung liegt nach der Rechtsprechung vor,

„wenn der Erkrankte nicht oder doch nur mit der Gefahr, seinen Zustand zu verschlimmern, fähig ist, seiner bisher ausgeübten Erwerbstätigkeit nachzugehen und diese Unfähigkeit auf eine Krankheit zurückzuführen ist".

In § 120 (2) ASVG ist auch die Anerkennung des Organspendens als Krankheitsfall geregelt.

Pensionsversicherung

Invalidität (Arbeiter- und knappschaftliche Versicherung):

Der Begriff „Invalidität" wird in § 255 ASVG erklärt:

„(1) War der Versicherte überwiegend in erlernten (angelernten) Berufen tätig, gilt er als invalid, wenn seine Arbeitsfähigkeit infolge seines körperlichen oder geistigen Zustandes auf weniger als die Hälfte derjenigen eines körperlich und geistig gesunden Versicherten von ähnlicher Ausbildung und gleichwertigen Kenntnissen und Fähigkeiten in jedem dieser Berufe herabgesunken ist.
(2) Ein angelernter Beruf im Sinne des Abs. 1 liegt vor, wenn der Versicherte eine Tätigkeit ausübt, für die es erforderlich ist, durch praktische Arbeit qualifizierte Kenntnisse oder Fähigkeiten zu erwerben, welche jenen in einem erlernten Berufe gleichzuhalten sind ...
(3) War der Versicherte nicht überwiegend in erlernten (angelernten) Berufen im Sinne der Abs. 1 und 2 tätig, gilt er als invalid, wenn er infolge seines körperlichen oder geistigen Zustandes nicht mehr imstande ist, durch eine Tätigkeit, die auf dem Arbeitsmarkt noch bewertet wird und die ihm unter billiger Berücksichtigung der von ihm ausgeübten Tätigkeiten zugemutet werden kann, wenigstens die Hälfte des Entgeltes zu erwerben, das ein körperlich und geistig gesunder Versicherter regelmäßig durch eine solche Tätigkeit zu erzielen pflegt ..."

Als „*berufsunfähig*" gilt gemäß § 273 (1) ASVG (Angestelltenversicherung)

„der Versicherte, dessen Arbeitsfähigkeit infolge seines körperlichen oder geistigen Zustandes auf weniger als die Hälfte derjenigen eines körperlich und geistig gesunden Versicherten von ähnlicher Ausbildung und gleichwertigen Kenntnissen und Fähigkeiten herabgesunken ist".

Nach der Judikatur zum § 273 ASVG wird der „Angestellte als berufsunfähig angesehen, wenn er infolge seines Gesundheitszustandes nicht mehr die Hälfte des Verdienstes erreichen kann, den gesunde Personen durch innerhalb der Berufsgruppe des Versicherten liegende Tätigkeiten, die nach sozialer Geltung und wirtschaftlicher Wertigkeit der bisherigen Tätigkeit des Versicherten annähernd gleichkommen, regelmäßig erwerben.

Als *„dienstunfähig"* gilt nach § 278 ASVG (Knappschaftliche Versicherung) der Versicherte,

„der infolge seines körperlichen oder geistigen Zustandes weder imstande ist, die von ihm bisher verrichtete Tätigkeit noch andere im wesentlichen gleichartige und nicht erheblich geringer entlohnte Tätigkeiten von Personen mit ähnlicher Ausbildung sowie gleichwertigen Kenntnissen und Fähigkeiten in knappschaftlichen Betrieben auszuüben".

Unfallversicherung

Ein *Unfall* im Sinne jahrzehntelanger Rechtsprechung liegt vor, wenn eine Gesundheitsschädigung oder der Tod eines Menschen durch ein plötzliches, unerwartetes und unvorhergesehenes Ereignis eintritt, das zeitlich und örtlich umgrenzt und vom Willen des Betroffenen unabhängig ist. Dabei ist es belanglos, welcher Art die Gesundheitsschädigung ist und wann die Folgen dieses plötzlichen Ereignisses eintreten, wie auch, ob die Gesundheitsschädigung durch eine physische oder psychische Wirkung (Nervenschock) herbeigeführt wurde.

Berufskrankheit nach § 177 ASVG:

„(1) Als Berufskrankheiten gelten die in der Anlage 1 zu diesem Bundesgesetz bezeichneten Krankheiten unter den dort angeführten Voraussetzungen, wenn sie durch Ausübung der die Versicherung begründenden Beschäftigung zu einem in Spalte 3 der Anlage bezeichneten Unternehmen verursacht sind.
(2) Eine Krankheit, die ihrer Art nach nicht in der Anlage 1 zu diesem Bundesgesetz enthalten ist, gilt im Einzelfall als Berufskrankheit, wenn der Träger der Unfallversicherung aufgrund gesicherter wissenschaftlicher Erkenntnisse feststellt, daß diese Krankheit ausschließlich oder überwiegend durch die Verwendung schädigender Stoffe oder Strahlen bei einer vom Versicherten ausgeübten Beschäftigung entstanden ist; diese Feststellung bedarf zu ihrer Wirksamkeit der Zustimmung des Bundesministers für Arbeit und Soziales."

Versehrtenrente
§ 205 (1) ASVG:

„Die Versehrtenrente wird nach dem Grade der durch den Arbeitsunfall oder die Berufskrankheit herbeigeführten Minderung der Erwerbsfähigkeit bemessen."

Aufgabe des ärztlichen Sachverständigen ist es, den Leidenszustand des Verletzten festzustellen und zu beurteilen, welche Betätigung seinem körperlichen und geistigen Zustand entspricht. Damit ist dem ärztlichen Sachverständigen die vom Gesetzgeber gezogene Grenze gesetzt (OLG. W. 21. 12. 1956 10 R 173).

Hilflosigkeit (gemäß ASVG, identisch mit BSVG und GSVG)
§ 105 a ASVG:

„Beziehern einer Pension aus der Pensionsversicherung, mit Ausnahme der Knappschaftspension, die derart hilflos sind, daß sie ständig der Wartung und Hilfe bedürfen, gebührt zu der Pension ein Hilflosenzuschuß. Unter den gleichen Voraussetzungen gebührt den Beziehern einer Vollrente aus der Unfallversicherung ein Hilflosenzuschuß, wenn die Hilflosigkeit durch den Arbeitsunfall oder die Berufskrankheit verursacht worden ist ..."

Der Hauptverband für die Koordinierung der Beurteilung der Hilflosigkeit durch die Träger der Pensionsversicherung hat verbindliche Richtlinien für die Begutachtung aufgestellt. Dabei werden insbesondere die Begriffe „Wartung" (An- und Auskleiden, Körperreinigung, Zubereitung und Aufnahme der Nahrung, Verrichtung der Notdurft, Beheizung des Wohnraumes), „Hilfe" (notdürftige Wohnungsreinigung, Herbeischaffung der Nahrungsmittel und sonstiger Bedarfsgüter des täglichen Lebens, Manipulation mit Geld, Waschen der kleinen Wäsche), „ständig" u. a. m. genau erörtert.

Rehabilitation
Die Rehabilitation zählt zu den Pflichtaufgaben der Pensionsversicherung, ohne daß sich jedoch daraus individuelle Leistungsansprüche ableiten lassen.

§ 300 ASVG:

„(1) Die Pensionsversicherungsträger treffen Vorsorge für die Rehabilitation von Versicherten und Beziehern einer Pension aus einem Versicherungsfall der geminderten Arbeitsfähigkeit, ausgenommen eine Knappschaftspension, die an einer körperlichen, geistigen oder psychischen Behinderung leiden.
(2) Versicherte gelten als behindert im Sinne des Abs. 1, wenn sie infolge eines Leidens oder Gebrechens ohne Gewährung von Maßnahmen der Rehabilitation die besonderen Voraussetzungen für eine Pension aus dem Versicherungsfall der geminderten Arbeitsfähigkeit, ausgenommen eine Knappschaftspension, wahrscheinlich erfüllen oder in absehbarer Zeit erfüllen werden; vorwiegend altersbedingte Leiden und Gebrechen gelten nicht als Leiden und Gebrechen im Sinne dieses Absatzes.
(3) Die Rehabilitation umfaßt medizinische und berufliche Maßnahmen und, soweit dies zu ihrer Ergänzung erforderlich ist, soziale Maßnahmen mit dem Ziel, Behinderte bis zu einem solchen Grad ihrer Leistungsfähigkeit herzustellen oder wiederherzustellen, der sie in die Lage versetzt, im beruflichen und wirtschaftlichen Leben und in der Gemeinschaft einen ihnen angemessenen Platz möglichst dauernd einnehmen zu können.
(4) Die Gewährung von Maßnahmen zur Festigung der Gesundheit bzw. von Maßnahmen der Gesundheitsvorsorge (§§ 155 und 305 d) zählt nicht zu den Aufgaben der Rehabilitation."

Für die Rehabilitation gilt der Grundsatz der absoluten Freiwilligkeit. Die medizinischen Maßnahmen beinhalten die Unterbringung in entsprechenden Krankenanstalten, die Gewährung ärztlicher Hilfe sowie die Versorgung mit Heilmitteln und -behelfen. Dazu kommt die Übernahme von Transport- und Reisekosten, Körperersatzstücken, orthopädischen Behelfen und anderen Hilfsmitteln.

Bauernsozialversicherung (BSVG) und Gewerbliche Sozialversicherung (GSVG)

Pensionsversicherung

Dauernde Erwerbsunfähigkeit nach § 124 BSVG = § 133 GVSG:

(1) Als „erwerbsunfähig" gilt „der (die) Versicherte, der (die) infolge von Krankheit oder anderen Gebrechen oder Schwäche seiner (ihrer) körperlichen oder geistigen Kräfte dauernd außerstande ist, einem regelmäßigen Erwerb nachzugehen.
(2) Als erwerbsunfähig gilt ferner der (die) Versicherte,
 a) der (die) das 55. Lebensjahr vollendet und
 b) dessen (deren) persönliche Arbeitsleistung zur Aufrechterhaltung des Betriebes notwendig war, wenn er (sie) infolge von Krankheit oder anderen Gebrechen oder Schwäche seiner (ihrer) körperlichen oder geistigen Kräfte dauernd außerstande ist, einer selbständigen Erwerbstätigkeit nachzugehen, die eine ähnliche Ausbildung sowie gleichwertige Kenntnisse und Fähigkeiten wie die Erwerbstätigkeit erfordert, die der (die) Versicherte zuletzt durch mindestens 60 Kalendermonate ausgeübt hat.

(3) Wurden dem (der) Versicherten Maßnahmen der Rehabilitation gewährt, durch die das in § 149 Abs. 3 angestrebte Ziel erreicht worden ist, so gilt er (sie) auch als erwerbsunfähig im Sinne des Abs. 2, wenn seine (ihre) persönliche Arbeitsleistung zur Aufrechterhaltung des Betriebes notwendig war und er (sie) infolge von Krankheit oder anderer Gebrechen oder Schwäche seiner (ihrer) körperlichen oder geistigen Kräfte dauernd außerstande ist, einer selbständigen Erwerbstätigkeit nachzugehen, zu der die Rehabilitation den Versicherten (die Versicherte) befähigt hat und die er (sie) zuletzt durch mindestens 36 Kalendermonate ausgeübt hat."

Bezüglich Hilflosenzuschuß, Weitergewährung von Waisenpension und Kinderzuschuß über das vollendete 18. Lebensjahr hinaus sowie Rehabilitation gelten die gleichen medizinischen Voraussetzungen wie im ASVG.

Beamten-Dienstrechtsgesetz (BDG)

Dienstunfähigkeit
nach § 14 (3) BDG:

Ein Beamter gilt als „dienstunfähig", „wenn er infolge seiner körperlichen oder geistigen Verfassung seine dienstlichen Aufgaben nicht erfüllen und ihm im Wirkungsbereich seiner Dienstbehörde kein mindestens gleichwertiger Arbeitsplatz zugewiesen werden kann, dessen Aufgaben er nach seiner körperlichen und geistigen Verfassung zu erfüllen imstande ist und der ihm mit Rücksicht auf seine persönlichen, familiären und sozialen Verhältnisse billigerweise zugemutet werden kann".

Kriegsopferversorgungsgesetz (KOVG)

Dienstbeschädigung
(§ 4 KOVG):

(1) Eine Gesundheitsschädigung ist „als Dienstbeschädigung anzuerkennen, wenn und insoweit die festgestellte Gesundheitsschädigung zumindest mit Wahrscheinlichkeit auf das schädigende Ereignis oder der der Dienstleistung eigentümlichen Verhältnisse ursächlich zurückzuführen ist. Wenn dem schädigenden Ereignis oder den der Dienstleistung eigentümlichen Verhältnissen nur ein ursächlicher Anteil an einer Gesundheitsschädigung zugemessen werden kann, die mit Hilflosigkeit oder Blindheit (§§ 18, 19) verbunden ist, ist der die Hilflosigkeit oder Blindheit verursachende Leidenszustand zur Gänze als Dienstbeschädigung anzuerkennen.
(2) Die Glaubhaftmachung eines ursächlichen Zusammenhanges durch hierzu geeignete Beweismittel genügt für die Anerkennung einer Gesundheitsschädigung als Dienstbeschädigung, wenn die obwaltenden Verhältnisse die Beschaffung von Urkunden oder amtlichen Beweismitteln zur Führung des Nachweises der Ursächlichkeit ausschließen.
(3) Eine Gesundheitsschädigung gilt, wenn für sie auch nur eine Versorgungsleistung (§ 6) zuerkannt worden ist, für immer, und zwar auch bei der Inanspruchnahme jeder anderen Versorgungsleistung (§ 6) als Dienstbeschädigung im Sinne des Abs. 1."

Beschädigtenrente
(§ 7 KOVG):

(1) Der Beschädigte hat „Anspruch auf Beschädigtenrente, wenn und insolange seine Erwerbsfähigkeit infolge der Dienstbeschädigung um mindestens 25 v. H. vermindert ist. Unter Minderung der Erwerbsfähigkeit im Sinne dieses Bundesgesetzes ist die durch Dienstbeschädigung bewirkte körperliche Beeinträchtigung in Hinsicht auf das allgemeine Erwerbsleben zu verstehen.
(2) Die Minderung der Erwerbsfähigkeit im Sinne des Abs. 1 ist nach Richtsätzen einzuschätzen ..."

Von den Landesinvalidenämtern wird ein weiterer Personenkreis betreut: So gelten nach § 2 (1) als *Invaliden im Sinne des Invalidengesetzes 1969* (BGBl. 22/1970)

„Personen, deren Erwerbsfähigkeit infolge
a) einer Gesundheitsschädigung, für die nach dem KOVG 1957 oder dem Heeresversorgungsgesetz (BGBl. Nr. 27/1964) Versorgung gewährt wird, oder
b) eines Arbeitsunfalles oder einer Berufskrankheit im Sinne der gesetzlichen Unfallversicherung oder
c) einer der in § 1 Abs. 1 lit. c des Opferfürsorgegesetzes (BGBl. Nr. 183/1947) angeführten Ursachen oder
d) des Zusammenwirkens mehrerer der angeführten Ursachen um mindestens 50 v. H. gemindert ist. Blinde gelten auch dann als Invalide im Sinne dieses Absatzes, wenn die Blindheit auf keine der angeführten Ursachen zurückzuführen ist ..."

Pflegezulage
(nach § 18 KOVG 1957):

(1) Zur Beschädigtenrente wird eine Pflegezulage gewährt,

„wenn der Beschädigte infolge der Dienstbeschädigung so hilflos ist, daß er für lebenswichtige Verrichtungen der Hilfe einer anderen Person bedarf.
(2) Die Höhe der Pflegezulage ist nach der Schwere des Leidenszustandes und nach dem für die Pflege und Wartung erforderlichen Aufwand abgestuft. Die Gewährung der Pflegezulagen der Stufen II–V setzt voraus, daß die Dienstbeschädigung außergewöhnliche Pflege und Wartung erfordert; verursacht die Dienstbeschädigung dauerndes Krankenlager, ist die Pflegezulage zumindest in der Höhe der Stufe III zu leisten. Die Pflegezulage der Stufe V gebührt, wenn der Beschädigte infolge der Dienstbeschädigung an zwei Gebrechen leidet, von denen jedes für sich allein oder zusammen mit einem anderen auf eine Dienstbeschädigung zurückzuführenden Gebrechen einen derart schweren Gesamtleidenszustand darstellt, daß die Pflege und Wartung in besonders erhöhtem Ausmaß erforderlich ist."

Private Unfallversicherung

Die rechtsverbindlichen Richtlinien für die private Unfallversicherung sind in den sog. „Allgemeinen Bedingungen für die Unfallversicherung" (UVB 2000 Fassung 1990) enthalten.

Als *Unfall* gilt jedes vom Willen des Versicherten unabhängige Ereignis, das plötzlich von außen mechanisch oder chemisch auf seinen Körper einwirkt und eine körperliche Schädigung oder den Tod nach sich zieht. Dazu zählen auch: Ertrinken; Verbrennungen, Verbrühungen, Einwirkung von Blitzschlag oder elektrischem Strom; Einatmen von Gasen oder Dämpfen, Einnehmen von giftigen oder ätzenden Stoffen, es sei denn, daß diese Einwirkungen allmählich erfolgen; Verrenkungen von Gliedern sowie Zerrungen von an Gliedmaßen und an der Wirbelsäule befindlichen Muskeln, Sehnen, Bändern und Kapseln infolge plötzlicher Abweichung vom geplanten Bewegungsablauf. Krankheiten gelten nicht als Unfälle, übertragbare Krankheiten auch nicht als Unfallfolgen.

Dies gilt nicht für Kinderlähmung und die durch Zeckenbiß übertragene Frühsommer-Meningoenzephalitis. Für sie gilt der Versicherungsschutz, wenn die Erkrankung serologisch festgestellt und frühestens 15 Tage nach Beginn, jedoch spätestens 15 Tage nach Erlöschen der Versicherung zum Ausbruch kommt. Der Versicherungsschutz gilt auch für Wundstarrkrampf und Tollwut, wenn diese durch einen Unfall verursacht sind.

Ausgeschlossen vom Versicherungsschutz sind u. a. Unfälle bei der Beteiligung an Wettsportkämpfen (z. B. Motorsportveranstaltungen, Wintersport-Wettbewerben, aber auch beim Fallschirmspringen u. ä.), bei Begehung strafbarer Handlungen, bei Kriegsereignissen und inneren Unruhen, wenn der Versicherte auf seiten der Unruhestifter teilgenommen hat; ferner bei Unfällen, die mittelbar oder unmittelbar durch ionisierende Strahlen oder Kernenergie verursacht werden. Desgleichen Unfälle, die der Versicherte infolge eines ihn betreffenden Herzinfarktes oder Schlaganfalles erleidet; ein Herzinfarkt gilt in keinem Fall als Unfallfolge; aber auch Unfälle, die der Versicherte infolge einer Bewußtseinsstörung erleidet oder infolge einer wesentlichen Beeinträchtigung seiner psychischen Leistungsfähigkeit durch Alkohol, Suchtgifte oder Medikamente.

Die *Versicherungsleistung* wird nur für die durch den Unfall hervorgerufenen Folgen (körperliche Schädigungen oder Tod) erbracht. Bei Beeinflussung der Unfallfolgen durch andere Krankheiten oder Gebrechen erfolgt eine Kürzung der Leistungen im entsprechenden Ausmaß. Die Kürzung unterbleibt, wenn dieser „Fremd"-Anteil weniger als 25 % beträgt. Bei der Bemessung des Invaliditätsgrades wird ein Abzug in Höhe einer Vorinvalidität nur vorgenommen, wenn durch den Unfall eine körperliche oder geistige Funktion betroffen ist, die schon vorher betroffen war.

Für *organisch bedingte Störungen des Nervensystems* wird eine Leistung nur erbracht, wenn und soweit diese Störung auf eine durch den Unfall verursachte organische Schädigung zurückzuführen ist. Seelische Fehlhaltungen (Neurosen, Psychoneurosen) gelten nicht als Unfallfolgen. Bei Bandscheibenhernien wird eine Leistung nur erbracht, wenn sie durch direkte mechanische Einwirkung auf die Wirbelsäule entstanden sind, und es sich nicht um eine Verschlimmerung von vor dem Unfall bestandenen Krankheitserscheinungen handelt.

Der *Grad der dauernden Invalidität* wird nach der sog. „Gliedertaxe" bemessen (s. hierzu S. 46 ff.). Läßt sich der Invaliditätsgrad auf diese Weise nicht bestimmen, ist maßgebend, inwieweit die körperliche oder geistige Funktionsfähigkeit nach medizinischen Gesichtspunkten beeinträchtigt wurde.

Im Falle von Meinungsverschiedenheiten über Art und Umfang der Unfallfolgen oder in welchem Umfang der eingetretene Schaden auf den Versicherungsfall zurückzuführen ist, sowie über die Beeinflussung der Unfallfolgen durch Krankheit oder Gebrechen hat die sog. „Ärztekommission" zu entscheiden.

Schmerzengeld

Nach § 1325 ABGB steht demjenigen, der „an seinem Körper verletzt" wird, neben dem Ersatz der „Heilungskosten" und „Verdienstentgang" auf „Verlangen überdies ein den erhobenen Umständen angemessenes Schmerzengeld" zu.

Das Schmerzengeld soll weder Strafe noch Buße oder Sühne, sondern eine echte Entschädigung für einen immateriellen Schaden sein. Der Verschuldensgrad und die Vermögenslage des Beschädigers wie auch die des Beschädigten bleiben in der Regel ohne Einfluß auf die Höhe des Schmerzengeldes. Dieses muß vom Beschädigten selbst angesprochen und beziffert werden.

Nach Lehre und Rechtsprechung gebührt Schmerzengeld sowohl für rein körperliche als auch seelische Schmerzen, sofern sie nur Folgen einer körperlichen Verletzung sind. Dem Beschädigten soll durch das Schmerzengeld die Möglichkeit geboten werden, sich zum Ausgleich für die durch die Körperverletzung eingetretenen Unlustgefühle nunmehr Lustgefühle, d. h. Annehmlichkeiten und Erleichterungen zu verschaffen (Jarosch u. Mitarb. 1980).

Holczabek (1976) unterscheidet *drei Grade der Beeinträchtigung*en und Leidenszustände:

1. Ein *starker* Schmerzzustand wird dann anzunehmen sein, wenn Schmerz- und Krankheitsgefühl den Verletzten so beherrschen, daß er trotz Behandlung oder wegen dieser Behandlung nicht in der Lage war oder ist, sich von diesem Zustand zu abstrahieren. Er kann sich nicht ablenken, an nichts erfreuen und war oder ist schwer krank.

2. Ein *mittelstarker* Schmerz-Leidenszustand wird dann anzunehmen sein, wenn sich dieser mit der Fähigkeit, sich von ihm zu abstrahieren, die Waage hielt, wenn der Kranke also schon zu Interessensverwirklichungen bereit und fähig war.

3. Der *leichte* Schmerz-Leidenszustand behindert den Patienten nicht, sich zu zerstreuen und abzulenken; er kann sogar einer geeigneten Arbeit nachgehen. Hingegen ist er keineswegs frei von Schmerzen oder Unlustgefühlen.

Diese Einteilung hat sich in der Praxis gut bewährt und durchgesetzt. Die nur zeitweise auftretenden Schmerzen werden üblicherweise in Schmerzperioden zusammengerafft dargestellt. Eine Sammlung der Entscheidungen des OG erlaubt Vergleiche mit ähnlich gelagerten Fällen und erleichtert die Einheitlichkeit der Rechtsprechung (Jarosch u. Mitarb. 1987).

Fahrtauglichkeit

Die Beurteilung der Fahrtauglichkeit ist im Kraftfahrgesetz 1967 (KFG) in der Fassung der 13. Novelle und in der Straßenverkehrsordnung 1960 (StVO) in der Fassung der 17. Novelle geregelt. Die Bestimmungen über die geistige und körperliche Eignung zum Lenken von Kraftfahrzeugen sind in der Kraftfahrgesetz-Durchführungsverordnung (KDV) in der Fassung der 32. Novelle enthalten.

Unter *Fahrtauglichkeit* sind die Voraussetzungen für die Erteilung einer Lenkerberechtigung (§ 30 KDV) zu verstehen. Die Zuständigkeit liegt dabei ausschließlich bei der Verwaltungsbehörde.

Nach § 30/1 KDV gilt

„als zum Lenken von Kraftfahrzeugen einer bestimmten Gruppe geistig und körperlich geeignet, wer für das sichere Beherrschen dieser Kraftfahrzeuge und das Einhalten der für das Lenken dieser Kraftfahrzeuge geltenden Vorschriften
1. ausreichend frei von psychischen Krankheiten und geistigen Behinderungen ist,
2. die nötige
   a) Körpergröße,
   b) Körperkraft und
   c) Gesundheit besitzt und
3. ausreichend frei von Gebrechen ist.

Darüber hinaus müssen die nötige kraftfahrspezifische Leistungsfähigkeit und Bereitschaft zur Verkehrsanpassung gegeben sein."

Laut § 31 KDV gelten

„als ausreichend frei von psychischen Krankheiten und geistigen Behinderungen im Sinne des § 30 Abs. 1 Ziff. 1 Personen, bei denen weder Erscheinungsformen von solchen Krankheiten oder Behinderungen, noch schwere geistige und seelische Störungen vorliegen, die eine Beeinträchtigung des Fahrverhaltens erwarten lassen. Wenn sich aus der Vorgeschichte oder bei der Untersuchung der Verdacht eines krankhaften Zustandes ergibt, der die geistige Eignung zum Lenken eines Kraftfahrzeuges einschränken oder ausschließen würde, ist eine Untersuchung durch einen entsprechenden Facharzt, die eine Prüfung der kraftfahrzeugspezifischen Leistungsfähigkeiten einzubeziehen hat, anzuordnen."

In § 34 KDV sind einige *Krankheiten, die nicht vorhanden sein dürfen*, angeführt, so u. a. „organische Erkrankungen des zentralen oder peripheren Nervensystems, die das sichere Beherrschen des Kraftfahrzeuges und das Einhalten der für das Lenken des Kraftfahrzeuges geltenden Vorschriften beeinträchtigen könnten; Erkrankungen, bei denen es zu unvorhersehbaren Bewußtseinsstörungen oder -trübungen kommt; Alkoholabhängigkeit oder chronischer Alkoholismus; andere Süchtigkeiten, die das sichere Beherrschen des Kraftfahrzeuges und das Einhalten der für das Lenken des Kraftfahrzeuges geltenden Vorschriften beeinträchtigen könnten ..."

An *Gebrechen, die nicht vorliegen dürfen*, werden in § 35 KDV u. a. angeführt: auffällige Störungen des Raum- und Muskelsinnes, des Tastgefühles oder der Koordination der Muskelbewegungen; Defekte im Gesichtsfeld beider Augen, auch wenn sie nur einen Quadranten betreffen, Störungen der Schlußfähigkeit der Augenlider oder Doppeltsehen; mangelhaftes Hörvermögen oder Störungen des Gleichgewichtes.

Die fachliche Eignung ist durch die Lenkerprüfung nachzuweisen. Voraussetzung ist in jedem Fall ein ärztliches Gutachten über die körperliche und geistige Eignung, das nicht älter als ein Jahr sein darf (§ 67/2 KFG).

Das ärztliche Gutachten hat zu lauten: „geeignet", „bedingt geeignet", „beschränkt geeignet" oder „nicht geeignet".

Sachwalterschaft für Behinderte

Das *Bundesgesetz über die Sachwalterschaft* (Sachwalter R) (BGBl. Nr. 136 vom 2. 2. 1983) hat zum Ziel, ein jeweils auf den Einzelfall abgestimmtes System der Beschränkung der Geschäftsfähigkeit zu schaffen.

§ 273 lautet:

„Vermag eine Person, die an einer psychischen Krankheit leidet oder geistig behindert ist, alle oder einzelne ihrer Angelegenheiten nicht ohne Gefahr eines Nachteils für sich selbst zu besorgen, so ist ihr auf ihren Antrag oder von Amts wegen dazu ein Sachwalter zu bestellen. Die Bestellung eines Sachwalters ist unzulässig, wenn der Betreffende durch andere Hilfe, besonders im Rahmen seiner Familie oder von Einrichtungen der öffentlichen oder privaten Behindertenhilfe, in die Lage versetzt werden kann, seine Angelegenheiten im erforderlichen Ausmaß zu besorgen. Ein Sachwalter darf nicht nur deshalb bestellt werden, um einen Dritten vor der Verfolgung eines, wenn auch bloß vermeintlichen, Anspruchs zu schützen.

Je nach Ausmaß der Behinderung sowie Art und Umfang der zu besorgenden Angelegenheiten ist der Sachwalter zu betrauen:
1. mit der Besorgung einzelner Angelegenheiten, etwa der Durchsetzung oder der Abwehr eines Anspruchs oder der Eingehung und Abwicklung eines Rechtsgeschäfts,
2. mit der Besorgung eines bestimmten Kreises von Angelegenheiten, etwa der Verwaltung eines Teiles oder des gesamten Vermögens, oder
3. mit der Besorgung aller Angelegenheiten der behinderten Person."

Das Bundesgesetz über die Sachwalterschaft für behinderte Personen hat die aus dem Jahre 1916 stammende Entmündigungsordnung abgelöst.

Unterbringung psychisch Kranker

Das *Bundesgesetz über die Unterbringung psychisch Kranker in Krankenanstalten* (BGBl. Nr. 155 vom 1. 3. 1990) (UbG) hat die in der Entmündigungsordnung vom Jahr 1916 enthaltenen Bestimmungen über die Anhaltung Geisteskranker in geschlossenen Anstalten abgelöst.

Die Voraussetzungen für eine Unterbringung werden in § 3 des UbG wie folgt geregelt:

„In einer Anstalt darf nur untergebracht werden, wer

1. an einer psychischen Krankheit leidet und im Zusammenhang damit sein Leben oder seine Gesundheit oder das Leben oder die Gesundheit anderer ernstlich und erheblich gefährdet und
2. nicht in anderer Weise, insbesondere außerhalb einer Anstalt, ausreichend ärztlich behandelt oder betreut werden kann."

Für die Vertretung des Patienten in dem recht aufwendigen Unterbringungsverfahren wurde eigens das Institut des „Patientenanwaltes" geschaffen.

Schlußbemerkung

Hinsichtlich der angewandten Untersuchungsmethoden, des diagnostischen Vorgehens und der verwendeten medizinischen Fachausdrücke und Diagnoseschemata besteht zwischen der Bundesrepublik Deutschland und Österreich weitgehende Übereinstimmung. Lediglich die Gesetze als Grundlage der forensischen Beurteilung weisen in verschiedenen Bereichen gewisse Unterschiede auf.

Anliegen dieser Ausführungen war es, einige dieser Besonderheiten der in Österreich gebräuchlichen Grundbegriffe aufzuzeigen sowie die Vorgangsweise bei der Schadensbewertung in einigen wichtigen Teilgebieten zu erörtern.

Literatur

1 Emberger, H., P. Kaufmann: Der Sachverständige im Sozialversicherungswesen – Das Verfahren vor den Sozialgerichten. In Emberger, H., A. Sattler: Das ärztliche Gutachten, 2. Aufl. Verlag der österreichischen Ärztekammer, Wien 1988 (S. 103–124)
2 Ent, H., G. Hopf: Das Sachwalterrecht für Behinderte. Manzsche Verlags- und Universitätsbuchhandlung, Wien 1983
3 Harrer, G.: Rechtliche Grundlagen der Rehabilitation in Österreich. In Barolin, G.S.: Rehabilitation 1984. Enke, Stuttgart 1984
4 Harrer, G.: Neurologische Begutachtung in Österreich. In Suchenwirth, R.M.A., G. Wolf: Neurologische Begutachtung. Fischer, Stuttgart 1987
5 Holczabek, W.: Gerichtsmedizinische Grundlagen der Schmerzensgeldbestimmung. Forschung und Praxis der Begutachtung. Ges. Gutachterärzte Öst. 12 (1976) 24–29
6 Jarosch, K., O.F. Müller, J. Piegler: Das Schmerzensgeld, 5. Aufl. Manz-Verlag, Wien 1987
7 Laubichler, W.: Schmerzensgeld aus neurologisch-psychiatrischer Sicht. In Emberger, H., A. Sattler: Das ärztliche Gutachten, 2. Aufl. Verlag der österreichischen Ärztekammer, Wien 1988 (S. 187–195)
8 Laubichler, W.: Das forensisch-psychiatrische Gutachten. In Emberger, H., A. Sattler: Das ärztliche Gutachten, 2. Aufl. Verlag der österreichischen Ärztekammer, Wien 1988 (S. 233–260)
9 Zimmermann, G.: Rechtsgrundlagen zur ärztlichen Begutachtung. In Forschung und Praxis der Begutachtung. Ges. Gutachterärzte Öst. 26 (1984) 14–35

Schweizerische versicherungsmedizinische Gesetzgebung

H. U. Debrunner

Die für die ärztliche Begutachtung relevante Gesetzgebung weist in der Schweiz einige Besonderheiten auf. Dies betrifft u. a. den Wirkungsbereich der einzelnen Gesetze und die Leistungen. Der Gutachter hat diese Besonderheiten bei seiner Arbeit zu berücksichtigen.

Die obligatorische Unfallversicherung (Bundesgesetz über die Unfallversicherung [UVG] vom 20. 3. 81 und Verordnung über die Unfallversicherung [UVV] vom 20. 12. 82)

Sie ist für alle in der Schweiz beschäftigten Arbeitnehmer obligatorisch (Art. 1 UVG). In der Schweiz wohnhafte Selbständigerwerbende und ihre nicht obligatorisch versicherten mitarbeitenden Familienmitglieder können sich freiwillig versichern (Art. 2 UVG).

Die folgenden Leistungen werden bei *Berufsunfällen, Berufskrankheiten* und *Nichtberufsunfällen* gewährt (damit sind alle Unfälle eingeschlossen, Art. 6 UVG):

Pflegeleistungen und *Kostenvergütungen* für Heilbehandlung durch Arzt, Zahnarzt, Chiropraktor und Hilfspersonen, ambulant oder im Spital, Arzneimittel, Analysen, ärztlich verordnete Nach- und Badekuren.

Geldleistungen:
– *Taggeld* (der Anspruch entsteht am dritten Tag nach dem Unfalltag).
– *Invalidenrente:* als invalid gilt, wer voraussichtlich bleibend oder für längere Zeit in seiner Erwerbsfähigkeit beeinträchtigt ist.
– *Integritätsentschädigung:* der Anspruch entsteht, wenn der Versicherte durch den Unfall eine dauernde erhebliche Schädigung der körperlichen oder geistigen Integrität erleidet (einmalige Kapitalleistung entsprechend dem Höchstwert des versicherten Jahresverdienstes).
– *Hilflosenentschädigung.*
– *Hinterlassenenrenten.*

Kürzung der Leistungen: Bei Zusammentreffen verschiedener Schadensursachen werden Invalidenrenten, Integritätsentschädigungen und Hinterlassenenrenten angemessen gekürzt, wenn die Gesundheitsschädigung oder der Tod nur *teilweise* Folge eines Unfalles ist. Gesundheitsschädigungen vor dem Unfall, die zu keiner Verminderung der Erwerbsfähigkeit geführt haben, werden dabei nicht berücksichtigt. Pflegeleistungen und Kostenvergütungen, Taggelder und Hilflosenentschädigungen werden jedoch nicht gekürzt (Art. 36 UVG).

Administrative Besonderheiten

Träger der obligatorischen Unfallversicherung sind
a) Die Schweizerische Unfallversicherungs-Anstalt (SUVA), eine öffentlich-rechtliche Anstalt mit eigener Rechtspersönlichkeit, zuständig für Betriebe und Verwaltungen mit erhöhtem Unfallrisiko (Art. 66 UVG) und
b) andere Versicherer.

1989 waren total 3,37 Mio. Arbeitnehmer versichert, davon 2,21 Mio. Männer und 1,16 Mio. Frauen; bei der SUVA waren 59 % der Arbeitnehmer versichert, bei den übrigen Versicherern 41%.

Finanzierung: Die Prämien für die obligatorische Versicherung der Berufsunfälle und der Berufskrankheiten trägt der Arbeitgeber, diejenigen für die Nichtberufsunfälle gehen zu Lasten der Arbeitnehmer (Art. 91 UVG). Die Prämien werden in Lohnprozenten berechnet.

Die Akten stehen den Beteiligten zur *Einsicht* offen. Gegen Verfügungen kann bei der verfügenden Stelle *Einsprache* erhoben werden. Gegen den Einspracheentscheid kann der Betroffene beim zuständigen kantonalen Versicherungsgericht Beschwerde erheben, die nächste und letzte Beschwerdeinstanz ist das Eidgenössische Versicherungsgericht (EVG).

_{1990 erhoben 2364 Versicherte bei der SUVA Einsprache gegen eine Verfügung, das sind 0,4 % aller gemeldeten Unfälle. Davon wurden 58 % abgewiesen, 20 % gutgeheißen, die übrigen zurückgezogen oder durch Vergleich erledigt. Bei den kantonalen Gerichten wurden 370 Beschwerden eingereicht, beim EVG 81. Ca. 84 % der Einsprachen konnten im Zuständigkeitsbereich des Versicherers definitiv erledigt werden.}

Aus den vorstehenden Grundlagen ergibt sich, daß **ärztliche Gutachten** vor allem unter den folgenden Umständen verlangt werden:
1. Während des *Heilverfahrens* zur Abklärung von Kausalität, Diagnose und Therapie oder Arbeitsfähigkeit, verlangt von der Administration.
2. Beim Abschluß des Falles zur *Feststellung der bleibenden Schädigung*, des *Integritätsschadens* und der *Einschränkung der Erwerbsfähigkeit*. Beim Zusammentreffen von verschiedenen Schadensursachen muß auch eine Gewichtung des Einflusses der verschiedenen Schadensursachen auf die Einschränkung der Erwerbsfähigkeit und den Integritätsschaden erfolgen. Auftraggeber ist im allgemeinen der Versicherer (im Einvernehmen mit dem Betroffenen).
3. Im *Einspracheverfahren* ist oft eine neue, unabhängige ärztliche Beurteilung notwendig. Es stehen dieselben Probleme an wie unter 1. und 2. Die Einsprache wird im Zuständigkeitsbereich des Versicherers abgewickelt, sie ist für den Betroffenen kostenfrei und hat sich gut bewährt.
4. Im *Gerichtsgutachten* werden vom Gericht präzise Fragen gestellt, zu denen der ärztliche Gutachter als Experte Stellung zu beziehen hat. Die Fragen bewegen sich in den gleichen Themenkreisen.

Besondere Probleme für den ärztlichen Gutachter

Arbeitsfähigkeit, Erwerbsfähigkeit und Zumutbarkeit von Arbeitsleistungen

Mit der Aufteilung der Geldleistungen bei bleibenden Schäden infolge eines Unfalles in Invalidenrenten (IR) und Integritätsentschädigung (IE) wurde die Differenzierung der Begriffe notwendig.

Arbeitsfähigkeit ist die Fähigkeit, während des Heilverfahrens, also vor dem Abschluß des Falles, am bisherigen Arbeitsplatz zu arbeiten oder im gleichen Betrieb eine angepaßte Tätigkeit zu verrichten. Die Höhe des Taggeldes wird nach dem Grad der Arbeits*un*fähigkeit berechnet. Die Ausnützung der Teilarbeitsfähigkeit ist auch vom guten Willen des Arbeitgebers abhängig.

Erwerbsfähigkeit ist die Fähigkeit, nach Abschluß der Behandlung und nach allfälligen Eingliederungsmaßnahmen eine zumutbare Erwerbstätigkeit auszuüben.

Der gesetzliche Begriff der *Invalidität* beinhaltet die Beeinträchtigung der Erwerbsfähigkeit durch eine bleibende gesundheitliche Schädigung. Invalidität ist in der obligatorischen Unfallversicherung also wirtschaftlich zu sehen, nicht medizinisch.

Der *Invaliditätsgrad* ergibt sich aus einem Vergleich der Erwerbsmöglichkeiten des Versicherten mit und ohne Beeinträchtigung seiner Erwerbsfähigkeit. Es ist also zu beurteilen, was der Versicherte ohne und trotz seiner Schädigung durch eine ihm *zumutbare* Tätigkeit auf einem ausgeglichenen Arbeitsmarkt noch zu erwerben in der Lage ist. Es wird das Verhältnis von Invalideneinkommen zum Valideneinkommen geschätzt. Wenn sich vorgerücktes Alter erheblich als Ursache der Beeinträchtigung der Erwerbsfähigkeit auswirkt, so sind für die Bestimmung des Invaliditätsgrades die Erwerbseinkommen maßgebend, die ein Versicherter in mittlerem Alter bei einer entsprechenden Gesundheitsschädigung erzielen könnte (Art. 28 UVV).

Zumutbarkeit: Die Festsetzung des Invaliditätsgrades liegt in der Kompetenz der Administration des Versicherers. Die Aufgabe des Arztes ist eine beratende: Er muß beurteilen, welche Arbeitsleistungen dem Versicherten aufgrund der Unfallfolgen *zumutbar* sind. In vielen Fällen ist es für den Arzt einfacher und sicherer, zu beschreiben, welche körperlichen Leistungen nicht oder nur beschränkt zumutbar sind. Dazu sind die Bewegungsausmaße, Größe und Dauer der Kraftentfaltung, Dauer von Sitzen, Stehen und Gehen, das Heben und Tragen von Gewichten usw. zu berücksichtigen, aber auch Feinarbeit, Koordination und Präzision der Bewegungen. Ebenso ist die *Zumutbarkeit der Dauer und Intensität einer Arbeitsleistung*, Einschalten von Pausen usw. in bezug auf die Normalarbeitszeit (meistens 8 Stunden) einzuschätzen. An Hand dieser Angaben zur Zumutbarkeit kann die Administration den Invaliditätsgrad festlegen. Der ärztliche Gutachter soll für die obligatorische Unfallversicherung keine Angabe zur Invalidität im Sinne des Gesetzes oder zur Höhe der Erwerbseinbuße machen.

Integritätsschaden

Die separate Entschädigung des *Integritätsschadens* wurde mit dem neuen UVG 1984 eingeführt. Nach Art. 24 UVG gibt die dauernde und erhebliche Schädigung der körperlichen oder geistigen Integrität durch Unfallfolgen Anspruch auf eine angemessene *Integritätsentschädigung* (IE), und zwar unabhängig von Alter, Beruf oder einer eventuellen Erwerbseinbuße.

Für die Bemessung der Integritätsentschädigung gelten die Richtlinien des Anhanges 3 UVV. Sie ist egalitär, für alle Versicherten gleich zu schätzen. Die wichtigsten Integritätsverluste sind in Tab. **13** skaliert, deren Werte – soweit für den Neurologen relevant – auch in der Synopse von Bewertungstabellen auf den S. 46 ff. dieses Buches wiedergegeben sind. S. außerdem die S. 146 ff.

Die Entschädigung für spezielle oder nicht in der Tabelle aufgeführte Integritätsschäden wird nach dem Grad der Schwere vom Skalenwert abge-

Tabelle **13** Skala der Integritätsschäden

	Prozent
Verlust von mindestens zwei Gliedern eines Langfingers oder eines Gliedes des Daumens	5
Verlust des Daumens der Gebrauchshand im Grundgelenk	20
Verlust des Daumens der anderen Hand im Grundgelenk	15
Verlust der Gebrauchshand	50
Verlust der anderen Hand	40
Verlust eines Armes im Ellbogen oder oberhalb desselben	50
Verlust einer Großzehe	5
Verlust eines Fußes	30
Verlust eines Beines im Kniegelenk	40
Verlust eines Beines oberhalb des Kniegelenkes	50
Verlust einer Ohrmuschel	10
Verlust der Nase	30
Skalpierung	30
sehr schwere Entstellung im Gesicht	50
Verlust einer Niere	20
Verlust der Milz	10
Verlust der Geschlechtsorgane oder der Fortpflanzungsfähigkeit	40
Verlust des Geruchs- oder Geschmackssinnes	15
Verlust des Gehörs auf einem Ohr	15
Verlust des Sehvermögens auf einer Seite	30
vollständige Taubheit	85
vollständige Blindheit	100
habituelle Schulterluxation	10
schwere Beeinträchtigung der Kaufähigkeit	25
sehr starke schmerzhafte Funktionseinschränkung der Wirbelsäule	50
Paraplegie	90
Tetraplegie	100
sehr schwere Beeinträchtigung der Lungenfunktion	80
sehr schwere Beeinträchtigung der Nierenfunktion	80
Beeinträchtigung von psychischen Teilfunktionen wie Gedächtnis und Konzentrationsfähigkeit	20
posttraumatische Epilepsie mit Anfällen oder in Dauermedikation ohne Anfälle	30
sehr schwere organische Sprachstörungen, sehr schweres motorisches oder psychoorganisches Syndrom	80

leitet. Das gilt auch für das *Zusammenfallen mehrerer körperlicher und geistiger Integritätsschäden*. Es ist nicht gerechtfertigt, mehrere einzelne Schäden einfach zu addieren. Eine Gesamtwertung und der Quervergleich mit vergleichbaren Schäden ist notwendig, um egalitäre Werte zu erzielen.

Völlige Gebrauchsunfähigkeit eines Organs wird dem Verlust gleichgestellt. Bei teilweisem Verlust und bei teilweiser Gebrauchsunfähigkeit wird der Integritätsschaden entsprechend geringer; die Entschädigung entfällt jedoch ganz, wenn der Integritätsschaden weniger als 5 % ergäbe und damit unter die Grenze der Erheblichkeit fällt. Erheblich ist der Integritätsschaden, wenn die körperliche oder geistige Integrität, unabhängig von der Erwerbstätigkeit, augenfällig oder stark beeinträchtigt wird. Voraussehbare Verschlimmerungen des Integritätsschadens werden angemessen berücksichtigt. Revisionen sind ausgeschlossen. Bei Rückfällen mit nicht voraussehbarer Verschlimmerung kann jedoch eine Neubeurteilung notwendig werden.

Für die Praxis der Integritätsschätzung hat die SUVA Tabellen mit einem Feinraster erarbeitet (SUVA: Tabellen Integritätsentschädigung gemäß UVG), die sich vor allem als Anhaltspunkt für die Bewertung bei teilweiser Gebrauchsunfähigkeit nützlich erweisen. Für den Neurologen sind besonders die Tabellen über Wirbelsäulenaffektionen, psychische Folgen von Hirnverletzungen, Folgen nach Augen- und Ohrverletzungen und bei Ausfällen von Hirnnerven aufschlußreich (s. auch hierzu die Synopse von Bewertungstabellen auf den S. 46 ff. dieses Buches sowie den Anhang auf den S. 146 ff.).

Der Grad der Integritätsschädigung wird beim Abschluß der Behandlung oder zum Zeitpunkt der Berentung festgelegt, und zwar vom ärztlichen Gutachter.

Zusammenfallen verschiedener Schadensursachen

Unsicherheiten über die Leistungspflicht ergeben sich oft, wenn mehrere Ursachen für eine Gesundheitsschädigung vorliegen oder möglich sind, von denen eine ein Unfall ist. Wenn die Gesundheitsschädigung nur teilweise Folge eines Unfalles ist, werden Pflegeleistungen und Kostenvergütungen sowie Hilflosenentschädigung und Taggeld nicht gekürzt (Art. 36 UVG). Hingegen können beim Vorliegen unfallfremder Ursachen Renten und Integritätsentschädigung angemessen gekürzt werden, das Maß der Kürzung richtet sich nach deren Bedeutung für die Gesundheitsschädigung oder den Tod, wobei den persönlichen wirtschaftlichen Verhältnissen des Berechtigten Rechnung getragen werden kann (Art. 47 UVV). Die Erfahrung zeigt, daß diese Problematik vor allem nach leichten Unfällen und Bagatellunfällen Interpretationsschwierigkeiten verursacht. Besonders schwierig kann die Abgrenzung von chronischen, schubweise verlaufenden Erkrankungen (z. B. beim Vertebralsyndrom) gegenüber Unfallfolgen werden, wenn der (leichte) Unfall einen Beschwerdeschub ausgelöst hat.

Der Gutachter muß dann
1. aufgrund der spezifischen Anamnese und eines einwandfreien klinischen Untersuchungsbefundes eine möglichst exakte Diagnose stellen (Cave: z. B. das eines Gutachters unwürdige „Low back pain"),
2. die Differentialätiologie ausführlich darstellen und
3. die verschiedenen Kausalfaktoren in ihrer Bedeutung gegeneinander abwägen. Dabei hilft die Kenntnis des zeitlichen Verlaufs zur korrekten Beurteilung.

Nicht selten wird eine temporäre (vorübergehende) oder eine richtunggebende (mit Dauerfolgen) *Verschlimmerung* anzunehmen sein.

In einem Gutachten sollte der Ausdruck „posttraumatisch" nicht mit „unfallkausal" verwechselt werden. Ein Schub von chronischen Beschwerden, der nach einer längeren Latenzzeit als 1–2 Wochen auftritt, ist in aller Regel nicht einem relativ leichten Unfall kausal anzulasten. Es ist zu beachten, daß bei Kausalitätsfragen der Grad der (überwiegenden) Wahrscheinlichkeit gefordert ist. Die Möglichkeit allein genügt nicht für die Erbringung von Leistungen.

In der Schweiz hat in den letzten Jahren die Auseinandersetzung mit den Folgen der Heckauffahrtkollision (*„Schleudertrauma der HWS"*) dazu geführt, daß die Rechtsprechung neben objektiven medizinischen Befunden auch sozioökonomische und psychosoziale Kriterien in die Kausalitätsdiskussion einbringt. Der ärztliche Gutachter hält sich mit Vorteil an seine Fachkompetenz der medizinischen Beurteilung und überläßt den Juristen, was darüber hinausgeht.

Invalidenversicherung (IV) (Bundesgesetz über die Invalidenversicherung vom 19. 6. 59)

Die Invalidenversicherung erbringt *Leistungen für die berufliche Rehabilitation* und Wiedereingliederung nach Krankheit und Unfall für Erwachsene oder *Rentenleistungen*, wenn eine Wiederherstellung der Erwerbsfähigkeit nicht möglich ist, die mit Erreichen des AHV-Alters* von der AHV-Rente abgelöst werden. Sie kommt auch für die *Behandlung von Geburtsgebrechen* (die in einer Liste abschließend aufgezählt sind) bis zum Erwachsenenalter auf. Die Finanzierung erfolgt über Lohnprozente.

Geburtsgebrechen: Die zur Behandlung und Rehabilitation notwendigen Leistungen werden bis zur Erreichung des Erwerbsalters erbracht, ebenso Beiträge zur Sonderschulung. Die Disposition zu Krankheiten oder Veranlagungen zu Gesundheitsstörungen sind jedoch ausgeschlossen.

Hilfsmittel für Fortbewegung, Selbstsorge, Kontaktnahme mit der Umwelt werden für alle Lebensalter übernommen, zum Teil aber nur zur Ausübung der Erwerbstätigkeit, Schulung und Ausbildung. Für Hilfsmittel im AHV-Alter besteht eine besondere Liste.

Für Erwachsene werden Leistungen vor allem zur Erhaltung der Erwerbsfähigkeit gewährt, *Eingliederungsmaßnahmen* gehen vor Geldleistungen. *Medizinische Maßnahmen* können übernommen werden, wenn sie unmittelbar auf die berufliche Eingliederung gerichtet und geeignet sind, den Gesundheitszustand dauernd und wesentlich zu verbessern oder vor wesentlicher Beeinträchtigung zu bewahren.

Die *Invalidität* wird gleich wie im UVG als durch körperlichen oder geistigen Gesundheitsschaden (Geburtsgebrechen, Krankheit, Unfall) verursachte, bleibende oder lange dauernde Beeinträchtigung der Erwerbsfähigkeit definiert.

Ein *Rentenanspruch* entsteht, wenn eine berufliche Eingliederung wegen des Gesundheitsschadens nicht möglich ist. Bei einem Invaliditätsgrad von mindestens $66^{2}/3$ % wird eine volle Rente ausgerichtet, über 50 % eine halbe Rente und über 40 % eine $1/4$-Rente (Renten für Invalidität unter 50 % werden nur an Versicherte ausgerichtet, die ihren Wohnsitz und ihren gewöhnlichen Aufenthalt in der Schweiz haben). Voraussetzung für die Zuweisung einer Rente ist Erwerbsunfähigkeit während 360 Tagen zu mindestens 50 %.

Bei der Beurteilung der Erwerbsfähigkeit resp. des Invaliditätsgrades verstehen viele Patienten nicht, daß die Invalidenversicherung (IV) schon bei einer Invalidität von $66^{2}/3$ % eine volle Rente gewährt, die soziale Unfallversicherung (UVG) jedoch nicht.

Wenn sich der Grad der Erwerbsfähigkeit erheblich verändert, wird die Rente revidiert.

Es ist zu beachten, daß die Invalidität für die IV gleich bestimmt wird wie im UVG. Im Gegensatz zum UVG muß jedoch die Gesamtsituation des Berechtigten beurteilt werden, d. h. sowohl Krankheits- wie Unfallfolgen. Das gibt oft zu Mißverständnissen Anlaß, wenn der Invaliditätsgrad der sozialen Unfallversicherung von demjenigen der Invalidenversicherung abweicht.

Dem Arzt obliegt auch bei der IV die Aufgabe, die Zumutbarkeit von Arbeitsleistungen aufgrund seiner medizinischen Feststellungen zu bestimmen. Oft klärt die IV auch die praktische Einsatzfähigkeit und Berufsfähigkeit in Abklärungsstellen ab.

Wenn sich der Grad der Erwerbsfähigkeit erheblich verändert, kann jederzeit eine Rentenrevision erfolgen.

Hilflosenentschädigung: Falls der Berechtigte für die täglichen Lebensverrichtungen dauernd Hilfe oder persönlicher Überwachung bedarf, wird eine Hilflosenentschädigung ausgerichtet.

---

* Alters- und Hinterbliebenenversicherung (AHV). Die Rentenberechtigung beginnt für Frauen mit 62 Jahren, für Männer mit 65 Jahren.

Militärversicherung (MV)
(Bundesgesetz über die Militärversicherung)

Im Gegensatz zu den beiden besprochenen Versicherungseinrichtungen ist die Militärversicherung eine Sozialeinrichtung des Bundes. Alle Schädigungen und Beeinträchtigungen der körperlichen und geistigen Integrität sind nach dem Kontemporanitätsprinzip während des Militärdienstes versichert. Nur bei vordienstlichen Leiden besteht keine Haftung.

Die Leistungen umfassen die Vergütung von Taggeld, Krankenpflege, ärztliche Behandlung und Arzneien. Bei Beeinträchtigung der körperlichen oder geistigen Integrität und der Erwerbsfähigkeit wird eine Rente ausgerichtet. Bei der Berechnung der Rente wird der Integritätsschaden mit berücksichtigt.

Auch in der Militärversicherung wird die Behandlung bei Rückfällen wieder aufgenommen, und die temporäre oder richtunggebende Verschlimmerung wird berücksichtigt.

Private Unfallversicherung

Bei den privaten Versicherungen gibt es keine nationalen Besonderheiten. Sie werden mit einem Versicherungsvertrag abgeschlossen, der die bekannte Gliedertabelle enthält. Die Beurteilung der Leistungen erfolgt nach den allgemeinen Versicherungsbedingungen (AVB).

Manche Versicherungsnehmer schließen neben der obligatorischen Unfallversicherung privat eine Zusatzversicherung ab. Eine eventuell resultierende Invalidität oder Schädigung der Integrität wird dann aber nicht nach UVG, sondern nach dem Versicherungsvertrag berechnet.

Gesetzliche Grundlagen

1. Bundesgesetz über die Unfallversicherung (UVG) vom 20. März 1981,
2. Verordnung über die Unfallversicherung (UVV) vom 20. Dezember 1982,
3. Bundesgesetz über die Invalidenversicherung (IVG) vom 19. Juni 1959,
4. Bundesgesetz über die Kranken- und Unfallversicherung (KUVG vom 13. 6. 1911), soweit diese Vorschriften für die Krankenkassen Bedeutung haben,
5. Bundesgesetz über den Versicherungsvertrag (2. 4. 1908) und Versicherungsverträge für die private Unfallversicherung.

Anhang

SUVA-Tabellen zur Integritätsentschädigung gemäß UVG

Integritätsschaden bei Wirbelsäulenaffektionen

UVV Anhang 3: sehr starke schmerzhafte Funktionseinschränkung der WS = 50 %.
Intertemporales Recht: Die Werte für Schmerzfunktionsskala 0 dienen auch für die Beurteilung des Vorzustandes (Nettoschätzung).

Schmerzfunktionsskala:
- 0 = keine nennenswerten Schmerzen, geringe, seltene Funktionsstörung v. a. bei starker Belastung.
- \+ = mäßige Beanspruchungsschmerzen, in Ruhe selten oder keine, gute und rasche Erholung (1–2 Tage).
- ++ = geringe Dauerschmerzen, bei Belastung verstärkt, auch in Ruhe.
- +++ = +/– starke Dauerschmerzen, Zusatzbelastung nicht möglich, auch nachts und in Ruhe. Bei Verstärkung lange Erholungszeit.

		0	+	++	+++
1	*Frakturen:* LWS/BWS/HWS inkl. Spondylodese, Kyphose oder Skoliose				
	10° IE	0	0– 5	5–10	10–20 (–25)
	10–20° IE	0– 5	5–10	10–20	20–25 (–35)
	> 21° IE	0– 5	5–15	15–20	20–30 (–50)
2	*Osteochondrose* ohne radikuläre Symptome, 1–5 Segmente, ISG-Syndrom	IE	0	0– 5	5–10	10–20
3	*Diskushernie,* nachgewiesen, inkl. Osteochondrose, Schulter-Hand-Syndrom, radikuläre Ischias, Cauda-equina-Syndrom	IE	5	5–10	10–20	20–40 (–50)
4	Status nach Laminektomie und Spondylodese bleibende neurol. Ausfälle besonders starke funkt. Einschränkung					
	Erhöhung um +5–15%	IE	0	0–10	10–20	
	Erhöhung um +5–15%	IE	0	0–10	15–25	
	Erhöhung um +5–20%	IE	5–10	5–15	15–25	
5	Kyphosen und Skoliosen (ohne Frakturen) Bei Kyphosen: Vermehrung um ...					
	10°					
	10–20°					
	21–60°		5–10	5–15		25–35
	> 61°		5–10	5–15		25–35 (–50)

Die IE bei Wirbelsäulenaffektionen muß nach UVV entsprechend der *Funktionseinschränkung* bestimmt werden. Die pathologisch-anatomischen Veränderungen (Rö-Bild) haben eine untergeordnete Rolle zu spielen.
Die Tabelle gibt *Richtwerte* an. Je nach Gewichtung durch den Arzt können sie unter- oder überschritten werden.
Die Einteilung hat sich im praktischen Gebrauch bewährt. Speziell gelagerte Fälle sind sinngemäß zu beurteilen.

Integritätsschaden bei psychischen Folgen von Hirnverletzungen

1. *Die Einschätzung von Patienten mit Schädelhirnverletzungen aufgrund der neuropsychologischen Untersuchung*

Die neuropsychologische Untersuchung der Hirnfunktionsstörungen basiert auf:
1. Standardisiertes neuropsychologisches Testleistungsprofil, welches Aussagen über die *Funktionsausfälle*, über ihren Schweregrad und über die Lokalisation der betroffenen Hirnstrukturen erlaubt.
2. Beurteilung der mit der Hirnfunktionsstörung verbundenen *Wesensveränderung* anhand einer Einschätzskala (Rating scale).

Daraus ergibt sich eine abgestufte Einschätzung der Störungen, die folgendermaßen umschrieben werden kann:

1. Minimal
Ganz leichte Minderleistung in einzelnen Hirnfunktionen (gemäß Testprofil), ohne oder nur mit ganz leichter Wesensveränderung (gemäß Rating scale). Der Patient kann sich subjektiv gestört fühlen, eine Einschränkung der Funktionsfähigkeit im Alltag oder Beruf zeigt sich jedoch kaum.

2. Leicht
Leichte Minderleistung in einzelnen Hirnfunktionen und/oder höchstens leichte Wesensveränderung. Der Patient wirkt kaum in seinem Familienalltag verändert, auch wenn leichte Antriebs- und Affektstörungen oder Kritikverminderung vorkommen können. Die Ausübung des früheren Berufes ist möglich, wenn auch in leicht eingeschränktem Maße. Besonders Berufe, bei denen eines der nachgenannten Kriterien wichtig ist, können erschwert sein: Dauerkonzentrationsleistung, erhöhte Anforderung an die Gedächtnisspeicherfähigkeit und die intellektuelle Umstellfähigkeit (d. h. Planung, Übersicht und Organisation eines Handlungsablaufes).

3. Mittel
Deutliche Minderleistung in mehreren Hirnfunktionen. Konzentrations- und Merkfähigkeit, Speicherfähigkeit und intellektuelle Umstellfähigkeit sind fast immer betroffen. Zusätzlich können sich noch Ausfälle in anderen Funktionsbereichen zeigen. Meist deutliche Wesensveränderung (z. B. Antriebs- und/oder Affektstörungen, Kritikverminderung usw.). In der Familie wird der Patient als verändert beschrieben. Eine Rückkehr an den angestammten Arbeitsplatz ist (zurzeit) nicht möglich; entweder kann der Patient nur noch teilweise, andere (meist einfachere) Arbeitsabläufe ausführen oder muß zuerst noch auftrainiert bzw. umgeschult werden.

4. Schwer
Starke Störung in fast allen Hirnfunktionen (gemäß Testprofil). Entweder finden sich schwere Ausfälle in sehr vielen Funktionen, oder ein Funktionsausfall dominiert das Gesamtbild in einem solchen Maße, daß auch andere Funktionen nicht richtig erfaßt werden können (z. B. schwerste Konzentrationsstörungen, schwerste Sprachstörungen oder schwerste intellektuelle Umstellstörungen). Deutliche Wesensveränderung mit Störungen des Antriebs, des Affekts und der Kritikfähigkeit. Einfache berufliche Tätigkeiten sind unter Umständen in einem geschützten Rahmen teilweise möglich. Je nach Art der Störung kann der Patient aber voll arbeitsunfähig sein.

In der Beurteilung werden auch Zwischenstufen gebildet, z. B. leichte bis mittelschwere oder mittelschwere bis schwere Störung.

2. *Schätzung des Integritätsschadens psychischer Folgen nach Hirnverletzung*

Definitionen
Posttraumatische Hirnfunktionsstörung (= psychoorganisches Syndrom) setzt sich zusammen aus:
– *Störung neuropsychologischer Hirnleistungen* wie Gedächtnisstörungen, Merkfähigkeits- und Konzentrationsschwäche, Störung der Wahrnehmungsorganisation (z. B. Agnosie), Störungen der Umstellfähigkeit (Flexibilität des Denkens), Sprachstörungen (Aphasie, Dysarthrie), Intelligenzverminderung.
– *Störungen der Persönlichkeit (Wesensveränderung)* wie Antriebs- und Affektstörung, Kritikverminderung, Störungen des Arbeitsverhaltens und soziale Verhaltensstörungen.

Beurteilung des Schweregrades
Beurteilung des Schweregrades der posttraumatischen Hirnfunktionsstörung (POS) siehe unter Ziff. 1.

	Integritätsschaden
– minimale Hirnfunktionsstörung	0 %
– leichte Hirnfunktionsstörung	20 %
– leichte bis mittelschwere Hirnfunktionsstörung	35 %
– mittelschwere Hirnfunktionsstörung	50 %
– mittelschwere bis schwere Hirnfunktionsstörung	70 %
– sehr schwere Hirnfunktionsstörung	80 %

Neben dem psychoorganischen Syndrom sind die neurologischen Störungen (EEG, Hirnnerven, periphere Ausfälle) und der Restzustand der Mit- und Nebenverletzungen zu erfassen.

Integritätsschaden bei Ausfällen und Funktionsstörungen der Hirnnerven

Ein erheblicher Integritätsschaden im Bereiche dieser Nerven liegt dann vor, wenn deren Ausfall augenfällig oder stark beeinträchtigend wirkt (dauernd neuralgiforme Schmerzen, Funktionsstörung motorisch oder sensibel, insbesondere vollständiger Sensibilitätsausfall). Die Beurteilung des Integritätsschadens umfaßt also einerseits den Ausfall einzelner Nerven bzw. Teilnerven, andererseits die Störungen der Funktion einzelner oder mehrerer Hirnnerven. Sämtliche hier nicht aufgeführten Hirnnerven sind entweder im Anhang 3 der UVV oder in einer anderen Tabelle zu finden.

I. Ausfälle der Hirnnerven

N. trigeminus einseitig (beidseitig extrem selten)	30 %
N. ophthalmicus	5 %
N. supraorbitalis	0 %
N. infraorbitalis	5 %
N. maxillaris	10 %
N. mandibularis	15 %
N. lingualis einseitig (Kompensation durch gesunde Seite)	5 %
N. lingualis beidseitig (Beeinträchtigung des Geschmackssinns)	15 %
N. mentalis einseitig	5 %
N. mentalis beidseitig	7,5 %
Trigeminusneuralgie (oder andere Hirnnervenneuralgie)	
mittelschwer (inkl. entsprechenden Funktionsausfalls des Trigeminus)	10 %
schwer	20 %
sehr schwer	50 %
N. facialis beidseitig	50 %
N. facialis einseitig (Stirnast, Wangen- und Mundast je 10%)	30 %
N. glossopharyngeus	0 %
N. vagus (wird in den einzelnen Funktionsabschnitten erfaßt)	
N. recurrens einseitig, ohne Stridor	5 %*
N. recurrens beidseitig,	
mit leichtem Stridor	10 %*
mit mittelgradigem Stridor	20 %*
mit schwerem Stridor	25 %*
N. accessorius einseitig (beidseitig sehr selten)	10 %
N. hypoglossus (siehe bei Funktionsstörungen)	

---

* Zuzüglich IE wegen Phonationsstörung (s. dort)

Kommentar zu den Ausfällen einzelner Hirnnerven

1. N. trigeminus

Sobald mehrere Teilbereiche des Nervus trigeminus betroffen sind, kann nicht einfach addiert werden, da auch der vollständige Funktionsausfall gesamthaft höchstens mit 30 % entschädigt wird. Also muß die Summe einzelner Integritätsschäden immer mit diesem Gesamtschaden verglichen und gewichtet werden.

Eine sehr schwere Trigeminusneuralgie beinhaltet einen Status nach erfolglosen Operationen mit derartigen persistierenden Beschwerden, daß psychiatrische Behandlung erforderlich ist, eventuell schon Suizidversuche stattgefunden haben.

2. N. facialis

Diese Zahlen beinhalten sowohl die kosmetische Einstellung als auch das funktionelle Defizit. Nicht berücksichtigt hingegen sind in diesen Zahlen allfällige Folgeschäden wie Keratitis usw. Das *gustatorische Schwitzen*, häufig einzige Restfolge einer durchgemachten Facialisparese, bezieht sich in der Regel auf eine Seite und dort auf den Mundast mit einer partiellen Funktionsstörung, im Sinne einer erheblichen Störung entsprechend 5 %.

Bei der Kombination von Fazialisparesen mit weiteren Integritätsschäden im Gesichtsbereich sind zunächst die IE-Werte gemäß Tabelle zu addieren; die Summe als Ergebnis ist im Quervergleich mit anderen relevanten Tabellenwerten zu gewichten. Es zeigt sich, daß die reine Addition häufig zu hohe Werte ergibt. Auf keinen Fall darf die Position für die sehr schwere Entstellung im Gesicht (IE 50 % Anhang 3 UVV) überschritten werden.

3. N. glossopharyngeus

Durch einen Funktionsausfall des Nervus glossopharyngeus bedingte Funktionsstörungen werden in ihren Auswirkungen bei den Funktionsstörungen gesamthaft erfaßt.

4. N. vagus

Bei der Rekurrensparese wird nur die atemmechanische Behinderung an dieser Stelle berücksichtigt, die Auswirkungen auf die Phonation sind unter den Funktionsstörungen aufgeführt. Auch hier gilt, daß nicht rein arithmetisch addiert werden darf, sondern im Vergleich mit anderen Positionen eine zusammenfassende Gewichtung erfolgen muß.

Als *leichter* Stridor gilt ein solcher, der erst bei großer Anstrengung auftritt und rasch wieder verschwindet, sobald die Anstrengung unterlassen wird. Allenfalls Exazerbation im Rahmen schwerer

Infekte. Wenn der Stridor bereits bei alltäglichen Betätigungen im Sinne leichter Anstrengungen auftritt, so gilt er als *mittelgradig*. Der *schwere Stridor* ist auch in Ruhe ständig vorhanden und führt in den meisten Fällen früher oder später zum Dauerkanülentragen oder zur Laterofixation. Der Integritätsschaden des schweren Stridors wird in den meisten Fällen aufzurechnen sein mit einer Position betreffend der Phonationsstörung und des Dauerkanülentragens.

II. Funktionsstörungen

1. Artikulationsstörungen (durch zentrale oder periphere neurologische Schäden oder durch organische Defekte):
   Gut verständliche Sprache
      (Lispeln, Anstoßen usw.)   5 %
   Schwer verständliche Sprache   30 %
   Unverständliche Sprache   60 %

2. Phonationsstörungen (= Störungen der Stimme):
   Mit Heiserkeit bei Belastung   5 %
   Mit dauernder Heiserkeit   20 %
   Aphonie (nur noch Flüstern möglich)   30 %

3. Verlust des Kehlkopfes (eventuelle Dauerkanüle eingeschlossen):
   Kompensiert   50 %
   Teilweise kompensiert   60 %
   Nicht kompensiert   70 %

4. Dauerkanülenträger:
   Gut kompensiert   20 %*
   Mäßig kompensiert   40 %*
   Schlecht kompensiert   50 %*

5. Schluckstörungen:
   Leichte (gelegentliche Aspirationen)   10 %
   Mittlere (häufige Aspirationen mit Komplikationen, auf pürierte Kost angewiesen)   25 %
   Schwere (auf Magensonde angewiesen)   40 %

Kommentar zu den Funktionsstörungen
Die Positionen werden meistens mit Substanz- bzw. Funktionsverlusten bestimmter Organe oder Nerven zu kombinieren sein, wobei in der Regel nicht arithmetisch addiert werden kann, sondern ein „listengerechtes" Einordnen erforderlich wird.

1. Artikulationsstörungen
Eine *schwer verständliche Sprache* liegt dann vor, wenn sie auf Anhieb von den meisten außenstehenden Leuten nicht verstanden wird, wohl jedoch von Personen, welche mit dem Patienten etwas vertraut sind. Eine *unverständliche Sprache* liegt dann vor, wenn auch die nächsten Angehörigen sie höchstens bruchstückhaft verstehen können.

2. Phonationsstörungen
Da Integritätsschäden bleibend sein müssen, muß also nicht die Situation bei einem akuten Infekt beurteilt werden, sondern die Stimme, wie sie im infektfreien Zustand ist.

3. Verlust des Kehlkopfes
Als *kompensiert* gilt der Laryngektomierte, der alle üblichen Aktivitäten wieder ausführen kann im Rahmen natürlich der Beschränkungen, die sich naturgemäß durch den Zustand der Laryngektomie ergeben. In der Regel beherrscht also dieser Patient entweder die Oesophagusersatzstimme oder das gut verständliche Sprechen mit elektronischen Sprechhilfen. Auch bei banalen Erkrankungen der Luftwege benötigt er keine spezielle Pflege, und auch die Ernährung unterliegt praktisch keinen Beschränkungen. Als *teilweise kompensiert* gilt ein Zustand, der höchstens ein- bis zweimal pro Jahr spezialärztliche Bemühungen bei einem Luftwegsinfekt benötigt und auch sonst bezüglich der Aktivitäten verschiedene Einschränkungen zwar erfährt, jedoch im wesentlichen ein normales Leben führen kann. *Nicht kompensiert* ist ein Zustand, der mehr oder weniger ständig pflegerische Betreuung benötigt und auch in alltäglichen Verrichtungen deutlichen Einschränkungen unterliegt. Häufig kommt es auch zu schweren Komplikationen bei Luftwegsinfekten.

4. Dauerkanülenträger
Im wesentlichen gelten hier die gleichen Richtlinien wie unter 3. Verlust des Kehlkopfes.

5. Schluckstörungen
Schluckstörungen bei Laryngektomierten und bei Dauerkanülenträgern sind bereits dort in der Beurteilung inbegriffen.

---

* Zuzüglich IE wegen Phonationsstörung (s. dort)

Spezieller Teil

Hirnschäden

Spezielle Ätiologie

Schädelhirntraumen

H. Plänitz

Bedeutung der Schädelhirntraumen

Schädelhirntraumen sind trotz aller Arbeitsschutz- und Verkehrssicherheitsbemühungen häufig. Mehr als die Hälfte haben Verkehrsunfälle, etwa ein Viertel Arbeitsunfälle zur Ursache (1a). In Deutschland sterben jährlich ca. 5900 Personen an intrakraniellen Verletzungen (davon ca. 4100 Männer und ca. 1800 Frauen), mehr als 2250 gehören der Altersgruppe zwischen dem 15.–45. Jahr, also dem Alter voller Schaffenskraft, an (47). Von allen berufsgenossenschaftlich versicherten Unfällen, die den Hirnschädel betroffen haben, hinterlassen etwa 5 % am Ende der medizinischen Rehabilitation noch Funktionsstörungen des Zentralnervensystems (15). Dies bedeutet nicht nur eine erhebliche Belastung für die Volkswirtschaft, sondern stellt für viele der Verletzten einen tiefen, oft lebensentscheidenden Einschnitt dar.

Die Begutachtung der Verletzungsfolgen verlangt Kenntnis der Unfallmechanik, Pathologie und Klinik der Hirnverletzungen, subtile neurologische und psychopathologische Untersuchungstechnik, kritische Einschätzung der Möglichkeiten und Grenzen technischer Untersuchungen, aber auch eine distanziert-aufmerksame Zuwendung zum Verletzten als Person.

Traumatologie

Primäre Hirnschädigungen

Der Schädel mit seinem Inhalt kann entweder *fixiert* spitzer oder stumpfer Gewalteinwirkung (Impressions-/Kompressionstrauma) oder *frei beweglich* einem Beschleunigungs-/Verzögerungstrauma ausgesetzt sein (18, 53).

Scharfe Gewalteinwirkung auf eine kleine Fläche des fixierten Schädels kann je nach ihrer Energie die äußeren Weichteile durchtrennen, ein Knochenfragment einbrechen (Impressionsfraktur mit Stufenbildung, erhaltener oder gerissener Dura und Druck auf die Hirnoberfläche) oder bis in die Hirnsubstanz eindringen (insbesondere bei Schuß- und Pfählungsverletzungen). Werden Weichteile und Dura eröffnet, gibt die *offene* Verletzung Infektionen den Weg frei. *Stumpfe*, breitflächige Gewalteinwirkung führt zu Quetschungen und Hämatomen der Weichteile und bei größerer Gewalt zu Verformungen der Schädelknochen; wird deren Elastizitätsgrenze überschritten, entstehen – je nach der Richtung der Gewalteinwirkung – *Linearfrakturen*, meist in der Scheitel- oder Schläfengegend.

Das Entstehen von Frakturen beweist eine erhebliche Gewalteinwirkung; zugleich wird aber dadurch Energie aufgebraucht. Insbesondere Schläfenbeinfrakturen mit Zerreißung der A. meningea media, aber auch die Verletzung von Venen oder Sinus durch Kalottenbruchstücke können zu *epiduralen Hämatomen* mit bedrohlicher Hirndrucksteigerung führen. Schwerste Gewalteinwirkung, z. B. beim Sturz aus großer Höhe, verursacht ausgedehnte *Berstungsfrakturen* mit Aufsprengen der Schädelnähte. *Schädelbasisbrüche* können die Durchtrittskanäle der *Hirnnerven* einbeziehen. Frakturen, die mit der inneren Wand pneumatisierter Knochen auch deren Dura durchtrennen, schaffen eine *offene* Verletzung. Bei senkrechter Stauchung des auf der Halswirbelsäule fixierten Kopfes können Frakturen in der Umgebung des Hinterhauptsloches entstehen, die schon bei geringer Hämatombildung lebensbedrohliche Folgen haben.

Die Mechanik der *Beschleunigungs-/Verzögerungstraumen* des *frei beweglichen* Kopfes wirkt sich in besonderer Weise auf das Verhältnis von Schädelkapsel zu Schädelinhalt aus, sowohl bei den auf den Kopfmittelpunkt gerichteten *Translationstraumen* wie auch bei den *Rotationstraumen*, die den Kopf mehr oder weniger tangential treffen und ihm eine Winkelbeschleunigung aufzwingen: Aus mechanischen Gründen unterscheidet sich das Bewegungsverhalten der Schädelkapsel von dem des flüssig-weichen Schädelinhaltes. Gewalteinwirkungen *leichten Grades* lassen bei pathologisch-anatomischer Untersuchung – wenn es aus anderen Gründen überhaupt dazu kommt – lichtmikroskopisch keine Veränderungen am Hirngewebe erkennen. *Schwerere* Gewalteinwirkungen verursachen typische Schäden: Rindenprellungsherde mit Rhexisblutungen, ferner Gewebszerreißungen und Blutungen in Marklager, Balken und Stammganglien.

Beim *Translationstrauma* wirkt am Pol des auftreffenden Stoßes ein Überdruck, am Gegenpol ein Unterdruck auf den darunterliegenden Schädelinhalt: Je nach der Stoßrichtung sind „Kontusions"- und „Contre-coup"-Herde zu erwarten; besonders charakteristisch – und auch unabhängig von der Stelle der Gewalteinwirkung (25) – finden sie sich an der frontotemporalen Hirnbasis. Bei *Rotationstraumen* bleibt der Schädelinhalt gegenüber der drehbeschleunigten Schädelkapsel zurück, es treten erhebliche Scherkräfte auf, die sich sowohl auf die Gebilde an der Hirnoberfläche wie auch auf die Hirnsubstanz selbst (durch Gefäß- und Gewebszerreißungen) zerstörerisch auswirken.

Intrazerebral gelegene Hämatome können in die Ventrikel einbrechen. *Akute subdurale Hämatome* stammen aus verletzten Gefäßen in Kontusionsherden oder aus abgerissenen Brückenvenen. Traumatische Hämatome finden sich bei älteren Menschen wegen der vorgeschädigten Gefäße häufiger. Bei Cumarinbehandlung können schon leichte Traumen zu starken Blutungen führen. *Subdurale Hygrome* rufen eine den Hämatomen ähnliche Symptomatik hervor. Sie werden als Folge einer Arachnoideaverletzung mit Exsudatbildung (22) aufgefaßt.

Sekundäre Hirnschädigungen

Während die *primären* Schäden unmittelbare Auswirkung der mechanischen *Gewalteinwirkung* sind, entstehen die *sekundären* Schäden des Gehirns unabhängig davon – gelegentlich auch ohne primäre Gewalteinwirkung – infolge von *Hypoxie*, allgemeinen und lokalen *Zirkulationsstörungen*, *Hirnödem* und *Hirndrucksteigerung*. Die Sekundärschäden sind für die Prognose – sowohl bezüglich des Überlebens wie auch der Dauerschäden – oft bedeutsamer als die Primärschäden.

Schock, Anämie, Ateminsuffizienz führen zu *Hypoxie* und damit zum Zusammenbruch der Selbstregulation der zerebralen Zirkulation. Die fehlende Tonisierung der Hirngefäße bedingt eine Hirnhyperämie. Das „*Hirnödem*" entspricht einer Membranstörung mit Infiltration in den extrazellulären Raum (19). Da die Schädelkapsel den verfügbaren Raum begrenzt, führt jede Volumenzunahme zur *Drucksteigerung*. Den gleichen Effekt haben intrakranielle Hämatome. Drucksteigerung komprimiert die hirnversorgenden Gefäße, es kommt zu ischämischen Zelluntergängen im Marklager und in den Randzonen arterieller Versorgungsbezirke. Bei Kompression *größerer* Gefäße können fernab von den ursprünglichen Kontusionsherden Hirnrindeninfarkte auftreten. Bei zunehmender Druckerhöhung kommt es zur *Massenverschiebung* und *Einklemmung* am Tentoriumschlitz mit Drucknekrosen, Blutungen und Infarzierungen. Einklemmung des Hirnstammes im Hinterhauptsloch führt zum Atemstillstand und zum Hirntod. Bei etwa der Hälfte aller letalen Hirntraumen finden sich sekundäre Hirnstammschäden.

Extrazerebrale Komplikationen, die sich sekundär auf das Gehirn auswirken, sind *Karotisthrombosen* (im Gefolge von Intimaschäden der Halsschlagader, etwa bei Hyperextension der Halswirbelsäule), *Fettembolien* mit Purpura cerebri (bei Schock und massiver Fettausschwemmung aus Knochenbrüchen – nach Eröffnung arteriovenöser Anastomosen in der Lunge) und *Luftembolien* (bei Eröffnung der Halsvenen oder Hirnsinus).

Eine *spezifische Behandlung* der *primären* Hirnschädigung gibt es derzeit nicht. *Sekundäre* Hirnschäden sind durch *Maßnahmen der Vorbeugung und Behandlung* zu beeinflussen (Freihalten der Atemwege, Schockbehandlung, Ödembehandlung, operative Entfernung der Hämatome). Hier liegt der Schwerpunkt für Therapie und *Klinik* (25).

Klinik

Akute Verletzungszustände

Verletzungen der *Kopfweichteile* und *Schädelbrüche* sind insbesondere wegen ihrer möglichen *Komplikationen* bedeutsam.

Unter einer Schädelwunde kann sich eine offene *Fraktur* verbergen; eine Kalottenfraktur zwingt zu genauer Verlaufsbeobachtung, um rechtzeitig ein epidurales Hämatom zu erkennen; ein Impressionsbruch muß in aller Regel gehoben werden. Ein Brillen- oder Monokelhämatom sowie Blutungen aus Nase, Mund und Ohr beweisen einen Schädelbasisbruch (wenn sie nicht durch äußerliche Verletzungen verursacht sind). Liquorabfluß zeigt eine offene Basisfraktur an, die wegen der Gefahr einer Einwanderungsmeningitis operative Behandlung verlangt, wenn sie sich nicht spontan schließt.

Hirnnerven können durch Basisfrakturen in ihren Austrittskanälen zerrissen oder durch Kompression geschädigt werden. Dies betrifft insbesondere den N. olfactorius bei frontobasalen Frakturen, den N. facialis und statoacusticus bei Felsenbeinbrüchen sowie den Seh- und die Augenmuskelnerven bei Frakturen der Orbitaregion. Trigeminusverletzungen können Neuralgien verursachen. Eine Erschütterung des Labyrinthes erklärt das Auftreten von Schwindel, Erbrechen und posttraumatischem Nystagmus.

Je nach Intensität und Richtung der Gewalteinwirkung und je nach Empfindlichkeit und Reaktion der von der Stoßwelle betroffenen Hirnstrukturen bietet die *Mitbeteiligung des Gehirns* ein *weites Spektrum* unterschiedlich stark ausgeprägter Initialsymptome, vielfältiger Verlaufsvarianten und Endzustände, die von völliger Wiederherstellung am einen Ende über mehr oder weniger ausgeprägte neurologische und/oder psychopathologische Defektsymptome bis zum tödlichen Ausgang am anderen Ende des Spektrums reichen.

Eine *Mitbeteiligung des Gehirns* wird in aller Regel durch den sofortigen Eintritt einer *Bewußtlosigkeit* markiert. Dies gilt *nicht* bei scharfen, umschriebenen Hirnverletzungen, insbesondere *Schußverletzungen*, bei denen volle Handlungsfähigkeit erhalten bleiben kann (5).

Die *Dauer der Bewußtlosigkeit* kann wenige Augenblicke, aber auch Stunden, Tage, Wochen betragen. Danach kehrt – wenn das Trauma überlebt wird – allmählich zunehmend die Vigilanz zurück. Welche Vorgänge – in Hirnstamm oder Hirnmantel – den Eintritt der Bewußtlosigkeit bedingen, ist im einzelnen unbekannt. Eine bloße *Benommenheit* reicht zum Nachweis einer Hirnbeteiligung bei einem stumpfen Kopftrauma nicht aus. Traumatische *Dämmerzustände* (26) mit scheinbar geordnetem Verhalten, die nach Minuten oder Stunden in einen Terminalschlaf ausklingen, sind insbesondere gegen psychogene Ausnahmezustände abzugrenzen.

Die *Erinnerungslosigkeit* des Patienten reicht als *retrograde Amnesie* unterschiedlich weit in die Zeit vor dem Trauma zurück und als *posttraumatische Amnesie* (Russell [41]) über die Dauer völliger Bewußtlosigkeit hinaus bis zu dem Augenblick des Wieder-zu-sich-Kommens.

Dauer und Tiefe der Bewußtseinsstörung kennzeichnen die *Schwere* eines stumpfen Hirntraumas. Hinsichtlich der *Dauer* steht die Länge der posttraumatischen Amnesie in guter Korrelation zur Schwere der Hirnverletzung. Für die Einschätzung der *Tiefe* einer Bewußtlosigkeit hat das Neurotraumatologische Komitee der World Federation of Neurosurgical Societies 1976 eine Klassifizierung in vier Komaschweregrade empfohlen (11, 38).

Dabei ist der zu international einheitlichem Gebrauch vorgeschlagene Begriff „*Koma*" weiter gefaßt als dem bisherigen Gebrauch dieses Terminus in der deutschsprachigen Neurologie (= Bewußtlosigkeit *und* völlige Tonus- und Bewegungslosigkeit *und* vegetative Entgleisung) entsprach; er ist vielmehr definiert als bewußtlos-unerweckbarer Zustand, in welchem der Patient die Augen auch auf Schmerzreize nicht öffnet und auf Aufforderung keine Bewegungen ausführt; gleichwohl können auf Schmerzreiz gezielte Abwehrbewegungen erfolgen oder fehlen und neurologische und/oder vegetative Störungen verschiedener Form vorliegen.

Koma I: Bewußtlosigkeit, ohne Rücksicht auf die Dauer, ohne andere neurologische Störungen.
Koma II: Bewußtlosigkeit mit neurologischen Funktionsstörungen (Paresen, Anfälle und/oder Anisokorie und/oder Augenbewegungsstörungen).
Koma III: Wie Koma II und Streck-/Beugesynergismen, spontan oder auf Schmerzreiz, an Armen und/oder Beinen.
Koma IV: Bewußtlosigkeit und Tonuslosigkeit der Extremitäten und beiderseits lichtstarre, weite Pupillen, aber noch erhaltene Spontanatmung. (Bei Eintritt des Atemstillstandes: *Hirntodsyndrom.*)

Ein *Befundblatt*, das von Karimi-Nejad (19) entwickelt wurde, verbindet die von englischen Autoren angegebene Glasgow-Koma-Skala mit seitenvergleichender Beurteilung der Motorik und Pupillenfunktion und ist besonders geeignet, Initialbild und Verlauf zu kontrollieren und zu dokumentieren (vgl. Abb. **11**).

Schwerste primäre traumatische Zerstörungen *im Hirnstamm* führen in den ersten 12–24 Stunden *zum Tode*. Wird bei weniger schwerer Schädigung die Akutphase überstanden, beginnt eine *Konsolidierung*, erkennbar an der *Tendenz zur Aufhellung* des Bewußtseins. Je weiter die Bewußtseinsaufhellung fortschreitet, desto differenzierter lassen sich *neurologische Ausfälle* der Motorik, der Hirnnerven- und Sinnesorganfunktionen sowie kognitive Leistungsstörungen beurteilen.

Tritt gegenläufig eine *Tendenz zur Vertiefung* des Grades der Bewußtlosigkeit auf, dann signalisiert das eine *Sekundärschädigung* (Hirnschwellung, intrakranielle Blutung mit Hirndrucksteigerung) und macht entsprechende Diagnostik und Behandlung notwendig.

Herdbezogene epileptische Anfälle während der ersten Woche werden als *Frühanfälle* bezeichnet, sie treten besonders nach offenen Hirnverletzungen und Impressionsfrakturen auf. Sie brauchen sich später nicht zu wiederholen. Eine *traumatische Epilepsie* – jenseits der ersten Woche nach der Verletzung – folgt jedoch in etwa 30 % der Frühanfälle (12).

Langdauernde tiefe Bewußtlosigkeit kann zu einem *apallischen Syndrom* überleiten: Dabei liegen die Verletzten bewegungslos, tetraspastisch, mit offenen Augen, aber ohne Wahrnehmung der Umgebung und ohne Bewußtheit. Elementare Reflexmechanismen (Saug-, Greifreflex) lassen sich auslösen. Die vitalen Hirnstammfunktionen sind erhalten, aber offenbar funktionell vom Kortex abgekoppelt. Meist bleibt ein schwerer hirnorganischer Defektzustand zurück, selten – und besonders bei jüngeren Verletzten – kommt es zu guter Rückbildung.

			Uhrzeit:	Uhrzeit:
Bewußtseinslage	orientiert getrübt bewußtlos		☐ ☐ ☐	☐ ☐ ☐
Glasgow-Koma-Skala Augenöffnen	spontan auf Aufforderung auf Schmerzreiz kein	4 3 2 1	☐	☐
Beste verbale Reaktion	konversationsfähig, orientiert konversationsfähig, desorientiert inadäquate Äußerung (Wortsalat) unverständliche Laute keine	5 4 3 2 1	☐	☐

Beste motorische Reaktion	auf Aufforderung
	auf Schmerzreiz
	  gezielt
	  normale Beugeabwehr
	  Beugesynergismen
	  Strecksynergismen
	  keine
		6
		
		5
		4
		3
		2
		1
			R L
			Arm ☐☐
			Bein ☐☐
				R L
				☐☐
				☐☐

Extremitätenbewegung (Kraftgrad)	normal leicht vermindert stark vermindert	3 2 1	R L Arm ☐☐ Bein ☐☐	R L ☐☐ ☐☐
Pupillenfunktion	eng mittel weit entrundet		R L ☐☐ ☐☐ ☐☐ ☐☐	R L ☐☐ ☐☐ ☐☐ ☐☐
	Lichtreaktion ja: ✕ nein: ∅		☐ ☐	☐ ☐
Meningismus	ja: ✕ nein: ∅		☐ ☐	☐ ☐

Bitte zutreffende Zahlen einsetzen bzw. Zutreffendes ankreuzen

Abb. 11 Befundschema für die präklinische Diagnostik und die stationäre Verlaufsdokumentation bei Schädelhirnverletzten, vorgeschlagen von A. Karimi-Nejad (19)

Das *Wiedererwachen aus der Bewußtlosigkeit* erfolgt entweder rasch oder protrahiert. Unter nicht näher definierbaren Bedingungen schließt sich an die Bewußtlosigkeit eine traumatische *organische Psychose* an, insbesondere mit deliranter Symptomatik, wechselnder Bewußtseinslage und Desorientiertheit, sowie teils ängstlich gefärbter, teils euphorisch-kritikloser Unruhe. Die traumatische Erinnerungslücke wird öfter durch Konfabulationen gefüllt. Traumatische Psychosen klingen ab, können aber auch in irreversible hirnorganische Residualsyndrome überleiten. Für die Dauer der Psychose besteht Amnesie, das EEG zeigt dabei regelmäßig Allgemeinveränderungen (38).

Spektrum der Residualzustände

Je nach der Schwere des Hirntraumas kommt es innerhalb von Tagen, Wochen oder Monaten zu einer *Konsolidierung* des Zustandes: sei es im Sinne einer völligen Wiederherstellung, sei es im Sinne einer Defektheilung.

In der Konsolidierungsphase wird unterschiedlich häufig und andauernd über Kopfschmerz, Schwindel, Reizbarkeit, Konzentrations- und Merkschwäche, Wetterfühligkeit und Alkoholunverträglichkeit *geklagt. Nur begrenzt* sind diesen Beschwerden *Befunde* (so etwa vestibuläre Funktionsstörungen mit lageabhängigem Nystagmus; Fusionsstörungen beim Nahesehen; lokale Neuralgien, die durch Anästhetikainfiltration zu unterbrechen sind) zuzuordnen.

Herdbezogene *neurologische Ausfälle* sind bei den (meist gedeckten) Hirntraumen in Friedenszeiten seltener als bei den (oft offenen) Kriegsverletzungen.

Relativ häufig finden sich Halbseitenlähmungen (in ca. 9 %) und Sprachstörungen (in ca. 6 %) (45). Neben der typischen *Wernicke-Mann-Lähmung* gibt es distal betonte, isolierte Monoparesen. Das sogenannte „Mantelkantensyndrom" hinterläßt seitenbetonte Paraparesen der Beine; anfängliche Blasenstörungen bilden sich meist gut zurück (6). Bei zentralen *sensiblen* Ausfällen findet sich öfter eine distale Betonung. Extrapyramidale Bewegungsstörungen, insbesondere ein *Parkinson-Syndrom*, können sich unmittelbar an eine schwere traumatische Hirnstammsymptomatik oder an entsprechend lokalisierte Schußverletzungen anschließen. Unter den sensorischen Ausfällen ist der *Geruchsverlust* – insbesondere bei frontobasalen Frakturen und Prellherden – häufig. *Aphasien* sind der gezielten Behandlung im allgemeinen gut zugänglich. Während hämatombedingte Herdsymptome Neigung zur Rückbildung zeigen, sind Ausfälle nach ausgedehnten Hirnsubstanzzerstörungen mehr oder weniger definitiv.

Unter den bedeutsamen *psychopathologischen Residualsymptomen* werden üblicherweise *Wesensänderungen, kognitive Leistungsstörungen* sowie ein *Allgemeinsyndrom* beschrieben, die nur begrenzt mit neuropsychologischen Verfahren objektiviert werden können (S. 160 f.).

Spätere Veränderungen des Residualzustandes

Soweit primäre Prellungsschäden der Hirnrinde eingetreten waren, werden sie zu „ruhenden Narben" (34), d. h.: *Wesentliche Veränderungen* sind *nach gedeckten Hirntraumen* aus pathologisch-anatomischer Sicht *nicht mehr zu erwarten.*

Das *klinische Erscheinungsbild* kann sich durch Training *bessern* oder durch störende psychoreaktive Interferenzen *zum Ungünstigen verändern*; traumafremde Krankheiten (insbesondere zerebrovaskuläre Erkrankungen des vorgerückten Lebensalters mit ihrer neurologischen und psychopathologischen Symptomatik) können hinzutreten.

Späterer – etwa arteriosklerotisch bedingter – Ausfall von Hirnregionen, die nach dem Verletzungsereignis zunächst kompensierend die Funktionen traumatisch zerstörter Hirnanteile übernommen hatten, kann zum *Wiederauftreten der ursprünglichen Symptomatik* führen (39).

Traumaabhängige Verschlechterungen entstehen allein durch *Spätkomplikationen*. Von besonderer Bedeutung sind insofern *epileptische Anfälle*.

Die *traumatische „Spätepilepsie"* tritt jenseits der ersten Woche, meist innerhalb der ersten beiden Jahre und nur relativ selten nach dem zweiten Jahr auf; bei offenen Hirnverletzungen sind allerdings auch Latenzen bis zu 30 Jahren bekannt geworden ([34], s. auch Penin S. 210). Gehäufte, insbesondere statusartige Anfälle können eine wesentliche Zunahme der psychopathologischen Symptomatik bedingen. Ein besonderes Risiko für epileptische Anfälle stellen infektiöse Komplikationen dar.

Sehr selten kann sich nach einem Hirntrauma durch Liquorzirkulationsstörungen ein *progredienter kommunizierender Hydrozephalus* ausbilden, der operativer Behandlung zugänglich ist.

Entzündliche Spätkomplikationen sind die späte *Durchwanderungsmeningitis*, mit der sich eine Liquorfistel möglicherweise erstmals zu erkennen gibt, und der *Spätabszeß*, der noch Jahrzehnte nach einer – immer als infiziert anzusehenden – offenen Verletzung auftreten kann.

Peters (34) hat in der Umgebung der ursprünglichen Hirn-(Schuß-)Wunde *progredienten Gewebsabbau* und wohl durch örtliche Infektionen bedingte Gefäßwandveränderungen beschrieben, die – nach Jahrzehnten – die schon kompensierten Initialsymptome der Hirnverletzung *wieder* oder Umgebungssymptome *neu* auftreten lassen können.

Boxer, die unmittelbar nacheinander schwere Kopftreffer erleiden, geraten in ein benommenes „Verhämmerungssyndrom", das zunächst reversibel ist, bei häufiger Wiederholung aber zu einer *Boxerenzephalopathie* mit neurologischen Ausfällen und dementivem Abbau führen kann.

Prognose und Rehabilitation in Abhängigkeit voneinander

Die *Prognose* hinsichtlich des letztendlichen Ausganges eines Hirntraumas ist am einzelnen Krankenbett zunächst schwierig und *unsicher*. Sie ist einerseits von Schwere und Lokalisation der Schädigung, andererseits von Therapie und aktiven Kompensationsleistungen abhängig. Soweit sich Prognose – bescheidener – als *Überlebensprognose* versteht, gibt es brauchbare Anhaltspunkte.

Die Bewertung nach der Glasgow-Koma-Skala während der ersten 24 Stunden gibt gute Hinweise auf den zu erwartenden Ausgang (45). Die Länge der Bewußtlosigkeit, die überlebt werden kann, hängt offenbar vom Alter ab: Die Grenze liegt bei den mehr als 60jährigen bei 5 Tagen, am günstigsten bei den 10–20jährigen mit 20 Tagen. Daraus ergibt sich eine klinisch wichtige Orientierung dafür, in und bis zu welchem Zeitraum eine maximale Intensivtherapie noch erfolgversprechend sein kann (11).

Kriterien des Hirntodes wurden von einer Expertenkommission im Auftrag des wissenschaftlichen Beirates der Bundesärztekammer zuletzt 1991 als Entscheidungshilfe zusammengestellt (55).

Äußerungen zur *Gesundheits- und Sozialprognose* verlangen neben der unfallärztlichen Erfahrung in besonderer Weise Besonnenheit und Geschick im ärztlichen Umgang mit dem Kranken. Die Erfahrung lehrt, daß *leichte Hirntraumen*, bei denen die Bewußtlosigkeit nur nach Minuten rechnet und keine neurologischen Symptome auftreten, in Tagen bis Wochen auszuheilen pflegen. Nach *schweren Hirntraumen* werden die entscheidenden Besserungen in der Regel in den ersten sechs Monaten erreicht, in abnehmendem Ausmaß auch noch bis zu zwei Jahren. Anfängliche neurologische Halbseitensymptome, Hirnnervenausfälle und kognitive Störungen (z. B. Aphasie) bessern sich oft erstaunlich; auch nach schweren Traumen bleiben sie nur in etwa 17 % zurück (30). Wenn Anfälle auftreten, dann zumeist vor Ablauf des zweiten Jahres. *Nach dem zweiten Jahr sind wesentliche Zustandsänderungen kaum noch zu erwarten.*

Selbst nach schwerer Hirnverletzung kehren bis zu drei Viertel (4, 13, 30) der Betroffenen an die Arbeit zurück. Dabei spielt das Alter eine Rolle: Langdauernde Bewußtlosigkeit (und das bedeutet 11 Tage bei Kindern und Jugendlichen, aber nur 7 Tage bei Erwachsenen) ist meist mit schweren, eine regelrechte Berufstätigkeit ausschließenden Dauerschäden verbunden (10).

Geschick im ärztlichen Umgang mit den Patienten ist gefordert, um ängstlich-hypochondrischen Entwicklungen vorzubeugen. Skeptische Äußerungen bezüglich der Wiederherstellung entmutigen den Kranken. Übertriebene Schonungsempfehlung und dringliche Erkundigung nach Kopfschmerz und anderen subjektiven Beschwerden können eine nachteilige Erwartungshaltung herbeiführen. Entscheidend für die *Wiedereingliederung* der Patienten nach schwerer Hirnverletzung sind Zeitpunkt, Dauer und Qualität der *Rehabilitation:* Stimulationsmaßnahmen sind bereits vor einer möglichen Kontaktaufnahme angezeigt; besondere Programme der *Frührehabilitation* folgen – teilweise parallel zu den Aufgaben akut-klinischer Beobachtung und Behandlung –, sobald der Patient für Aufforderungen und Zuspruch erreichbar ist (13, 24).

Der Rehabilitationserfolg ist bei schweren Verletzungen von ausreichend langer *Dauer* der Maßnahmen abhängig; das bedeutet in entsprechenden Fällen auch ein halbes oder ganzes Jahr. Die *Prognose* einer Hirnschädigung steht durch den Organschaden allein noch nicht schicksalhaft fest, sondern ist *abhängig* von der *Initialbehandlung*, der *psychischen Führung* durch die erstbehandelnden Ärzte und von der *Intensität der Rehabilitation*.

Das Augenmerk des Arztes in der *Rehabilitation* ist auf die *verbliebenen Leistungsreste* gerichtet, das des *Gutachters*, der sich zu Schädigungsfolgen und zu rentenberechtigendem Verlust von Erwerbsfähigkeit äußern soll, vornehmlich auf die *Leistungseinbußen*. Bescheidformulierungen können den Leistungswillen beeinflussen (6). *Rehabilitation* und *Begutachtung* stehen somit in einem *Spannungsfeld*.

Grundsätzliche Probleme im Vorfeld der Begutachtung

Einteilung der Schädelhirntraumen

Die Abgrenzung der *offenen* Hirnverletzungen von den *geschlossenen* geht von eindeutigen chirurgischen Feststellungen aus; sie erweist sich wegen des Infektionsrisikos als praktisch nützlich. Gewisse Verlaufsbesonderheiten finden dabei ihre Erklärung.

Bei den *gedeckten Schädeltraumen* beweist die initiale Bewußtlosigkeit eine Hirnbeteiligung, zwingt zur Sorge um die Aufrechterhaltung der Vitalfunktionen, weist darüber hinaus dem Therapeuten eine vornehmlich *beobachtende* Rolle zu: Die primären Verletzungen sind der Behandlung ohnehin nicht zugänglich. Das weitere Handeln wird von den klinischen und apparativen Hinweisen auf eine *Komplikation* diktiert. So verlangt die Zunahme der Bewußtseinstrübung weitere Diagnostik, der CCT-Befund eines intrakraniellen Hämatoms die entlastende Operation. Das Geschehen (und seine Beschreibung) verläuft in einem Kontinuum.

Scharfe *Abgrenzung* einzelner *diagnostischer Krankheitseinheiten* ist wegen der fließenden Grenzen schwierig und für das praktische Handeln weitgehend überflüssig. Ein Bedürfnis zur Abgrenzung einzelner Krankheitsbilder – mit eigener Benennung, typischer Symptomatik, regelhaftem und damit vorhersagbarem Verlauf sowie erwartbarem Ausgang – entsteht aus den Forderungen von *Prognose* und *Begutachtung*.

Um dem Kranken oder seinen Angehörigen schon bald verläßlich volle Wiederherstellung, bleibende Behinderung oder infausten Ausgang vorhersagen zu können – und um nachträglich als Gutachter die geklagten Beschwerden mit dem regelhaft erwarteten Verlauf vergleichen zu können –, ist es nützlich, *Krankheitseinheiten mit gesetzmäßigem Ablauf* abzugrenzen.

Bei der *Einteilung der Hirntraumen* unterscheidet man entweder drei Schweregrade (nach Tönnis u. Loew [51]), vier Schweregrade (nach Bues [4]) oder sechs Schweregrade (nach Lange–Cosack [25a]). Neuerdings hat Soyka (46) eine erweiterte Klassifikation mit operationalen diagnostischen Kriterien vorgeschlagen.

Das DSM-III-R sieht für das akute Hirntrauma keine Verschlüsselung vor; psychische Folgeschäden werden ihrem Erscheinungsbild entsprechend unterschiedlichen Syndromen zugeordnet; in Achse III kann auf ein Hirntrauma als Ursache hingewiesen werden. ICD-10 erfaßt Hirntraumen in der Kategorie S06.0–9, psychische Störungen nach Hirnschädigung in den Kategorien F06 und F07. In der Charakterisierung des „organischen Psychosyndroms nach Schädelhirntrauma – F07.2" heißt es irritierend: „Die Ätiologie der Symptome ist nicht immer klar, man nimmt sowohl organische wie psychische Faktoren als Ursache an. Daher ist die nosologische Zuordnung dieses Zustandsbildes etwas unklar."

Die im deutschen Sprachraum traditionelle Unterscheidung in *Commotio* und *Contusio cerebri* findet auch weiterhin Befürworter, weil die ihr zugrundeliegende *Definition der Gehirnerschütterung* (als eines rein funktionellen Hirntraumas, das keine substantiellen Schädigungen setzt und deshalb voll reversibel ist) für Prognose und Begutachtung höchst erwünscht und handlich ist. Ihr Mangel ist, daß das entscheidende *morphologische* Kriterium, nämlich das *Fehlen* einer bleibenden Substanzschädigung, nur mit großem technischen Aufwand, der sich gerade bei der Vielzahl der leichten Hirntraumen schlechterdings verbietet, positiv nachzuweisen wäre. Hilfsweise wurden deshalb einfache *klinische* Kriterien für die Diagnose einer Gehirnerschütterung gesucht.

Neben dem Fehlen neurologischer Ausfälle sind dies insbesondere die *Schnelligkeit der Rückbildung* (Tönnis [51]) und die *Kürze der Bewußtlosigkeit*. – Der Grenzwert für die „Kürze der Bewußtlosigkeit" – unterhalb dessen man die für die Gehirnerschütterung definierte völlige Wiederherstellung erwarten kann – wurde unterschiedlich vorgeschlagen: Zwischen „wenigen Sekunden" und „weniger als 2 Stunden" (6, 36). Daraus ergeben sich unterschiedliche Einteilungen der Hirntraumen (Tab. **14**).

Den verschiedenen Einteilungen ist gemeinsam, daß sie *eindeutige morphologische* Kriterien aus *ungewissen klinischen* Symptomen zu erschließen suchen und deshalb in ihrer Trennschärfe unbefriedigend bleiben. Die Inkongruenz von morphologischem und klinischem Bild wird heute noch deutlicher, wenn CCT und erst recht Kernspintomogramm in einzelnen Fällen von klinisch leichtem Hirntrauma (z. B. mit Bewußtlosigkeit von 1 Minute und Erinnerungslücke von etwa 5 Minuten [28]) Kontusionsherde sichtbar machen.

Die Fiktion, eine *Commotio cerebri* ohne Substanzbeteiligung und mit definitionsgemäß voller Wiederherstellung *klinisch sicher diagnostizieren* zu können, muß *fallengelassen* werden.

Möglich – und für die praktischen Bedürfnisse der Begutachtung in bescheidener Weise immer noch nützlich – ist allein eine grobe *Unterscheidung* in

„leichte Hirntraumen", bei denen mehrheitlich eine volle Reversibilität zu erwarten, im Einzelfall aber auch eine substantielle Hirnschädigung möglich ist, und

Tabelle 14 Auswahl üblicher Einteilungen der Schädelhirntraumen
Die Einteilung nach Tönnis richtet sich nach dem Abklingen der Ausfälle, die übrigen nach der Dauer der initialen Bewußtlosigkeit (SHT = Schädelhirntrauma; PTA = posttraumatische Amnesie)

Dauer der initialen Bewußt-losigkeit	Einteilung der Hirntraumen nach					Einteilungs-Vorschlag
	Tönnis	Bues	Lange-Cosack	Soyka	
keine	I° (entsprechend der Commotio cerebri): Ausfälle (z.B. motorische, sensible, Aphasien, Pupillen- und Kreislauf-störungen) klingen in weniger als 4 Tagen ab	I°: Bewußtlos: 1–60 Minuten Benommen: bis 1 Tag keine neurologischen Ausfälle	Gruppe I	SHT Grad I: (Trauma ohne Zeichen einer Hirnbeteiligung)	leichtes Hirntrauma
Bewußtseins-trübung			Gruppe II		
< 10 Minuten			Gruppe III	SHT Grad II: PTA < 1 Stunde keine neurologischen Ausfälle	
< 1 Stunde				SHT Grad III: PTA < 2 Stunden keine initialen neurologischen Befunde EEG, CT: gering	
1–24 Stunden		II°: Bewußtlos: 1–24 Stunden Benommen und neurologische Ausfälle: bis 4 Tage	Gruppe IV	SHT Grad IV: PTA < 2 Tage initiale pathologische neurologische Befunde EEG pathologisch, CT gering	schweres Hirntrauma
1–7 Tage	II° (entsprechend der leichteren Contusio): Ausfälle klingen in < 3 Wochen ab	III°: Bewußtlos: 1–7 Tage Benommen und neurologische Ausfälle: > 4 Tage	Gruppe V	SHT Grad V: PTA < 3 Wochen initiale pathologische neurologische Befunde EEG pathologisch, CT erheblich	
Wochenlang	III° (entsprechend der schwereren Contusio): Ausfälle > 3 Wochen	IV°: schwerstes Bild, Hirnstamm-schädigung	Gruppe VI	SHT Grad VI: Bewußtlosigkeit > 1 Woche PTA > 2 Wochen initiale pathologische neurologische Befunde EEG pathologisch, CT erheblich	

"schwere Hirntraumen", bei denen öfter Dauerschäden der Hirnfunktion möglich, wenn auch nicht unausweichlich sind.

Zur Gruppe der *"schweren Hirntraumen"* sind gewiß diejenigen mit einer *primären Bewußtlosigkeit von mehr als einer Stunde* zu rechnen, zur Gruppe der *"leichten Hirntraumen"* diejenigen mit einer *primären Bewußtlosigkeit von weniger als einer Stunde und keinen neurologischen Ausfällen*.

Die Grenzziehung bei einer Bewußtlosigkeitsdauer von einer Stunde wird dadurch nahegelegt, daß die meisten der gängigen Einteilungen, diese Grenze benutzen (vgl. Tab. **14**), so daß hier keine weitere, neue Grenzziehung eingeführt werden muß.

Die dem *"leichten Hirntrauma"* zugerechnete *Erwartung der Reversibilität* ist jedoch um so berechtigter, je kürzer die Dauer der primären Bewußtlosigkeit war; wenn die initiale Bewußtlosigkeit nur wenige Minuten oder gar Sekunden betrug, nähert sich die Erwartung der Reversibilität fast der Gewißheit.

Eine *Ein-Wort-Diagnose reicht niemals aus*, um ein Hirntrauma ausreichend zu charakterisieren. Notwendig ist vielmehr immer eine *Beschreibung*, die mindestens Dauer und Tiefe der Bewußtlosigkeit, neurologische und psychopathologische Symptome auch nur flüchtiger Art, klinische und apparativ-diagnostische Zeichen von Komplikationen aufführt und den zeitlichen Verlauf angibt.

Es erscheint dringend notwendig, durch umfangreiche Dokumentation und katamnestische Untersuchungen die Bedeutung aufzuklären, die den (durch CCT und MRT nachgewiesenen) substantiellen Hirnbefunden für den weiteren Verlauf und die Residualsymptomatik bei solchen Fällen zukommt, die nach klinischer Diagnostik als „leichtes Hirntrauma" zu beurteilen sind.

Psychopathologische Residualsymptome

Die psychopathologischen Residualsymptome nach Hirntraumen sind *unspezifisch*. Sie sind in ihrem Erscheinungsbild von hirnorganischen Syndromen anderer Genese nicht verläßlich zu unterscheiden.

Die Nomenklatur der hirnorganisch begründeten psychischen Phänomene ist verwirrend: Im Laufe der Zeit haben sich unterschiedliche diagnostische Systeme mit verschiedenen, voneinander abweichenden Bezeichnungen und Einteilungskriterien übereinander gelagert. Erst in neueren Vorschlägen zur Beschreibung psychoorganischer Syndrome scheint sich eine Vereinheitlichung anzubahnen (27, 35, 50, 52).

Weithin besteht Übereinstimmung darin, daß als Spätfolgen einer schweren Hirnverletzung *kognitive Leistungsstörungen*, ferner *Minderungen der intellektuellen Leistungsfähigkeit*, Veränderungen der *Verhaltensweise und Persönlichkeit* und ein unspezifisches Syndrom von *Allgemeinstörungen* auftreten können.

Kognitive Leistungsstörungen stellen insbesondere die verschiedenen Erscheinungsweisen der Aphasie, der Alexie und Agraphie, der Apraxie und Agnosie dar, die in ihren vollen Ausprägungsformen schon bei der orientierenden Untersuchung evident sind, in ihren dezenten Formen und in ihrer jeweiligen Spezifität durch gezielte Untersuchungen aufgeklärt werden können (s. hierzu auch den Beitrag von Poeck auf S. 198 ff.).

Die Differenzierung etwa der Aphasien dient heute nicht mehr wie in der Blütezeit der Hirnlokalisationslehre der Ortung des zerebralen Schadens, sondern mehr noch der Planung einer gezielten rehabilitativen Behandlung (37).

Intellektuelle Ausfälle halten sich erfahrungsgemäß auch bei schweren Traumen und selbst bei einer röntgenologisch nachgewiesenen Hirnatrophie in Grenzen. Es werden Störungen der Aufmerksamkeit und des Gedächtnisses, der Einsichts- und Urteilsfähigkeit, des abstrakten Denkens sowie der Ein- und Umstellungsfähigkeit bei schnell wechselnden Anforderungen beschrieben (36, 44).

Versuche, die bei der klinischen Untersuchung eindrucksmäßig wahrnehmbaren Minderleistungen *testdiagnostisch* zu objektivieren, führten zu divergenten Ergebnissen: Zwar wurden viele positive Korrelationen berichtet, andererseits fand aber Kinzel keine von den Erwartungswerten abweichenden IQ-Werte bei Spätsyndromen nach Kontusion (20). Die Einheitlichkeit eines „hirnorganischen Psychosyndroms", welches durch einen „eindimensional" aufgebauten Einzeltest oder etwa durch den „Wechsler-Abbauquotienten" nachgewiesen werden könnte, wurde in Zweifel gezogen: Solche Testuntersuchungen erwiesen sich als ungeeignet, treffsicher zwischen hirngeschädigten und hirngesunden Personen zu unterscheiden; nur etwa 70 % der Untersuchten konnte richtig klassifiziert werden (3, 38, 49). Dies gilt aber letztlich auch für umfangreiche Testbatterien, die mit ihren unterschiedlichen Leistungsanforderungen multifokal lokalisierte Hirnschäden gleichsam wie in einem Netz einzufangen suchen; die Ergebnisse der teilweise vielstündigen Untersuchungen können allerdings für Berufsberatung und Rehabilitation nutzbar gemacht werden (8, 38).

Die testdiagnostisch relativ gut objektivierbare Verlangsamung (17) wird teils den kognitiven Leistungsminderungen, teils der Wesensänderung zugerechnet.

Insgesamt ist zu sagen, daß *auffällige Befunde bei Leistungstests*, die vom früheren schulischen und Berufserfolg deutlich abweichen, als *Hinweis* auf

Art und Ausmaß einer hirnorganischen Leistungsbeeinträchtigung gelten können; es gibt aber *keine* Kennzeichen, die dabei eine *traumatische* von irgendeiner anderen Genese abgrenzen könnten. Und: Ein *un*auffälliger Testbefund zeigt nur, daß mit diesem Ansatz ein Leistungsausfall nicht faßbar ist; ein „Gesundheitsbeweis" ist nicht zu führen.

Veränderungen der Verhaltensweise und Emotionalität eines Verletzten gegenüber der Zeit vor dem Hirntrauma wurden schon frühzeitig als *„hirnorganische Wesensänderung"* beschrieben.

Zu den meistgenannten Symptomen gehören: Affektinkontinenz, Reizbarkeit, Stumpfheit, Schwerfälligkeit, Langsamkeit, rasches Ermüden (21). Selbstkritik und Steuerungsfähigkeit sind herabgesetzt. Die organische Persönlichkeitsstörung ist, wenn sie deutlich ausgeprägt vorliegt, im Untersuchungsgespräch und durch die Beobachtung bei der Testuntersuchung (besser als durch die zahlenmäßigen Testergebnisse selbst) unmittelbar zu erkennen, auch von Angehörigen leicht zu erfragen.

Wegen der schwerwiegenden Auswirkungen auf die soziale und berufliche Integration erscheint es sinnvoll, die organische Wesensänderung als gesonderten Teilbereich der psychischen Folgeschäden abzugrenzen und gutachtlich zu bewerten. (Näheres hierzu in dem Beitrag von Gross u. Huber auf S. 245 ff.)

Allgemeinstörungen wurden in vielfältiger Weise beschrieben: Die häufigen Klagen über Kopfschmerz, Schwindel, erhöhte emotionale Reagibilität, Alkoholunverträglichkeit sowie subjektiv verspürte Leistungsminderung und vorzeitige Ermüdbarkeit suchte man mit einer „vegetativen Labilität" zu klären.

Allerdings ist die exakte klinische Erfassung vegetativer Störungen durchweg mißlungen. Und: *Das Syndrom ist unspezifisch* (3). Es findet sich häufig in der Rekonvaleszenz nach Infektionskrankheiten sowie nach vielerlei körperlichen und psychischen Belastungen. Es gibt Überschneidungen zu psychoreaktiven Symptombildungen (36, 44). Die Allgemeinstörungen sind nicht von der Schwere des ursprünglichen Traumas abhängig (36, 41), sie bleiben bei Rentenversicherten in größerer Häufigkeit bestehen (4). Die große Übereinstimmung der Klagen bei der Mehrzahl von Patienten mag sich – nach Poeck – durch „kollektiv verbreitete Vorstellungen, Ängste, Erlebnis- und Verhaltensweisen als ein generelles Muster von Regression erklären, das unsere Sozialordnung mit ihren Ansprüchen und Wertvorstellungen und nicht die funktionelle Organisation des Gehirns widerspiegelt." (38)

Der *„posttraumatische Kopfschmerz"* ist – trotz seiner Häufigkeit – in seiner Ätiologie letztlich unklar. Er ist weder mit der Schwere des Traumas noch mit neurologischen Ausfällen oder untersuchungstechnischen Befunden korreliert, wohl aber mit prätraumatischen psychoneurotischen Persönlichkeitszügen und situativen Faktoren.

Über die *pathophysiologischen Bedingungen solcher Kopfschmerzen* wurden vielerlei Vermutungen geäußert, die in manchen Fällen zutreffen mögen, insgesamt aber keine befriedigende Erklärung abgeben: Schmerzauslösung im Bereich der Kopfschwarte oder durch Narben und Adhäsionen an der Schädelbasis (16); intrakranielle Drucksteigerung, Liquorzirkulationsstörungen, Durareizungen und vielfach lediglich funktionelle Regulationsstörungen des Kopfvasomotoriums; auch psychoreaktive Ursachenfaktoren seien in Betracht zu ziehen (6). Nicht ganz selten führt eine unkritische Schmerzmittelverordnung zu einem überdauernden Analgetikakopfschmerz. Unnötig lange Schonung bei leichteren Traumen kann durch Trainingsverlust und orthostatische Störungen eine Kopfschmerzneigung unterhalten.

Insgesamt läßt sich sagen, daß die *Allgemeinstörungen* in ihrer schillernden Vieldeutigkeit *kein diagnostisch aussagekräftiges Syndrom* darstellen, sondern vielmehr vom initialen Schädigungsbild her und aus dem Kontext der übrigen Symptomatik hinsichtlich ihrer Wertigkeit interpretiert werden müssen. Die Bezeichnung *„Hirnleistungsschwäche"*, die früher im Zusammenhang mit diesen *Allgemeinstörungen* verwendet wurde (3, 9), könnte fälschlich das Vorliegen einer objektivierbaren „Leistungsminderung" suggerieren.

Schädelhirntrauma und Alter

Schädelhirntraumen und Alter stehen in doppelter Weise zueinander in Beziehung: Welche Besonderheiten sind zu erwarten, wenn ein Trauma das Gehirn eines alternden oder alten Menschen trifft? Und: Welche Besonderheiten sind beim Altern eines Hirnverletzten zu erwarten?

Hirntraumen, die ältere Menschen betreffen, verlaufen nicht grundsätzlich anders als bei jungen Menschen (31, 32). Wohl aber kann das Erscheinungsbild der frischen Verletzung von den Symptomen eines *vorbestehenden* Hirnleidens *überlagert* sein. Die *Überlebensprognose* alter Verletzter wird durch ihre geringere Resistenz gegenüber Komplikationen von seiten der Atmungs- und Kreislauforgane getrübt.

Für eine *höhere Verletzlichkeit* und *geringere Kompensationsfähigkeit* des Gehirns im Alter sprechen statistische Erhebungen über die Länge der Bewußtlosigkeit, die überlebt werden kann (diese liegt bei den mehr als

60jährigen bei nur fünf Tagen), und die Dauer der Bewußtlosigkeit, nach der nicht mehr mit der Rückkehr ins Erwerbsleben gerechnet werden kann. Beide Kriterien sind stark altersabhängig (10).

Hirnverletzte sind später *nicht* in besonderer Weise zu *Voralterung* oder allgemeinen *Hirnkreislaufschäden* disponiert (31, 32). Selten kann es in der Umgebung ehemaliger offener Hirnverletzungen zu *lokalen* Gefäßveränderungen kommen (34), die zu einer Verstärkung der ursprünglichen Symptomatik führen können.

Meist treten zu den Restfolgen einer Hirnverletzung *schädigungsunabhängige* Altersveränderungen im Sinne eines „Nachschadens" hinzu; die Abgrenzung bereitet allerdings oft Schwierigkeiten. *Plötzliches* Auftreten neuer Symptome, besonderes Betroffensein der vom Trauma verschonten Hemisphäre, zeitliches Zusammentreffen mit Kreislaufdekompensationen (Herzrhythmusstörungen, Herzinfarkt) bestärken die Annahme einer vom Trauma unabhängigen Genese.

Akzentverschiebung zwischen Klinik und Begutachtung

Schwere und schwerste Hirnverletzungen, die den Kliniker, das Rehabilitationsteam oder den Pathologen in besonderer Weise beschäftigen, sind *gutachtlich* in der Regel *unproblematisch:* Die Bewertung einer bleibenden Halbseitenlähmung oder eines schwersten psychopathologischen Defektes ist vergleichsweise einfach den gängigen Tabellen zu entnehmen.

Mühevoll sind für den Gutachter gerade die vielen *leichteren* Hirntraumen, deren Restbeeinträchtigung weniger offenkundig ist, bei denen die etwa *hirnorganisch* begründete und die aus der Verarbeitung des Unfall*erlebnisses* erwachsende *psychoreaktive* Symptomatik eine schwer durchschaubare Legierung eingegangen sind.

Zwischen der *Schwere des Hirntraumas* und der *Art und Schwere der Folgeerscheinungen* besteht keinesfalls eine einfache und regelmäßig lineare Beziehung. Dennoch lehren Statistik und Erfahrung, daß nach einem „leichten Hirntrauma" bleibende Schäden wenig wahrscheinlich sind, während die Komastadien III und IV, zuweilen auch II, mehr oder weniger deutliche Ausfälle zu hinterlassen pflegen.

Die Frage, ob das bei der Begutachtung vorgefundene *Residualbild* mit der *Schwere des Traumas* in *plausiblem Einklang* steht, kann nur beantwortet werden, wenn der Verlauf während der ersten Tage oder Wochen zum Vergleich herangezogen werden kann. Deshalb kommt der *Dokumentation der Initialsymptomatik* eine außerordentliche Bedeutung zu. Eine inhaltsreiche Beschreibung ist für die spätere gutachtliche Einschätzung wichtiger als eine bloße Diagnose (6). Die Berufsgenossenschaften als Träger der gesetzlichen Unfallversicherung bemühen sich, durch bestimmte Berichtsformulare für eine entsprechende Initialdokumentation zu sorgen; selbst diese werden oft lückenhaft ausgefüllt (29). Bei Polytraumen und bei Aufnahme in (HNO-, Augen-, Zahn-) Spezialkliniken wird leicht neben der im Vordergrund stehenden Spezialbehandlung die Dokumentation der zerebralen Symptomatik vernachlässigt. Wenn kein Arbeitsunfall vorliegt, sind die Aufzeichnungen oft noch viel unzulänglicher. Hier erscheint Abhilfe dringend notwendig.

Die europäische Hirntrauma-Gesellschaft hat 1988 einen gemeinsamen Erhebungsbogen für die Langzeitdokumentation entwickelt, der sowohl klinischen wie wissenschaftlichen Aspekten in der Behandlung dient (51a).

Begutachtung

Jede Begutachtung hat sich nach den *Funktionsausfällen* zu richten, auch wenn diese besonders nach leichteren Hirntraumen oft nur schwierig exakt zu erfassen sind. Die gutachtliche Einschätzung kann nicht einfach von der Schwere der anfänglichen Verletzung ausgehen, sondern muß die verbliebenen *Residualschäden* bewerten; besonders bei jugendlichen Patienten können sich selbst schwerste Schäden weitgehend ausgleichen.

Die erhobenen apparativen und testdiagnostischen *Zusatzbefunde* können *Hinweise* geben. Die Beurteilung darf aber bei Befunden nicht stehen bleiben, sondern muß aus ihnen und dem Gesamtergebnis der klinischen Untersuchung eine Aussage über das verbliebene *Leistungsvermögen* und *Befinden* begründen. Dabei kommt der psychopathologischen Symptomatik oft besonderes Gewicht zu. Nicht alles, was dem erfahrenen Gutachter psychopathologisch „mit bloßem Auge" (Faust [9]) evident wahrnehmbar ist, läßt sich testdiagnostisch objektivieren. Subjektive Beschwerden bedürfen kritischer Abwägung. Mit aller Sorgfalt muß versucht werden, zwischen unmittelbar traumatischen und sekundär psychoreaktiven Symptomen zu unterscheiden.

Die folgenden Ausführungen beziehen sich auf eine Begutachtung, die – wie üblich – in der Spätphase, also etwa zwei Jahre nach dem Hirntrauma oder später, vorgenommen wird.

Aussagekraft der Hilfsmittel

Anamnese

Die Erhebung der Anamnese ist von doppelter Bedeutung: Sie ermittelt nicht nur Tatsachen zur Vorgeschichte, sondern sie verschafft darüber hinaus im Gesprächskontakt einen unmittelbaren Eindruck von der Person und Situation des Verletzten.

Die anamnestische Befragung bezieht sich auf die gesundheitliche und soziobiographische Vorgeschichte, ermittelt etwa schon vorangegangene Hirntraumen, Zeichen anderweitiger Erkrankungen des zentralen oder peripheren Nervensystems, insbesondere auch eine vorbestehende Kopfschmerzbereitschaft oder ein Anfallsleiden.

Bei der Befragung nach dem Unfallereignis ist darauf zu achten, daß nur eigene Erinnerungen, nicht aber Erzählungen Dritter wiedergegeben werden. Die Schilderung der letzten Erinnerungen vor dem Unfall gibt Hinweis auf die Dauer der retrograden Amnesie. Die ersten Erinnerungen danach (Erwachen am Unfallort? Fahrt zum Krankenhaus? Besondere, zeitlich festlegbare Ereignisse nach dem Bewußtwerden?) lassen auf die Dauer der posttraumatischen Amnesie und damit auf die Schwere des Hirntraumas schließen. Die Angaben sind mit früheren, zeitlich unfallnäheren Angaben und mit der im Arzt- oder Krankenhausbericht genannten Dauer der völligen Bewußtlosigkeit zu vergleichen. Im Laufe der Jahre pflegt die angegebene Dauer der Erinnerungslosigkeit zuzunehmen. Für die Dauer einer traumatischen Psychose fehlen Erinnerungen.

Soweit ein posttraumatischer Dämmerzustand zur Diskussion steht, sind besonders sorgfältig alle Erinnerungen und auch Erinnerungsinseln, alle nachfolgenden Handlungen und Verhaltensweisen zu explorieren und mit objektiven Beschreibungen zu vergleichen.

Klinische Untersuchung

Zur Begutachtung gehört jeweils auch zumindest orientierend eine *allgemein-körperliche* Untersuchung, um schwerwiegende Begleitverletzungen oder internistische Erkrankungen (Herzgefäßleiden, Diabetes) nicht zu übersehen.

Die *neurologische* Untersuchung kann nach schweren, insbesondere offenen Hirnverletzungen ausgeprägte Paresen ergeben, die schon für sich allein meßbare Funktionsstörungen darstellen.

Ein positives Zeichen nach Babinski und deutliche Seitendifferenzen der Bauchhautreflexe weisen auf eine zentrale Verursachung hin, so auch auf eine traumatische substantielle Hirnschädigung – wenn eine anderweitige Ursache (z. B. Zustand nach Insult, multiple Sklerose) ausgeschlossen ist. Dezente Seitendifferenzen der Muskeleigenreflexe, der groben Kraft, der Diadochokinese und Koordination sind mit Zurückhaltung zu bewerten (54); sie gewinnen größeres Gewicht, wenn sie auf eine initiale Lähmung der Extremität zurückzuverfolgen sind.

Im *psychischen Befund* werden affektive Auffälligkeiten (insbesondere morose oder explosive Reizbarkeit und Affektlabilität), psychomotorisches Tempo, Wahrnehmungs- und Denkleistungsstörungen (insbesondere Vigilität, gedankliche Produktivität oder Verarmung, Wendigkeit oder Umständlichkeit, Konzentrationsfähigkeit, Perseverationsneigung, vorzeitiger Leistungsnachlaß), mnestische Leistungen und etwaige globale Störungen (wie Orientierungsstörungen, Initiativlosigkeit, aber auch ein Differenziertheitsverlust im Denken, Sprechen, Verhalten) erfaßt und mit dem prämorbiden Bild – wie es sich aus den Angaben zur Anamnese (etwa auch einer von Angehörigen erhobenen Fremdanamnese), den schulischen, beruflichen und sozialen Integrationsleistungen ergibt – in Beziehung gesetzt.

Soweit sich Hinweise auf *kognitive Leistungsstörungen* (insbesondere eine Restaphasie) finden, sind gezielte Untersuchungen nötig.

Neurotisch anmutenden und *psychoreaktiven* Erscheinungen ist besonderes Augenmerk zu widmen; ggf. sind sie bis in die prätraumatische Biographie und Pathographie zurückzuverfolgen und in ihren Verbindungen mit der gegenwärtigen biographischen und gesundheitlichen Situation aufzuhellen.

Ziel der Befunderhebung ist, das Bedingungsgefüge des objektiven und subjektiven psychischen Zustandes zu ermitteln und so die Basis für eine zutreffende gutachtliche Bewertung zu schaffen. Es versteht sich von selbst, daß dieses Ziel in bestimmten Fällen nicht zu erreichen ist, in anderen – so etwa bei unkomplizierten, leichten Hirntraumen – weit über das zur gutachtlichen Einschätzung Notwendige hinausginge; als Leitbild sollte dieses Ziel aber jedem Gutachter vor Augen stehen.

Testuntersuchung

Die einmalige testdiagnostische Querschnittsuntersuchung ist in ihrer *Aussagekraft begrenzt*, aber nicht wertlos: Eine eindeutige, nicht etwa durch Simulation oder Verdeutlichungsneigung verfälschte Normabweichung im Hamburg-Wechsler-Test, Benton-Test, Brickenkamp-d2-Test, am Wiener Determinationsgerät oder bei einer der Testbatterien stellt einen Mosaikstein von eigener Wertigkeit dar, der kritisch in das diagnostische Gesamtgefüge zu integrieren ist. Ein unauffälliger Testbefund bedeutet dabei zunächst nur, daß mit *diesem* Testansatz eine Schädigung nicht nachweisbar ist.

Besonders aussagekräftig sind testdiagnostische Verlaufsuntersuchungen, die eine mehr oder weniger vollständige Wiederherstellung im Heilungsverlauf belegen können. Nur selten einmal werden Testbefunde aus der Zeit vor dem Trauma zur Verfügung stehen.

EEG

Die leicht und ohne ernstliche Belästigung des Patienten durchführbare *EEG-Untersuchung* gehört mit Selbstverständlichkeit zum Arsenal der Begutachtunguntersuchung, obwohl der Beitrag einer einmaligen Untersuchung zur Bewertung eines Hirntraumas gering ist (38, 54): Etwa noch vorliegende dezente Abweichungen könnten von einer konstitutionellen Dysrhythmie nur dann verläßlich abgegrenzt werden, wenn ganze EEG-Verlaufsserien die Entwicklung von einem initialen Herdbefund her belegen können.

Initiale EEG-Veränderungen als Ausdruck einer Hirnfunktionsstörung sind bis zum Zeitpunkt der Begutachtung in aller Regel ausgeglichen; nur 10 % der Herdbefunde sind nach zwei Jahren noch nachweisbar.

Selbst bei *epileptischen Anfällen* ist die Aussagekraft gering: Bei seltenen Anfällen ist das EEG meist normal und auch bei häufigen ist nur in 30–60 % ein pathologischer Befund zu erwarten (6).

Zerebrale Computertomographie (CCT) und Magnetresonanzbild (MRT)

Die besondere Nützlichkeit des *CCT* in der Akutphase ist unbestritten. Zur Zeit der Begutachtung in der Spätphase zeigt das CCT Kontusionsherde als umschriebene hypodense Zonen. Kleinere Herde mit einem Durchmesser unter 1 cm und nahe der Schädelbasis sowie in der hinteren Schädelgrube gelegene Herde können dem Nachweis entgehen (23). Die Unterscheidung zwischen traumatischen und vaskulär-ischämischen Herden ist nicht immer sicher möglich. Ein posttraumatischer Hydrozephalus findet sich selten. Bei langdauernder Bewußtlosigkeit und Hirnödem in der Akutphase ist die Zuordnung einer Hirnatrophie zum Trauma wahrscheinlich. Ohne entsprechende Akutsymptomatik und insbesondere bei älteren Patienten bleibt die Deutung oft zweifelhaft.

Bei Vergleichsuntersuchungen (7, 23) erwies sich in der subakuten und Spätphase das *Magnetresonanztomogramm (MRT)* dem CCT in der Zahl nachgewiesener Herdbefunde deutlich überlegen. Es sollte bei entsprechend wichtiger Fragestellung als einziges bildgebendes Verfahren angewendet werden (23). Dewes (7) hält im Rahmen gutachtlicher Fragestellungen das MRT für unerläßlich.

Insgesamt ist zu sagen, daß ein eindeutiger Kontusionsherd im CCT oder MRT die Diagnose einer substantiellen Hirnschädigung untermauert; dennoch muß sich die gutachtliche *Bewertung* nach den *Funktionsstörungen*, nicht nach dem Tomogramm richten. Ein regelrechtes CCT schließt eine substantielle Hirnschädigung nicht aus.

Evozierte Potentiale

Die *Ableitung evozierter Potentiale* hat in der akuten Phase eine fest umrissene Bedeutung bei der Diagnostik von Hirnstammschäden; in der Spätphase – zur Zeit der Begutachtung – ist ihr Nutzen eher gering. *Akustisch* und *visuell* evozierte Potentiale mögen zur Beurteilung von Schäden der Hör- und Sehbahn beitragen, *somatosensible* können gelegentlich hilfreich sein, angegebene Sensibilitätsstörungen zu objektivieren oder zu falsifizieren (48). Zur Beurteilung postkommotioneller Beschwerden konnte die Bestimmung der akustisch evozierten Potentiale nichts beitragen (43).

Beobachtung, Arbeitserprobung

Schon Poppelreuter hat die *Aussagekraft der Arbeitserprobung* für eine exakte Leistungsprüfung erkannt (nach Bresser [3]). Das Verhalten des Verletzten in einer möglichst lebensnahen Anforderungssituation gibt in schlüssiger Weise Auskunft über verbliebene Funktionsstörungen und über die Interferenz organisch begründeter Leistungsschwächen und psychoreaktiver Leistungshemmungen. Die übliche ambulante Begutachtung gibt dazu praktisch keine Gelegenheit. Die Beobachtung des Verhaltens vor den standardisierten Aufgaben einer Testdiagnostik stellt in gewissem Sinne einen Ersatz dafür dar.

Die *Feststellungen während einer Rehabilitationsmaßnahme* sollten ausführlich dokumentiert und für die Begutachtung genutzt werden.

Aussagen für die verschiedenen Diagnosen

Objektive und anamnestische Daten über die akute Phase einerseits und die zum Begutachtungszeitpunkt erhobenen klinischen und Zusatzbefunde andererseits bilden die Basis der gutachtlichen Beurteilung. Bewertet werden die verbliebenen *Funktionsstörungen*. Die Zuordnung zu Diagnosegruppen dient allein der Übersicht. Die MdE-Richtwerte bei Begutachtungen für das soziale Entschädigungsrecht und für die gesetzliche Unfallversicherung weichen teilweise voneinander ab. Insofern wird auf die Synopse der Bewertungstabellen auf S. 46 ff.) verwiesen.

Kopfprellungen und Schädelbrüche
Kopfprellungen ohne Bewußtlosigkeit oder andere Komplikationen bedingen allenfalls für wenige Tage Arbeitsunfähigkeit. Dauerhafte Funktionsstörungen sind nicht zu erwarten.

Frakturen weisen auf eine größere Gewalteinwirkung hin; sie können Anlaß für Komplikationen geben; die Fraktur als solche bedingt keine Funktionsstörungen.

Größere *ungedeckte Kalottendefekte* nach Zertrümmerungsbrüchen und Trepanationen werden wegen der damit verbundenen Verletzbarkeit und Entstellung ebenso wie eine entstellende Gesichtsverletzung mit einer MdE zwischen 10 und 50 % bewertet.

Hirnnervenausfälle
Der *Verlust des Hör- und Sehvermögens* wird in aller Regel vom HNO- oder Augenarzt zu beurteilen sein. Für *Augenmuskellähmungen*, die ein Auge gebrauchsunfähig machen, entspricht die MdE dem Wert für einseitige Blindheit, bei geringerer Behinderung entsprechend weniger.

Der völlige *Verlust des Riechvermögens* bedingt eine MdE (bzw. einen GdB) von 10–15 %, die komplette einseitige *Fazialislähmung* eine MdE von 30 %, Teillähmungen entsprechend weniger.

Sensibilitätsstörungen im Gesicht können nur dann mit mehr als 10 % MdE bewerten werden, wenn der Mundbereich in wesentlichem Umfang mitbetroffen ist.

Bei einer traumatische *Trigeminusneuralgie* sind Intensität und Häufigkeit der Anfälle zu berücksichtigen; ursächliche Abhängigkeit kann nur angenommen werden, wenn typische Attacken in enger zeitlicher Kopplung an ein entsprechend lokalisiertes Trauma *erstmals* aufgetreten sind.

„Leichtes Hirntrauma"
Unter dieser Bezeichnung sollen (s. S. 158 ff.) Hirntraumen verstanden werden, die mit kurzfristiger, nach Minuten rechnender, längstens eine Stunde dauernder Bewußtlosigkeit und ohne neurologische Ausfälle in der akuten Phase einhergegangen sind. Bei diesen leichten Hirntraumen ist wahrscheinlich *keine substantielle Hirnschädigung* eingetreten. Insofern kann – bis zum Nachweis des Gegenteils – völlige Ausheilung innerhalb weniger Wochen bis Monate unterstellt werden.

Therapeutische und rehabilitative Gesichtspunkte stehen ganz im Vordergrund. Krankenhausaufnahme kommt nur zum Zwecke der vorsorglichen Beobachtung für wenige Tage in Betracht.

Mobilisierung sollte unverzüglich erfolgen. Eine länger dauernde Analgetikamedikation sollte vermieden werden. Die Wiederaufnahme der Arbeit sollte sogleich nach der Akutphase, sicher nach etwa vier Wochen, erfolgen. Eine länger als ein halbes Jahr anhaltende meßbare Beeinträchtigung der Leistungsfähigkeit ist nicht zu erwarten.

Allgemeinsyndrom
Das Allgemeinsyndrom – also überwiegend *subjektive* Klagen über Kopfschmerz, Schwindel, Konzentrationsschwäche und Empfindlichkeit – ist bei allen, insbesondere *leichten* Hirntraumen häufig anzutreffen.

Dabei sind in diesem Zusammenhang natürlich der Kopfschmerz infolge einer Hirndrucksteigerung bei Hydrozephalus oder der durch Vestibularisprüfung objektivierbare Schwindel bei Labyrinthausfall und ähnliche Symptome einer organbezogenen Komplikation nicht gemeint.

Für die Beschwerden des Allgemeinsyndroms läßt sich vielmehr eine *organpathologische* Ätiologie *nicht* verläßlich nachweisen. Die Beschwerden des Allgemeinsyndroms pflegen sich mehr oder weniger schnell, in der Regel innerhalb von Wochen bis zu einem bis zwei Jahren zurückzubilden. Längeres Bestehenbleiben gibt Anlaß, sowohl organbezogene Komplikationen wie auch psychoreaktive Ursachen besonders genau zu prüfen.

Die Intensität und Dauer des Allgemeinsyndroms steht in korrelationsstatistischem Zusammenhang nämlich *nicht* mit Faktoren, die sich auf die Schwere des initialen Traumas beziehen, sondern vielmehr mit der Häufigkeit schon vor dem Trauma vorhandener ähnlicher Beschwerden (43) und vorbestehender Persönlichkeitsstörungen. Das Allgemeinsyndrom ist auch nicht für traumatische Schädigungen spezifisch. Dennoch verbleibt ein Rest von Fällen, in denen wir mit Bresser (3) sagen müssen, daß es ein solches „Syndrom gibt und wir ein solches auch als Folgezustand nach Hirntraumen kennen". Ob das Allgemeinsyndrom doch etwa vermehrt bei solchen klinisch leichten Hirntraumen anzutreffen ist, bei denen im MRT substantielle Schäden nachweisbar sind, wird die Zukunft zeigen müssen.

Kopfschmerz und Schwindel als *organbedingte* Komplikationen werden gutachtlich ihrer organischen Ursache entsprechend bewertet.

Ähnliche Klagen bei einem *bewußtseinsnahen Entschädigungsbegehren* können zweifellos *keine* gutachtliche Berücksichtigung finden. Allgemeinbeschwerden, die sich auf schon *vor* dem Trauma bestehende, gleichartige Beschwerden zurückführen lassen, können offenbar *nicht* Folge des Traumas sein. Eine *neurotische* Persönlichkeitsstörung und ihre Auswirkungen bedürfen gutachtlich besonderer Abwägung.

Für ein Allgemeinsyndrom, auf das keine der vorgenannten Erklärungsweisen zutrifft – also gewiß nur für eine vergleichsweise begrenzte Zahl von Fällen – schlagen die „*Anhaltspunkte*" (1) eine MdE (bzw. einen GdB) von bis zu 20 % vor, und zwar bei leichten Hirntraumen („Gehirnerschütterung") für die Dauer bis zu einem Jahr, bei einer initial nachgewiesenen substantiellen Hirnschädigung auch auf Dauer. Grote (14) empfiehlt ein ähnliches Vorgehen auch für den Bereich der gesetzlichen Unfallversicherung.

„Schweres Hirntrauma"

Wenn in der initialen Phase eines Hirntraumas eine lange Dauer und Tiefe der Bewußtlosigkeit, eine Kontusionspsychose, das Auftreten einer neurologischen Symptomatik oder ein entsprechender CCT-Befund den Eintritt einer primären oder sekundären substantiellen Hirnschädigung beweisen, sind *Dauerfolgen* möglich, wenn auch nicht mit Gewißheit zu erwarten. Nicht die Schwere des erlittenen Traumas bestimmt die Höhe einer MdE-Einschätzung, sondern die bei der Begutachtungsuntersuchung in der Spätphase festgestellten *Funktionsstörungen*.

Ein dezenter, nicht zweifelsfrei als pathologisch einzuschätzender neurologischer Befund wird an Wertigkeit gewinnen, wenn er sich an gleichsinnige Ausfälle in der Akutphase anschließt. Im übrigen hat der Gutachter alle in Betracht kommenden Befunde klinischer, testdiagnostischer und technischer Art (und möglichst auch eine Arbeitsbeobachtung) zusammenzutragen und zu einem lebensnahen Bild der Leistungsfähigkeit beziehungsweise Leistungseinbuße zu integrieren.

Dabei erscheint es zumindest bei Begutachtungen nach dem *sozialen Entschädigungsrecht* notwendig, einerseits Paresen, die sich an den Extremitäten auswirken, andererseits kognitive Leistungsstörungen, zentral-neurologische Ausfälle sowie eine Epilepsie und schließlich die traumatisch bedingte Wesensänderung zunächst je getrennt zu beurteilen (um im Falle einer *Schwerstbeschädigtenzulage* eine getrennte Punktbewertung vornehmen zu können, s. auch S. 41 f.).

Danach ist in allen Begutachtungsfällen integrierend die *Gesamtbewertung* vorzunehmen. Richtwerte für einzelne typische Dauerfolgen sind den Bewertungstabellen auf S. 46 ff. zu entnehmen. Finden sich bei einer in der Akutphase *nachgewiesenen* substantiellen Hirnschädigung anläßlich der späteren Begutachtungsuntersuchung nur noch die Zeichen eines Allgemeinsyndroms als einziges überdauerndes Phänomen, dann wird, speziell im sozialen Entschädigungsrecht, eine MdE von 20 % zuzubilligen sein. Damit soll eine Benachteiligung des Betroffenen, die sich aus einer etwa unvollkommenen Nachweisbarkeit von kognitiven Leistungsstörungen oder Wesensänderungen ergeben könnte, vermieden werden. Zugleich soll damit einer sonst nicht im einzelnen faßbaren Einschränkung der „kompensationsorganisierenden" Fähigkeit des Gehirns (2) Rechnung getragen werden.

Komplikationen und „spätere Verschlimmerung"

Zum üblichen Zeitpunkt der Dauerfolgenbegutachtung – etwa zwei Jahre nach dem Trauma – sind die Erholungs- und Heilungsvorgänge in aller Regel weitgehend zum Abschluß gekommen. Wesentliche Besserungen sind nur noch in begrenztem Umfang zu erwarten, allerdings in der Regel auch keine wesentlichen Verschlimmerungen.

Insbesondere bei allen *gedeckten* Hirntraumen ist vom Vorliegen „ruhender Narben" (34) auszugehen. Eine Verschlechterung des Verletzungsfolgezustandes ist dann praktisch nur noch durch Begleitfolgen einer *traumatischen Epilepsie* zu erwarten.

In sicher seltenen Fällen können die *Symptome des frischen Verletzungsstadiums* später *wieder auftreten*; dann nämlich, wenn andere Hirnareale, die zunächst durch Übernahme entsprechender Funktionen eine Kompensation der initialen Ausfälle geleistet hatten, nun selbst einem – etwa arteriosklerotisch begründeten – Abbau zum Opfer fallen. Die durch einen solchen *Kompensationsverlust* später *wieder* auftretenden Symptome sind entsprechend als Schädigungsfolgen zu bewerten (2, 39).

Bei *offenen* Hirnverletzungen kann es zu *Spätabszessen* und *Spätmeningitiden* kommen sowie – nach den Forschungen von Peters (34) – zu einem *progredienten Gewebsabbau* in der Wundumgebung, wodurch Symptome, wie sie in der Initialphase vorgelegen hatten, sich verdeutlichen können.

Im übrigen sind Verschlechterungen des neuropsychiatrischen Zustandes nach Hirntraumen – besonders im vorgerückten Lebensalter – in aller Regel hinzutretenden Nichtschädigungsleiden, insbesondere vaskulären Prozessen, zur Last zu legen.

Aussagen zu Zusammenhangsfragen

Stets ist gutachtlich zu fragen, ob ein Hirntrauma *Folge* oder möglicherweise *Ursache* anderer Gesundheitsstörungen ist.

Hirntrauma als Folge einer Vorkrankheit

Nicht ganz selten werden Kopfverletzungen nicht durch eigentliche Unfälle hervorgerufen; vielmehr liegt dem vermeintlichen Unfall eine kardiovaskulär bedingte Ohnmacht oder vielleicht ein epileptischer Anfall, seltener auch eine (diabetische) Stoffwechselentgleisung zugrunde. Solche Umstände sind gutachtlich genau zu eruieren; sie schließen die haftungsbegründende Kausalität im Sinne der gesetzlichen Unfallversicherung und des sozialen Entschädigungsrechts im allgemeinen aus.

Alkoholbeeinflussung ist wegen der damit verbundenen Unsicherheit nicht selten Anlaß für Verkehrs- und Arbeitsunfälle, aber auch für Traumen bei tätlichen Auseinandersetzungen. Eine genaue Beurteilung der Alkoholeinwirkung (ggf. mit Blutalkoholbestimmung) dient nicht nur als Grundlage für die Abwägungen zum Unfallmechanismus, sondern muß auch für den Akutverlauf berücksichtigt werden: Eine Alkoholisierung kann die zunehmende Bewußtseinstrübung infolge einer intrakraniellen Blutung überdecken oder zu Fehlbeurteilungen führen.

In der Akutphase aufkommende Hinweise auf eine *Vorschädigung* des Gehirns sollten sogleich vermerkt werden, um später die gutachtliche Abgrenzung von Vor- und Unfallschaden zu erleichtern.

Beeinflussung anderer Leiden durch Hirntraumen

Ruptur eines angeborenen *Aneurysmas* an der Hirnbasis durch ein Hirntrauma kommt nur dann in Betracht, wenn das Unfallereignis geeignet ist, eine Gefäßverletzung zu verursachen (Schuß- oder Stichverletzung, genügend starke Gewalteinwirkung auf den Schädel). Bei partieller Gefäßwandschädigung kann sich aber auch ein traumatisches Aneurysma bilden. Traumatische Endothel-Schäden der hirnversorgenden Arterien können gelegentlich durch Thrombembolie oder Gefäßverschluß in engem zeitlichen Zusammenhang einen Insult provozieren; die früher viel diskutierte „traumatische Spätapoplexie" (Bollinger) hat sich kaum je wahrscheinlich machen lassen.

In den ersten Wochen nach einer Kopfverletzung leichter Art – oft einem ausgesprochenen Bagatelltrauma – kann ein *chronisches subdurales Hämatom* mit heftigen Kopfschmerzen, Hirndruckzeichen, Bewußtseinstrübung und Anfällen auftreten, das sich durch CCT abklären und operativ behandeln läßt. Die Differentialdiagnose zu einer unfallunabhängigen Pachymeningeosis haemorrhagica interna ist meist nur histologisch zu sichern.

Ein ursächlicher Zusammenhang zwischen einem Hirntrauma und einer *multiplen Sklerose* kommt nur ausnahmsweise in Betracht, wenn ein Schub in engem zeitlichen Zusammenhang zum Trauma auftritt und die Lokalisation der entzündlichen Herde mit dem Trauma übereinstimmt.

Bei als Traumafolge geltend gemachten *Hirntumoren* ist stets zunächst zu fragen, ob nicht der Tumor – wenn auch ohne klinische Erscheinungen – zum Unfallzeitpunkt schon vorhanden war oder gar den Unfall ausgelöst hat. Ein ursächlicher Zusammenhang zwischen einem Schädelhirntrauma und einem Hirntumor kann nach Zülch (56) – gegründet auf umfangreiche eigene Untersuchungen und Auswertung der Literatur – und ebenso nach den „Anhaltspunkten" (1) nur unter folgenden Voraussetzungen als wahrscheinlich angesehen werden:

1. Das Kopftrauma muß adäquat gewesen sein, d. h. geeignet, eine Zerstörung von Teilen des Hirns oder seiner Häute hervorzurufen, die zu einem chronisch regenerativen Prozeß führt.
2. Der Ort der Geschwulstbildung und der Traumafolgen müssen übereinstimmen. Der Nachweis der Schädigung von Hirnhäuten, Knochen oder Hirn ist aus dem morphologischen Befund zu führen.
3. Die Zeit zwischen Trauma und Geschwulstbildung muß adäquat sein; d. h., das heute hinreichend bekannte Wachstumstempo der einzelnen Hirntumoren muß berücksichtigt werden.
4. Die Geschwulst muß histologisch oder bioptisch sicher nachgewiesen sein.

Am ehesten ist ein ursächlicher Zusammenhang noch bei Meningeomen zu diskutieren, seltener – d. h. extrem selten – bei neuroepithelialen Tumoren (11a).

Eine besondere Disposition Hirnverletzter zu Gefäßschäden ist nach geschlossenen Hirnverletzungen nicht anzunehmen. Für ein *Parkinson-Syndrom* kann eine traumatische Genese nur dann angenommen werden, wenn es einem schweren Hirntrauma mit Hirnstammschädigung unmittelbar oder in nahem zeitlichen Abstand folgt (54); eine Entstehung nach Jahren ist als zufälliges Zusammentreffen einzuschätzen; über häufigere *extrapyramidale Tonusveränderungen* und *Hyperkinesen* wurde berichtet (33).

Eine traumatische *Hirnatrophie* nach ausgedehntem Hirnödem ist eine nicht seltene Verletzungsfolge. Die Auslösung eines *progredienten* hirnatrophischen Prozesses ist unwahrscheinlich; oft mag ein solcher Zusammenhang dadurch vorgespiegelt werden, daß der Verletzte nach der Unterbrechung des gewohnten Lebens auf leichtere, früher nicht beachtete Beschwerden des schon in Gang befindlichen Prozesses aufmerksam wird (31).

Endokrinopathien kommen nur dann als Verletzungsfolge in Betracht, wenn unmittelbar vorher nachweislich schwere Schädigungen die Hypophysenregion betroffen haben; speziell eine Akromegalie ist kaum je als Verletzungsfolge zu erklären (42).

Es ist unwahrscheinlich, daß es irgendeinen unmittelbaren Kausalzusammenhang zwischen Hirntraumen und den Entstehungsbedingungen *schizophrener* oder *manisch-depressiver Psychosen* geben könnte (45).

Die *Verschlimmerung* einer *vorbestehenden Epilepsie* kann nur bei einer schweren Hirnverletzung ernstlich in Betracht kommen, auch da meist nur im Sinne einer vorübergehenden Verschlimmerung. Ein genauer Vergleich der prä- und posttraumatischen Anfallshäufigkeit und -art ist erforderlich. Zur Beurteilung der *posttraumatischen Epilepsien* wird im übrigen auf die Ausführungen von Penin auf S. 208 ff. verwiesen.

Bei vorbestehender *Migräne* mag es vorübergehend zu einer Zunahme der Häufigkeit der Attacken kommen; eine bleibende Verschlimmerung ist dagegen unwahrscheinlich.

Aussagen zu verschiedenen Rechtsgebieten

Krankenversicherung

Die Dauer der *Arbeitsunfähigkeit* rechnet bei leichteren Hirntraumen nach Tagen bis wenigen Wochen, bei mittelschweren nach Wochen bis Monaten. Bei schweren und schwersten Hirnverletzungen erhebt sich die Frage der *Krankenhausbehandlungsnotwendigkeit* im Sinne von SGB V §§ 27, 39. Ob noch Besserung möglich ist, bleibt in vielen Fällen lange in der Schwebe. Bei apallischen Syndromen sind bis zum Ablauf eines Jahres verschiedentlich Besserungen beschrieben.

Rentenversicherung

Erwerbsunfähigkeit wird nur in vergleichsweise wenigen Fällen schwerster Hirntraumen aus den *körperlich-neurologischen* Verletzungsfolgen herzuleiten sein. Die Symptome einer *hirnorganischen Wesensänderung*, eine hochgradige Verlangsamung, Ein- und Umstellungserschwerung können eine Wiedereingliederung in das Erwerbsleben – am alten Arbeitsplatz oder in einem neu zu erlernenden Verweisungsberuf – unmöglich machen.

Unfallversicherung, soziales Entschädigungsrecht, Schwerbehindertengesetz

Die besonderen Fragestellungen dieser Rechtsgebiete sind im Teil „Grundbegriffe der Begutachtung" ausführlich dargelegt (S. 12 ff., 39, 63 ff. und 70 ff.). Hier sei nur darauf hingewiesen, daß gerade für Hirnbeschädigte mit Restparesen oder bleibenden psychopathologischen Ausfällen und Leistungsminderungen das *Schwerbehindertengesetz* die Wiedereingliederung in das Erwerbsleben (etwa auf einem Behindertenarbeitsplatz) durch Feststellung der Schwerbehinderteneigenschaft (GdB 50 oder höher) wesentlich erleichtern kann.

Strafrecht

Ausgeprägte traumatische Wesensänderung, insbesondere eine erhebliche Reizbarkeit, vermag zwar kaum die Einsichtsfähigkeit in die Strafbarkeit bestimmter Handlungen, unter bestimmten Gegebenheiten aber doch die Steuerungsfähigkeit einzuschränken und so eine verminderte, selten eine aufgehobene *Schuldfähigkeit* herbeizuführen (§§ 20, 21 StGB; s. hierzu auch die Ausführungen von Bresser auf S. 122 ff.). Dies betrifft aber nur eine kleinere Risikogruppe; insgesamt stehen Hirnverletzte nicht häufiger als der Bevölkerungsdurchschnitt vor Gericht (40).

Besonders bei Verkehrsstrafsachen ist relativ häufig die Frage gutachtlich zu klären, ob ein *Dämmerzustand* vorgelegen hat, ob die Tat (z. B. eine Unfallflucht) in einer psychischen Ausnahmesituation oder wissentlich begangen wurde. Nach den Untersuchungen von Laubichler (26) sei nach der Art des Ablaufes und der Amnesie in der Regel eine Unterscheidung möglich.

Zum neuen **Betreuungsrecht**, das für einzelne Schwerstbeschädigte von Bedeutung sein kann, wird auf S. 126 ff. verwiesen.

Literatur

1 Anhaltspunkte für die ärztliche Gutachtertätigkeit im sozialen Entschädigungsrecht und nach dem Schwerbehindertengesetz, hrsg. vom Bundesministerium für Arbeit und Sozialordnung, Bonn 1983
1a Becker, T., E. Markgraf: Grundriß der speziellen Unfallchirurgie, 2. Aufl. Thieme, Stuttgart 1986
2 Bochnik, H.J., K. Georgi, W. Richtberg: Altersveränderungen bei Hirnverletzten. Zur gutachtlichen Unterscheidung von Folge- und Nachschäden. Med. Sachverständ. 82 (1986) 4–11
3 Bresser, P.H.: Die Beurteilung der sogenannten traumatischen Hirnleistungsschwäche. Fortschr. Neurol. Psychiat. 29 (1961) 33–55
4 Bues, E.: Längsschnittuntersuchungen und Klassifizierung gedeckter Hirntraumen. Acta neurochir. 12 (1965) 702–716
5 Bunse, J.: Ungestörte Handlungsfähigkeit nach temporaler Schußverletzung mit zahlreichen intracerebralen Schrotkugeln. Nervenarzt 58 (1987) 305–307
6 Delank, H.W.: Traumatische und posttraumatische Schädigungen des Nervensystems. In Fritze, E. (Hrsg.): Die ärztliche Begutachtung, 3. Aufl. Steinkopff, Darmstadt 1989 (S. 531–548)
7 Dewes, W., D. Moskopp, M. Kurthen, L. Solymosi, G. Kersting: MR-Tomographie nach Schädel-Hirn-Trauma: Vergleich mit Computertomographie, Elektroenzephalographie und neurologischem Status. Fortschr. Röntgenstr. 150.3 (1989) 316–322
8 Fähndrich, E., R. Gebhardt, H. Neumann: Zum Problem der Diagnosesicherung des hirnorganischen Psychosyndroms. Arch. Psychiat. Nervenkr. 229 (1981) 239–248
9 Faust, Cl.: Die psychischen Störungen nach Hirntraumen: Akute traumatische Psychosen und psychische Spätfolgen nach Hirnverletzungen. In Gruhle, H.W., R. Jung, W. Mayer-Gross, M. Müller (Hrsg.): Psychiatrie der Gegenwart, Bd. II, 1. Aufl. Springer, Berlin 1960 (S. 552–645)
10 Frowein, R.A., D. Terhaag, K. auf der Haar: Früh-Prognose akuter Hirnschädigungen. Akt. Traumatol. 5 (1975) 203–211, 291–298
11 Frowein, R.A., H.W. Steinmann, D. Terhaag, K. auf der Haar: Koma – Einteilung und Verlaufsbeobachtung. Unfallheilk. 132 (1978) 187–195
11a Frowein, R.A.: Tumoren des Zentralnervensystems. In Suchenwirth, R.M.A., G. Wolf (Hrsg.): Neurologische Begutachtung, Fischer, Stuttgart 1987
12 Glötzner, F.L.: Hirntrauma und Epilepsie. Med. Sachverständ. 87 (1991) 164–167
13 Gonser, A.: Prognose, Langzeitfolgen und berufliche Reintegration 2–4 Jahre nach schwerem Schädel-Hirn-Trauma. Nervenarzt 63 (1992) 426–433
14 Grote, E.: Die Begutachtung nach Schädel-Hirn-Traumen. Unfallheilk. 174 (1985) 612–617
15 Hauptverband der gewerblichen Berufsgenossenschaften (HVBG) (Hrsg.): Reha '90 – Rehabilitation und Rehabilitations-Statistik in der gesetzlichen Unfallversicherung 1990. REHA-Verlag, Bonn 1991
16 Holdorff, B., H. Altenkirch: Kopfschmerzen. In Hopf, H.Ch., K. Poeck, H. Schliack (Hrsg.): Neurologie in Praxis und Klinik, Bd. 1, 2. Aufl. Thieme, Stuttgart 1992 (S. 5.1–5.46)
17 Hunger, J., B. Leplow, J. Kleim: Zur Struktur des hirnorganischen Psychosyndroms. Nervenarzt 58 (1987) 603–609
18 Jellinger, K.: Geschlossene Hirnverletzungen – Pathologie und Mechanogenese. In Hopf, H.Ch., K. Poeck, H. Schliack (Hrsg.): Neurologie in Praxis und Klinik, Bd. 1, 2. Aufl. Thieme, Stuttgart 1992 (S. 7.31–7.37)
19 Karimi-Nejad, A.: Schädel-Hirn-Verletzungen. In Engelhardt, G.H. (Hrsg.): Unfallheilkunde für die Praxis, 2. Aufl. de Gruyter, Berlin 1991 (S. 184–224)
20 Kinzel, W., J.V. Galster, H. Erzigkeit, W. Lamprecht: Besteht ein Zusammenhang zwischen dem Schweregrad des psychischen Defektsyndroms nach Hirnkontusion und der Intelligenzleistung? Fortschr. Neurol. Psychiat. 47 (1979) 67–83
21 Kinzel, W.: Das irreversible psychische Defektsyndrom nach Hirntrauma. Fortschr. Neurol. Psychiat. 40 (1972) 169–219
22 Kopp, W.: Zur Dynamik und Pathogenese traumatischer subduraler Hygrome. Fortschr. Röntgenstr. 148.5 (1988) 530–536
23 Krüger, J., J. Vogt, C. Stappenbeck, C. Schoof, M. Pressler: EEG, CCT und MRT bei Patienten nach leichtem und mittelschwerem Schädel-Hirn-Trauma. Nervenarzt 62 (1991) 226–231
24 Kuratorium ZNS: Hirnverletzung und Hirnerkrankung – Notwendigkeit der Frührehabilitation. Bonn 1991
25 Lahaye, P.A., G.F. Gade, D.P. Becker: Injury to the Cranium. In Mattox, K.L. u. a. (Hrsg.): Trauma. Appleton & Lange, East Norwalk, Connect. 1988 (S. 237–251)
25a Lange-Cosack, H., G. Tepfer: Das Hirntrauma im Kindesalter. Springer, Berlin 1973
26 Laubichler, W., W. Klimsch: Der traumatische Dämmerzustand. Nervenarzt 52 (1981) 36–40
27 Lauter, H.: Die organischen Psychosyndrome als Gegenstand psychiatrischer Forschung und Praxis. In Kisker, K.P., H. Lauter, J.-E. Meyer, C. Müller, E. Strömgren (Hrsg.): Psychiatrie der Gegenwart, Bd. 6, 3. Aufl. Springer, Berlin 1988 (S. 14–20)
28 Mautner, V.F., E. Schneider, M. Pressler: Kernspintomographie versus Computertomographie in der Initialphase des leichten Schädelhirntraumas. Akt. Neurol. 14 (1987) 145–148
29 Meinecke, F.-W., G. Faupel: Auswertung des „Begleitblatt und Verlaufskontrolle für Schädel-Hirn-Verletzte" D(H)13a (Gelbes Blatt) der Berufsgenossenschaften (Erste Mitteilung). Unfallheilk. 132 (1978) 252–260
30 Mollowitz, G.G.: Der Unfallmann, 11. Aufl. Springer, Berlin 1993
31 Müller, E.: Zum Trauma des alternden und vasculär vorgeschädigten Gehirns. Dtsch. Z. Nervenheilk. 188 (1966) 259–270

32 Müller, E., G. Peters (Hrsg.): Hirnverletzung und Alter. Arbeit und Gesundheit, Neue Folge, Heft 92. Thieme, Stuttgart 1977
33 Nittner, K.: Tonusstörungen sowie extrapyramidale und cerebellare Hyperkinesen. Unfallheilk. 132 (1978) 247–252
34 Peters, G.: Spätfolgen offener Hirnverletzungen. In Hopf, H.Ch., K. Poeck, H. Schliack (Hrsg.): Neurologie in Praxis und Klinik, Bd. 1, 1. Aufl. Thieme, Stuttgart 1983 (S. 3.68–3.71)
35 Peters, U.H.: Organisch bedingte psychische Störungen. A. Allgemeiner Teil. Einleitung. In Freedman, A.M., H.I. Kaplan, B.J. Sadock, U.H. Peters (Hrsg.): Psychiatrie in Praxis und Klinik, Bd. 2. Thieme, Stuttgart 1986 (S. 316–323)
36 Peterson, G.C.: Psychische Störungen nach Hirntrauma. In Freedman, A.M., H.I. Kaplan, B.J. Sadock, U.H. Peters (Hrsg.): Psychiatrie in Praxis und Klinik, Bd. 2. Thieme, Stuttgart 1986 (S. 388–405)
37 Poeck, K. (Hrsg.): Klinische Neuropsychologie, 2. Aufl. Thieme, Stuttgart 1989
38 Poeck, K.: Die geschlossenen traumatischen Hirnschädigungen. In Hopf, H.Ch., K. Poeck, H. Schliack (Hrsg.): Neurologie in Praxis und Klinik, Bd. 1, 2. Aufl. Thieme, Stuttgart 1992 (S. 7.15–7.29)
39 Rauschelbach, H.-H.: Zur MdE-Einschätzung bei alternden Hirnverletzten – unter Berücksichtigung der jüngsten Rechtsprechung. Kriegsopferversorgung 12 (1963) 188–191
40 Ritter, G.: Die hirnorganischen Störungen einschließlich Anfallsleiden. In Venzlaff, U. (Hrsg.): Psychiatrische Begutachtung. Fischer, Stuttgart 1986
41 Russell, W.R., A. Smith: Post-Traumatic Amnesia in Closed Head Injury. Arch. Neurol. (Chic.) 5 (1961) 4–17
42 Schimrigk, K., O. Schrappe: Neurologische und psychiatrische Erkrankungen. In Marx, H.H. (Hrsg.): Medizinische Begutachtung – Grundlagen und Praxis. 6. Aufl. Thieme, Stuttgart 1992 (S. 537–592)
43 Schoenhuber, R., M. Gentilini: Wertigkeit neuropsychologischer Untersuchungen und akustisch evozierter Hirnstammpotentiale in der Prognose subjektiver Beschwerden bei Patienten mit Gehirnerschütterung. Neurochirurgia 30 (1987) 115–118
44 Schönle, P.W.: Psychische Störungen nach geschlossenen Hirntraumen. In Kisker, K.P., H. Lauter, J.-E. Meyer, C. Müller, E. Strömgren (Hrsg.): Psychiatrie der Gegenwart, Bd. 6, 3. Aufl. Springer, Berlin 1988 (S. 297–323)
45 Sciarra, D.: Head Injury. In Merritt, H.H.: Merritt's Textbook of Neurology, 7. Aufl. Lea & Febiger, Philadelphia, Penns. 1984 (S. 277–299)
46 Soyka, D.: Vorschlag einer erweiterten Klassifikation mit operationalen diagnostischen Kriterien für Schädel-Hirn-Traumen. Nervenarzt 63 (1992) 82–87
47 Statistisches Bundesamt (Hrsg.): Statistisches Jahrbuch 1991 für das vereinte Deutschland, Metzler, Poeschel, Wiesbaden 1991
48 Stöhr, M. (Hrsg.): Evozierte Potentiale: SEP – VEP – AEP – EKP – MEP, 2. Aufl. Springer, Berlin 1989
49 Sturm, W., W. Hartje, V.J. Kitteringham: Die psychologische Diagnose allgemeiner hirnorganischer Leistungsstörungen. Akt. Neurol. 2 (1975) 141–150
50 Tölle, R.: Die organischen Krankheiten in der Psychiatrie. Dtsch. Ärztebl. 87 (1990) C-704–C-705
51 Tönnis, W., F. Loew: Einteilung der gedeckten Hirnschädigungen. Ärztl. Prax. 5 (1953) 13–14
51a Truelle, J.L. et al.: European head injury evaluation chart. Scand. J. Rehab. Med., Suppl. 26 (1992) 115–125
52 Ulrich, G.: Ist global gleich multifokal? Nervenarzt 63 (1992) 14–20
53 Unterharnscheidt, F.: Traumatische Hirnschäden – Spezielle Nosologie. In Rauschelbach, H.-H., K.-A. Jochheim (Hrsg.): Das neurologische Gutachten, 1. Aufl. Thieme, Stuttgart 1984 (S. 118–147)
54 Welter, F.L., E. Müller: Schädel-Hirn-Traumen. In Suchenwirth, R.M.A., G. Wolf (Hrsg.): Neurologische Begutachtung, 2. Aufl. Fischer, Stuttgart 1987 (S. 187–218)
55 Wissenschaftlicher Beirat der Bundesärztekammer: Kriterien des Hirntodes. Dtsch. Ärztebl. 88 (1991) C-2417–C-2422
56 Zülch, K.J.: Trauma und Hirngeschwulst. In Rauschelbach, H.H., K.A. Jochheim (Hrsg.): Das neurologische Gutachten, 1. Aufl. Thieme, Stuttgart 1984

Traumatische Hirnschäden im Kindes- und Jugendalter

I. Pampus, B. Benz und A. Ritz

Einführung

Das Schadensbild nach Hirnverletzungen ist bei Kindern und Jugendlichen ebenso vielfältig wie bei Erwachsenen. Es ergeben sich aber entscheidende Besonderheiten, weil bei Kindern und Jugendlichen – wie Rehwald (41) es nannte – prospektive Potenzen mitbetroffen sind; d. h. die normale Entwicklung und Reifung wird über die traumatisch bedingten neurologischen und psychischen Folgeerscheinungen hinausgehend beeinträchtigt. So hängt die Prognose einer Hirnschädigung nicht nur von der Schwere der stattgehabten Gewalteinwirkung ab, sondern gleichermaßen vom Lebensalter, in dem das Kind verletzt wurde. Dabei spielen auch mehr als beim Erwachsenen die äußeren Bedingungen – das soziale Umfeld – eine gewichtige Rolle, vor allem die Haltung der Eltern sowie anderer Kontaktpersonen und die Förderung, die das Kind nach dem Unfall erhält, zu Hause, im Kindergarten und in der Schule.

Die Beurteilung der Hirnverletzungsfolgen im Kindesalter ist schwieriger als bei Erwachsenen, weil ein Vergleich mit der prätraumatischen Persönlichkeit, wie er sich sonst aus der Kenntnis von Lebensweg, Schulbildung, Beruf und sozialem Status ergibt, bei Kindern kaum möglich ist. Je früher die Schädigung eintritt, um so weniger lassen sich Wesens- und Verhaltensmerkmale des Kindes vor dem Unfall charakterisieren, dementsprechend sind auch die Aussagen über die ursprünglichen Entwicklungspotenzen eingeschränkt.

Um das Ausmaß von Hirnverletzungsfolgen in vollem Umfang beurteilen zu können, ist es daher besonders wichtig, sich ein Bild von der Schwere der erlittenen Hirnschädigung, die sich in den initialen Hirnfunktionsstörungen und deren Rückbildungsverlauf zeigen, zu verschaffen.

Unfallursachen, Alters- und Geschlechtsverteilung

Verkehrsunfälle stehen heute als Ursache von Schädelhirntraumen im Kindes- und Jugendalter an erster Stelle, dies nicht nur zahlenmäßig, sondern auch als Hauptursache schwerer und schwerster Hirnverletzungen (27).

Zur Zeit der Einschulung und in den ersten Schuljahren sind die 6- bis 10jährigen vorwiegend als Fußgänger betroffen, die 11- bis 14jährigen öfter als Radfahrer und die 15- bis 18jährigen vornehmlich als Moped- oder Mofafahrer. Jüngere Kinder im Vorschulalter verunglücken häufig als Mitfahrer im PKW. Junge Erwachsene über 18 Jahre ziehen sich Schädelhirntraumen meistens als Motorrad- oder noch unerfahrene Autofahrer zu.

Als Unfallursache kommen weiter in Betracht *Stürze* im häuslichen Bereich und beim Spiel, bei Jugendlichen auch beim Sport. Flachstürze ereignen sich meistens bei Kleinkindern, wenn sie mit dem Kopf gegen einen harten Gegenstand prallen. In der Regel handelt es sich dabei aber um leichtere Traumen.

Von Hochstürzen, wie einem Sturz aus dem Fenster oder von der Treppe, sind meist Kinder im Vorschulalter, aber auch im Schulalter betroffen.

Bei Kleinkindern entstehen Hirntraumen leider auch recht häufig durch *Mißhandlungen* („Battered child").

Infolge ihrer größeren Unternehmungslust und Risikobereitschaft (Waghalsigkeit) erleiden durchweg mehr Knaben als Mädchen Schädelhirntraumen. In den meisten Statistiken beträgt das Verhältnis 2:1 bis 3:1.

Insgesamt überwiegen leichtere Traumen; so entfällt auf etwa zehn leichtere Unfälle ohne Dauerschaden nur eine schwere oder schwerste Hirnverletzung. Zumeist handelt es sich um gedeckte Schädelhirntraumen, seltener um offene Hirnverletzungen.

Zerebrale Vorschäden finden sich bei etwa 10 % der verletzten Kinder (23). Dies erklärt sich aus der motorischen Unruhe dieser Kinder und ihrer mangelnden Achtsamkeit gegenüber Gefahren, vor allem im Straßenverkehr und beim Spiel.

Versicherungsträger

Ein Teil der Verkehrsunfälle gehört in den Zuständigkeitsbereich der Schülerunfallversicherung, d. h. in den Bereich der gesetzlichen Unfallversicherung. Hierzu rechnen Unfälle auf dem Weg zum Kindergarten, zur Schule oder Hochschule sowie Unfälle auf dem Schulgelände, beim Unterricht, Spiel und Sport. Die größere Zahl der Verkehrsunfälle ereignet sich aber bei der privaten Teilnahme am Straßenverkehr oder beim Spielen auf der Straße. Hier sind die Kraftfahrzeughaftpflichtversicherung und/oder die private Unfallversicherung zuständig, sofern ein Versicherungsschutz besteht.

Bei anderen Unfällen im privaten Bereich tritt die Haftpflichtversicherung und/oder die private Unfallversicherung ein, wenn ein Versicherungsschutz vorliegt. Der überwiegende Anteil der privaten Schadensfälle ist aber nicht durch eine Unfall- oder Haftpflichtversicherung abgedeckt. Hier muß für die Behandlungs- und Rehabilitationsmaßnahmen als Kostenträger auf die gesetzliche Krankenkasse zurückgegriffen werden und bei der späteren beruflichen Rehabilitation auf die Arbeitsverwaltung. Steht überhaupt kein Versicherungsträger zur Verfügung, so übernimmt nach dem Bundessozialhilfegesetz subsidiär die Sozialhilfe alle Kosten auf medizinischem Sektor und die Aufwendungen für die soziale Eingliederung.

Schweregrade der Hirnverletzung

Einteilungskriterien

Ein Gradmesser für die Schwere der erlittenen Hirnschädigung ist auch bei Kindern und Jugendlichen die Ausprägung der anfänglichen Hirnfunktionsstörungen, insbesondere die Dauer der *initialen Bewußtlosigkeit*. Sie ist vor allem bei gedeckten Schädelhirntraumen der verläßlichste Parameter (11, 27, 54).

Im angelsächsischen Schrifttum wird vielfach die *posttraumatische Amnesie* als Maßstab für die Schwere des Hirntraumas herangezogen. Sie kann bei Kindern ab 7 Jahren verwertet werden, doch sind die Ergebnisse bei jungen Menschen noch unsicherer als bei Erwachsenen (29).

Die Bewußtlosigkeit wird definiert als Zustand der völligen Kontaktlosigkeit (11): „Die Bewußtlosigkeit ist dann zu Ende, wenn der Patient spontan oder bei äußeren Reizen anhaltend die Augen öffnet und/oder bei Aufforderung gezielte Bewegungen ausführt."

Von neurochirurgischer Seite werden alle Traumen mit einer initialen Bewußtlosigkeit von mehr als 24 Stunden den schweren Schädelhirntraumen zugerechnet. Dauert die Bewußtlosigkeit mehr als eine Woche, so handelt es sich um sehr schwere Traumen. Eine Sonderstellung nimmt das posttraumatische apallische Syndrom ein: die Kranken öffnen zwar spontan die Augen, sie können aber keinen Kontakt mit der Umwelt aufnehmen.

Lange-Cosack (27) unterscheidet in ihrer grundlegenden Untersuchung über Hirntraumen im Kindes- und Jugendalter sechs Schweregrade:

Gruppe I	keine Bewußtseinsstörung
Gruppe II	Bewußtseinstrübung
Gruppe III	Bewußtlosigkeit bis zu einer Stunde
Gruppe IV	Bewußtlosigkeit über ein Stunde bis zu 24 Stunden
Gruppe V	Bewußtlosigkeit von mehr als einem Tag bis zu einer Woche
Gruppe VI	Bewußtlosigkeit über eine Woche

Tönnis u. Loew (55) hatten mit der Einführung der Bezeichnung Hirnschaden I, II und III als erste versucht, von der alten, unzureichenden Unterscheidung *Commotio cerebri – Contusio cerebri* loszukommen und eine Einteilung nach der Dauer der beobachteten Funktionsstörungen zu geben. Sie berücksichtigten aber nur die Dauer der Bewußtlosigkeit sowie die neurologischen und vegetativen Störungen und ließen die psychischen Veränderungen des Durchgangssyndroms unbeachtet. Auch heute noch werden von Unfallchirurgen und Neurochirurgen den psychischen Störungen nach Wiedererlangung des Bewußtseins – Wieck (57) prägte den Begriff „Durchgangssyndrom" – oft nicht genügend Aufmerksamkeit gewidmet. Bues (9) hat die Einteilung von Tönnis u. Loew auf vier Schweregrade – Hirnschaden I bis IV – erweitert und modifiziert. Aber auch diese Aufgliederung hat sich nicht durchgesetzt. In der Begutachtungspraxis werden die Bezeichnungen „Commotio cerebri" und „Contusio cerebri" zumeist weitergebraucht. Trotz aller Bedenken sind sie auch heute noch mit Vorbehalt anwendbar (vgl. auch S. 158).

Wichtiger als die Erwägungen über die Zweckmäßigkeit der Begriffe „Commotio" und „Contusio" ist für die Begutachtungspraxis die Feststellung von Dauer und Schwere der reversiblen Hirnfunktionsstörungen und die Feststellung, ob eine Dauerschädigung nach einem Schädelhirntrauma auf körperlichem und/oder psychischem Gebiet verblieben ist und welches Ausmaß sie hat.

Für die spätere Begutachtung ist die exakte Beobachtung und Dokumentation der Hirnfunktionsstörungen im akuten Stadium unerläßlich. Neben Dauer und Tiefe der Bewußtseinsstörung müssen Tonusveränderungen, Paresen sowie Anfälle berücksichtigt werden, desgleichen auch die psychischen Veränderungen des Durchgangssyndroms (Glasgow-Koma-Skala [52], Insbrukker-Koma-Skala [49], vgl. auch S. 154).

Der von den gewerblichen Berufsgenossenschaften zur Dokumentation eingeführte Begleitbogen bei Hirnverletzungen (gelber Bogen) hat sich bewährt und ist für die spätere Begutachtung außerordentlich hilfreich. Auch von der Schülerunfallversicherung sollte den Durchgangsärzten die Auflage gemacht werden, diese Bögen anzulegen und gewissenhaft zu führen.

Zur Diagnostik im Akutstadium gehören ferner eine Röntgen-Schädelübersichtsaufnahme, EEG-Untersuchungen mit Verlaufskontrollen und das kranielle Computertomogramm, das heute bei jedem Schädelhirntrauma mit einer mehr als eine Stunde währenden Bewußtlosigkeit, beim Vorliegen neurologischer Ausfallserscheinungen oder einem länger anhaltenden Durchgangssyndrom angefertigt werden sollte.

Prognose

Die beste Prognose nicht nur quoad vitam, sondern auch im Hinblick auf die Wiederherstellung haben Jugendliche und junge Erwachsene, während bei Kindern die Prognose durchaus nicht so günstig ist, vor allem nicht bei Säuglingen und bei Kleinkindern.

Bei Kindern, die im 1.–5. Lebensjahr ein Schädelhirntrauma erlitten hatten, fanden Lange-Cosack u. Mitarb. (30) bei einer Bewußtlosigkeit bis 30 Minuten Dauer meist reversible Funktionsstörungen. In Einzelfällen verblieben neurologische Restsymptome auch bei fehlender Bewußtlosigkeit, wenn eine Impressionsfraktur mit einem Kontusionsherd vorlag. Bei einer Bewußtlosigkeit über 30 Minuten waren häufiger kontusionelle Schäden anzunehmen, die sich in neurologischen Ausfällen – meist Hirnnervenstörungen oder leichte Paresen – als Dauerschäden zeigten. Auch die psychischen Störungen sind bei Säuglingen und Kleinkindern schwerwiegender. Bei einer Bewußtlosigkeit von mehr als einer Stunde waren bei Verletzungen im Alter von 1 bis 5 Jahren später häufiger testpsychologisch Leistungsminderungen nachzuweisen als bei Kindern, die zur Zeit des Unfalls älter waren. Auch Neundörfer u. Mitarb. (36) kamen zu dem Ergebnis, daß bei Kindern eine Bewußtlosigkeit von mehr als 30 Minuten ein starkes Indiz für eine substantielle Hirnschädigung ist.

Symptomatik

Das Schadensbild nach Schädelhirnverletzungen umfaßt die vegetativen Funktionsstörungen, die neurologischen Ausfälle und die psychopathologischen Phänomene. Bei den seelisch-geistigen Veränderungen gilt es, die organischen Folgeschäden – die hirntraumatisch bedingte Leistungsminderung und die organische Wesensänderung – von den psychoreaktiven und neurotischen Symptomen abzugrenzen.

Neurologische Störungen

Vegetative Funktionsstörungen

Im akuten Stadium der Hirnschädigung verlaufen die zentralen vegetativen Dysregulationen vor allem bei jüngeren Kindern infolge der größeren Ödemneigung mitunter sehr stürmisch. Die nach schwersten Traumen auftretenden vegetativen Entgleisungen führen häufig zu einem letalen Ausgang.

Nach leichteren Traumen (Gruppe I bis IV nach Lange-Cosack, Bewußtlosigkeit bis längstens 24 Stunden) klingen die vegetativen Beschwerden meist nach einigen Stunden oder Tagen bis Wochen, allenfalls nach Monaten ab.

Der sog. „postkontusionelle Beschwerdekomplex" mit Kopfschmerzen, Schwindel, Wetterfühligkeit und Überempfindlichkeit gegenüber Lärm sowie Hitze findet sich bei Kindern und Jugendlichen nur selten (27). Werden anhaltende vegetative Beschwerden angegeben, so müssen eine konstitutionelle Bereitschaft, eine vorbestehende vegetative Labilität sowie eine Neigung zu hypotonen, orthostatischen Kreislaufdysregulationen und zu habituellen Kopfschmerzen ausgeschlossen oder abgegrenzt werden. Auch können solche Beschwerden im Rahmen psychoreaktiver und neurotischer Entwicklungen auftreten. In der Literatur wird die Häufigkeit vegetativer Störungen unterschiedlich angegeben; eine sichere Beziehung zur Schwere des Traumas ist nicht zu belegen. Tatsächlich ist immer wieder zu beobachten, daß gerade bei schweren und sehr schweren Traumen vegetative Beschwerden kaum registriert werden.

Hirnnervenschäden

Hirnnervenschäden sind nicht an ein bestimmtes Lebensalter gebunden. Am häufigsten finden sich Augenmuskelstörungen (N. oculomotorius, N. abducens und N. trochlearis). Obwohl sie eine gute Rückbildungsneigung haben, bleiben vereinzelt Lähmungen bestehen, die später operativ korrigiert werden müssen.

Seltener entstehen Schäden des N. opticus. Homonyme Hemianopsien infolge Läsion der zentralen Sehbahnen – vornehmlich bei schweren Traumen – sind öfter mit Hemiparesen vergesellschaftet.

Bei schweren Hirnschäden werden gelegentlich auch kortikale oder pontine Blickparesen beobachtet.

Periphere Fazialislähmungen weisen eine gute Rückbildungsneigung auf. Bei Felsenbeinfrakturen kann auch der N. acusticus geschädigt sein. Die kaudale Hirnnervengruppe ist auch bei Kindern fast nie betroffen.

Insgesamt geht mit zunehmender Schwere der Traumen auch ein häufigeres Auftreten von Hirnnervenausfällen einher (17, 27).

Motorische Störungen

Am häufigsten sind *Hemiparesen:*
a) schwere Hemiparesen (mit „paralytischer Hand"),
b) mittelgradige Hemiparesen (Hand kann noch als Haltehand eingesetzt werden),
c) leichte Hemiparesen (Hand funktionsfähig mit Verminderung und Beeinträchtigung des Feinhandgeschickes).

Monoparesen werden seltener beobachtet. Die Lähmungen im Bereich der Extremitäten haben bei Kindern und Jugendlichen eine bessere Rückbildungsneigung als bei Erwachsenen. Dagegen können bei Säuglingen und Kleinkindern schon leichte und mittelschwere Traumen ausgeprägte überdauernde Hemiparesen verursachen, wenn es zu umschriebenen Schädigungen etwa bei Impressionsfrakturen gekommen ist. Hirnverletzungen im ersten Lebensjahrzehnt beeinträchtigen nicht selten das Wachstum der betroffenen Gliedmaßen. Diese Minderentwicklung wirkt sich später auf die Statik der Wirbelsäule aus und kann zur Skoliosebildung führen. In diesen Fällen ist neben heilgymnastischen Übungen eine orthopädische Behandlung erforderlich, um Haltungsschäden entgegenzuwirken.

Bei sehr schweren Hirntraumen mit Sekundärschäden im Bereich des Mittelhirns liegen oft *Tetraparesen* vor, die sich aber meist – besonders bei Jugendlichen – noch Jahre nach dem Unfall weiter bessern. Oftmals bleibt nur eine leichte Tetraspastik bestehen, die sich in einer gewissen Gangunsicherheit kundtut. Schwerste tetraspastische Lähmungen bedingen allerdings völlige Gehunfähigkeit, so daß die Verletzten auf einen Rollstuhl angewiesen bleiben. Ist die Spastik sehr ausgeprägt und wurde unzureichend krankengymnastisch behandelt, so können sich Gelenkkontrakturen entwickeln, die ebenfalls orthopädische Interventionen erfordern. Als besonders schwerwiegende Komplikationen seien die paraartikulären Ossifikationen genannt. Diese Verknöcherungsprozesse, deren Ätiologie bisher ungeklärt blieb, betreffen vor allem die großen Gelenke: Schulter-, Hüft-, Knie- und Ellenbogengelenke. Sie sind nur einer operativen Behandlung zugänglich.

Diese sollte aber wegen der Rezidivgefahr erst erfolgen, wenn der Ablagerungsprozeß abgeschlossen ist. Ein selektives Knochenszintigramm vermag darüber Aufschluß zu geben.

Nach schweren Hirntraumen werden mitunter *zerebellare Störungen*, oftmals beidseitig, beobachtet. Sie zeigen in der Regel eine gute Rückbildungsneigung, doch können auch schwerwiegende Ataxien bestehenbleiben.

Extrapyramidale Störungen nach Schädelhirntraumen sind hinsichtlich ihrer Ätiologie und Prognose besonders problematisch. Während postkontusionelle choreatische und athetotische Bewegungsstörungen bei Erwachsenen wohl nicht gesehen werden, stellen sich diese Ausfallserscheinungen mitunter nach schweren Traumen im ersten Lebensjahrzehnt ein. Sie schreiten im Gegensatz zu anderen Traumafolgen gelegentlich sogar fort. Ein traumatisches Parkinson-Syndrom kommt bei Kindern und Jugendlichen offenbar nicht vor.

Zu den Koordinationsstörungen sind auch die *Dysarthrien* zu rechnen. Dysarthrische Sprachstörungen nach schweren und schwersten Hirntraumen – so auch nach einem apallischen Syndrom – überdauern oft im Zusammenhang mit einer Tetraspastik als Ausdruck einer sekundären Mittelhirnschädigung.

Sensible Störungen

Hemiparesen gehen häufig mit gleichseitigen Störungen der Sensibilität (Hemihypästhesien und -hypalgesien), bei schweren Lähmungen auch mit Lagesinnstörungen einher. Bleiben die sensiblen Ausfälle als Dauerschaden bestehen, bedeuten sie eine zusätzliche Funktionsbehinderung, insbesondere der gelähmten Hand. Bei jüngeren Kindern sind Beeinträchtigungen der Sensibilität allerdings schwer zu objektivieren.

Aphasien

Motorische und sensorische Aphasien kommen ebenso oft vor wie bei Erwachsenen; meist zeigen sie – vor allem bei Jugendlichen – eine gute Rückbildungstendenz. Bei sehr schweren Hirntraumen können auch Apraxien und Agnosien beobachtet werden.

Hirnorganische Anfälle

Frühanfälle (19) sollen sich bei Kindern öfter einstellen als bei Erwachsenen (50). Ihre Häufigkeit korreliert zwar mit der Dauer der Bewußtlosigkeit, die Angaben schwanken aber zwischen 7–15 % (19).

Als Risikofaktoren für die Entwicklung einer *Spätepilepsie* gelten Frühanfälle, eine Bewußtlosigkeit von mehr als 24 Stunden und eine epileptogene Hirnschädigung, etwa durch Impressionsfrakturen. Vor allem offene Hirnverletzungen und Zustände nach operativen Eingriffen zur Ausräumung von intrakraniellen, insbesondere intrazerebralen Hämatomen begünstigen die Entwicklung von Spätanfällen, also einer traumatischen Epilepsie. Die Manifestationsrate – nach der Literatur zwischen 10–30 % – nimmt mit der Schwere des Traumas zu (27), wobei primär oder sekundär offene Hirnverletzungen sehr viel häufiger anzuschuldigen sind als gedeckte Hirntraumen.

Psychische Störungen

Die initiale Bewußtlosigkeit beim Schädelhirntrauma geht, sofern sie überlebt wird, nach mehr oder weniger langer Dauer in eine Bewußtseinstrübung über. Die sich anschließenden psychischen Auffälligkeiten werden nach Wieck (57) als „Durchgangssyndrom" bezeichnet.

Diese psychopathologischen Veränderungen sind – entsprechend ihrer Definition – reversibel. Sie münden aber in ein psychisches Defektsyndrom ein, wenn es nicht zu einer vollständigen Wiederherstellung kommt.

Nach *leichten* Schädelhirntraumen (Gruppe I, II und III nach Lange-Cosack) bilden sich die psychischen Störungen innerhalb von Stunden, Tagen oder allenfalls von Wochen zurück. Nach *mittelschweren* Traumen (Gruppe IV, Bewußtlosigkeit bis 24 Stunden) dauern sie bis ins zweite Jahr nach dem Unfall, gelegentlich auch länger.

Die reversiblen psychischen Veränderungen bestehen in einer allgemeinen Leistungsschwäche mit Beeinträchtigung der Aufmerksamkeit, Konzentration und Merkfähigkeit sowie einer vermehrten Ermüdbarkeit. Hinzu kann sich auch eine Einbuße spezieller Leistungen, zumal der visuellen Wahrnehmungsfähigkeit, gesellen.

Eine latente Leistungsschwäche kann auch noch Jahre nach einem Trauma bestehen bleiben. Sie macht sich dann erst in besonderen Anforderungssituationen bemerkbar. Im Alltag vermögen die Kinder und Jugendlichen ihre Leistungsminderung oft mit vermehrter Mühegabe wettzumachen. Sie erzielen mit erhöhter Anstrengungsbereitschaft und erhöhtem Energieaufwand die gleichen Ergebnisse wie gesunde Gleichaltrige. Martinius (35) konnte dies testpsychologisch an Kindern mit Schädelhirnverletzungen verschiedener Schweregrade aufzeigen.

Die psychopathologischen Veränderungen nach schweren Hirntraumen (Gruppe V und VI nach Lange-Cosack) mit einer Bewußtlosigkeit über 24 Stunden sind meistens geprägt von einer allgemeinen psychomotorischen Verlangsamung und Antriebsschwäche; oft finden sich auch mnestische Störungen und nahezu immer affektive Auffälligkeiten. Typisch für die Rückbildungsphase ist eine gewisse Regressionsneigung, ein Rückfall auf frühere Entwicklungsstufen mit kleinkindhaftem Verhalten. Im ersten Lebensjahrzehnt kommen mitunter auch hyperkinetische Bilder mit einer erheblichen motorischen Unruhe und Umtriebigkeit vor (22, 23, 32).

Bei einer Bewußtlosigkeit bis zu 7 Tagen Dauer ist die Prognose noch als verhältnismäßig günstig anzusehen. In der Hälfte dieser Fälle bilden sich die psychischen Störungen innerhalb von zwei Jahren nach dem Unfall zurück. Nach Lange-Cosack normalisierte sich in Einzelfällen der psychische Befund sogar noch nach einer Bewußtlosigkeit von 11–14 Tagen. Nach einer Komadauer von drei Wochen und mehr verbleiben jedoch regelmäßig psychische Defektsyndrome. Auch nach apallischen Syndromen resultieren schwere Ausfallserscheinungen mit einer organischen Wesensänderung und auch Minderung der globalen Intelligenz.

Von den hirnorganischen Störungen nach Schädelhirntraumen sind die *psychoreaktiven und neurotischen Fehlhaltungen* abzugrenzen. Ihre Entwicklung hängt weitgehend vom Verhalten der Umwelt, insbesondere der Eltern ab. Oft ist sie Folge einer Überfürsorglichkeit, einer „Overprotection", häufig erwachsen aus unbewußten Schuldgefühlen der Eltern. Übermäßige Schonung und Rücksichtnahme wirken sich ungünstig aus, machen die Kinder ängstlich-hypochondrisch und können zu einer sekundären Neurotisierung führen (32).

Aber auch ständige Überforderungen, vor allem im schulischen Bereich können Angstreaktionen und Mutlosigkeit bewirken. Solche neurotischen Entwicklungen sollten durch eine frühzeitige sachgerechte Beratung der Eltern abgefangen werden. Im allgemeinen versuchen die Kinder von sich aus, ihre Leistungsbeeinträchtigung durch vermehrte Mühegabe zu kompensieren. So kommen auch Aggravation oder Simulation bei Kindern kaum vor. Eine psychische Fixierung auf Beschwerden wird selten beobachtet. Tritt sie doch auf, so ist sie durchweg von den Eltern oder anderen Bezugspersonen, meist im Hinblick auf Entschädigungswünsche, induziert.

Doch kann bei Kindern und Jugendlichen das Bemühen um eine Kompensation der erlebten traumatischen Leistungsbeeinträchtigung durch eine erhöhte Anforderung an sich selbst auch zu neurotischen Störungen führen, die erkannt und behandelt werden müssen. In der Begutachtungssituation ist es nicht immer leicht, bei Verhaltensauffälligkeiten die hirnorganischen Veränderungen von den sekundären Störungen abzugrenzen.

Die psychischen Veränderungen nach Hirnverletzung können sich gravierend auf das *soziale Verhalten* auswirken.

Oft ist die Kontaktaufnahme belastet durch störende Distanzlosigkeit mit lästiger Anhänglichkeit; oder eine Neigung, sich zurückzuziehen, behindert die Kommunikation. Es fehlt das Gespür für die zwischenmenschliche Situation. Bemühungen, von der Umgebung anerkannt zu werden, führen zu Überanpassung und leichter Beeinflußbarkeit. Andererseits können auch aggressive Anspruchshaltungen entwickelt werden. Die Frustrationstoleranz ist oft gering. Bei leisesten Zurückweisungen reagieren die Kinder überschießend emotional mit weinerlichem Verkriechen oder auch mit aggressiven Ausbrüchen.

Kontaktmangel und Isolierung treiben hirnverletzte Jugendliche gelegentlich sogar in den Suizid.

Rehabilitation

Bei der Begutachtung schädelhirnverletzter Kinder und Jugendlicher ist in jedem Fall auch auf die notwendigen Maßnahmen zur Rehabilitation im medizinischen, schulisch-beruflichen und sozialen Bereich einzugehen.

Nach *leichten* und *mittelschweren* Traumen mit nur kurzdauernder Bewußtlosigkeit sind meist keine (Gruppe I bis III nach Lange-Cosack) oder nur einzelne Fördermaßnahmen notwendig (Gruppe IV nach Lange-Cosack).

Nach *schweren* Traumen mit einer Bewußtlosigkeit von mehr als 24 Stunden (Gruppe V und VI nach Lange-Cosack) und nach *apallischen* Syndromen sind dagegen Rehabilitationsmaßnahmen unerläßlich.

Die *Rehabilitation* schwer hirnverletzter Kinder und Jugendlicher ist ein sehr komplexer Vorgang, an dem eine Vielzahl von Fachkräften verschiedener Disziplinen teilhaben. Um optimale Ergebnisse bei der Wiedereingliederung der Verletzten zu erzielen, müssen medizinische, pädagogische, schulische und soziale Maßnahmen aufeinander abgestimmt werden und ineinandergreifen.

Nach dem Rehabilitationsangleichungsgesetz von 1974 hat der Gesetzgeber die Aufstellung eines Gesamtplanes zur Rehabilitation vorgesehen, wenn eine Reihe von Maßnahmen zu koordinieren und mehrere Kostenträger beteiligt sind.

Medizinische Maßnahmen

Nach Abschluß der Akutbehandlung sollte die Frührehabilitation in einer neurologisch-psychiatrischen oder neuropädiatrischen Fachabteilung erfolgen. Neben der ärztlichen Überwachung und pflegerischen Betreuung müssen Möglichkeiten der psychologischen Diagnostik und Therapie, der Krankengymnastik, der Ergotherapie, der Sprachheilbehandlung und der heilpädagogischen Einflußnahme gegeben sein. Die Eltern sind frühzeitig in den Therapieplan einzubeziehen, um sie auf die später zu übernehmenden Aufgaben vorzubereiten. Bei schwergeschädigten Patienten erfolgt die eigentliche Rehabilitation (Stufe II) am besten in einem speziellen Rehabilitationszentrum für Kinder und Jugendliche (Gailingen, Bremen-Lesum, Geesthacht oder Neckargemünd [20]). Unter günstigen Voraussetzungen kann das Training zur Wiederherstellung aber auch ambulant oder teilstationär erfolgen.

Eine Rehabilitation im stationären Rahmen ist angezeigt bei schwerwiegenden geistig-seelischen Störungen, bei schweren körperlichen Beeinträchtigungen, bei einer Aphasie und auch bei einer medikamentös schwer einstellbaren symptomatischen Epilepsie. Zu einer stationären Behandlung wird man sich auch bei ungünstigen häuslichen und familiären Verhältnissen entschließen. Ziel der Therapie ist die Verselbständigung in allen täglichen Verrichtungen. Dazu gehört im Bedarfsfall auch die zusätzliche Versorgung mit Hilfsmitteln, wie Rollstuhl, Gehstützen, Hilfsmittel für Körperpflege sowie Schreib- und Kommunikationshilfen.

Schulische Maßnahmen

Zur Wiedergewinnung der Schulfähigkeit müssen schwergeschädigte Kinder und Jugendliche zunächst Einzelunterricht und kleinere Kinder eine Vorförderung zur Einschulung erhalten. Dann erfolgt im Rehabilitationszentrum der Unterricht in kleinen Gruppen oder in der Schule eine stundenweise Teilnahme am Unterricht, bis ein uneingeschränkter Schulbesuch wieder möglich ist. Bei der Wiedereinschulung in die Regelschule ist oft eine Rückversetzung in eine niedrigere Jahrgangsstufe notwendig. Liegt ein schwerer Schaden vor, kann der Übergang in eine Sonderschule notwendig werden.

Als ungeeignet für hirnverletzte Kinder haben sich Sonderschulen für Lernbehinderte erwiesen, weil die Verletzten durchweg nicht intellektuell geschädigt, sondern durch ihre psychomotorische Verlangsamung, Auffassungs- sowie Konzentrationserschwernis und rasche Ermüdbarkeit beeinträchtigt sind. Im allgemeinen empfiehlt sich eine Schule für Körper- oder Sprachbehinderte. In diesen Sondereinrichtungen wirkt sich das langsamere Arbeitstempo und die größere Zuwendung der Lehrpersonen in einer kleineren Klasse bei sonst normalen Anforderungen günstig aus. Jüngere Kinder benötigen auch dann eine Sprachbehandlung, wenn keine Aphasie vorliegt, weil jedes frühe und schwere Schädelhirntrauma bei dem allgemeinen Reifungsrückstand stets mit einer Verzögerung der Sprachentwicklung einhergeht.

Bei Abschluß des stationären Aufenthalts in einem Rehabilitationszentrum sind Aussagen über die Lernfähigkeit und den schulischen Leistungsstand möglich. Hierauf basieren Vorschläge zur schulischen Wiedereingliederung: Rückkehr in die alte Schule, Rückstufung, zusätzlicher Förderunterricht oder Besuch einer Sonderschule.

In manchen Fällen sind sonderpädagogische Maßnahmen angezeigt, wie Übungen bestimmter Funktionen: Konzentrations- und Gedächtnistraining, Wahrnehmungsschulung, Schreib-, Lese-, Rechenübungen.

Maßnahmen zur beruflichen Rehabilitation

Vorberufliche Maßnahmen, wie Arbeitstherapie und Belastungserprobung, werden bei Jugendlichen, die die Schule abgeschlossen haben, zumeist in einem Rehabilitationszentrum durchgeführt, so auch Berufsfindungsmaßnahmen und vorberufliche Förderlehrgänge. Die Berufsberatung erfolgt durch das Arbeitsamt in Zusammenarbeit mit den Rehabilitationsträgern. Anhand der ärztlichen Befunde und psychologischen Testergebnisse ist dann im Einvernehmen mit dem Verletzten der Ausbildungsgang festzulegen: Besuch einer Fach- oder Fachhochschule, einer Hochschule oder die Ausbildung in einem Berufsbildungswerk, für ältere Jugendliche in einem Berufsförderungswerk oder eine betriebliche Lehre/Anlehre. Bei erheblicher Leistungsbeeinträchtigung bietet sich die vorübergehende oder dauernde Beschäftigung in einer Werkstatt für Behinderte an.

Zur Berufsvorbereitung gehört auch der Erwerb des Führerscheins, sofern die Voraussetzungen dafür vorliegen.

Maßnahmen zur sozialen Integration

Neben der beruflichen Eingliederung ist vor allem auch die soziale Integration des Verletzten zu fördern, da Isolierung und Vereinsamung gerade bei jugendlichen Hirnverletzten zu schwerwiegenden psychologischen Folgeschäden führen können.

Wichtig ist die Einbindung in die Familie. Psychologische Beratungsgespräche mit den nahen Familienangehörigen (Familien- und Erziehungsberatung) fördern das Verständnis für den Verletzten. Über den Kreis der Familie hinaus sollten aber auch Freizeitaktivitäten vermittelt werden: Teilnahme an Kontaktgruppen, Behindertenclubs, kirchlicher Jugendarbeit und ähnliches. Eine sehr gute Möglichkeit der sozialen Integration bietet der *Behindertensport*. Neben der medizinischen Indikation kann die psychosoziale Indikation des rehabilitativen Sports nicht hoch genug eingeschätzt werden. Er fördert die Persönlichkeitsentfaltung, erhöht die psychische Belastbarkeit und verbessert die soziale Anpassungsfähigkeit (37).

Rehabilitationssport in Gruppen unter ärztlicher Betreuung gehört seit dem Rentenreformgesetz (1992) zu den medizinischen Leistungen zur Rehabilitation und kann ärztlich verordnet werden.

Obwohl im weiteren Rehabilitationsverlauf die medizinischen hinter den pädagogischen und beruflichen Maßnahmen zurücktreten, sollte gerade bei Kindern und Jugendlichen weiterhin eine stetige ärztliche Betreuung erfolgen. Während der Entwicklung, insbesondere in der Pubertät, können immer wieder einmal Krisen auftreten, die durch fachärztliches Eingreifen abgefangen werden müssen.

Begutachtung

Allgemeines

Bei schweren Schädelhirntraumen sollte die erste Begutachtung bei der Entlassung aus der stationären Rehabilitationsbehandlung erfolgen, die zweite Begutachtung zum Zeitpunkt der erstmaligen Feststellung der Dauerrente, also zwei Jahre nach dem Unfall, sofern die *gesetzliche Unfallversicherung* zuständig ist. In den Unfallfolgen ist nach zwei Jahren zwar noch kein Dauerzustand erreicht, weil sich vor allem die psychischen Verletzungsfolgen noch in einem Zeitraum von drei bis fünf Jahren und länger zurückbilden können. Der entscheidende Anteil der Rückbildung liegt aber zweifellos in den ersten zwei Jahren nach dem Trauma. Bei weiteren Begutachtungen in späteren Jahren läßt sich die MdE-Einschätzung zwar nur noch ändern, wenn ein weiterer Rückgang der Unfallfolgen nachzuweisen oder andererseits eine Verschlimmerung infolge einer Spätkomplikation eingetreten ist; beides muß aber immer in Erwägung gezogen werden. Daher sind bei Hirnverletzungen im Kindes- und Jugendalter auch noch Jahre nach dem Trauma Nachbegutachtungen notwendig, um die weitere Entwicklung zu verfolgen. So sollte auch immer ein Gutachter befragt werden bei wichtigen Entscheidungen über den weiteren Rehabilitationsablauf etwa beim Wechsel auf einen anderen Schultyp oder zur Berufswahl.

Für die *Kraftfahrzeug-Haftpflichtversicherung* wird die Begutachtung des Unfallfolgeschadens bei schweren Schädelhirntraumen im allgemeinen nicht vor Ablauf von drei bis fünf Jahren zu empfehlen sein, da erst dann der verbleibende Dauerschaden leidlich überblickt werden kann. Eine abschließende Beurteilung sollte erst mit Ende des Reifungsprozesses erfolgen. Zu warnen ist bei schwerwiegenden Schädelhirntraumen vor vorzeitigen Abmachungen über Kapitalabfindungen, solange das Ausmaß des verbleibenden Schadens noch nicht voll übersehen werden kann.

Nach Hirnverletzungen mit Mehrfachtraumen müssen *Zusatzgutachten* anderer Fachdisziplinen beigezogen werden, dies fallweise von Chirurgen, Orthopäden, Hals-Nasen-Ohren- und Augenärzten, gelegentlich auch von Internisten. Auf die besondere Bedeutung des psychologischen Zusatzgutachtens wird im folgenden eingegangen.

Der *Hauptgutachter* sollte immer ein Neurologe, ein Neuropädiater oder Jugendpsychiater sein, der mit dem Schadensbild und der besonderen Problematik kindlicher und jugendlicher Hirnschäden vertraut ist.

Zur neurologischen Diagnostik gehören von Fall zu Fall das EEG, radiologische Untersuchungen und heute auch das kranielle Computertomogramm.

Neuropsychologisches Zusatzgutachten

Notwendigkeit

Die qualifizierte Indikationsstellung für eine Rehabilitationsbehandlung sowie die Einschätzung einer unfallbedingten MdE erfordern vom ärztlichen Hauptgutachter neben der Würdigung aller anamnestischen und medizinischen Daten auch die *Einbeziehung neuropsychologischer Befunde* (15).

Eine substantielle Schädelhirnverletzung im Kindesalter (posttraumatische Bewußtlosigkeit > 24 Stunden), selbst wenn diese nur minimale klinisch-neurologische Restsymptome nach sich zieht, wirkt sich regelhaft auch auf neuropsychologische Funktionen aus; diese bilden für das Kind, das noch Jahre seiner Entwicklung vor sich hat, die Basis für kognitives und soziales Lernen. Erworbene Beeinträchtigungen können dann entweder als globale Anpassungsstörungen oder im Sinne von Teilleistungsschwächen entwicklungsbehindernd wirksam werden (5, 24, 47, 48). Für den weiteren Lebensweg – schulisch, beruflich und sozial – stellen neuropsychologische Störungen die entscheidende Einflußgröße dar.

Neuropsychologische Untersuchung

Spezielle neuropsychologische Testbatterien (Tübinger Luria-Christensen Neuropsychologische Untersuchungsreihe TÜLUC; Berliner Luria-Neuropsychologisches Verfahren für Kinder BLN-K; Tübinger Neuropsychologische Untersuchungsreihe für Kinder TÜKI) geben einen breiten Überblick über die Leistungsfähigkeit in unterschiedlichen neuropsychologischen Funktionsbereichen. Sie eignen sich als Screening-Verfahren zur Identifikation von gravierenden Leistungsbeeinträchtigungen, wie sie insbesondere bei früh und langfristig bestehenden Funktionsstörungen zu beobachten sind. Bei zerebralen Läsionen nach bis dahin ungestörter Entwicklung messen solche Testbatterien jedoch häufig nicht differenziert genug, um neu aufgetretene, zunächst nur diskret in Erscheinung tretende Defizite zu objektivieren und Rückbildungs- oder Therapieverläufe abzubilden. Sie sind daher durch weitere standardisierte, an Normpopulationen gesunder Gleichaltriger geeichte *Intelligenz- und Leistungstests* zu ergänzen (18, 43, 51, 53).

Für einen vollständigen neuropsychologischen Befund sind neben dem intellektuellen Fähigkeitsniveau Antriebs-, Vigilanz- und Aufmerksamkeitsparameter, kognitive und motorische Geschwindigkeit, sprachliche, visuell-räumliche und räumlich-konstruktive Leistungen, auditive und visuelle Wahrnehmung und Speicherung sowie Planungs- und Kontrollverhalten zu überprüfen und miteinander in Beziehung zu setzen (34, 51).

Um die genannten Leistungsbereiche zu erfassen, stehen zahlreiche *psychometrische Verfahren* zur Verfügung, deren Testgütekriterien zum Teil allerdings unbefriedigend ausfallen (51, 56).

Die im folgenden genannten Testverfahren stellen Beispiele für derzeit bei neuropsychologischen Fragestellungen anwendbare Meßinstrumente dar; eine ausführliche Übersicht hierzu findet sich bei Deegener, 1990 (10).

1. *Antriebs- und Vigilanzniveau, psychomotorische Reaktions- und Koordinationsgeschwindigkeit, kognitives Tempo:*
   (z. B. Wiener Reaktionsgerät, Wiener Determinationsgerät, Zahlenverbindungstest ZVT etc.)
2. *Intelligenzniveau:*
   (z. B. RAVEN-Matrizen [CPM, SPM]; Grundintelligenztest CFT 2 u. 3 etc.)
3. *Intelligenzprofil:*
   (z. B. Adaptives Intelligenz-Diagnosticum AID, HAWIK-R, Kaufman Assessment Battery for Children K-ABC, Leistungs-Prüfsystem LPS, Intelligenz-Struktur-Test I-S-T etc.)
4. *Konzentrationsfähigkeit unter Zeitdruck:*
   (z. B. Test d2, Konzentrations-Leistungstest KLT, Revisions-Test etc.)
5. *Visuelle Merk- und Reproduktionsfähigkeit:*
   (z. B. BENTON-Test, Recurring Figures Test RFT, Diagnosticum für Cerebralschädigung DCS, REY-Figur, Göttinger Form-Reproduktionstest GFT etc.)
6. *Auditive Merk- und Reproduktionsfähigkeit:*
   (z. B. Zahlennachsprechen, Auditory Verbal Learning Test AVLT etc.)
7. *Sprachliche Funktionen:*
   (z. B. TOKEN-Test;, Heidelberger Sprachentwicklungstest HSET, Psycholinguistischer Entwicklungstest PET, Allgemeiner Deutscher Sprachtest [ADST] etc.)

Besonders aussagekräftig sind die Ergebnisse solcher Testverfahren, die als „Lernversuche" interpretiert werden können (RFT, DCS, AVLT). Einen systematischen Vergleich der Lernfähigkeit für unterschiedliche kognitive Aufgaben erlauben darüber hinaus z. B. der KLI 3–4 (Kombinierter Lern- und Intelligenztest für das 3. und 4. Schuljahr), der Lern- und Gedächtnistest LGT-3 sowie die Lerntestbatterie Schlußfolgerndes Denken LTS.

Zusätzliche Spezialverfahren oder quasi experimentelle Prüfungen können notwendig werden, um Art und Ausmaß der ermittelten Beeinträchtigungen genauer zu objektivieren.

Der Einsatz von *Persönlichkeitsverfahren* (projektive Verfahren mit Bildvorlagen, zeichnerische Aufgaben, sprachliche Anforderungen durch Satzergänzen oder Fragebögen) ist in vielen Fällen nicht zulässig, da deren Ergebnisse bei entsprechenden neuropsychologischen Störungen nicht valide ausfallen. Sinnvoller ist hier eine standardisierte Befragung der Bezugspersonen oder die direkte Verhaltensbeobachtung, die einen stationären Rahmen erfordern kann (45, 46).

Neuropsychologische Beurteilung

Nach der Erhebung des möglichst umfassenden, auch unbeeinträchtigte Bereiche berücksichtigenden Leistungsbildes sind Übereinstimmungen und Diskrepanzen im intraindividuellen Leistungsprofil zu ermitteln. Vom übrigen Fähigkeitsniveau abweichende Ergebnisse, die sich spezifischen neuropsychologischen Funktionsbereichen zuordnen lassen, bilden die Basis der diagnostischen Bewertung (15, 34, 51).

In die Beurteilung sollten neben der quantitativen Messung qualitative Beobachtungen aus der Testsituation mit gleichem Gewicht eingehen; charakteristische Testwertmuster und Seitendifferenzen bei motorischen Anforderungen sind ebenfalls zu beachten (18). Diese Aufgabe setzt eine fundierte Ausbildung und entsprechend spezialisierte Berufserfahrung auf dem Fachgebiet der klinischen Neuropsychologie voraus.

Prognostische Einschätzungen sowie *Aussagen zum Therapie- oder Rehabilitationsverlauf* erfordern mindestens zwei Testuntersuchungen, um remissions- und therapiebedingte positive Veränderungen, aber auch die durch die erworbene Entwicklungsbehinderung in umschriebenen Funktionsbereichen u. U. verstärkt in Erscheinung tretenden Leistungsdefizite zu erfassen (3, 5, 51). Gleiches gilt für die gutachterliche Untersuchung zur Festlegung der unfallbedingten MdE.

Ein besonderes Problem stellen die *Verhaltensauffälligkeiten* nach Schädelhirntraumen im Kindesalter dar, für die in zahlreichen vorliegenden Studien übereinstimmend eine sehr hohe

Auftretenshäufigkeit gefunden wurde (z. B. 24 bzw. 68,9 % für leichte vs. schwere Schädelhirntraumen bei Lehmkuhl u. Thoma 1990). Unabhängig von der Schwere des initialen Traumas können jedoch in der Regel enge Zusammenhänge zwischen „Verhaltensstörungen" und neuropsychologischen Beeinträchtigungen bei sorgfältiger neurologisch-neuropsychologischer Syndromanalyse aufgedeckt werden (z. B. „Depressivität" und sozialer Rückzug bei Sprachstörung nach linkshemisphärischer Läsion; Schulversagen in Mathematik, gestörte Wahrnehmung sozialer Nähe und Distanz bei Störung räumlicher Funktionen nach rechtshemisphärischer Läsion (4, 18, 48).

Schädelhirnverletzte Kinder sind bis zum Abschluß ihrer Entwicklung als *„Risikokinder"* zu betrachten; lokalisationstypische Defizite werden häufig erst im weiteren Verlauf auffällig, wenn altersentsprechend höhere Anforderungen bewältigt werden müssen. Auch Jahre nach dem schädigenden Ereignis lassen sich bei vielen Patienten noch schulische Probleme, Defizite bei neuropsychologischen Tests und/oder psychopathologische Symptome nachweisen (4, 24, 33, 44, 48). Keinesfalls sollte daher bei jungen Patienten mit noch nicht abgeschlossener Entwicklung heute noch von einer „auf Erfahrung begründeten", regelhaften Abnahme der MdE (GdB) ausgegangen werden, ohne daß eine entsprechende neuropsychologische Überprüfung stattgefunden hat.

Beurteilung des ursächlichen Zusammenhangs

Liegen ausreichende Unterlagen über das initiale Krankheitsbild vor, so bereitet die ursächliche Zuordnung des festgestellten Schadensbildes und der geklagten Beschwerden zum angeschuldigten Trauma keine Schwierigkeiten. Hier sei nochmals verwiesen auf Ausmaß und Dauer der anfänglichen Hirnfunktionsstörungen als Maß für den Schweregrad des Traumas. Zu berücksichtigen sind jedoch die zur vegetativen Dämpfung und zur Sedierung bei Mehrfachtraumen verabreichten Medikamente. Fehlte eine Bewußtseinsstörung, so kann eine Hirnbeteiligung nur dann angenommen werden, wenn sichere neurologische Ausfallserscheinungen bestanden haben und/oder *EEG-Befunde* mit der charakteristischen Rückbildung von Allgemein- und Herdstörungen.

EEG-Befunde sind unter Berücksichtigung der klinischen Symptomatik zwar meist ein zuverlässiger Hinweis auf eine Hirnbeteiligung. Doch müssen die statistisch signifikanten Vorschäden stets auch hier beachtet werden. Nach schweren traumatischen Hirnschäden lassen sich allerdings die vorgegebenen bioelektrischen Funktionsstörungen oft nicht mehr sicher abgrenzen. In Zweifelsfällen ist ein *Computertomogramm* oder auch ein *Kernspintomogramm* heranzuziehen. Ein negativer Befund schließt aber eine stattgehabte Substanzschädigung nicht aus, da kleine Herde unterhalb einer bestimmten Ausdehnung nicht mehr erfaßt werden. Auch bei einem positiven CT-Befund muß – wie beim EEG – in Verbindung mit dem klinischen Bild sorgfältig abgewogen werden, ob es sich um Kontusionsfolgen oder um einen alten, vielleicht bisher nicht bekannten Schaden handelt.

Wichtig ist, daß eine Commotio cerebri nie eine Dauerschädigung verursacht. Sollte ein Gutachter später zu dem Schluß kommen, daß doch ein hirntraumatischer Dauerschaden vorliegt, so sind der primäre Arztbericht und alle anfänglichen Befunderhebungen noch einmal kritisch zu würdigen, bevor die Diagnose korrigiert werden kann.

Bei *epileptischen Anfällen* nach einem Schädelhirntrauma sind die Risikofaktoren zu beachten (40). Nur selten stellen sich Anfälle nach einer Kontusion leichterer oder mittelschwerer Art ein. Vor allem, wenn hirnorganische Anfälle später als zwei Jahre nach dem Trauma auftreten, ist die Zuordnung zum Unfall sehr fraglich. Sie sollte erst dann erfolgen, wenn alle anderen Ursachen ausgeschlossen sind. Eine Commotio cerebri als reversible Hirnfunktionsstörung verursacht niemals eine symptomatische Epilepsie.

Schwierigkeiten bereitet mitunter die ätiologische Zuordnung *extrapyramidaler Syndrome*. Gelegentlich stellen sich nach schweren traumatischen Hirnschäden choreatische und/oder athetotische Bewegungsstörungen ein, die sogar fortschreiten können. Nicht selten betreffen sie paretische oder vorübergehend gelähmte Gliedmaßen. Bei einer solchen Symptomatik muß ausgeschlossen werden, daß sie bereits vor dem Unfall als Folge einer frühkindlichen Hirnschädigung bestanden hat.

Offenbar stellen sich extrapyramidale Bewegungsstörungen nur nach Traumen im Kindesalter, dies auch nur nach schweren Schädigungen, ein. Als obere Altersgrenze sahen wir 12 Jahre. EEG- und CT-Befunde sollten die diagnostische Zuordnung abstützen.

In der Literatur fehlen bisher verläßliche Angaben über extrapyramidale Bewegungsstörungen nach Hirntraumen jenseits des 3. Lebensjahres, die nicht auf einem frühkindlichen Hirnschaden beruhen.

Besonders schwierig ist die Abgrenzung eines *zerebralen Vorschadens* von Traumafolgen. Am häufigsten handelt es sich um frühkindliche Hirnschäden. Wie statistische Erhebungen erweisen, verunglücken zerebral geschädigte Kinder bedeutend häufiger als gesunde. So ermittelte Kleinpeter (22, 23) 10 % verletzte Kinder mit einem solchen Vorschaden. Zwar kann eine sorgfältige Anamnese bezüglich des Entwicklungs- und Leistungsstandes vor dem Unfall wichtige differentialdiagnostische Hinweise liefern, doch ist im Einzelfall die Abgrenzung zwischen dem früheren und dem traumatisch entstandenen Schaden manchmal kaum möglich. Mitunter können dann wiederholte Testuntersuchungen nach dem zu begutachtenden Trauma hilfreich sein, wenn sich nämlich die Testleistungen mit der Rückbildung eines Durchgangssyndroms signifikant bessern. Im Zweifelsfall wird man sich jedoch an der Schwere der erlittenen Hirnschädigung orientieren – aufgrund der initialen Hirnfunktionsstörungen, insbesondere der Dauer der Bewußtlosigkeit – und somit eine entsprechende Einstufung der MdE vornehmen.

Zu berücksichtigen ist, daß die Kompensationsmöglichkeiten bei zerebral Vorgeschädigten begrenzt sind und sie dadurch von dem Trauma schwerer betroffen werden als vorher gesunde Kinder.

Als *Folgeschäden* einer Schädelhirnverletzung stellen sich als Spätkomplikationen vornehmlich hirnorganische Anfälle, mitunter eine Durchwanderungsmeningitis, aber nur ausnahmsweise ein Hirnabszeß ein.

Diese Folgeschäden sind bei einer erneuten Begutachtung als Verschlimmerung der Unfallfolgen zu bewerten. Ohne nachgewiesene Komplikation aber ist in der Regel eine Verschlimmerung von Unfallfolgen nicht anzunehmen.

Beurteilung der MdE und des GdB

Der Einschätzung der „Minderung der Erwerbsfähigkeit" (MdE) im Bereich der *gesetzlichen Unfallversicherung* und ebenso im *sozialen Entschädigungsrecht* und des „Grades der Behinderung" (GdB) nach dem *Schwerbehindertengesetz* liegen *abstrakte* Gesichtspunkte zugrunde (S. 38 f.). Sie erfolgt u. a. auch so, als ob die verletzten Kinder und Jugendlichen schon dem allgemeinen Arbeitsmarkt zur Verfügung stünden. Anhaltspunkte für die Höhe der MdE bzw. des GdB geben die Tabellen auf S. 46 ff.

Nach einer Commotio cerebri, also einer flüchtigen Hirnfunktionsstörung kann – falls überhaupt länger anhaltende Folgeerscheinungen eine MdE rechtfertigen – die MdE eher knapp bemessen werden, weil die Wiederherstellung nach leichten Schädelhirntraumen allgemein bei Kindern und Jugendlichen rascher erfolgt als bei Erwachsenen. Nach schweren Traumen sollte beachtet werden, daß das Ausmaß der psychischen Störungen – wie wiederholt betont wurde – in einem einfachen explorierenden Gespräch oft nicht zu erkennen ist, in Zweifelsfällen also testpsychologische Untersuchungen unumgänglich sind. Auch besteht bei einer Begutachtung leicht die Gefahr, die traumatisch bedingten psychischen Störungen unterzubewerten, verglichen mit den offenkundigeren neurologischen Ausfällen. Die psychischen Veränderungen wirken sich jedoch oftmals sehr viel ungünstiger auf das spätere Leistungs- und Sozialverhalten aus als Störungen der Motilität.

Nach einer schweren Hirnverletzung ist u. U. eine MdE bzw. ein GdB von 100 anzunehmen. Handelt es sich um Ausfälle verschiedener Körper- und Sinnesfunktionen, so werden die Grade nicht einzeln aufgeführt, sondern die MdE oder der GdB wird insgesamt unter Berücksichtigung auch der verbliebenen Leistungsfähigkeit eingeschätzt.

Im Rahmen der *privaten Unfallversicherung* ist der Invaliditätsgrad individuell festzusetzen. In der *Haftpflichtversicherung* sind der materielle und der immaterielle Schaden Grundlage der Entschädigung.

Sonstige gutachtliche Fragen

Die gutachtliche Beurteilung von *Hilflosigkeit* erfolgt grundsätzlich nach den gleichen Gesichtspunkten wie bei anderen Schwerbehinderten. Neben der körperlichen Behinderung ist die psychische Beeinträchtigung zu berücksichtigen, bei Kindern und Jugendlichen außerdem der traumatisch bedingte Entwicklungsrückstand gegenüber Gesunden der gleichen Altersstufe.

Die Beurteilung von *Berufs- und Erwerbsunfähigkeit* kommt allenfalls für ältere Jugendliche in Betracht. Sie erfolgt nach den gleichen Richtlinien wie bei erwachsenen Hirnverletzten. Gleiches gilt für die Beurteilung der *Arbeits- und Dienstfähigkeit* sowie der *Verfügbarkeit auf dem freien Arbeitsmarkt*.

Die *Eignung zum Führen eines Kraftfahrzeuges* ist bei jungen Hirnverletzten ab 18 Jahren von großer Tragweite, vor allem, wenn es um die berufliche Wiedereingliederung geht. Die Beurteilung richtet sich wie bei erwachsenen Hirnverletzten nach dem psychopathologischen Befund, wobei die Testergebnisse der Leistungsfähigkeit (psychomotorisches Tempo, Reaktionsvermögen, Sinnesfunktionen) ausschlaggebend sind. Berücksichtigt werden muß aber auch das Ausmaß der organischen Wesensänderung. Bei einer posttraumatischen Epilepsie gelten die gleichen Richtlinien wie für Anfallsleiden anderer Genese.

Bei jugendlichen Hirnverletzten ist zudem gelegentlich die Frage der *Betreuungsbedürftigkeit* zu beantworten. Auch hier hängen die diesbezüglichen Empfehlungen vornehmlich von der Schwere der hirnorganisch bedingten psychischen Auffälligkeiten ab (vgl. auch S. 126 f.).

Literatur

1 Adler, J.: Pädagogische Hilfen für Kinder mit einem Hirntrauma. Marhold, Berlin 1975
2 Ahrer, E., K. Kloss: Schädelverletzungen des Kindesalters. Mschr. Unfallheilk. 65 (1962) 327–332
3 Benz, B.: Neuropsychologische Spätfolgen. VEERB-Jahrestagung, Tagungsband. Bremen 1987 (S. 28–37)
4 Benz, B.: Langzeitverläufe nach traumatischen Schädigungen des ZNS im Kindesalter – Spezifität und Persistenz der neuropsychologischen Störungsbilder. 5. Jahrestagung der Gesellschaft für Neuropsychologie, Hamburg 1990
5 Benz, B., A. Ritz: Neuropsychologische Spätfolgen zerebraler Läsionen im Kindes- und Jugendalter. 18. Jahrestagung der Gesellschaft für Neuropädiatrie, Wien 1992
6 Black, P., J.J. Jeffries, D. Blümer, A. Wellner, A.E. Walker: The post-traumatic syndrome in children, In Walker, A.E., W.F. Caveness, M. Critchly (ed.): The Late Effects of Head Injury. Thomas, Springfield III. 1969 (pp. 142–149)
7 Brickenkamp, R.: Handbuch psychologischer und pädagogischer Tests. Hogrefe, Göttingen 1975
8 Brink, J.D., A.L. Garett, W.R. Hale, V.L. Nickel, J. Woo-Sam: Recovery of motor and intellectual function in children sustaining severe head injuries. Develop. Med. Child Neurol. 12 (1970) 565–716
9 Bues, E.: Längsschnitt-Untersuchungen und Klassifizierung gedeckter Hirntraumen. Acta neurochir. 12 (1965) 702–716
10 Deegener, G.: Grundlagen der Psychotherapie bei Kindern und Jugendlichen, Kap. 4: Zur Diagnostik von Teilleistungsschwächen. Beltz, Weinheim 1990
11 Frowein, R.A.: Classification of Coma. Acta neurochir. 34 (1976) 5–10
12 Funk, E.: Besonderheiten der medizinischen und schulischen Rehabilitation im Bereich der Schülerunfallversicherung; aufgezeigt am Beispiel schwerhirnverletzter Kinder. Rehabilitation (Stuttg.) 13 (1974) 172–179
13 Geisler, E., H.P. Jensen: Neurosen nach Schädel-Hirnverletzungen von Kindern und ihre Abgrenzung von organischen Folgezuständen. Ärztl. Forsch. 18 (1964) 582–589
14 Gerstenbrand, F.: Das traumatische apallische Syndrom. Springer, Wien 1967
15 Hartje, W.: Psychologische Begutachtung in der Neurologie. In Jacobi, P. (Hrsg.): Psychologie in der Neurologie. Jahrbuch der medizinischen Psychologie 2. Springer, Berlin 1989
16 Heiskanen, O., M. Kaste: Late prognosis of severe brain injury in children. Develop. Med. Child Neurol. 16 (1974) 11–14
17 Hendrick, E.B., L. Harris: Post-traumatic Epilepsy in Children. J. Trauma 8 (1968) 547–556
18 Holmes, J.M.: Testing. In Rudel, R.G. et al.: Assessment of developmental Learning Disorders. Basic Books, N.Y. 1988
19 Jennett, B.: Trauma as a cause of epilepsy in childhood. Develop. Med. Child Neurol. 15 (1973) 56–62
20 Jochheim, K.-A.: 20 Jahre Rehabilitation in der Schülerunfallversicherung. BAGUV, München 1991
21 Klauske, M., G. Peters: Die Pathomorphologie der kindlichen traumatischen Hirnschäden. In Das kindliche Schädelhirntrauma I (Referate des 15. Kongresses der Gesellschaft für Hirntraumatologie und klinische Hirnpathologie). Selbstverlag, Bad Homburg 1973
22 Kleinpeter, U.: Störungen der psychosomatischen Entwicklung nach Schädelhirntraumen im Kindesalter. Fischer, Jena 1971

23 Kleinpeter, U.: Social integration after brain trauma during childhood. Acta paedopsychiat. 42 (1976) 68–75
24 Kleinpeter, U.: Folgezustände nach Schädelhirntraumen und deren Begutachtung. Thieme, 1979
25 Koufen, H., J. Dichgans: Schädeltraumen bei Kindern und Erwachsenen. Gemeinsamkeiten und Unterschiede. Med. Klin. 72 (1977) 739–743
26 Lange-Cosack, H.: Rehabilitation nach Hirntraumen im Kindesalter. Rehabilitation (Stuttg.) 11 (1972) 74–80
27 Lange-Cosack, H., G. Tepfer: Das Hirntrauma im Kindes- und Jugendalter. Springer, Berlin 1973
28 Lange-Cosack, W., U. Riebel, H.J. Schlesener: Psychopathometrische Untersuchungen bei postkontusionellen Zuständen im Kindes- und Jugendalter. In Angewandte Psychopathometrie. Symposion Erlangen 21.9.1973. Janssen, Düsseldorf 1974
29 Lange-Cosack, H., H.-J. Schlesener, G. Tepfer: Die traumatische Amnesie bei Kindern und Jugendlichen und ihre Bedeutung für die Beurteilung der Verletzungsfolgen. Nervenarzt 40 (1969) 355–361
30 Lange-Cosack, H., B. Wider, H.-J. Schlesener, Th. Grumme, St. Kubieki: Spätfolgen nach Schädelhirntraumen im Säuglingsalter (1.–5. Lebensjahr). Neuropädiatrie 10 (1979) 105–127
31 Laux, W.: Zur Genese der Angst nach Hirntraumen bei Kindern. Z. Psychother. med. Psychol. 15 (1965) 31–38
32 Laux, W., E. Bues: Auslesefreie Längsschnittuntersuchungen nach traumatischen Hirnschädigungen im Kindesalter. Med. Klin. 55 (1960) 2273–2278, 2309–2314
33 Lehmkuhl, G., W. Thoma: Development in Children After Severe Head Injury. In Rothenberger, A. (Hrsg.): Brain and Behavior in Child Psychiatry. Springer, Berlin 1990
34 Lezak, M.D.: Neuropsychological Assessment. 2. Aufl. Oxford University Press, N.Y. 1983
35 Martinius, J., R. Hoffmann, F.X. Mayer, C. Klicpera: Hirnleistungsschwäche nach Schädel-Hirntraumen im Kindesalter. Mschr. Kinderheilk. 125 (1977) 401–403
36 Neundörfer, B., C.W. Wallesch, W. Ehret, D. Kömpf: Das leichte bis mittelschwere Schädelhirntrauma im Kindesalter. Z. Kinder- u. Jugendpsychiat. 5 (1977) 203–221
37 Nitsch, S.: Zum Problem der Persönlichkeitsänderung nach Hirntrauma. Diss. Deutsche Sporthochschule, Köln 1978
38 Pampus, I.: Rehabilitation Hirnverletzter. Kohlhammer, Stuttgart 1974
39 Pampus, I.: Zum Problem der Begutachtung hirnverletzter Kinder und Jugendlicher. Kinderarzt 8 (1977) 344–352
40 Pampus, I., J. Seidenfaden: Die posttraumatische Epilepsie. Fortschr. Neurol. Psychiat. 42 (1974) 329–384
41 Rehwald, E.: Das hirnverletzte Kind. Behandlung und soziale Entwicklung. In Rehwald, E.: Das Hirntrauma. Thieme, Stuttgart 1956 (S. 432–444)
42 Remschmidt, H., H. Stutte: Neuropsychiatrische Folgen nach Schädel-Hirntraumen bei Kindern und Jugendlichen. Huber, Bern 1980
43 Reynolds, C.R.: Measurement and Statistical Problems in Neuropsychological Assessment of Children. In Reynolds, C.R., Fletcher-Janzen, E. (eds.): Handbook of Clinical Child Neuropsychology. Plenum Press, N.Y. 1989
44 Ritz, A.: Neurologische Spätfolgen nach Schädel-Hirnverletzungen im Kindes- und Jugendalter. VEERB-Jahrestagung, Tagungsband, Bremen 1987 (S. 15–27)
45 Ritz, A.: Rehabilitation von Kindern und Jugendlichen nach Schädelhirntrauma. Krankenpflegejournal 29 (1991a) 384–395
46 Ritz, A.: 5 Jahre Neurologisches Rehabilitationszentrum in Friedehorst, Bremen-Lesum. Bremer Ärztebl. 1 (1991b) 6–7
47 Ritz, A.M.: Neurologische Rehabilitation nach Schädelhirntrauma. Pädiat. Prax. 43 (1991/92) 461–471
48 Ritz, A., B. Benz: Das minimale Hirntrauma beim Kind. 1. Herbsttagung der Arbeitsgemeinschaft Neurotraumatologie der Deutschen Gesellschaft für Neurotraumatologie und klinische Neuropsychologie, Magdeburg 1991
49 Rumpl, E.: Neurotraumatologie. In Elger/Dengler: Jahrbuch der Neurologie, Regensberg & Biermann, Münster 1987 (S. 119–135)
50 Stöwsand, D., E. Bues: Frühanfälle und ihre Verläufe nach Hirntraumen im Kindesalter. Z. Neurol. 198 (1970) 201–211
51 Sturm, W.: Neuropsychologische Diagnostik. Z. diff. diagn. Psychol. 5 (1984) 7–57
52 Teasdale, G., B. Jennett: Assessment and prognosis of coma after head injury. Acta neurochir. 34 (1976) 45–55
53 Telzrow, C.F.: Neuropsychological Applications of Common Educational and Psychological Tests. In Reynolds, C.R., Fletcher-Janzen, E. (eds.): Handbook of Clinical Child Neuropsychology. Plenum Press, N.Y. 1989
54 Terhaag. D.: Prognosis of severe head and brain injury in childhood. In Wüllenweber, L.R., M. Brock, J. Hamers, M. Klinger, O. Spoerri (eds.): Advances in Neurosurgery, Vol. 4. Springer, Berlin 1977 (S. 191–195)
55 Tönnis, W., F. Loew: Einteilung der gedeckten Schädel-Hirnverletzungen. Ärztl. Prax. 5 (1953) 13–14
56 Von Cramon, D., J. Zihl: Neuropsychologische Rehabilitation. Springer, Berlin 1988
57 Wieck, H.H.: Das posttraumatische Durchgangssyndrom. Landarzt 34 (1958) 565–567
58 Zur Rehabilitation hirnverletzter Kinder und Jugendlicher. Bund Deutscher Hirnbeschädigter (BDH). Bonn 1976

Zerebrale Durchblutungsstörungen

H.-J. Braune und G. Huffmann

Einleitung

Während sich im klinischen Alltag ärztliches Denken von der Anamnese und dem klinischen Befund über Syndrome und Differentialdiagnose zur Diagnose und Therapie entwickelt, eine Ausrichtung, die man als Orientierung an der Krankheit bezeichnen könnte (4), steht bei der *Begutachtung* eine Orientierung am Symptom mit Prüfung der *Funktionsausfälle* und der sich daraus ergebenden *Einschränkung der Leistungsfähigkeit* im Vordergrund.

Die Beschreibung der sich ergebenden Einschränkungen begründet sich durch Anamnese und Objektivierung, d. h. reproduzier- und nachvollziehbare klinische Befunde und evtl. Ergebnisse von Zusatzuntersuchungen. Dennoch wird bei aller berechtigten Erwartung der Gutachtenauftraggeber an eine Orientierung am Symptom mit Beschreibung von Einschränkungen der Leistungsfähigkeit der Gutachter gut daran tun, sich um präzise *diagnostische* Begrifflichkeit und Einordnung zu bemühen (2). Wenn es auch aus der Sicht eines Leistungsträgers wenig wichtig ist, ob z. B. eine Aphasie Folge einer linkshirnigen Blutung bei Hypertonie oder Folge eines ischämischen Infarktes im Gebiet der A. cerebri media links als Folge von kardialen Embolien ist, so ist diese Unterscheidung dennoch im Hinblick auf weitere *Therapie, Rehabilitation* und *Prognose* für den zu Begutachtenden wesentlich (7).

Begriffsbestimmung

Unter dem Überbegriff der *zerebralen Durchblutungsstörungen* subsumieren sich die drei großen Krankheitsgruppen der Blutungen, der Hirninfarkte und der „chronischen-vaskulären Insuffizienzen" (6). Zu den Blutungen zählen die *intrazerebralen Blutungen bei Arteriosklerose und Hypertonie* und die *Subarachnoidalblutungen*, wobei hier neben *traumatischen* besonders die *spontanen Subarachnoidalblutungen* mit oder ohne Nachweis einer Blutungsquelle stehen.

Bei den *Ischämien* werden Syndrome mit klinisch-neurologischen Auffälligkeiten, die nicht länger als 24 Stunden anhalten, als *transitorische zerebrale Ischämien* – auch transitorische ischämische Attacken – bezeichnet. *Hirninfarkte* führen zu länger oder bleibend bestehenden neurologischen und psychopathologischen Syndromen als Folge von umschriebenen Hirnnekrosen. Sie entstehen hämodynamisch auf dem Boden einer allgemeinen Hirngefäßarteriosklerose oder embolisch durch kardiale Thromben etwa bei Herzrhythmusstörungen und arteriosklerotische Plaques vor allem in der A. carotis interna. Zwar treten zerebrale Ischämien in aller Regel plötzlich im Stile eines Gefäßprozesses auf, jedoch entwickeln sie sich mitunter auch über Tage mit progredienter Symptomatik.

Von *chronisch-vaskulären Insuffizienzen* wird gesprochen, wenn sich rezidivierend oder schleichend progredient neurologische und psychische Symptome entwickeln. Es kommt zu diffuseren und evtl. ausgedehnteren Hirnsubstanzschäden und entsprechend zu einem unschärferen klinischen Bild. Auch hier spielt ursächlich in allererster Linie die Arteriosklerose der Hirngefäße die entscheidende Rolle.

Je nach Gefäßregion wird z. B. von „*vertebrobasilärer Insuffizienz*" gesprochen. Hier treten ständige oder rezidivierende, leichtere oder auch ausgeprägtere Allgemeinsymptome, Schwindelbeschwerden mit Fallneigung und Gangstörungen auf. Gelegentlich werden auch flüchtige Hirnstamm-Symptome beobachtet.

Störungen im Karotiskreislauf bewirken vor allen Dingen *psychopathologische Syndrome*.

Dabei münden Durchgangssyndrome schließlich in irreversible psychische Veränderungen ein. So finden sich neben Zuspitzung und Abbau der Persönlichkeit organische Wesensänderungen und Demenzen als Folge eines irreversiblen Verlustes von intellektueller Leistungsfähigkeit. Im späteren Verlauf können auch psychomotorische Abbausyndrome hinzutreten, die oft nur schwierig zu beschreiben sind, da zentrale Paresen oder Koordinationsstörungen vermißt werden. Eine allgemeine psychomotorische Verlangsamung, Unsicherheit und motorische Insuffizienz führen schließlich zu *Astasie* und *Abasie*.

Diagnose

Nur mit sorgfältigen Anamnesen und Fremdanamnesen sowie unter Hinzuziehung von Arztberichten und Vorgutachten lassen sich der klinische und insbesondere der psychopathologische Befund so beschreiben, daß Leistungseinbußen und Funktionsminderungen deutlich werden. Insbesondere bei leicht ausgeprägten psychopathologischen Syndromen wird man neben einer ausführlichen Exploration auch zu psychologischen Testverfahren greifen (5).

Demgegenüber treten die apparativen Hilfsuntersuchungen an Bedeutung zurück. So werden Herdbefunde im *Elektroenzephalogramm* zwar eine Hirnsubstanzschädigung, die klinisch vermutet wird, bei passender Lokalisation untermauern können. Ein unauffälliges EEG schwächt die Bedeutung einer solchen klinischen Diagnose jedoch nicht ab.

Ähnliches gilt für die *kraniale Computer- (CCT)-* und *Magnetresonanztomographie (MRT)*, mit der umschriebene Hirnsubstanzschädigungen nach Hirninfarkten, Blutungen, hirnatrophische Prozesse oder auch eine subkortikale arteriosklerotische Enzephalopathie (Binswanger) diagnostiziert werden können. Für die gutachtliche Würdigung des Einzelfalles spielen die bildgebenden Verfahren jedoch eher eine untergeordnete Rolle. Ausgeprägte psychopathologische Syndrome finden sich mitunter bei fast unauffälligem CCT oder MRT, während umgekehrt Infarktnarben im CCT nicht zwangsläufig eine klinische Einschränkung für den Betroffenen bedeuten müssen.

Die *Doppler-Sonographie* der extra- und intrakraniellen Gefäße kann eine arteriosklerotische Stenosierung oder gar einen Verschluß von hirnversorgenden Arterien nachweisen, was weniger für die gutachtliche Einschätzung als vielmehr für die Therapie und Prognose von Bedeutung ist (6).

Begutachtung

Kranke mit Durchblutungsstörungen des Gehirns werden häufig dann begutachtet, wenn sich angesichts vorhandener Restsymptome die Frage nach einer Einschränkung der Leistungsfähigkeit stellt, wenn Hilfs- und Pflegebedürftigkeit die Einrichtung einer Betreuung notwendig machen oder wenn die Frage eines Zusammenhanges einer Durchblutungsstörung mit einem Unfall oder einem anderen Ereignis zu prüfen ist. Dabei spielen neben den neurologischen auch psychopathologische Symptome eine oft entscheidende Rolle. Bei der Einschätzung einer Beeinträchtigung liefern allgemeine ärztliche und gutachtliche Erfahrung sowie gesetzliche Orientierungshilfen wichtige Voraussetzungen (1).

Im folgenden sollen *zwei Fallbeispiele* die sich auftuende Problematik hervorheben:

Fall 1: Ein 44jähriger Betriebsaufseher bei der Bundesbahn stürzte, beim Versuch in eine Lok einzusteigen, auf den Hinterkopf und war für einige Minuten bewußtlos. Anschließend wurde er von Kollegen nach Hause begleitet. Er hatte schon zu diesem Zeitpunkt ein Kribbeln im rechten Arm und im rechten Fuß verspürt. Während der nächsten Tage traten eine Lähmung der rechten Hand und des rechten Fußes mit entsprechender Gehbehinderung auf.

Bei der *Begutachtung* des vorgealtert wirkenden adipösen Mannes, zwei Jahre später, fielen ein Bluthochdruck mit Werten von 195/120 mm Hg, eine leichte brachiofazial betonte Hemiparese rechts mit Steigerung der Eigenreflexe und in psychopathologischer Hinsicht deutliche mnestische Störungen, eine Verminderung des Urteils- und Kritikvermögens sowie eine Verlangsamung und Umständlichkeit zusammen mit einer leichten Erregbarkeit auf.

Diagnostisch war in erster Linie an die Folgen eines Hirninfarktes links bei Hirnarteriosklerose und Hypertonie zu denken.

Die psychopathologischen Störungen bewirkten eine deutliche Leistungsbeeinträchtigung und führten zu der Empfehlung, den „Grad der Behinderung" für die Anerkennung als *Schwerbehinderter* mit 60 einzuschätzen.

Im Gutachtenauftrag war jedoch auch nach dem *Zusammenhang mit dem Betriebsunfall* gefragt worden.

Die beschriebenen neurologischen und psychopathologischen Störungen hätten – für sich genommen und ohne Berücksichtigung der Vorgeschichte – auch Folgen einer ausgedehnten Hirnschädigung bei Contusio cerebri sein können. Nach der Unfallanamnese mit nur kurzer Bewußtlosigkeit war es durch den Sturz aber allenfalls zu einer leichten „Gehirnerschütterung" gekommen, die ja keine bleibenden Schäden hinterläßt.

Weiterhin ist zu diskutieren, ob der „Sturz" bereits Folge eines Hirninfarktes gewesen sein könnte. Dann wäre das Besteigen der Lokomotive lediglich als „Gelegenheitsursache", ohne Einfluß auf das Krankheitsgeschehen, zu werten.

Schließlich ergab sich die Frage, ob der Sturz etwa durch Überdehnung der A. carotis externa zu einer Karotisdissektion und damit zur Auslösung des Hirninfarktes geführt haben könnte. Da aus der Anamnese nicht eindeutig hervorging, wann die Hemiparese rechts manifest geworden war, die Angaben des Patienten über Mißempfindungen in der rechten Hand und im rechten Fuß bald nach dem Unfall jedoch auf eine enge zeitliche Verbindung zwischen dem Sturz auf den Hinterkopf und dem Eintritt des Hirninfarktes links hinwiesen, konnte ein derartiger Unfallmechanismus durchaus als *möglich* erscheinen. Leider sind unmittelbar nach dem Trauma entsprechende Untersuchungen mit bildgebenden Verfahren nicht durchgeführt worden.

Der Gutachter mußte sich – im Rahmen seines Ermessensspielraumes – für die den Sachverhalt am ehesten treffende Deutung entscheiden und unter Würdigung der derzeitigen Befunde einen *Hirninfarkt auf der Basis der Hirnarteriosklerose* annehmen. Eine wesentliche Mitwirkung des Unfallereignisses konnte demgegenüber letztlich *nicht* als *wahrscheinlich* angesehen werden, wenn auch die enge zeitliche Verbindung grundsätzlich an einen Kausalzusammenhang mit dem Unfallereignis denken ließ.

Von einer Karotisdissektion ausgehende Embolien manifestieren sich zumeist in wenigen Stunden bis zu acht Tagen, ganz ausnahmsweise auch einmal bis zu vier Wochen. Der Nachweis von Doppelkonturen bei einer Angiographie ist aber unverzichtbar.

Wenn der Unfallzusammenhang gesichert oder wahrscheinlich gewesen wäre, hätte sich daraus auch die Einschätzung der MdE mit 60 % ergeben.

Darüber hinaus waren in dem dargestellten Fall vermutlich die Voraussetzungen für die *Pensionierung* (sofern im Beamtenverhältnis) oder die *Berentung* wegen BU/EU (sofern im Angestelltenverhältnis) gegeben.

Fall 2: Bei einem 60jährigen Gymnasiallehrer war es zweimal zu jeweils einige Tage lang anhaltenden Hemiparesen gekommen, als deren Ursache man rechts- und linksseitige Hirninfarkte bei Arteriosklerose und Hypertonie mit Hilfe eines kranialen Computertomogramms diagnostiziert hatte. Obwohl keinerlei neurologische Ausfälle mehr festzustellen waren, bestand doch eine leichte organische Wesensänderung mit mnestischen und Konzentrationsstörungen mit leichter Erschöpfbarkeit sowie einem allgemeinen Gefühl der Insuffizienz.

Die psychopathologischen Auffälligkeiten wurden als Folgen einer Hirnarteriosklerose bei Hypertonie angesehen und führten zu einer erheblichen Einschränkung der Leistungsfähigkeit mit der Unfähigkeit, den Anforderungen des differenzierten Berufes weiterhin zu entsprechen. Dadurch ist bei Beamten die Pensionierung unvermeidlich.

Generell wirken sich schon geringe Einbußen der psychischen Leistungsfähigkeit bei differenzierten Tätigkeiten besonders schwerwiegend aus, wenn auch zunächst noch gute Kompensationsstrategien entwickelt werden können. Entsprechend beeinträchtigen leichtere psychopathologische Störungen bei weniger anspruchsvollen Arbeiten die Berufsfähigkeit in geringerem Ausmaß (3).

Zusammenfassende Grundsätze

Bestimmend für die Beurteilung der *„Minderung der Erwerbsfähigkeit"* (MdE) oder des *„Grades der Behinderung"* (GdB) ist das Ausmaß der bleibenden Ausfallserscheinungen nach dem Abklingen der akuten Krankheitsphase. Dabei müssen der neurologische und der psychopathologische Befund unter Würdigung der primären Persönlichkeit und ihrer Leistungsfähigkeit bewertet werden.

Als Orientierungshilfe auch für die Beurteilung zerebraler Durchblutungsstörungen gelten die bewährten Einschätzungen entsprechend den „Anhaltspunkten für die ärztliche Gutachtertätigkeit" (1) im Versorgungswesen und die Bewertungen für die gesetzliche und private Unfallversicherung, wie sie auf der S. 46 ff. zusammengestellt sind.

Für die Beurteilung der *Leistungsfähigkeit im Erwerbsleben* ist neben einer Beschreibung der Ausfälle vor allem eine Schilderung dessen wichtig, was der zu Begutachtende tatsächlich noch zu leisten vermag. Hier sind insbesondere dann, wenn die Einschätzung der verbliebenen Leistungsfähigkeit durch den Versicherten und den Gutachter deutlich voneinander abweichen, längere u. U. stationäre Beobachtungen möglichst mit Arbeitserprobung und ausgedehnteren neuropsychologischen Testuntersuchungen nötig.

Die Beurteilung des *Kausalzusammenhanges* eines zerebralen Gefäßprozesses mit einem vorgegangenen Trauma oder mit einer beruflichen Tätigkeit ist immer besonders schwierig, da es nur selten – etwa bei traumatischen A.-carotis-interna-Dissektionen – gelingen wird, eine pathogenetische Verbindung zwischen einem auslösenden Ereignis und einer Hirndurchblutungsstörung herzustellen.

So wird man etwa bei der Frage, ob eine intrazerebrale Aneurysmablutung Folge eines Bagatelltraumas während der Berufsausübung gewesen ist und dieses daher nur als „Gelegenheitsursache" angesehen werden kann, oder ob bei schwereren Traumen oder ungewöhnlichen Preßbelastungen vielleicht sogar eine „richtunggebende Verschlimmerung" eines vorbestehenden Leidens (Ruptur des Aneurysmas) vorliegt, gezwungen sein, nicht nur die enge zeitliche Verbindung, sondern auch den Unfallvorgang selbst sorgfältig zu analysieren.

Literatur

1 Anhaltspunkte für die ärztliche Gutachtertätigkeit im sozialen Entschädigungsrecht und nach dem Schwerbehindertengesetz. Hrsg. vom Bundesministerium für Arbeit und Sozialordnung 1983
2 Erlenkämper, A.: Sozialrecht für Mediziner. Thieme, Stuttgart 1981
3 Foerster, K.: Psychiatrische Begutachtung im Sozialrecht. Nervenarzt 63 (1992) 129–136
4 Gänshirt, H.: Berufsunfähigkeit und Invalidität bei zerebralen Kreislaufstörungen. Med. Welt 27 (1976) 614–616
5 Huffmann, G.: Frühkindlich erworbene Störungen. In Suchenwirth, R.M.A., G. Wolf (Hrsg.): Neurologische Begutachtung, 2. Aufl. Fischer, Stuttgart 1987 (S. 87–95)
6 Scheid, W., E. Gibbels, A. Stammler, H.H. Wieck, I. Seidenfaden, G. Friedmann, K.A. Jochheim: Lehrbuch der Neurologie, 5. Aufl. Thieme, Stuttgart 1983
7 Schimrigk, K., W. Trabert, O. Schrappe: Neurologische und psychiatrische Erkrankungen. In Marx, H.H. (Hrsg.): Medizinische Begutachtung, 6. Aufl. Thieme, Stuttgart 1992

Wichtige Syndrome

Extrapyramidale und zerebellare Syndrome

G. Ritter

Klinik

Die *extrapyramidalen* Krankheiten gehen im motorischen Bereich mit einer Minus- oder Plussymptomatik einher. Der Hauptvertreter ist das Parkinson-Syndrom auf der Defizitseite im Gegensatz zu der Vielfalt hyperkinetisch-dystoner Syndrome, die fokal oder generalisiert auftreten können. Demgegenüber sind die *zerebellaren* Syndrome in erster Linie Erkrankungen der koordinierten Motorik.

Der *klinische Befund* wird definiert durch eine Wechselbeziehung zwischen dem extrapyramidalen Basalgangliensystem, dem Kleinhirn und den Kerngebieten des Hirnstammes. Es kommt fakultativ zu vegetativen und psychomentalen Funktionsstörungen, z. B. beim sog. Parkinson-Demenz-Komplex oder dem Shy-Drager-Syndrom; auch den Heredoataxien liegen komplexe Systematrophien zugrunde.

Die rasche *Fluktuation der Symptome* ist für alle extrapyramidalen und zerebellaren Syndrome charakteristisch, wie es besonders deutlich die Therapie des Parkinsonismus zeigt, hindeutend auf eine innige Verflechtung der extrapyramidalen und zerebellaren Regelkreise. Der rasche Wechsel des klinischen Bildes erklärt sich daraus, daß eine der Hauptursachen im *Neurotransmitterstoffwechsel* und seiner Störung liegt; parallel dazu führen die Krankheitsprozesse zum selektiven Neuronenuntergang bzw. Verlust von synaptischer Sensibilität gegenüber dem Neurotransmitter, der für die Steuerung der physiologischen Motorik, aber auch psychomentaler Funktionen benötigt wird.

Diagnostik

Die moderne Diagnostik, namentlich die *bildgebenden Verfahren* (NMR-Imaging und PET), haben neue Einblicke in die *Ätiologie* gebracht, sie gestatten heute auch eine bessere *Differentialdiagnose*, was für die Begutachtung von Bedeutung ist.

Die *Syndrome unbekannter Genese* sind dadurch seltener geworden, die Ursachenklärung hat sich verbessert, sie zeigte, daß extrapyramidale und zerebellare Syndrome oft auf *exogene Faktoren* zurückgehen. Die früher häufigen Diagnosen „vaskulärer Parkinsonismus" oder „choreatisch-dystones Syndrom unbekannter Genese" wurden seltener.

Eine wahrscheinlich häufiger werdende Ursache liegt bei den akuten und chronisch *entzündlichen Krankheitsprozessen* der Basalganglien, des Kleinhirns und Hirnstammes: Die Encephalitis lethargica als Ursache für den Parkinsonismus einer Epidemie Anfang des Jahrhunderts ist in modifizierter Form noch aktuell, weil inzwischen eine Fülle von viralen Enzephalitiden mit und ohne Beteiligung des Zerebellums beschrieben werden konnten. Diese *postenzephalitischen Syndrome* müssen bei beruflich exponierten Personen, aber auch im Rahmen des heute üblichen Tourismus gutachtlich bedacht werden.

Eine zunehmende Rolle spielt heute auch der *posttraumatische* extrapyramidale und zerebellare *Defekt*, weil durch die *Intensivmedizin* heute die Überlebenschancen für schwer Hirnverletzte größer geworden sind: Neben der direkten Traumatisierung der Gehirnstrukturen, die meistens im Rahmen schwerer Polytraumen auftreten, sind es *hypoxische Hirnschäden* vielfacher Genese, die hier in Betracht kommen, schwere *Suizide* und komplizierte *Reanimationen* eingeschlossen. Nach der Erfahrung entwickelt sich hieraus meistens eine *komplexe extrapyramidale und zerebellare Dauerschädigung*, was schwere Rehabilitations- und Pflegeprobleme beinhaltet, die versicherungsrechtlich wegen der hohen Kosten ein zunehmendes Problem werden.

Der raumfordernde intrakranielle Prozeß – der *Tumor* im Bereich der Basalganglien oder des Kleinhirns – ist demgegenüber von seiner Häufigkeit her in den Hintergrund getreten; eine leichte Zunahme der Fälle ergibt sich indessen aus der jetzt besseren Überlebenschance von Tumorkranken.

Ätiologie

Das *Begutachtungsproblem* liegt vorrangig bei den toxischen und traumatischen Ursachen und betrifft meistens das Versicherungs- und Versorgungsrecht, seltener Fragen der Straßenverkehrseignung.

Eine Fülle von Berichten über *neurotoxisch* verursachte extrapyramidale und zerebellare Syndrome beherrscht zur Zeit die Literatur: Außer den *drogen*induzierten handelt es sich um die klassischen *Schwermetall*vergiftungen und eine Vielzahl von *Gewerbe-* oder *Umweltgiften*, deren Anteil sich ständig vermehrt, neben den gut bekannten pharmakogenen Störungen der extrapyramidalen und zerebellaren Funktionen.

Im neurotoxischen Bereich wird für die Zukunft vermutlich die Hauptaufgabe des neurologischen Gutachters liegen, seine Auftraggeber sind Versicherungen, Berufsgenossenschaften und Gerichte, auch gibt es zunehmend *Haftpflichtfragen* und *Kunstfehlerprobleme* zu beantworten, bei denen die Ätiologie und Differentialdiagnose geklärt werden muß.

Die *verkehrsmedizinischen*, *straf-* und *zivilrechtlichen* Angelegenheiten sind demgegenüber bis heute selten geblieben.

Von den neurotoxischen Syndromen wurden über Jahrzehnte die *Psychopharmaka* besonders gut untersucht. Man war auch über die *Schwermetallvergiftungen* seit alters her hinreichend informiert, die Gefahrenquellen haben sich aber deutlich gewandelt, im Gefolge neuer Berufsbilder, die es früher nicht gegeben hat.

Die *Gewerbetoxikologie* muß sich zur Zeit oft mit dem Einfluß von Lösungsmitteln, Farben, Insektiziden und Pestiziden am Arbeitsplatz befassen. Mit dem voranschreitenden *Einsatz von Chemikalien* in allen Berufsbereichen nahm die Zahl der Unfälle zu, die extrapyramidale und zerebellare Schäden verursachen, die nicht immer reversibel sind.

Die Begutachtung darf sich aber nicht nur mit der *beruflichen Exposition* des Betroffenen beschäftigen, sie muß aus differentialdiagnostischen Gründen auch sehr gründlich die Aktivitäten im *Freizeitbereich* mit einbeziehen, weil hier zunehmend neurotoxische Stoffe im Umlauf sind (vom Hobbygärtner mit seinen Insektiziden über den mit Klebstoff, Schweißbrenner und Lötzinn hantierenden Modellbauer bis hin zum drogenabhängigen Schüler und Freizeittaucher mit defektem Gerät reicht die Palette der Möglichkeiten). Es ist also bei der Begutachtung besondere Vorsicht geboten, will man nicht getroffenen Hypothesenbildungen vorschnell erliegen.

Auch die extrapyramidal-zerebellaren *Syndrome mit Plussymptomatik* bedürfen sorgfältiger Differentialdiagnose, weil die *psychomentalen Störungen* nicht selten der motorischen Beeinträchtigung vorauseilen – dieses gilt nicht nur für die Chorea Huntington seit alters her; auch Neurotoxine können einen präsenilen *Demenzprozeß* mit Parkinson-Symptomatik und Kleinhirnfunktionsstörungen verursachen. Die *Hauptgefahrenquellen* finden sich an Arbeitsplätzen in der Chemieindustrie, im Verhüttungswesen, in Gießereibetrieben, in der Kunststoff- und Lackherstellung, der Textilbranche und im Maschinenbau, in Entsorgungs-, Reinigungs- und Recyclingfirmen sowie auf Werften, im Bergbau und in Kfz-Betrieben. Es handelt sich dabei um Schadstoffe von fester (pulverisierter), flüssiger und gasförmiger Beschaffenheit, vorwiegend Schwermetalle, Halogene und flüchtige Kohlenwasserstoffe (vgl. Tab. **15**).

Tabelle 15 Neurotoxische Ursachen für extrapyramidale und zerebellare Syndrome

Metalle und Legierungen (fest – flüssig – gasförmig)	Halogene	Medikamente	Sonstige Toxine
Blei	Methylbromid	Neuroleptika, Thymoleptika	Kohlenmonoxid
Quecksilber	Methylchlorid	Antihypertonika vom Reserpin-Typ	O_2-Mangel verschiedener Genese
Mangan	Chlordioxid	Rauwolfia-Alkaloide	Ozon und andere Oxydantien
Wismuth	Fluoride	Alpha-Methyl-Dopa	Zyanide
Aluminium		Kalziumantagonisten	Schwefelkohlenstoff
Lithium		Barbiturate	Tetrachlorkohlenstoff
Kupfer		Hydantoine	Trichloräthylen
		Antihistaminika	Ammoniak (metabolisch, exogen)
		Diuretika	Methylalkohol
		Antimykotika	MPTP
		Antibiotika (Tuberkulostatika)	Drogen
		Zytostatika	Pestizide, Insektizide
		Piperazine (Wurmmittel)	Bilirubin (Enzephalopathie)
		bakterielle Toxine	Thyroxin (Toxikose)
			Kohlenwasserstoffe verschiedener Art (Kunststoffe, Klebstoffe etc.)

Epidemiologie

Die bisher nur spärlich vorhandene *epidemiologische Literatur* läßt erkennen, daß die weiße gegenüber der andersfarbigen Bevölkerung häufiger an extrapyramidalen und zerebellaren Syndromen erkrankt, außerdem wurde eine höhere *Erkrankungsrate* unter der ländlichen Bevölkerung beobachtet, was man mit der neurotoxischen Wirkung von Chemikalien in Zusammenhang bringt, die in der Landwirtschaft zum Einsatz kommen (3, 27, 30, 31, 39).

Als *Umweltbelastung* wurde auch festgestellt, daß Schwer- und Leichtmetalle, Pestizide oder Insektizide über das Trinkwasser große Bevölkerungsschichten kontaminieren. Das Auftreten einer extrapyramidal-zerebellaren Erkrankung folgt aber dabei einem individuellen Risiko, das möglicherweise *genetisch* fixiert ist.

Für die Begutachtung ist wesentlich, daß die *Lebenserwartung* deutlich *verkürzt* ist. Allerdings ging die erhöhte Mortalität mit dem Einsatz der modernen Therapie in den letzten Jahrzehnten zurück; gleichzeitig traten aber an diese Stelle Krankheiten, die man bisher nicht kannte, die vor allem im früheren Lebensalter auftreten, häufig therapieresistent sind und deshalb zum Problem für die Versicherungsträger werden.

Die wichtigsten extrapyramidalen Erkrankungen mit und ohne zerebellare Beteiligung finden sich synoptisch in Tab. 16 dieses Beitrages. Zur Klinik derselben soll auf die leicht zugängliche Literatur verwiesen werden (13, 26, 38), ferner auf eine Auswahl der aktuellen neurotoxikologischen Literatur (1–12, 14–16, 18–25, 27, 29–37).

Tabelle 16 Differentialdiagnose extrapyramidaler Syndrome verschiedener Ätiologie
(aus Bodechtel, G.: Differentialdiagnose neurologischer Krankheitsbilder, 3. Aufl. Thieme, Stuttgart 1974)

Syndrom	Krankheit			
	hereditär	endogen sporadisch	exogen perinatal erworben	symptomatische Formen
Chorea	++ Chorea Huntington (dominant, komplette Penetranz)	—	+ insbesondere Hemichorea	++ Chorea minor sive infectiosa sive rheumatica (Sydenham), selten vaskuläre Chorea
Athetose (Hemiathetose, Athetose double)	(+) familiäre Athetose double, dominant, selten Begleitathetose bei hereditären und sporadischen atrophisierenden und dystrophischen Prozessen (Chorea Huntington, Creutzfeld-Jacob-Krankheit, Wilson-Krankheit u. a.)	(+)	++ Geburtsasphyxie u. a. perinatale Schäden (Status marmoratus und dysmyelinisatus, Kernikterus)	+ vaskulär bedingt (Hemiathetose häufiger als Athetose double) Seltener bei entzündlichen Prozessen
Torsionsdystonie	++	+	+	++
generalisierte Form	++ Dystonia musculorum deformans (Oppenheim) Begleitsymptom bei dystrophischen und atrophisierenden Prozessen	+	+	++ auf vaskulärer und entzündlicher Basis, medikamentös (Psychopharmaka)
lokalisierte Form: Torticollis spasmodicus	(+)	+	++ striopallidäre Läsionen, perinatale Schäden	++ auf entzündlicher und vaskulärer Basis, medikamentös (Psychopharmaka)
Ballismus, insbesondere Hemiballismus	— Seltenes Begleitsyndrom bei atrophisierenden und dystrophischen Prozessen	—	+	++ vaskulär bedingter Hemiballismus, passagerer Hemiballismus nach Stereotaxie
Tic-Syndrome generalisiert: Tourette-Syndrom	(+)	+	+	+
lokalisiert: insbesondere Fazialis-Tic	—	(+)	+	+ striäre Herde
Myokloniesyndrome	++ essentielle familiäre Myoklonie, Dyssynergia myoclonica Huntington, progressive Myoklonusepilepsie Unverricht-Lundborg Begleitmyoklonien bei anderen neurodegenerativen, insbesondere zerebellären Prozessen	+	+	++ z. B. nach Herzstillstand, metabolischen und toxischen Komata auf entzündlicher und vaskulärer Grundlage, in Begleitung anderer extrapyramidaler und zentral-motorischer Syndrome, Hirnnerven- sowie spinale Myoklonien und Myorrhythmien

Tabelle 16 (Fortsetzung)

Syndrom	Krankheit			
	endogen		exogen	
	hereditär	sporadisch	perinatal erworben	symptomatische Formen
Tremor	+ familiärer benigner essentieller Tremor (dominant) s. auch Parkinson-Tremor	(+)	—	++ bei metabolischen und toxischen Erkrankungen (z. B. Leber- und Niereninsuffizienz, Schwermetallvergiftung usw.)
Parkinson-Syndrom *Hemi-Parkinson-Syndrom*	+ Paralysis agitans (dominant) Begleitsyndrom bei atrophisierenden und dystrophischen heredodegenerativen Prozessen	+++ sporadischer Morbus Parkinson	—	+++ postenzephalitischer Parkinsonismus, Parkinsonismus auf vaskulärer, metabolischer und toxischer Grundlage (Schwermetallvergiftung Medikamentös! Psychopharmaka!)

Begutachtung

Bei *Begutachtungsfragen zur Ätiologie und Differentialdiagnose* extrapyramidaler und zerebellarer Syndrome läßt sich nach Vorliegen einer *beruflichen* und *biographischen Anamnese* angesichts der Vielfalt von denkbaren Ursachen evtl. schnell der notwendige Überblick dadurch gewinnen, daß man mit überregionalen *Vergiftungszentralen* oder der *Arzneimittelkommission*, dem *Landesamt für Immissionsschutz* oder den *Berufsgenossenschaften* Kontakt aufnimmt. Diese Institutionen verfügen wie die *Pharmaindustrie* über große Datenbanken und Begutachtungsfälle vergleichbarer Art, auf die man sich beziehen kann. Dieses betrifft insbesondere neurotoxikologische Schadensfälle, die man heute über einen konventionellen Literaturdienst nicht mehr erfassen kann. Es können auch *humangenetische Institute* mit Literatur und Stellungnahmen weiterhelfen, namentlich bei den seltenen heredodegenerativen Erkrankungen.

Der neurologische Gutachter, der sich zunächst auf die Anamnese des Betroffenen und das klinische Bild stützen muß, braucht je nach Lage des Falles u. U. ein neurotoxikologisches, gewerbehygienisches oder humangenetisches *Zusatzgutachten*. Im gewerblichen Bereich können *Arbeitsplatzbeschreibungen* und *Schadstoffmessungen* durch den technischen Dienst der Berufsgenossenschaften für die Begutachtung eine Hilfe sein.

Rehabilitation und Beurteilung zur Frage der Berufs- und Erwerbsunfähigkeit

Eine allgemeinverbindliche Stellungnahme läßt sich nicht geben, es muß jeder Fall für sich entschieden werden, statistische Aussagen sind dazu ohne Nutzen. Die sehr unterschiedliche Funktionseinbuße und die rasche Fluktuation des klinischen Bildes im Zusammenhang mit der Therapie sind je nach Fragestellung für den Auftraggeber zu definieren.

Der Versicherungsträger interessiert sich für notwendige *Rehabilitation*, d.h. in der Regel dafür, ob eine *Umschulung* oder innerbetriebliche *Umsetzung* empfehlenswert ist oder ob über eine Rehabilitationsmaßnahme und Optimierung der *Therapie* eine wesentliche Besserung des Leidens erzielt werden kann, und schließlich dafür, ob die Erkrankung *Berufs-* bzw. *Erwerbsunfähigkeit* verursacht.

Die Einsatzfähigkeit des Betroffenen auf dem allgemeinen Arbeitsmarkt muß genau beschrieben werden, bei extrapyramidalen und zerebellaren Erkrankungen ist auch der *Weg zum Arbeitsplatz* von Bedeutung, sei es mit dem eigenen Pkw oder mit öffentlichen Verkehrsmitteln; auch längere Fußwege innerhalb des Betriebes müssen Berücksichtigung finden (28).

Der extrapyramidal und zerebellar in seiner Motorik gestörte Patient ist *überdurchschnittlich unfallgefährdet* durch Stürze und deren Folgen. Der Einsatz an *gefahrengeneigten Arbeitsplätzen* muß vom Gutchater negativ beurteilt werden, auch die Beschäftigung mit hohem *Publikumsverkehr* oder der Notwendigkeit, sich rasch akustisch verständigen zu müssen, ist nur begrenzt möglich. Die Anforderungen an die *Feinmotorik* der Hände, wie sie an computerassistierten Arbeitsplätzen verlangt wird, überfordert in der Regel solche Kranken.

Kausalitätsfragen – MdE-/GdB-Beurteilung – Nachteilsausgleiche für Behinderte

In der gesetzlichen Unfallversicherung wird die Berufsgenossenschaft in erster Linie nach dem *ursächlichen Zusammenhang mit toxischen Faktoren am Arbeitsplatz fragen* (vgl. Ätiologie).

Der Gutachter muß zur Prognose und *Minderung der Erwerbsfähigkeit* (MdE) in zeitlich definierter Form Stellung nehmen, was nur über die individuelle Beurteilung des Leistungsvermögens geschehen kann.

Beim *Parkinsonismus* kann man sich für die Begutachtung an einer Schweregradeinteilung in Form einer *Disability-Skala* orientieren (z. B. Webster-rating-scale), unter Berücksichtigung tageszeitlicher und therapieabhängiger Veränderungen des Gesundheitszustandes. Die *Nebenwirkungen der Therapie* sind beim Parkinsonismus beträchtlich, der Gutachter muß ermitteln, ob *passagere* Einflüsse der Therapie für die Fragestellung relevant sind. Es muß hier besonders neben den *Hyperkinesen* und *vegetativen Dysfunktionen* die *zerebellare Mitbeteiligung* erfaßt werden. Das besondere Augenmerk hat darüber hinaus den psychomentalen Leistungseinbußen zu gelten, nicht nur dem etwaigen *Demenzprozeß*, sondern auch episodisch auftretenden *Halluzinationen* im optischen oder akustischen Bereich in Gestalt von elementaren oder szenischen Sinnestäuschungen, evtl. verbunden mit passagerer Desorientiertheit des Betroffenen. Die unvorhersehbar auftretenden Störungen sind sowohl im beruflichen als auch im privaten Bereich eine besondere Gefahrenquelle.

Die Versorgungsämter wünschen eine Stellungnahme zum *Grad der Behinderung* (GdB), insbesondere zu der Frage, ob eine *Gehbehinderung* vorliegt – und ob im fortgeschrittenen Krankheitsfalle die *Teilnahme am öffentlichen Leben* unmöglich geworden ist ([28], vgl. auch S. 70 ff.).

Auch die Frage nach der Notwendigkeit eines *behinderungsgerechten Umbaus von Wohnräumen* wird gelegentlich gestellt. Bei solchen Gutachten wird in der Regel nach der *Lebenserwartung* bezogen auf die Durchschnittsbevölkerung gefragt. Der Gutachter soll dazu prognostisch Auskunft geben, damit der finanzielle Aufwand berechnet werden kann. Es lassen sich dabei soziale Härten gelegentlich nicht vermeiden, betroffen sind vor allem Patienten mit *heredodegenerativen* Erkrankungen und Frühmanifestation. Sie haben eine schlechte Prognose, für die auch der *dementive Abbau* bedeutsam ist, weil sich damit auch frühzeitig Fragen nach der Geschäfts- und Testierfähigkeit verbinden, gelegentlich auch strafrechtliche Probleme auftreten.

Begutachtungsfragen im Zivil- und Strafrecht sowie bei Privatversicherungen

Bei neurotoxischen Syndromen können *haftungsrechtliche Fragen* an den Produkthersteller zu langwierigen Rechtsstreiten führen, in denen der Gutachter mit sehr schwierigen Fragen konfrontiert sein kann, zumal dahinter oft hohe Schadensersatzforderungen stehen, die sich bei *pharmakogenen Schäden* nicht nur an den Hersteller, sondern über den *Kunstfehler*prozeß auch an den Therapeuten richten. Eine Zunahme solcher Fragestellungen an den Gutachter ist zu erwarten, weil die Prozeßfreudigkeit, aber auch das Rechtsbewußtsein der Betroffenen zugenommen hat.

Ein Problem kann der Abschluß von *Unfall- und Lebensversicherungen* oder die *Verbeamtung* sein; auch hier ist nur eine individuelle Entscheidung möglich.

Die *Geschäfts- und Testierfähigkeit* oder *strafrechtliche Probleme* sind selten zu begutachten, sie betreffen hauptsächlich Patienten mit Demenzprozessen bzw. therapeutischen Nebenwirkungen – z.B. wird bei der Parkinson-Therapie über maniforme Psychosen und sexuelle Normabweichungen berichtet.

Beurteilung der Fahrtauglichkeit

Die Beurteilung der Straßenverkehrseignung bei extrapyramidalen und zerebellaren Erkrankungen wird durch die individuelle Funktionsstörung definiert. Die besondere Gefahr liegt nicht nur in der motorischen Desintegration, sondern auch im raschen Wechsel der Krankheitssymptome während einer Therapie – hinzu kommen Einschränkungen auf psychomentalem Gebiet und episodisch auftretende optische Halluzinationen, die bei der Teilnahme am Straßenverkehr zum Problem werden können ([17], vgl. auch S. 115).

Literatur

1. Brandt, Th., J. Dichgans, H.Ch. Diener (Hrsg.): Therapie und Verlauf neurologischer Erkrankungen, Kap. XI, Neurologische Nebenwirkungen medikamentöser Therapie. Kohlhammer, Stuttgart 1988
2. Carella, F., M.P. Grassi, M. Savoiardo, P. Contri, B. Rapuzzi, A. Mangoni: Dystonic-Parkinsonian syndrome after cyanide poisoning. J. Neurol. Neurosurg. Psychiat. 51 (1988) 1345
3. Cooper, B.: The epidemiology of primary degenerative dementia and related neurological disorders. Europ. Arch. Psychiat. Clin. Neurosci. 240 (1991) 223
4. Duvoisin, R.C.: Etiology of Parkinson's disease: Current concepts. Clin. Neuropharmacol. 9 Suppl. 1 (1986) 3
5. Feldman, J.M., M.D. Feldman: Sequelae of attempted suicide by cyanide ingestion. Int. J. Psychiat. Med. 20 (1990) 173
6. Gerlach, M., P. Riederer, H. Przuntek, M.B.H. Youdim: MPTP mechanisms of neurotoxicity and their implications for Parkinson's disease. Europ. J. Pharmacol. Mol. Pharmacol. 208 (1991) 273
7. Gimenez-Roldan, S., D. Mateo: Cinnarizine-induced parkinsonism. Susceptibility related to aging and essential tremor. Clin. Neuropharmacol. 14 (1991) 156
8. Granieri, E., M. Carreras, I. Casetta, V. Govoni, M.R. Tola, E. Paolino, V.C. Monetti, P. De Bastiani: Parkinson's disease in Ferrara, Italy, 1967 through 1987. Arch. Neurol. 48 (1991) 854
9. Hardie, R.J., A.J. Lees: Neuroleptic-induced Parkinson's syndrome. J. Neurol. Neurosurg. Psychiat. 51 (1988) 850
10. Hefner, R., P.A. Fischer: Zunahme der Parkinson-Symptomatik unter Kalzium-Antagonisten. Nervenarzt 60 (1989) 187
11. Helmchen, H.: Aufklärung über Späthyperkinesen. Nervenarzt 62 (1991) 265
12. Hertzman, C., M. Wiens, D. Bowering, B. Snow, D. Calne: Parkinson's disease: a case-control study of occupational and environmental risk factors. Amer. industr. Med. 17 (1990) 349
13. Hopf, H.Ch., K. Poeck, H. Schliack (Hrsg.): Neurologie in Praxis und Klinik, Bd. 1, Kap. 6, Extrapyramidale Krankheiten, 2. Aufl. Thieme, Stuttgart 1992
14. Huang, C.C., N.S. Chu, C.S. Lu, J.D. Wang, J.L. Tsai, J.L. Tzeng, E.C. Wolters, D.B. Calne: Chronic manganese intoxication. Arch. Neurol. 46 (1989) 1104
15. Kawachi, I., N. Pearce: Aluminium in the drinking water – is it safe? Aust. J. Public. Health 15 (1991) 84
16. Lange, K.W.: Bedeutung des Neurotoxins MPTP für Ätiologie und Therapie der idiopathischen Parkinsonkrankheit. Fortschr. Neurol. Psychiat. 57 (1989) 142
17. Lewrenz, H., B. Friedel: Krankheit und Kraftverkehr. Hrsg. Bundesminister für Verkehr, Köllen, Bonn 1992
18. Lockman, L.A., J.H. Sung, W. Krivit: Acute parkinsonian syndrome with demyelinating leukoencephalopathy in bone marrow transplant recipients. Pediat. Neurol. 7 (1991) 457
19. Maret, G., B. Testa, P. Jenner, N. el Tayar, P.A. Carrupt: The MPTP story: MAO activates tetrahydropyridine derivatives to toxins causing parkinsonism. Drug Metab. Rev. 22 (1990) 291
20. Martinelli, P., A.S. Gabellini, A. Martinelli, M. Contin: Gardening and young onset Parkinson disease. Ital. J. neurol. Sci. 10 (1989) 465
21. Miller, L.G., J. Jankovic: Metoclopramide-induced movement disorders. Clinical findings with a review of the literature. Arch. intern. Med. 149 (1989) 2486
22. Mozaz, M.J., M.A. Wyke, B. Indakoetxea: Parkinsonism and defects of praxis following methanol poisoning. J. Neurol. Neurosurg. Psychiat. 54 (1991) 843
23. Oertel, W.H., H. Gnahn, A. Struppler: Parkinson-Syndrom. Med. Klin. 84 (1989) 258–307
24. Pezzoli, G., S. Barbieri, C. Ferrante, A. Zecchinelli, V. Foa: Parkinsonism due to n-hexane exposure. Lancet 2/8667 (1989) 874
25. Pietzker, A.: Das maligne neuroleptische Syndrom. Nervenarzt 59 (1988) 691

26 Pongratz, D.E. (Hrsg.): Klinische Neurolgie, Teil C, Kap. 40/41 u. 45–47. Urban & Schwarzenberg, München 1992
27 Rajput, A.H., R.J. Uitti, W. Stern, W. Laverty, K. O'Donnell, D. O'Donnell, W.K. Yuen, A. Dua: Geography, drinking water chemistry, pesticides and herbicides and the etiology of Parkinson's disease. Canad. J. neurol. Sci. 14 Suppl. 3 (1987) 414
28 Rauschelbach, H.H.: Anhaltspunkte für die ärztliche Gutachtertätigkeit im sozialen Entschädigungsrecht und nach dem Schwerbehindertengesetz. Hrsg. Bundesminister für Arbeit und Sozialordnung. Köllen, Bonn 1983
29 Rosenberg, N.L., J.A. Myers, W.R. Martin: Cyanide-induced parkinsonism. Neurology 39 (1989) 142
30 Stefano, E., C. Casali, M. Caporali, G. Sancesario, C. Morocutti: Parkinson disease in farm workers. Ital. J. neurol. Sci. 10 (1989) 379
31 Stern, M., E. Dulaney, S.B. Gruber, L. Golbe, M. Bergen, H. Hurtig, S. Gollomp, P. Stolley: The epidemiology of Parkinson's disease. A case-control study of young-onset and old-onset patients. Arch. Neurol. 48 (1991) 903
32 Stern, Y.: MPTP-induced parkinsonism. Progr. Neurobiol. 34 (1990) 107
33 Tanner, C.M., J.W. Langston: Do environmental toxins cause Parkinson's disease? Neurology 40 Suppl. 3 (1990) 17/30
34 Uhl, G.R.: Parkinson's disease: neurotransmitter and neurotoxin receptors and their genes. Europ. Neurol. 30 Suppl. 1 (1990) 21
35 Vernon, G.M.: Drug-induced and tardive movement disorders. J. Neurosci. Nurs. 23 (1991) 183
36 Verslegers, W., R. Crols, M. van den Kerchove, W. de Potter, B. Appel, A. Lowenthal: Parkinsonian syndrome after cardiac arrest. Clin. Neurol. Neurosurg. 90 (1988) 177
37 Vieregge, P., D. Koempf, H. Fassl: Environmental toxins in Parkinson's disease. Lancet 1/8581 (1988) 362
38 Vinken, P.J., G.W. Bruyn, H.L. Klawans (Hrsg.): Handbook of clinical Neurology, vol. 6 u. 49. Elsevier, Amsterdam 1968 u. 1986
39 Wechsler, L.S., H. Checkoway, G.M. Franklin, L.G. Costa: A pilot study of occupational and environmental risk factors for Parkinson's disease. Neurotoxicology 12 (1991) 387

Aphasien und andere neuropsychologische Syndrome

K. Poeck

Einleitung

Seit der 1. Auflage dieses Buches hat sich das Gebiet der *Neuropsychologie* stürmisch entwickelt. Das Spektrum der *psychologischen* – oder wie heute oft formuliert wird: der *kognitiven* – Leistungsstörungen ist erweitert worden. Früher einheitlich gesehene Syndrome sind differenziert worden, auf einigen Gebieten konnten experimentelle Ergebnisse an Primaten auf den Menschen übertragen werden. Vor allem aber ist festgeschrieben worden, daß die Neuropsychologie ein interdisziplinäres Arbeitsgebiet ist, auf dem in Forschung, Diagnostik und Behandlung Mediziner und Nichtmediziner zusammenarbeiten müssen. Die wichtigsten beteiligten Disziplinen sind Neurologie, Psychologie, Linguistik und Logopädie.

Der Allgemeinarzt – aber oft genug auch der Arzt für Neurologie und/oder Psychiatrie – bekommt in seiner Ausbildung nicht mehr die Kenntnisse vermittelt, um neuropsychologische Störungen angemessen beurteilen zu können, und daran wird sich auch in Zukunft nichts ändern. Die akademischen Lehrer in den beiden Schwesterfächern sind meist auf andere Gebieten spezialisiert, und in der Weiterbildung kann die Neuropsychologie meist auch nicht kompetent vermittelt werden. Der Arzt kann sich nur bemühen, ein gutes passives Wissen der Neuropsychologie zu erwerben. Am wichtigsten erscheint mir, daß er seine Grenzen erkennt, die Notwendigkeit der interdisziplinären Arbeit akzeptiert und die Zusammenarbeit mit Neuropsychologen, Neurolinguisten und Logopäden findet, die es allein ermöglicht, neben somatischen (z. B. Lähmungen, Anfälle) auch kognitive (z. B. Aphasien, Konzentrationsstörungen) Folgen von Hirnkrankheiten und Hirnverletzungen korrekt im Hinblick auf Diagnostik und Rehabilitation zutreffend zu beurteilen.

Diese Beurteilung kann nicht aufgrund von Eindrucksurteilen oder von Untersuchungsverfahren erfolgen, deren psychometrische Zuverlässigkeit nicht nachgewiesen ist. Viele sogenannte Kurztests versuchen nur, die *beeinträchtigten* Leistungen zu erfassen. Statt dessen ist es von größter Bedeutung für die sozialmedizinische Beurteilung, daß man beeinträchtigte und *erhaltene kognitive* Leistungen identifiziert und quantitativ beschreibt. Hierfür stehen heute zuverlässige Testverfahren zur Verfügung. Es ist nicht einzusehen, warum die somatischen Folgen einer Hirnverletzung mit den teuersten und aufwendigsten Maschinen durch ein Team von Ärzten und Physikern mit der Kernspintomographie und der Positronen-Emissionstomographie erfaßt werden sollen, während kognitive Störungen, die die menschlichsten Funktionen des Menschen betreffen, mit Schnellverfahren erfaßt werden sollen, deren Zuverlässigkeit wissenschaftlich nicht gesichert ist. Neuropsychologie ist ein wissenschaftlich besonders exaktes Teilgebiet der Neurowissenschaften. Man muß sich nur ihrer etablierten Methoden und Kenntnisse bedienen.

Zur Beurteilung der psychologischen Leistungsfähigkeit von Hirnbeschädigten gehört es auch, den Einfluß der seelischen Verfassung (depressive Reaktion auf die Schädigung) und den Einfluß bewußter und unbewußter Aggravation zu erkennen. Eindrucksurteile („die Schilderung des Verletzten ist glaubhaft") sind von geringem Nutzen, wenn man keine umfangreichen persönlichen Erfahrungen hat.

Aphasien

Aphasie ist eine Störung im kommunikativen Gebrauch der Sprache, die in verschiedenen Formen auftreten kann. Bei Aphasien sind der (mündliche und schriftliche) *sprachliche Ausdruck*, das (mündliche und schriftliche, Lesen) *Sprachverständnis* sowie verschiedenene *sprachabhängige Leistungen* beeinträchtigt. Aphasien müssen von den Funktionsstörungen der Sprechexekutive unterschieden werden, die man als *Dysarthrophonie* bezeichnet. Dies sind Störungen der Artikulationsmotorik, der Stimmgebung und der Sprechatmung.

Während Aphasien durch krankhafte Störungen im Sprachzentrum des Gehirns hervorgerufen werden, kommen Dysarthrophonien durch Funktionsstörungen der Motorik zustande, die auf allen Ebenen eintreten können, auf denen Motorik organisiert wird, d. h. im Gehirn, in den Stammganglien, im Hirnstamm oder im Kleinhirn (ausführliche Darstellungen finden sich bei Huber u. Mitarb. 1989, 1991 und 1992).

Der *Verdacht auf eine Aphasie* entsteht, wenn das Sprachverhalten eines Menschen von den Erwartungen abweicht, die wir an einen Sprecher/Hörer der Standardsprache richten. Allerdings sind nicht alle Abweichungen von der Standardsprache aphasisch. Das Spektrum der Möglichkeiten reicht von der angeborenen Minderbegabung über Ausbildungsmängel zu psychotischen Veränderungen des Denkens, die sich selbstverständlich auch sprachlich äußern, und der Sprachverarmung bei Demenz. Der Erfahrene wird durch genaues Zuhören während der Exploration den Verdacht auf Aphasie festigen können. Wer auf diesem Gebiet wenige Erfahrungen hat, sollte den Patienten einer Testuntersuchung zuführen.

An eine *Testuntersuchung* werden zwei Anforderungen gestellt: Beschreibung des Sprachverhaltens in den verschiedensten Modalitäten und quantitative Erfassung der evtl. vorliegenden Minderleistungen. Die Kategorien, die dabei überprüft werden, sind:

– das spontane Sprachverhalten,
– Nachsprechen,
– Benennen,
– Verständnis,
– Schriftsprache.

Im Interview, bei der Beurteilung des spontanen Sprachverhaltens, achtet man auf Sprachanstrengung, Flüssigkeit des Sprechens, Sprachmelodie, Artikulation, Entstellung von Wörtern, falsche Wortwahl, Wortneubildungen, Umschreibungen anstelle eines gesuchten Wortes, Fehlen des erwarteten Wortes, ferner auf die syntaktische Struktur der Sätze und das Sprachverständnis.

Ein linguistisch aufgebauter, psychometrisch zuverlässiger Test ist der *Aachener Aphasie-Test* (AAT, Huber u. Mitarb. 1982), dessen Ergebnis die Zuordnung einer Sprachstörung zu einem der aphasischen Syndrome und außerdem die Beurteilung des Schweregrads der aphasischen Störung gestattet. Der AAT eignet sich auch für Verlaufsuntersuchungen. Er liefert ebenfalls Daten für die gutachtliche Beurteilung aphasischer Patienten.

Wichtigste aphasische Syndrome

In der Literatur werden verschiedene aphasische Syndrome unterschieden. Dabei ist allerdings zu berücksichtigen, daß die Beschreibung der Symptome aus der Beobachtung von Patienten mit ischämischen Schlaganfällen abgeleitet wurde. Die klassischen sog. Standardsyndrome sind also Gefäßsyndrome, die nach Durchblutungsstörungen in Ästen der A. cerebri media vorkommen.

Schlaganfälle sind zwar mit etwas über 80 % die häufigste, aber nicht die einzige Ursache von Aphasien. Andere Ursachen sind Trauma, Hirnentzündung, degenerative Krankheiten des Gehirns und Hirntumoren. Bei diesen nichtvaskulären Krankheiten kann man nicht erwarten, die bekannten Standardsyndrome zu finden. Um so wichtiger ist es, die sprachlichen Leistungen und Minderleistungen solcher Patienten durch geeignete Tests genau zu erfassen.

Broca-Aphasie

Die Kranken sprechen spontan sehr wenig, sie haben eine große Sprachanstrengung. Die Artikulation ist undeutlich, die Stimmgebung oft monoton. Die Wörter sind in ihrer Lautstruktur verändert *(phonematische Paraphasien)*. Die syntaktische Struktur der Sätze ist stark vereinfacht *(Agrammatismus* oder *Telegrammstil)*. Im Test findet man regelmäßig auch Störungen im Sprachverständnis. Das Schreiben, das man bei rechtsseitiger Lähmung mit der linken Hand prüft, ist in ähnlicher Weise wie das Sprechen verändert.

Broca-Aphasie tritt nach Durchblutungsstörungen im Versorgungsgebiet der A. praecentralis der linken Großhirnhemisphäre auf (Kerschensteiner u. Mitarb. 1978).

Wernicke-Aphasie

Die Spontansprache der Patienten ist gut artikuliert, von normaler Sprachmelodie und gutem Sprachrhythmus. Satzlänge und Sprechgeschwindigkeit entsprechen der Normalsprache. In der Rede treten zahlreiche Paraphasien auf, und zwar Veränderungen der Lautstruktur *(phonematische Paraphasien)* und fehlerhafte Wörter *(semantische Paraphasien)*. Gelegentlich sind die Wörter so stark verändert, daß man sie inhaltlich nicht mehr identifizieren kann *(Neologismen)*. Wenn die Rede der Patienten so stark verändert ist, daß man sie nicht mehr verstehen kann, spricht man von *Jargonaphasie*.

Der Satzbau ist durch fehlerhafte Kombination und Stellung von Wörtern und Verschränkung von Satzteilen charakterisiert *(Paragrammatismus)*. Das Sprachverständnis ist erheblich beeinträchtigt, auch alle anderen sprachlichen Leistungen sind stark gestört.

Wernicke-Aphasie tritt nach Durchblutungsstörung im Versorgungsgebiet der A. temporalis superior auf (Huber u. Mitarb. 1975).

Globale Aphasie

Dies ist die schwerste Form der Aphasie. Bei ihr sind alle expressiven, rezeptiven mündlichen und schriftlichen sprachlichen Leistungen sehr stark beeinträchtigt. Globale Aphasiker versuchen manchmal erst gar nicht, sprachlich oder nichtsprachlich mit der Umgebung kommunikativen Kontakt aufzunehmen. Versuchen sie zu sprechen, ist ihre Rede schlecht artikuliert, wird mit großer Anstrengung hervorgebracht, die Sprachmelodie ist monoton, die Sätze sind kurz und enthalten stereotyp wiederholte Wortfragmente. Das Sprachverständnis ist sehr schwer gestört. Schriftsprachliche Leistungen sind gewöhnlich nicht prüfbar.

In vielen Fällen findet man Infarkte im gesamten Versorgungsgebiet der A. cerebri media (Stachowiak u. Mitarb. 1977).

Amnestische Aphasie

Das auffälligste Merkmal ist, daß die Patienten sich zwar flüssig und syntaktisch korrekt ausdrücken, daß sie aber in der Wortwahl auffällig unpräzise sind und die genaue Bezeichnung für Objekte, Eigenschaften und Tatbestände durch Umschreibungen und allgemeine, schablonenhafte Redensarten ersetzen.

Im Test findet man eine Benennungsstörung, die sich auf Hauptwörter, Eigenschaftswörter und Tätigkeitswörter erstreckt *(Wortfindungsstörung)*. Das Sprachverständnis ist fast unauffällig. Die Schriftsprache ist ähnlich beeinträchtigt wie das Sprechen. Das Lesesinnverständnis ist meist erhalten.

Die amnestische Aphasie tritt zu etwa 60 % nach ischämischen Durchblutungsstörungen auf. Sie läßt sich aber nicht dem Versorgungsgebiet einer bestimmten Hirnarterie zuordnen. Die Läsionen sind gewöhnlich temporoparietal lokalisiert. Andere Ursachen für amnestische Aphasie sind die oben genannten nichtvaskulären Krankheiten oder Schädigungen (Poeck u. Mitarb. 1974).

Sonderformen

Neben diesen Standardsyndromen gibt es eine Reihe von Sonderformen, die zahlenmäßig nicht so häufig sind wie die Standardsyndrome. Die wichtigsten davon sind: *Leitungsaphasie*, bei der das Nachsprechen herausragend gestört ist, und die *transkortikalen Aphasien*, bei denen das Nachsprechen herausragend gut erhalten ist. Für Einzelheiten wird auf Lehrbücher und Monographien verwiesen.

Dagegen kann die sog. *reine Alexie* gutachterlich eine Rolle spielen. Man versteht darunter die Unfähigkeit, Schriftzeichen zu lesen, während die Fähigkeit zu schreiben erhalten ist und keine aphasische Sprachstörung besteht. Wer das Syndrom nicht kennt, wird die Tatsache nicht einordnen können, daß die Patienten schreiben, aber das selbst Geschriebene nicht lesen können. Reine Alexie tritt nach Infarkten im Versorgungsgebiet der linken A. cerebri posterior auf. Sie ist meist von einer homonymen Hemianopsie nach rechts begleitet. Wenn diese komplett ist, also den rechten oberen und unteren Quadranten betrifft, liegt *Fahruntüchtigkeit* vor.

Die Diagnose ist leicht zu stellen, wenn man den Verdacht auf Alexie hat. Interessanterweise können die Patienten, auch wenn sie ein Wort inhaltlich nicht lesen können, Symbole aus fremden Schriftsystemen identifizieren, beispielsweise einen griechischen Buchstaben innerhalb eines „gedruckt" geschriebenen deutschen Wortes.

Andere kognitive Störungen

Die Ausdifferenzierung der Neuropsychologie hat dazu geführt, daß die psychologischen Folgen von Hirnläsionen heute sehr genau beschrieben, untersucht, bewertet und in einigen Fällen auch behandelt werden können.

Die frühere Gegenüberstellung von Störungen, die durch herdförmige Hirnläsionen bedingt sind, und solchen, welche die Folge einer „diffusen" Hirnschädigung sein sollen, wird heute unterlassen. Sehr viele in der „diffusen" Kategorie geführte kognitive Leistungsstörungen beruhen auf lokalisierbaren Läsionen, und man kennt für diese Läsionen nicht nur die intrahemisphärische Lokalisation, sondern auch eine Hemisphärenspezialisierung (sprachdominant gegen nicht sprachdominant). Ferner werden heute sehr viele psychologische Funktionen unterschieden, beschrieben und gemessen, die früher in dem globalen Konzept des „psychoorganischen Syndroms" untergingen (Poeck, 1992 a u. b).

Die *hirnorganische Wesensänderung* wurde gewöhnlich erschlossen aus der Fremdanamnese mit der Angabe einer Änderung im Verhalten und augenscheinlichen Erleben und aus dem Eindruck, den der Untersucher in der Exploration gewann. Wissenschaftliche Untersuchungen haben aber gezeigt, daß der Eindruck auch des erfahrenen Untersuchers – der aber in der Begutachtungssituation nicht immer am Werke ist – ein sehr unsicheres Kriterium abgibt, beispielsweise wenn organisch bedingte von (reaktiv) depressiv bedingten Verhaltensweisen abgegrenzt werden sollen. Über *Störungen der Intelligenzfunktionen* und deren Untersuchung haben zusammenfassend Hartje u. Sturm (1989) einen guten Überblick gegeben. (Im übrigen wird in diesem Zusammenhang auf den Beitrag von Gross u. Huber auf S. 245 ff. verwiesen.)

Spezielle Syndrome

Gedächtnisstörungen

Daß „Gedächtnis" keine einheitliche Funktion ist, war seit langem bekannt. Die moderne Gedächtnisforschung unterscheidet aber nicht nur nach der zeitlichen Dimension (Kurzzeit- oder Arbeitsgedächtnis gegen Langzeitgedächtnis), sondern sie unterscheidet materialspezifisch das Gedächtnis für verbale Inhalte (linker basaler Temporallappen) und für nichtverbale Inhalte (rechter basaler Temporallappen). Sie unterscheidet das deklarative („Wissen, daß ...") und das prozedurale Gedächtnis („Wissen, wie ..."). Diese Formen können z. B. bei schwerster globaler Amnesie differentiell sehr stark bzw. kaum beeinträchtigt sein. Die Gedächtnisforschung untersucht das episodische bzw. autobiographische Gedächtnis. Schließlich ist zu analysieren, welche Rolle z. B. Beeinträchtigungen im Arbeitsgedächtnis für andere kognitive Leistungen haben. Untersuchungsverfahren zur Feststellung von Gedächtnisstörungen sind in Tab. **17** aufgeführt.

Konzentration und Aufmerksamkeit

Dies sind natürlich zwei Seiten derselben Medaille. Aufmerksamkeit hat wenigstens zwei Aspekte mit differentieller Hemisphärenlokalisation. Wir unterscheiden die selektive Aufmerksamkeit („Selective attention"), die nach Läsionen der linken Hirnhälfte beeinträchtigt ist, und das elementare Aktivierungsniveau („Sustained attention"), welches bei und nach Läsionen der rechten Hemisphäre beeinträchtigt ist (Sturm u. Büssing 1986, Säring 1988). Untersuchungsverfahren nennt Tab. **18**.

Räumliche Orientierung und konstruktive Praxie

Beeinträchtigungen in diesen beiden Funktionen haben eine große sozialmedizinische Bedeutung und wirken sich im Alltags- und im Berufsleben sehr behindernd aus. Die zugrundeliegenden Funktionen sind bilateral in der Parietalregion organisiert, mit einer Dominanz der rechten Parietalregion (Hartje u. Sturm 1989).

Praxie

Unter den apraktischen Störungen ist die *ideatorische Apraxie* (Liepmann 1905, Poeck u. Lehmkuhl 1980) ein besonders schweres Handicap für den Betroffenen. Wir verstehen darunter eine Beeinträchtigung in der Fähigkeit, mit mehreren Objekten eine komplexe Handlung auszuführen, die ein definiertes Ziel erreichen soll. Einfache Beispiele wären: Einen Brief kuvertieren, zukleben und

Tabelle 17   Untersuchungsverfahren bei Gedächtnisstörungen (nach [17])

Verbal
Untertest „Merkaufgabe" aus dem I-S-T
Wortpaarassoziationen
Brown-Peterson-Technik zur Kurzzeitgedächtnisprüfung

nonverbal
visueller Merkfähigkeitstest von Benton
Recurring-Figures-Test von Kimura
Diagnostikum für Zerebralschädigung nach Weidlich/Lamberti
Brown-Peterson-Technik (z. B. random-Shapes) zur Kurzzeitgedächtnisprüfung

Testbatterien zur simultanen Prüfung verbalen und nonverbalen Materials:
Lern- und Gedächtnistest LGT-3 nach Bäumler
Wechsler-Memory-Scale

Tabelle 18   Untersuchungsverfahren bei Störungen von Aufmerksamkeit, Vigilanz, Reaktionsschnelligkeit (nach [17])

Aufmerksamkeit, Konzentration
Aufmerksamkeits-Belastungstest d2 (Brickenkamp)
Feldmarkierungstest FMT (Hentschel)
Revisions-Test Rev.-T.(Marschner)
Konzentrations-Leistungs-Test K-L-T (Düker/Lienert)
Konzentrations-Verlaufs-Test K-V-T (Abels)

Vigilanz:
Vigilanz-Gerät nach Quatember/Maly

Reaktionsfähigkeit:
Wiener Reaktionsgerät (einfache optische bzw. akustische Reize, Wahlreaktionsprüfung)
Wiener Determinationsgerät (komplexe Reaktionsprüfung)

Tabelle 19   Untersuchungsverfahren bei psychomotorischen Störungen (nach [17])

motorische Leistungsserie nach Schoppe (umfaßt alle sensomotorischen Koordinationsleistungen)

Untertest „Zapfenumstecken" aus dem Berufseignungstest von Schmale und Schmidtke (Handgeschicklichkeitstest)

Untertest „Unterlegscheiben ein- und ausbauen" aus dem Berufseignungstest (Fingergeschicklichkeit) frankieren, eine Telephonnummer aus dem Telephonbuch heraussuchen und am Telephonapparat wählen, Kaffee kochen oder ähnliches. Die ideatorische Apraxie ist nicht häufig. Sie ist eine Folge ausgedehnter Läsionen in der Parietalregion der sprachdominanten Hemisphäre.

Agnosien

Die *visuelle Agnosie* wurde in der alten Literatur sehr lebhaft diskutiert. Tatsächlich beobachtet man sie sehr selten. Objektagnosie wird auch in spezialisierten Arbeitsgruppen nur einmal im Verlauf mehrerer Jahre beobachtet. Dasselbe gilt für eine Störung im visuellen Erkennen von Gesichtern. Für die medizinische Begutachtung spielen Agnosien eine ganz untergeordnete Rolle.

Psychomotorik

Beeinträchtigungen der Psychomotorik sind häufig, stellen eine große Beeinträchtigung dar, sind diagnostisch leicht zu erfassen und können mit modernen, computerunterstützten Methoden erfolgreich behandelt werden. Untersuchungsverfahren nennt Tab. **19**.

Störung von Antrieb und Affektivität

Sie kommen häufig zusammen vor. Affektive Störungen müssen psychiatrisch beurteilt werden, Antriebsstörungen lassen sich mit einfachen Testverfahren nachweisen und quantitativ beurteilen. Antriebsstörungen kommen bei Läsionen in verschiedenen Abschnitten des limbischen Systems vor, aber auch bei schweren Hirnschädigungen beliebiger Lokalisation. Ihre große sozialmedizinische Bedeutung ist offensichtlich. Die therapeutischen Möglichkeiten sind gering.

Sogenanntes Stirnhirnsyndrom

In der Literatur und vielen Lehrbüchern werden zwei sog. Stirnhirnsyndrome unterschieden. Eines nach Schädigung basaler Anteile des Frontallappens soll durch emotionale Verflachung und mangelnde affektive Steuerung charakterisiert sein. Das zweite Stirnhirnsyndrom, das mit Läsionen der Konvexität des Stirnhirns in Beziehung gesetzt wurde, war vor allem durch eine erhebliche Antriebsstörung gekennzeichnet.

Diese beiden Syndrome haben sich weder als funktionelle Einheit noch in lokalisatorischer Hinsicht bestätigt. Dagegen sind nach umschriebenen Läsionen des Stirnhirns vielfältige definierbare und einzeln testbare Leistungsstörungen beschrieben worden. Die wichtigste davon ist das Erkennen und Befolgen von Regeln. Diese Fähigkeit wird mit dem *Wisconsin-Card-Sorting-Test* (Milner 1963) gut erfaßt. Eine Beeinträchtigung dieser Fähigkeit wird zu erheblichen Umstellungsschwierigkeiten im täglichen und beruflichen Leben führen. Eine detaillierte Beschreibung der neuropsychologisch erfaßbaren Leistungsstörungen nach Frontallappenläsionen findet sich bei Milner u. Petrides (1984) sowie v. Cramon u. Mitarb. (1993).

Untersuchung auf neuropsychologische Leistungseinbußen

Die Vielfalt der neuropsychologischen und kognitiven Störungen, die in diesen Absätzen nur knapp skizziert werden kann, macht eines deutlich: Ohne eine gründliche Testuntersuchung, bei der die Leistungen in jeder einzelnen der hier genannten Kategorien überprüft werden, kann man weder die Leistungseinbußen als Folge einer Hirnschädigung noch die verbliebene Leistungskonstellation angemessen beurteilen.

Eine psychologische Testuntersuchung kann nicht von Personen ausgeführt werden, welche keine psychologische Ausbildung haben. Eine solche Untersuchung verlangt mehr als das Anwenden von Tests. Insbesondere muß die Auswertung der Daten und die Bewertung der Ergebnisse im Zusammenhang als Teil des Studiums der Psychologie gelernt werden.

Zur neurologischen Begutachtung eines Hirnbeschädigten gehört also im Idealfall eine *neuropsychologische Zusatzbegutachtung*, ausgeführt von einem Kollegen, der ausreichend Erfahrung mit hirngeschädigten Patienten und den anfallenden Fragestellungen hat.

Begutachtung

MdE-/GdB-Einschätzung und Beurteilung der Leistungsfähigkeit im Erwerbsleben

Die allgemeinen Grundsätze zur Einschätzung der *MdE* oder des Grades der Behinderung *(GdB)* bei Hirnbeschädigungen geben zur Beurteilung die Unterscheidung von drei Schweregraden an die Hand (s. auch S. 49):
– Hirnbeschädigung mit geringer Leistungsbeeinträchtigung 30– 40 (v. H.),
– Hirnbeschädigung mit mittelschwerer Leistungsbeeinträchtigung 50– 60 (v. H.),
– Hirnbeschädigung mit schwerer Leistungsbeeinträchtigung 70–100 (v. H.).

Bei Aphasien werden für die verschiedenen Rechtsgebiete unterschiedliche MdE-/GdB-Anhaltswerte angegeben (S. 50):
– leichte oder Restaphasie 30– 40 (v. H.),
– mittelgradige Aphasie 40– 80 (v. H.),
– schwere Aphasie 100 (v. H.).

Liegt, wie häufig, eine Kombination von Aphasie und anderen neurospychologischen Beeinträchtigungen vor, so ist die MdE bzw. der GdB entsprechend höher einzuschätzen. Wenn irgend möglich und wenn der Patient testbar ist, sollten alle aphasischen Patienten auch im Hinblick auf andere kognitive Leistungsstörungen getestet werden, weil man nicht damit rechnen darf, daß eine Aphasie als isoliertes Symptom nach einer Hirnschädigung besteht.

Neben der Einschätzung des GdB oder MdE-Grades muß auch die *Berufsfähigkeit* und *Erwerbsfähigkeit* von Hirnbeschädigten gutachtlich beurteilt werden. Hierfür können nur allgemeine Regeln angegeben werden. Patienten mit schwerer Aphasie sind in aller Regel erwerbsunfähig. Dasselbe gilt für Patienten mit einer schwer ausgeprägten Kombination neuropsychologischer Störungen. Dagegen kann Erwerbsfähigkeit auch bei mittelschwerer Aphasie bestehen bleiben, selbst wenn der Patient wegen seiner Sprachstörung berufsunfähig ist.

Einer unserer Patienten konnte bei der Bundespost vom Schalterdienst zum Briefsortieren umgesetzt werden, wo er zur vollen Zufriedenheit arbeiten konnte, denn seine Lesefähigkeit war ausreichend erhalten, während die Restsymptome der Broca-Aphasie ihn im mündlichen Kontakt erheblich beeinträchtigten.

Beurteilung der Fahrtauglichkeit

Eine Halbseitenblindheit, eine schwere Störung der räumlichen Orientierung oder eine ideatorische Apraxie schließen selbstverständlich die Fahrtauglichkeit aus. Auch bei schwerer Beeinträchtigung der Umstellungsfähigkeit, des psychomotorischen Tempos, der Aufmerksamkeit und Konzentrationsfähigkeit ist Fahrtauglichkeit nicht mehr gegeben.

Dagegen soll man nicht ohne weiteres die Fahrtauglichkeit eines Patienten mit *aphasischer Sprachstörung* verneinen. Sofern die Patienten keine Apraxie haben und Verkehrszeichen und Farbsignale erkennen und richtig befolgen können, kann durchaus Fahrtauglichkeit gegeben sein. Ein halbseitengelähmter Aphasiker kann in einem umgerüsteten Fahrzeug noch so viel Mobilität haben, daß die Qualität seines Lebens dadurch erheblich verbessert wird. Voraussetzung dafür, daß man einem Aphasiker die Fahrtauglichkeit bejaht, ist eine spezielle neuropsychologische Untersuchung, die zweckmäßig beim TÜV vorgenommen wird. Für diese Untersuchung wird gewöhnlich ein Attest über die sprachlichen, insbesondere schriftsprachlichen Leistungen des Patienten und seinen neurologischen Status verlangt. Wird in einem solchen Falle die Fahrtauglichkeit bejaht, so wird dem Patienten eine entsprechende Bescheinigung gegeben, die er ständig bei sich führt und im Falle einer Verkehrskontrolle vorweisen kann, damit er nicht von Laien falsch beurteilt wird (z. B. als verwirrt oder unter Drogen stehend).

Beurteilung der Geschäfts- und Testierfähigkeit

Wenn ein Patient eine Hirnschädigung hat, die seine sprachliche Kommunikationsfähigkeit beeinträchtigt, taucht rasch die Frage auf, ob er *geschäftsfähig* sei. Grundsätzlich bedingt eine aphasische Sprachstörung nicht notwendig Geschäftsunfähigkeit. Häufig erlauben die neurologischen und psychologischen Befunde und die Ergebnisse der Sprachuntersuchung eine klare Aussage dazu, ob der Patient eine gültige Willenserklärung abgeben kann (s. hierzu den Beitrag von Bresser auf S. 124 ff.).

Liegt keine Aphasie vor, aber eine Kombination anderer neuropsychologischer Beeinträchtigungen, wird die Umgebung des Patienten, einschließlich des Hausarztes, erst bei sehr schwerer Ausprägung die Möglichkeit erörtern, ob Geschäftsfähigkeit gegeben sei. Bei der neuropsychologischen Untersuchung werden dann neben der Merkfähigkeit besonders die Fähigkeiten des schlußfolgernden Denkens überprüft werden müssen, wofür ebenfalls standardisierte Testverfahren verfügbar sind.

Bei der *Erstellung eines Testamentes* wird der Notar sich selbst einen Eindruck verschaffen und in der Regel die notwendigen neurologischen Informationen einholen. Erfahrene Notare können den Geisteszustand ihrer Klienten oft besser beurteilen als unerfahrene jüngere Ärzte. Will ein aphasischer oder in anderer Weise neuropsychologisch beeinträchtigter Patient ein Testament errichten und hat der Arzt Zweifel an der Testierfähigkeit, so soll er dem Notar, wenn irgend möglich, Informationen über eine neuropsychologische Testuntersuchung an die Hand geben.

Sehr schwierig zu entscheiden sind die Fälle, in denen der Erblasser verstorben ist und sein Testament angefochten wird. Aus guten Gründen unterliegt die Anfechtung eines Testaments besonders strengen Anforderungen. Es wird verlangt, daß jeder Zweifel an der *Testierfähigkeit* schweigt, daß also die *Testierunfähigkeit* ganz klar bejaht werden kann.

Auf diesem Gebiet sind die meisten Mediziner überfordert, zumal die Unterlagen nachträglich häufig nicht mehr genügend objektive Angaben über das Sprachvermögen, insbesondere das Sprachverständnis sowie die Urteilsfähigkeit und Belastbarkeit des Erblassers enthalten. Eine sehr geläufige Verwechslung ist die Wernicke-Aphasie mit Verwirrtheit. Es gibt aber auch rechtsmedizinisch erfahrene Gutachter, welche das Sprachverständnis, die Urteilsfähigkeit und die Fähigkeit, sich ggf. nichtsprachlich zustimmend oder ablehnend zu äußern, für einen aphasischen Patienten falsch einschätzen und voreilig verneinen. Um die Testierfähigkeit eines aphasischen Patienten nur nach der Aktenlage angemessen beurteilen zu können, sollte der Gutachter ausreichende persönliche Erfahrungen mit sprachgestörten Patienten haben. Sind die Akten so unzureichend, daß ein fundiertes Urteil nicht möglich ist, so soll der medizinische Gutachter dies klar sagen und nicht Vermutungen äußern, die durch die Unterlagen nicht gedeckt sind. Wenn der Gutachter die Testierfähigkeit nicht klar und gut begründet verneint, so ist das Testament gültig.

Literatur

1 Abels, D.: Konzentrations-Verlaufs-Test (KVT) nach H. Düker. Hogrefe, Göttingen 1961
2 Amthauer, R.: Intelligenz-Struktur-Test (IST70). Hogrefe, Göttingen 1973
3 Bäumler, G.: Farbe-Wort-Interferenztest (FWIT) nach J.R. Stroop, 5. Aufl. Huber, Bern 1981
4 Bäumler, G.: Lern- und Gedächtnistest (LGT 3). Hogrefe, Göttingen 1974
5 Brickenkamp, R.: Handbuch apparativer Verfahren in der Psychologie. Hogrefe, Göttingen 1986
6 Brickenkamp, R.: Test d2. Aufmerksamkeits-Belastungstest. Handanweisung, 7. Aufl. Hogrefe, Göttingen 1981
7 Der Bundesminister für Arbeit und Sozialordnung, Bonn: Anhaltspunkte für die ärztliche Gutachtertätigkeit im sozialen Entschädigungsrecht und nach dem Schwerbehindertengesetz. Köllen, Alfter-Oedekoven 1983
8 Hartje, W., H. Rixecker: Der Recurring-Figures-Test von Kimura. Normierung an einer deutschen Stichprobe. Nervenarzt 49 (1978) 354–356
9 Hartje, W., W. Sturm: Räumliche Orientierungstörung und konstruktive Apraxie. In Poeck, K. (Hrsg.): Klinische Neuropsychologie, 2. Aufl. Thieme, Stuttgart 1989 (S. 255–266)
10 Hartje, W., W. Sturm: Störungen der Intelligenzfunktionen. In Poeck, K. (Hrsg.): Klinische Neuropsychologie, 2. Aufl. Thieme, Stuttgart 1989 (S. 311–314)
11 Hentschel, H: Der Feldmarkierungstest (FMZ). Anweisung. Huber, Bern 1972
12 Huber, W., K. Poeck, D. Weniger: Aphasie. In Poeck, K. (Hrsg.): Klinische Neuropsychologie, 2. Aufl. Thieme, Stuttgart 1989
13 Huber, W., K. Poeck, L. Springer: Sprachstörungen. Trias, Stuttgart 1991
14 Huber, W., M. Kerschensteiner, K. Poeck, F.-J. Stachowiak und D. Weniger: Aphasien. In Hopf, H., Ch. Poeck, H. Schliack: Neurologie in Praxis und Klinik, Bd. 1, 2. Aufl. Thieme, Stuttgart 1992
15 Lienert, G.A.: Konzentrations-Leistungs-Test (KLT) nach H. Düker. Hogrefe, Göttingen 1965

16 Marschner, G.: Revisions-Test (Rev. T.) nach B. Stender. Hogrefe, Göttingen 1972
17 Poeck, K.: Der Beitrag der Neuropsychologie zur Diagnose und Erforschung der Demenzen. In Häfner, H., M. Hennerici: Psychische Krankheiten und Hirnfunktionen im Alter. Fischer, Stuttgart 1992
18 Poeck, K.: Neuropsychologische Aspekte der verschiedenen Formen von Demenz. In Hopf, H.Ch., K. Poeck, H. Schliack: Neurologie in Praxis und Klinik, Bd. 1, 2. Aufl. Thieme, Stuttgart 1992
19 Säring, W.: Aufmerksamkeit. In von Cramon, D., J. Zihl (Hrsg.): Neuropsychologische Rehabilitation. Springer, Berlin 1988
20 Schmale, H., H. Schmidtke: Berufseignungstest (BET). Huber, Bern 1966
21 Schoppe, J.J.: Gerätebeschreibung Motorische Leistungsserie. Neue Bearbeitung. Hogrefe, Göttingen 1979
22 von Cramon, D.Y., G. Matthes von Cramon: Problemlösendes Denken. In von Cramon, D.Y., N. Mai, W. Ziegler (Hrsg.): Neuropsychologische Diagnostik. VCH, Weinheim 1993
23 Weidlich, S., G. Lamberti: DCS: Diagnosticum für Cerebralschädigung, Huber, Bern 1980

Hirnorganische Anfälle

H. Penin

Einleitung

Die neurologische Begutachtung des durch Epilepsie behinderten Menschen wird in der Literatur übereinstimmend als problemreich und schwierig erachtet. Sie erfordert ein hohes Maß an Zuwendung und Geduld, umfassende Kenntnisse und Erfahrung im Fachgebiet sowie mehr und mehr sozialmedizinischen Sachverstand. War der „Epileptiker" früherer Jahre häufig zum Nichtstun verurteilt, so haben die diagnostischen und therapeutischen Erfolge der letzten Jahrzehnte und die günstigen Resultate rehabilitativer Maßnahmen der jüngsten Zeit eine Fülle sozialmedizinischer Probleme aufgeworfen (7, 9, 22, 23, 32), deren Bewältigung ohne gutachterliche Mitarbeit des Neurologen nicht vorstellbar ist.

Die zentralen Fragen der ärztlichen Begutachtung betreffen die Problemlage des *ursächlichen Zusammenhangs* (Versorgungswesen, gesetzliche und private Unfallversicherung, beamtenrechtliche Unfallfürsorge – S. 12 ff.) und die *Leistungsbeschränkung im Erwerbsleben* (gesetzliche Rentenversicherung – S. 73 ff.). Wird die kausale Verknüpfung von Gesundheitsschädigung und Gesundheitsschaden mit der dafür erforderlichen „Wahrscheinlichkeit" bejaht, so muß die Schädigungsfolge nach *MdE-Graden* gemessen werden, während die Begutachtung im Rentenverfahren keiner Kausalitätsbeurteilung bedarf und bereits seit 1957 (Neuregelung der Rentengesetze) zugunsten einer funktionalen Betrachtung von Leistungsminderung und restlichem Leistungsvermögen eine Einschätzung in MdE-Prozentsätzen obsolet sein läßt.

Somit sind die Beurteilungskriterien zwischen Versorgungswesen und Unfallversicherung auf der einen und gesetzlicher Rentenversicherung auf der anderen Seite unterschiedlich zu handhaben und in bezug auf die Anwendungspraktiken, wie wir noch später sehen werden, in vieler Hinsicht different. Die Beurteilung der *Dienstfähigkeit des Beamten* mit Epilepsie erfolgt in Anlehnung an die in der Rentenversicherung übliche Fragestellung der Berufsunfähigkeit (S. 100 f.).

Darüber hinaus hat sich der Neurologe noch mit einer Fülle anderer, den Patienten mit Epilepsie betreffender Probleme gutachterlich auseinanderzusetzen: Das beginnt mit alltäglichen Fragen seitens der Krankenversicherung nach der *„Arbeitsfähigkeit"* und *„Behandlungsbedürftigkeit"* des Anfallkranken (S. 81 ff.). Private Kranken- und Lebensversicherungen erbitten ausführliche Formgutachten, um bei Übernahme des Patienten mit Epilepsie das Versicherungsrisiko richtig einschätzen zu können. In die *private Unfallversicherung* werden Anfallkranke nicht oder seit 1976 unter Vorbehalt aufgenommen. Von der Kraftfahrt-Insassen-Unfallversicherung sind Personen mit Epilepsie seit dem 1. 1. 1982 nicht mehr ausgeschlossen. Gutachten mit der Frage der *Kraftfahrtauglichkeit* Epilepsiekranker können in Grenzfällen außerordentlich problematisch werden (S. 109 ff.). Gutachterliche Äußerungen zum Zweck der Entscheidungshilfe werden vom Neurologen in zunehmender Häufigkeit im Hinblick auf die arbeitsmedizinische Beurteilung eines an Epilepsie erkrankten Arbeitnehmers erbeten. Dabei geht es unter anderem um die *berufliche Eingliederung* eines Anfallkranken oder die Sicherung des Arbeitsplatzes (S. 103 ff.). Von den Versorgungsämtern werden in großer Zahl Berichte nach dem seit 1974 gültigen *Schwerbehindertengesetz* (SchwbG) angefordert, nachdem Patienten mit Epilepsie ganz offenbar die Hemmung abgelegt haben, Antrag zu stellen. Schließlich fordert die Bundeswehr vom behandelnden Neurologen einen Bericht an, wenn bei der *Musterung* von „Anfällen" die Rede ist. Wie die Erfahrung lehrt, werden selbst Anwärter mit längst „ausgeheilter" Epilepsie und unauffälligem EEG in aller Regel nicht in die Bundeswehr eingestellt.

Probleme der *forensischen* Begutachtung, wie Schuldfähigkeit, Geschäftsfähigkeit und Betreuungsrecht, werden an anderer Stelle ausführlich erörtert (S. 122 ff.).

Rehabilitation

Bei der *Rehabilitation* der Anfallkranken sollte der Neurologe den medizinischen Teil der Rehabilitation verantworten und seinerseits die Fachkräfte der Arbeitspraxis über die behinderungsspezifische Einschränkung des Patienten mit Epilepsie beraten. Daß sich hier die besondere Anfalls- und Verlaufsform, aber auch der psychische Befund weichenstellend auswirken, liegt auf der Hand. Damit ist aber noch nichts über den realistischen Arbeitseinsatz in bezug auf *Leistungsverhalten* und *Dauerbelastungsfähigkeit* sowie *Gruppenfähigkeit* des einzelnen ausgesagt. Ein nicht zu unterschätzendes Problem ist der gelegentlich anzutreffende Widerstand gegen eine Ausschöpfung der heute zur Verfügung stehenden therapeutischen Möglichkeiten und gegen oft langwierige soziale Rehabilitationsmaßnahmen sowohl bei den Anfallspatienten als auch bei den Institutionen. Für eine erfolgreiche Rehabilitation ist deshalb eine weitere wesentliche Voraussetzung, daß der Rehabilitand ein gewisses Maß an Selbständigkeit, d. h. Eigenverantwortlichkeit für die persönlichen Belange und für seine Krankheit besitzt oder erwirbt. Erst daraus erwächst das so wichtige Motivationsverhalten, ein Berufsziel trotz krankheitsbedingter Rückschläge erreichen zu wollen. Die soziale Diagnose, die *Belastungserprobung* mit Hilfe von psychologischen Untersuchungen und kontrollierter Arbeitstherapie, aber auch die enge Zusammenarbeit mit den Arbeitsämtern, gehören zum Aufgabenkatalog einer neurologischen Fachabteilung oder Klinik. Die anschließende *„Arbeitserprobung"* und *„Berufsfindung"* ist dagegen Aufgabe der Arbeitsämter. Bei der Arbeitserprobung wird konkret, d. h. am Material, am simulierten Arbeitsplatz vorgeprüft, ob und in welchem Umfang Berufs- und Ausbildungsfähigkeit besteht, und zwar mit dem Ziel, ein nach Eignung und Neigung des Rehabilitanden abgestuftes Anlern- oder Umschulungsprogramm zu erarbeiten.

Berufsbildungs- und Berufsförderungswerke haben ihr eigenes Kurrikulum, auf das hier nicht eingegangen werden kann. Wichtig ist allerdings, daß parallel zu den sozialen Maßnahmen eine besonders aufmerksame EEG- und serumkontrollierte Anfallsbehandlung erfolgen muß, weil nur dann, wenn medizinische und soziale Rehabilitation gleichzeitig durchgeführt werden, gute Resultate zu erwarten sind. Nach bisher vorliegenden Berichten ist bei Umschulung und Anlernung mit einem Ergebnis von 60–70 % anschließend Berufstätiger zu rechnen (9, 21, 22).

Beurteilung des ursächlichen Zusammenhanges

Rauschelbach hat am Beispiel der traumatischen Epilepsien wiederholt grundsätzliche Ausführungen über die Voraussetzungen für die Annahme eines kausalen Zusammenhanges gemacht und vor allem das Abwägen im Zweifelsfall anschaulich beschrieben (26). Worauf kommt es an?

Für die Kausalitätsbeurteilung bei Epilepsie sind die Beziehungen zwischen Manifestationsalter und den häufigsten Ätiologien generell von Bedeutung. Tab. **20** gibt eine Verteilung dieser Parameter wieder. Demnach kann man, auch in Übereinstimmung mit eigenen Untersuchungen von Rentenbewerbern mit Epilepsie (18), im wesentlichen vier sich überschneidende, ätiologisch relevante Manifestationsbereiche unterscheiden: „Genetischer Gipfel" (5.–20. Lebensjahr), „Trauma-Gipfel" (20.–40. Lebensjahr), „Tumor-Gipfel" (40.–60. Lebensjahr) und „Kreislauf-Gipfel" (60.–80. Lebensjahr).

Die überwiegend genetisch bedingten Epilepsien lassen sich gut abgrenzen. Hierfür ist allerdings die Kenntnis einiger grundlegender Definitionen und epidemiologischer Daten Voraussetzung:

Von Epilepsie als Krankheit unterscheiden wir den epileptischen Anfall als eine unspezifische zerebrale Reaktion. „Unspezifisch" ist die *epileptische Reaktion* deswegen, weil sie bei jedem Menschen durch die unterschiedlichsten Noxen ausgelöst werden kann. Jedes Gehirn ist also „physiologischerweise" krampffähig. Daneben gibt es 4–5 % Menschen mit einer genetisch gesteigerten Krampfbereitschaft, die im Laufe ihres Lebens „bei Gelegenheit" einen epileptischen Anfall erleiden: Neugeborenenkrämpfe, Fieberkrämpfe, Streßkrämpfe, Anfälle nach Entzug von Alkohol oder Medikamenten u. a. m. Wir sprechen von *„Gelegenheitsanfällen"*, die zum epileptischen Merkmalskreis gehören, aber noch nicht zur Epilepsie im engeren Sinne gezählt werden.

Tabelle 20 Beziehungen zwischen Manifestationsalter und Ätiologie (nach Niedermeyer [17])

0–7 Jahre	7–20 Jahre	21–40 Jahre	41–60 Jahre	> 60 Jahre
1. Residualschäden von frühkindlichen Hirnläsionen 2. Genetische Disposition 3. Sonstiges	1. Genetische Disposition 2. Hirntrauma 3. Residualschäden von frühkindlichen Hirnverletzungen 4. Gefäßmißbildungen 5. Hirntumoren 6. Sonstiges	1. Hirntrauma 2. Hirntumoren 3. Gefäßmißbildungen 4. Residualschäden von frühkindlichen Hirnverletzungen 5. Sonstiges	1. Hirntumoren 2. Zerebrale Gefäßsklerose 3. Hirntrauma 4. Sonstiges	1. Zerebrale Gefäßsklerose 2. Hirntumoren (primär oder metastatisch) 3. Sonstiges

Erst wenn sich epileptische Anfälle spontan, d. h. ohne erkennbare äußere oder innere Einwirkung, wiederholen, liegt eine *chronische Epilepsie* vor. Nur etwa 1–3 % der Menschen mit Gelegenheitsanfällen erfahren eine solche Entwicklung zur chronischen Epilepsie, von der im übrigen 5 von 1000 Menschen, d. h. 0,5 %, betroffen sind. Zählt man aber alle Menschen, die mindestens zwei unprovozierte epileptische Anfälle erlitten haben und mindestens einen davon in den letzten fünf Jahren, und alle Personen, die wegen Epilepsie behandelt werden, so kommt man auf eine Prävalenzrate von 1 % der Bevölkerung, die an sog. *aktiver Epilepsie* leiden (10). Epilepsien sind also häufige Erkrankungen.

Untersuchungen zur Genetik der Epilepsie beruhten früher auf Zwillings- und Familienforschung. Man gelangte für idiopathische und symptomatische Epilepsien zu sehr unterschiedlichen Zahlen, die sich je nach Zusammensetzung des Krankengutes verschoben. Heute ist die ätiologische Betrachtungsweise zugunsten einer syndromatischen Zuordnung der Heredität in den Hintergrund getreten (Tab. 21).

Leidet auch der andere Partner an Epilepsie oder ist er auch nur dazu disponiert (Fieberkrämpfe, EEG-Merkmale), so wächst das Risiko sprunghaft an.

Nicht die Krankheit, sondern die Disposition zur Epilepsie wird vererbt. Diese läßt sich nach Art eines spezifischen Labortestes aus dem EEG erkennen. Als Indikator gelten nicht nur bilateralsynchrone Spikes and waves und eine Photosensibilität (irreguläre Spikes and waves), sondern auch monomorphe 4–7/s-Rhythmen innerhalb der Grundaktivität und zentrotemporale Sharp-wave-Foci während der Kindheit. Die hereditäre Disposition ist heterogener Art und beruht nach den bisherigen Erkenntnissen auf verschiedenen genetischen Faktoren, die sich im EEG als differente Merkmale äußern. Da etwa 15 % aller gehirngesunden Kinder die genannten Auffälligkeiten im EEG zeigen, gibt es wesentlich mehr latente Merkmalsträger (ca. 10 %) als manifeste Epilepsien (2, 3).

Tabelle 21 Epilepsierisiko in bezug auf verschiedene Epilepsieformen, a) bei den Nachkommen, b) bei den Geschwistern von Kindern mit Epilepsie (nach Doose [2, 3])

Epilepsieformen	Nachkommen	Geschwister
Primär generalisierte kleine und/oder große Anfälle	8–12 % (wenn Mutter betroffen, höher: ca. 15 %)	8–12 % (wenn Mutter betroffen, höher: ca. 20 %)
Primär generalisiertes myoklonisch-astatisches Petit mal	?	13–20 %
Elementar- und komplex-fokale Anfälle (Jackson-Anfälle, psychomotorische Anfälle)	3–5 %	3–5 %
Fokale Anfälle mit zentrotemporalen Sharp-waves (gutartige kindliche Epilepsie)	?	15 %

Posttraumatische Epilepsien sind zahlenmäßig die häufigsten unter den symptomatischen Anfallserkrankungen und gelten als typische Komplikationen nach Schädelhirntrauma. Pathogenetisch wird die Gehirnnarbe durch noch ungeklärte Umbauprozesse zum epileptogenen Fokus. Bei der verbreiteten genetischen Disposition zur Epilepsie (10–15 %; s. weiter oben) ist ein häufiges Zusammentreffen von erblich gesteigerter Krampfbereitschaft und traumatischer Läsion zu erwarten (in jedem 6.–10. Fall). Die Häufigkeit der posttraumatischen Epilepsie richtet sich nach Art, Ausmaß und Lokalisation der Gehirnverletzung (s. hierzu Abb. **12**). Nach gedeckten Schädelhirntraumen sollen Spätepilepsien in 3–5 %, bei offenen Gehirnverletzungen in 20–30 % vorkommen (Statistiken der beiden Weltkriege und des Korea- und Vietnam-Krieges). Bis zu 70 % aller Anfälle manifestieren sich in den ersten zwei Jahren nach dem Schädelhirntrauma. Dagegen kommt es bei offenen Gehirnverletzungen nicht selten vor, daß die Manifestation einer posttraumatischen Epilepsie bis zum 10. Jahr danach erfolgt. In Einzelfällen wurden Latenzzeiten von über 30 Jahren beschrieben (29).

Der *Gehirntumor* als überwiegende oder alleinige Ursache einer Epilepsie ist versicherungsrechtlich ohne Bedeutung, es sei denn, es handelt sich um einen „posttraumatischen" Tumor, der u. a. epileptische Anfälle zur Folge hat. Die gutachtliche Anerkennung eines ursächlichen Zusammenhangs zwischen Schädelhirntrauma und nachfolgendem Gehirntumor erstreckt sich jedoch auf Einzelfälle (11) und bedarf einer besonders sorgfältigen Prüfung der Kriterien und Grundfragen (S. 167).

Epilepsien bei den verschiedenen Formen der *zerebrovaskulären Insuffizienz*, vor allem solche vom psychomotorischen Typ, sind häufiger, als der Neurologe zu Gesicht bekommt. Es handelt sich meist um Epilepsien auf dem Boden einer chronisch fortschreitenden Gehirnarteriosklerose mit Stenosen und Gefäßverschlüssen, die für die Entstehung eines entschädigungspflichtigen Anfallleidens (Kriegsopferversorgung, Unfallversicherung) allenfalls als eine unter mehreren wesentlichen Bedingungen (Ursachenbündel) relevant wird.

Aber damit sind schon Problemfälle angesprochen, ehe die *Grundlagen für die Kausalitätsbegutachtung* genügend erörtert wurden:

Als erstes muß belegt sein, daß bei dem zu Begutachtenden tatsächlich epileptische Anfälle auftreten und daß diese Epilepsie erst nach dem geltend gemachten Entschädigungsereignis manifest geworden ist (26). Diesbezügliche Unterlagen mit ärztlicherseits beobachteten Anfällen fehlen allzu häufig. Deshalb ist der neurologische Gutachter auf die subtile Erhebung der Anamnese angewiesen. Hierbei muß er differenzieren zwischen dem, was der Patient in Verbindung mit dem Anfall subjektiv erlebt und hinterher erinnern kann, und dem, was er von Beobachtern im Nachhinein erfahren konnte. Schließlich muß der Sachverständige ein besonderes Gespür entwickeln für eine Anfallsbeschreibung, die aus Büchern oder bei der Beobachtung von Mitpatienten erlernt worden ist. Trotz solcher ungünstigen Umstände kann der epileptologisch geschulte Arzt oft schon anhand kritischer Details entscheiden, ob es sich um Epilepsie handelt und welcher Anfallstyp vorliegt. In anderen Fällen kommt er ohne Anfallsbeschreibung durch Angehörige nicht aus. Selbst dann gibt es noch schwierig zu diagnostizierende Anfallsleiden, die ohne Anwendung von Zusatzuntersuchungen nosologisch nicht zugeordnet werden können. Werden für Epilepsie typische Potentiale im EEG nachgewiesen, so gilt die Verdachtsdiagnose als bestätigt. Da aber gar nicht selten solche Potentiale im Routine-EEG und selbst unter Hyperventilation und Photostimulation fehlen (in ca. 10–30 %), ist die Anwendung von speziellen Aktivationsmethoden erforderlich. Je nach Verlaufsform ist es einmal der natürliche Schlaf (z. B. beim Schlaf-Grand-mal oder bei nächtlich auftretenden komplex-fokalen Anfällen), ein anderes Mal der Schlafentzug (z. B. beim Aufwach-Grand-mal oder bei Absencen und Impulsiv-Petit-mal), und in besonders schwierigen Fällen eine medikamentöse Provokation, z. B. mit Bemigrid.

Die Durchführung und Effizienz solcher Aktivationsmaßnahmen sowie die Beurteilung der diagnostischen Wertigkeit wurden von Fröscher u. Stefan beschrieben (5).

Treten Anfälle auf, die zwar vom Gutachter beobachtet wurden, aber nur unsicher einer organischen Krankheit zugeordnet werden können, so kommt neuerdings eine spezielle Funktionsdiagnostik zum Zuge, mit der man so manche Anfallskrankheit differentialdiagnostisch und differentialtypologisch endgültig klären kann. Gemeint ist die simultane Doppelbild-Aufzeichnung (SDA) mit Hilfe des Fernsehens und das mobile Langzeit-EEG (MLE) mittels der 24-Stunden-Miniaturkassette, Verfahren, die schwerpunktmäßig von epileptologischen Ableitungen und Zentren durchgeführt werden. Hinsichtlich des technischen Aufwandes und der Effizienz dieser Verfahren muß auf die einschlägige Literatur verwiesen werden (30, 31).

Zweitens muß der Gutachter aufgrund der Unterlagen und nach den Angaben des zu Begutachtenden den sicheren Eindruck gewinnen, daß der Betroffene seinerzeit, manchmal viele Jahre zurückliegend, eine substantielle Gehirnschädigung erlitten hat (26).

Geht es um die Frage der Gehirnverletzung, so ist zu prüfen, ob nicht nur eine Gehirnerschütterung oder lediglich eine Kopfprellung erfolgt war. Wichtige Anhaltspunkte für die Contusio cerebri sind die Dauer der Bewußtlosigkeit und das Auftreten – wenn auch oft nur flüchtiger – neurologischer Ausfallserscheinungen. Ein EEG-Befund liegt für die Zeitspanne der akuten traumatischen Symptomatik in der Regel nicht vor.

Läßt sich die Diagnose einer stattgehabten Gehirnverletzung durch Unterlagen oder anamnestische Angaben nicht sichern, so bleibt der Weg der objektiven Befunderhebung. Neben dem neurologischen und psychischen Befund können die Röntgen-Schädelleeraufnahmen und das Elektroenzephalogramm schon wesentlich dazu beitragen, eine auch weit zurückliegende Schädelhirnverletzung zu belegen. Gelingt das nicht, so wird man heute nicht lange mit der Anfertigung eines kranialen Computertomogramms (CT) oder Kernspintomogramms (MRT) zögern. Aber auch ein normales CT oder MRT schließt eine leichte Contusio cerebri, etwa in Form einer Gehirnprellung, vor allem in basisnahen Rindenbezirken nicht aus. Andererseits ist bekannt, daß gerade kortikale Prellungsherde des Stirn- und Schläfenhirns als Ursache einer traumatischen Epilepsie relativ häufig beobachtet werden. Außerordentlich schwierig kann die Beurteilung eines Schädeltraumas mit Gehirnverletzung durch Sturz im Anfall werden. Meist hat der Patient eine Amnesie für den Anfall wie für den Unfallhergang. Die Frage nach dem post oder propter kann oft nicht beantwortet werden.

Eine ebenso kritische Beurteilung des schädigenden Vorgangs und seiner Folgen ist bei anderen einmaligen Schädigungsereignissen und nachfolgender Epilepsie erforderlich. Das gilt für das Überstehen einer Meningitis oder Enzephalitis, einer schweren Intoxikation oder einer, wodurch auch immer herbeigeführten zerebralen Hypoxie. Auch hier muß der Neurologe aufgrund seiner klinischen Erfahrung zuerst einmal darüber entscheiden, ob das Krankheitsereignis geeignet war, eine irreversible Gehirnschädigung zu hinterlassen. Das setzt voraus, daß das Schädigungsereignis eine für die jeweilige Erkrankung charakteristische neurologische wie psychische Verlaufssymptomatik und ein entsprechendes subjektives Beschwerdebild verursacht hat, denn immerhin kann eine nachgewiesene Substanzschädigung des Gehirns auch Folgezustand konkurrierender Ursachen sein, z. B. Folge von prä-, peri- oder postnatalen Gehirnschädigungen.

Ist der Sachverhalt in der bisher besprochenen Weise geklärt, dann geht es um die Frage, ob die nachgewiesene Gehirnschädigung für die vorliegende Epilepsie als *„wesentliche Bedingung"* angesehen werden kann. Trifft das zu, so ist eine solche Bedingung *Ursache* im Sinne des Gesetzes. Als ein einfaches Beispiel hierfür gilt die fokale Epilepsie nach Granatsplitterverletzung.

Noch einfacher ist die Zusammenhangsbeurteilung, wenn das Schädigungsereignis ursächlich von untergeordneter Bedeutung ist. Beispiel: Schlafentzug und Alkoholgenuß am Vorabend, Grand-mal-Anfälle vom Aufwachtyp am nächsten Morgen. – Die Exposition erfüllt lediglich die Bedingung einer „Auslösung", während der genetischen Disposition die überragende und damit entscheidende Bedeutung zukommt.

Waren dagegen mehrere das Gehirn schädigende Noxen an der Entstehung einer Epilepsie beteiligt, z. B. auch eine im EEG nachweisbare Krankheitsdisposition, so kann nur dann ein ursächlicher Zusammenhang mit der Gehirnschädigung angenommen werden, wenn der speziellen Noxe gegenüber den anderen Schädigungen des Gehirns bzw. gegenüber der „Anlage" eine überragende oder zumindest annähernd gleichwertige Bedeutung zukommt (S. 18 ff.).

Gerade ein solcher Sachverhalt impliziert oft in mehrfacher Hinsicht Zweifel. Für die Beurteilung dieser Zweifelsfälle dient die in Abb. **12** wiedergegebene „Waage", die anschaulich vor Augen führt, was an Überlegungen notwendig ist, um sich für oder gegen einen ursächlichen Zusammenhang entscheiden zu können ([26], s. auch S. 20).

Als *Beispiel* sei ein Fall beschrieben, der eindrucksvoll zeigt, daß das Schema der Waage trotz ungewöhnlicher Befunde geeignet ist, zu mehr Klarheit in der Kausalitätsfrage beizutragen.

Der 54jährige Patient hatte 1943 eine Granatsplitterverletzung mit Verlust des rechten Auges und Verletzung der rechten Stirnhöhle erlitten. Eine Bewußtseinsstörung war offenbar nur kurz aufgetreten, und das Bestehen einer Gehirnverletzung war in Gutachten verneint worden. Im Jahre 1978 traten erstmals *Adversivfälle mit Kopfwendung und Blick nach links sowie Zucken in der linken Gesichtshälfte und in der linken Hand auf*. Es bestand von Anfang an *Generalisierungstendenz* bis zu ausgeprägten *Grand-mal-Anfällen*. Am Tag der Klinikaufnahme und in den folgenden Tagen traten die Adversivkrämpfe im Status

Hirnorganische Anfälle

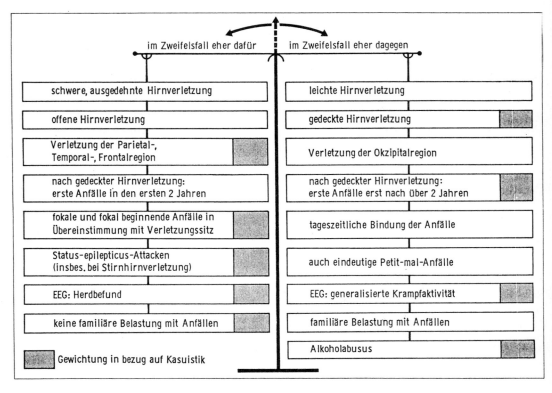

Abb. 12 Zur Beurteilung des ursächlichen Zusammenhangs von Gehirnverletzung und Epilepsie (nach Rauschelbach [26])

alle 10 Minuten auf. Wegen Verschlechterung der Atemlage mußte der Patient intubiert werden. Im EEG fand sich über der gesamten rechten Hemisphäre eine Alpha-Verminderung und ein massiver Herdbefund frontal rechts mit 2–3/s-Delta-Wellen und häufig eingelagerten Spikes. Im abklingenden Anfall wurden häufig 4–6/s-S-W-Komplexe und im anfallfreien Intervall regelmäßige bilateral-synchrone 3/s-Spikes-and-waves registriert. Der neurologische Befund war bis auf diskrete Zeichen einer sensiblen Polyneuropathie unauffällig. Gehirnszintigramm und Karotisangiogramm rechts ergaben einen normalen Befund. Das Computertomogramm deckte einen Substanzdefekt am Pol des rechten Frontalhirns auf, und zwar an der Stelle, an der auch ein knöcherner Defekt bestand. *Die Anfallsform ließ sich auf die Frontalhirnschädigung beziehen.* Auslösend für die Anfälle war möglicherweise ein gesicherter Alkoholabusus (4). Auf die Gabe von Phenytoin und Carbamazepin bot der Patient zuletzt nur noch vereinzelte fokale Anfälle nachts aus dem Schlaf heraus. Die EEG-Veränderungen bildeten sich weitgehend zurück: anfangs fand sich noch ein Fokus frontal rechts, später nur eine geringfügige paroxysmale Dysrhythmie. S-W-Komplexe wurden bis 1981 nicht mehr registriert.

Zum vorstehenden Beispiel bietet sich folgender *Kommentar* an: Der erste epileptische Anfall trat – bezieht man die Epilepsie auf die Granatsplitterverletzung von 1943 – mit einer ungewöhnlich langen Latenzzeit von 35 Jahren auf. Im Hinblick auf die Stirnhirnverletzung kam es typischerweise initial zu einem Status fokaler Anfälle, der sechsmal häufiger bei symptomatischen als bei idiopathischen Epilepsien vorkommt (8).

In bezug auf die Anfallsursachen überwiegen bei elementar-fokalen (fokal motorischem und Jackson-Anfall) und komplex-fokalen (psychomotorischen) Anfällen bzw. beim Grand mal fokaler Genese sowie beim Grand mal diffusen Verlaufstyps exogene Gehirnläsionen, während bei pyknoleptischen Absencen und Impulsiv-Petit-mal sowie beim Aufwach-Grand-mal in über 90 % die genetische Disposition ganz im Vordergrund steht. Das Schlaf-Grand-mal nimmt eine Mittelstellung ein.

Daß eine kortikale Gehirnläsion unter bestimmten Umständen zum Ausgangspunkt einer generalisierten Krampfaktivität mit bilateral-synchronen S-W-Komplexen werden kann, ist des öfteren kasuistisch belegt worden und stellt die korrelationsstatistische Beziehung, daß S-W-Komplexe überwiegend bei idiopathischen Epilepsien angetroffen werden, nicht in Frage. Der wiederholte Nachweis eines EEG-Fokus an gleicher Stelle spricht dagegen eher für eine symptomatische Epilepsie.

Langjähriger Alkoholabusus stellt nur selten einmal eine wesentliche Bedingung für die Entstehung einer chronischen Epilepsie dar. Unter dem Terminus „Alkoholepilepsie" werden Anfälle nach Entzug von Alkohol verstanden. Hierbei handelt es sich um Gelegenheitsanfälle, die ausnahmslos als generalisierte große Anfälle beschrieben werden.

Zur Genetik bei idiopathischen und symptomatischen Epilepsien wurde weiter vorn berichtet.

Unsere Kasuistik zeigt, daß im Einzelfall sich widersprechende Befunde für die Beurteilung des ursächlichen Zusammenhangs vorliegen können. In solchen Fällen kommt es auf Erfahrung und Sachverstand des Gutachters an, der entscheidende Kriterien richtig gegeneinander abwägen kann. Abweichungen im Einzelfall entkräften nicht die wissenschaftlichen Erkenntnisse und klinischen Erfahrungen, die auf korrelationsstatistischen Beziehungen basieren. Es bestanden unseres Erachtens in dem dargestellten Beispiel trotz der Latenzzeit von 35 Jahren keine gewichtigen Argumente, den ursächlichen Zusammenhang zwischen Granatsplitterverletzung und fokaler Epilepsie als unwahrscheinlich anzusehen; es sprach mehr für als gegen einen ursächlichen Zusammenhang.

Beurteilung der MdE und des GdB

Die ärztlicherseits einzuschätzende MdE (bzw. des GdB nach dem Schwerbehindertengesetz) ist für die von den Versorgungsämtern und Berufsgenossenschaften bzw. Sozialgerichten zu treffende Entscheidung eine häufig unentbehrliche Grundlage. Es gibt zwei etwas unterschiedliche MdE-Bewertungen, nämlich eine für das Versorgungswesen (die auch dem GdB des Schwerbehindertengesetzes entspricht) und eine andere für die gesetzliche und private Unfallversicherung. Mit der Beurteilung der MdE sollen – wie beim GdB – alle, auch die ganz persönlichen Einschränkungen von körperlichen und psychischen Fähigkeiten bewertet werden und nicht nur die Auswirkungen auf das Erwerbsleben. Insofern ist der Terminus „Minderung der Erwerbsfähigkeit" irreführend ([26], s. auch S. 38).

Die *MdE-/GdB-Tabelle* auf S. 51 f., die auch meine Vorschläge zur Bewertung bei zerebralen Anfällen einschließt, läßt erkennen, daß eine Gehirnverletzung mit leicht verlaufender Epilepsie (seltene Anfälle) im Versorgungswesen und nach dem Schwerbehindertengesetz bereits einen GdB/MdE-Grad von mindestens 50 zur Folge hat. Damit ist der Betroffene schon als Schwerbehinderter anzuerkennen. Natürlich ist es ein Unterschied, ob ein Geschädigter ausschließlich Grand-mal-Anfälle erleidet oder, was unter antiepileptischer Therapie häufig der Fall ist, nur noch abortive fokale Anfälle bekommt. Letztere können auch in kürzeren Intervallen auftreten, ohne daß die MdE oder der GdB ansteigt, wie dies aus der *MdE-/GdE-Tabelle* ersichtlich wird. Nicht zu vergessen sind andere bleibende Gehirnverletzungsfolgen, z. B. eine Arm- oder Beinlähmung oder eine traumatische Wesensänderung, die bei der Bemessung der Gesamt-MdE bzw. des Gesamt-GdB ebenfalls berücksichtigt werden müssen.

Beurteilung zur Frage der Berufs- und Erwerbsunfähigkeit

Allgemeines

Wie eingangs erörtert, sind die gutachtlichen Fragen der Rentenversicherung grundsätzlich andere als die des Versorgungswesens und der Unfallversicherung. Die beiden letzteren gehen von der Unversehrtheit („Normalzustand" entsprechend 0 % MdE) als Bezugspunkt aus und entschädigen einen körperlich-psychischen Schaden mit der in MdE-Prozentsätzen gemessenen Unfall- oder Versorgungsrente; das noch vorhandene Leistungsvermögen bleibt undefiniert. – So erklärt es sich, daß etwa ein Verwaltungsangestellter als Hirnverletzter mit traumatischer Epilepsie eine Versorgungsrente nach einer MdE von 100 % bezieht, aber in seinem Beruf voll tätig bleibt, also nicht berufs- oder erwerbsunfähig ist. – Dagegen fragt die Rentengesetzgebung nach Leistungsminderung im Vergleich zum Gesunden, nach verbliebenem Leistungsvermögen und nach der Zumutbarkeit einer Tätigkeit. Die Krankheitsätiologie und Pathogenese sind nur insofern von Bedeutung, als der ärztliche Gutachter Fragen zur *Prognose* beantworten muß. Eine Einschätzung nach MdE-Graden entfällt. *Leistungsminderung* und *Leistungsrest* müssen aus arbeitsmedizinischer Sicht beurteilt werden. Hieraus resultiert, daß der Gutachter eine möglichst genaue Vorstellung von den *Anforderungen des Arbeitsplatzes* und den *Bedingungen des Arbeitsumfeldes* haben sollte, denn aus dem Vergleich von Leistungsbild und Berufsbild ergibt sich die im Einzelfall wichtige Beurteilung der Leistungsprognose. Dafür sind außer Allgemein- und Fachwissen zunehmend Kenntnisse auf dem Gebiet der Sozialmedizin erforderlich (S. 73 ff.).

Diese wichtigen Grundbegriffe müssen auch bei der Begutachtung der Rentenbewerber mit Epilepsie Anwendung finden. Eine besondere Schwierigkeit für die Beurteilung besteht darin, daß ein Anfallkranker, soweit es lediglich um die Anfälle geht, immer nur kurzfristig krank und längerfristig gesund ist. Außerdem konnten die epileptischen Anfälle in ihrer Häufigkeit durch die in den letzten 30 Jahren erzielten Fortschritte in Diagnostik und Therapie bei den meisten Patienten erfolgreich reduziert werden (50 % werden je nach Anfallstyp und Verlaufsform anfallsfrei, 30 % noch wesentlich gebessert), ein Ergebnis, das sich auch sozialmedizinisch entsprechend ausgewirkt hat.

Mehr als 95 % der Anfallkranken leben in der freien Gesellschaft, nur noch 2–5 % in Anstalten und Heimen. Von den 95 % Epilepsiekranken erfahren 10–15 % einen so schweren Verlauf, daß eine ungünstige soziale Prognose heute noch unvermeidbar ist; dagegen sind 70–80 % beruflich und sozial integriert. Von den letzteren haben 50 % mit einer günstig verlaufenden Epilepsie keine Berufsprobleme, 20–30 % bedürfen wegen Therapieresistenz und/oder beruflicher Schwierigkeiten besonderer ärztlicher Betreuung bzw. Hilfe durch soziale Dienste.

Dieses gegenüber früher günstige Bild der Menschen mit Epilepsie konnten wir in einer Verlaufsstudie (1946–1977) an 408 in der Nervenklinik Bonn begutachteten Rentenbewerbern (Arbeiter und Angestellte) bestätigen (18, 19, 21).

Tab. 22 zeigt die prozentuale Zunahme der „ausreichend" behandelten Gutachtenpatienten. Tab. 23 läßt den drastischen Rückgang der wegen Berufsunfähigkeit (BU) invalidisierten Rentenbewerber erkennen; die Zahl der Begutachteten, bei denen wir Erwerbsunfähigkeit (EU) annahmen, hat gering zugenommen, kann aber nicht zur Erklärung der seit Mitte der 50er Jahre erkennbaren stetigen Abnahme der Fälle mit BU herangezogen werden.

Tabelle **22** Behandlungssituation bei 408 Rentenbewerbern mit Epilepsie zur Zeit der Begutachtung in der Universitäts-Nervenklinik Bonn

Beobachtungszeit	Behandelt	Anbehandelt	Unbehandelt	Fallzahl
1946–1952	4 %	22 %	74 %	82
1953–1959	23 %	26 %	51 %	78
1960–1963	42 %	37 %	21 %	126
1964–1967	51 %	34 %	15 %	74
1968–1977	65 %	15 %	20 %	48

Trotzdem werden Rentenbewerber mit Epilepsie heute noch 5–6 Jahre früher invalidisiert als alle übrigen nicht-epileptischen Arbeitnehmer in der Bundesrepublik. Differenziert man nach Berufen (Abb. **13**), so zeigte sich früher in der Gruppe der Arbeiter im Vergleich zu den Angestellten ein deutliches Gefälle, für das viele Gründe maßgeblich waren (23). Seit drei Jahren liegt das durchschnittliche Alter bei Rentenbeginn für Arbeiter und Angestellte mit Epilepsie mit 48,7 bzw. 48,3

Tabelle 23 Berufs- und Erwerbsunfähigkeit bei 408 Gutachtenpatienten mit Epilepsie in den Jahren 1946–1977

Beurteilung		1946–1952	1953–1959	1960–1963	1964–1967	1968–1977
Berufsunfähig	(BU)	52 (63 %)	50 (64 %)	54 (43 %)	34 (46 %)	13 (27 %)
Erwerbsunfähig	(EU)	15 (18 %)	14 (18 %)	28 (22 %)	15 (20 %)	12 (25 %)
Invalidisiert	(IN)	67 (81 %)	64 (82 %)	82 (65 %)	49 (66 %)	25 (52 %)
Nicht invalidisiert	(NI)	15 (19 %)	14 (18 %)	44 (35 %)	25 (34 %)	23 (48 %)
Summe		82	78	126	74	48

Jahren etwa gleich hoch (Statistik der Deutschen gesetzlichen Rentenversicherungen 1990 und 1991, Verb. Dtsch. Rentenversicherungsträger, Frankfurt a. M.), d. h. das Durchschnittsalter der Angestellten ist deutlich abgesunken, das der Arbeiter angestiegen. Diese Entwicklung, die Mitte der 70er Jahre einsetzte, bedarf noch einer eingehenden Analyse und Interpretation.

Bedeutsam ist zweifellos der individuelle Krankheitsverlauf mit sehr unterschiedlichen Chancen für eine gute oder weniger gute berufliche wie soziale Karriere. Aber von noch größerer Bedeutung ist in jedem Einzelfall der *spezielle Arbeitsplatz* und vor allem das *soziale Umfeld*. Arbeitskollegen, die Kenntnis von Epilepsie besitzen, sind für die Problematik des epilepsiekranken Berufstätigen verständnisbereit, während weniger gebildete Menschen den Epilepsiekranken ablehnen und nicht mit ihm zusammenarbeiten möchten (21, 22, 23).

Bei der Sammlung und Analyse vieler Daten, die auf die Prognose der Berufs- und Erwerbsfähigkeit positiv oder negativ Einfluß nehmen, konnten wir nachweisen, daß es in den meisten Fällen nicht die Krankheit selbst, sondern ihre sozialen Folgen sind, die zur Aufgabe des Berufes zwingen. Dank der immer erfolgreicher werdenden Therapie trat die Anfallshäufigkeit in den letzten 15 Jahren als Kriterium für EU oder BU in den Hintergrund (1960 noch bei 71 %, 1977 nur noch bei 24 % der begutachteten Epilepsiekranken). Es zeigte sich, daß heute wesentlich mehr die *psychischen Störungen* des Anfallkranken den Arbeitsplatz gefährden und zur Frühinvalidität führen (Abb. 14).

Fragt man sich, wodurch sich die Begutachtung der Berufstätigen mit Epilepsie von der Begutachtung der Rentenbewerber mit anderen chronischen Nervenerkrankungen unterscheidet, so gelangt man zu ähnlichen Ergebnissen: Anfälle stellen, wie bereits oben erwähnt, nur eine vorübergehende, oft ganz flüchtige Funktionseinbuße dar. Im anfallsfreien Intervall ist der Arbeiter oder Angestellte mit Epilepsie wie jeder Gesunde seines Alters uneingeschränkt leistungsfähig. Das ändert sich, wenn er zusätzlich unter psychischen Störungen leidet. Damit kann nicht eine spezielle Wesensart, wie auch immer beschaffen, gemeint sein, denn Wesensbesonderheiten zeigen auch viele Arbeitskollegen ohne Epilepsie. Es kann sich also nur um psychische Störungen handeln, die sich auf den Arbeitsprozeß und die Umgebung stark störend bemerkbar machen. Wie wir wissen, sind es *organische Psychosyndrome* mit Verlangsamung, Umständlichkeit, Perseveration von Gedanken und Emotionen oder Psychosyndrome mit Konzentrationsstörungen, Vergeßlichkeit, mangelnder Ausdauer und Affekt- bzw. Stimmungslabilität. Schon

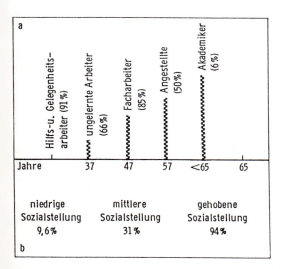

Abb. 13 a u. b Die berufliche und soziale Entwicklung der Behinderten mit Epilepsie
a Berufe und Invalidisierungshäufigkeit (in %) in bezug auf das Durchschnittsinvalidisierungsalter (21–23)
b Sicherung des Arbeitsplatzes (in %) in bezug auf die soziale Stellung (14, 33)

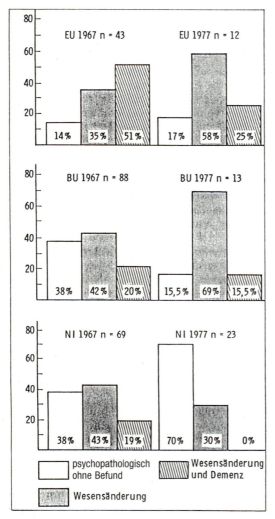

Abb. **14** Einfluß der psychischen Störung auf die Berufsfähigkeit: 1977 wurde nur noch ein kleiner Teil der Patienten mit Wesensänderung nicht invalidisiert (p < 0,1 ‰)

der geringe Grad einer derartigen Wesensänderung ist heute oft Grund für eine erschwerte Arbeitsplatzbeschaffung bzw. führt nach mehr oder minder kurzer Zeit zur Kündigung des Arbeitsplatzes. Analysiert man die Bedingungen, die zum Rentenantrag führen, so zeigt sich, daß die Motivation des Anfallkranken für den Antrag auf Versichertenrente in vielen Fällen das Resultat fortgesetzter enttäuschender Erfahrung und Diskriminierung ist, und zwar überall dort, wo er glaubt, Hilfe erwarten zu können: im Unternehmen, am Arbeitsplatz, beim Arzt, auf dem Arbeitsamt und auch in der Familie. Anfallkranke wehren sich gegen den Gedanken an Rente und wechseln den Arbeitsplatz im Durchschnitt drei- bis viermal, ehe sie sich zum Antrag entschließen. Sie erleben den sozialen Abstieg als ein persönliches Versagen und geben ihren Beruf aus Resignation, weniger aus mangelnder Leistungsfähigkeit auf (24, 25).

Aus der so entstandenen Motivation für den Rentenantrag ist auch die spezielle Begutachtungssituation des Epilepsiekranken erklärbar: Der Patient ist der Meinung, wegen der Anfälle invalidisiert werden zu müssen. Dabei stellt sich oft heraus, daß er *nicht oder nur unzureichend behandelt* ist bzw. die therapeutischen Anordnungen des Hausarztes nicht mehr befolgt. Unter dem Druck des Rentenerwerbs werden die Angaben zur Anfallhäufigkeit unkontrollierbar, ebenso die Angaben über eine geregelte Lebensführung. Dem Vorschlag des Gutachters, die Epilepsie durch ein Heilverfahren zu bessern, stehen viele Rentenbewerber zunächst ablehnend gegenüber, da sie sich nicht vorstellen können, daß sich ihr ungünstiges soziales Los dadurch grundlegend ändert. Der Begutachtete wird in der Tat um eine Enttäuschung reicher sein, wenn das ärztliche Handeln auf rein medizinische Maßnahmen beschränkt bleibt. Parallel und im Anschluß an die Verbesserung der antiepileptischen Therapie müssen *berufliche Rehabilitationsmaßnahmen* und solche der Arbeitsplatzbeschaffung sowie Maßnahmen der Arbeitstherapie und der beruflichen Anpassung erfolgen, andernfalls handelt es sich nur um eine Verzögerung der Berentung (32). Wie erfolgreich Heilmaßnahmen besonders bei jüngeren Arbeitnehmern mit Epilepsie sein können, wurde von Hoppe am Beispiel von 134 Versicherten der LVA Rheinprovinz belegt. 69 % hatten 8–9 Jahre später noch keinen Antrag auf Rente gestellt (7).

Prophylaktische Maßnahmen gegen die drohende BU oder EU bestehen also in der Intensivierung der antiepileptischen Langzeittherapie mit den heute zu Gebote stehenden, fortgeschrittenen und verfeinerten Methoden der Therapiekontrolle. Am besten hat sich diesbezüglich das stationäre Heilverfahren mit einer zeitlich begrenzten Anerkennung einer EU bewährt. Solche Heilverfahren sollten an neurologischen Kliniken und Abteilungen durchgeführt werden, die epileptologisch besonders interessiert sind und über das Instrumentarium verfügen, das zur Therapieüberwachung erforderlich ist.

Berufsunfähigkeit

Welches sind nun die krankheitsbezogenen Kriterien für die gutachtliche Beurteilung der Berufsunfähigkeit bei Rentenbewerbern mit Epilepsie?

„Ein Arbeitsplatz für Anfallkranke darf nicht mit einem größeren als dem alltäglichen Gefahrenrisiko verbunden sein" (12, 13). Diese Aussage besitzt aber keine Allgemeingültigkeit, denn in jedem Fall müssen Anfallsart und Behandlungsstand des Berufstätigen mit Epilepsie mit den am Arbeitsplatz auftretenden speziellen Risiken in Relation gesetzt werden. Im Einzelfall werden vor allem Facharbeiter, Handwerker und angelernte Arbeiter mit Epilepsie von einer beruflichen Einschränkung betroffen. So ist ein Arbeiter mit Anfällen berufsunfähig, wenn er gezwungen ist, auf Gerüsten zu arbeiten, z. B. Maurer, Anstreicher, Dachdecker, Monteure u. a. m. Eine solche Tätigkeit ist selbst im Falle eines nur kleinen Anfalls mit Absturzgefahr verbunden. Das gleiche Risiko besteht bei beruflicher Tätigkeit im Bereich von Gewässern, im Schiffsbau, an Wasserkraftwerken und hinsichtlich vieler Arbeitsplätze in der Stahl- und Chemieindustrie. Mehr als es sonst in der neurologischen Begutachtung üblich und notwendig ist, muß der Arzt in jedem Einzelfall eine *genaue Arbeitsplatzanalyse* mit detaillierter Erfassung der beruflichen Tätigkeit durchführen, andernfalls kann er die Frage des durch Anfälle bedingten beruflichen Risikos nicht beantworten.

In § 36 der Unfallverhütungsvorschriften (1977) heißt es ganz allgemein: „(1) Gefährliche Arbeiten dürfen nur geeigneten Personen, denen die damit verbundenen Gefahren bekannt sind, übertragen werden." Im Gegensatz zur alten Fassung (§ 17, 1964) werden „Versicherte, die an ... Fallsucht, Krämpfen, ..." leiden, nicht mehr eigens erwähnt. Demnach wird mit der neuen Regelung die individuelle Beurteilung von Arbeitseinsatz und Gefahrenrisiko vorgeschrieben, und das gilt auch für den Behinderten mit Epilepsie.

Anfallkranke dürfen nicht *ungeschützt* an Maschinen arbeiten, die rotieren, schneiden, pressen, stanzen oder verkleinern, da auch hier die Verletzungsgefahr beim Anfall gegeben ist (s. weiter unten). Ein Arbeitgeber kann nicht für die Folgen eines anfallbedingten Arbeitsunfalles haftbar gemacht werden, solange die Unfallverhütungsvorschriften beachtet wurden. In diesem Zusammenhang spielt der relativ verschwommene Begriff „Unfall" für den „Sturz im Anfall" mit einer dabei aufgetretenen Verletzung eine besondere Rolle. Viele Arbeitgeber vertreten die Meinung, daß sie bei Einstellung eines Arbeitnehmers mit Epilepsie, der im Anfall eine Verletzung erleidet, von der gesetzlichen Unfallversicherung regreßpflichtig gemacht werden können. Die RVO enthält aber keine Begriffsbestimmung des Unfalls. Erst durch Rechtsprechung wird wie folgt definiert: Ein *Unfall* ist ein auf äußeren Einwirkungen beruhendes plötzliches, örtlich und zeitlich bestimmbares, einen Körperschaden verursachendes Ereignis. – Demnach gibt es keinen Unfall ohne äußeres Unfallereignis, d. h., der *Sturz im Anfall zu ebener Erde kann nicht als Arbeitsunfall angesehen werden*. Erst wenn der Anfallkranke im Unternehmen eine Tätigkeit ausübt, die speziell für seine Person eine erhöhte Betriebsgefahr darstellt, gilt die Verletzung, auch wenn sie durch den Anfall hervorgerufen wurde, als Arbeitsunfall (16, 26).

Im übrigen verursachen Anfallkranke keine über der Norm liegende Häufigkeit von Arbeitsunfällen und sind sogar in der Lage, an rotierenden Maschinen zu arbeiten, wenn diese genügend abgesichert sind (z. B. durch Lichtschranken).

In anderen Fällen ist eine innerbetriebliche Umsetzung nötig. Der soziale Abstieg mit seinen negativen Auswirkungen auf den Kranken kann dann abgewendet werden. Sieht der Betrieb keine Möglichkeiten der Weiterbeschäftigung, so muß ein Arbeitsplatzwechsel erfolgen. Dabei kann durch Gewährung von Eingliederungshilfen dem Unternehmen der Entschluß zur Einstellung erleichtert werden. Ist der Arbeitnehmer mit Epilepsie nicht älter als 40 Jahre, so kommen noch aufwendige *Rehabilitationsmaßnahmen*, z. B. eine berufliche Umschulung, in Frage. Hierzu sei angemerkt, daß Arbeiten unter Zeit- und Leistungsdruck (Fließband, Akkord) für den Epilepsiekranken wegen der damit einhergehenden häufigen Frustrationen ungeeignet sind. Ferner sind Arbeiten mit Wechselschichten wegen der Forderung nach einer geregelten Lebensführung zu vermeiden (12, 13). Anfallkranke dürfen, solange sie nicht dauerhaft anfallfrei bleiben, kein motorisiertes Fahrzeug steuern. Das gilt z. B. für solche Patienten, die zur Ausübung ihres Berufes auf das eigene Auto angewiesen sind. Berufsfahrer mit Epilepsie (Omnibus-, Taxi-, LKW-, Straßenbahnfahrer, Lokführer, Piloten u. a. m.) scheiden für immer aus diesem Beruf aus (S. 110).

Bei den vorgenannten Berufen tritt spätestens mit dem ersten Anfall am Arbeitsplatz Berufsunfähigkeit ein, während der Anfallkranke in allen

Büro- und Verwaltungsberufen sowie in den meisten kaufmännischen Berufen trotz eines Anfalles am Arbeitsplatz berufsfähig bleibt, es sei denn, die Epilepsie verläuft progredient oder ist in ein verschlimmertes Stadium eingetreten, in dem sich der Betreffende den Anforderungen seines Berufes nicht mehr gewachsen fühlt. Betrifft es nur die Anfälle, so ist eine prognostisch ungünstige Entwicklung der Epilepsie gutachtlich nicht immer zu belegen. Da der Patient das weiß, werden andersartige, nichtepileptische Beschwerden vorgetragen, die gar nicht selten dem Klimakterium oder dem üblichen Altersverschleiß anzulasten sind. Das trifft in erster Linie für Rentenbewerber mit idiopathischer Epilepsie nach langdauerndem Krankheitsverlauf zu (18). Eine *psychische Störung*, etwa eine Persönlichkeitsveränderung, die das Auskommen mit den Arbeitskollegen schwierig gestaltet, wird von vielen Anfallkranken selbst nicht erkannt und nur selten spontan vorgetragen. Wie aber schon oben ausgeführt, haben begleitende psychische Veränderungen baldige Berentung zur Folge. Inwieweit sich allerdings das Leistungsdefizit durch einen medikamentös bedingten Anteil von Vigilanz- und Konzentrationsstörungen, allgemeiner Verlangsamung und Auffassungserschwerung erklären läßt, z. B. Folge einer falschen oder überdosierten antiepileptischen Therapie ist, dafür sollte sich der Gutachter unbedingt Kritik bewahren. Im gegebenen Falle sollte er ein Heilverfahren mit Umstellung auf nichtsedativ wirkende Antiepileptika (z. B. Carbamazepin, Phenytoin, Valproinsäure) vorschlagen und nach einem Beobachtungsintervall von Monaten erneut zur Frage der Berufs- und Erwerbsfähigkeit Stellung beziehen.

Erwerbsunfähigkeit

Bei der Frage der Erwerbsunfähigkeit geht es um alle Tätigkeiten, mit denen ein Erwerb möglich ist, d. h., der Begriff Erwerbstätigkeit bezieht sich auf den *allgemeinen Arbeitsmarkt*. Die gutachtliche Entscheidung über die Erwerbsunfähigkeit ist insofern einfacher, als der Vergleich zu Bezugspersonen wegfällt und die prognostische Aussage keine Alternative erlaubt: Der Gesundheitszustand mit einer nur noch geringen Belastbarkeit (Leistungsrest) darf keine Aussicht auf Besserung bieten (s. auch S. 76).

Die Frage der Erwerbsfähigkeit läßt sich auch bei Anfallkranken einfacher entscheiden. Unter solchen Rentenbewerbern befinden sich keine Grenzfälle. Bietet der Kranke eine nicht nur leichte Wesensänderung und eine beginnende Demenz bei im übrigen therapieresistenten Anfällen, wird man der Rentenversicherung die Anerkennung der EU empfehlen können. Ein solcher Krankheitsverlauf findet sich vor allem bei symptomatischen Epilepsien infolge prozeßhafter Gehirnerkrankungen oder nach organischer Gehirnschädigung zurückliegender Jahre (Trauma, Meningoenzephalitis, Tumor u. a. m.). Fokale Anfälle und Grand mal fokaler Genese stehen im Vordergrund, und viele symptomatische Epilepsien zeigen, wie nicht anders zu erwarten ist, bezüglich des klinischen Gesamtbildes und im Hinblick auf die Erhaltung der Erwerbsfähigkeit durchweg schlechtere Prognosen als Anfalleiden ungeklärter Ursache. Z. B. wird bei pharmakoresistenten traumatischen Epilepsien im Mittel nach einem Krankheitsverlauf von 7–10 Jahren Erwerbsunfähigkeit festgestellt (18).

Legt man der Epilepsieprognose die *verschiedenen Anfallstypen und Verlaufsformen* zugrunde, so kann man mit schlechter werdender Krankheitsaussicht folgende Reihe aufstellen: Absencen – isoliertes Aufwach-Grand-mal – isoliertes Schlaf-Grand-mal – elementar-fokale oder komplex-fokale Anfälle ohne und mit Schlaf-Grand-mal – elementar-fokale oder komplex-fokale Anfälle mit diffusem Grand mal – Grand mal multifokaler Genese. In der gleichen Reihenfolge, so konnten wir früher feststellen, nehmen Häufigkeit und Schwere der psychischen Veränderungen, aber auch die als pathologisch zu bewertenden EEG-Befunde zu (18), wird also die Prognose insgesamt schlechter. Diffuse Dysrhythmien und Allgemeinveränderungen im EEG sind ein ungleich verläßlicherer Indikator für die Prognose eines Anfalleidens als das Auftreten steiler Potentiale, die, wenn sie nicht während des Anfalls registriert werden, nur die gesteigerte Krampfbereitschaft signalisieren, was mit der tatsächlichen Anfallshäufigkeit oft nicht übereinstimmt.

Hinsichtlich der Einschränkung der Erwerbsfähigkeit durch epileptische Anfälle lassen sich keine allgemein verbindlichen Regeln aufstellen, sondern lediglich Richtlinien zur Beurteilung des Einzelfalles. Wesentliche Kriterien, die oft nur mit viel Mühe gutachtlich erarbeitet werden können, sind der spezielle Anfallstyp, die Krankheitsverlaufsdauer, die Anfallshäufigkeit und die Verlaufsform in Abhängigkeit vom Behandlungsstand der Epilepsie und im Hinblick auf die vegetative Bindung an Tages- und Nachtzeiten. Ein Grand mal vom diffusen Verlaufstyp wirkt sich im Hinblick auf den Beruf besonders ungünstig, ein solches vom reinen Schlaftyp vorteilhaft aus. Auch kennen wir viele Anfallkranke mit Aufwach-Grand-mal, die am Arbeitsplatz keinen bzw. keinen weiteren Anfall mehr erleiden, da die Manifestation ihrer Anfälle streng an die vegetativ kritische Phase des Aufwachens gebunden ist. Trotzdem ist ein solcher Rentenbewerber als berufsunfähig anzusehen, wenn er einen – wie oben definiert – gefährlichen Beruf ausübt.

Absencen und auch elementar- und komplex-fokale Anfälle übertreffen die Grand-mal-Anfälle zahlenmäßig um ein Vielfaches. Soweit die großen Anfälle durch die Therapie unterdrückt werden, was doch häufig der Fall ist, kann der Gutachter nur die kleinen Anfälle für die Beurteilung der BU oder EU zugrunde legen. Unproblematisch für risikofreie Berufe erweisen sich reine Absence-Epilepsien, soweit keine Tendenz zu Status oder Serien besteht. Das gleiche gilt für erscheinungsarme komplex-fokale (psychomotorische) Anfälle. In extremen Fällen kann sich aber der psychomotorische Anfall in einer so schweren Form zeigen (mit tonischen Versteifungen, Zu-Boden-Gehen und langdauernder Umdämmerung), daß er wie ein Grand-mal-Anfall zu bewerten ist.

Vor mehr als 30 Jahren haben wir eine tabellarische Unterteilung für Grand mal und isoliert auftretende elementar- und komplex-fokale Anfälle publiziert (18), die auch den Erfahrungen von heute noch entsprechen dürfte, vorausgesetzt, man geht *rein von der Anfallshäufigkeit* aus, d. h. die im Einzelfall besondere Erscheinungsform, die Schwere und tageszeitliche Verteilung der Grand-mal- bzw. der fokalen Anfälle sind unberücksichtigt geblieben (Tab. **24** u. **25**).

In jedem Fall ist zu prüfen, ob neben den Anfällen auch eine *psychische Störung* vorliegt. Natürlich spielt nicht nur der Ausprägungsgrad einer Wesensänderung eine entscheidende Rolle, sondern im Hinblick auf das Berufsbild auch die besondere Struktur dieser Störung. Zwischen Art, Schwere und Zahl der Anfälle auf der einen Seite und den möglichen Zusammensetzungen und Ausprägungsgraden psychischer Veränderungen auf der anderen Seite kann man sich so viele Konstellationen vorstellen, daß das gutachtliche Urteil über die BU oder EU eines Anfallkranken immer nur ganz individuell – auf den Einzelfall zugeschnitten – ausfallen kann.

Tabelle **24** Die Grand-mal-Häufigkeit als Beurteilungskriterium für die Annahme von Berufs- oder Erwerbsunfähigkeit

Stufe I:	bis zu	3 Anfälle im Jahr	= „selten"
Stufe II:	bis zu	6 Anfälle im Jahr	= „untermittelhäufig"
Stufe III:	bis zu	12 Anfälle im Jahr	= „mittelhäufig"
Stufe IV:	mehr als	12 Anfälle im Jahr	= „häufig" (berufsunfähig?)
Stufe V:	mehr als	48 Anfälle im Jahr	= „sehr häufig" (erwerbsunfähig!)

Tabelle **25** Die Häufigkeit von elementar- oder/und komplex-fokalen Anfällen als Beurteilungskriterium für die Annahme von Berufs- oder Erwerbsunfähigkeit

Stufe I:	bis zu	6 Anfälle im Jahr	= „selten"
Stufe II:	bis zu 12–24	Anfälle im Jahr	= „untermittelhäufig"
Stufe III:	bis zu	48 Anfälle im Jahr	= „mittelhäufig"
Stufe IV:	mehr als	48 Anfälle im Jahr	= „häufig" (berufsunfähig?)
Stufe V:	mehr als 120	Anfälle im Jahr	= „sehr häufig" (erwerbsunfähig!)

Beurteilung der Dienstunfähigkeit von Beamten

In Anlehnung an die in der Rentenversicherung übliche Fragestellung muß die Beurteilung der Dienstfähigkeit des Beamten ermittelt werden (s. auch S. 100 f.). Es geht um die Frage der uneingeschränkten oder durch Funktionsverlust beschränkten Befindlichkeit eines Beamten mit Epilepsie, und zwar immer im Vergleich zum Gesunden. Im Falle der Dienstunfähigkeit reicht das zu beschreibende restliche Leistungsvermögen nicht mehr aus, die zuletzt ausgeübte berufliche Tätigkeit fortzusetzen. Der Gutachter muß wie beim Rentenbewerber mit Epilepsie eine Leistungsprognose abgeben, die sich nach Art, Häufigkeit und Verlaufsform der Anfälle, nach Lebensalter und Krankheitsdauer der Epilepsie, nach dem eventuellen Vorliegen psychischer Störungen, aber auch nach der Frage richtet, ob therapeutische Maßnahmen noch eine Besserung erwarten lassen. Er soll gemäß § 42 BBG/LBG beurteilen, ob innerhalb von sechs Monaten voraussichtlich die volle Dienstfähigkeit des Beamten wiederhergestellt werden kann. Kommt der Gutachter – in der Regel ein Amtsarzt, der sich Entscheidungshilfe durch Einholung eines fachärztlichen oder fachklinischen Gutachtens besorgt – zu der Überzeugung, daß Heilmaßnahmen den Gesundheitszustand des Beamten noch wesentlich bessern können, so bietet sich genügend Zeit zur Intensivierung der antiepileptischen Therapie und ggf. zu einem Training in Form der stationär durchzuführenden „Arbeitserprobung". Der Gutachter wird in einem solchen Fall die Dienstfähigkeit vorerst noch als gegeben ansehen.

Das Vorliegen einer deutlichen Wesensänderung und einer beginnenden Demenz schließt allerdings die Dienstfähigkeit aus. Auch können Beamte mit Epilepsie in Positionen, in denen sie für die Sicherheit anderer Menschen verantwortlich sind (Verkehrsbetriebe, Bundesbahn, Polizei) an dieser Stelle keinen Dienst mehr tun. Sie können aber auf einen anderen Arbeitsplatz versetzt werden, z. B. in den „Innendienst" (Bürotätigkeit), und dort jahrzehntelang dienstfähig bleiben.

Beamte in Positionen mit Publikumsverkehr (Justiz-, Schul- und Kirchendienst) sind wegen psychologischer Auswirkungen großer epileptischer Anfälle oder sehr ausgestalteter komplexfokaler (psychomotorischer) Anfälle solange dienstunfähig, wie noch Anfälle während der beruflichen Tätigkeit auftreten. Seltene kurze Absencen oder isolierte Auren, die der Außenstehende nicht mehr wahrnehmen kann, hindern einen Beamten nicht daran, seinen Dienst in der Öffentlichkeit auszuüben.

Auch die gutachtliche Beurteilung von *Beamtenanwärtern* mit Epilepsie gehört zu den Aufgaben des Arztes, speziell des Neurologen. Hier gilt im wesentlichen das bisher zum Thema Ausgeführte. Darüber hinaus hat die Deutsche Sektion der Internationalen Liga gegen Epilepsie 1966 *Richtlinien* für die Aufnahme von Anfallkranken in den Beamtenstand aufgestellt (27), die in gekürzter Form wie folgt lauten:

1. Epileptische Anfallkranke generell von der Beamtenlaufbahn auszuschließen, ist aus medizinischen Gründen nicht mehr gerechtfertigt.
2. Anfallkranke sind – auch nach erfolgreicher Behandlung – in keinem Falle für eine Beamtenlaufbahn geeignet, in der sie für das Leben und die Gesundheit der Allgemeinheit direkt verantwortlich sind.
3. Anfallkranke ohne psychopathologische Auffälligkeiten, die mindestens zwei Jahre nach Beendigung der Behandlung anfallsfrei geblieben sind und im EEG keine für Epilepsie typische Wellenformen mehr zeigen, können als geheilt gelten und sind für alle Positionen im Beamtendienst geeignet (mit Ausnahme von 2.).
4. Anfallkranke ohne psychopathologische Auffälligkeiten, die noch der medikamentösen Behandlung bedürfen, um anfallsfrei zu bleiben, oder dabei nur selten Anfälle haben, sind entsprechend den Unfallverhütungsvorschriften nur für Positionen geeignet, in denen ein möglicher epileptischer Anfall zu keiner Gefährdung des Beamten oder Dritter führen kann.

Als eine besonders verantwortliche Aufgabe wird heute die gutachtliche Beurteilung von Berufsanwärtern angesehen, die als *Schwerbehinderte* anerkannt sind und eine Verbeamtung anstreben. Die hierfür in den letzten Jahren entwickelten Beurteilungskriterien und Anwendungspraktiken sind noch vielen Ärzten unbekannt bzw. es wird wenig Gebrauch davon gemacht (S. 101 f.).

Auch für die Beamtenanwärter mit Epilepsie eröffnen sich nun echte Chancen, die erstrebte Laufbahn verwirklichen zu können. Allerdings bleibt Voraussetzung, daß der Anfallkranke den damit verbundenen Amtspflichten auf dem für ihn bestimmten Arbeitsplatz zumindest für die Zeit von 10 Jahren voll genügen kann.

Beurteilung der Kraftfahreignung

Die Eignung zur Führung eines Kraftfahrzeuges besteht nicht, solange noch Anfälle auftreten. Diese Feststellung trifft aber heute in ihrer Ausschließlichkeit nicht mehr zu, denn Dank der Fortschritte auf dem Gebiet der Epileptologie lassen sich epileptische Anfälle in bezug auf die Fahrtauglichkeit in vielen Punkten wesentlich differenzierter handhaben. Letztlich geht es im Einzelfall um die Verhältnismäßigkeit der Maßnahmen, die auf der einen Seite zum Schutz und zur Sicherheit der Gesellschaft und auf der anderen Seite zur Wahrung der individuellen Rechte und Privilegien des Anfallkranken zu fordern sind.

Richtlinien zur Fahrtauglichkeit werden im Gutachten „Krankheit und Kraftverkehr" des Gemeinsamen Beirates für Verkehrsmedizin beim Bundesminister für Verkehr beschrieben (u. a. S. 109 ff.); die 4. Aufl. ist Ende 1992 erschienen. Vorausgegangen war jeweils die Beratung durch die Deutsche Sektion der Internationalen Liga gegen Epilepsie – erstmals 1967 (1) –, die ihrerseits Änderungen und Ergänzungen der Beurteilungsgrundlagen im Kontakt mit internationalen Kommissionen für Fahrtauglichkeit und durch breite Meinungsbildung in den eigenen Reihen entschieden hat. Das Gutachten „Krankheit und Kraftverkehr" gibt somit verbindlich auch die Meinung der Deutschen Liga gegen Epilepsie zur Frage der Fahrtauglichkeit der Anfallkranken wieder.

Literatur

1 Bamberger, Ph., R. Dreyer, D. Janz, H. Landolt, A. Matthes, N. Müller, F. Rabe, P. Röttgen, G. Schorsch, L. Stollreiter: Richtlinien für die Beurteilung der Kraftfahrtauglichkeit epileptisch Anfallskranker – Deutsche Sektion der Internationalen Liga gegen Epilepsie. Nervenarzt 38 (1967) 64–46
2 Doose, H.: Epilepsien im Kindes- und Jugendalter, 9. Aufl. Severin, Flensburg 1989
3 Doose, H.: Genetik und genetische Beratung. In Hopf, H.Ch., K. Poeck, H. Schliack (Hrsg.): Neurologie in Klinik und Praxis, Bd. II, 2. Aufl. Thieme, Stuttgart 1992
4 Fröscher, W.: Ätiologie der Epilepsien. Med. Welt 31 (1980) 1083–1086
5 Fröscher, W., H. Stefan: Aktivation epileptischer Potentiale im EEG. Fortschr. Neurol. Psychiat. 48 (1980) 648–659
6 Hess, R., M. Egli: Die Fahrtauglichkeit Epilepsiekranker. Schweiz. Rdsch. Med. Prax. 23 (1978) 868–873
7 Hoppe, R.: Die Epilepsie aus sozialmedizinischer Sicht. Fortschr. Neurol. Psychiat. 48 (1980) 101–109
8 Janz, D.: Ätiologie und Therapie des Status epilepticus. Dtsch. med. Wschr. 88 (1963) 2189
9 Janz, D.:Die Rehabilitation bei Patienten mit Epilepsie. In Scholz, J.F.: Rehabilitation und Prävention 10, Rehabilitation als Schlüssel zum Dauerarbeitsplatz. Springer, Berlin 1979
10 Janz, D.: Epidemiologie und Klassifikation von Epilepsien und epileptischen Anfällen. Akt. Neurol. 6 (1979) 189–196
11 Krämer, G.: Hirntumor nach Trauma: Literaturübersicht und Begutachtungsproblematik. Akt. Neurol. 9 (1982) 112–120
12 Last, G.: Sozialmedizinische, arbeitsmedizinische und Verhaltensprobleme bei Epilepsie. Allgemeinmedizin 48 (1972) 861–867
13 Last, G.: Sozialmedizinische Probleme der Epilepsie. Kassenarzt 17 (1977) 3323–3333
14 Lorgé, M.: Epilepsie und Lebensschicksal. Psychiat. et. Neurol. 147 (1964) 360–381
15 Lund, M.: Epilepsie und Führerschein. Nervenarzt 38 (1967) 61–64
16 Mollowitz, G.: Liniger-Molineus. Der Unfallmann. Barth, München 1964
17 Niedermeyer, E.: Compendium of the Epilepsy. Thomas, Springfield 1974
18 Penin, H.: Epilepsie und vorzeitige Invalidität. Fortschr. Neurol. Psychiat. 28 (1960) 448–468
19 Penin, H.: Der soziale Aufstieg der Rentenbewerber mit Epilepsie. Nervenarzt 40 (1969) 466–469
20 Penin, H., K.-G. Köhler: Audio-visuelle Methoden in Neurologie und Psychiatrie. Fortschr. Med. 88 (1970) 951–952, 1037–1040
21 Penin, H.: Epilepsie und Berufsunfähigkeit. Akt. Neurol. 6 (1979) 257–265
22 Penin, H.: Die Prognose der Erwerbs- und Berufsfähigkeit bei Anfallkranken. In Scholz, J.F.: Rehabilitation und Prävention 10. Rehabilitation als Schlüssel zum Dauerarbeitsplatz. Springer, Berlin 1979
23 Penin, H.: Rehabilitationsprognose der Berufstätigen mit Epilepsie. In Remschmidt, H., R. Rentz, J. Jungmann: Epilepsie 1980. Thieme, Stuttgart 1981
24 Rabe, F.: Invalidität und Epilepsie. Nervenarzt 32 (1961) 283–288
25 Rabe, F.: Berufsunfähigkeit und Invalidität von Epileptikern. Med. Welt 27 (1976) 595–600
26 Rauschelbach, H.H.: Zur gutachtlichen Beurteilung der traumatischen Epilepsien. Med. Sachverst. 73 (1977) 86–88
27 Röttgen, P., L. Stollreiter: Empfehlungen für die Aufnahme von Anfallkranken in den Beamtenstand, hrsg. von der Deutschen Sektion der Internationalen Liga gegen Epilepsie. Öff. Gesundh.-Dienst 28 (1966) 248–249
28 Ritter, G.: Forensische Probleme der Neurologie. Dtsch. med. Wschr. 99 (1974) 1879–1886

29 Scheid, W.: Lehrbuch der Neurologie, 4. Aufl. Thieme, Stuttgart 1980
30 Stefan, H.: Moderne Anfallsdiagnostik und Therapieüberwachung. Ärztl. Mitt. 77 (1980) 2357–2364
31 Stefan, H., W. Fröscher, W. Burr, R. Hübschmann, H. Penin: Diagnostik und mobile 24-Stunden-Langzeitüberwachung von Absencen. Nervenarzt 51 (1980) 623–629
32 Thorbecke, R.: Anlässe für Maßnahmen der beruflichen Rehabilitation. In Scholz, J.F.: Rehabilitation und Prävention 10. Rehabilitation als Schlüssel zum Dauerarbeitsplatz. Springer, Berlin 1979 (S. 423–427)
33 Wegenaer, U.: Zur Sozialstellung des Epileptikers mit akademischem Beruf. Dissertation, Bonn 1972

Zentralvegetative Syndrome

W. Blumenthal

Einleitung

Allgemeine und umschriebene vegetative Störungen und Beschwerden sind nicht nur in der ärztlichen, speziell der nervenärztlichen Praxis, sondern auch in Begutachtungsfällen überaus häufig. Man schätzt, daß etwa 20 % der internistischen Patienten an „rein" vegetativen Syndromen leiden (139); psychovegetative Störungen waren Hauptdiagnose bei 8,2 % der BfA-Heilverfahren und doppelt so oft Nebendiagnose (105).

In der Mehrzahl handelt es sich um funktionelle Störungen ohne faßbare körperliche Ursache, die man als „vegetative Allgemeinstörungen", „funktionelle Syndrome" (139), „psychovegetative Syndrome" (34), „psychosomatische Störungen im weiteren Sinne" (31) oder mit einem älteren Ausdruck als „vegetative Dystonie" bezeichnet; ihre unvoreingenommene Beobachtung und Bewertung fällt immer wieder schwer. Die Alltäglichkeit dieser Störungen und wohl auch das unbefriedigte Bedürfnis nach körperlich faßbaren Schäden führen viele Ärzte dazu, ähnlich wie früher bei den Neurosen die Auswirkungen auf Befinden und Leistungsfähigkeit gering zu achten (111). Es ist daher nicht verwunderlich, wenn vegetative Syndrome in Gutachten häufig unzureichend eruiert und bewertet werden, und Kostenträger die Erwerbsfähigkeit dadurch meist nicht oder nur leicht eingeschränkt sehen (31).

Beide Einstellungen gehen an der sozialmedizinischen Sachlage vorbei.

Sicher wird eine *vegetative Allgemeinstörung* kaum einmal *allein* die Ursache einer *bleibenden* Leistungs*un*fähigkeit sein. Über das Gewicht vegetativer wie aller anderen neurologischen und der psychischen Symptome als einer therapieresistenten (!) Minderung der individuellen (!) Leistungsfähigkeit kann jedoch nur die sorgfältige Einzelbewertung entscheiden (62, 77). Nicht mehr und nicht weniger gilt das für vegetative Syndrome bei faßbaren organischen Ursachen, psychosomatischen Organstörungen oder psychischen „Erkrankungen".

Grundlagen der zentralvegetativen Steuerung

Das vegetative Nervensystem ist anatomisch wie funktionell mit fast allen Organen und Funktionen des Organismus, besonders auch seinen Reaktionen auf exogene Reize und Gifte und auf das geistig-seelische Geschehen sowohl afferent wie efferent verknüpft (2, 5, 16, 71, 109, 110, 126, 130). Die neurologische Beurteilung vegetativer Syndrome überschneidet sich daher oft mit den Gesichtspunkten anderer Disziplinen, speziell der internistischen, endokrinologischen, psychiatrischen sowie arbeits- und sozialmedizinischen. Störungen der vegetativen Steuerung sind fast immer mit mehr oder weniger ausgeprägten psychischen Beschwerden und Auffälligkeiten verbunden (108, 110), so daß man vom grundsätzlich psychovegetativen Syndrom spricht (136). Dennoch sollen im folgenden die im engeren Sinne psychosomatischen Syndrome wie auch die lokalisiert peripher-vegetativen unberücksichtigt bleiben.

Vereinfachend teilen wir die *vegetativen Störungen* und die zugrunde liegenden Strukturen mit Hess (53, 66) in vorwiegend *ergotrop-sympathikotone* und *trophotrop-parasympathikotone* ein; nach den vorherrschenden Transmittern in der Peripherie auch in *adrenerge* und *cholinerge*.

Diese Polarität gilt annähernd im peripher-vegetativen System und den Erfolgsorganen (111), in den komplexen zentralen Strukturen und für die dort wirksamen neuronalen Transmitter aber nicht mehr (1, 5, 19).

Der Gesamtorganismus unterliegt fast immer dem Einfluß beider Systeme; nur in kurzen, anfallsartigen Krisen oder bei manchen Systemerkrankungen (s. unten) reagiert er voll ergo- oder trophotrop im Sinne der Kippschwingung (121) oder einer Katastrophenreaktion. Wie im spinalen System lassen sich Unterschiede der zentralen und der peripheren sympathischen Reizreaktion differentialdiagnostisch nutzen.

Drei Areale des Zentralnervensystems sind für die vegetative Regulation verantwortlich: das erste im *Zwischenhirn*, speziell im *Hypothalamus*; das zweite im Bereich der *Formatio reticularis*, von der *Pons* bis zur *Medulla oblongata*; das letzte verteilt über das *thorakolumbale Rückenmark*. Hinzu kommen, afferent und efferent, insbesondere das limbische System und verschiedene kortikale Areale als Modulatoren (16, 45, 52, 111, 113).

Sie alle bilden das *zentrale* oder *präganglionäre* System. Die Störungen manifestieren sich über das periphere *postganglionäre* System, das außerdem bei einer Vielzahl von Ursachen allein oder mitbetroffen ist (Tab. 26). Es ist dennoch möglich, neben den häufigen *vegetativen Allgemeinstörungen* ohne genaue anatomische Zuordnung auch eine Reihe von seltenen, *lokalisierbaren vegetativen Syndromen* abzugrenzen (Tab. 27).

Ätiologie

Die vorübergehenden vegetativen Entgleisungen, etwa bei banalen Infekten, bleiben hier außer Betracht. Langfristige oder bleibende vegetative Störungen können sowohl durch *akute* und *chronische Schäden* des peripheren und des zentralen Nervensystems wie auch durch bloße *Fehlfunktionen* entstehen; sie lassen sich acht Gruppen ursächlich zuordnen (Tab. 26).

Grundsätzlich kommen zunächst alle *Krankheitsprozesse* und *Noxen* in Betracht, die das Nervensystem direkt oder indirekt treffen und dabei vegetative Zentren, Bahnen oder periphere Strukturen einbeziehen *(Gruppen 1 und 2)*. Darunter gibt es einige Ursachen mit gehäuften oder charakteristischen Störungen des vegetativen Systems.

Direkte mechanische oder vaskuläre Schäden vegetativer Zentren sind sehr selten. Sie kommen vor bei Peitschenschlagverletzungen des Hirnstamms, gelegentlich auch ohne initiale Bewußtlosigkeit (94), Rückenmarkkontusionen sowie offenen Verletzungen der vegetativen Areale in Gehirn und Rückenmark (25); hierzu gehören auch die stereotaktischen Eingriffe im Thalamusbereich (1, 140).

Infektionen des Zentralnervensystems führen gelegentlich zu Dauerschäden vegetativer Zentren. Zu nennen sind hier die Encephalitis epidemica sive lethargica, die Trypanosomiasis und – mit Vorbehalt – die Rickettsiosen (108).

Unter den ätiologisch häufigen O_2-*Mangelzuständen* stehen an erster Stelle die *akuten ischämischen Sekundärschäden* des Gehirns durch Ödembildung nach Gefäßprozeß, Trauma, bei entzündlichen Prozessen, selten und mit besonderer Zurückhaltung anzunehmen nach Elektrounfall und Sonnenstich (72, 117). Sie sind wie die *primären anoxischen oder ischämischen Dauerschäden* vegetativer Zentren nach Ertrinken, krankheitsbedingter oder reflektorischer Asystolie oder nach Narkosezwischenfall in aller Regel verbunden mit anderen neurologischen und psychiatrischen Symptomen (1). Auch *chronischer* oder *periodischer* O_2-*Mangel* kann ausgeprägte vegetative Störungen, speziell im Schlaf-Wach-Rhythmus, hervorrufen (S. 232).

Sowohl der Hypoxie wie der *Intoxikation* zuzurechnen sind die schweren akuten und chronischen *Kohlenmonoxidvergiftungen*. Akute klingen meist folgenlos ab, können aber wie chronische auch zu Hirnstammschäden mit hartnäckigen oder bleibenden vegetativen Störungen führen; abgegrenzt wird eine reversible „chronische CO-Erkrankung" bei längerer, zunächst asymptomatischer Exposition (59).

Kohlenmonoxid und eine Reihe weiterer gewerblich bedeutsamer Stoffe können sowohl bei akuter wie bei chronischer Einwirkung anerkannte *Berufskrankheiten* mit vegetativen Störungen auslösen (59, 73, 117). Bei akuter Vergiftung sind es Verbindungen der Elemente Cd, Tl, As, P; Benzol und dessen Homologe, Nitrat- und Aminoverbindungen, H_2S, CH_3OH, Halogenkohlenwasserstoffe und die besonders als Insektizide bekannten organischen P-Ester. Bei chronischer Einwirkung sind bisher anerkannt Pb, Hg, Mn, Tl, As, P; CO, CS_2; Benzol und Homologe, CH_3OH, organische P-Ester, halogenierte Kohlenwasserstoffe und Alkylsulfide, F und seine Verbindungen. Daneben gibt es eine Vielzahl von Stoffen, die im Rahmen einer akuten oder chronischen Intoxikation vegetative Allgemeinsyndrome, bisweilen mit ausgeprägt cholinerge oder adrenerge Formen verursachen. Hier steht an erster Stelle der Alkohol (37, 75, 103), vor zentralwirksamen Medikamenten (142) und Drogen (100), seltener Stoffwechselprodukte im Rahmen der hepatischen oder der renalen Enzephalopathie und endokriner Leiden (20). Auch der Botulismus hinterläßt bisweilen hartnäckige Störungen der cholinergen Innervation (1).

Der Einfluß *langdauernder Fehl- und Mangelernährung* (*Gruppe 3*) auf chronische vegetative Störungen wurde zunächst bei KZ-Opfern und

Tabelle 26   Ursachen vegetativer Syndrome (VS)
(Z = zentral, präganglionär; P = peripher, postganglionär)

1. Sekundäre VS bei Schädigung des zentralen und peripheren Nervensystems durch

Z	(P)	– vaskuläre Prozesse
Z	P	– Verletzungen
Z	P	– Infektionen
Z	(P)	– Tumoren
Z	P	– Autoimmunprozesse (z. B. multiple Sklerose)
Z	(P)	– heredo-degenerative Prozesse (z. B. Morbus Alzheimer, Morbus Friedreich)
(Z)	P	– interne Krankheiten (z. B. Diabetes mellitus)
Z	(P)	– primär endokrine Prozesse
	P	– Polyneuropathien
		– – akute und subakute Dysautonomie (vegetative Polyneuropathie)
		– – gemischte Polyneuropathie, Guillain-Barré-Syndrom

2. Medikamentös, toxisch oder hypoxisch bedingte VS durch

Z	(P)	– O$_2$-Mangel
Z		– CO-Vergiftung
Z	P	– neurotoxische Substanzen (z. B. Alkohol, Gewerbegifte)
Z		– Tranquilizer, Neuroleptika, Barbiturate
Z		– Antidepressiva (trizyklische, MAOH)
Z	P	– rezeptorwirksame Medikamente
	P	– ganglienwirksame Substanzen (z. B. Nikotin)

3. Nutritiv bedingte VS durch

Z	P	– Malnutrition
Z	P	– Anorexia nervosa

4. Primäre VS durch degenerative Prozesse

Z		– nigrostriatale Degeneration, Morbus Parkinson
Z		– Multisystematrophie, PAF, Shy-Drager-Syndrom
Z	P	– familiäre Dysautonomie, Riley-Day-Syndrom
	P	– Adie-Syndrom
	P	– α-β-Rezeptoren-Störung im Alter

5. Funktionelle episodische VS bei

Z		– Epilepsien
Z		– passageren Hypoxien und Stoffwechselentgleisungen

6. Funktionelle konstitutionelle VS bei

Z	P	– idiopathischer orthostatischer Hypotonie
Z	(P)	– vegetativer Labilität
Z	P	– „essentieller" Hypertonie (?)

7. Psychisch bedingte VS bei

(Z)	– psychotischen Basisstörungen, Residualsyndromen
(Z)	– Neurosen mit vegetativen Störungen
(Z)	– psychosomatischen Organkrankheiten
(Z)	– psychovegetativen Allgemeinstörungen

8. Funktionelle VS bei

Z	– Fehlverhalten, Streß
Z	– Trainingsmangel

Zentralvegetative Syndrome

Tabelle 27 Areale der zentralvegetativen Regulation und wichtige lokalisierbare Syndrome

ZNS-Areale	Syndrome u. a.

Einflüsse durch/auf:
– Limbisches System
  (besonders Nucleus amygdalae)
– Kortex
  (motorische Areale = sympathikoton,
  frontale Areale = sympathikolytisch u. a.)
– Thalamus
– Basalganglien
– Zerebellum
– Formatio reticularis,
– Rückenmark
	„zentrale" Schmerzsyndrome,
	psychovegetative Reaktionen
	Sudeck-Dystrophie,
	Ausscheidungskontrolle

Hypothalamus *(Dienzephalon)*
– vorderer: parasympathisch
– hinterer: sympathisch
 	
Steuernd:
 	
kardiovaskuläre Regulation
 	
Temperatur, Schwitzen
 	
Eß- und Trinkverhalten
Magen-Darm-Sekretion, Peristaltik
Blasen-Darm-Sexual-Funktion
Piloarrektion – okuläre Regulation
 	
Modulierend:
– Hypophyse
  Vasopressin
  Oxytocin
  Releasing factors
  Inhibiting factors
– Schlaf-Wach-Rhythmus, Verhalten
	
	„zentrale" Hypertonie,
	EKG-Störungen
	nicht-epileptische Anfälle, Shy-Drager-Syndrom
	„zentrales" Fieber, Hypothermie
	ipsilaterale Hypohidrose
	Bulimie, Anorexie, Polydipsie
	„zentrales" Erbrechen, (Streß-)Ulzera
	Libidostörungen, genitale Dystrophie
	„zentrales" homolaterales
	(inkomplettes) Horner-Syndrom
	
	Diabetes insipidus
	Anoestrus, Pubertas praecox
	„zentrales" Cushing-Syndrom
	Anorexia nervosa
	Koma, Hypersomnie, Asomnie, Pickwick-Syndrom,
	Kleine-Levin-Syndrom

(Pons) (absteigende sympathische und parasympathische Bahnen)	homolateral: Temperatur, Schwitzen, okuläre Regulation (zenrales Horner-Syndrom)
Formatio reticularis, Medulla oblongata ARAS (Vigilanz) kardiovaskuläre Regulation Atmungsregulation parasympathische Kerne für Kopf und innere Organe	Koma apallisches Syndrom Synkopen, Bewußtseinstrübung, zentrale Atemstörungen, orthostatische Hypotonie, Hypertonie, Tachykardie (zentrales Horner-Syndrom)

Rückenmark
– *sympathisch:*
  Nucleus intermediolateralis
  (kardio-)vaskuläre Regulation, Schwitzen	

Tabelle 27 Areale der zentralvegetativen Regulation und wichtige lokalisierbare Syndrome (Fortsetzung)

ZNS-Areale			Syndrome u. a.
(noch Rückenmark) Piloarrektion:			
			spinale (sympathische) Dysautonomie
(C_{7-8})	D_1–D_4	Kopf, Hals	Horner-Syndrom (thermoregulatorisches) Schwitzen
	D_3–D_6	Arm	oberes Quadrantensyndrom
	D_7–D_9	Rumpf	neurogene Darm- und Blasenlähmung: Typ der Reflexblase
	D_{10}–L_2	Bein, Emissio seminis	Impotentia generandi, unteres Quadrantensyndrom
– *parasympathisch:* *Nucleus intermediomedialis sacralis* S_2–S_4 (S_5) Blasenentleerung, Enddarmperistaltik			neurogene Darm- und Blasenlähmung: Typ der autonomen Blase
Erektion			Impotentia coeundi, erigendi

Heimkehrern beschrieben und wissenschaftlich unterschiedlich gesehen (21, 107, 136). Neuere Untersuchungsmethoden erlauben oft den Nachweis von diffusen oder im Hirnstamm lokalisierten Hirnödemen mit nachfolgender Parenchymschrumpfung, vor allem bei Hungerdystrophien, Dystrophien im Säuglingsalter, traumatischen Hirnschäden, schweren Enzephalitiden; häufig finden sich danach ausgeprägte psychoorganische Defekte oder, nach leichterem Verlauf, chronische psychovegetative Störungen (58).

Die oft ausgeprägten vegetativen Störungen bei *Anorexia nervosa* und gelegentlich bei *Bulimie*, sind zum Teil direkte Folgen der protrahierten Fehl- und Mangelernährung, zum Teil durch reversible hypothalamisch-hypophysäre Fehlsteuerung der Gonaden (Amenorrhö), der Schilddrüse (Hypothyreose, Hypothermie) und der überaktiven Nebennierenrinde bedingt (42, 64, 70).

Genetische Ursachen sind für einen Teil der primär degenerativen Prozesse *(Gruppe 4)* bekannt (1, 5, 20); sie sind bis auf die Parkinson-Erkrankung (137) und die offenbar verbreitete adrenerge Störung im Alter (28) sehr selten (S. 233).

Episodische zentralvegetative Störungen *(Gruppe 5)* sind als flüchtige *Prodromi*, *Auren* und *iktale Phänomene* bei vielen Arten der Epilepsie geläufig (6, 111, 124, 127). Ähnliche Funktionsstörungen können flüchtige Hypoxien, z. B. bei Kreislaufstörungen und Hypoglykämien, begleiten (S. 232).

Bei den meisten vegetativen Syndromen lassen sich die vorstehend beschriebenen körperlichen Schädigungen und äußeren Ursachen nicht dingfest machen *(Gruppen 6, 7, 8)*. Diese *rein funktionellen, vegetativen Regulationsstörungen* führte man im deutschen Sprachraum früher generell auf eine – an sich nicht krankhafte (108) – anlagebedingte Regulationsschwäche, eine *vegetative Labilität* zurück. Im Licht neuerer Forschung läßt sich diese Annahme nur noch im Ausnahmefall halten (2, 8, 111). Genauere Exploration und Untersuchung werden in vielen Fällen eine konflikt- oder erlebnisbedingte psychische Mitursache wahrscheinlich machen; in den letzten Jahren droht aber das „psycho"-vegetative Syndrom genauso zum Gemeinplatz zu werden wie vordem die vegetative Labilität.

Zweifellos gibt es auch bei kritischer Würdigung eine Reihe von *psychisch bedingten (psychogenen) vegetativen Störungen* mit Krankheitswert (102, 139). Ätiologisch lassen sich vier Konstellationen abgrenzen: konditionierte Reaktionen (z. B. Herzneurose), konstitutionelle Determinanten (z. B. zwanghafte oder asthenische Persönlichkeit), störend erlebte Konflikte (z. B. Streß) und mehr oder weniger bewußte Zweckreaktionen (z. B. Rentenwunsch) (77, 93, 108).

Ob bei *endogenen Psychosen* die oft ausgeprägte vegetative Allgemeinsymptomatik (12) und besondere Teilstörungen durch den unterstellten Krankheitsprozeß direkt unterhalten werden, ist nicht geklärt (141). Sie laufen den eigentlichen psychotischen Störungen oft lange voraus oder bleiben als „Basisstörungen" anschließend über lange Zeit bestehen (57) und entgehen so selbst der sorgfältigen Anamnese.

Für einen Großteil der *psychovegetativen Allgemeinstörungen (Gruppe 8)* werden überwiegendes Fehlverhalten der Betroffenen und Umwelteinflüsse ursächlich angeschuldigt (106): Neben dem Einfluß der Genußgifte Alkohol und Nikotin – neuerdings auch der Rauschmittel unterhalb der Suchtschwelle – Medikamentenmißbrauch, Über- oder Unterernährung, fehlende oder falsche Tagesrhythmik durch Schichtarbeit, Kurzwachen auf See u. a.; chronische sympathische Übererregung, z. B. bei Lärm (60); besonders häufig aber das mangelnde körperliche Training (63).

Pathogenese

Die enge Verflechtung zentralnervöser vegetativer Zentren mit dem extrapyramidalen, dem spinalen, dem endokrinen (141) und besonders dem limbischen System (2, 45, 74) macht es verständlich, daß primär vegetative Störungen klinisch oft als solche des Verhaltens, des Befindens, der Leistungsfähigkeit, besonders unter Stressoreinwirkung (119), imponieren; umgekehrt können Störungen dieser Systeme zu erheblichen „psychogenen" vegetativen Dysregulationen führen (85).

Die vegetativen Zentren einer Funktionsebene sind jedoch paarig angelegt und können einander weithin vertreten. Bekanntlich ist die Hierarchie im vegetativen Nervensystem nur schwach ausgeprägt, so daß die jeweils untergeordneten Strukturen bis hin zur Peripherie lernen können, die nötige Homöostase auch auf sich gestellt zu erhalten (52, 111), anders als die stärker zentralisierten somatomotorischen und sensiblen Systeme. Klinisch starke und nachhaltige vegetative Störungen *zentraler* Ursache setzen daher in der Regel *beidseitige* Läsionen der vegetativen Bahnen und Zentren oder diffus wirksame exogene und endogene Noxen voraus (52). Erst in der *Peripherie* führen dann auch *einseitige* Schäden regelmäßig zu mehr oder weniger umschriebenen vegetativen Störungen. Eine gesicherte Ausnahme von dieser Regel bilden zentrale ungekreuzte Bahnen, die das Schwitzen steuern (109).

Zentrale vegetative Störungen lassen sich nur selten auf *eine* definierte Schädigung zurückführen. Üblich ist eine Mischung von direkten und indirekten Schadensfolgen mit schadensfremden Einflüssen der Umgebung, des Klimas sowie den Ergebnissen körperlicher und seelischer Reaktionen auf dem Boden der individuellen Konstitution (62, 109). Die Beschwerden korrelieren nicht streng mit der Schwere des erlittenen ZNS-Schadens. Das hängt mit der vergleichsweise breiten Arbeitsspanne und den großen Kompensationsmöglichkeiten des vegetativen Systems zusammen, so daß vegetative Störungen klinisch oft den motorisch-sensorischen oder kognitiven nachhinken (111).

Syndrome, ihre Diagnose und Bewertung

Vegetative Allgemeinstörungen

Klinisch und in Gutachten spricht man meist vom *psychovegetativen Syndrom* (29, 34, 64) oder – mit berechtigten Bedenken, s. unten – von der *vegetativen Dystonie* (8), allzu unscharf in der psychosomatischen Medizin auch von *funktionellen Syndromen* (139, 144).

Nach der vorherrschenden Symptomenkombination kann man drei Ausprägungen unterscheiden:

Die erste ist die überwiegend *sympathische Dysfunktion*. Zur Vollform gehören Übelkeit, Erbrechen, hypertoner Ruheblutdruck und/oder unphysiologische Schwankungen der Blutdruck- und Pulsregulation, Schwindelgefühl, vermehrtes Schwitzen, meist auch Kopfschmerzen. Daneben finden sich nicht regelmäßig lebhafte Muskeleigenreflexe, vermindert durchblutete Akren, roter oder weißer Dermographismus, feinschlägiger Tremor als Ausdruck der sympathischen Auslenkung (7, 108). Zum Teil über das limbische System vermittelt, können affektive Störungen, Unruhe, Reizbarkeit, Schreckhaftigkeit, Schlafstörungen und eine erhebliche Änderung des normalen oder des individuell gewohnten Körpergewichts (42), gelegentlich auch Dysfunktionen innerer Organe bis zur Organneurose hinzutreten. – Umgekehrt begleitet diese Form vegetativer Störungen typischerweise die Phobien und Angstneurosen (55).

Spiegelbildlich zu dieser übersteigerten Reaktionsbereitschaft ist die zweite Form der vegetativen Fehlsteuerung, das *affektiv-vegetative Erschöpfungssyndrom* (8). Geklagt werden vor allem Müdigkeit, Kraftlosigkeit, Antriebsmangel, Erschöpfungsgefühl, Konzentrationsstörungen, Kopfdruck, Traurigkeit, Störungen von Libido und Potenz; objektivierbar sind häufig erniedrigter Blutdruck, schwache Eigenreflexe, schlaffer Haut- und Muskeltonus. In dieser Form äußern sich auch die unspezifischen Vorposten- und Residualsymptome bei endogenen Psychosen (12, 57) und erlebnisreaktive Versagenszustände bei Älteren, Verfolgten und südländischen Rentenbewerbern (89, 120). – Eine besondere Abart ist die „benigne myalgische Enzephalomyelitis" BEME nach dem Zweiten Weltkrieg (4), und phänotypisch gleich das „Chronic fatigue syndrom" (92), beide mit Lymphadenopathie und Ausheilung nach einigen Monaten.

Als *vegetative Ataxie* (8) läßt sich ein drittes Syndrom ausgrenzen, das, bei relativer Beschwerdearmut im Ruhezustand, überschießende Reaktionen unter Belastung aufweist. Hier lauten die Klagen etwa auf rasche Stimmungsschwankungen, Belastungsschwindel, vorzeitige Ermüdbarkeit und Leistungsabfall mit heftigen Kopfschmerzen, Überempfindlichkeit auf äußere Reize, wie Hitze, Lärm, Wetterwechsel, Nikotin und Alkohol. Die nicht selten anzutreffende Differenz zwischen einem unauffälligen vegetativen Befund bei der üblichen Untersuchung und den anamnestischen Beschwerden läßt sich aus dieser unter Belastung manifest werdenden Störung erklären. Man findet sie gehäuft nach akuten und bei chronischen Hirnstammschäden, besonders nach Hirntraumen und bei der multiplen Sklerose. Sie wird zweckmäßig im Rahmen der sog. Hirnleistungsschwäche berücksichtigt.

Bewertung vegetativer Allgemeinsyndrome

Bis in die jüngste Zeit wird immer wieder betont, daß vegetative Allgemeinsyndrome mit den üblichen Bezeichnungen vegetative Labilität und vegetative Dystonie keine eigene Krankheit, sondern fast immer nur Begleiterscheinungen anderer, zumal psychischer Leiden darstellen (31, 77, 112) und insbesondere ohne Hinzutreten bestimmter faßbarer Symptome nach Art des vegetativ-orthostatischen Kreislaufsyndroms (30) keine Behinderung im Rechtssinn verursachen können.

Dieser Wertung ist nur mit Einschränkung zuzustimmen. Es gibt sehr wohl einige abgrenzbare, insgesamt seltene Ätiologien vorwiegend vegetativer Syndrome und rein vegetativer Erkrankungen (s. oben), wobei allerdings meist eine ausgeprägte Hypotonie hervorsticht (1, 111). Wie bei jedem anderen Syndrom ist die genaue Untersuchung von Ursache, funktioneller Auswirkung und Verlauf der vegetativen Symptome wichtig.

Für die Begutachtung heißt es zum einen, die spontane Rückbildungsfähigkeit vegetativer Störungen und ihre Besserung durch geeignete Verfahren zu beachten und nicht leichtfertig den augenblicklichen Zustand festzuschreiben. Zum anderen ist die unterschiedliche Beanspruchung der vegetativen Anpassung in Ruhe oder bei frei wählbarem Tagesablauf und unter den Bedingungen am individuellen Arbeitsplatz sorgsam zu beachten. Das gilt besonders für die oft erhebliche Differenz zwischen kurzzeitiger vegetativer Belastbarkeit, in deren Rahmen sich gewöhnlich auch die gutachtliche Untersuchung hält, und der Ausdauerbelastbarkeit.

Kinder und alte Menschen klagen oft weniger bei vergleichbar schweren vegetativen Leistungsstörungen; das darf nicht zur Geringschätzung führen (115). Andererseits reagieren Kinder und junge Erwachsenen häufig mit auffallend starken, aber kurzen vegetativen Entgleisungen; deren Stärke und Häufigkeit lassen im Laufe des Lebens im Sinne einer Altersrigidität gewöhnlich nach (50, 125).

Wegen der intra- und interindividuellen Unterschiede und Schwankungen der vegetativen Allgemeinstörungen ist es problematisch, ihre Anerkennung als Krankheitswert von bestimmten physiologischen Meßdaten abhängig zu machen (7, 30). Als Indikator hat sich lediglich die *Messung der Kreislaufwerte* in Ruhe und unter kurzer Belastung bewährt; dabei hat der Fahrrad- oder Laufbandergometertest mehr Aussagekraft als statische Proben nach Schellong oder im Bückversuch. Bisher sind alle Versuche, die vegetative Labilität als Abweichung von meßbaren Normen vieler vegetativer Funktionen unter Belastung zu bestimmen, an deren mangelnder Korrelation gescheitert (91).

Diese Sachlage darf aber nicht dazu führen, daß Gutachter funktionell gleiche Störungen mit dem Bild der vegetativen Allgemeinstörung einmal als relevant ansehen, wenn sie sich irgendeiner organischen Schädigung zuordnen lassen, ein andermal aber nicht, wenn dieser Nachweis mehr oder weniger zufällig fehlt.

Grundlage der Syndrombewertung bleibt neben der *klinischen Untersuchung* die genaue, auf das Verhalten und die Leistungsfähigkeit allgemein und die der vegetativen Regulation im besonderen abstellende *Längsschnittanamnese* (47, 62).

Im Zweifel ist zusätzlich die fortlaufende *Beobachtung* im Rahmen eines medizinischen Rehabilitationsverfahrens – als Belastungserprobung – angezeigt (11).

Lokalisierbare zentralvegetative Syndrome

Diese treten im Vergleich zu den vegetativen Allgemeinstörungen viel seltener und in der Regel nur vorübergehend auf, besonders bei Hirnstammläsionen; das liegt u. a. daran, daß nachgeordnete Zentren Störungen der übergeordneten modifizieren oder ausgleichen können.

So sind anfänglich Funktionsstörungen des Hypothalamus nach schweren Hirntraumen fast die Regel, als bleibender Defekt („traumatische Dienzephalose") aber sehr selten (33, 94, 96). Häufiger verursachen Tumore derartige Störungen des Hypophysen-Hypothalamussystems, etwa unter dem Bild des Diabetes insipidus, der Pubertas praecox, der Dystrophia adiposogenitalis, des zentralen Cushing-Syndroms, der Akromegalie oder des Sheehan-Syndroms (41). Als endokrine Störungen beschäftigen diese Syndrome in erster Linie den Internisten, die zahlreichen psychovegetativen Krankheiten bis hin zur Anorexia nervosa und die sog. Organneurosen vorrangig den Psychiater oder den Psychosomatiker.

Hirnschäden, selbst psychische Einflüsse können über die Bremsung der Gonadotropinsekretion sowohl Erektionsschwäche und Ejakulationsstörungen wie auch Spermiogrammveränderungen bis zur Azoospermie verursachen (51); seltener ist eine Steigerung der sexuellen Appetenz (86). Viel häufiger aber lösen sekundäre seelische Folgen und Umweltreaktionen die sexuellen Störungen aus (67).

Die vegetativ-dienzephalen Syndrome *im engeren Sinn* kann man vier Gruppen zuordnen:
1. Störungen der dienzephalen *Vasomotorenregulation.* Sie sind abhängig von modulierenden Einflüssen der Frontalrinde und der Amygdala, bestehen in der Regel vorübergehend oder werden nach einiger Zeit von nachgeordneten bulbären Zentren und selbst auf spinaler Ebene im wesentlichen ausgeglichen (2, 111). Bei akuten Hirnstammschäden ist die vorübergehende, zentralbedingte Hypertonie häufig anzutreffen. Sehr selten kann sie als ein Symptom unter mehreren nach einer schweren Läsion auch persistieren und gutachtlich relevant werden (131). Gleiches gilt für die Herzrhythmusstörungen (15). Fraglich gehört auch die „konstitutionelle" Hypertonie (128) in diese Gruppe.
Die Vasomotorenzentren sind mitverantwortlich für die bekannten vasomotorischen und trophischen Störungen des Rumpfes und der Extremitäten bei zentralen Lähmungen, z. B. bei Hemiplegie (35) (s. auch unten: Sudeck-Syndrom). Analog gibt es ein dienzephales Horner-Syndrom, das schwächer ausgeprägt ist als nach peripherer Sympathikusschädigung (108).
2. Mit den gleichen Afferenzen werden *Temperatur* und *Schwitzen* dienzephal geregelt (111). Langdauernde zentrale Hyper- oder Hypothermien sind sehr selten (2), ebenso isolierte Störungen der Schweißregulation außerhalb der vegetativen Allgemeinstörungen.
3. Die Regelung von *Eß- und Trinkverhalten.* Bei dienzephalen Läsionen, aber auch bei Neuroleptikamedikation beobachtet man bisweilen schwer steuerbare Entgleisungen, gewöhnlich als Plussymptomatik, d. h. Gefräßigkeit bei fehlendem Sättigungsgefühl (Polyphagie), krankhaften Heißhunger (Bulimie) und krankhaftes Trinkbedürfnis (Polydipsie). Letztere ist vom Diabetes insipidus zu trennen. Andererseits können auch chronische Minussymptome von der Anorexie über gastrointestinale Beschwerden bis hin zu Magen-Darm-Ulzera (posttraumatische Streßulzera) dienzephal gesteuert sein (42, 48, 111).
4. Der Hypothalamus greift im Rahmen der „anforderungsgerechten" Globaleinstellung (111) modulierend in die Vigilanz, die Atmung, Tätigkeit von *Darm* und *Blase,* aber auch die *Sexualfunktionen* ein.

Formatio reticularis – Pons – Medulla oblongata. In diesem nachgeordneten System kann man neben einem aufsteigenden aktivierenden System zum Thalamus (Ascending reticular activating system, ARAS) bereits deutlich getrennt Vagus- und Sympathikusbahnen erkennen; außerdem liegen pontomedullär die zentralen Neuronenverbände für Herz, Atmung und Blutgefäße eng benachbart. Schäden können daher zu Störungen der Vigilanz, der Funktion innerer Organe und vor allem der Atmung, des Blutdrucks und der Herztätigkeit führen (78, 109).

Zur Lokalisierung und Prognose von Hirnschäden spielen auch die *Atemrhythmusstörungen* eine Rolle. Man unterscheidet von kranial nach kaudal:
a) (häufig) die *posthyperventilatorische Apnoe* – Atempause mehr als 12 Sekunden nach 5–7 tiefen Atemzügen – bei Großhirnläsionen, besonders frontalen, und bei schweren Stoffwechselstörungen;
b) (häufig) die *Cheyne-Stokes-Atmung* – periodisches An- und Abschwellen des Atemvolumens, anschließend apnoische Pause – bei bilateralen Läsionen im Dienzephalon und oberen Mesenzephalon, bei Intoxikation, physiologisch auch kurz im Schlaf;
c) die *zentrale neurogene Hyperventilation* oder Kussmaul-Atmung – maschinenartig ohne Absetzen vertieft, > 24/Minute – bei bilateraler Läsion des paramedialen Mittelhirns bis zur Brückenmitte, transtentorieller Herniation und Raumforderung in der hinteren Schädelgrube;
d) (selten, schlechte Prognose) die *apneustische* oder *apnoische Atmung* – langsame Folge von inspiratorischem und exspiratorischem Krampf – bei bilateraler Läsion der mittleren bis unteren Brücke;
e) (häufig, schlechte Prognose) die *ataktische* oder *Biot-Atmung* – irregulär tief und flach mit kurzen und langen apnoischen Pausen – bei bilateraler Läsion der oberen Medulla oblongata, d. h. des primären respiratorischen Neuronensystems –;
f) (final) die *Schnappatmung* – seltene, kurze und insuffiziente Inspirationen – bei bilateraler Läsion der unteren Medulla oblongata. *Husten*, *Niesen*, *Schlucken*, *Singultus* und *Erbrechen* werden ebenfalls in der unteren Formatio reticularis koordiniert (43, 111).

Gutachtlich gilt es auch, die seltenen chronisch-anfallsartigen Atemstörungen bei Hypersomnien (s. unten) nicht zu übersehen oder fehlzudeuten. Überdies ist das *apallische Syndrom* (7, 27) als besondere Form vegetativer Koordination von der Bewußtlosigkeit abzugrenzen.

Sympathische und parasympathische Syndrome des Rückenmarks. Die letzten präganglionären vegetativen Strukturen gehören im thorakolumbalen Mark und im Grenzstrang zum Sympathikus, im Sakralmark und aus dem Hirnstamm über Vagus und Akzessorius zum Parasympathikus.

Parasympathische Ursprünge des 3. und 7. Hirnnerven führen zu Tränen- und Speicheldrüsen.

Rückenmarkschäden führen in der Regel nur dann klinisch zu vegetativen Ausfallerscheinungen, wenn beide Hälften und jeweils mehrere Segmente betroffen sind. Lediglich Schweißsekretion und Piloarrektion sind sowohl vom Hirnstamm her homolateral wie spinal-segmental angeordnet und daher für eine genauere Lokalisation brauchbar (16, 113). Störungen der Regulation von Blase, Enddarm und Sexualfunktionen können sowohl bei Läsionen der lumbosakral gelegenen Zentren selbst wie auch der zuführenden Bahnen im gesamten Rückenmark oder der peripheren Neurone auftreten, die „autonome Hyperreflexie" oder spinale vegetative (sympathische) Dysautonomie nur bei Läsionen oberhalb der thorakalen Sympathikuswurzeln, besonders bei Querschnittlähmungen oberhalb des Segmentes D 3–4 (1, 16, 111).

Bei Verletzungen oberhalb Th 11 oder im Bereich des lumbalen Grenzstranges, z. B. nach Resektion, kann die Spermiogenese in den Hodenkanälchen gestört sein (51).

Vegetative Schmerzsyndrome, Sudeck-Syndrom, paraartikuläre Ossifikationen (PAO). Zu den zentral gesteuerten vegetativen Syndromen im weiteren Sinne gehören einige lokalisierte, aber nicht in die Versorgungsgebiete peripherer Spinalnerven einzuordnende, oftmals diffus ausstrahlende, und vorwiegend als dumpf oder brennend geschilderte Schmerzen und Mißempfindungen *mit vegetativen Reizerscheinungen*.

Es sind dies der – wahrscheinlich über eine Enthemmung des Hypothalamus wirkende – *Thalamusschmerz* (61, 95), die durch eine Fehlsteuerung der zentralen Vasomotorenkontrolle mitverursachten Formen der *Migräne* und der *vasomotorischen Kopfschmerzen* (26, 44, 54) und die vielleicht hypothalamisch ausgelösten (84) *Phantomschmerzen*, auch bei Armplexusausriß, traumatischer Querschnittlähmung oder Brown-Séquard-Syndrom (61, 95). Auch die viszero-kutanen Projektionsschmerzen (*Head-Zonen*) und die *vegetativen Quadranten* bei Schädigung der Vorderwurzeln oder der Grenzstrangganglien kann man hinzurechnen. Peripher bedingt sind Kausalgien (133), Sluder-Neuralgie und Bing-Horton-Syndrom (26, 81, 111), seltener eine der Formen der orthostatischen Hypotonie (103).

Eine andere Ausprägung, die anfangs stets auf einen Extremitätenabschnitt beschränkte, evtl. im Verlauf ausgedehnte Dysautonomie vom Typ der *Sudeck-Dystrophie* wird fälschlich nur nach Teilverletzung peripherer Nerven vermutet. Sie ist auch nach Hirnschäden jeder Genese, besonders nach Malazien, im zentral gelähmten Körperteil nicht selten (108). Der Anteil einer (psycho-) vegetativen Disposition muß zumindest in der Unfallversicherung stets sorgfältig abgewogen werden (117).

Alopezien und *Störungen der Hautpigmentation* wurden gelegentlich auch nach Schäden des Hypothalamus beschrieben (35).

Paraartikuläre Ossifikationen sind als Folge zentralnervöser Schäden bei der Querschnittlähmung häufig. Sie treten seltener, aber in gleicher Form auch nach akuten Hirnschädigungen, besonders Hirntraumen und Gefäßprozessen, auf (10).

Das äußerst seltene *akute „angioneurotische" Ödem (Quincke)* und vielleicht auch die *progressive Hemiatrophie des Gesichts* können vermutlich auch durch zentralvegetative Störungen ausgelöst und unterhalten werden (20, 108).

Vegetative nicht-epileptische Anfälle. Die Abgrenzung organisch bedingter von funktionellen psychogen ausgelösten Mechanismen ist hier schwierig (17, 90).

Die Mehrzahl derartiger Anfälle tritt ohne im Intervall erkennbare organische Schädigung auf. Zu Beginn kann die Herz-Kreislauf-Leistung bis zur zerebralen Ischämie und zur Bewußtlosigkeit herabsinken; Maß und Dauer der Ischämie bestimmen, ob – selten – hirnorganische Reizerscheinungen sich aufpfropfen, die dann klinisch von primär epileptischen tonischen oder klonischen Anfällen nicht zu unterscheiden sind. Auch die nicht epileptischen Anfälle können durchaus mit Abgeschlagenheit etc. im Rahmen eines Durchgangssyndroms enden. Mitunter schafft erst die Langzeitüberwachung von EEG und EKG mit Belastungsprovokation Klarheit über die Ursache.

Häufigste Form sind die *vasomotorischen* oder *vagovasalen Anfälle* mit zentral-aktiv im dorsalen Vaguskern oder durch Hemmung der sympathischen Hirnstammefferenzen (111) ausgelöster, plötzlicher Minderung des peripheren Gefäßwiderstands besonders in der Skelettmuskulatur, RR-Abfall und Bradykardie (35–45 Schläge/Minute) sowie überwiegend schlagartiger Bewußtlosigkeit, seltener mit vorhergehendem Schwindel, Stuhldrang oder Übelsein (90, 104); sie werden auch als *Synkope* oder *Ohnmacht* bezeichnet. Ursache ist, nicht nur bei Jüngeren, meist eine (psycho-)vegetative Labilität; seltener eine orthostatische Hypotonie (104); abzugrenzen sind Synkopen durch akute infektiös-toxische, allergische, endokrine (Hypoglykämie!) und traumatische Ursachen. Als vorrangige Auslöser kommen orthostatische Belastungen (Aufrichten, langes Stehen), Erschöpfungszustände, aber auch psychische Belastungen wie Schreck, Schmerz in Betracht; bisweilen auch Steigerungen des intrathorakalen Druckes (Miktions-, Tauchreflex, Hustensynkope, Lachsynkope = „Lachschlag", „Geloplexie") oder andere Vagusreize: Das Karotissinus-Syndrom, bevorzugt bei arteriosklerotischen Männern höheren Alters; das Dumping-Syndrom; Synkopen bei nächtlicher Miktion, Defäkation, Schlucken; vestibulärer Schwindel einschließlich Menière-Syndrom; selten trigemino-vagale Synkopen, z. B. durch Kompression der Bulbi oder Eintauchen des Gesichts in kaltes Wasser (1).

Die *kardial bedingten Synkopen* können sowohl brady- wie tachykard bedingt sein (87). Dauert der Kreislaufzusammenbruch mehr als 10 Sekunden, ist mit einem zerebralen Krampfanfall zu rechnen (17). *Parasympathisch-bradykarde Anfälle* entstehen durch direkte Vagusstörungen, überempfindlichen Karotissinus oder primär kardiale Ursachen (Morgagni-Adams-Stokes-Syndrom u. a.), aber auch durch Störungen im Vaguskern-Gebiet und Hypothalamus (111).

Die *sympathisch-tachykarden Anfälle* können in gleicher Weise zur Kreislaufinsuffizienz und zur Synkope führen (paroxysmale Tachykardie, WPW-Syndrom). Sympathische Begleiterscheinungen wie Gänsehaut, Schweißausbruch und parasympathische Gegenregulationen wie terminale Harnflut und Diarrhö sind häufig.

Dieselben Begleiterscheinungen weisen auch die *sympathisch-vasalen Anfälle* auf, mit *hypertonen Krisen* infolge stoßartiger Freisetzung von Noradrenalin und Adrenalin als übersteigerter Notfallreaktion, sowie eine davon vielleicht abgrenzbare zerebrovasale Mischform, die zu langanhaltender Bewußtlosigkeit führen können soll (17). Gelegentlich beschäftigen anfallsartige Störungen des Wasser- und Elektrolythaushaltes – *Eklampsien* – sowie des Kohlehydratstoffwechsels – *Hypoglykämien* – auch den neurologischen Gutachter.

Hingegen ist bei den *tetanischen Anfällen* zunächst immer nach neuropsychiatrischen Ursachen zu fahnden; dabei besteht keine feste Grenze von der zuweilen bewußt eingesetzten Hyperventilationstetanie zur „idiopathischen" Tetanie als Sonderform der vegetativen Dystonie. Ein primärer Mangel an verfügbarem ionisiertem Kalzium oder Magnesium ist sehr selten (129).

Störungen des Schlaf-Wach-Rhythmus. *Ein- und Durchschlafstörungen, Hyposomnien* finden sich häufig bei äußeren Störeinflüssen wie Lärm, Schichtarbeit, Unterdrückung des REM-Schlafes durch Medikamente oder Alkohol, auch bei Schmerzen und seelischen Konflikten. Es scheint auch konstitutionell schlechte Schläfer zu geben (108). Kennzeichnend sind das mangelnde Schlafbedürfnis in der Manie, das quälende nächtliche Wachliegen in der Depression, Einschlafstörungen bei den schizophrenen Prozessen.

„Organische" Hirnschäden jeder Ursache führen oft zur Verkürzung der REM-Phasen und des Gesamtschlafes und zuweilen – besonders nach Hirnstammverletzungen und im Alter – zu Störungen des Schlaf-Wach-Rhythmus, zur *Parasomnie*. Läsionen des vorderen Hypothalamus und der Brücke können eine *Asomnie* bewirken (65, 108).

Häufig findet man keinen nachweislichen Schlafmangel trotz beklagter Tagesmüdigkeit; diese *Pseudohyposomnie* kann Ausdruck einer psychovegetativen Allgemeinstörung sein (65), wesentlich häufiger dürfte es sich um Störungen der nächtlichen Atemkontrolle mit Erwachen bei Hypoxie, ein *zentrales Schlafapnoe-Syndrom* (23, 82), handeln.

Tagesschläfrigkeit, *Hypersomnie* ist als Unvermögen, tags wachzubleiben, definiert (23). Man unterscheidet verschiedene Syndrome:

Die *zentrale alveoläre Hypoventilation*, eine Schwächung des zentralen Atemantriebs infolge mangelnder Sensibilität der Chemorezeptoren in der Medulla oblongata (134); darunter neben der sehr seltenen idiopathischen Form – auch *Undines Fluch* genannt – eine symptomatische bei Paresen der Atemmuskulatur sowie zwei erworbene Formen, nämlich durch vaskuläre u. a. Läsionen des Bulbus medullae und bei Adipositas als sog. *Pickwick-Syndrom* (82, 98). Gemeinsame Merkmale sind apnoische Pausen im Schlaf und anhaltende Tagesschläfrigkeit. Zerebrale Hypoxien mit Krampfanfällen und langfristig eine organische Wesensänderung sind möglich; hierbei werden auffällige Reizbarkeit und Abbau der Kritik bis zur Einschränkung der Geschäftsfähigkeit beschrieben. Zerebrale und spinale Herdausfälle und Tod im Anfallszustand kommen gelegentlich vor. Schläfrigkeit und Wesensänderung können gutachtlich relevant werden.

Die *Narkolepsie* ist charakterisiert durch imperativen Schlafdrang über Tag („Schlafanfall" mit REM-Schlaf), flüchtige Blockaden der Willkürmotorik beim Einschlafen oder Aufwachen („Wachanfall" und „Schlaflähmung"), hypnagoge Halluzinationen sowie einen plötzlichen Muskeltonusverlust bei Schreck und anderen starken Affekten („Lachschlag", „Kataplexie"). Allgemeine Leistungsminderung und vorzeitige Ermüdbarkeit, aber auch rasche Erholung durch kurzen Tagesschlaf werden beschrieben. Ätiologisch kommen nur selten schwere Hirnschäden in Betracht, in einem Drittel der Fälle wahrscheinlich Erbfaktoren. Das Manifestationsalter liegt meist vor dem 30. Lebensjahr; oft ergibt sich ein lebenslanger Verlauf (23, 83, 123).

Ähnliche Störungsbilder grenzt man neuerdings als *idiopathische Hypersomnie* mit ungestörtem Nachtschlaf, verzögertem Erwachen und Dauerschläfrigkeit, als *posttraumatische Hypersomnie* im Sinne einer teils reversiblen Symptomatik nach Hirnstammtrauma ab (23).

Die sehr seltene *periodische Hypersomnie (Kleine-Levin-Syndrom)* befällt vorwiegend männliche Jugendliche; sie kann mit Freßsucht, Bradykardie und Verhaltensstörungen, besonders sexuellen Entgleisungen, einhergehen. Im Intervall sind die Jugendlichen ganz unauffällig. Die Krankheit heilt folgenlos aus (23, 108).

Die klinisch häufigste Hypersomnie, das *obstruktive Schlafapnoe-Syndrom*, entsteht bei mangelndem Tonus der Pharynxmuskulatur im Schlaf; Mischungen mit den zentralvegetativ bedingten Formen sind beschrieben (23).

Systemische vegetative Syndrome

Sie kommen mit einer Ausnahme extrem selten vor. Zu ihnen gehören mit dem *Leitbild* der *primären orthostatischen Hypotonie*:
- Der (häufige) *Morbus Parkinson*; bei der Hälfte der Betroffenen sollen sich langfristig trotz neuropathologischer Veränderungen klinisch keine sonstigen Symptome nachweisen lassen (20, 137); sonst begleiten zentralvegetative Störungen des Schwitzens, der Salivation, der Ausscheidungskontrolle, der Potenz die bekannten extrapyramidal-motorischen Symptome. Betroffen ist besonders der hintere Hypothalamus (137). Beginn selten in der Adoleszenz, meist 5. bis 6. Dekade, selten später.
- Die (sehr seltene) *Multisystematrophie* (MSA, auch Progressive autonomic failure, PAF, oder *Shy-Drager-Syndrom* genannt (20, 111, 135), eine binnen 4 – 8 Jahren tödlich endende Mischung von extrapyramidalen Ausfällen mit nigrostriatalem oder olivopontozerebellarem Schwerpunkt sowie mit Störungen des gesamten vegetativen Zentren und Bahnen im Gehirn und Rückenmark. Leitsymptom ist die auch unter Belastung gleichbleibende Herzfrequenz; im Verlauf treten synkopale Anfälle, Verlust des Schwitzens, Impotenz, Inkontinenz und andere neurologische Symptome hinzu. Befallen sind vorwiegend Männer ab dem 5. Lebensjahrzehnt.
- Die *familiäre Dysautonomie (Riley-Day-Syndrom)* betrifft, autosomal-rezessiv vererbt, fast nur Juden; es kommt ab Geburt zur progredienten Entmarkung in der Formatio reticularis, der

Columna intermediolateralis und vor allem der vegetativen Peripherie; klinisch zu Tränenverlust, Hyperhidrose, stark wechselnden Blutdruckwerten, Schluckstörungen und Dysarthrie, Schmerzunempfindlichkeit (20, 111).

Ungeklärter Ursache ist das konnatale, androtrope *Prader-Willi-Syndrom* mit den vier Leitsymptomen muskuläre Hypotonie, Hypogonadismus, Intelligenzmangel und Adipositas durch ungesteuerte Freßlust; es soll häufig fehlgedeutet werden (32, 108).

Die akut oder subakut auftretende *Pan-Dysautonomie* ist eine äußerst seltene rein vegetative Polyneuropathie ungeklärter Ursache mit Störungen der Tränen- und Speichelproduktion, Ophthalmoplegia interna, Blasen-Mastdarm-Störungen und Vasomotorenlähmung (1, 108).

Sexuelle Störungen können gelegentlich direkt durch zentrale, vegetativ-endokrine oder medulläre Schädigungen verursacht sein.

Bewertung umschriebener Syndrome

Sie erfolgt grundsätzlich wie die der Allgemeinsyndrome, muß aber stärker auf bleibende Defekte oder den prozeßhaften Verlauf einiger dieser Störungen abheben. Der Nachweis umschriebener anatomischer Schäden erleichtert die Bewertung, darf aber nicht zur Voraussetzung gemacht werden; auch hier sind die sorgfältige Anamnese und ausreichend lange klinische Beobachtung ausschlaggebend.

Verlauf

Der Verlauf vegetativer Reiz- und Ausfallserscheinungen hängt nicht nur von der Ursache und vom Ausmaß des Schadens, sondern stärker als bei anderen neurologischen Schäden von der weitreichenden Kompensationsfähigkeit und relativen Eigenständigkeit der einzelnen vegetativen Zentren ab (S. 228). Deshalb sind isolierte vegetative Dauerstörungen nicht nur nach Hirnkontusionen sehr selten (108). Der Gutachter steht dennoch häufig vor der Schwierigkeit, daß Anlagen und Reaktionen der Gesamtpersönlichkeit den Verlauf überdecken, so daß der gutachtlich relevante Anteil schwer oder unmöglich zu bestimmen ist; das gilt zumal für die vegetativen Allgemeinsyndrome (S. 229).

Der Verlauf ist jedoch, wegen der meist fehlenden Konsequenz in der Behandlung, durch eine beschränkte und meist instabile Kompensation geprägt (21, 22). Präventive Maßnahmen, besonders Ausdauersport, können die Leistungsanpassung verbessern. Zuweilen bewirken akzidentelle Schäden oder Altersveränderungen noch nach längerem Gleichgewicht eine hartnäckige vegetative Dekompensation. Im Einzelfall ist dann die Kausalität sorgfältig zu prüfen.

Bei psychischen und neurotischen Erkrankungen stehen häufig vegetative Beschwerden so hartnäckig im Vordergrund, daß erst die längere Beobachtung eine korrekte Wertung erlaubt. Das gilt besonders für die sog. Vorpostensyndrome und postremissiven Basisstörungen der Schizophrenie (57).

Bei der Wiedergutmachung nach dem Bundesentschädigungsgesetz ging man früher davon aus, daß vegetative Störungen innerhalb von zwei bis fünf Jahren nach Wegfall der exogenen Einflüsse abklingen (161); eine derartige Regel wurde später vom Bundesgerichtshof verneint (146).

Welchen Einfluß die adäquate Frühbehandlung und Rehabilitation auf den Verlauf vegetativer Syndrome und Begleiterscheinungen haben kann, ist bisher lediglich bei den Schädel- und Hirntraumen genauer untersucht worden. Die Ergebnisse lassen sich aber – mit Einschränkung bei den degenerativen Prozessen – zwanglos auf gleichartige Schäden anderer Ätiologie übertragen. Man weiß, daß Ruhigstellung und Schonung in sich bereits zu vegetativen Entgleisungen führen können; sie werden durch die hirntraumatisch bedingte Minderung von Antrieb, Konzentration und Ausdauer noch verstärkt und unterhalten. So können ätiologisch und gutachtlich schwer entwirrbare Mischbilder resultieren, die leider allzu leicht als neurotische Fehlhaltung oder Zweckreaktion des Betroffenen gedeutet werden.

Nach allgemeiner Übereinkunft sind sowohl die Schädelprellung wie die Commotio cerebri durch kürzer oder länger überdauernde, aber stets voll reversible vegetative Beschwerden charakterisiert (143). Während sie bei der Schädelprellung in wenigen Tagen abklingen und nur unangebrachte Schonung oder auch Entschädigungsstreben und eine neurotische Fehlentwicklung zur Chronifizierung führen, bewirken sie nach Commotio cerebri doch Arbeitsunfähigkeit von zwei Wochen bis vier Monaten je nach dem Schweregrad. Sie klingen dann unter zweckmäßiger Behandlung über den vier- bis sechsfachen Zeitraum, bei besonders schwerem Verlauf also längstens in zwei Jahren völlig ab (108). Das gleiche gilt für das Gros der leichten bis mittelschweren Hirnsubstanzschädigungen. Diese Regel trifft aber entgegen verbreiteter Annahme nicht immer zu. Besonders nach mittelschweren und schweren Hirntraumen findet man zwar postakut ebenfalls vorwiegend Klagen über Schwindel, Kreislaufstörungen bis zum Kollaps und vermehrtes Schwitzen. Das chronische Beschwerdesyndrom jedoch mit vorherrschenden Kopfschmerzen, Reizbarkeit und Empfindlichkeit gegenüber klimatischen und anderen Umwelteinflüssen kann über Monate fehlen und erst mit Abklingen des Durchgangssyndroms und/oder unter stärkerer Beanspruchung im Alltag bemerkt werden (39, 96). Das ist wichtig für die Kausalitätsprüfung. Weiterhin klingt das chronische Beschwerdesyndrom nach schweren Hirnschäden – wie auch die anderen neurologischen und psychopathologischen Folgen – eben nicht nach ein bis zwei Jahren immer völlig ab.

Auch bei zurückhaltender Bewertung leidet nach zwei Jahren und länger etwa jeder zweite erheblich Hirnverletzte an Kopfschmerzen, jeder zweite auch an vermehrtem Schwitzen, jeder dritte an orthostatischem oder Bückschwindel und jeder fünfte an Lärmempfindlichkeit oder Wetterfühligkeit, während andere vegetative Dauerbeschwerden, auch Schlafstörungen, selten sind (96). Auch wenn man die Vielzahl gleicher Beschwerden in der Normalbevölkerung berücksichtigt, ist diese Inzidenz beachtlich.

Rehabilitation und Prävention

Wenn Rehabilitation schon in der ersten Minute am Krankenbett sinnvoll ist, gilt dies ganz besonders für die kurative und präventive Behandlung zentraler vegetativer Syndrome. *Training* der groben Kraft, des Kreislaufs und der Atmung schon im Bett sowie *frühe Mobilisation* helfen, funktionelle vegetative Sekundärschäden zu vermeiden. Unbegründetes Versäumen dieser Prävention ist heutzutage ein Kunstfehler.

Die frühen Übungen sollen den natürlichen zirkadianen Rhythmus beachten und den Ordnungswert körperlicher Betätigung (22) ausnützen sowie die Gefahr einer somatischen Fixierung bei psychovegetativen Störungen berücksichtigen (93, 105). Sie werden medikamentös ergänzt mit Mitteln zur Kreislaufstützung, Dämpfung oder öfter Anregung des Sympathikus und zur Rhythmisierung des Schlafes. Zurückhaltung ist bei der Analgetikaverordnung zu üben. Selten sind eingreifende Maßnahmen, wie die diversen operativen *Schmerzbehandlungen*, nötig (80, 122).

Heilverfahren können bei einer Reihe von Indikationen als Anschlußheilbehandlung schon frühzeitig eingesetzt werden oder später als Maßnahme der medizinischen Rehabilitation. Das empfiehlt sich und erfolgt zumal bei schweren, neurotisch oder psychosomatisch verursachten Störungen (93, 105); Heilverfahren, auch als *Belastungserprobung*, schaffen bei chronischen vegetativen Störungen durch die veränderte Umgebung und eine gezielt aktivierende Behandlung nicht selten erst die Voraussetzungen, um verfestigte vegetative Fehlanpassungen auch in der gewohnten Umgebung dauerhaft anzugehen.

Die mehrmonatigen internistischen Verfahren in psychosomatisch-psychotherapeutischen Einrichtungen zwingen die Patienten zur Auseinandersetzung mit den psychischen Störungsursachen, vernachlässigen aber zuweilen den Trainingsaspekt (105). Die üblichen 4-Wochen-Heilverfahren sind bei ausgeprägten vegetativen Störungen zu knapp bemessen.

Ein bleibender Effekt setzt jedoch nachhaltige Veränderungen im Verhalten und nicht selten in den Lebensumständen im Sinne der *Gesundheitserziehung* voraus.

Diese müssen u. U. vom Rehabilitanden zunächst unter Beweis gestellt werden. So führte die ärztliche Feststellung, eine Adipositas sei wesentliche Ursache einer Hypertonie und vegetativer Störungen, dazu, daß ein Heilverfahren von der erfolgreichen Vorbehandlung der Fettleibigkeit abhängig gemacht wurde (156).

Im weiteren Verlauf ist neben einer langfristigen ärztlichen Überwachung der regelmäßige *Ausdauersport*, besonders als Freizeit- und ärztlich verordneter Behindertensport (56, 63, 76), rehabilitativ und sekundärpräventiv wirksam.

Zunehmende Bedeutung erlangen *Entspannungstechniken* wie die progressive Muskelrelaxation nach Jacobson und das autogene Training nach Schulz, sonstige suggestive und neuerdings auch verhaltenstherapeutische Techniken.

Begutachtung

Beurteilung des ursächlichen Zusammenhangs

Das vegetative Allgemeinsyndrom wie auch psychovegetative Störungen kommen so häufig vor, daß ihre ursächliche Verknüpfung mit einem schädigenden Ereignis besonders sorgfältig geprüft werden muß. Eine wesentliche Voraussetzung ist die aussagepsychologisch erhobene Anamnese (3).

In der Regel sind derartige Störungen das Ergebnis eines *Ursachenbündels*. Dabei können neben schadensfremden Einflüssen (S. 227 f.) persönliche oder kulturelle Eigenarten, z. B. als verstärkte Somatisierung und Passivierung (120), direkte oder indirekte Schadensfolgen, aber auch Verlaufseigentümlichkeiten (S. 234) und mangelnde Behandlung und Rehabilitation der vegetativen Störungen (S. 235 f.) mitbeteiligt sein. Sie sind im Gutachten soweit wie möglich getrennt aufzuführen und zu bewerten. Liegt längere Zeit zwischen dem angeschuldigten Ereignis und dem Auftreten einer (psycho-)vegetativen Störung, so gilt ein Zusammenhang primär als unwahrscheinlich (153). Andererseits sind die kumulative Wirkung bestimmter Noxen ([118]; s. auch S. 224 f.) und die mangelnde Selbstwahrnehmung bei sehr schweren Schäden (S. 235) zu beachten.

Die *oberste Rechtsprechung* hat seit langem in bestimmten Fällen die vegetative Dystonie als entschädigungsrelevantes Leiden anerkannt (145, 148). Blieb das Beschwerdebild gleich, und ließ sich eine unabhängige spätere Ursache nicht erkennen, blieb die Anerkennung bestehen (145, 146, 148; davon abweichend mit Annahme der grundsätzlichen Rückbildung nach Ende der Noxe: 158, 161). Anders wurde entschieden, wenn nach der üblichen Rückbildungsfrist vegetativer Allgemeinstörungen neue Ursachen benannt werden konnten (150, 151); die „Anhaltspunkte" (18) sprechen in diesem Zusammenhang von einer „Verschiebung der Wesensgrundlage".

Nehmen vegetative Allgemeinstörungen entgegen der Regel nach punktuellem Schaden mit der Zeit zu, so liegt die Vermutung einer schadensfremden Ursache nahe (154).

Bei sorgsamem Abwägen des Einzelfalls sind vegetative Allgemeinsyndrome als isolierter Befund selten auf eine Schädigung zu beziehen, eher auf eine überwiegend anlagebedingte Störung (136), meist aber auf psychische Ursachen im weitesten Sinne (34, 38, 68), von der larvierten Depression (4) bis zur subtilen Simulation (102). Liegen sonstige körperliche oder seelische Folgen eines zentralnervösen Schadens vor, so wird das vegetative Allgemeinsyndrom nur zu leicht ohne Abgrenzung schadensfremder Einflüsse als mitverursacht bewertet (40, 113). Nur bei schweren akuten und chronischen Schäden des ZNS wird man von einer mindestens gleichwertigen Verursachung ausgehen und zum Vorschlag einer Anerkennung gelangen können. Nach der Verlaufscharakteristik handelt es sich aber viel häufiger nur um eine Verschlimmerung schon vor der Schädigung vorhanden gewesener Störungen, die zudem in vielen Fällen rückbildungsfähig ist.

Beispiel: 42jähriger Tiefbauarbeiter, Nikotinabusus, Hypertonie, bei Wegeunfall Kalottenfraktur, 10 Minuten Bewußtlosigkeit, zu Hause nach Stunden Kopfschmerzen, Erbrechen. Im Krankenhaus sechs Wochen Bettruhe (!). Nach Entlassung noch Bück- und Drehschwindel, rechtsseitige berstende Kopfschmerzen, Einschlafstörungen, Hyperhidrosis, Herzstiche, Reizbarkeit. Erstes Heilverfahren sechs Wochen lang, vier Monate nach dem Unfall: physikalische Maßnahmen, symptomatische Medikation, keine ausreichende Belastung. Als arbeitsfähig entlassen, weiterhin gleichartige Beschwerden. Keine Arbeitsaufnahme, zunehmende Herzphobie. Nach weiteren drei Monaten über acht Wochen zweites Heilverfahren: geringe Hypertonie, subjektiv und objektiv vegetative Dystonie, ansonsten neurologisch und – bis auf die Phobie – psychopathologisch ohne Befund. Keine Aggravation. Krankengymnastische Gruppenübungen mit stufenweiser Belastungssteigerung, Arbeitstherapie in Werkstätten und zunehmende körperliche Belastung mit Gartenarbeiten, entängstigende Gespräche und Relaxationsübungen nach Jacobson, keine Medikation. Zunehmendes Selbstvertrauen, Schwinden der Beschwerden. Vollschichtige Belastbarkeit. Anschließend erfolgreiche berufliche Rehabilitationsmaßnahme als Baumaschinenführer.

Bei der gutachtlichen Bewertung müssen die bekannten Schwankungen der individuellen Beschwerden wie der faßbaren vegetativen Störungen berücksichtigt werden.

Nach schweren akuten Hirnschädigungen, aber auch bei Hirnabbauprozessen jeder Genese können die Auswirkungen des verringerten Antriebs, des Trainingsverlustes, der pseudoneurotischen Entwicklung bei einer organischen Wesensänderung auf Art und Ausmaß der Beschwerden verkannt werden. Das gleiche gilt für die Latenz bzw. den Mangel sog. Brückensymptome bis zum Auftreten vegetativer Beschwerden. Umschriebene und seltene zentralvegetative Störungen, etwa der Diabetes insipidus, der thalamische Schmerz oder organische Blasen-Darm-Störungen lassen sich in der Regel leicht verifizieren und zuordnen.

Schwierig hingegen ist das bei den nicht nachweislich durch Schäden der vegetativen Bahnen und Zentren bedingten Störungen der Blase, des Darms und der Sexualfunktionen. Erstere kann man einem Hirnschaden nur zuordnen, solange schwere psychoorganische Ausfälle bestehen oder wenn eine seelische Fehlentwicklung ausgelöst wurde. Therapieresistente Störungen von Libido und Potenz überdauern nicht selten die Rückbildung der anderen neurologischen und psychopathologischen Schadensfolgen; mitunter leiten sie auch chronische zerebrale Abbauprozesse ein. Auch die kausale Verknüpfung von ZNS-Schaden und Sudeck-Syndrom kann gelegentlich schwerfallen (24).

Chronische psychovegetative Störungen sind als Folge einer (meist diffusen) Hirnatrophie nach Hirnödemen unterschiedlicher Ursache weit häufiger als früher angenommen (58). Neben der chronischen Erlebnisreaktion wurden sie als Verfolgungsschaden bei KZ-Opfern und als Schädigungsfolge bei Heimkehrern nach dem BVG oft anerkannt, wobei auch die „seelische Überbelastung" in derartigen Situationen als Ursache galt (160); s. auch S. 227.

MdE-/GdB-Einschätzung und Beurteilung der Hilflosigkeit

Über die hartnäckig vertretene Ansicht, *vegetative Allgemeinsyndrome* könnten keinen eigenen Krankheitswert haben, oder sie allein setzten die Leistungsfähigkeit nie entscheidend herab, sind die Rechtsprechung und die Verfahrenspraxis hinweggegangen. Allerdings finden sich zwischen den einzelnen Bewertungssystemen große Unterschiede, die auch aus der MdE-/GdB-Tabelle auf S. 50 hervorgehen. So wird für *zentrale vegetative Dauerstörungen* (etwa Kopfschmerzen, Schwindel, Schlafstörungen, Kreislaufstörungen) *leichten* Grades im Rahmen der gesetzlichen Unfallversicherung 10–20 % MdE vorgeschlagen (108, 117). *Mittelgradige* Störungen werden mit 20–30 % MdE eingeschätzt (108, 117); für *schwere* werden 30–40 % MdE (108, 117) und 50–60 % GdB (18) angesetzt.

Vegetative Einzelstörungen sind nur in den „Anhaltspunkten" (18) für den Bereich des BVG und Schwerbehindertengesetzes zum Teil gesondert bewertet: „Leichtere psychovegetative Störungen" unter dem Begriff „Neurosen, Erlebnisreaktionen ..." MdE/GdB 0–20 (S. 52), Hypertonien je nach Ausmaß und Organschädigung MdE/GdB bis 100 und Hypotonien MdE/GdB bis 20.

Phantomschmerzen ausgeprägter Art können nicht zu den üblicherweise vorhandenen Schmerzen und seelischen Begleiterscheinungen nach Gliedmaßenverlusten gerechnet werden, die in den MdE-/GdB-Tabellen (S. 41) bereits mit erfaßt sind; sie sind zusätzlich zu berücksichtigen (18, 101). Das gleiche gilt bei *Kausalgien* (18).

In Einzelfällen können auch erhebliche therapieresistente vegetative Störungen ein *besonderes berufliches Betroffensein* nach § 30 Abs. 2 BVG oder § 581 Abs. 2 RVO (S. 43) bedingen, etwa durch Schwindelneigung in Bauberufen, durch Schwitzen in Lebensmittelberufen, durch Hypersomnien in überwachenden Tätigkeiten usw.

Da mit der MdE bzw. dem GdB der erlittene Schaden abstrakt bemessen wird, ist es bemerkenswert, daß bisher neurologische Störungen der *Potenz* und der *Libido* bei der Schadenseinschätzung für Männer nur in der gesetzlichen Unfallversicherung inzwischen allgemein berücksichtigt werden (14, 36, 59, 117) und für Frauen auch dort nur auf die morphologische Veränderung abgehoben wird. Lediglich nach dem früheren Recht der DDR waren funktionelle Sexualstörungen der Frau zum kleinen Teil erfaßt (59). Rechtlich stehen die nachweislichen funktionellen Sexualstörungen den anatomisch bedingten gleich; Einzelheiten s. Tab. 28. Die Einstufung fällt nach den üblichen Regeln für ein höheres Lebensalter geringer aus.

Die Tabellenwerte können nur begrenzt mit den MdE-/GdB-Bewertungen im Versorgungswesen parallelisiert werden; dort sind bislang nur der Penisverlust (MdE/GdB = 50) und der Nebenhodenschwund mit Zeugungsunfähigkeit (MdE/GdB = 0–10) angeführt, aber mit dem Zusatz, daß außergewöhnliche psychoreaktive Störungen zusätzlich zu berücksichtigen sind.

Höchstrichterlich gelten sowohl der Verlust der Zeugungsfähigkeit wie die Impotentia coeundi als Krankheit im Rechtssinn und als schwerwiegende Schadensfolgen, bei denen a priori auch seelische Begleiterscheinungen

Tabelle 28 MdE bei Störungen der Sexualfunktion*[)]

beim Mann	MdE %
Unfähigkeit zum Beischlaf	
je nach Alter	
(Impotentia coeundi)	20 (40[3)]) – 40 (50[2)3)])
(Impotentia erigendi, komplett)	30[1)3)] – 40 (35[3)], 50[2)])
(Impotentia erigendi, teilweise Störung der Immissio)	10 – 20
vorzeitiger Erguß	10 – 20 (50[2)3)])
(Ejaculatio praecox)	10 – 20 (30[2)3)])
krankhafte Gliedversteifung	
(Priapismus)	10[1)] – 20[1)]
Verlust des sexuellen Interesses	
(Libidoverlust)	(10[2)]) 20[1)] (30[3)]) – 40[2)3)]
Unfähigkeit zur Zeugung	
(Impotentia generandi)	
ohne endokrine Ausfälle	30 – 40
mit endokrinen Ausfällen	40 – 50[1)] (80[2)3)])
bei der Frau	
bis 12/91 DDR:	
Klimakterisches Syndrom	
[sekundär, vor der Menopause therapieresistent]	
leicht	(10)
mittel	(20)
schwer	(30)
Impotentia generandi	
bis 35. Lebensjahr	(30)
bis 45. Lebensjahr	(20)

*[)] Anm. d. Hrsg.: Diese Tabelle wurde nicht in die Synopse der MdE-GdB-Bewertungen auf S. 46 ff. integriert, weil die andrologisch vorgeschlagenen MdE-Werte zum Teil nicht ohne weiteres in Analogie zu den übrigen neurologisch relevanten Bewertungen zu bringen sind

[1)] Izbicki 1992 (59)
   Schönberger 1988 (117)
[2)] Brehm 1992 (14)
   Heite 1980 (51)
[3)] Fabry 1990 (36)

angenommen werden, die die Erwerbsfähigkeit beeinträchtigen (147). Eine reaktive Depression wegen unfallbedingter Impotenz führte zur Aufstockung der MdE in der gesetzlichen Unfallversicherung (152). Die Wertung funktioneller Störungen ist gerade auf diesem Gebiet nur mit besonderer Erfahrung möglich; die Einschätzung sollte nur nach angemessener Therapie erfolgen. In der Regel bietet sich die Zusammenarbeit mit dem Andrologen an.

Manchmal noch von ärztlicher Seite vorgetragene Bedenken, dabei die Intimsphäre der Patienten zu verletzen, haben allenfalls dann ihr Recht, wenn die MdE ohnehin den Höchstsatz erreicht. Sie gelten schon gar nicht bei der privatrechtlichen *Schmerzensgeldregelung*. Hier ist die exakte Benennung und Einschätzung von Schmerzen, sonstigen vegetativen und speziell sexuellen Störungen im Gutachten unabdingbar. Die Bezeichnung Schmerzensgeld darf nicht dazu führen, über die Schmerzen hinausgehende Beeinträchtigungen der Lebensfreude nicht zu erwähnen. Analog zur MdE wurde versucht, die „Lebensminderung" nach festen Regeln zu berechnen (9); besonders schwierig und verantwortungsvoll ist die Entscheidung bei Neurosen (38).

Grundsätzlich sind kritische Prüfung und Erfahrung vonnöten, wenn es gilt, die weitgehend subjektiven und oft veränderlichen vegetativen Beschwerden hinsichtlich der MdE oder des GdB einzuschätzen.

Hilflosigkeit. Zentralvegetative Störungen *allein* rufen kaum einmal Hilflosigkeit hervor. Ausnahmen sind möglich bei schweren, ständigen Schmerzen, therapieresistent gehäuften Anfällen oder im Endstadium der vegetativen Systemerkrankungen. Die allgemeine vegetative Regulationsschwäche hingegen, psychovegetative Syndrome und auch Blasen- und Mastdarmstörungen sind durch korrekte Behandlung stets so weit unter Kontrolle zu bringen, daß sie allenfalls vermehrte Hilfsbedürftigkeit, aber keine vollständige Hilflosigkeit bedingen.

Beurteilung zur Frage der Berufs- und Erwerbsunfähigkeit

In der Beurteilung für die Rentenversicherung gilt, daß „psychosomatische Störungen im weiteren Sinne", d. h. psychovegetative Allgemeinsyndrome, die *Erwerbsfähigkeit* meist *nicht* oder nur leicht einschränken; verbunden mit seelischen Fehlentwicklungen oder somatischen Dauerschäden können die Einschränkungen aber bis zur Erwerbsunfähigkeit reichen (31, 69). Grundsätzlich ist Zurückhaltung angezeigt, wenn die Berentung wegen vegetativer Störungen zur Frage steht.

So wurde die Berufsunfähigkeit eines Kellners verneint, der beim Erscheinen vieler Gäste wegen vegetativer Dystonie Herzbeklemmungen und Händezittern bekam, sofern eine Umsetzung in eine ruhigere, wenn auch schlechter dotierte Stellung erfolgreich möglich sei (155).

Leider zeigt die Erfahrung, daß häufig statt adäquater Behandlung und Rehabilitation eine Rente auf Zeit angestrebt und oft genug gewährt wird. Damit fehlt der Anreiz zur Ausschöpfung der Trainingsreserven, und mangels eines späteren Besserungsnachweises ist in vielen Fällen die Dauerrente vorgebahnt. Dennoch kann in Einzelfällen schon eine schwere therapieresistente Orthostase Anlaß zur Feststellung etwa von Berufsunfähigkeit geben; der Behandlung nicht zugängliche synkopale Anfälle, Narkolepsie u. ä. können je nach den Umständen Berufsunfähigkeit, aber nur selten Erwerbsunfähigkeit bedingen. Schwere therapieresistente Phantomschmerzen oder Kausalgien können jegliche Erwerbstätigkeit verhindern (108).

Für die gutachtliche Beurteilung und den Rentenentscheid ist es unerheblich, welche Ursache die vegetative Funktionsstörung hat. Es kommt nur auf ihr Ausmaß, die Therapieresistenz und die Auswirkung auf die berufliche Leistungsfähigkeit an. Ein organischer Befund ohne funktionelle Behinderung ist für die Beurteilung belanglos (157). Auch im Rentenverfahren empfiehlt sich anstelle diffuser Sammelbegriffe, wie „vegetative Dystonie", die exakte Aufzählung und Bewertung der Einzelstörungen (77, 149); dabei sind die Leistungsfähigkeit im Alltag und im Beruf anhand der vegetativ gesteuerten Parameter Ermüdungsresistenz, Konzentrationsfähigkeit und Aufmerksamkeit zu prüfen und die zeitliche Belastbarkeit im Arbeitsverhältnis abzuleiten. Im Zweifelsfall gibt auch hier ein Heilverfahren (medizinische Belastungserprobung) genauere Anhaltswerte.

Die berufliche Eingliederung kann durch eine individuelle Regelung der Pausenzeiten in der Praxis leider nicht so regelmäßig wie gewünscht erleichtert werden. Die entsprechende ärztliche Feststellung kann für die Erwerbsunfähigkeit mitentscheidend sein (149).

Beurteilung der Arbeits- oder Dienstunfähigkeit und der Verfügbarkeit (Arbeitsvermittlung)

Weitaus die meisten Fälle kurzzeitiger *Arbeits- oder Dienstunfähigkeit* entstehen durch vegetative Beschwerden bei banalen Infekten und akuten oder chronischen Intoxikationen. Eine zweite große Gruppe bilden die akuten Hirnschäden unterschiedlicher Ätiologie. Beobachtung der Verlaufsregeln, adäquate Therapie und Rehabilitation können die Arbeitsunfähigkeit abkürzen und eine Chronifizierung der vegetativen Störungen in vielen Fällen verhindern. Je nach Ausprägung der Störung und Ungunst der beruflichen Beanspruchung kann eine vorübergehende oder dauernde *Umsetzung* nötig sein, d. h. eine Änderung der Tätigkeit bei Fortführung des Arbeitsverhältnisses. Ungünstig sind schwere körperliche Über-Kopf-Arbeiten, Einflüsse von Hitze, Lärm, Dämpfen und Gasen, Arbeiten unter Zeitdruck (Akkord) und jede Form von Wechselschicht.

In Zweifelsfällen bietet sich die *gestufte Arbeitserprobung* an, ausgehend von vier Stunden täglich als Arbeitsversuch bei fortwährender Arbeitsunfähigkeit und Krankengeldzahlung bis zur vollen bezahlten Arbeitstätigkeit. Zumal bei vegetativen Restbeschwerden nach längerer Arbeitsunfähigkeit ist die stufenweise Wiedereingliederung mitunter der einzige Weg zur erfolgreichen beruflichen Rehabilitation.

Starke und gehäufte oder anfallsartige vegetative Störungen können bei Therapieresistenz die Arbeitsfähigkeit so stark einschränken, daß die *Verfügbarkeit für den allgemeinen Arbeitsmarkt* entfällt. Vor dem Verweis auf den geschützten Arbeitsmarkt (WfB) ist eine sorgsame Prüfung, am besten als *Belastungserprobung*, unabdingbar.

Erlaubt die vegetative Belastbarkeit auf Dauer nur noch eine vier- oder sechsstündige, jedenfalls nicht vollschichtige Tätigkeit, so macht diese eingeschränkte Verfügbarkeit die Eingliederung in ein neues Arbeitsverhältnis heutzutage fast unmöglich. Weit häufiger verhindern vegetativ bedingte Leistungsstörungen bei der gegebenen Begabungsstruktur und Interessenlage eine wirtschaftlich und auch persönlich befriedigende Tätigkeit. Gerade in solchen Fällen darf das ärztliche Urteil nicht eine abstrakte Normvorstellung vertreten, es muß vielmehr die Einsatzbedingungen des einzelnen und die gegebene Arbeitsmarktsituation einbeziehen.

Beurteilung der Kraftfahreignung

Untauglichkeit zur Teilnahme an jeder Art von Kraftverkehr besteht bei *wiederholten vegetativen Anfällen mit plötzlich einsetzender Bewußtseinseinengung* aus beliebiger Ursache, wenn sichere Therapie und Prävention nicht möglich sind (146, 79); sie sind dann nicht anders zu beurteilen als Epilepsien (S. 109 ff.). Weiterhin gilt Fahrtauglichkeit auch bei Bluthochdruckleiden ab diastolisch 140 mm Hg für aufgehoben, ab 100 mm Hg für bedingt gegeben (79); dagegen beeinträchtigen auch schwere Hypotonien die Fahrtauglichkeit nicht, solange keine Bewußtseinsstörungen auftreten (79).

Eine *vorübergehende* Fahruntauglichkeit können viele akute chronische oder rezidivierende Erkrankungen sowie Arzneimittelnebenwirkungen auch bedingen, wenn sie die vegetative Regulation massiv stören (79); es geht aber sicher zu weit, fieberhafte Erkrankungen generell anzuführen (97).

Strengere Auflagen gelten im Berufsbereich bei Fahr-, Steuer- und Überwachungstätigkeiten. Dort ist in der Regel Untauglichkeit u. a. bei Gleichgewichtsstörungen, Bewußtseinsstörungen jeglicher Ursache, Herz-Kreislauf-Veränderungen mit Einschränkung der Leistungs- und Regulationsfähigkeit, stärkeren Blutdruckveränderungen und pauschal bei erheblicher Beeinträchtigung der ZNS-Belastbarkeit gegeben (49, 79).

Literatur

1 Appenzeller, O.: Clinical Autonomic Failure, Practical concepts. Elsevier, Amsterdam 1986
2 Appenzeller, O.: The Autonomic Nervous System. An introduction to basic and clinical concepts, 4th Ed. Elsevier, Amsterdam 1990
3 Arntzen, F.: Psychologie der Zeugenaussage. Beck, München 1983
4 Baeyer, W.v., H. Häfner, K.P. Kisker: Psychiatrie der Verfolgten. Springer, Berlin 1964
5 Bannister, R.: Introduction and classification. In Bannister, R.: Autonomic Failure. A Textbook of Clinical Disorders of the Autonomic Nervous System, 2nd Ed. Oxford University Press, Oxford 1988 (S. 1–22)
6 Besser, R., G. Krämer: Epilepsien mit generalisierten Anfällen. In Hopf, H.Ch., K. Poeck, H. Schliack: Neurologie in Praxis und Klinik, Bd. I, 2. Aufl. Thieme, Stuttgart 1992 (S. 3.7.–3.18)
7 Binder, H., F. Gerstenbrand: Post-traumatic vegetative Syndrome. In Vinken, P.J., G.W. Bruyn: Handbook of Clinical Neurology, Bd. 24. North-Holland Publ., Amsterdam 1976 (S. 575–598)
8 Birkmayer, W.: Klinik und Therapie der vegetativen Dekompensation. In Sturm, A., W. Birkmayer: Klinische Pathologie des vegetativen Nervensystems, Bd. 1. Fischer, Stuttgart 1976 (S. 575–598)
9 Bloemertz, C.B.: Die Schmerzensgeldbegutachtung, 4. Aufl. de Gruyter, Berlin 1984
10 Blumenthal, W.: Rehabilitationsmöglichkeiten bei paraartikulären Ossifikationen (PAO) nach schweren Hirntraumen. Rehabilitation 11 (1972) 80–89
11 Blumenthal, W., M. Koch: Leistungsbewertung und Wiedereingliederung Behinderter. Rehabilitation 20 (1981) 8–12
12 Bochnik, H.J., C. Gärtner-Huth, W. Richtberg: Endogene Psychosen. In Verband Deutscher Rentenversicherungsträger: Leitfaden für die sozialmedizinische Begutachtung in der gesetzlichen Rentenversicherung, 4. Aufl. Fischer, Stuttgart 1986 (S. 592–603)
13 Böhler, L.: Behandlung und Begutachtung der Hirnerschütterung. Erfahrung an 3000 Fällen. Dtsch. Z. Chir. 279 (1954) 180–187
14 Brehm, G.: Hautkrankheiten und Andrologie. In Marx, H.H.: Medizinische Begutachtung, 6. Aufl. Thieme, Stuttgart 1992 (S. 543–560)
15 Brisse, B.: Einflüsse der autonomen Innervation auf die Manifestation und Therapie von Herzrhythmusstörungen. Dtsch. med. Wschr. 107 (1982) 30–33
16 Brodal, A.: Neurological Anatomy, 3rd Ed. Oxford University Press, Oxford 1981
17 Broser, F.: Die vegetativen Anfälle. In Sturm, A., W. Birkmayer: Klinische Pathologie des vegetativen Nervensystems, Bd. 2. Fischer, Stuttgart 1977 (S. 1008–1028)

18 Bundesminister f. Arbeit u. Sozialordnung: Anhaltspunkte für die ärztliche Gutachtertätigkeit im sozialen Entschädigungsrecht und nach dem Schwerbehindertengesetz. Köllen, Bonn 1983
19 Burnstock, G.: Neurotransmitters, neuromodulators and co-transmitters in the autonomic nervous system. In Koepchen, K.P., C. McC. Brooks, K. Koizumi: Neurovegetative Control Systems. Elsevier, Amsterdam 1986 (S. 319–330)
20 Cervós-Navarro, J., H. Berlet: Pathologie des Nervensystems V. Degenerative und metabolische Erkrankungen. Springer, Berlin 1991
21 Christian, P.: Die Beurteilung der MdE bei „vegetativer Dystonie". Med. Sachverständ. 55 (1959) 210–216
22 Christian, P.: Klinische Pathologie des vegetativen Nervensystems. Herz und Kreislauf. In Sturm, A., W. Birkmayer: Klinische Pathologie des vegetativen Nervensystems, Bd. 1. Fischer, Stuttgart 1976 (S. 603–618)
23 Clarenbach, P.: Hypersomnien. In Hopf, H.Ch., K. Poeck, H. Schliack: Neurologie in Praxis und Klinik, Bd. I, 2. Aufl. Thieme, Stuttgart 1992 (S. 4.30–4.38)
24 Cotta, H., K. Rauterberg: Das Problem der haftungsausfüllenden Kausalität beim Sudeck-Syndrom. Lebensversicherungsmedizin 4 (1979) 98–103
25 Cromptom, M.R.: Hypothalamic and pituitary lesions. In Vinken, P.J., G.W. Bruyn: Handbook of Clinical Neurology, Bd. 23. North-Holland Publ., Amsterdam 1975 (S. 465–469)
26 Dalessio, D.J.: Headache. In Wall, P.D., R. Melzack: Textbook of Pain. Churchill Livingstone, Edingburgh 1984 (S. 277–292)
27 Dalle Ore, G.: The apallic syndrome. Springer, Berlin 1977
28 Davies, I.B., P.S. Sever: Adrenoceptor function. In Bannister, R.: Autonomic Failure, 2nd Ed. Oxford University Press, Oxford 1988 (S. 348–366)
29 Delank, H.W., E. Müller: Probleme der ärztlichen Begutachtung aus der Neurologie. In Fritze, E.: Die ärztliche Begutachtung, 3. Aufl. Steinkopff, Darmstadt 1990 (S. 532–572)
30 Delius, L., J. Fahrenberg: Psychovegetative Syndrome. Thieme, Stuttgart 1966
31 Dietrich, H.: Neurosen und Persönlichkeitsstörungen. In Verband Deutscher Rentenversicherungsträger: Leitfaden für die sozialmedizinische Begutachtung in der gesetzlichen Rentenversicherung, 4. Aufl. Fischer, Stuttgart 1986 (S. 608–614)
32 Dittmann, R.W.: Prader-Willi-Syndrom: Zur Psychopathologie im Pubertätsalter. Z. Kinder- u. Jugendpsychiat. 11 (1983) 28–42
33 Dubitscher, F.: Feststellungen bei 1000 Hirnverletzten anhand der Versorgungsakten. Mschr. Unfallheilk. 3 (1953) 65–82
34 Ermann, M.: Die Persönlichkeit bei psychovegetativen Störungen. Springer, Berlin 1987
35 Erbslöh, F.: Veränderungen des Zentralnervensystems bei Krankheiten und abnormen Pigmentationen der Haut. In Lubarsch, O., F. Hanke, R. Rössle: Handbuch der speziellen pathologischen Anatomie und Histologie, Bd. XIII/2. Springer, Berlin 1958 (S. 1810–1830)
36 Fabry, H.: Probleme der ärztlichen Begutachtung aus der Dermatologie. In Fritze, E.: Die ärztliche Begutachtung, 3. Aufl. Steinkopff, Darmstadt 1990 (S. 651–698)
37 Feuerlein, W.: Akute und chronische Alkoholschäden einschließlich Entzugssymptome. In Hopf, H.C., K. Poeck, H. Schliack: Neurologie in Praxis und Klinik, Bd. 2, 2. Aufl. Thieme, Stuttgart 1992 (S. 5.1–5.24)
38 Foerster, K.: Neurotische Rentenbewerber. Enke, Stuttgart 1984
39 Foster, J.B.: Medico-legal aspects of head injury. In Vinken, P.J., G.W. Bruyn: Handbook of Clinical Neurology, Bd. 24. North-Holland Publ., Amsterdam 1976 (S. 829–839)
40 Frowein, R., G. Harrer: Richtlinien für die Begutachtung vegetativer Störungen bei Hirnverletzten. In Rehwald, E.: Das Hirntrauma. Thieme, Stuttgart 1956 (S. 20–62)
41 Gagel, O.: Die Erkrankungen des vegetativen Systems. In Bergmann, G.v., W. Frey, H. Schwiegk: Handbuch der Inneren Medizin, Bd. 5/2, 4. Aufl. Springer, Berlin 1953 (S. 777–921)
42 Garfinkel, P.E., D.M. Garner, G. Rodin: Anorexia nervosa, Bulimie. In Kisker, K.P., H. Lauter, J.E. Meyer, C. Müller, E. Strömgren: Psychiatrie der Gegenwart, Bd. 1, 3. Aufl. Springer, Berlin 1986 (S. 103–124)
43 Geisler, L.S.: Atemregulation und ihre Störungen in Beziehung zum vegetativen Nervensystem. In Sturm, A., W. Birkmayer: Klinische Pathologie des vegetativen Nervensystems, Bd. 2. Fischer, Stuttgart 1977 (S. 1285–1299)
44 Gerber, W.D., G. Haag: Migräne. Springer, Berlin 1982
45 Glees, P., M. Hasan: Morphologische und physiologische Grundlagen des zentralen vegetativen Nervensystems. In Sturm, A., W. Birkmayer: Klinische Pathologie des vegetativen Nervensystems, Bd. 1. Fischer, Stuttgart 1976 (S. 143–204)
46 Grote, W., W.J. Bock: Führerschein bei Hirnerkrankungen und Schädel-Hirn-Trauma. Thieme, Stuttgart 1980
47 Harrer, G.: Testmethoden des vegetativen Nervensystems. In Sturm, A., W. Birkmayer: Klinische Pathologie des vegetativen Nervensystems, Bd. 1. Fischer, Stuttgart 1976 (S. 451–467)
48 Hartwig, H.-G.: Prosencephale und rhombomesencephale Zentren des autonomen Nervensystems. In Schiffter, R.: Zentral-vegetative Regulationen und Syndrome. Springer, Berlin 1980 (S. 4–8)
49 Hauptverband der Gewerblichen Berufsgenossenschaften: Berufsgenossenschaftliche Grundsätze für arbeitsmedizinische Vorsorgeuntersuchungen, 2. Ausg. Gentner, Stuttgart 1981
50 Heinisch, H.M.: Störungen der vegetativen Regulation im Kindesalter. In Sturm, A., W. Birkmayer: Klinische Pathologie des vegetativen Nervensystems, Bd. 2. Fischer, Stuttgart 1977 (S. 956–993)
51 Heite, H.J., W. Wokalek, B. Pfrieme: Andrologie. Lehrbuch der Männerheilkunde. Fischer, Stuttgart 1980
52 Herzog, E.: Die orthologische und pathologische Morphologie der neurovegetativen Regulationen. In Büchner, F., E. Letterer, F. Roulet: Handbuch der Allgemeinen Pathologie, Bd. 8/2. Springer, Berlin 1966 (S. 285–343)

53 Hess, W.R.: Die funktionelle Organisation des vegetativen Nervensystems. Schwabe, Basel 1948
54 Heyck, H.: Der Kopfschmerz, 5. Aufl. Thieme, Stuttgart 1982
55 Hoffmann, S.O.: Psychoneurosen und Charakterneurosen. In Kisker, K.P., H. Lauter, J.E. Meyer, C. Müller, E. Strömgren: Psychiatrie der Gegenwart, Bd. 1, 3. Aufl. Springer, Berlin 1986 (S. 29–62)
56 Hollmann, W., R. Rost, B. Dufaux, H. Liesen: Prävention und Rehabilitation von Herz-Kreislauf-Krankheiten durch körperliches Training, 2. Aufl. Hippokrates, Stuttgart 1983
57 Huber, G., G. Gross, R. Schüttler: Schizophrenie. Verlaufs- und sozialpsychiatrische Langzeituntersuchung an den 1945–1959 in Bonn hospitalisierten schizophrenen Kranken. Springer, Berlin 1979
58 Huber, G.: Körperlich begründbare psychische Störungen bei Intoxikationen, Allgemein- und Stoffwechselstörungen, bei inneren und dermatologischen Erkrankungen, Endokrinopathien, Generationsvorgängen, Vitaminmangel und Tumoren. In Kisker, K.P., H. Lauter, J.E. Meyer, C. Müller, E. Strömgren: Psychiatrie der Gegenwart, Bd. 6, 3. Aufl. Springer, Berlin 1988 (S. 197–252)
59 Izbicki, W., N. Neumann, H. Spohr: Unfallbegutachtung, 9. Aufl. de Gruyter, Berlin 1992
60 Jansen, G.: Zur nervösen Belastung durch Lärm. Steinkopff, Darmstadt 1967
61 Jensen, T.S., P. Rasmussen: Amputation. In Wall, P.D., R. Melzack: Textbook of Pain. Churchill Livingstone, Edinburgh 1984 (S. 402–412)
62 Jochheim, K.-A.: Beitrag zur Beurteilung und Behandlung vegetativer Funktionsstörungen. Acta Neuroveg. 12 (1955) 153–166
63 Jochheim, K.-A., P. van der Schoot: Behindertensport und Rehabilitation, Teil I–II (Schriftenreihe Bundesinstitut für Sportwissenschaft, Bd. 37–38). Hofmann, Schorndorf 1981
64 Jores, A.: Der Kranke mit psychovegetativen Störungen. Vandenhoek & Ruprecht, Göttingen 1973
65 Jovanovic, U.J.: Schlaf und vegetatives Nervensystem. In Sturm, A., W. Birkmayer: Klinische Pathologie des vegetativen Nervensystems, Bd. 1. Fischer, Stuttgart 1976 (S. 363–450)
66 Jung, R.: The concepts of W.R. Hess: Ergotropic and trophotropic somato-vegetative coordination. In Koepchen, K.P., C. McC. Brooks, K. Koizumi: Neurovegetative Control Systems. Elsevier, Amsterdam 1986 (S. 575–582)
67 Kensy, F.: Hirntrauma und sexuelle Störung. Med. Sachverständ. 71 (1975) 87
68 Kertzendorff, K.: „Vegetative Dystonie" – Relevanz für die medizinische Rehabilitation? Med. Sachverständ. 85 (1989) 165–167
69 Klamroth, H.G.: Die Beurteilung der Leistungsfähigkeit im Erwerbsleben bei „vegetativer Dystonie". Med. Sachverständ. 85 (1989) 167–169
70 Köhle, K., C. Simons: Anorexia nervosa. In Uexküll, Th.v.: Lehrbuch der psychosomatischen Medizin, 3. Aufl. Urban & Schwarzenberg, München 1986 (S. 600–640)

71 Koepchen, H.P., C. McC. Brooks, K. Koizumi: Neurovegetative Control Systems. Basic Functions, Integration and Disorders. Elsevier, Amsterdam 1986 (J. autonom. nerv. Syst. Suppl. 1986)
72 Koeppen, S.: Gesundheitsschäden durch elektrischen Strom. In Baader, E.W., G. Lehmann, H. Symanski, H. Wittgens: Handbuch der gesamten Arbeitsmedizin, Bd. 2/2. Urban & Schwarzenberg, München 1961 (S. 109–144)
73 Konietzko, H.: Intoxikationen durch Arbeitsstoffe. In Hopf, H.Ch., K. Poeck, H. Schliack: Neurologie in Praxis und Klinik, Bd. 2, 2. Aufl. Thieme, Stuttgart 1992 (S. 5.36–5.54)
74 Krott, H.M., M.J. Poremba, M.E. Rauch: Neurophysiologische Grundlagen des emotionalen Verhaltens (Limbisches System und Hypothalamus). In Uexküll, Th.v.: Lehrbuch der psychosomatischen Medizin, 3. Aufl. Urban & Schwarzenberg, München 1986 (S. 141–152)
75 Ladurner, G., E. Griebnitz: Neurologische Alkoholfolgeschäden. Wien. klin. Wschr. 98 (1986) 646–652
76 Lagerstrøm, D., K. Völker: Freizeitsport. Charakteristik, Durchführung und präventivmedizinische Wertigkeit. Reihe Beiträge zur Sportmedizin, Bd. 20. Perimed, Erlangen 1983
77 Lamparter, U., A.E. Meyer: Vegetative Dystonie – Popularität eines Kautschuk-Begriffs und Vorschläge zu deren Begutachtung. Med. Sachverständ. 85 (1989) 156–159
78 Langhorst, P., G. Schulz, M. Lambertz, B. Krienke: Funktionelle Organisation eines gemeinsamen Hirnstammsystems für Kreislauf, Atmung und allgemeine Aktivitätssteuerung. In Schiffter, R.: Zentral-vegetative Regulationen und Syndrome. Springer, Berlin 1980 (S. 39–49)
79 Lewrenz, H., B. Friedel: Krankheit und Kraftverkehr. Gutachten des Gemeinsamen Beirats für Verkehrsmedizin, Bundesminister Verkehr. Schriftenreihe Heft 71, Bonn 1992
80 Long, D.M.: Surgical therapy of chronic pain. Neurosurgery (1980) 317–328
81 Lynn, B.: The detection of injury and tissue damage. In Wall, P.D., R. Melzack: Textbook of Pain. Churchill Livingstone, Edinburgh 1984 (S. 19–33)
82 Marx, H.H., G. Siemon: Erkrankungen der Lungen und Atemwege. In Marx, H.H.: Medizinische Begutachtung, 6. Aufl. Thieme, Stuttgart 1992 (S. 201–239)
83 Meier-Ewert, R.K.: Zur Begutachtung der Narkolepsien. Öff. Gesundh.-Wes. 45 (1983) 488–493
84 Melzack, R., J.D. Loeser: Phantom body pain in paraplegics: Evidence for a central 'pattern generating mechanism' for pain. Pain 4 (1978) 195–210
85 Meyer, A.E.: Leib und Seele aus der Sicht eines Psychosomatikers – Modelle und ihre Widersprüche. Psychother. Psychosom. med. Psychol. 37 (1987) 367–375
86 Meyer, J.E.: Sexuelle Störungen nach Hirnverletzungen. J. Neuro-Visc. Relat. Suppl. X (1971) 519–523
87 Meyer, J., T. Pop: Synkopen aus kardialer Ursache. In Hopf, H.Ch., K. Poeck, H. Schliack: Neurologie in Praxis und Klinik, Bd. 1, 2. Aufl. Thieme, Stuttgart 1992 (S. 4.10–4.21)

88 Mifka, P.: Post-traumatic psychiatric disturbances. In Vinken, P.J., G.W. Bruyn: Handbook of Clinical Neurology, Bd. 24. North-Holland Publ., Amsterdam 1976 (S. 517–574)
89 Möllhoff, G.: Vorzeitige Versagenszustände, insbesondere bei älteren Arbeitnehmern, Aus- und Übersiedlern. Med. Sachverständ. 87 (1991) 80–84
90 Mumenthaler, M.: Synkopen und Sturzanfälle. Thieme, Stuttgart 1984
91 Myrtek, M.: Psychovegetative Labilität. Med. Welt 29 (1978) 1166–1169, 1240–1243
92 Nix, W.A.: Das chronic fatigue-Syndrom. Nervenarzt 61 (1990) 390–396
93 Olbricht, I.: Wertigkeit und Therapie der sogenannten „vegetativen Dystonie" in der stationären psychosomatischen Behandlung. Med. Sachverständ. 85 (1989) 172–174
94 Orthner, H.: Hypophysär-hypothalamische Krankheiten. In Lubarsch, O., F. Henke, R. Rössle: Handbuch der speziellen pathologischen Anatomie und Histologie, Bd. XIII/5. Springer, Berlin 1955 (S. 543–939)
95 Pagni, C.A.: Central pain due to spinal cord and brain stem damage. In Wall, P.D., R. Melzack: Textbook of Pain. Churchill Livingstone, Edinburgh 1984 (p. 481–495)
96 Pampus, I.: Rehabilitation Hirnverletzter, Bd. 19, Schriftenreihe Bundesministerium Jugend, Familie und Gesundheit. Kohlhammer, Stuttgart 1974
97 Penning, R., W. Spann, J. Reuschke: Rechtsmedizin – Gutachterfragen aus allgemeinärztlicher Sicht. In Marx, H.H.: Medizinische Begutachtung, 6. Aufl. Thieme, Stuttgart 1992 (S. 663–708)
98 Peters, U.H., H. Rieger: Das Pickwick-Syndrom. Urban & Schwarzenberg, München 1976
99 Piechowiak, H.: Vegetative Dystonie und Arbeitsunfähigkeit. Med. Sachverständ. 85 (1989) 159–162
100 Pietzcker, A.: Akute und chronische Intoxikationen durch Drogen. In Hopf, H.Ch., K. Poeck, H. Schliack: Neurologie in Praxis und Klinik, Bd. 2, 2. Aufl. Thieme, Stuttgart 1992 (S. 5.54–5.72)
101 Plänitz, H.: Zur Begutachtung des Phantomschmerzes. Med. Sachverständ. 83 (1987) 125–128
102 Poeck, K.: Psychogene Verhaltensweisen und Symptome. In Hopf, H.Ch., K. Poeck, H. Schliack: Neurologie in Praxis und Klinik, Bd. 1, 2. Aufl. Thieme, Stuttgart 1992 (S. 6.1–6.12)
103 Reid, L.D.: Opioids, bulimia, and alcohol abuse & alcoholism. Springer, Berlin 1990
104 Röder, R.: Vasomotorische Anfälle. In Hopf, H.Ch., K. Poeck, H. Schliack (Hrsg.): Neurologie in Praxis und Klinik, Bd. 1, 2. Aufl. Thieme, Stuttgart 1992 (S. 4.1–4.10)
105 Rosenberger, R.: „Vegetative Dystonie" – Relevanz für die medizinische Rehabilitation? Med. Sachverständ. 85 (1989) 169–171
106 Schäfer, H.: Social factors as causes for the dysfunctions of the autonomic nervous system. In Koepchen, K.P., C. McC. Brooks, K. Koizumi: Neurovegetative Control Systems. Elsevier, Amsterdam 1986 (S. 689–701)
107 Schäfer, J.: Hirnorganische Spätfolgen extremer Lebensbedingungen in der Kriegsgefangenschaft. Med. Sachverständ. 70 (1974) 26–28
108 Scheid, W.: Lehrbuch der Neurologie, 5. Aufl. Thieme, Stuttgart 1983
109 Schiffter, R.: Zentral-vegetative Regulationen und Syndrome. Springer, Berlin 1980
110 Schiffter, R.: Über die zentral-nervöse Steuerung der Schweißsekretion. In Schiffter, R.: Zentral-vegetative Regulationen und Syndrome. Springer, Berlin 1980 (S. 119–131)
111 Schiffter, R.: Neurologie des vegetativen Nervensystems. Springer, Berlin 1985
112 Schimrigk, K., W. Trabert, O. Schrappe: Neurologische und psychiatrische Erkrankungen. In Marx, H.H.: Medizinische Begutachtung, 6. Aufl. Thieme, Stuttgart 1992 (S. 587–642)
113 Schliack, H.: Klinisch-neurologische Untersuchung bei Erwachsenen. In Dietz, H., W. Umbach, R. Wüllenweber: Klinische Neurochirurgie, Bd. 1. Thieme, Stuttgart 1982 (S. 139–186)
114 Schliack, H., R. Schiffter: Klinik der sogenannten vegetativen Schmerzen. In Sturm, A., W. Birkmayer: Klinische Pathologie des vegetativen Nervensystems, Bd. 1. Fischer, Stuttgart 1976 (S. 498–537)
115 Schmieder, F.: Zur Diagnostik von Schädel-Hirn-Traumen ohne neuropathologische Symptome. Med. Sachverständ. 70 (1974) 10–12
116 Schmidt-Voigt, J.: Hypotonie. Öff. Gesundh.-Wesen 45 (1983) 454–458
117 Schönberger, A., G. Mehrtens, H. Valentin: Arbeitsunfall und Berufskrankheit. Rechtliche und medizinische Grundlagen für Gutachter, Sozialverwaltung und Gerichte, 5. Aufl. Schmidt, Berlin 1993
118 Scholz, J.F.: Die vegetative Dystonie aus der Sicht eines Betriebsarztes. Med. Sachverständ. 85 (1989) 163–164
119 Schonecke, O.W., J.M. Herrmann: Psychophysiologie. In Uexküll, Th.v.: Lehrbuch der psychosomatischen Medizin, 3. Aufl. Urban & Schwarzenberg, München 1986 (S. 103–140)
120 Schröder, St., K.-L. Täschner: Ein psychogener Symptomkomplex bei südländischen Rentenbewerbern. Med. Sachverständ. 85 (1989) 174–177
121 Selbach, H.: Das Kippschwingungs-Prinzip. In Sturm, A., W. Birkmayer: Klinische Pathologie des vegetativen Nervensystems, Bd. 1. Fischer, Stuttgart 1976 (S. 299–332)
122 Siegfried, J., M. Zimmermann: Phantom and Stump Pain. Springer, Berlin 1981
123 Spatz, R.: Anfallsleiden (Epilepsien, Narkolepsien). In Suchenwirth, R.M.A., G. Wolf: Neurologische Begutachtung, 2. Aufl. Fischer, Stuttgart 1987 (S. 269–305)
124 Stefan, H.: Epilepsien mit fokalen (partiellen) Anfällen. In Hopf, H.Ch., K. Poeck, H. Schliack: Neurologie in Praxis und Klinik, Bd. 1, 2. Aufl. Thieme, Stuttgart 1992 (S. 3.33–3.39)
125 Steinmann, B., B. Garnier: Alterung und vegetatives (autonomes) Nervensystem. In Sturm, A., W. Birkmayer: Klinische Pathologie des vegetativen Nervensystems, Bd. 2. Fischer, Stuttgart 1977 (S. 994–1007)

126 Stochdorph, O.: Das sogenannte vegetative Nervensystem als anatomischer Begriff. In Schiffter, R.: Zentral-vegetative Regulationen und Syndrome. Springer, Berlin 1980 (S. 1–3)
127 Stodieck, S.R.G., H.G. Wieser: Autonomic phenomena in temporal lobe epilepsy. In Koepchen, K.P., C. McC. Brooks, K. Koizumi: Neurovegetative Control Systems. Elsevier, Amsterdam 1986 (S. 611–621)
128 Straub, H.: Krankheiten der Arterien und Venen. In Fritze, E.: Die ärztliche Begutachtung, 3. Aufl. Steinkopff, Darmstadt 1990 (S. 373–384)
129 Struppler, A.: Tetanie-Syndrom. In Hopf, H.Ch., K. Poeck, H. Schliack: Neurologie in Praxis und Klinik, Bd. 1, 2. Aufl. Thieme, Stuttgart 1992 (S. 4.24–4.29)
130 Sturm, A., W. Birkmayer: Klinische Pathologie des vegetativen Nervensystems, Bd. 1, 2. Fischer, Stuttgart 1976, 1977
131 Sturm, A., J. Rosenthal: Blutdruck und vegetatives Nervensystem. In Sturm, A., W. Birkmayer: Klinische Pathologie des vegetativen Nervensystems, Bd. 1. Fischer, Stuttgart 1976 (S. 560–602)
132 Suchenwirth, R.M.A., G. Wolf: Neurologische Begutachtung, 2. Aufl. Fischer, Stuttgart 1987
133 Suchenwirth, R.M.A.: Kausalgien in der neurologischen Begutachtung. Versicherungsmed. 42 (1990) 121–125
134 Sybrecht, G.W.: Plötzlicher Kindstod (SIDS), Undinen und Pickwickier. Atemw. u. Lungenkr. 14 (1988) 214–217
135 Takahashi, A., I. Sobue: Autonomic failure in Shy-Drager syndrome. In Koepchen, K.P., C. McC. Brooks, K. Koizumi: Neurovegetative Control Systems. Elsevier, Amsterdam 1986 (S. 423–426)
136 Thiele, W.: Psycho-vegetatives Syndrom. Das vegetative Nervensystem und seine Bedeutung für die psycho-physische Einheit. Sandoz-Monographie. Sandoz, Basel 1966
137 Tomonaga, M.: Neuropathology of autonomic dysfunction in Parkinson's disease. In Koepchen, K.P., C. McC. Brooks, K. Koizumi: Neurovegetative Control Systems. Elsevier, Amsterdam 1986 (S. 441–446)
138 Turski, J., H. Wolf, A. Otten, G. Schütz-Bölter: Psychosozialer Minderwuchs. Sozialpädiat. Prax. Klin. 11 (1989) 425–429
139 Uexküll, Th.v., K. Köhle: Funktionelle Syndrome in der Inneren Medizin. In Uexküll, Th.v.: Lehrbuch der psychosomatischen Medizin, 3. Aufl. Urban & Schwarzenberger, München 1986 (S. 489–502)
140 Umbach, W.: Vegetative Phänomene bei stereotaktischen Hirneingriffen. In Sturm, A., W. Birkmayer: Klinische Pathologie des vegetativen Nervensystems, Bd. 2. Fischer, Stuttgart 1977 (S. 1078–1128)
141 Voigt, K.H., H.L. Fehm: Psychoendokrinologie. In Uexküll, Th.v.: Lehrbuch der psychosomatischen Medizin, 3. Aufl. Urban & Schwarzenberg, München 1986 (S. 153–170)
142 Weilemann, L.S.: Zentralnervöse und periphernervöse Störungen bei akuten Arzneimittelvergiftungen. In Hopf, H.Ch., K. Poeck, H. Schliack: Neurologie in Praxis und Klinik, Bd. 2, 2. Aufl. Thieme, Stuttgart 1992 (S. 5.24–5.36)
143 Zeh, W.: Bemerkungen zur vegetativen Labilität und „Hirnleistungsschwäche" nach gedeckten traumatischen Hirnschädigungen. Med. Klin. 49 (1954) 1756–1760
144 Zepf, S.: Klinik der psychosomatischen Erkrankungen. In Kisker, K.P., H. Lauter, J.E. Meyer, C. Müller, E. Strömgren: Psychiatrie der Gegenwart, Bd. 1, 3. Aufl. Springer, Berlin 1986 (S. 63–102)
145 BGH IX ZR 223/66 vom 09.05.1968 – RzW 1968, 402
146 BGH IX ZR 98/68 vom 03.12.1970 – RzW 1971, 235
147 BSG 11/9 RV 232/57 vom 22.04.1959 – BSGE 9, 291
148 BSG 11 RV 52/60 vom 18.10.1960 – BSGE 13, 89
149 BSG 11/1 RA 172/63 vom 23.06.1964 – MedSozR B 340/4
150 BSG 10/11 RV 604/63 vom 27.07.1965 – MedSozR B 290/66
151 BSG 10 RV 731/63 vom 27.01.1966 – VersorgB 1966, 55
152 BSG 2 RU 165/67 vom 31.10.1968 – Breith 1969, 568
153 LSG Bayern L 7/KBc 4840/51 vom 23.04.1954 – Breith 1954, 1171
154 LSG Niedersachsen L 3 U 303/63 vom 19.01.1965 – MedSozR B 290/70
155 LSG Rheinland-Pfalz L 2 I 196/67 vom 03.12.1971 – SozVers. 1973, 166
156 LSG Rheinland-Pfalz L 2 I 79/70 vom 24.09.1971 – Breith 1972, 262
157 LSG Rheinland-Pfalz L 2 I 169/70 vom 30.06.1972 – MedSozR B 310/44
158 LSG Hessen L 5 V 511/73 vom 19.02.1975 – SozSich 1975, 287
159 LSG Hessen L 4/Vsb 104/78 vom 21.11.1978 – RSpDienst 8630
160 OLG Düsseldorf 14 U 870/62 vom 27.11.1964 – RzW 1965, 314
161 OLG Hamburg 9 U(E) 287/65 vom 03.11.1965 – RzW 1966, 282

Organische Psychosyndrome

G. Gross und G. Huber

Bezeichnung, Begriff, Klassifikation

Die Bezeichnung *„organische Psychosyndrome"* wird gleichbedeutend mit *„exogene Reaktionstypen"* (2) gebraucht. Schon Bonhoeffer begrenzte seine exogenen Reaktions- oder Prädilektionstypen nicht auf die *„symptomatischen Psychosen"* bei primär extrakraniellen, erst sekundär das Gehirn beteiligenden Erkrankungen, bezog vielmehr die Psychosen bei primären Hirnerkrankungen mit ein. Mit gleicher Bedeutung werden auch die Begriffe *„körperlich begründbare Psychosen"* (17) und *„somatogene Psychosen"* für die gesamte Gruppe derjenigen Psychosen verwendet, die auf heute schon faßbare, somatisch (anatomisch und/oder pathophysiologisch) definierbare, unmittelbare oder mittelbare Erkrankungen oder Schädigungen des Gehirns zurückgeführt und so von endogenen (idiopathischen), schizophrenen, schizoaffektiven und affektiven Psychosen abgegrenzt werden können.

Das Auftreten von organischen Psychosyndromen ist ursächlich auf eine Funktionsstörung des Gehirns zu beziehen: Die Psychose könnte nicht sein ohne diesen hirnorganischen Faktor, auch wenn dieser im konkreten Fall kaum je die einzige Bedingung für ihr Zustandekommen ist.

In *ICD-10* werden die organischen Psychosyndrome im wesentlichen bei den *„organischen einschließlich symptomatischer psychischer Störungen"* (F0) angeführt. Die syndromalen Kategorien entsprechen weitgehend den Begriffen und Bezeichnungen der deutschsprachigen Psychiatrie, so z. B. „organisch amnestisches Syndrom" (F04), „Delir" (F06) oder „organische Halluzinose" (F06.0). Die „organischen affektiven Störungen" (F06.3) entsprechen den „symptomatischen Zyklothymien", die „organischen katatonen und wahnhaften (schizophreniformen) Störungen" (F06.1, F06.2) den „symptomatischen Schizophrenien", die „organische emotional labile (asthenische) Störung" (F06.6) den „pseudoneurasthenischen Syndromen" oder „hyperästhetisch-emotionellen Schwächezuständen" (2).

Bei den in der ICD-10 gesondert rubrizierten *„psychischen und Verhaltensstörungen durch psychotrope Substanzen"* (F1), nämlich durch Alkohol, Opiate, Kannabinoide, Sedativa, Hypnotika, Kokain, andere Stimulanzien, Halluzinogene und multiplen Drogengebrauch, beschreibt die 4. und 5. Stelle das klinische Syndrom. Dabei werden, abgesehen von den Restzuständen (Nachhallzustände, Persönlichkeits- oder Verhaltensstörung, affektives Zustandsbild, Demenz, anhaltende kognitive Störung), akute Intoxikation, schädlicher Gebrauch, Abhängigkeitssyndrom, Entzugssyndrom mit und ohne Delir, psychotische (schizophreniforme, wahnhafte, halluzinatorische, depressive oder manische) Störungen und amnestische Syndrome unterschieden.

Psychopathologie, Symptomatik

Organische Psychosyndrome sind unabhängig von ihrer speziellen Ätiologie durch gemeinsame und einheitliche psychopathologische Syndrome und Symptome gekennzeichnet. Sie sind *„unspezifische Reaktionstypen"*, unspezifisch in bezug auf die Ätiologie bzw. Grundkrankheit. Für bestimmte Noxen charakteristische Färbungen beruhen in der Regel, so z. B. beim Alkoholdelir, auf körperlichen Begleitsymptomen. Verschiedene Hirnerkrankungen und Hirnschäden können zu gleichen, rein psychopathologisch nicht differenzierbaren Psychosyndromen führen, während andererseits bei ein und derselben, die Gehirnfunktion beeinträchtigenden Grundkrankheit alle möglichen Prägnanztypen organischer Psychosyndrome auftreten und im Verlauf aufeinanderfolgen können. So kann man nach einer Hirnkontusion zuerst Bewußtlosigkeit und Bewußtseinstrübung, dann delirante Syndrome, noch später paranoid-halluzinatorische, endogen-depressive und/oder affektiv-aspontane Durchgangssyndrome beobachten. Bei fortschreitender, z. B. enzephalitischer oder zerebro-vaskulärer Grundkrankheit, kann man dieselbe Syndromreihe in umgekehrter Reihenfolge sehen.

Die Verschiedenheit organischer Psychosyndrome ist weniger durch die spezielle Art der Noxe und Grundkrankheit als durch Schwere, Entwicklungstempo, Ausbreitung und Ort des Prozesses, Konstitution, Lebensalter, situative und biographische Faktoren bestimmt. Für die Praxis jedenfalls gilt das *Prinzip der Unspezifität organischer Psychosyndrome* ohne Einschränkung: Ein psychopathologisches Symptom oder Syndrom, das für eine bestimmte Grundkrankheit spezifisch ist, so daß diese aus seinem Vorhandensein sicher diagnostiziert werden könnte, gibt es nicht.

Auch bei der Begutachtung muß man sich vergegenwärtigen, daß es eine Spezifität psychopathologischer Syndrome und hier auch organischer Psychosyndrome nicht gibt und unterschiedliche Hirnprozesse und Hirnschäden zu gleichen, aufgrund des psychopathologischen Bildes allein nicht sicher differenzierbaren Psychosyndromen führen können (6, 10).

Wenn es, wie wir seit Bonhoeffer wissen, keine für eine bestimmte Hirnerkrankung oder Hirnschädigung spezifischen oder typischen organischen Psychosyndrome gibt, kann man dann wenigstens anhand des Nachweises der psychopathologischen Symptomatik eines organischen Psychosyndroms mit ausreichender Sicherheit annehmen, daß dieses Psychosyndrom durch eine Erkrankung oder Schädigung des Gehirns bedingt ist? Erlauben organische Psychosyndrome oder bestimmte Typen organischer Psychosyndrome den Rückschluß auf eine somatisch definierbare zerebrale Affektion und damit den Ausschluß einer körperlich nicht begründbaren endogenen Psychose und/oder einer psychogen-psychoreaktiven Störung? Diese Annahme ist in der Tat bei bestimmten organischen Psychosyndromen mit an Sicherheit grenzender Wahrscheinlichkeit möglich. Man kann innerhalb der organischen Psychosyndrome (ähnlich wie bei den Schizophrenien [17]) hinsichtlich der Validität, des diagnostischen Gewichtes des jeweiligen Syndroms organische Psychosyndrome 1. und 2. Ranges unterscheiden (13).

Als *organische Psychosyndrome 1. Ranges* können Delir, Demenz und amnestisches Syndrom gelten, Syndrome, bei denen Störungen des Bewußtseins (Bewußtseinstrübung) oder Beeinträchtigungen höherer kognitiver Leistungen, von Gedächtnis und Intelligenz, im Vordergrund stehen; diese Syndrome lassen sich von den psychopathologischen Merkmalen endogener, schizophrener, schizoaffektiver und affektiver Psychosen in der Regel gut differenzieren und erlauben den Rückschluß auf eine Hirnerkrankung oder Hirnschädigung (eine körperlich begründbare Psychose im Sinne von K. Schneider).

Dagegen ist dieser Rückschluß bei den *organischen Psychosyndromen 2. Ranges* nicht ohne weiteres möglich. Hierher gehören vor allem organische Persönlichkeitsveränderungen, katatones und Wahnsyndrom, Halluzinose und affektives Syndrom sowie Angst- und Zwangssyndrom, Neurastheniesyndrom und altersabhängiges Vergeßlichkeitssyndrom (benigne Vergeßlichkeit der 2. Lebenshälfte). Diesen organischen Psychosyndromen 2. Ranges *können* zwar, müssen aber nicht bekannte, heute schon somatisch definierbare Hirnerkrankungen oder Hirnschäden zugrundeliegen. Gleichartige oder doch psychopathologisch sehr ähnliche Syndrome und Symptome werden nämlich auch bei schizophrenen und affektiven Psychosen beobachtet; einige organische Psychosyndrome 2. Ranges, nämlich Angst-, Zwangs- und Neurastheniesyndrom können auch im Rahmen von psychoreaktiven, neurotischen und psychopathischen Persönlichkeitsstörungen auftreten.

Für die organischen Psychosyndrome 2. Ranges, und dabei vor allem auch für die endogenomorph, schizophren oder zyklothym (vor allem endogen-depressiv) aussehenden Psychosyndrome, wurden Regeln aufgestellt (13, 17), von denen die Annahme eines *Zusammenhangs zwischen Grundkrankheit und psychopathologischem Syndrom* abhängig gemacht wird: Der Nachweis (1.) belangvoller pathologischer somatischer Befunde in (2.) evidentem zeitlichem Zusammenhang mit der Manifestation des Psychosyndroms, weiter (3.) fehlende Hinweise für eine alternative Verursachung der psychopathologischen Störung (z. B. familiäre Belastung mit endogenen Psychosen) sowie (4.) Rückbildung des psychopathologischen Syndroms nach Beseitigung oder doch günstiger Beeinflussung und Besserung der vermuteten organischen Krankheitsursache. Die beiden ersten Punkte stimmen mit den Kriterien überein, die K. Schneider ([17], S. 38) für die Annahme einer körperlich begründbaren Psychose und hier einer symptomatischen Schizophrenie oder Zyklothymie forderte.

Leitsymptome

Die Psychiatrie differenzierte *akute* körperlich begründbare Psychosen (akute organische Psychosyndrome) mit dem Leitsymptom „*Bewußtseinstrübung*" und *chronische* körperlich begründbare Psychosen (chronische organische Psychosyndrome) mit den Leitsymptomen „*organische Persönlichkeitsveränderung*" und „*Demenz*". Schon immer wurden bezüglich der Zeitbegriffe „akut" und „chronisch" die nur relativen Grenzen, die Möglichkeit des Übergangs und der Kombination beachtet.

Seit W. Scheid und H.H. Wieck wurden dann die organischen Psychosyndrome statt in akute und chronische in *reversible* und *irreversible* aufgegliedert (Tab. **29**), die *reversiblen* wiederum in Syndrome mit Bewußtseinstrübung und in die sog. *Durchgangssyndrome*, bei denen eine Bewußtseinstrübung fehlt, jedenfalls für „unseren klinischen Blick" nicht ohne weiteres faßbar ist und in denen zumindest die leichten und mittelschweren Formen oft nur psychopathometrisch sicher erkennbar sind. Wegen der besonders in den Initial- und Rückbildungsphasen von Hirnerkrankungen sehr häufigen Durchgangssyndrome wird heute die Bewußtseinstrübung als *Leitsymptom*, aber nicht mehr als *obligates Symptom* der akuten und reversiblen körperlich begründbaren Psychosen bezeichnet.

Reversible und irreversible organische Psychosyndrome gehen ohne scharfe Grenze ineinander über. Die Symptome *irreversibler* organischer Psychosyndrome können psychopathologisch nicht unterscheidbar auch im Verlauf reversibler organischer Psychosyndrome auftreten: Irreversibel aussehende Psychosyndrome können sich wieder zurückbilden, das Querschnittsbild erlaubt keine sichere prognostische Aussage hinsichtlich Reversibilität oder Irreversibilität. Beispielsweise kommen Korsakow-Syndrom und dementielle Syndrome phänomenologisch nicht unterscheidbar als reversible Durchgangssyndrome wie auch als irreversible (und zum Teil progrediente) organische Defektzustände vor. Auch leichtere, z. B. pseudoneurasthenische Psychosyndrome können sowohl reversibel als auch irreversibel auftreten.

Erlebnisreaktive Züge

Wie bei anderen Krankheiten und bei endogenen Psychosen muß man auch bei organischen Psychosyndromen psychische Reaktionen des Patienten auf das Erlebnis des Krankseins und seine Folgen berücksichtigen. Viele Züge sind erlebnisreaktiv und nicht als unmittelbare Hirnsymptome aufzufassen. Die thematische Ausgestaltung etwa eines Delirs oder einer Halluzinose läßt biographische und situative Einflüsse erkennen. Man sieht bei den Kranken mit organischen Psychosyndromen immer auch seelische Reaktionen auf die von den Patienten wahrgenommenen psychischen Veränderungen, auf produktiv-psychotische Einzelsymptome und auf die sozialen Auswirkungen der Krankheit. Je geringer der Ausprägungsgrad von organischen Psychosyndromen ist, um so mehr nehmen die Patienten in der Regel im intraindividuellen Vergleich die Veränderungen und Einbußen selbst wahr und leiden darunter.

Psychisch-reaktiv sind z. B. die Reizbarkeit eines an Kopfschmerzen leidenden und sich insuffizient und leistungsunfähig fühlenden Hirnverletzten oder die Angst des unter dem Eindruck bedrohlicher Halluzinationen stehenden Patienten im Alkoholdelir. Erlebnisreaktionen von Patienten mit organischen Psychosyndromen sind als solche durchaus einfühlbar und mit der Methode des genetischen Verstehens (10) erfaßbar und nur insofern abnorm, als die seelischen Reaktionen selbst von den krankhaften psychoorganischen Veränderungen geprägt und geformt sind. Die MdE-/GdB-Werte der MdE-/GdB-Tabellen schließen in der Regel die psychischen Reaktionen des Patienten auf seine hirnorganisch bedingten Symptome als „seelische Begleiterscheinungen" mit ein (S. 41).

Tabelle **29** Körperlich begründbare (organische) Psychosen
(aus G. Huber [10])

Psychopathologische Syndrome der akuten (reversiblen) Formen

Durchgangssyndrome

Prägnanztypen:

- aspontane; affektive (u. a. depressive, maniforme); pseudoneurasthenische; hysteriforme
- produktive: expansiv-konfabulatorische; paranoid-halluzinatorische, katatone, u. a. „endoforme"
- Halluzinose: akustische, optische, haptische
- amnestische: „akuter Korsakow"
- „orientierter Dämmerzustand"

Bewußtseinstrübung

- quantitativ: Benommenheit ⟶ „Sopor" ⟶ Bewußtlosigkeit (Koma); Somnolenz
- qualitativ-produktiv: Verwirrtheit; „Amentia"; Delir; Dämmerzustand

Psychopathologische Syndrome der chronischen (irreversiblen) Formen

(chronisches) pseudoneurasthenisches Syndrom („Hirnleistungsschwäche")

Prägnanztypen:

- „reizbare Schwäche": Veränderungen der affektiven Reaktivität (u. a. gesteigerte Erregbarkeit) und „Asthenie" (u. a. Konzentrationsschwäche, abnorme Ermüdbarkeit)

organische Persönlichkeitsveränderung

- Zuspitzung
  Abschwächung differenzierter Züge
  Veränderung von Grundstimmung und Antrieb
  Verlangsamung, Haften
- Typen: apathisch-antriebsarm
  euphorisch-umständlich
  reizbar-unbeherrscht-enthemmt
- chronische Halluzinose;
  chronische paranoid-halluzinatorische Syndrome

Demenz

- Gedächtnisstörung (besonders Merkfähigkeit und Frischgedächtnis)
  intellektueller Abbau (Kritik, Begriffsbildung, Logik, Kombinationsfähigkeit, Auffassung)
- Sonderform: chronischer Korsakow

Abgrenzung organischer Psychosyndrome gegen psychogene Symptombildungen und Symptomverstärkungen

Diese sind in der Gutachtertätigkeit häufig erforderlich. Dabei ist Simulation seltener als *Aggravation* und *psychogene Symptomverstärkung* aufgrund bewußtseinsnaher Entschädigungs- und Sicherungswünsche (6, 10). Von der *Pseudodemenz* ist aber eine *Pseudopseudodemenz* auf der Grundlage einer Hirnschädigung mit – durch den psychogenen Überbau verdecktem – organischem Psychosyndrom zu differenzieren. Solche pseudopsychogenen, hysteriformen Bilder sind bei organischen Hirnerkrankungen nicht selten. Bei tendenziös anmutenden Unfallreaktionen muß man auch daran denken, daß eine schon vorher bestehende, doch noch kompensierte neurotische Entwicklung durch einen Unfall dekompensiert werden kann. Nach Schädelhirnverletzungen, die noch mehr als andere Traumen zu inadäquater Verarbeitung Anlaß geben, können psychogene Symptomverstärkungen hirnorganisch bedingter Leistungsstörungen ganz im Vordergrund stehen. Ähnliches gilt für sog. Pensions- und Invalidisierungsneurosen, die oft an leichtere, hirnorganisch bedingte kognitive Defizienzen anknüpfen.

Oft ist es schwierig, den hirnorganisch bedingten Anteil am Psychosyndrom abzugrenzen. Eine sorgfältige, umfassende nervenärztliche Untersuchung unmittelbar nach dem Unfallgeschehen und im weiteren Verlauf ist am ehesten geeignet, die Entwicklung und Fixierung psychogener Symptombildungen und Symptomverstärkungen zu inhibieren. Bei psychogenen Symptomverstärkungen sind in der Begutachtung stets auch die prämorbide Persönlichkeitsstruktur des Patienten und seine besondere Reaktionsweise zu berücksichtigen. Je mehr „Neurosen" wesentlich die Folge wunschbedingter Vorstellungen sind und aus zweckbewußter Überlegung entstehende tendenziöse Reaktions- und Verhaltensweisen erkennen lassen, um so weniger wird ein ursächlicher Zusammenhang im Rechtssinn anzunehmen sein (S. 21 f.).

Abgrenzung gegen endogene Psychosen

Organische Psychosyndrome heben sich in der Regel deutlich von endogenen Psychosen ab, doch gibt es Überschneidungen, schizophren oder endogen-depressiv (oder manisch) aussehende Syndrome bei bekannten, somatisch definierbaren Hirnerkrankungen, d. h. sog. symptomatische Schizophrenien und symptomatische Zyklothymien. Gewöhnlich handelt es sich um episodische Durchgangssyndrome, die auch als paranoid-halluzinatorische, katatone oder endogenomorph-depressive Psychosen auftreten können, z. B. bei Arzneimittel- und Drogenabusus, Enzephalitis, degenerativen Hirnprozessen, Epilepsien oder nach Hirnkontusionen. Neben reversiblen symptomatischen schizophrenen Psychosen sieht man seltener auch chronische symptomatische Schizophrenien, z. B. bei Temporallappenepilepsie, chronischem Mißbrauch von Weckaminen oder nach Anoxämieschädigung des Gehirns (4, 6).

Exemplarisch ist der Fall eines jahrzehntelang als Schizophrenie aufgefaßten Zustandes nach Kohlenoxydschädigung des Gehirns, der erst autoptisch als exogen aufgeklärt und als Wehrdienstbeschädigung anerkannt wurde (16).

Bei der Begutachtung muß man daran denken, daß es auf der Basis von Hirnerkrankungen und Hirnschäden zu Psychosyndromen kommen kann, die zumindest zeitweilig von schizophrenen und affektiven Psychosen nicht unterscheidbar sind (10, 11, 17).

Diagnose

Anhand des – grundsätzlich unspezifischen – psychopathologischen Syndroms kann zunächst nur eine Zuordnung zur großen Gruppe der organischen Psychosyndrome (der körperlich begründbaren Psychosen) erfolgen. Erst im 2. Schritt ist mit Hilfe der somatischen, zumal neurologischen Untersuchungsbefunde eine eigentliche Diagnose einer bestimmten Grundkrankheit möglich. Für die Diagnose ist also bei jedem Patienten mit einem organischen Psychosyndrom eine umfassende, somatische Untersuchung, wenn nötig auch mit neuroradiologischen Verfahren notwendig. Besonders bei den leichteren Ausprägungsgraden und in den Anfangsstadien ist rein psychopathologisch selbst die Differenzierung körperlich begründbarer Psychosen gegenüber den beiden anderen Hauptgruppen des triadischen Systems der klinischen Psychiatrie, den endogenen Psychosen und den Variationen seelischen Wesens, und hier gegenüber neurotischen und Persönlichkeitsentwicklungen, schwierig oder unmöglich.

Über die Diagnose hinaus sind *Schäden* und die durch sie bedingten *funktionellen Beeinträchtigungen* zu beschreiben. Dabei sind dem Begriff „Schaden" z. B. ein Zustand von Bewußtseinstrübung oder eine organische Persönlichkeitsveränderung, den „funktionellen" Behinderungen Verhaltens-, Kommunikations- und Leistungsbeeinträchtigungen zuzuordnen.

Reversible (akute) organische Psychosyndrome

Reversible organische Psychosyndrome können durch Hirnkrankheiten oder primär extrakranielle und erst sekundär hirnbeteiligende Körper- und Allgemeinkrankheiten verursacht sein. Wir unterscheiden neben den Formen mit Bewußtseinstrübung solche ohne Bewußtseinstrübung, die sog. *Durchgangssyndrome* (18).

Ätiologie, Pathogenese

Der pathomorphologische Befund ist in der Regel nur geringfügig. Bei differenten Grundkrankheiten kann es zu einem Hirnödem als Folge einer reversiblen Störung der Bluthirnschranke ohne morphologischen Dauerschaden und dann in der Regel auch ohne psychopathologische Dauerveränderungen kommen. Relativ selten beobachtet man irreversible Gewebeschäden, z. B. ein ödembedingtes hirnatropisches Defektsyndrom mit korrelierten residualen organischen Psychosyndromen (pseudoneurasthenisches Syndrom oder organische Persönlichkeitsveränderung); neuroradiologisch ist dann häufig eine Erweiterung der inneren Liquorräume nachzuweisen. Als Ursachen kommen schwere Allgemeinerkrankungen, Stoffwechsel- und Kreislaufstörungen, Intoxikationen sowie alle hirneigenen Krankheiten und Schädigungen in Frage, auch Komplikationen im Verlauf chronischer, z. B. gefäßbedingter Hirnerkrankungen, die zu akuten, besonders deliranten organischen Psychosyndromen als Episoden auf dem Hintergrund einer organischen Persönlichkeitsveränderung oder Demenz führen.

Symptomatik: Durchgangssyndrom, Bewußtseinstrübung

Das Leitsymptom Bewußtseinstrübung ist zwar häufig, aber nicht ausnahmslos vorhanden. Wenn eine Bewußtseinstrübung fehlt, spricht man von einem sog. *Durchgangssyndrom*. Hierher gehören als Prägnanztypen z. B. affektive, aspontane, expansiv-konfabulatorische, paranoid-halluzinatorische und katatone Psychosyndrome, optische, akustische und haptische Halluzinosen, sog. orientierte Dämmerzustände, der „akute Korsakow" und hyperästhetisch-emotionelle Schwächezustände, die den reversiblen pseudoneurasthenischen Syndromen entsprechen (Tab. **29**). Leichte Durchgangssyndrome sind eher affektive, pseudoneurasthenische oder aspontane, schwere häufiger amnestische.

Das Durchgangssyndrom kann im Verlauf einer Hirnkrankung allmählich an Schwere zunehmen und fließend in die Bewußtseinstrübung übergehen, während die Rückbildung, etwa nach Schlafmittelintoxikation oder Hirnkontusion in umgekehrter Reihenfolge abläuft (S. 259). Leichte Durchgangssyndrome mit Verstimmungen subdepressiver, ängstlicher, gehobener, apathischer oder hysteriformer Färbung sind oft schwer als organische Psychosyndrome zu erkennen und gegenüber psychoreaktiven Zuständen abzugrenzen. Besonders die gering ausgeprägten Durchgangssyndrome im Initial- oder Rückbildungsstadium von Hirnerkrankungen werden oft in ihrer hirnorganischen Herkunft verkannt mit für den Patienten negativen Konsequenzen für Frühdiagnose, Therapie und Rehabilitation. Das gilt für pseudoneurasthenische, pseudopsychopathische oder nur durch Enthemmung und persönlichkeitsfremde

Handlungen auffallende Initialstadien von Hirntumoren, von vaskulären oder degenerativen Hirnprozessen wie für viele postkontusionelle Psychosyndrome mit ihrer mangelnden Ernstwertung und Krankheitseinsicht und der oft inadäquat-gehobenen Gestimmtheit (affektives Durchgangssyndrom). Bei langsam abnehmenden Durchgangssyndromen, z. B. nach Contusio cerebri, zerebralem Insult oder Schlafmittelvergiftung, läßt sich der intraindividuelle Verlauf mit Hilfe psychopathometrischer Testverfahren kontrollieren (14, 18).

Die *Bewußtseinstrübung* ist ein wichtiges Kriterium für ein reversibles organisches Psychosyndrom, obschon ihr Fehlen ein solches nicht ausschließt. Die „Trübung des Sensoriums" (Störung der Wachheit) als Leitsymptom der stärkeren Ausprägungsgrade reversibler körperlich begründbarer Psychosen kann in einer nur quantitativen Herabsetzung der Bewußtseinshelligkeit (Benommenheit, Somnolenz, Sopor, Koma) oder in qualitativ-produktiven Bewußtseinsveränderungen mit halluzinatorischen und wahnhaften Erlebnisweisen in Erscheinung treten. Als fließend ineinander übergehende Typen lassen sich Verwirrtheit, Amentia, Delir und Dämmerzustand herausheben (Tab. **29**).

Gemeinsame Kriterien der Bewußtseinstrübung sind Störungen von Orientierung, Aufmerksamkeit und Auffassung, formalem Denkablauf und Merkfähigkeit. Die Aufmerksamkeit ist herabgesetzt, schwer zu erwecken und auf ein Thema zu fixieren, die Auffassung erschwert („Schwerbesinnlichkeit"), die Merkfähigkeit vermindert; die zeitliche, räumliche und schließlich auch persönliche Orientierung sind deutlich bis zur Desorientiertheit gestört, das Denken ist verlangsamt und/oder inkohärent. Nach Ablauf des Zustandes besteht eine partielle oder komplete Amnesie für die betreffende Zeitspanne. Alle seelisch-geistigen Funktionen können erheblich innerhalb von Stunden oder sogar Minuten schwanken.

Prognose

Die akuten organischen Psychosyndrome sind überwiegend vollständig reversibel, können aber auch, z. B. ein Alkoholdelir, letal ausgehen oder irreversible organische Psychosyndrome hinterlassen, z. B. eine sog. Kontusionspsychose, ein pseudoneurasthenisches Syndrom („Hirnleistungsschwäche") oder eine organische Persönlichkeitsveränderung. Wie zwischen akuten und chronischen Hirnerkrankungen gibt es auch alle Übergänge zwischen akuten und chronischen, reversiblen und irreversiblen organischen Psychosyndromen (S. 254). Das psychopathologische Querschnittssyndrom enthält keine sicheren prognostischen Kriterien für Reversibilität oder Irreversibilität.

Diagnose

Ist die Bewußtseinstrübung deutlich ausgeprägt, bietet die Erkennung keine Schwierigkeiten, während Durchgangssyndrome nach wie vor in praxi häufig verkannt werden. Fast allen Psychosen mit Bewußtseinstrübung sind die Beeinträchtigung von zeitlicher Orientierung, Aufmerksamkeit und Auffassung, Schwerbesinnlichkeit und Ratlosigkeit im Ausdruck sowie die Störung der mnestischen Leistungen gemeinsam. Auch leichte Bewußtseinstrübungen und schwere Durchgangssyndrome hinterlassen eine komplette oder partielle Amnesie. Im letzteren Fall können produktiv-psychotische, z. B. halluzinatorische Erlebnisse reproduziert werden.

Irreversible (chronische) organische Psychosyndrome

Ätiologie, Pathogenese

Sämtliche Krankheiten und Schädigungen, die das Gehirn unmittelbar oder mittelbar betreffen, können auch zu irreversiblen organischen Psychosyndromen führen, wobei hier primäre Hirnerkrankungen überwiegen.

Symptomatik

Nach Typ und Ausprägungsgrad lassen sich *irreversible pseudoneurasthenische Syndrome*, isolierte, d. h. nicht mit gröberem intellektuellem Abbau verbundene *organische Persönlichkeitsveränderungen* sowie ausgesprochene *Demenzen* unterscheiden. Auch hier gilt das Prinzip der Unspezifität: Unabhängig davon, ob die Erkrankung oder Schädigung durch entzündliche, degenerative oder vaskuläre Prozesse, durch Schädelhirntraumen oder (chronische) Intoxikation zustande kommt, ergeben sich gleiche oder ähnliche psychopathologische Syndrome.

Erst wenn Hirnerkrankungen, die zu reversiblen organischen Psychosyndromen führen, mit strukturellen Veränderungen und morphologischen Dauerschäden einhergehen, können sich irreversible organische Psychosyndrome entwickeln. Bei fortschreitenden, etwa vaskulären oder degenerativen Hirnerkrankungen, sind irreversible organische Psychosyndrome oft nicht stationär, sondern ihrerseits progredient; sie stellen dann kein Defekt- oder Residualsyndrom dar. Dies gilt besonders für dementielle Abbausyndrome auf der Grundlage degenerativer Hirnerkrankungen, zum Teil aber auch für organische Persönlichkeitsveränderungen. Diese, und besonders häufig pseudoneurasthenische Syndrome, können aber auch tatsächlich ein stationärer Residualzustand nach traumatischer, enzephalitischer oder dystrophischer Hirnschädigung sein.

Residuen im Sinne nicht mehr rückbildungsfähiger, aber auch nicht mehr weiter fortschreitender organischer Psychosyndrome kommen bei allen drei Typen vor, so als pseudoneurasthenische Zustände nach Hirnkontusion oder als dementielle Defektsyndrome nach behandelter progressiver Paralyse.

Irreversible pseudoneurasthenische Syndrome

Sie können auch als der geringste Ausprägungsgrad einer organischen Persönlichkeitsveränderung angesehen werden und kommen am häufigsten nach Hirnverletzungen als stationäre Residualsyndrome und bei Hirngefäßprozessen – hier sowohl stationär wie progredient – vor. Diese Syndrome *„reizbarer Schwäche"* entsprechen annähernd den älteren Begriffen der sog. (traumatischen oder ätiologisch andersartigen) *Hirnleistungsschwäche* und des *hyperästhetisch-emotionalen Schwächezustandes* (2). Wie bei den organischen Persönlichkeitsveränderungen fehlt eine Demenz mit ausgeprägten intellektuellen mnestischen Störungen. Es sind relativ unaufdringliche und uncharakteristische, ätiologisch vieldeutige Psychosyndrome, die durch gesteigerte affektive Erregbarkeit und Labilität und eine Reduktion des gesamtseelischen Energieniveaus mit oft im Subjektiven bleibenden, d. h. psychopathologisch in Ausdruck und Verhalten nicht erkennbaren und nur testpsychologisch objektivierbaren Klagen über Konzentrationsschwäche und abnorme Ermüdbarkeit in Verbindung mit vegetativ-vasomotorischen Störungen bestimmt sind. Erst die klinische Gesamtsituation mit Heranziehung aller anamnestischen und somatischen Daten, Befunde und die Längsschnittbeobachtung ermöglichen hier die Erkennung als organisches Psychosyndrom und die Abgrenzung gegenüber neurotischen und persönlichkeitsbedingten Neurasthenien, zum Teil auch gegen reine asthenische Residualsyndrome bei schizophrenen Erkrankungen (6, 10).

Organische Persönlichkeitsveränderungen

Der Begriff meint Wandlungen des dynamischen Teils der Persönlichkeit, der affektiven Reagibilität (erhöhte Reizbarkeit, Affekt- und Stimmungslabilität), der Grundstimmung (z. B. depressive Verstimmung), des gesamtseelischen Antriebs (z. B. Antriebsminderung) und des psychomotorischen Tempos (Verlangsamung).

Organische Persönlichkeitsveränderungen zeigen sich in erster Linie im Verhalten und können im Intelligenztest nicht unmittelbar erfaßt werden. Soweit Auffälligkeiten auch testpsychologisch erfaßbar sind, handelt es sich weniger um eine generelle Intelligenzminderung als um in Leistungstests nachweisbare Störungen einzelner Leistungen und/oder ihrer Integration. Als Vorzugstypen lassen sich apathisch-antriebsarme, euphorisch-umständliche und reizbar-unbeherrscht-enthemmte Syndrome (17) hervorheben.

Eine eigentliche und echte Wesensänderung liegt, ähnlich wie bei den pseudoneurasthenischen Syndromen, insofern häufig nicht vor, als persönlichkeitsfremde Züge fehlen und der Kern der Persönlichkeit erhalten ist. Verlangsamung, Umstellungserschwerung, Haften und Veränderungen der emotionalen Reagibilität können mehr oder weniger deutlich ausgeprägt sein. Kommt es zu deutlichen Zuspitzungen bestimmter Persönlichkeitseigenschaften und zu Beeinträchtigungen differenzierter Persönlichkeitszüge, von Takt, Anstand,

Rücksichtnahme, ästhetischen und ethischen Gefühlen und Wertungen, wird man zunehmend von einer *echten Wesensänderung* sprechen müssen.

Das *hirnlokale Psychosyndrom* (1) mit Veränderungen von Stimmung, Antriebshaftigkeit und vitalen Einzeltrieben, kann man als Sonderform einer organischen Persönlichkeitsveränderung ansehen. Vom psychopathologischen Bild her lassen sich hirnlokale von hirndiffusen Psychosyndromen nicht sicher unterscheiden. Auch die rein psychopathologische Differenzierung frontaler, dienzephaler und temporaler Psychosyndrome ist kaum möglich. Nur in besonders prägnanten Einzelfällen lassen sich einigermaßen kennzeichnende, doch nicht spezifische Züge aufweisen, so die „Aspontaneität bei erhaltener Fremdanregbarkeit" oder der „Mangel an Providenz" als Charakteristikum frontaler Hirnläsionen. Psychopathologisch sind hirnlokale Psychosyndrome auch von *endokrinen Psychosyndromen*, die bei unterschiedlichen Endokrinopathien vorkommen, nicht sicher zu differenzieren. Die Abgrenzung von mehr lokalisierten und mehr diffusen Hirnerkrankungen (oder Hirnschäden) und von bestimmten hirnlokalen Psychosyndromen untereinander und auch gegenüber endokrinen Psychosyndromen ist letztlich nur anhand der somatischen Untersuchungsbefunde möglich.

Demenz

Demenzen, d. h. nach der frühen Kindheit infolge einer Hirnerkrankung erworbene Intelligenzdefekte mit grobem, irreparablem und zum Teil progredientem intellektuellem und mnestischem Abbau, waren gegenüber organischen Persönlichkeitsveränderungen und pseudoneurasthenischen Syndromen selten geworden. In einem älteren (1945–1965) Beobachtungsgut der Bonner Universitäts-Nervenklinik fanden sich unter ca. 1500 Patienten mit irreversiblen organischen Psychosyndromen ³/₅ mit pseudoneurasthenischen Syndromen und organischen Persönlichkeitsveränderungen, ¹/₃ mit stärker ausgeprägter organischer Wesensänderung und nur knapp 5 % mit ausgesprochener Demenz (6, 10).

Daß nicht sehr massive organische Psychosyndrome, die oft große differentialdiagnostische Probleme bereiten können, auch heute noch, trotz der mit der zunehmenden Lebenserwartung zunehmenden Prävalenz der Demenzen (überwiegend vom Alzheimer-Typ) am häufigsten vorkommen, ist für Praxis, Therapie, Rehabilitation und Begutachtung von Bedeutung. Hinsichtlich der Grundkrankheit sieht man die stärksten, d. h. dementiellen Ausprägungen irreversibler organischer Psychosyndrome am häufigsten bei den Alzheimer-Erkrankungen, der Chorea Huntington und der Pick-Erkrankung, dagegen bei Hirngefäßprozessen und Folgezuständen nach Hirnkontusion gegenüber organischen Persönlichkeitsveränderungen und pseudoneurasthenischen Syndromen relativ sehr selten.

Eine Demenz ist stets mit einer Wesensänderung verbunden, die gewöhnlich, z. B. bei Hirngefäßprozessen und besonders deutlich bei der *Pick*-Erkrankung, der Demenz vorausgeht. Ausmaß und Art des Intelligenzdefizits bei der Demenz lassen sich mit Intelligenztests bestimmen. Eine bevorzugt mnestische Demenz ist das *Korsakow-Syndrom* mit der Trias Desorientiertheit, Merkfähigkeitsstörungen und Konfabulationen.

Von den nach der frühen Kindheit und gewöhnlich im Erwachsenenalter entstandenen Demenzen ist die sog. angeborene Demenz zu unterscheiden, die sich auf der Grundlage perinataler Hirnschädigungen oder von metabolisch-genetischen Störungen, wie z. B. der Phenylketonurie, entwickelt. Diese *früherworbenen Demenzen* sehen psychopathologisch anders aus als die später entstandenen, die einen schon entwickelten Verstand befallen.

Der *Demenzbegriff* wurde in der jüngsten Vergangenheit in zweifacher Hinsicht ausgeweitet, nämlich 1. in bezug auf den Ausprägungsgrad insofern, als auch geringere Intelligenzminderungen als Demenz bezeichnet werden und 2. in bezug auf die Rückbildungsfähigkeit, indem das Kriterium der Irreversibilität aufgegeben wird und auch reversible organische Psychosyndrome in den Demenzbegriff einbezogen werden. Letztlich könnten so alle, gering und stark ausgeprägten, reversible und irreversible organische Psychosyndrome pauschal und undifferenziert Demenz genannt werden. Eine solche Ausweitung des Begriffs auch auf geringgradige und reversible organische Psychosyndrome ist psychopathologisch, klinisch und sozial problematisch.

Nach dem *Demenzbegriff der deutschsprachigen Psychiatrie* kann man erst dann von Demenz sprechen, wenn der Zustand mit Sicherheit nicht mehr rückbildungsfähig ist und das Ausmaß des intellektuell-mnestischen Abbaus auch aufgehobene Reflexionsfähigkeit, mangelnde Krankheitseinsicht und Verlust der Selbstvergegenwärtigungsfähigkeit der Einbußen impliziert (9, 11, 17). Auch wenn bei pseudoneurasthenischen Syndromen und organischen Persönlichkeitsveränderungen leichtere und partielle intellektuelle und mnestische Einbußen vorhanden sein können und durch Leistungstests nachweisbar sind, kann eine wenig ausgeprägte, im höheren Lebensalter häufige Minderung der Gedächtnisleistungen („Minimal memory impairment", „Benign senescent forgetfulness"), die von den Patienten subjektiv als sehr störend wahrgenommen und reflektiert wird, nicht die Annahme einer Demenz rechtfertigen. Bei ihr kommt zu den intellektuellen Einbußen, zu dem Verlust an Wissen und Können noch der

"Verlust des Wissens um diesen Verlust" (9). Der Verlust der Einsicht und Selbstvergegenwärtigungsfähigkeit ist für die Demenz – und für Syndrome von Bewußtseinstrübung und schwere Durchgangssyndrome – kennzeichnend, nicht aber für Patienten mit pseudoneurasthenischen Syndromen und organischen Persönlichkeitsveränderungen, mit Ausnahme der eigentlichen und echten Wesens- und Charakterveränderungen, die den Kern der Persönlichkeit destruieren, so z. B. bei der Pick-Erkrankung (S. 253, 259 f.).

Da also alle Zeichen der irreversiblen organischen Psychosyndrome auch bei reversiblen organischen Psychosyndromen vorkommen können (S. 251), können auch psychopathologisch dementielle Sichtsyndrome rückbildungsfähig sein. Versteht man unter Demenz ein Syndrom, das ex definitione irreversibel ist, wird man dementiell aussehende, aber wieder reversible Syndrome „Durchgangssyndrome" nennen und allgemein jedes chronisch persistierende organische Psychosyndrom so lange als Durchgangssyndrom bezeichnen, bis nach einer längeren von vier Monaten (Korsakow-Syndrom) bis zu drei Jahren (z. B. affektive Durchgangssyndrome nach Subarachnoidalblutung) reichenden Beobachtungszeit feststeht, daß das Syndrom nicht mehr rückbildungsfähig ist. Anhand von Beobachtungen, daß sich dementiell aussehende Syndrome wieder völlig auflösen können, wenn die zugrundeliegende zerebrale Affektion es erlaubt und/oder sie einer Therapie zugänglich ist, sprach die ältere Psychiatrie von einer „akuten Demenz", von „reversibler Demenz" oder „dementiellem Durchgangssyndrom" (s. in [6, 9]). Hierher gehören auch die pseudodementiellen Syndrome in endogen-depressiven Phasen, die wie ein Verstärkersystem wirken und passager psychoorganische, dementiell aussehende Züge hervortreten lassen.

Für die Praxis ist die Erkennung behandlungsfähiger Krankheiten, die einem organischen Psychosyndrom und hier auch dementiellen Durchgangssyndromen zugrunde liegen, wichtig. Mehr oder weniger behandlungs- oder besserungsfähig ist im Grunde die große Mehrzahl der Hirnerkrankungen und Hirnschäden mit Ausnahme der Alzheimer- und Pick-Erkrankung und einiger anderer, vor allem degenerativer Hirnprozesse. Da schon heute ca. 10 % der über 65jährigen an der „leisen Epidemie der Demenz" leiden sollen, wird die medizinische und soziale Bedeutung der Demenz mit weiter zunehmender Lebenserwartung noch größer werden, wenn nicht ein wesentlicher Fortschritt in der medikamentösen Behandlung der Krankheit gelingt.

Diagnose und Differentialdiagnose

Auch bei irreversiblen organischen Psychosyndromen können über kürzere oder längere Zeit schizophrene und zyklothyme Psychosen auftreten. Auch aus therapeutischen Gründen ist es von Belang, organische Psychosyndrome und dabei auch symptomatische Zyklothymien und symptomatische Schizophrenien bei vaskulären und degenerativen Hirnprozessen von idiopathischen, endogen depressiven und paranoiden Psychosen der Involution abzugrenzen. Jedoch sieht man im höheren Lebensalter nicht selten auch in organische Persönlichkeitsveränderungen und Demenz ausmündende, initial endogenomorph-depressive Psychosen, die mit Hirnatrophie einhergehen und nur einer mehrdimensionalen Kausalanalyse zugänglich sind. Große differentialdiagnostische Schwierigkeiten können pseudoneurasthenische Syndrome bei defektgeheilten Hirnerkrankungen und Hirnschäden bieten (S. 259).

Prognose (Verlauf)

Die irreversiblen organischen Psychosyndrome verlaufen nur bei einer Minderheit stetig und unaufhaltsam fortschreitend bis zur Demenz. Die Mehrzahl zeigt zwar nicht rückbildungsfähige, doch nur gering bis mäßig ausgeprägte Residualsyndrome mit Schwankungen und Besserungen, Kompensationen, Dekompensationen und Rekompensationen in Abhängigkeit von peristatischen Faktoren und dabei auch von psychischen und Milieubedingungen. Auch die im Kern irreversiblen organischen Psychosyndrome stellen ein kompliziertes dynamisches Geschehen dar. Leistung, Verhalten und Befinden solcher Kranker sind in hohem Maße anfällig für Konflikt- und Belastungssituationen und situativ und therapeutisch beeinflußbar. Im Grunde gibt es *die* organische Persönlichkeitsveränderung (oder *das* pseudoneurasthenische Syndrom) nicht, vielmehr eine große Vielfalt von – durch Konstitution, Ort und Ausbreitung des Prozesses, Lebensalter, Zeitfaktor und zahlreiche andere Momente bedingten – Sichtbildern von organischen Psychosyndromen mit Akzentuierung jeweils verschiedener Leistungs- und Verhaltensstörungen.

Testpsychologische, neuropsychologische und psychopathometrische Untersuchungsverfahren

Eine *vollständige nervenärztliche*, neurologische *und* psychiatrische *Untersuchung* ist im Rahmen der Begutachtung von Patienten mit organischen Psychosyndromen unabdingbar. Dabei sind neben der klinischen psychiatrischen Untersuchung mit umfassender und sorgfältiger Erhebung der Anamnese und des psychopathologischen Befundes oft spezielle *test- und neuropsychologische Prüfungen* von Gedächtnis, Aufmerksamkeit, Konzentration, psychomotorischen, sprachlichen, optisch-räumlichen und anderen Funktionen und speziellen Fertigkeiten erforderlich. *Psychopathometrische Untersuchungen* im Längsschnitt sind u. a. auf die Differenzierung von Durchgangssyndromen und irreversiblen Residualsyndromen mit Hilfe des Syndrom- und Defekttestes gerichtet (14, 18). Psychiatrisch-psychopathologische und neuropsychologische Untersuchungen bedürfen häufig der Ergänzung durch praxisnahe Aufgaben aus dem Bereich der Arbeitswelt (S. 106, 164). Solche *Arbeitsproben* bilden eine wesentliche Grundlage für die sozialmedizinisch notwendige funktionelle Diagnostik.

Neuropsychologische Diagnostik

Die *interdisziplinäre neuropsychologische Diagnostik* ist bei organischen Psychosyndromen und den ihnen zugrundeliegenden im Laufe des Lebens erworbenen Hirnschädigungen und Hirnerkrankungen auf die Erfassung von Beeinträchtigungen und Veränderungen psychologischer Leistungen durch mehr lokalisierte oder diffuse und ausgedehnte Krankheitsprozesse und Läsionen des Gehirns gerichtet. Der Gegenstand blieb im Prinzip der gleiche wie der der klassischen „klinischen Hirnpathologie" und der Lehre von den „Werkzeugstörungen" und „höheren Hirntätigkeit", doch haben sich Theorienbildung, Forschungsansätze und Untersuchungsverfahren mehr oder weniger weitgehend von den klassischen Vorgehensweisen gelöst.

Die Neuropsychologie ist heute nicht mehr auf Aphasie, Apraxie und Agnosie zentriert und ihre Testverfahren und Meßinstrumente einschließlich von standardisierten Intelligenztests, allgemeinen und speziellen Leistungstests dienen der Erfassung sämtlicher psychologischer Leistungen, die durch Hirnerkrankungen und Hirnschäden qualitativ und quantitativ verändert werden können. Mit neuropsychologischen Untersuchungsverfahren sollen so in enger Zusammenarbeit erfahrener Neuropsychologen mit den Vertretern klinisch-neurologischer und psychiatrischer Disziplinen neben dem prämorbiden und aktuellen intellektuellen Fähigkeitsniveau u. a. Gedächtnis-, Aufmerksamkeits-, Antriebs-, sprachliche, visuell-räumliche und räumlich-konstruktive sowie psychomotorische Leistungen (Reaktionsgeschwindigkeit, sensomotorische Koordination), spezielle Fertigkeiten, Planungs- und Kontrollverhalten und, soweit möglich, auch Affektivität und Persönlichkeit (z. B. Persönlichkeitsfragebogen, Formdeuteverfahren) überprüft und miteinander in Beziehung gesetzt werden (10, 15). Um diese Leistungs- und Verhaltensbereiche und ihre Beeinträchtigungen und Störungen bei Schädigungen und Erkrankungen des Gehirns mit assoziierten, klinisch-psychiatrisch diagnostizierten organischen Psychosyndromen zu erfassen, stehen zahlreiche hinsichtlich Durchführung des Tests und Auswertung der Resultate standardisierte Testverfahren zur Verfügung (s. auch S. 179 f.).

Ein einzelner Test kann in der Regel auch bei organischen Psychosyndromen keine verläßliche Information über Vorhandensein oder Fehlen von Leistungsstörungen geben; hierzu sind Testserien oder *Testbatterien* erforderlich, bei denen jeder Untertest unterschiedliche Leistungen prüft und die Einzeltestbefunde innerhalb eines Testprofils in ihrer gegenseitigen Relation zu interpretieren sind. So kann z. B. eine leichte sprachliche Gedächtnisschwäche im Rahmen eines in bezug auf die Normwerte sonst überdurchschnittlich hohen Testprofils einen Hinweis auf eine durch eine Hirnschädigung bedingte mnestische Störung sein. Bei substantiellen Hirnschädigungen mit organischem Psychosyndrom kann ein Leistungsprofil der *Halstead-Raitan-Testbatterie* Aussagen über aktuelle Leistungsbeeinträchtigungen und rehabilitative Möglichkeiten erlauben.

Auch ältere, weniger formalisierte Tests, die oft wegen testtheoretischer und statistischer Mängel als überholt angesehen werden, hier die *Intelligenztests von Wechsler* (HAWIE, HAWIK), können z. B. durch Unterschiede zwischen den Resultaten der verbalen und figural-räumlichen Untertests auch prognostisch brauchbare neuropsychologische Informationen und Hinweise auf eine organische Hirnschädigung liefern.

Zur Erfassung des aktuellen allgemeinen Intelligenzniveaus werden anstelle des HAWIE (oder seiner Kurzform WIP) psychometrisch besser fundierte Verfahren zur Intelligenzmessung, z. B. das *Leistungsprüfsystem* (LPS) oder der *Intelligenz-Struktur-Test* (IST) verwendet. Dabei soll das LPS gegenüber dem HAWIE Vorteile bei der Profilanalyse bieten. Über das allgemeine Intelligenzniveau hinaus ergeben sich schon aus der Profilanalyse der verschiedenen Untertestleistungen Aufschlüsse über speziellere Intelligenzleistungen.

Neuere Verfahren, z. B. der *Berufseignungstest* (BET) oder der *Catell-Grundintelligenztest* (CFT 2 und 3), prüfen anhand von Untertests spezielle Funktionen wie „räumliche Orientierungs- und Vorstellungsfähigkeit" oder „visuelle Auffassungsgeschwindigkeit". Der *„Wisconsin-Card-Sorting-Test"* wird zur Erfassung von Störungen der „Abstraktionsfähigkeit" und „Flexibilität des Denkens" (besonders bei Schädigungen dorsolateraler Frontalhirnanteile?) eingesetzt. Zur Ermittlung der Leistungsminderung, z. B. bei akuten organischen Psychosyndromen, dienen Untersuchungen, in denen nebeneinander mittels des *Mehrfachwahl-Wortschatz-Tests* (MWT) die prämorbiden Leistungen und mit dem *Kurztest für allgemeine Intelligenz* (KAI) die aktuellen intellektuellen Leistungen erfaßt und miteinander verglichen werden.

Der MWT dient der raschen Orientierung über das prämorbide globale Intelligenzniveau, während mit dem KAI Informationsverarbeitungsgeschwindigkeit und Gegenwartsdauer („Gedächtnisspanne", „unmittelbares Behalten") und durch Kombination beider Komponenten die Kurzspeicherkapazität erfaßt wird, die mit dem aktuellen (flüssigen) Intelligenzniveau in Beziehung steht.

Zur Prüfung des Verdachtes auf ein akutes organisches Psychosyndrom steht auch der *Kurztest für zerebrale Insuffizienz* (cI-Test) zur Verfügung, der zu den in das *Diamed-System* integrierten Verfahren gehört. Das Diamed-System, das die aufwendige Testroutine bei psychopathometrischen Verlaufsuntersuchungen erleichtern soll, erlaubt eine Datenerhebung im autonomen Dialog zwischen Patient und Bildschirm eines Kleincomputers (14). Bei reversiblen organischen Psychosyndromen kann als Ergänzung zur medikamentösen Therapie mit dem Diamed-System für das geistige Training („Gehirnjogging") ein Programm zur Erhaltung und Steigerung der Grundkapazitäten der zentralen Informationsverarbeitung durchgeführt werden.

Für gutachterliche Stellungnahmen und Einschätzungen von Rehabilitationschancen ist die Überprüfung von amnestischen, psychomotorischen und Aufmerksamkeitsleistungen von Bedeutung. Zur Untersuchung von Beeinträchtigungen der *mnestischen Leistungen* dienen Verfahren, die den Einprägungs- oder Lernvorgang, z. B. durch Erstellung von Lernkurven, die Behaltensleistung, z. B. durch Wiedererlernungs- oder Wiedererkennungsmethoden, und schließlich den Abruf von Gedächtnisinhalten mittels Reproduktionsmethoden prüfen. Unmittelbar ist nur die Reproduktionsleistung prüfbar, wobei je nach der Zeitspanne zwischen Darbietung und späterer Reproduktion der gespeicherten Informationen zwischen Ultrakurzzeitgedächtnis (unmittelbares Behalten – ca. 6–30 Sekunden), Kurzzeitgedächtnis (Speicherzeit wenige Minuten bis Stunden) und Langzeitgedächtnis (Speicherzeit Tage, Monate bis zeitlebens) unterschieden wird, diese Begriffe aber sehr unterschiedlich definiert werden.

Während eine Reihe standardisierter Gedächtnistests eher auf eine globale Erfassung der mnestischen Leistungen gerichtet sind, erfaßt der *visuelle Merkfähigkeitstest* von Benton das kurzfristige Behalten visuellen, nichtverbalen Materials (über die Reproduktions- oder Wiedererkennungsmethode) und der *Recurring-figures-Test* das nonverbale visuelle Gedächtnis nach der Wiedererkennungsmethode. Ein anderes Verfahren zur Prüfung nonverbaler Gedächtnisleistungen ist das *„Diagnostikum für Zerebralschädigungen"* (DCS), bei dem in mehreren Versuchsdurchgängen „sinnlose" Figuren zu erlernen und mit Stäbchen nachzulegen sind. Der *Lern- und Gedächtnistest* (LGT-3) ist eine Testbatterie, die in mehreren Untertests und ausschließlich in der visuellen Modalität mittels der Wiedererkennungs- und Reproduktionsmethoden das langfristige Gedächtnis für sprachliches wie figurales Material prüft.

Kurz- und Langzeitgedächtnis werden in der visuellen und akustischen Modalität mit dem *Wechsler-Gedächtnistest* geprüft. Das Zahlennachsprechen vorwärts ist streng genommen eine belastungsfreie Prüfung des einfachen Ultrakurzzeitgedächtnisses. Eine Prüfung dieser Gedächtnisinstanz unter Belastung ist mit dem 4-Felder-Test möglich, der ein unmittelbares Behalten von Daten in einer bestimmten Anordnung und im Rahmen einer fortschreitenden Tätigkeit, d. h. eine alltagsangemessene Prüfung der „Merkfähigkeit" (sog. unmittelbares Konfigurationsgedächtnis) darstellt. Bei der bekannten optischen Prüfung mit 10 Bildtafeln, von denen nach 2 Minuten und nach 20–30 Minuten („Frischgedächtnis") normalerweise wenigstens 7 Bilder reproduziert werden sollen, wird das Kurzzeitgedächtnis geprüft.

Wenn man mit der WHO drei Arten der Auswirkung von Hirnschädigungen (sog. Behinderungsebenen) unterscheidet, nämlich Schädigung („Impairment"), Alltagsbeeinträchtigung („Disability") und soziale Folgen („Handicap"), existieren für die meisten neuropsychologischen Störungen entsprechende diagnostische Verfahren, so für beeinträchtigte Alltagsleistungen (*„Activities of daily living"* – ADL), sog. ADL-Skalen und hier z. B. für Gedächtnisstörungen der *Rivermead-behaviour-memory-Test* (RMBT), für sensomotorische Beeinträchtigungen (einer Hemiplegie) das *Rivermead-stroke-Assessment*, für Aufmerksamkeitsstörungen das *Cognitive-failures-questionnaire* (CFQ) und für den Bereich der Selbsthilfeleistungen der *Barthel-Index* als eine ADL-Skala für das Maß der Selbständigkeit eines Patienten. Zur Beschreibung der sozialen Folgen von Hirnschädigungen gibt es zahlreiche Instrumente und Skalen, die die soziale Integration im Beruf und/oder Familie erfassen.

Die Untersuchung von psychomotorischen und Aufmerksamkeitsleistungen, von Reaktionsgeschwindigkeit und sensomotorischer Koordination, Konzentrationsfähigkeit, visueller Auffassungsschnelligkeit und „Vigilanz" ist in der klinischen Neuropsychologie gerade auch bei zerebralen Affektionen mit organischen Psychosyndromen besonders wichtig.

Psychomotorische Leistungen werden in erster Linie mit apparativen Verfahren untersucht, z. B. mit dem *Wiener Reaktions- und Determinationsgerät*, das die Reaktionszeit auf einzelne Licht- bzw. Tonsignale und die Wahlreaktionszeit für ein selektives Reagieren auf bestimmte Signalkombinationen mißt.

Sensomotorische Koordination und Feinmotorik werden u. a. mit der *motorischen Leistungsserie* (MLS) nach Schoppe untersucht, die Leistungen wie statische Bewegungsruhe, Steuerung langsamer Führungsbewegungen des Armes und der Hand oder schnell oszillierende Finger- und Handbewegungen über verschiedene apparative Testaufgaben erfaßt. Die Feinmotorik prüfen auch der *Hand-Dominanz-Test* (HDT) und einige Untertests des *Berufseignungstests* (BET).

Zur Untersuchung von *Aufmerksamkeitsleistungen, Konzentrationsfähigkeit* und *visueller Auffassungsgeschwindigkeit* stehen neben dem *Pauli-Test* (Weiterentwicklung des Kraepelin-Rechentests) andere Rechentests, Sortierversuche und Durchstreichtests, und dabei einige gut standardisierte und normierte Papier- und Bleistifttests zur Verfügung: Der d_2-*Aufmerksamkeits-Belastungstest* und *Feld-Markierungs-Test* (FMT), die beide nach dem Prinzip des Durchstreichtests aufgebaut sind und ein Herausfinden bzw. Markieren von in Störreize eingebetteten Buchstaben oder Zeichen erfordern; der *Konzentrations-Verlaufs-Test* (KVT – Sortierung von 60 Karten mit jeweils 36 Ziffern nach 4 Kriterien), der *Konzentrations-Leistungs-Test* (KLT), der die Lösung komplexer Rechenaufgaben verlangt, denen das Konzept der Koordination von Auffassen, Rechnen, Merken, Vorstellen und Entscheiden zugrundeliegt. Das *Wiener Konzentrationsgerät* (Cognitrone) erfordert die visuelle Diskriminierung unterschiedlich komplexer Strichkonfigurationen und prüft Konzentrationsfähigkeit und visuelle Auffassungsgeschwindigkeit. Die genannten Verfahren zur Messung von Aufmerksamkeits- und Konzentrationsleistungen werden auch als *allgemeine Leistungstests* bezeichnet, weil den kognitiven Prozessen Aufmerksamkeit und Konzentration Allgemeinheitscharakter zugeschrieben wird.

Bestimmte Aspekte der selektiven Aufmerksamkeit, die Anfälligkeit für Interferenz und Konflikte zwischen automatisierter (Dekodierung der Wortbedeutung) und kontrollierter Verarbeitung (Benennung der Druckfarbe des jeweiligen Wortes) prüft der *Stroop-word-colour-Test* (Farb-Wort-Interferenz-Versuch). Zur Untersuchung der Daueraufmerksamkeit („Wachsamkeit") über einen längeren Zeitraum hinweg dient das *Vigilanzgerät:* Der Patient muß das schrittweise Aufleuchten von 32 Leuchtdioden verfolgen und nur bei dem sehr seltenen, in unregelmäßigen Intervallen auftretenden Überspringen eines Diodenpunktes eine Reaktionstaste betätigen.

Die Mehrzahl der erwähnten apparativen Verfahren zur Prüfung von Aufmerksamkeit, Sensomotorik und Reaktionsfähigkeit wurden inzwischen in eine computergestützte Testbatterie integriert, um so eine hohe Anwendungsflexibilität zu gewährleisten (15).

Mittels *psychopathometrischer Verfahren* können reversible organische Psychosyndrome, hier vor allem die Durchgangssyndrome, unter klinischen Alltagsbedingungen überprüft und quantitativ auch im Verlauf erfaßt werden. Standardisierte Skalen (Syndromtest von Böcker, Syndromkurztest von Erzigkeit, Funktionspsychoseskala von Lehrl u. Mitarb. [14]) ermöglichen die Einschätzung verschiedener Schweregrade von Störungen des skalaren Bewußtseins.

Für die Begutachtung und die Einschätzung von Berufs- und Rehabilitationschancen der Patienten mit organischen Psychosyndromen sind auch Tests zur Überprüfung *spezieller Fertigkeiten* heranzuziehen, z. B. standardisierte Testverfahren wie der mechanisch- oder der Praktisch-technische-Verständnis-Test, Büroarbeitstests, der Berufseignungstest und die motorische Leistungsserie. Hierher gehören auch verschiedene Rechtschreibe- und Lesetests, der Untertest „rechnerisches Denken" aus dem HAWIE und die Untertests „Rechenaufgaben" aus dem BET und dem IST (14, 15).

Für die gutachterliche Beurteilung sind deutliche *Diskrepanzen im intraindividuellen neuropsychologischen Leistungsprofil* von Interesse: Ein Defizit gegenüber der prämorbiden Leistungsfähigkeit wird besonders dann wahrscheinlich, wenn eine aktuell gemessene Einzelleistung deutlich vom übrigen Leistungsprofil des Patienten abweicht und unter dem Mindestniveau liegt, das für einen bestimmten Schulabschluß und/oder Berufserfolg vorauszusetzen ist.

Wichtig sind schließlich *Veränderungen der Ergebnisse neuropsychologischer Untersuchung* im Sinne einer Verschlechterung oder Verbesserung im Verlauf fortschreitender oder rückläufiger Hirnerkrankungen und unter dem Einfluß bestimmter therapeutischer, medikamentöser oder rehabilitativer Maßnahmen. Hier sind zwei oder mehrere zu unterschiedlichen Zeitpunkten erhobene neuropsychologische Befunde, die mit gleichen oder äquivalenten Testverfahren erhoben wurden, zu vergleichen und, bei Testwertveränderungen, zufallsbedingte Leistungsschwankungen auszuschließen (15).

Tests zur Erfassung von Affektivität und Persönlichkeit (Persönlichkeitsfragebogen, projektive Tests) sind für Untersuchungen von Patienten mit organischen Psychosyndromen unseres Erachtens nicht geeignet; sie können nur die durch die Hirnerkrankung bzw. Hirnschädigung bedingten Störungen und Veränderungen von Affektivität und Persönlichkeit widerspiegeln und nicht die relativ konstante Struktur der prämorbiden Persönlichkeit. Persönlichkeitsfragebogen und projektive Persönlichkeitstests können auch nicht zur Differenzierung zwischen organischen Psychosyndromen und endogenen Psychosen oder zwischen hirnorganisch bedingten und psychogenen Störungen und Syndromen herangezogen werden. Persönlichkeitsverfahren sollten bei organischen Psychosyndromen nicht angewandt werden, ihre Ergebnisse können bei Hirnerkrankungen und Hirnschäden und Vorliegen von neuropsychologischen Störungen nicht valide sein (s. auch S. 180). Die psychopathologische Exploration, die Beobachtung von Ausdruck und Verhalten durch den Untersucher und die Befragung von Bezugspersonen sind hier für die gutachterliche Beurteilung wie allgemein für Diagnose, Behandlung und Rehabilitation maßgeblich.

Alle neuropsychologischen Untersuchungsverfahren können die klinisch-psychiatrische und psychopathologische Befunderhebung immer nur *ergänzen*, doch *nicht ersetzen*, wobei die klinischen Kriterien die Gruppendiagnose (S. 249 f.) „organisches Psychosyndrom" ermöglichen, für das psychopathologisch-phänomenologische Merkmale (Beobachtung von Ausdruck und Verhalten und Selbstschilderungen der Patienten) die empfindlichsten Indikatoren sind.

Hinweise zu einzelnen Hirnkrankheiten und Hirnschäden

Medikamenten-, Drogen- und Alkoholabusus: Hierbei können akute symptomatische Psychosen bei plötzlicher Entziehung und während der mißbräuchlichen Anwendung auftreten. Beim Alkoholismus und bei den verschiedenen Typen von Medikamenten- und Drogenabhängigkeit entwickeln sich mit zunehmender Dauer organische Wesensänderungen mit Entkernung und Aushöhlung der Persönlichkeit. Bei allen Suchtformen beobachtet man Persönlichkeitsveränderungen, bei denen hirnorganische und psychoreaktive Momente zusammenfließen. Auch bei der Drogenabhängigkeit der Jugendlichen vom Kannabis- und Halluzinogentyp können sich irreversible organische Psychosyndrome mit Apathie und Initiativeverlust, flacher Euphorie und fehlender Zukunftsorientiertheit entwickeln. Beim chronischen Alkoholismus resultieren häufig mit Hirnatrophie verbundene organische Wesensänderungen, während eine ausgesprochene Demenz und die Sonderform des Korsakow-Syndroms relativ selten vorkommen (10).

Entzündliche Hirn- und Hirnhauterkrankungen: Alle Erkrankungen können zu reversiblen und irreversiblen organischen Psychosyndromen führen. Die psychopathologische Symptomatologie umfaßt das gesamte Spektrum organischer Psychosyndrome und dabei auch schizophrene Psychosen. Akute symptomatische Psychosen können vollständig remittieren oder leichte Wesensänderungen, gelegentlich, z. B. nach Fleckfieberenzephalitis, mit episodischen schizophrenen Psychosen, zurücklassen. Bei multipler Sklerose kommen neben organischen Wesensänderungen selten auch Demenzen und, in den akuten Schüben, neben deliranten auch endogen-depressive und schizophrene Psychosen vor (S. 249; s. [6]).

Hirnkontusionen: Danach entwickeln sich in einem Teil der Fälle delirante konfabulatorisch-expansive oder paranoid-halluzinatorische Psychosen. Diese sog. *Kontusionspsychosen* können Tage bis Wochen anhalten. Durchgangssyndrome mit inadäquat gehobener Stimmung, fehlender Krankheitseinsicht und mangelnder Ernstwertung werden häufig übersehen oder verkannt (S. 250 f.). Neben neurologischen Ausfällen und hirnorganischen Anfällen sind irreversible organische Psychosyndrome und dabei am häufigsten nicht sehr ausgeprägte und oft schwer zu objektivierende pseudoneurasthenische Syndrome und organische Persönlichkeitsveränderungen die für Begutachtung und Rehabilitation wichtigsten Spät- und Dauerfolgen, die rein psychopathologisch von organischen Psychosyndromen bei schädigungsfremden Hirnerkrankungen, z. B. beginnenden Hirngefäßprozessen, nicht sicher zu unterscheiden sind. Auf dem Boden der psychoorganischen Veränderungen entwickeln Hirnverletzte oft abnorme psychische Reaktionen (S. 247, 250) demonstrativer, hypochondrischer oder wahnähnlicher Art. Auch hier sind psychogene Züge kein Beweis gegen ein im Kern hirnorganisch determiniertes Psychosyndrom.

Gefäßbedingte Hirnprozesse, zerebrale Zirkulationsstörungen: Die Mehrzahl organischer Psychosyndrome überhaupt entsteht auf der Grundlage von Hirndurchblutungsstörungen, die zu flüchtigen Funktionsstörungen oder bleibenden Gewebsausfällen führen. Von Hirngefäßprozessen mit ausschließlich oder vorwiegend psychopathologischen Veränderungen kann man apoplektische Formen mit neurologischen Ausfällen unterscheiden, bei denen es im weiteren Verlauf häufig zwar auch zu irreversiblen organischen Psychosyndromen kommt, die aber auch lange Zeit psychisch intakt bleiben können. Auch bei den oft mehr wellenförmigen Verläufen ohne neurologische Symptome kommen relativ häufig spontan oder nach Erholung und Entlastung Besserungen vor. Infekte oder kardiale Dekompensation, psychisch-reaktive Momente und Milieuveränderungen können bei Hirngefäßprozessen reversible Durchgangs- und Trübungssyndrome auslösen. Leistungsvermögen und Zustandsbild sind von sehr vielen Faktoren abhängig. Das Auftreten reversibler Psychosen, z. B. eines nächtlichen Delirs, besagt noch nichts Definitives über das Leistungsniveau, das oft jahre- und jahrzehntelang nicht wesentlich gemindert ist. Die Erkrankung verläuft häufiger mehr wellenförmig mit Rekompensation von Ausfällen und überraschender Reversibilität. Länger dauernde Durchgangssyndrome dürfen nicht mit einer Demenz verwechselt werden.

Gefäßbedingte Hirnprozesse äußern sich in pseudoneurasthenischen Syndromen „reizbarer Schwäche" mit Ermüdbarkeit, Konzentrationsschwäche, Vergeßlichkeit und Reizbarkeit bei deutlichem Krankheits- und Insuffizienzgefühl und in organischen Persönlichkeitswandlungen mit emotionaler Labilität, Entdifferenzierung und depressiv-ängstlich-hypochondrischer oder paranoid getönter Verstimmung. In diese irreversiblen Syndrome können Minuten bis Wochen dauernde Durchgangssyndrome, Verwirrtheiten und Delirien eingelagert sein.

Nach *Subarachnoidalblutungen* finden sich nach initialen Syndromen von Bewußtseinstrübung in einem Teil der Fälle protrahierte pseudoneurasthenische Psychosyndrome, die sich noch nach drei Jahren zurückbilden oder irreversibel persistieren können. Auch bei *extrakraniell bedingten Störungen der Hirndurchblutung*, z. B. Karotisstenosen und -thrombosen am Hals, sieht man alle Formen reversibler und irreversibler organischer Psychosyndrome.

Im *Alter* ist eine Mangeldurchblutung des Gehirns infolge gefäßbedingter Hirnprozesse und kardialer Dekompensation die häufigste Ursache organischer Psychosyndrome. Die große Mehrzahl der Patienten nimmt die seelisch-geistigen Veränderungen und Defizienzen selbst wahr. Auch chronische Zustände sind therapeutisch nicht aussichtslos und enthalten oft ein kleines oder größeres Stück Reversibilität. Bei *Begutachtungen* können sich Abgrenzungsschwierigkeiten gegenüber physiologischen Alterserscheinungen ergeben (s. [9, 13]). Soziotherapie und Rehabilitation in der Psychogeriatrie müssen Über- wie Unterforderung vermeiden. Neben sorgfältiger somatischer Behandlung sind Adaptation von Ausmaß und Art der Betätigung an das veränderte Leistungsvermögen, Vermittlung eines angemessenen Aufgabenbereichs, Förderung der persönlichen Kontakte, möglichst weitgehende Eingliederung in den Alltag und Bewahrung vor Ausklammerung und Isolierung wesentlich.

Sog. degenerative Hirnprozesse. Bei diesen stehen die psychopathologische Symptomatik und hier Demenzen ganz im Vordergrund. Bei einzelnen Krankheiten lassen sich bestimmte, einigermaßen charakteristische Züge herausheben, so die initiale Charakterveränderung und Triebenthemmung bei der *Pick-Erkrankung*. Symptomatische Schizophrenien können bei allen degenerativen Hirnerkrankungen, so im Initialstadium der *Chorea Huntington*, gelegentlich beobachtet werden.

Für die *Begutachtung* sind diese Unterscheidungen dann ohne Bedeutung, wenn sich rasch ein dementielles Abbausyndrom entwickelt, das Erwerbsunfähigkeit, Dienstunfähigkeit und, in den späteren Stadien, auch Hilflosigkeit mit der Notwendigkeit einer Hospitalisierung bedingt. Doch wird oft zu wenig beachtet, daß auch degenerative Prozesse nicht immer rasch progredient verlaufen und die initialen Psychosyndrome oft atypisch sind. Nur langsam fortschreitende und abortive Formen, bei denen die Differentialdiagnose, z. B. bei der Pick-Erkrankung, gegenüber Psychopathien und einfach-hebephrenen Schizophrenien Schwierigkeiten bereiten kann, sind häufiger, als bisher angenommen wurde.

Zumal für die *Chorea Huntington* sind eine relative Benignität mit protrahiertem Verlauf und längeren psychopathieähnlichen Prodromen kennzeichnend. Die initialen pseudopsychopathischen Zustandsbilder („Choreopathie") mit moros-depressiven Verstimmungen, Reizbarkeit, Triebhaftigkeit und aggressiven Ausbrüchen (erstmaliges Auftreten deliktischer Verhaltensweisen!) oder euphorischer Unbekümmertheit bei noch gut erhaltener Intelligenz werden nicht selten als neurotische oder psychopathische Persönlichkeitsstörungen verkannt, wenn neurologische Symptome noch nicht deutlich erkennbar sind (6, 10).

Für die Begutachtung, besonders im Versorgungswesen, sind im mittleren und höheren Lebensalter auftretende *vorzeitige Versagenszustände* von Bedeutung, bei denen sich klinisch und oft auch autoptisch eine definierbare Hirnerkrankung nicht nachweisen läßt (5, 6, 10). Solche, das männliche Geschlecht bevorzugenden vorzeitigen Versagenssyndrome unklarer Genese mit neuroradiologisch im CT (früher PEG) darstellbarer *Hirnatrophie* bieten organische Persönlichkeitsveränderungen und leichtere intellektuelle und mnestische Störungen. Sowohl die Hirnatrophie wie das Psychosyndrom zeigen hier weitgehend stationären Charakter. Die Differenzierung gegenüber physiologischen Alterserscheinungen (10, 11) ist oft schwierig. Bei Kriegsteilnehmern waren bei Begutachtungen nach dem BVG auch exogene Faktoren (Dystrophie, Enzephalitis, Schädelhirntraumen) zu berücksichtigen. Hirndurchblutungsmessungen sprechen dafür, daß bei einem Teil die Hirnatrophie Folge eines bei der klinischen Routineuntersuchung nicht faßbaren vaskulären Hirnprozesses ist.

Ähnliche Zustände vorzeitigen Versagens können sich im mittleren Lebensalter auch auf der Grundlage *frühkindlicher Hirnschäden* dann entwickeln, wenn zusätzliche Faktoren zur Dekompensation der zuvor klinisch stummen oder nur in leichter Minderbegabung oder pseudopsychopathischen Bildern sich äußernden Hirnschäden führen. Grundsätzlich ist die *kompensierte* (klinisch stumme) von der *dekompensierten Hirnatrophie* zu unterscheiden, bei der infolge neu aufgetretener akzidenteller Faktoren somatischer oder auch psychisch-reaktiver Art organische Psychosyndrome erstmals oder erneut zutage treten.

Auch der sog. früherworbene Schwachsinn stellt ein organisches Psychosyndrom, und zwar einen in der Regel stationären, als (angeborene) Demenz zu bezeichnenden Intelligenzdefekt dar (S. 253 f.). Praktisch alle stärker ausgeprägten Oligophrenien (früher: „Imbezillität", „Idiotie") sind Folge von Krankheiten und Hirnschäden, während die leichteren Grade sowohl Krankheitsfolge wie Minusvarianten der Intelligenzanlage sein können (s. auch [10]).

Neuroradiologische Verfahren: Die *kraniale Computertomographie* (CT) wird heute bei organischen Psychosyndromen zur *Diagnostik einer Hirnatrophie* eingesetzt. Mit Hilfe der CT lassen sich Erweiterungen der inneren und/oder äußeren Liquorräume darstellen, die den Schluß auf einen hirnatrophischen Defekt oder Prozeß erlauben können (5, 8). Bei der Begutachtung ist zu berücksichtigen, daß hirnatrophische Befunde ätiologisch vieldeutig und unspezifisch sind. Praktisch alle Hirnerkrankungen und Hirnschäden können zu einer im CT faßbaren Hirnatrophie führen. Die neuroradiologischen Befunde sind nur im Rahmen des gesamten nervenärztlichen (neurologischen und psychiatrischen) Befundes verwertbar; zwischen im CT faßbarer Hirnatrophie und irreversiblem Psychosyndrom bestehen nur statistische Korrelationen: Es gibt im CT nachweisbare Hirnatrophien ohne irreversibles Psychosyndrom (z. B. im Sinne einer „kompensierten Hirnatrophie" – s. oben), ebenso wie irreversible Psychosyndrome ohne Hirnatrophie (3, 5, 6). Die Indikation für eine CT sollte nur aufgrund einer vollständigen neurologisch-psychiatrischen Untersuchung gestellt werden; bei der Auswertung der Befunde ist zumindest eine enge Zusammenarbeit mit einem psychiatrisch erfahrenen Nervenarzt unerläßlich. Fehlbeurteilungen, so irrtümliche Annahme einer Rindenatrophie, können gravierende soziale Folgen für die Patienten haben (3, 8).

Außer der CT haben in den letzten Jahren neuere bildgebende Verfahren, die *Kernspintomographie* („Magnetic resonance imaging – MRI), die *Single-Photon-Emissions-Computertomographie* (SPECT) und die Untersuchung des Glukosestoffwechsels mit der *Positronen-Emissionstomographie* (PET) auch in der Diagnostik organischer Psychosyndrome und den ihnen zugrundeliegenden organischen Hirnerkrankungen ihren festen Platz gefunden. Bei allen bildgebenden Verfahren ist eine strenge Indikationsstellung notwendig: ihre Leistungsfähigkeit ist von der Kenntnis der Ergebnisse der klinischen Untersuchung abhängig.

Bei den **Epilepsien** (s. auch S. 207 ff.) wird besonders deutlich, wie unangemessen es ist, die für Fragen der Diagnostik, Therapie, Rehabilitation und Begutachtung organischer Psychosyndrome relevanten medizinischen Sachverhalte mit ihren Auswirkungen im sozialen Bereich unabhängig von den jeweiligen Grundkrankheiten und ihren somatischneurologischen Symptomen darzustellen. Die hirnorganischen Anfälle und die Psychopathologie der Epilepsien lassen sich bei den sehr engen Verbindungen und Überschneidungen kaum getrennt voneinander erörtern, vielmehr ist eine Zusammenhangsbetrachtung psychopathologischer und somatopathologischer Tatbestände, psychiatrischer und neurologischer Befunde erforderlich. Die psychopathologischen Leitsymptome genuiner und symptomatischer Epilepsien entsprechen denjenigen der körperlich begründbaren Psychosen. Wir unterscheiden demnach Durchgangs- und Trübungssyndrome als akute und reversible, Wesensänderungen und Demenz als chronische und irreversible organische Psychosyndrome. Psychomotorische Anfälle stellen selbst weitgehend organische Psychosyndrome dar, und ein großer Teil reversibler Psychosyndrome bei Epilepsien tritt in engem Zusammenhang mit dem epileptischen Anfallsgeschehen, z. B. postiktal als oft Tage bis Wochen dauerndes Trübungs- und Durchgangssyndrom (Dämmerzustände – s. S. 250 f.) in Erscheinung.

Die *Differenzierung zwischen reversiblen und irreversiblen Psychosyndromen* ist bei den Epilepsien besonders schwierig. Gerade hier gibt es einen lange Zeit unterschätzten Anteil von Reversibilität. Bei jedem als Wesensänderung oder Demenz imponierenden persistierenden Psychosyndrom bei Anfallskranken muß man sich für die Möglichkeit offenhalten, daß es eine Komponente von Durchgangssyndrom enthält (s. auch S. 250 f.). Auch das gewöhnliche irreversible *enechetische Psychosyndrom*, das sog. *Haftsyndrom*, kann sich, ähnlich wie ein Korsakow-Syndrom (S. 250), gelegentlich vollständig zurückbilden.

Reversible Psychosyndrome bei Epilepsien sind einmal mit Bewußtseinstrübung einhergehende, Stunden bis Wochen dauernde und eine Amnesie hinterlassende Psychosen vom Typ eines Dämmerzustandes, die überwiegend postiktal, seltener auch interiktal oder im Rahmen eines Petitmal-Status auftreten, auf der anderen Seite schizophren, gelegentlich auch depressiv oder manisch aussehende Durchgangssyndrome, die „freistehend" oder prä- und postiktal beobachtet werden. Neben paranoid-halluzinatorischen und coenästhetischen Psychosen gibt es alle möglichen Typen affektiver und aspontaner Durchgangssyndrome, z. B. Zustände von Apathie und Antriebslosigkeit, abrupte Stimmungsverschiebungen, Trieb- und Zornesausbrüche oder äußerlich geordnete sog. orientierte Dämmerzustände (S. 250). Stets muß man die Möglichkeit von *pharmakogenen Durchgangssyndromen*, die bei Überdosierung von Phenobarbitalen auch als rückbildungsfähige „iatrogene Pseudodemenz" in Erscheinung treten können, denken (7, 12). Hydantoine, zum Teil auch Sukzinimide, können affektive Durchgangssyndrome mit erhöhter Reizbarkeit und Agitation hervorrufen. Die pharmakogenen Psychosyndrome bei Epilepsien sind ein Beispiel dafür, wie wichtig bei der gutachterlichen Beurteilung die Kenntnis medikamentöser Nebenwirkungen auf im Arbeitsleben verwirklichte Leistungsfunktionen ist (10).

Auch heute noch zeigen ca. 50 % der Patienten mit Epilepsien *persistierende Psychosyndrome*, überwiegend im Sinne einer geringgradigen *Persönlichkeitsveränderung*, doch nicht selten auch eines ausgeprägten *Haftsyndroms* mit Zähflüssigkeit der Gedankengänge, Kleben an Einzelheiten, Umständlichkeit und Schwerfälligkeit. Eine eindeutige Zuordnung bestimmter Typen von Wesensänderungen, z. B. einer enechetisch-hyperstabil-hypersozialen und einer pseudopsychopathisch-hyperlabil-dissozialen, zu bestimmten klinischen, durch Anfallstyp und EEG-Befund gekennzeichneten Formen von Epilepsien ist nicht möglich und bei der grundsätzlichen Unspezifität jedes organischen Psychosyndroms auch kaum zu erwarten (10, 12). Auch eine für den genuinen Charakter einer Epilepsie *spezifische* Wesensänderung existiert nicht; typisch enechetische Wesensänderungen kommen auch bei symptomatischen Epilepsien vor. Für die Frage des ursächlichen Zusammenhanges ist von Interesse, daß es außer den schizophrenen Episoden auch chronische, bevorzugt paranoid-halluzinatorische schizophrene Psychosen besonders bei psychomotorischen Formen gibt, die allerdings überwiegend in organische Persönlichkeitsveränderungen ausmünden (4, 7, 10).

Für die Genese der Wesensänderung sind neben dem Krankheitsfaktor konstitutionelle und Persönlichkeitsfaktoren, iktogene Hypoxydoseschäden, pharmakogene Komponenten, biographisch bestimmte Prägungen und die aktuelle Lebenssituation bedeutsam. Auch bei Anfallskranken sind viele Züge als seelische Reaktionen auf die erlebten psychischen Veränderungen aufzufassen, die die Rehabilitation oft stärker behindern als die Anfälle.

Während in den 30er Jahren noch bei $3/4$ der Epilepsien sich ein dementielles Abbausyndrom entwickelte, ist heute eine Demenz relativ selten und bei sachgerechter antikonvulsiver Therapie fast stets vermeidbar. Der Zusammenhang von Frequenz, Schwere und Dichte der großen Anfälle einerseits, Demenz andererseits ist gesichert. Während eine Demenz nicht ohne Wesensänderung beobachtet wird, können gerade bei Epilepsien Wesensänderungen ohne Demenz vorkommen. So kann bei Haftsyndromen mit starker Retardierung aller psychischen Vorgänge die formale Intelligenz noch intakt sein (12).

Rehabilitation

Die multifaktorielle Determinierung organischer Psychosyndrome im Einzelfall hat Konsequenzen für die therapeutische und rehabilitative Einstellung auch gegenüber im Kern irreversiblen psychopathologischen Veränderungen. Der Behandlungsplan sollte möglichst allen Faktoren gerecht werden, die am einzelnen Patienten hinsichtlich ihres Stellenwertes zu bestimmen sind. Bei Patienten mit leichteren organischen Psychosyndromen sind Dekompensationen und Verschlechterungen, Remissionen und Besserungen in Abhängigkeit von äußeren und lebenssituativen Bedingungen und von geeigneten rehabilitativen, somato- wie psycho- und soziotherapeutischen Maßnahmen häufig.

Auch bei den irreversiblen Psychosyndromen kann im Hinblick auf die Rehabilitation aus dem Grad der MdE nicht ohne weiteres auf die verbliebene Leistungsfähigkeit geschlossen werden. Die Möglichkeiten der *Kompensation einer Behinderung* variieren auch auf psychopathologischem Gebiet interindividuell erheblich.

Bei der Wiedereingliederung von Kranken mit organischen Psychosyndromen sind neben der medizinischen Therapie berufliche und soziale Rehabilitationsleistungen erforderlich, die, soweit möglich, eine Kompensation der Defizienzen und eine optimale Nutzung intakter Fähigkeiten fördern. Der Grundsatz „Rehabilitation geht vor Rente" muß auch hier in der *gutachterlichen Praxis* beachtet werden. Über die Beantwortung der konkreten Fragestellung hinaus sollte das Gutachten erforderlichenfalls auch Anregungen zur Therapie und Rehabilitation und zur Existenzsicherung des zu Begutachtenden geben. So wird es z. B. Eingliederungshilfen benennen, die geeignet sind, bei bestimmten psychopathologischen Defizienzen das funktionelle Leistungsvermögen zu verbessern und/oder ihre sozialen Auswirkungen zu verringern (S. 7).

Zur besseren Beurteilung der sozialen Auswirkungen psychopathologischer Veränderungen ist oft eine Ergänzung der Eigenanamnese durch *fremdanamnestische Angaben* notwendig. Bei begründetem Zweifel an der Darstellung der Anamnese durch den Begutachteten, bei einer Tendenz zur Bagatellisierung oder Dissimulation, z. B. bei Suchtkranken oder Wesensänderungen vom euphorischen Typ, und/oder bei fehlender Selbstwahrnehmung der Veränderungen sind fremdanamnestische Erhebungen oft unentbehrlich. Eigen- und Fremdanamnese ergänzen sich und ergeben in vielen Fällen erst gemeinsam ein zureichendes Bild. Bei manchen Patienten mit Wesensänderungen im eigentlichen Sinn (S. 252 f.) wird über abnorme Verhaltensweisen, die der Umgebung auffallen, eher von Angehörigen und anderen Bezugspersonen berichtet als vom Patienten selbst.

Zu der im Rahmen der Begutachtung unverzichtbaren vollständigen nervenärztlichen Untersuchung gehört auch die Erhebung und schriftliche Niederlegung des *psychischen Befundes*. Auch bei organischen Psychosyndromen bildet zwar das seelische Geschehen ein unteilbares Ganzes; um aber dieses Funktionsganze zu beschreiben, muß man seine verschiedenen Seiten, die heraushebbaren psychischen Funktionen und ihre Störungen, ungeachtet ihrer vielfältigen Überschneidungen, einzeln nacheinander betrachten. Um ergänzend herangezogene *testpsychologische Untersuchungen* richtig in den Gesamtbefund einbauen zu können, sollte der Gutachter auch über Möglichkeiten, Bedingungen und Grenzen psychologischer Testverfahren unterrichtet sein (S. 255 ff.).

Spezielle Begutachtungsfragen

Beurteilung des ursächlichen Zusammenhangs

Bei der Beurteilung des Kausalzusammenhanges ist die Frage zu beantworten, ob ein organisches Psychosyndrom mit Wahrscheinlichkeit Folge des geltend gemachten schädigenden Ereignisses ist, oder ob evtl. eine andere Hirnkrankheit oder Schädigung als Ursache der psychopathologischen Veränderungen wahrscheinlich ist. Für die Begutachtung ergeben sich kaum Probleme, wenn etwa bei den psychopathologischen Veränderungen nach einer Hirnkontusion nur diese ursächlich für das Psychosyndrom in Betracht kommt, oder wenn das verantwortlich gemachte schädigende Ereignis nur von untergeordneter Bedeutung ist und/oder nur den letzten Anstoß, den bloßen Anlaß zur „Auslösung" des organischen Psychosyndroms gab. Ebenso wie hirnorganische Anfälle können auch organische Psychosyndrome durch subjektiv gewichtige Erlebnisse, unspezifische Streßsituationen aller Art, Schlafentzug oder Alkoholgenuß ausgelöst werden. Der Gutachter muß dann darlegen, daß es sich dabei um keine *wesentliche Bedingung* handelt und welchem Faktor demgegenüber eine ausschlaggebende Bedeutung zukommt.

Schwierigkeiten ergeben sich aus der *Unspezifität organischer Psychosyndrome*, die durch sehr verschiedene Noxen bedingt sein können (S. 245 f., 252). Oft sind mehrere Schädigungsmöglichkeiten zu berücksichtigen, die als wesentliche Bedingung in Frage kommen, so z. B. wenn bei schon vorher vorhandenen (somatischen) Symptomen eines Hirngefäßprozesses nach einem Arbeitsunfall mit Hirnkontusion erstmals ein organisches Psychosyndrom auftritt, das sich auch nach ein bis zwei Jahren nicht zurückbildet. Die organische Persönlichkeitsveränderung könnte hier sowohl durch die relevante – traumatische – Schädigung wie durch einen schädigungsfremden Faktor, den Hirngefäßprozeß, bedingt sein. Das Gutachten muß dann anhand aller Daten und Befunde abwägen, welche Bedingung wegen ihrer besonderen Beziehung zum Erfolg als wesentlich zu beurteilen ist. Das organische Psychosyndrom ist in vollem Umfang als Schädigungsfolge anzuerkennen, wenn das Schädelhirntrauma *überragende* oder annähernd *gleichwertige* Bedeutung hat.

Auch wenn viele Jahre nach einer Hirnverletzung erstmals im höheren Lebensalter eine organische Persönlichkeitsveränderung auftritt, sind die in Frage kommenden Bedingungen, traumatische Hirnschädigung und beginnender Hirngefäßprozeß (oder alterungsbedingte Minderung der Kompensationsfähigkeit), gegeneinander abzuwägen. Das organische Psychosyndrom kann ein *Nachschaden* sein, wenn die Hirnarteriosklerose die wesentliche Bedingung ist, oder ein *Folgeschaden*, falls der älteren Hirnverletzung eine wenigstens gleichwertige Bedeutung zukommt (S. 25 ff.).

Beurteilung der MdE und des GdB

Zu den Grundsätzen der Bewertung der „Minderung der Erwerbsfähigkeit" (MdE) und des „Grades der Behinderung" (GdB) wird auf die S. 40 ff. verwiesen.

Von besonderer Bedeutung – z. B. bei einem Durchgangssyndrom nach einem Schädelhirntrauma – ist, daß in der gesetzlichen Unfallversicherung bereits ein Andauern der zu entschädigenden MdE über die 13. Woche hinaus einen Anspruch auf Rente begründet, während im sozialen Entschädigungsrecht und nach dem Schwerbehindertengesetz nur mehr als sechs Monate andauernde Gesundheitsstörungen mit einer MdE bzw. einem GdB bewertet werden können. Dabei setzen die MdE und der GdB stets eine Regelwidrigkeit gegenüber dem für das Lebensalter typischen Zustand voraus, und dies bedeutet, daß *altersentsprechende* Minderungen, z. B. mnestischer Leistungen, nicht berücksichtigt werden können (s. auch S. 40 f., 253 f.).

Bei Besserungen und Verschlechterungen, wie sie im Verlauf organischer Psychosyndrome häufig sind (S. 247, 254), ist ein dem durchschnittlichen Ausmaß der Beeinträchtigung entsprechender *Durchschnitts-MdE-/GdB-Wert* zu bilden. Weil die MdE-/GdB-Bewertung sich immer nur auf das aktuelle psychopathologische Syndrom bezieht, darf die Prognose der Hirnkrankheit, die einem organischen Psychosyndrom zugrunde liegt, die MdE-/GdB-Bewertung nicht beeinflussen.

Liegen außer psychopathologischen noch andere Folgen einer Hirnschädigung vor, z. B. Anfälle, sind die Auswirkungen aller Beeinträchtigungen in ihrer Gesamtheit unter Berücksichtigung der wechselseitigen Beziehungen für die Bildung des Gesamt-GdB/MdE-Grades maßgebend.

Die MdE-/GdB-Bewertungstabellen (S. 49 f.) geben Anhaltswerte für die jeweilige MdE-/GdB-Beurteilung. Sie liegen z. B. bei irreversiblen pseudoneurasthenischen Syndromen (einschließlich leichter zentralvegetativer Störungen wie Kopfschmerzen, Schwindel, Schlafstörungen) zwischen 30 und 40, bei deutlich ausgeprägten bis schweren organischen Persönlichkeitswandlungen ohne oder mit intellektuellen und mnestischen Ausfällen zwischen 50 und 80 und bei ausgesprochenen dementiellen Abbauzuständen bei 100.

Bei der Frage, ob eine *wesentliche Änderung der Verhältnisse* im Sinne einer Besserung oder Verschlechterung eingetreten ist, muß beachtet werden, daß bei der großen Mehrzahl irreversibler organischer Psychosyndrome nicht unerhebliche Schwankungen in Abhängigkeit von vielfältigen Umweltbedingungen beobachtet werden (S. 254). Eine Herabsetzung des GdB/MdE-Grades bei organischen Psychosyndromen ist z. B. auch im späteren Verlauf nach Operation eines gutartigen Hirntumors oder nach einer Subarachnoidalblutung möglich.

Während bei schwerer „*geistiger Behinderung*" der GdB in der Regel 100 beträgt, kann er bei leichteren *Lernbehinderungen* je nach Persönlichkeitsstruktur, Intelligenzdefizit und sozialer Integration zwischen 30 und 70 schwanken.

Bei progredienter *Zwangskrankheit* und bei manchen pseudoneurotischen „Hypochondrien", die *Coenästhopathien auf der Grundlage von hirnatrophischen Prozessen* (oder von Schizophrenien) darstellen (5, 6, 10), kann ein GdB wie bei schweren organischen Persönlichkeitsveränderungen oder Demenz (80 bis 100) gerechtfertigt sein.

Beurteilung der Frage der Berufs- und Erwerbsunfähigkeit

Über die bloße Feststellung eines bestimmten organischen Psychosyndroms hinaus muß das Gutachten die Störungen im Bereich verschiedener seelischer Funktionen und ihre *Auswirkungen auf berufliche Leistungsfähigkeit und soziales Verhalten* und neben den beeinträchtigten auch die *verbliebenen* psychischen Leistungen beschreiben. Bei Aussagen über den Leistungsrest ist zu berücksichtigen, inwieweit z. B. noch Konzentrations- und Merkfähigkeit, Umstellungsfähigkeit, geistige Intensität und Tenazität verfügbar sind (S. 75 f.).

Das Gutachten wird sich bei organischen Psychosyndromen nicht selten auch zur Frage der *Zumutbarkeit* äußern, z. B. ob einem Patienten mit pseudoneurasthenischen Syndrom eine Tätigkeit unterhalb des früheren beruflichen Niveaus, zu der seine psychischen Kräfte und Fähigkeiten noch ausreichen, ohne die Gefahr einer ungünstigen Auswirkung auf seinen psychischen Zustand zugemutet werden kann.

Besonders bei Residualsyndromen auf der Grundlage von überstandenen, z. B. traumatischen Hirnschäden, aber auch bei manchen, z. B. gefäßbedingten Hirnerkrankungen, bei den eine länger dauernde Besserung wahrscheinlich ist, kann eine *Zeitrente* bis zu drei Jahre zuerkannt werden. Die Umwandlung einer EU- in eine BU-Rente setzt eine nachweisbare Besserung des psychopathologischen Befundes im Vergleich mit der Voruntersuchung voraus (S. 77 ff.).

Beurteilung der Dienstunfähigkeit von Beamten

Auch bei der Beurteilung der Dienstunfähigkeit sollte der psychische Befund im Gutachten niedergelegt werden; bei *Dienstunfähigkeit* (oder Nichteignung) muß diese unter Berücksichtigung der psychopathologischen Veränderungen und ihrer Auswirkungen auf die Dienstfähigkeit begründet werden. Bei positiver Stellungnahme trotz gewisser, nicht sehr ausgeprägter Leistungsminderungen ist die Bejahung der Dienstfähigkeit zu begründen. Die Frage gemäß § 42 Abs. 1 BBG, ob „innerhalb weiterer sechs Monate" voraussichtlich die volle Dienstfähigkeit wieder hergestellt werden kann, ist in vielen Fällen von – potentiell reversiblen – organischen Psychosyndromen nicht definitiv zu beantworten.

Beamte mit leichteren organischen Psychosyndromen können trotz eingeschränkter Leistungsfähigkeit u. U. in Bereichen der Verwaltung eingesetzt werden, wo sie z. B. bei abnormer Ermüdbarkeit ihre Arbeit einteilen und gelegentliche Pausen einlegen können. Der Gutachter sollte also wissen, welche dienstlichen Aufgaben unter welchen äußeren Bedingungen zu erfüllen sind.

Beurteilung der Verfügbarkeit im Rahmen der Arbeitsvermittlung

Hier hat der Gutachter zu prüfen, ob psychische Behinderungen vorliegen, die die berufliche Eingliederung nicht nur vorübergehend wesentlich mindern oder besondere Hilfen bedingen. Dabei muß er die *Leistungsbelastbarkeit* beschreiben und sich z. B. dazu äußern, ob ein Proband mit traumatischer „Hirnleistungsschwäche" der geistigseelischen Beanspruchung am Arbeitsplatz gewachsen ist.

Bedeutsam sind auch hier unerwünschte Wirkungen von Medikamenten auf im Arbeitsleben realisierte psychische Leistungsfunktionen (10, 12). Medikamentös hervorgerufene organische Psychosyndrome, die bei optimaler Einstellung rückbildungsfähig sind, sieht man z. B. bei Anfallskranken (S. 261). Bei Patienten mit leichteren organischen Psychosyndromen sollten zur Beurteilung der beruflichen Leistungsbelastbarkeit klinische und testpsychologische Untersuchungsbefunde durch eine arbeitsmedizinische Psychodiagnostik mit standardisierten Arbeitsproben ergänzt werden (S. 106, 255 ff.; s. [15]). Wichtig ist auch die prognostische Frage, ob psychopathologische Veränderungen bereits irreversibel oder potentiell reversibel bzw. ob Leistungsbehinderungen durch Übung noch besserungsfähig und kompensierbar sind.

Beurteilung der Eignung zur Führung eines Kraftfahrzeugs

Hier sind bei organischen Psychosyndromen die Auswirkungen auf die psychische Leistungsfähigkeit (z. B. Reaktionsfähigkeit), auf Affektivität und Antrieb sowie die Nebenwirkungen einer Pharmakotherapie zu beachten. Für die zugrundeliegenden Krankheiten und Schädigungen gilt auch hier, daß aus ihrer Diagnose allein ein Entzug der Fahrerlaubnis nicht abgeleitet werden kann. Maßgeblich sind vielmehr Vorliegen, Art und Ausmaß psychopathologischer Veränderungen. Während bei Durchgangs- und Trübungssyndromen und bei ausgeprägten organischen Persönlichkeitsveränderungen die Fahrtüchtigkeit aufgehoben ist, kann sie bei leichteren, z. B. pseudoneurasthenischen Residualsyndromen erhalten sein. Die Beurteilung hängt dabei stets auch von den sonstigen Symptomen der Grundkrankheit (neurologische Ausfälle, Anfälle) und von der prämorbiden Persönlichkeitsstruktur ab. In Zweifelsfällen ist neben einer eingehenden psychiatrischen auch eine testpsychologische Untersuchung angezeigt.

Zu den weiteren Beurteilungsgrundsätzen – insbesondere auch nach Hirntraumen – wird auf den Beitrag von Lewrenz auf S. 112 ff. verwiesen.

Literatur

1 Bleuler, E.: Lehrbuch der Psychiatrie. Umgearb. von M. Bleuler. 15. Aufl. Springer, Berlin 1983
2 Bonhoeffer, K.: Die exogenen Reaktionstypen. Arch. Psychiat. Nervenkr. 58 (1917) 58–70
3 Gross, G., G. Huber, R. Schüttler: Psychopathologische und computertomographische Befunde bei neuropsychiatrischen Alterserkrankungen. Fortschr. Neurol. Psychiat. 50 (1982) 241–246
4 Gross, G., G. Huber, M. Linz: Zur Frage der symptomatischen Schizophrenie und Zyklothymie. Zbl. Neurol. Psychiat. 251 (1989) 323–332
5 Huber, G.: Neuroradiologie und Psychiatrie. In Gruhle, H.W., R. Jung, W. Mayer-Gross (Hrsg.): Psychiatrie der Gegenwart. Forschung und Praxis, Bd. I/B. Springer, Berlin 1964 (S. 253–290)
6 Huber, G.: Klinik und Psychopathologie der organischen Psychosen. In Kisker, K.P., J.E. Meyer, C. Müller, E. Strömgren (Hrsg.): Psychiatrie der Gegenwart. Forschung und Praxis, Bd. II/2, 2. Aufl. Springer, Berlin 1972 (S. 71–146)
7 Huber, G.: Psychopathologie der Epilepsien. In Penin, H. (Hrsg.): Psychische Störungen bei Epilepsien. Schattauer, Stuttgart 1973 (S. 7–22)
8 Huber, G.: Was erwartet der Psychiater von der Computertomographie? Fortschr. Neurol. Psychiat. 48 (1980) 385–392
9 Huber, G.: Zum psychopathologischen Begriff und zur Klinik der Demenzen. Nervenheilk. 4 (1985) 128–135
10 Huber, G.: Psychiatrie. Systematischer Lehrtext für Studenten und Ärzte, 4. Aufl. Schattauer, Stuttgart 1987. 5. Aufl. Schattauer, Stuttgart 1994
11 Huber, G.: Körperlich begründbare psychische Störungen bei Intoxikationen, Allgemein- und Stoffwechselstörungen, bei inneren und dermatologischen Erkrankungen, Endokrinopathien, Generationsvorgängen, Vitaminmangel und Hirntumoren. In: Kisker, K.P., H. Lauter, J.E. Meyer, C. Müller, E. Strömgren (Hrsg.): Psychiatrie der Gegenwart. Forschung und Praxis, Bd. 6, 3. Aufl. Springer, Berlin 1988 (S. 197–252)
12 Huber, G., H. Penin: Psychische Dauerveränderungen und Persönlichkeit der Epileptiker. In Kisker, K.P., J.E. Meyer, C. Müller, E. Strömgren (Hrsg.): Psychiatrie der Gegenwart. Forschung und Praxis, Bd. II/2, 2. Aufl. Springer, Berlin 1972 (S. 641–690)
13 Lauter, H.: Die organischen Psychosyndrome. In Kisker, K.P., J.E. Meyer, C. Müller, E. Strömgren (Hrsg.): Psychiatrie der Gegenwart. Forschung und Praxis, Bd. 6, 3. Aufl. Springer, Berlin 1988 (S. 3–56)
14 Lehrl, S., B. Fischer, W. Kinzel: Testung mit Computer – das Diamed-System. Rehabilitation 28 (1989) 15–26
15 Poeck, K. (Hrsg.): Klinische Neuropsychologie, 2. Aufl. Thieme, Stuttgart 1989
16 Röder-Kutsch, T., J. Scholz-Wölfing: Schizophrenes Siechtum auf der Grundlage ausgedehnter Hirnveränderungen nach Kohlenoxydvergiftung. Z. Neurol. 173 (1941) 702–730
17 Schneider, K.: Klinische Psychopathologie. Mit einem Kommentar von G. Huber, G. Gross, 14. Aufl. Thieme, Stuttgart 1992
18 Wieck, H.H.: Lehrbuch der Psychiatrie, 2. Aufl. Schattauer, Stuttgart 1977

Schäden am Rückenmark und peripheren Nervensystem

Rückenmarkschäden – Querschnittssyndrome

F.-W. Meinecke

Begriffsbestimmung

In dem nachfolgenden Kapitel werden unter „Rückenmarkschäden" alle die Zustandsbilder verstanden, die zu einer teilweisen oder vollständigen Funktionsunterbrechung dieses wichtigen Teiles des Zentralnervensystems geführt haben. Schon diese vorsichtige, aber auch weitgehende Formulierung läßt erkennen, daß es sich hier um einen Sammelbegriff handelt, der noch der näheren Erläuterung bedarf.

Grundlage ist der Ansatz einer Fehlbildung oder Schädigung am Rückenmark selbst. Hirnschäden, die u. a. auch zu einer Gliedmaßenlähmung geführt haben, sind hier ebensowenig gemeint, wie z. B. die multiple Sklerose oder die Poliomyelitis, die amyotrophe Lateralsklerose oder die progressive Muskeldystrophie. Dieser Hinweis erscheint deswegen wichtig, weil die Verbesserung der Möglichkeiten zur Rehabilitation Querschnittsgelähmter in den letzten Jahren die Tendenz erkennen läßt, nunmehr alle Patienten den Spezialeinrichtungen für Querschnittsgelähmte zuzuweisen, bei denen u. a. auch eine Lähmung einer oder mehrerer Gliedmaßen besteht, für die aber geeignete Pflegemöglichkeiten auf Zeit oder Dauer fehlen und die nunmehr als „Querschnittslähmungen zur Rehabilitation" übernommen werden sollen. Als Grenzfälle müssen hier auch die Spaltbildungen der Wirbelsäule mit oder ohne neurologische Ausfälle einschließlich der Diastematomyelie ausgeklammert werden.

Die augenblicklichen Verhältnisse in der Bundesrepublik Deutschland zeigt die Tab. 30. Sie resultiert aus Mitteilungen, die die Spezialeinrichtungen für Querschnittsgelähmte, die sich als Arbeitskreis um die „Berufsgenossenschaftliche Anlaufstelle für die Vermittlung von Betten für Querschnittsgelähmte" zusammengeschlossen haben, seit 1976 zur Verfügung stellen. Aufgrund dieser gesicherten Zahlen entstehen 78 % aller Querschnittslähmungen durch Unfälle, der Rest geht auf Erkrankungen zurück. Wir wissen ferner, daß zu etwa 71 % Männer und zu 29 % Frauen betroffen sind, einschließlich 2 % Kinder beiderlei

Tabelle 30 Ursachen traumatischer Querschnittslähmung n = 11 484

Verkehrsunfall (auch Wegeunfall)	48 %
Arbeitsunfall (ohne Wegeunfall)	19 %
Häuslicher Unfall	15 %
Selbsttötungsversuch	7 %
Sportunfall	5 %
Badeunfall	5 %
Fremdtötungsversuch	1 %

Geschlechts. Diese Kenntnis ist für die später zu behandelnde Zusammenhangsfrage noch einmal von Bedeutung.

Unabhängig von der Entstehungsursache der Lähmungen ist für deren versicherungsrechtliche Beurteilung die Höhe der Schädigung am Rückenmark wichtig. Dem überwiegend internationalen Gebrauch in der Terminologie folgend, definieren wir den Sitz der Schädigung ausgehend vom letzten noch funktionsfähigen Segment des Rückenmarks, also z. B. vollständige Querschnittslähmung *unterhalb* C 7.

In der Praxis hat es sich als nützlich erwiesen, bestimmte Schädigungshöhen isoliert zu betrachten, während andere zusammengefaßt über mehrere Segmente dargestellt werden können.

Neben der Höhe der Schädigung ist das Ausmaß der Funktionsbeeinträchtigung im Alltagsleben, im sozialen Umfeld, auf dem allgemeinen Arbeitsmarkt oder unter besonderen beruflichen Bedingungen von großer Bedeutung. Deshalb unterscheidet man zwischen der *vollständigen* motorischen, sensiblen und vegetativen Querschnittslähmung und den mannigfaltigen Bildern der *teilweisen* Lähmung mit Betonung motorischer oder sensibler Ausfälle oder aber auch Zustandsbildern, die der klassischen Halbseitenlähmung nach Brown-Séquard nahestehen.

Schließlich bleibt die Frage zu beantworten, ob es sich um eine schlaffe oder eine spastische

Querschnittslähmung handelt. Letztere stellt sich überwiegend bei Lähmungen im Hals- und Brustmark ein, die tiefen Lähmungen sind überwiegend schlaff. Abweichungen von dieser Regel gibt es ebenso wie Mischbilder.

Symptomatik

Vollständige Lähmungen (13)

Halsmark (Tetraplegie)
Zu jeder Halsmarklähmung gehört eine vollständige oder weitgehende Lähmung der Interkostalmuskulatur.

Oberes Halsmark (C 1–C 4)
Das aus C 4 oder C 3 über den N. phrenicus versorgte Zwerchfell ist gelähmt. Solche Verletzte erreichen die Klinik mehr und mehr lebend, weil unmittelbar nach dem Unfall eine wirkungsvolle äußere Beatmung begonnen und fortgeführt wurde. Die tiefen, kurzen Nacken- und Halsmuskeln sind gelähmt, an den oberen Gliedmaßen sind Willkürinnervationen nicht mehr möglich. Funktionen finden sich nur noch an Gesichtsmuskulatur (N. facialis), M. sternocleidomastoideus, M. trapezius (N. accessorius) und im Platysma.

Mittleres und unteres Halsmark (C 5–C 8)
Bei Lähmungen unterhalb C 4 fällt die Interkostalmuskulatur ebenfalls aus, die Innervation des Zwerchfells über den N. phrenicus bleibt erhalten. Das führt zu dem Bild der „reziproken Atmung" (reine Bauchatmung); bei der Einatmung werden die unteren Rippenabschnitte durch die Zwerchfellkontraktionen eingezogen. Die funktionstüchtigen Mm. trapezius und sternocleidomastoideus werden als „Atemhilfsmuskulatur" eingesetzt, sie heben die obere Brustkorböffnung. Die fehlende Bauchpresse erschwert und mindert das Ausatmen, die Vitalkapazität wird kleiner.

Die Mm. trapezius, sternocleidomastoideus und Teile von M. rhomboideus und M. levator scapulae erzeugen beiderseitigen Schulterhochstand. Geringe Außendrehung des Oberarmes geht auf erhaltene Teilfunktionen der Mm. supra- und infraspinatus zurück. Alle übrigen Muskeln von Armen, Beinen, Rumpf, Blase, Mastdarm, Gefäßkontrolle, Wärmeregulation und die Sexualfunktion sind gelähmt. Das Horner-Syndrom ist positiv.

Bei Lähmungen unterhalb C 5 wird die Kraft der Mm. trapezius, sternocleidomastoideus, levator scapulae, infra- und supraspinatus größer. Funktionstüchtig bleiben die Mm. biceps brachii, brachialis, brachioradialis und deltoideus. Die Schultern können gehoben, die Oberarme außenrotiert werden. „Kennmuskel" ist der M. biceps brachii, er beugt in unterschiedlicher Stärke das Ellenbogengelenk. In Ruhelage sind zu sehen: Schulterhochstand, Oberarmaußenrotation, Ellenbogengelenksbeugung, Armabduktion und ggf. Auswärtsdrehung des Unterarmes (M. supinator brevis).

Bei Lähmungen unterhalb C 6 reicht die Kraft der Atemhilfsmuskulatur und des voll funktionstüchtigen Zwerchfells aus, um die Ausfälle der gelähmten Interkostalmuskeln weitgehend zu kompensieren.

Als „Kennmuskel" gilt der funktionell bedeutende M. extensor carpi radialis longus, er streckt im Handgelenk und abduziert die Hand nach radial. Der M. triceps aus den Segmenten C 6, C 7 und C 8 ist funktionstüchtig, wenn er von C 6 stärker innerviert wird als von C 7 und C 8.

Bei Lähmungen unterhalb C 7 ist meist der M. triceps brachii innerviert, die typische Beugestellung des Ellenbogengelenkes in Ruhelage ist dann nicht mehr gegeben.

Bei Lähmungen unterhalb C 8 kann das Ellenbogengelenk in jedem Fall gestreckt werden. Der Daumen kann gebeugt, gestreckt und angespreizt werden. Die Langfinger können gebeugt und gestreckt, aber wegen des Ausfalls der Mm. interossei nicht gespreizt werden. Die Krallenstellung der Finger gelingt nicht, da der M. flexor digitorum longus gelähmt ist. Ferner besteht eine Lähmung der Mm. lumbricales und des M. abductor pollicis, der monosegmental von D 1 versorgt wird. Die Armhaltung ist unauffällig.

Brustmark (Paraplegie)
Oberes Brustmark (D 1–D 5)
Bei Lähmungen unterhalb D 1 bestehen an den oberen Gliedmaßen keine motorischen Lähmungen mehr. Die Beeinträchtigung der Atmung ist

um so geringer, je tiefer das Rückenmark geschädigt ist. Die segmental versorgte Interkostalmuskulatur bleibt dementsprechend funktionstüchtig.

Bei Lähmungen oberhalb D 5 ist die Vasomotorenkontrolle insuffizient. Blutdruckabfall beim Aufrichten zum Sitzen ist die Folge. Die Schweißdrüsenfunktion an Armen und Nacken ist gestört, im Gesicht kann eine vollständige Anhidrose vorliegen. Anteile der Rückenstreckmuskulatur sind der Verletzungshöhe entsprechend in unterschiedlichem Maße gelähmt. Bei Lähmungen unterhalb C 7 kann der Rumpf in aufrechter Haltung durch die den Lähmungsbereich überbrückend innervierten Mm. latissimus dorsi und trapezius stabilisiert werden.

Mittleres und unteres Brustmark (D 6–D 12)

Bei Lähmungen unterhalb D 5 wird die Funktionstüchtigkeit der Bauchmuskulatur um so größer, je tiefer die Verletzung ist. Haltung und Atmung werden besser. Blase und Darm sind durch den Einsatz der Bauchpresse leichter entleerbar.

Die kopfwärtigen Anteile des M. rectus abdominis sind aus den Segmenten D 6–D 9 innerviert. Spannt sich dieser Muskel an, wird der Nabel kopfwärts verzogen. Dieses Zeichen kann durch die Aufforderung sich aufzurichten oder das Wort „Kick" schnell zu sprechen, ausgelöst werden. Bei Verletzungen unterhalb D 10 verschwindet es, da dann der ganze M. rectus abdominis angespannt werden kann. Lähmungen der Mm. obliquus abdominis externus, internus und des M. transversus abdominis sind an Vorwölbungen der Bauchwand bei der Bauchpresse zu erkennen. Unterhalb D 12 ist die gesamte Bauchmuskulatur voll funktionsfähig.

Die Rückenstreckmuskulatur kann um so mehr angespannt werden, je tiefer die Rückenmarkschädigung liegt. Die Muskeln der unteren Gliedmaßen sind gelähmt.

Lendenmark (L 1–L 5)

Bei Lähmungen unterhalb L 1 besteht eine Anspannungsmöglichkeit der Mm. sartorius und iliopsoas. Die Kraft reicht nicht aus, um Hüft- oder Kniegelenk zu beugen.

Unterhalb L 2 nimmt die Kraft der erwähnten Muskeln zu. Das Hüftgelenk kann etwas gebeugt, der Oberschenkel etwas adduziert werden, da die Mm. adductor longus, pectineus und gracilis angespannt werden können. Gleichzeitig kommt es zur Außendrehung im Hüftgelenk. Der gerade Kopf des M. quadriceps femoris ist innerviert, Bewegungen sind mit ihm nicht ausführbar.

Unterhalb L 3 bessert sich die Funktion deutlich. Die Hüftgelenkbeugemöglichkeit ist kräftig, der M. obturator externus rotiert den Oberschenkel nach außen. Das Kniegelenk kann durch den M. sartorius gebeugt und durch den ganzen M. quadriceps femoris gestreckt werden.

Unterhalb L 4 gelingt durch die Mm. tensor fasciae latae und glutaeus medius eine geringe Hüftstreckung. Die Mm. tibialis anterior und posterior strecken Fuß- und Zehengelenke. Letztere bringen den Fuß in Equino-varus-Stellung. Das kann zu einer Kontraktur führen.

Unterhalb L 5 können die Mm. extensor digitorum longus, hallucis longus, die Mm. peroneus longus und brevis angespannt werden, ebenso die Mm. semitendineus und semimembranosus.

Sakralmark (S 1–S 5)

Unterhalb S 1/2 werden die Mm. biceps femoris, soleus und gastrocnemius funktionstüchtig. Die Hüftgelenke sind mit der voll erhaltenen Glutäalmuskulatur stabilisier- und streckbar.

Unterhalb S 3–5 werden die langen Zehenbeuger und die kurze Fußmuskulatur funktionstüchtig, so daß motorische Ausfälle nicht mehr gegeben sind. Blasen-Mastdarm-Lähmung, Störung der Sexualfunktion und eine sensible Lähmung im Reithosengebiet bleiben bestehen.

Unvollständige oder teilweise Lähmungen

Zentrales Marksyndrom

Das zentrale Marksyndrom wird wahrscheinlich durch einen „Kneifzangenmechanismus" hervorgerufen, bei dem das Rückenmark zwischen Wirbelkörper und Lig. flavum gequetscht wird. In der Umgebung des Zentralkanals finden sich Zerstörungen, Blutungen und Ödem. Wenn Vorderhornzellen mitbeteiligt sind, entstehen gemischte zentral-periphere Lähmungen. Die oberen Gliedmaßen sind an den inkompletten Lähmungen stärker beteiligt als die unteren, weil ihre Bahnen am weitesten innen liegen. Sensibilitätsstörungen sind unterschiedlich ausgeprägt. Da die die Blasen- und Mastdarmtätigkeit steuernden Fasern in den äußeren Anteilen der Seitenstränge ziehen, fehlen mitunter vollständige Lähmungen von Blase und Mastdarm.

Vorderes Marksyndrom

Ursachen sind Kompressionsfrakturen durch Überbeugung nach vorne oder Luxationen in der Halswirbelsäule. Die vorderen langen Bahnen und die Vorderhornzellen werden durch Druck oder Knochensplitter geschädigt, oft kommen Kompressionen der vorderen Spinalarterien mit Durchblutungsstörungen der vorderen Rückenmarkanteile dazu.

Es resultieren zentral-periphere Lähmungen mit tiefgreifenden motorischen Paresen, Lage- und Berührungsempfindung bleiben erhalten. Schmerz- und Temperaturempfindung sind ausgefallen.

Hinteres Marksyndrom

Bei dieser seltenen Verletzung sind die Hinterstränge, manchmal auch die im Vorderseitenstrang verlaufenden sensiblen Bahnen betroffen. Ursache ist wahrscheinlich eine Überbeugung der Halswirbelsäule nach rückwärts mit Schädigung der hinteren Spinalarterie. Im Vordergrund stehen sensible Störungen und Ausfälle mit Ataxie und Spastik. Schädigungen der motorischen Bahnen sind selten oder gering. Die Prognose ist günstiger als beim vorderen Marksyndrom.

Halbseitensyndrom

Ursachen sind häufig Stich- oder Schußverletzungen. Es sind keine genau halbseitig begrenzten Zerstörungen des Rückenmarks wie beim echten Brown-Séquard-Syndrom. In der Regel ist eine Seite deutlich geringer betroffen als die andere. Meist sind es spastische Hemiparesen. Schmerz- und Temperaturempfindung sind auf der Seite der geringeren motorischen Ausfälle deutlicher betroffen, Berührungs- und Lagesinn sind hier nur gering, meist gar nicht gestört. Es finden sich also dissoziierte gekreuzte Sensibilitätsausfälle. Es besteht eine deutliche Störung der Lageempfindung und eine Hyperästhesie auf der stärker geschädigten Seite.

Konus-Kauda-Syndrom

Dabei sind die mannigfaltigsten Kombinationen möglich. Bei der seltenen isolierten Konusverletzung resultieren Blasen-Mastdarm-Lähmung, Lähmung der Sexualfunktion und Reithosenanästhesie. An den unteren Gliedmaßen sind keine Ausfälle.

Bei der kombinierten Konus-Kauda-Lähmung sind die peripheren Anteile der austretenden tiefen Lumbal- und Sakralwurzeln mitbeteiligt. Es resultieren schlaffe motorische Lähmungen an

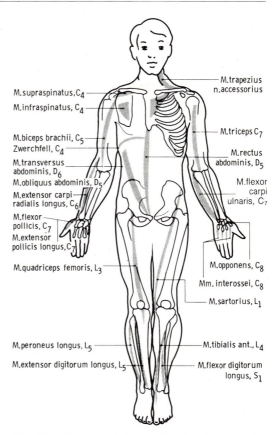

Abb. 15 „Kennmuskeln" zur Höhenbestimmung des motorischen Segmentes am Rückenmark (schematisch).
Es werden nur deutliche Muskelfunktionen angegeben. Die Versorgung aus mehreren Segmenten blieb unberücksichtigt. Grenzbefunde erfordern eine Feindiagnostik (aus F.W. Meinecke. In Zenker u. a.: Chirurgie der Gegenwart, Bd. IV. Urban & Schwarzenberg, München 1974)

den Beinen, meist unterhalb L 3 mit den zugehörigen Sensibilitätsausfällen. Spastik ist extrem selten.

Die isolierte Kaudaverletzung bringt gegenüber dem vorher beschriebenen Bild nur Unterschiede bei den motorischen und sensiblen Ausfällen an den Beinen in Abhängigkeit von den betroffenen Wurzeln. Isolierte Blasen- oder Darmlähmung ist möglich. Der Rückschluß, daß die beiden Lähmungsarten immer kombiniert sein müssen, ist nicht berechtigt.

Bei der *Höhendiagnostik* gilt allgemein, daß „Kennmuskeln" (Abb. 15) ebenso hilfreich sein können wie die allgemein bekannten Reflexe (Tab. 31).

Tabelle 31 Zuordnung der wichtigsten Reflexe

Reflex	Höhe
Bizeps	C 5–C 6
Radius-Periost	C 5–C 6
Trizeps	C 6–D 1
Fingergrundgelenk (Mayer)	C 6–D 1
Trömner	Pyramidenbahn
Bauchdecken	D 7–D 12
Cremaster	L 1–L 2
Patellarsehnen	L 3–L 4
Glutaeus	S 2–S 3
Achillessehnen	S 1–S 2
Bulbocavernosus	S 3–S 4
Anal	S 5
Babinski	Pyramidenbahn

Vegetative Lähmung

Das vegetative Nervensystem reguliert Kreislauf, Atmung, Darmtätigkeit, Nieren- und Blasenfunktion, sexuelle Abläufe, Schwitzen und Piloerektion. Das Zusammenspiel zwischen Hirnstamm und Hormonen ist eng und fein abgestimmt.

Die autonome Hyperreflexie kann bei Verletzungen oberhalb von D 6 auftreten. Überdehnungen von Becken- und Baucheingeweiden (Blase, Darm, Uterus) führen durch Abtrennung des Sympathikus von seinen höheren, regulierenden Zentren zu plötzlichen, mitunter exzessiven Hypertonien und Tachykardien. Die Gefäße von Kopf und oberem Brustkorb sind maximal erweitert, Gesicht und Hals stark gerötet. Weitere Symptome sind Inseln vermehrter Schweißabsonderung, gesteigerte Temperaturen, Abgeschlagenheit, unerträgliche Kopfschmerzen, gelegentlich sogar hirnorganische Krampfanfälle. Der Zustand ist lebensbedrohlich. Beseitigung des Druckes (Entleerung von Blase oder Darm, rasche Beendigung einer Geburt) beenden ihn sogleich.

Blasenlähmung

1. *Typ oberes motorisches Neuron* (Upper motor neuron lesion = UMNL). Die Rückenmarkschädigung liegt oberhalb des Blasenzentrums, die Segmente S 2–4 sind unverletzt. Reflektorische, automatische Entleerungen sind möglich. Bezeichnung: Reflex-, automatische oder Rückenmarkblase.

2. *Typ unteres motorisches Neuron* (Lower motor neuron lesion = LMNL) mit zwei Schädigungsmöglichkeiten:
a) Zerstörung des Blasenzentrums,
b) Zerstörung der vom Blasenzentrum zur Blase führenden Nerven.
Die Regulierung der Blasentätigkeit geht nur noch vom intramuralen Nervensystem aus. Bezeichnung: autonome oder Überlaufblase.

3. *Mischtypen vom oberen und unteren Typ*. Somato- und Visceromotorik haben verschiedene, dem UMNL oder LMNL zuzuordnende Formen.

Blasenlähmungen vom oberen Typ sind im allgemeinen spastisch, vom unteren Typ überwiegend schlaff. Die Praxis zeigt, daß die Mischtypen außerordentlich häufig sind.

Gestörte Sexualfunktion (13, 17)

Die Annahme, jeder querschnittsgelähmte Mann sei impotent, trifft nicht zu. Abhängig vom Lähmungstyp sind Erektionen, Ejakulationen und Kohabitationen mit Zeugungsfähigkeit möglich.

Nach dem Unfall können die Regelblutungen bei Frauen ausbleiben, meist normalisieren sich die Verhältnisse innerhalb von sechs Monaten. Zum Zeitpunkt des Unfalls bestehende Schwangerschaften können ausgetragen werden, oft kommt es jedoch zu Spontanaborten. Jede querschnittsgelähmte Frau ist konzeptions- und gebärfähig, sofern nicht hochgradige Adduktionskontrakturen der Hüftgelenke, schwere Spastik oder außerhalb der Querschnittslähmung liegende Gründe dem entgegenstehen. Bei Tetraplegikerinnen ist unmittelbar vor und während der Geburt mit autonomen Hyperreflexien zu rechnen. Schwangerschaftsabbrüche wegen Querschnittslähmungen werden allgemein abgelehnt.

Prognose der Symptomatik

Da im Rahmen des Themas nur Endzustände von Interesse sind, sei hinsichtlich der *Prognose* bei *traumatischen* Querschnittslähmungen folgendes gesagt:

1. Primär vollständige Querschnittslähmungen bleiben überwiegend dann unverändert, wenn sich innerhalb der ersten 48 Stunden nach Eintritt der Verletzung keine Zeichen der beginnenden Rückbildung ergeben. Davon gibt es wenige, funktionell meist nicht sehr bedeutsame Ausnahmen (4b). Die rentenrechtliche

Situation kann also bei Abschluß der Heilbehandlung meistens zutreffend beurteilt werden (S. 286).
2. Primär unvollständige Lähmungen, insbesondere die zentralen Halsmarklähmungen und die gekreuzten Halbseitenlähmungen haben eine günstigere Prognose hinsichtlich der Rückbildung der Teillähmung. Eine abschließende rentenrechtliche Beurteilung kann meist nach sechs Monaten, gelegentlich erst nach Ablauf des zweiten Unfalljahres abgegeben werden (S. 286). Nach den bisherigen Erfahrungen haben die zunehmenden operativen Stabilisierungen der verletzten Wirbelsäule die neurologische Rückbildungsfähigkeit des verletzten Rückenmarks nicht eindeutig verbessert (5a).
3. Verschlechterungen stellen bei primär einsetzender sachgerechter Behandlung in einer Spezialeinrichtung seltene Ausnahmen dar. Man muß jedoch mit solchen Verläufen rechnen. Die neuen bildgebenden Verfahren (CT und NMR) zeigen eine Entwicklung degenerativer Zysten im Rückenmark (sog. traumatische Syringomyelie) in Einzelfällen bereits wenige Wochen nach der Verletzung (s. auch S. 280).
4. Querschnittslähmungen auf der Grundlage von Fehlbildungen oder Erkrankungen einschließlich der Tumoren können prognostisch nur aus der Sicht des Grundleidens beurteilt werden.

Abschließend sei ausdrücklich darauf verwiesen, daß Veränderungen im konventionellen Röntgenbild nach Wirbelsäulenverletzungen nichts über mögliche oder vorhandene Schäden am Rückenmark oder bei Mischverletzungen auch an den Nervenwurzeln aussagen können. CT und NMR ohne oder mit Kontrastmittelgaben lassen solche Schäden zutreffender beurteilen. Die Angabe der Höhe einer Wirbelschädigung zur Bestimmung der Höhe der Rückenmarkschädigung ist falsch. Das Wachstum des Rückenmarks und der Wirbelsäule verlaufen im Embryonalstadium und im ersten Lebensjahr nicht parallel. Das Rückenmark endet in Höhe des 1. Lendenwirbels und geht in die peripheren Anteile der Cauda equina über.

Ätiologie und Pathogenese

Traumatologie

Tab. 30 (S. 268) zeigt die Entstehungsursachen der Querschnittslähmungen. Unfälle verschiedenster Art stehen ganz im Vordergrund. Betrachtet man die beteiligten Versicherungs- bzw. Rehabilitationsträger, so liegt jetzt das Schwergewicht bei der gesetzlichen Krankenversicherung, der gesetzlichen Rentenversicherung und der gesetzlichen Unfallversicherung (Berufsgenossenschaften etc.). Diese Betrachtungsweise wäre jedoch zu vordergründig, da bei den Verkehrsunfällen, aber auch bei Sportunfällen oder Querschnittslähmungen nach diagnostischen oder therapeutischen Eingriffen, die vereinzelt vorkommen (4c), private Haftpflichtversicherer herangezogen werden. Diese haben sich in einem speziellen Wegweiser „Versicherungsfall Querschnittslähmung" (5) mit der anstehenden Problematik eingehend befaßt. In gleicher Weise sind natürlich auch die private Unfallversicherung und die private Krankenversicherung mit Kosten beteiligt.

Echte völlige Durchtrennungen des Rückenmarks sind äußerst selten, „physiologische Leitungsunterbrechungen" die Regel. Auch bei vollständigen Lähmungen und bei röntgenologisch erkennbaren Einengungen des Wirbelkanals ist die Dura oft unverletzt. Kompression und Durchblutungsstörungen werden als Ursachen für Rückenmarkschäden unterschiedlich beurteilt. Nach tierexperimentellen Untersuchungen haben venöse Abflußstörungen mit Ödembildung eine große Bedeutung. Das Ödem mit sekundärer Ischämie ist ein wichtiger komplizierender Faktor. So entstehen die „zentralen Nekrosestifte". Die Rückenmarkverletzung ist nie auf ein Segment beschränkt. Fernschäden sind keine Seltenheit. Ursachen der spinalen Mangeldurchblutung sind nach Jellinger (6):

1. Außerhalb der spinalen Strombahn:
   a) Herz-Kreislauf-Versagen und Blutdruckabfall,
   b) Behinderung der aortomedullären Zuflüsse mit oder ohne Störung des Allgemeinkreislaufs,
   c) Behinderung der extramedullären Drainage.

2. Erhöhung des lokalen Gefäßwiderstands oder lokaler Gefäßausfall in der spinalen Strombahn.
3. Kombinationen mehrerer Faktoren.

Direkte Zerstörungen bei offenen und geschlossenen Verletzungen, extraspinale Blutungen, Kompressionen, Kommotionen und Kontusionen kommen vor. Es finden sich Zerreißungsblutungen, sekundär-traumatische Venenwandnekrosen (zwei Stunden nach dem Unfall), peritraumatische Ödeme mit Gewebsischämie durch sekundäre Durchblutungsstörungen, Zentral- oder Stiftnekrosen und ausschließliche spinale Durchblutungsstörungen. Traumatische Läsionen von Wurzelgefäßen und posttraumatische Thrombosen der A. spinalis anterior sind selten, echte „Hämatomyelien" ebenfalls.

Rückenmarkschäden nach sog. „Schleudertraumen" sind extrem selten (7a). Eigene Beobachtungen in einer Spezialabteilung wurden innerhalb von 35 Jahren nicht gemacht. Delank beschreibt einen Fall (2b). Erdmann berichtete mündlich über eine Beobachtung bei einem PKW-Fahrer nach Vollbremsung ohne irgendeinen Aufprall (4a).

Erkrankungen und Tumoren

Bei den Erkrankungen steht die sog. „Myelitis transversalis" ganz im Vordergrund. Es handelt sich hier um ein ganzes Bündel von pathologisch-anatomisch und pathophysiologisch nicht eindeutig definierten Krankheitsbildern, deren Endresultat meistens eine Paraplegie ist, wenn auch häufig genug am Beginn eine foudroyant aufsteigende lebensbedrohliche Tetraplegie beobachtet wird. Primäre Rückenmarktumoren sind seltener als die Metastasierung maligner Geschwülste oder der Einbruch von Wirbelsäulenmetastasen in das Rückenmark. Epidurale Abszesse kommen ebenso vor wie das bekannte A.-spinalis-anterior-Syndrom. Die Palette ist bunt, eine Fülle von Einzelfällen, denen das Syndrom „Querschnittslähmung" gemeinsam ist. Hier stellt sich eine noch unübersehbare Aufgabe für die überwiegend aus der Traumatologie her gegründeten Spezialeinrichtungen für Querschnittsgelähmte. Die Problematik erwächst nicht aus der sachgerechten Behandlung der Querschnittslähmung, sondern aus der sachgerechten Behandlung der Grunderkrankung und der Kooperationsfähigkeit und -bereitschaft des Patienten.

Behandlung und Rehabilitation

Die Behandlung Querschnittsgelähmter ist eine umfassende Rehabilitation dieser Patienten und kann aus diesem Gesamtkomplex der Rehabilitation nicht herausgelöst werden. Begriffe wie „kurative Medizin" und „rehabilitative Medizin" haben hier keinen Platz. Es gibt nur medizinische, soziale und berufliche Leistungen zur Rehabilitation, so wie sie – allerdings in etwas anderer, nicht ganz logischer Reihenfolge – im Rehabilitationsangleichungsgesetz niedergelegt sind. Die Rehabilitation beginnt mit dem Zeitpunkt des Schadenseintrittes und ist erst dann als vollendet anzusehen, wenn alle Möglichkeiten der Rückgliederung des Behinderten – es muß ja immer von einer mehr oder minder umfangreichen Behinderung im sozialen Bereich ausgegangen werden – in Familie, Gesellschaft und Beruf voll ausgeschöpft sind. Die einzelnen Teilmaßnahmen laufen nicht chronologisch hintereinander ab, sondern greifen eng ineinander, verlaufen also simultan. Sie setzen im medizinischen und sozialen Bereich besondere Spezialkenntnisse und langjährige Erfahrungen an vielen Patienten voraus. Sie beschränken sich nicht auf ein medizinisches Gebiet, sondern erfordern durch die große Streubreite aufkommender Probleme die Beteiligung nahezu aller medizinischen Gebiete in einer interdisziplinären engen Zusammenarbeit. Die ärztliche Tätigkeit ist ohne die gleichwertige Beteiligung von Pflege, Krankengymnastik, Sporttherapie, Ergotherapie, Sozialarbeit und Berufshilfe sowie Psychologie gar nicht denkbar. Die Gruppe muß ein echtes Team bilden, das in gemeinsamem Bemühen alle Möglichkeiten voll ausschöpft und individuell bedingte Grenzen rechtzeitig erkennt. In diese Bemühungen müssen die Familienmitglieder, Freunde, Arbeitskollegen und Arbeitgeber, Versicherungsträger, die Arbeitsverwaltung und in vielen Fällen auch die örtlichen und überörtlichen

Träger der Sozialhilfe einbezogen werden. Mittelpunkt nicht nur der Bemühungen, sondern vor allem auch der eigenen Aktivität ist der Patient selbst. Er wird damit vom passiv Behandelten zum wichtigsten aktiv tätigen Mitglied der gesamten Gruppe. Motivation, prämorbide Persönlichkeit, anlagemäßige Intelligenz, vorher erlernter und ausgeübter Beruf, soziale Stellung, Kooperationsbereitschaft, Lebensalter, Familienstand, Wohnort, Vorschäden gesundheitlicher Art, schließlich Höhe, Ausmaß und Ursache des Rückenmarkschadens sind fast immer unbeeinflußbare vorgegebene Bedingungen, die das erreichbare Endergebnis der Rehabilitation in erheblichem Umfang mitprägen. Zu diesen Faktoren gehört – trotz aller Bestrebungen, vom kausalen zum finalen Denken und Handeln zu kommen – auch heute noch in vielen Fällen die Zuständigkeit eines bestimmten Rehabilitationsträgers beim Eintritt des Schadens. Trotz des Rehabilitationsangleichungsgesetzes sind hier noch viele Wünsche offen geblieben. Auch die Bundesarbeitsgemeinschaft für Rehabilitation hat in Form von „Gesamtvereinbarungen" bisher nur einen Teil der Schwierigkeiten, die sich aus dem an sich begrüßenswerten „gegliederten System" der Rehabilitation ergeben, abbauen können.

Ziel aller Maßnahmen ist es, dem Behinderten im Rahmen seiner Möglichkeiten eine lebenswerte, sinnvolle Zukunft zu eröffnen und zu sichern. Ein physisch, psychisch und sozial stabilisierter Behinderter steht auch wieder für einen beruflichen Einsatz zur Verfügung. Ohne diese Voraussetzungen läßt sich die Eingliederung in die Arbeitswelt nicht vollziehen. Das ist aber nicht nur bei Behinderten so. Die berufliche Wiedereingliederung – so bedeutsam sie im Gesamtablauf der Rehabilitation auch ist – kann nicht als Synonym für Rehabilitation gelten. Eine Rehabilitation, die nicht zur Rückkehr an einen sinnvollen Arbeitsplatz führt, kann deshalb auch nicht in jedem Falle als gescheitert angesehen werden.

Die vorstehenden Erörterungen zeigen, warum die umfassende Rehabilitation Querschnittsgelähmter am besten in Spezialeinrichtungen erfolgt, die auf alle anstehenden Probleme eingerichtet sind. Zur Zeit stehen 909 Behandlungsplätze in Einrichtungen zur Verfügung, die Patienten zur Sofort- und Wiederbehandlung übernehmen können (Abb. **16**), hinzu kommen etwa 100 Betten in Einrichtungen zur Übernahme von Patienten jenseits der Akut- und Frühphase und für Wiederaufnahmen (z. B. Rehabilitationszentrum der Universität zu Köln).

Inzwischen liegt eine Fülle deutschsprachiger Veröffentlichungen über die Behandlung Querschnittsgelähmter vor (28–33). Für die Querschnittslähmungen nach Unfällen wurden die Grundsätze kürzlich noch einmal an einer Stelle zusammengefaßt (12, 15, 15a, 18), psychologische Fragen wurden ebenfalls ausführlich dargestellt (20, 24, 26).

Es wurde schon an anderer Stelle darauf verwiesen, daß die nicht traumatischen Querschnittslähmungen vor dem Hintergrund ihrer Entstehungsursache gesehen werden müssen. Therapie und Prognose sind ebenso von der Grundkrankheit abhängig, wie die spätere Belastbarkeit im Alltags- und Berufsleben.

Berufliche Maßnahmen

Sie werden in Verbindung mit den Berufshelfern der gesetzlichen Unfallversicherung, Sozialarbeitern der Spezialeinrichtungen und aller Verwaltungen unter Einschaltung der Arbeitsverwaltung zum frühestmöglichen Termin, d. h. noch während der Bettlägerigkeit der Patienten, eingeleitet. Erste orientierende Gespräche über das berufliche Vorfeld, die regionalen Arbeitsverhältnisse am Heimatort und die Mobilität führen zu arbeitspsychologischen Untersuchungen, die in Verbindung mit den ärztlichen Befunden entsprechende Orientierungswerte ergeben. Gemeinsam mit dem Patienten kann jetzt schon entschieden werden, ob innerbetriebliche Umsetzungen oder Anlernmaßnahmen möglich sind oder qualifizierte Umschulungsmaßnahmen in Betracht kommen. Der weitere Weg führt dann meistens über eine Berufsfindungsmaßnahme und daran anschließende erneute Beratungsgespräche zur endgültigen Entscheidung über das anzustrebende Ziel.

Sind Ausbildungsmaßnahmen angezeigt, müssen die Möglichkeiten schulischer oder beruflicher Ausbildung abgeklärt werden.

In jedem Falle erscheint es sinnvoll, die Darstellung „anschaulicher Beschreibungen verbliebener oder gestörter gesundheitlicher Leistungsfunktionen" dem Arzt der Spezialeinrichtung zu überlassen und die Fragestellung des arbeitsamtsärztlichen Gutachtens auf die arbeitsspezifischen Besonderheiten bestimmter Berufsbilder zu lenken. Aus dieser Symbiose zweier besonderer Sachverständiger kann dann ein realistisches Ergebnis erwartet werden, sofern überhaupt der ärztliche Dienst der Arbeitsverwaltung noch bemüht werden muß.

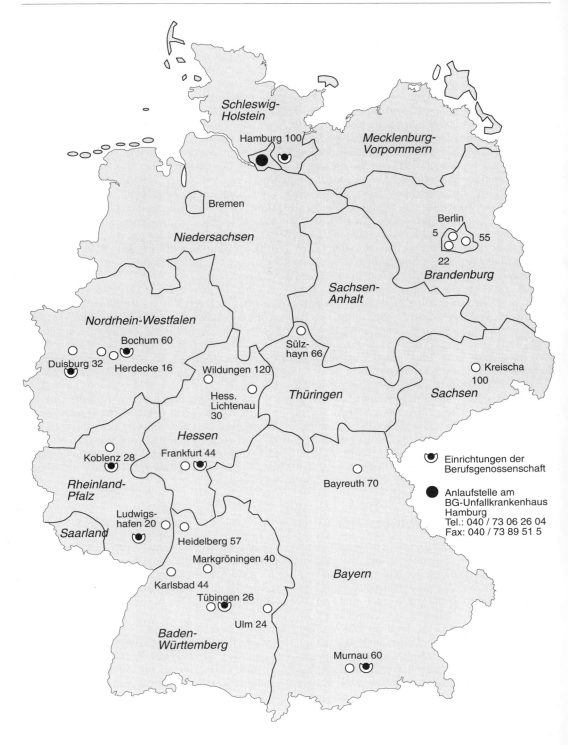

Abb. **16** Überblick über die gegenwärtigen Spezialeinrichtungen und Anzahl der vorhandenen Behandlungsplätze

Begutachtung

Allgemeines

Bei der Querschnittslähmung muß berücksichtigt werden, daß das neurologische Fachgebiet nur ein Teil des Gesamtspektrums ist, so daß u. U. weitaus mehr Gutachter tätig werden müssen als im sonstigen neurologischen Formenkreis. Das wird an den Mehrfachverletzungen in der Traumatologie ebenso deutlich wie bei nichttraumatischen Rückenmarkschäden aus nicht primär neurologischer Ursache. Die bisherigen Ausführungen haben erkennen lassen, bis in welche Bereiche der persönlichen Welt und der Umwelt die Folgen einer Rückenmarkschädigung hineinreichen. Sie gehen immer über den reinen „Schaden" (Impairment) hinaus, beschränken sich meistens nicht auf ausschließlich „funktionelle Behinderungen" (Disability), sondern führen überwiegend zu „funktionellen Behinderungen mit sozialen Folgen" (Handicap). Die Beurteilung dieser Auswirkungen erfordert eine ganzheitliche Betrachtungsweise unter Einbeziehung des sozialen und beruflichen Vor- und Umfeldes. Es gilt demnach, dem Auftraggeber nicht nur einen Befund und eine Diagnose, ggf. auch eine Stellungnahme zum ursächlichen Zusammenhang an die Hand zu geben. Es ist notwendig, diesen selbstverständlichen Inhalten eines Gutachtens einen leistungsbezogenen Teil hinzuzufügen, der es ihm ermöglicht, sich ein umfassendes Bild über die Auswirkungen der Schädigungsfolgen zu machen. Dabei ist es gleichgültig, ob eine Minderung der Erwerbsfähigkeit (MdE), eine Einsatzfähigkeit auf dem allgemeinen Arbeitsmarkt oder ein Haftpflichtschaden zu beurteilen ist. Die Gesamtbeschreibung von Befund und Leistungsbild bildet die Grundlage für die Beantwortung der speziellen Fragen, die in ihrer Zielrichtung bei den verschiedenen Auftraggebern unterschiedlich sind. Deshalb ist es auch nicht möglich, ein und dasselbe Gutachten verschiedenen Versicherungsträgern zur alleinigen Auswertung für ihre spezielle Aufgabenstellung zu überlassen.

Diese Vorbemerkungen sollen zum Verständnis dafür beitragen, daß Gutachten über Querschnittsgelähmte nach Möglichkeit denen übertragen werden sollten, die seit Jahren täglich Querschnittsgelähmte behandeln. Sie haben die beste Übersicht, wer als Zusatzgutachter herangezogen werden sollte. Formulargutachten können dem Auftrag nie gerecht werden. Es sei auch an dieser Stelle betont, daß es sinnlos ist, für jedes Fachgebiet eine einzelne MdE zu bilden. Die Querschnittslähmung ist eine Behinderung des ganzen Menschen, deshalb sollte auch der Mensch in seiner Gesamtheit als „funktionelle Einheit" betrachtet werden. Das bedeutet, daß lediglich vom Hauptgutachter aufgrund aller erhobenen Befunde eine Gesamt-MdE gebildet werden sollte, die dann abgeändert werden kann, wenn sich eine wesentliche Besserung oder Verschlimmerung einstellt, die den Gesamtzustand des Querschnittsgelähmten ändert. Der Kampf um einzelne cm im Bewegungsausmaß der Wirbelsäule oder großer Gelenke, um Reflexdifferenzen oder einzelne Segmente der Sensibilitätsstörungen, um wenige Milliliter Restharnmengen oder Bakterienbefunde wird dadurch ausgeschlossen. Das erspart allen Beteiligten, Versicherten und Versicherungen unliebsame Auseinandersetzungen vor Gerichten und Enttäuschungen nach unberechtigten Hoffnungen.

Ein Schema soll hier als Leitlinie angefügt werden (Tab. 32):

Die Darstellung der *Familien-* und der *eigenen Vorgeschichte* (Punkt 1 und 2) kann schon Gesichtspunkte erkennen lassen, die für die Frage des ursächlichen Zusammenhanges oder der Gesamtbeurteilung (Vorschäden, Vorerkrankungen) von Bedeutung sein können. Die *spezielle Vorgeschichte* (Punkt 3) ist von besonderem Interesse, da beispielsweise die Lebenserwartung nach einer traumatischen Querschnittslähmung ganz anders zu beurteilen ist als nach einer bösartigen Erkrankung. Der Ablauf der Behandlung nach Eintritt des Schadens gibt erste Hinweise auf die Belastungsfähigkeit, auf zwischenzeitlich aufgetretene Komplikationen oder Begleiterkrankungen. Werden die sonst üblichen durchschnittlichen Behandlungszeiten (6 Monate für Paraplegiker, 8 Monate für Tetraplegiker) überschritten, müssen Gründe hierfür dargelegt werden (z. B. erhebliche Begleitverletzungen, zwischenzeitliche Verschlechterungen des Allgemeinbefindens, Komplikationen, rezidivierende Harnwegserkrankungen, Thrombosen, verspätete Übernahme durch eine Spezialeinrichtung, mangelnde Kooperation, fehlende Sicherung von Unterkunft und Pflege zum möglichen Zeitpunkt der Entlassung). Man erfährt, welche Maßnahmen zur sozialen und beruflichen Wiedereingliederung bereits abgeschlossen oder noch einzuleiten sind.

Tabelle 32 Gutachtenvorschlag für Querschnittsgelähmte

1. **Familienvorgeschichte**
2. **Eigene Vorgeschichte**
3. **Spezielle Vorgeschichte:** (Ursache der Querschnittslähmung, bisherige Behandlung, Komplikationen, Versorgung mit Hilfsmitteln, Abschluß der stationären Behandlung)
4. **Jetziger Stand:** (Blasen- und Darmfunktion, Art der Versorgung mit Hilfsmitteln und technischen Hilfen, Umfang des Hilfsmittelgebrauchs, Sitz-, Steh-, und Gehfähigkeit, Treppensteigen, tägliche Körperpflege, Schreiben, Essen, Umfang erforderlicher Fremdhilfe, hausärztliche Betreuung, verwendete Medikamente, insbesondere Opiate und deren Abkömmlinge, Familienverhältnisse, Wohnungsverhältnisse, beruflicher Werdegang, tägliche Beschäftigung, Hobbys, Führerschein)
5. **Klagen:** (Hierbei wird vom Versicherten meist die Querschnittslähmung selbst nicht erwähnt)
6. **Körperlicher Befund:** (Allgemeinzustand, Umfangsmaße, eigen- und fremdtätige Bewegungsmaße der gelähmten Gliedmaßen, Rumpfbeweglichkeit, Steh- und Gehfähigkeit, Hautschäden, Narben, rektale Untersuchung, neurologischer Befund, Höhe der Schädigung, vollständig, teilweise, spastisch, schlaff)
   Röntgen: Verletzter oder erkrankter Wirbelsäulenabschnitt, zusätzliche Knochenverletzung, ggf. Lungen- und Brustkorbübersicht, Ausscheidungsurogramm, ggf. große Gelenke im Lähmungsbereich (paraartikuläre Knochenneubildungen)
   Urologie: Ggf. Zystoskopie, Zystometrie, Zystographie (nicht in jedem Fall erforderlich), Restharn
   Laboratoriumsuntersuchungen: Mittelstrom- oder Katheterurin (Art der Entnahme stets angeben), Kultur und Antibiogramm, ggf. Gallenfarbstoffe im Urin, Blutbild, BKS, Natrium, Kalium, Chloride, Rest-N, Kreatinin, Harnstoff, Harnsäure, Elektrophorese, Gesamteiweiß, alkalische Phosphatase, Transaminasen (Leberschäden) und Gallenfarbstoffe im Blut
7. **Beurteilung:** Kurze Befundzusammenfassung, Darstellung der augenblicklichen Leistungsfähigkeit, Fähigkeit, den bisherigen Beruf weiter auszuüben, Vorschläge über Berufsförderungsmaßnahmen, erreichbare Berufsbilder, zusätzliche notwendige Hilfsmittel, Notwendigkeit des Führerscheines. Mitteilung, ob das bisherige Arbeitsverhältnis noch besteht. Angabe, ob der Versicherte mit Berufsförderungsmaßnahmen, ggf. auch internatsmäßig, einverstanden ist

Punkt 4 soll über den *gegenwärtigen Funktions- und Leistungsstand* unterrichten. Hier werden sich deutliche Unterschiede bei der Darstellung am Abschluß der ersten Heilbehandlung und Nachuntersuchung ergeben. Die einzelnen Punkte müssen systematisch herausgefragt werden. Die augenblicklichen Funktionszustände von Nieren, Blase und Mastdarm, die Versorgung und der Gebrauch von Hilfsmitteln und die damit erzielte Leistungsbreite sind versicherungsrechtlich von großer Bedeutung. Familien- und Wohnverhältnisse spielen eine ebenso große Rolle wie der berufliche Werdegang und die zuletzt ausgeübte Tätigkeit. Die Bedeutung der Sexualfunktionen, also der reinen Werkzeugfunktionen, darf nicht unter-, aber auch nicht überschätzt werden. Ob über deren sachliche Beschreibung hinaus – wenn überhaupt – auch noch Angaben zur Sexualität die ja mehr ist als die Sexualfunktion – und das Sexualverhalten gemacht werden sollen, muß individuell vom Gutachter entschieden werden. Vielfach sind diese Angaben aus der Intimsphäre völlig entbehrlich (z. B. bei der Einschätzung der MdE eines vollständig Querschnittsgelähmten), teilweise dürfen sie keinesfalls fehlen (z. B. bei den Angaben zur Bemessung des Schmerzensgeldes in der Haftpflichtversicherung). Die Angaben zur speziellen Vorgeschichte und zum jetzigen Stand der Leistungsfähigkeit können sich überschneiden, sie können unter 3 oder 4 erwähnt, sollten jedoch nicht vergessen werden.

Danach (Punkt 5) müssen alle *Klagen* erwähnt werden, die vorgebracht werden. Nicht selten werden vom Querschnittsgelähmten die Fragen danach mit einem lapidaren „keine" beantwortet. Bleibt die Antwort so stehen, könnte beim Auftraggeber der Eindruck entstehen, hier sei kein Schaden zurückgeblieben oder aber der jetzige Zustand werde nicht als behindernd empfunden. Es ist dann Sache des Gutachters, den zu Untersuchenden nach den Behinderungen zu fragen, an die er sich scheinbar oder anscheinend schon gewöhnt hat, und sie an dieser Stelle anzugeben.

Der *Befund* (Punkt 6) ist ausführlich zu gestalten, insbesondere, wenn es sich um ein Erstgutachten handelt. Später kann in den nicht unmittelbar von der Schädigung betroffenen Körperabschnitten der Vermerk „Keine Befundänderung gegenüber dem Vorgutachten" erscheinen, alles andere muß aber auch hier genau beschrieben werden. Nur der Vergleich objektiver Unterlagen berechtigt zu Änderungen der Beurteilungsbegründung und zu neuen Einschätzungen. Hinweise auf diese Kriterien erleichtern es dem Auftraggeber, die Gedankengänge und Schlußfolgerungen des Gutachters nachzuvollziehen. Schadensunabhängige Krankheitsbefunde (Herz, Kreislauf, Atmung, innere Organe) müssen als solche beschrieben, gekennzeichnet und in ihrer funktionellen Wechselwirkung mit den Schädigungsfolgen erörtert werden.

Die Röntgenuntersuchung sollte so viele Aufnahmen wie nötig und so wenig wie möglich umfassen. Die Wirbelsäule eines Jugendlichen muß öfter nachgeröntgt werden – um Skoliosen in der Entwicklung zu erfassen und ihnen entgegenwirken zu können – als die Wirbelsäule eines Erwachsenen, dessen Unfall schon fünf und mehr Jahre zurückliegt. Kontrastmitteluntersuchungen – unter Ausschluß der urologischen Diagnostik – sind nur in Ausnahmefällen erforderlich, insbesondere dann, wenn Spätschäden am Rückenmark zu beurteilen sind. Hier kann heute die Computertomographie, vor allem aber die Kernspintomographie, eingesetzt werden. Speziell erforderliche neuroradiologische Untersuchungen werden meistens im Rahmen der Diagnostik zur Heilbehandlung durchgeführt und bedürfen nur in Ausnahmen der Wiederholung im Rahmen der Begutachtung. Anders verhält es sich bei Gefäßerkrankungen, die das Rückenmark beeinträchtigen und zu Rezidiven oder Spätschäden neigen.

Für den Bereich Urologie ist die Ausscheidungsurographie unerläßlich, Leeraufnahmen sind vorher selbstverständlich. Vom Ergebnis der Ausscheidungsurographie muß es abhängig gemacht werden, ob Miktionszystourethrogramme oder andere Röntgenaufnahmen zum Ausschluß eines Refluxes angefertigt werden müssen. Gleiches gilt für die Szintigraphien und Angiographien. Die urodynamische Diagnostik hat die Möglichkeiten der Abklärung neurogener Blasenlähmungen wesentlich erweitert. Die Befunde sind objektiv, reproduzierbar und für die Therapie von ausschlaggebender Bedeutung. Sie sind deshalb auch geeignet, behauptete, aber organisch nicht einordnungsfähige Blasenentleerungsstörungen abzuklären. Es ist von großem Vorteil, wenn der Untersucher über reiche Erfahrungen auf dem Gebiet der neurogenen Blasenlähmung verfügt.

Die neurologische Untersuchung kann sich überwiegend auf den körperlichen Befund beschränken. Gelegentlich sind zusätzliche elektromyographische Untersuchungen notwendig, insbesondere wenn sich die erhobenen Befunde organisch nicht recht zuordnen lassen.

Auf „Internistische Störungen beim Paraplegiker" ist schon 1965 (16) ausführlich hingewiesen worden. In den Jahren danach hat sich das Bild sehr gewandelt. Unverändert stehen Atmung und Kreislauf ganz im Vordergrund, besonders, nachdem die Lebenserwartung der Tetraplegiker und alter Menschen deutlich zugenommen hat. Querschnittsgelähmte, die ihre Schädigung in jungen Jahren erlitten haben, erreichen ein Lebensalter, in dem sie die Krankheiten erleben, die auch sonst ein Mensch im Alter durchmacht. Nur die genaue Verlaufsbeobachtung und -dokumentation kann helfen, hieraus entstehende Gutachtenfragen abzuklären. Das chronische Nierenversagen, das noch bis vor kurzem an erster Stelle der Ursachen bei den Spättodesfällen Querschnittsgelähmter stand, ist heute hinter die Zivilisationskrankheiten zurückgetreten. Alkohol- und Medikamentenmißbrauch, Nikotin und Überernährung nehmen auch bei Querschnittsgelähmten – wie bei der übrigen Bevölkerung – immer mehr zu (26a).

So ist neben der Befunddokumentation der vermehrte Einsatz von Laboratoriumsuntersuchungen von großer Bedeutung und unumgänglich.

Der Hauptgutachter muß entscheiden, welche weiteren Fachgebiete – auch solche, die über den bisher dargestellten Rahmen hinausgehen – er beteiligt. Dabei sollte er seine eigenen fachlichen Grenzen erkennen.

Die abschließende *Beurteilung* ist natürlich der wichtigste Bestandteil des Gutachtens. Zweckmäßigerweise wird jeder Beurteilung noch einmal eine Zusammenfassung der Entstehungsursache, der erfolgten Behandlung, der vorgebrachten Klagen und der erhobenen Befunde in Kurzform vorangestellt. Der Auftraggeber, der ja vielfach kein Mediziner ist oder Ärzte einsetzt, die im speziellen Bereich der Querschnittslähmung keine besonderen Erfahrungen haben, erhält damit – möglichst in allgemeinverständlichen deutschen Ausdrücken – eine übersichtliche Ausgangsbasis zur Wertung des Vortrages des Sachverständigen. Dieser muß sich seiner Rolle als Sachverständiger stets gewärtig sein. Er soll Entscheidungshilfen liefern, nicht aber selbst entscheiden (s. hierzu auch S. 6 ff.). Andererseits sollte im Falle einer Interessenkollision auch der Begutachtete selbst oder sein Rechtsbeistand in die Lage versetzt werden, Inhalt und Schlußfolgerungen des Gutachtens zu verstehen.

Beurteilung des ursächlichen Zusammenhangs

Hier kann zunächst auf die Ausführungen grundsätzlicher Art auf S. 12 ff. verwiesen werden.

Im Bereich der *Traumatologie* stellt sich hinsichtlich der Entstehung einer Querschnittslähmung nur in Ausnahmefällen die Frage nach dem ursächlichen Zusammenhang im versicherungsrechtlichen Sinne. Es läßt sich meistens recht einfach nachprüfen, ob die gesetzlichen oder rechtlichen Voraussetzungen des jeweiligen Versicherungsträgers erfüllt sind. Eine Ausnahme hierzu sei kurz dargestellt (9):

Ein 32jähriger Bergmann erlitt unter Tage „starke Prellungen der rechten Schulter und am Rückgrat sowie starke Hautabschürfungen"; eine Überweisung zum Arzt erfolgte nicht. Zehn Wochen später wurde die letzte Schicht verfahren, da seit einigen Tagen verstärkte Schmerzen in der oberen Brustwirbelsäule bemerkt wurden. Kurz darauf stationäre Einweisung wegen Poliomyelitis. Vier Tage danach vollständige Paraplegie. Gut vier Monate später Laminektomie bei Th 4 und 5; es fand sich eine alte, eitrige Entzündung. Die Lähmung blieb bestehen. Ein Unfallzusammenhang wurde zunächst abgelehnt. Im Verfahren vor dem Landessozialgericht wurde der Zusammenhang anerkannt, weil

1. die Rückenverletzung mit den Schürfungen genügend gesichert sei,
2. von dort eine Entzündung der Rückenmarkhäute ausgegangen sei,
3. der zeitliche Zusammenhang zu bejahen sei,
4. eine andere Erklärungsmöglichkeit fehle und
5. der Unfallzusammenhang nicht eine von mehreren gleichrangigen Möglichkeiten, sondern hinreichend wahrscheinlich sei.

Aus ärztlicher Sicht sind auch andere Deutungen möglich (9).

Anders liegen die Dinge, wenn *diagnostische oder therapeutische Eingriffe* als Ursache einer Querschnittslähmung angeschuldigt werden. Hierbei handelt es sich jedoch um forensische Fragen, die hier nicht näher erörtert werden sollen (Tab. 33). Die Deutsche Gesellschaft für manuelle Medizin hat für das Gebiet der manuellen Therapie ein entsprechendes Memorandum 1979 veröffentlicht (3).

Von neurochirurgischer Seite (8) wird im übrigen immer wieder auf *Spätschäden* am Rückenmark hingewiesen, die als *Folge der Wirbelsäulenverletzungen* auftreten, die in Fehlstellung zur Ausheilung kamen. Die Erfahrungen der

Tabelle **33**   Ursachen iatrogener Querschnittslähmung

Diagnostik:
Angiographie
Lagerung zum Röntgen
Übersehene Wirbelbrüche
Unzureichende Röntgenaufnahmen
Funktionelle Röntgenaufnahmen
Nadelbiopsie der Bandscheibe
Lumbalpunktion

Therapie:
Unsachgemäße Bergung
Überdehnung durch Kopfzug
Intubation
Spinalanästhesie
Einrenkung der Wirbelsäule

Spezialeinrichtungen zeigen, daß es sich hierbei um extreme Ausnahmen handelt. Der ursächliche Zusammenhang mit einem angeschuldigten Unfallereignis muß sehr genau durchleuchtet werden.

Häufiger kann es wenige Wochen bis mehrere Jahre nach Eintritt einer Querschnittslähmung durch Unfall zu einer Verschlimmerung kommen, die einer Syringomyelie ähnelt. Sie beginnt sehr langsam, ist aber unaufhaltsam, wenn sie nach entsprechender Diagnose nicht konsequent operativ angegangen wird. Ihr liegen Höhlenbildungen mit Flüssigkeitsansammlungen innerhalb des Rückenmarkes oberhalb der früheren Verletzungsstelle zugrunde (2a, 22, 22a, 24a).

Wenn die Frage zu beurteilen ist, ob der *Eintritt des Todes* eine Folge einer früher erlittenen und als Schädigungs- oder Unfallfolge anerkannten Querschnittslähmung ist, liegt die Gefahr nahe, daß sowohl ärztliche Sachverständige als auch Verwaltungen und Gerichte sich von dem Gedanken leiten lassen, daß der Eintritt des Todes zu jedem Zeitpunkt und unter beliebigen Umständen immer mit Wahrscheinlichkeit als Folge der vorangegangenen Querschnittslähmung zu beurteilen sei. Zumindest sei davon auszugehen, daß der Zeitpunkt des Todes durch die anerkannte Schädigung um mindestens ein Jahr vorverlegt worden sei. Es wurde vorstehend darauf hingewiesen, daß die Lebenserwartung Querschnittsgelähmter deutlich zugenommen hat und die Zivilisationskrankheiten von den Querschnittsgelähmten immer häufiger erlebt werden. Diese Krankheiten sind oft genug Todesursache bei Personen, die keine Querschnittslähmung erlitten haben. Es muß in solchen Fällen überzeugend dargelegt werden, daß die Querschnittslähmung eine wesentliche Teilursache des Todes ist, bzw. warum, entgegen der allgemeinen ärztlichen Erfahrung, der Tod ohne die Querschnittslähmung nicht oder nicht zu diesem Zeitpunkt eingetreten wäre.

Beispiele:
1. Ein 41jähriger vollständig Querschnittsgelähmter, der in der Lage ist, im Vierpunktgang zu gehen und Treppen zu überwinden, verstirbt in einem Campingwagen mehrere Stunden nach einer Besichtigung von Rom an einem Herzinfarkt, der zusammen mit einer Koronarsklerose autoptisch nachgewiesen ist. Die Querschnittslähmung unterhalb von D 12 lag zu diesem Zeitpunkt 8 Jahre zurück. Das Landessozialgericht hob das den Zusammenhang bestätigende Urteil der Vorinstanz auf und entschied, daß ein ursächlicher Zusammenhang zwischen anerkannter Querschnittslähmung und dem Herzinfarkt nicht bestehe, auch nicht im Sinne einer Teilursache.
2. Bei einem Querschnittsgelähmten mit einer vollständigen Paraplegie unterhalb D 8 wird durch Obduktion ein perforiertes Magengeschwür mit nachfolgend beginnender Peritonitis als Todesursache festgestellt. Die Nachforschungen ergeben, daß der Versicherte sich zwar seit einigen Tagen nicht wohl fühlte, auch den Hausarzt deswegen in Anspruch nahm. Zeichen, die auf ein Magengeschwür oder gar dessen Perforation hinwiesen, waren jedoch zu keinem Zeitpunkt erkennbar. Keine Schmerzangaben, kein Erbrechen, keine Abwehrspannung. Der Tod trat mehr oder minder überraschend ein. Die anerkannte Querschnittslähmung ist wesentliche Teilursache für den Eintritt des Todes zu diesem Zeitpunkt gewesen. Die Unfallfolgen (fehlende Schmerzempfindung, Lähmung der Bauchdeckenmuskulatur) haben das akut lebensbedrohliche Zustandsbild verschleiert und damit die Einleitung einer kausalen Therapie (Operation) verhindert. Der Versicherungsträger ist dieser Begründung gefolgt.

Immer wieder wird in solchen Verfahren der gehäufte Verbrauch von Analgetika über viele Jahre oder auch das Abgleiten in die Alkoholabhängigkeit wegen der Querschnittslähmung bei vorliegenden Leberschäden in die Diskussion eingebracht. Mir ist kein Fall bekannt, in dem ein derartiger ursächlicher Zusammenhang anerkannt worden wäre. Ebenso wird die Frage des Suizids nach Querschnittslähmung als mittelbare Unfallfolge aufgeworfen. Auch hier ist mir bisher eine Anerkennung eines solchen Zusammenhanges nicht zur Kenntnis gekommen.

Hilfsmittelversorgung

Querschnittsgelähmte benötigen individuell unterschiedlich viele, besonders angepaßte Hilfs- und Pflegemittel. Auch hier gilt der Grundsatz „so viel wie nötig, so wenig wie möglich". Der Arbeitskreis „Querschnittslähmungen" der Deutschen Vereinigung für die Rehabilitation Behinderter hat 1976 eine Liste über „Technische Rehabilitationshilfen für den nachstationären Bereich bei Querschnittsgelähmten" veröffentlicht. Sie wurde inzwischen überarbeitet und dem „Hilfsmittelkatalog" der Krankenversicherungsträger angefügt. Die gesetzliche Unfallversicherung hat seit Jahrzehnten für ihren Bereich „Gemeinsame Richtlinien der Unfallversicherungsträger über Gewährung, Gebrauch und Ersatz von Körperersatzstücken, Hilfsmitteln und Hilfen" vereinbart. Für den Bereich des sozialen Entschädigungsrechts gibt es die „Bundesprothesenliste" ebenso seit Jahrzehnten. Die für Querschnittsgelähmte benötigten Hilfs- und Heilmittel bzw. technischen Hilfen sind fast ausnahmslos in den erwähnten Zusammenstellungen enthalten. Gelegentlich wird es erforderlich sein, eine angestrebte Versorgung besonders zu begründen. Das sollte jedoch die Ausnahme darstellen, wenn eine Verordnung von einer anerkannten Spezialeinrichtung ausgestellt wurde. Die Zeiten der Verwendbarkeit sind ziemlich einheitlich abgestimmt. Dennoch sollte die Ersatzgestellung individuell gehandhabt werden. Es ist z. B. sicher ein Unterschied, ob ein Rollstuhl von einem Siebzehnjährigen oder einem Siebzigjährigen benutzt wird.

Einen Überblick über die wichtigsten erforderlichen Hilfsmittel für die einzelnen Formen der Querschnittslähmung – mit zusätzlichen Hinweisen auf die jeweils verbliebenen Leistungsmöglichkeiten und die Pflegeabhängigkeit – bringt Tab. **34**.

Tabelle 34   Vollständige Querschnittslähmung (aus F.-W. Meinecke. In Baumgartel, Kremer, Schreiber: Spezielle Chirurgie für die Praxis III/2. Thieme, Stuttgart 1980)

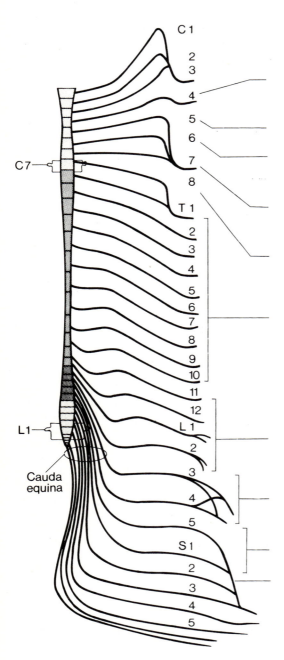

Funktionsausfälle – Versorgungserfordernisse
Einteilung nach dem letzten erhaltenen Rückenmarksegment

Tetraplegie oberhalb C 4: Fehlende Zwerchfellatmung, keine Muskelfunktion an Rumpf und Gliedmaßen. Voll auf Fremdhilfe angewiesen. Dauerbeatmung oder Zwerchfellstimulation. Ggf. Versorgung mit Respirator oder Zwerchfellstimulator.

Tetraplegie C 4: Ausschließliche Zwerchfellatmung, hochgradige Einschränkung der Lungenfunktion, fehlende Sitzbalance, voll auf Fremdhilfe angewiesen, Versorgung mit Elektrorollstuhl mit Kinnsteuerung, mechanischem Rollstuhl für Transport außerhalb der Wohnung. Umweltsteuergeräte, Stehübungen mit Stehbrett (elektrisch) oder Aufrichtestuhl (elektrisch)

Tetraplegie C 5: Wie C 4, jedoch Handbedienung für elektrischen Rollstuhl, Hand- und Unterarmhilfen

Tetraplegie C 6: Wie C 5, jedoch ggf. Möglichkeit zur eigenen Bedienung eines angepaßten Pkw. Keine Umweltsteuergeräte

Tetraplegie C 7: Wie C 5, elektrischer Rollstuhl nicht erforderlich, dafür 2 mechanische Rollstühle, Körperpflege im Oberkörperbereich, Essen und teilweises An- und Ausziehen im Oberkörperbereich mit Hilfsmitteln möglich. Eigene Bedienung eines angepaßten Pkw

Tetraplegie C 8: Noch reine Zwerchfellatmung mit Einschränkung der Lungenfunktion. Fehlen der Fingeran- und -abspreizung, sonst gute Gebrauchsfähigkeit der Arme und Hände. Weitgehende Selbsthilfe, Stehübungen mit Beinstützapparaten im Stehbarren. Bedienung von Pkw mit Handkontrollen und Schaltautomatik

Paraplegie T 1–10: Verbesserung der Lungenfunktion durch nach fußwärts zunehmende Innervierung der Interkostalmuskulatur, Verbesserung der Sitzbalance durch nach fußwärts zunehmende Innervierung der Rückenmuskulatur und der kopfwärtigen Anteile der Bauchmuskulatur. Vollständige Selbsthilfe. Bis T 5 einschließlich Gefahr autonomer Hyperreflexien. Steh- und Gehtraining (Ranschwunggang, unterhalb T 6 Durchschwunggang) mit Beinstützapparaten und Unterarmgehstützen. Pkw-Bedienung mit Handkontrollen und Schaltautomatik, 2 mechanische Rollstühle

Paraplegie T 11–L 2: Volle Sitzbalance durch volle Innervierung der gesamten Rücken- und Bauchmuskulatur. Durchschwunggang oder Vier-Punkt-Gang mit Beinstützapparaten und Unterarmgehstützen. Pkw und Rollstuhlversorgung wie vor

Paraplegie L 3–L 4: Gehvermögen in geschlossenen Räumen mit 2 Unterarmgehstützen, teilinnervierter Muskulatur am Oberschenkel und Peronäushilfen, hier auch rollstuhlabhängig. 2 mechanische Rollstühle, Pkw-Bedienung mit Handkontrollen und Schaltautomatik

Paraplegie L 5/S 1: Rollstuhl nicht erforderlich. Gehfähigkeit mit 2 Handstöcken und Peronäushilfen, Pkw-Versorgung mit Handkontrollen und Schaltautomatik

Paraplegie S 2: Keine wesentlichen motorischen Ausfälle mehr. Pkw-Versorgung nicht erforderlich

Bei allen vollständigen Querschnittslähmungen ist von einer Blasen- und Mastdarmlähmung auszugehen, die der Versorgung mit Urinalen oder Gummihosen und/oder Vorlagen bedarf, ggf. Selbstkatheterisieren oder Elektrostimulation der Blase

Wohnungshilfe

Es ist zu unterscheiden zwischen

1. Querschnittsgelähmten, die ständig auf einen Rollstuhl angewiesen sind und
2. Querschnittsgelähmten, die innerhalb geschlossener Räume keinen Rollstuhl benötigen. Dabei ist gleichzeitig die Frage zu beantworten, ob das mit oder ohne den Gebrauch von Beinstützapparaten möglich ist.

Wird ständig oder zeitweise ein Rollstuhl in geschlossenen Räumen benutzt, muß die Wohnung rollstuhlgerecht sein. Einzelheiten dazu enthält die DIN-Norm 18025, Blatt 1 (4) sowie die einschlägige Literatur (7, 23). Die versicherungsrechtliche Frage bezieht sich dabei auf den durch die Querschnittslähmung verursachten Mehraufwand. Die notwendigen Voraussetzungen können Gegenstand der Fragen an den medizinischen Sachverständigen sein. Heimunterbringung ist immer die schlechteste Lösung.

Beurteilung des GdB/MdE-Grades und der Hilflosigkeit

Zur Einschätzung der *MdE* und des *GdB* bei Rückenmarkschäden kann auf die tabellarische Zusammenstellung im ersten Teil dieses Buches auf S. 54 verwiesen werden.

Ebenso findet sich in diesem ersten Teil auf S. 66 f. bereits eine Übersicht über die im sozialen Entschädigungsrecht einerseits und in der gesetzlichen Unfallversicherung andererseits geltenden Richtlinien zur Beurteilung der *Hilflosigkeit* bei Para- und Tetraplegikern. Von dem Ausmaß der Hilfsbedürftigkeit hängt es jeweils ab, welche Stufe der Pflegezulage (nach dem BVG) bzw. in welcher Höhe, nach welcher Kategorie Pflegegeld (in der gesetzlichen Unfallversicherung) gewährt wird.

Für den Bereich der gesetzlichen Unfallversicherung hat Wahle 1968 einen eigenen Vorschlag vorgelegt (25), der einen guten Überblick vermittelt, wie viele und welche verschiedenen Hilfeleistungen bei Querschnittsgelähmten erforderlich sein können (Tab. **35**).

Wichtig ist es auch bei Rückenmarkschäden, im Gutachten für die Verwaltung genau die Art und den Umfang der notwendigen Hilfeleistungen zu schildern. Denn die Verwaltung soll danach die entsprechende Pflegezulage bzw. die passende Kategorie des Pflegegeldes herausfinden können. Der Sachverständige soll hier nur Entscheidungshilfen leisten.

Beurteilung zur Frage der Erwerbs- und Berufsunfähigkeit

Die auf S. 73 ff. dargestellte Beurteilung der Erwerbs- und Berufsunfähigkeit bietet im Alltag bei Schwerstbehinderten – zu denen Querschnittsgelähmte ja zählen – besondere Schwierigkeiten. Die Aufzählung des positiven und negativen Leistungsvermögens wird in dem Augenblick problematisch, in dem ein Versicherter unterstellt, daß ihm hieraus Nachteile erwachsen. Er sieht sie ggf. im Recht der Rentenversicherung und sperrt sich dann gegen die volle Ausschöpfung von Behandlungs-, Übungs- und Förderungsmöglichkeiten. Er versteht u. U. auch nicht den Unterschied zwischen einer festgestellten „Minderung der Erwerbsfähigkeit" von 100 % und der Erwerbsunfähigkeit bzw. Berufsunfähigkeit in der Rentenversicherung. Die Behandlung Querschnittsgelähmter ist von Anfang an auf die Förderung und Nutzung erhaltener oder wiederkehrender Funktionen ausgerichtet. Dazu bedarf es der vollen Mitarbeit des Patienten. Die Aktivierung aller im Patienten ruhenden geistigen und körperlichen Möglichkeiten führt zu einem hohen Maß an Unabhängigkeit und Eigenständigkeit, die eine umfassende Ausschöpfung der gesetzlichen Möglichkeiten beruflicher Maßnahmen zur Rehabilitation eröffnet. Versicherungs*rechtlich* sind zwar alle Grundlagen erfüllt, zunächst Erwerbsunfähigkeit anzuerkennen, diese dann in Berufsunfähigkeit umzuwandeln und später eine Wiederherstellung der Erwerbsfähigkeit festzustellen (10). Versicherungs*medizinisch* sehen jedoch die Verhältnisse anders aus, wenn man unter „medizinisch" „ärztlich" versteht. Ein Ausbildungsgang stellt zusätzlich höchste Anforderungen an die innere Bereitschaft und die körperliche Leistungsfähigkeit des Versicherten, denen er sich nur freiwillig unterziehen kann. Das gilt noch mehr für

Tabelle 35 Grundlagen für die Bemessung des Pflegegeldes
(aus H. Wahle. In Paeslack u. a.: Rehabilitation von Patienten mit Rückenmarkschäden. Gentner, Stuttgart 1968)

Pflegegeld Stufe A	Für schwer Gehbehinderte, auch unvollständig Querschnittsgelähmte, die wegen ihrer Behinderung und/oder wegen behindernder räumlicher Verhältnisse regelmäßig und wiederkehrend *fremder Hilfe* bedürfen – bei mittelschweren und groben Hausarbeiten (etwa beim Tragen eines gefüllten Eimers, beim Fensterputzen) und/oder – beim Ein- und Aussteigen in die Badewanne
Pflegegeld Stufe B	Für schwer Gehbehinderte, auch unvollständig Querschnittsgelähmte, die wegen ihrer Behinderung *fremder Hilfe* bedürfen – bei der Benutzung von mehrstufigen Treppen, die von der eigenen Wohnung zur Straße führen und/oder – bei der Benutzung der Toilette (z. B. Toilette außerhalb der eigenen Wohnung gelegen). Die fremde Hilfe nach Pflegestufe A ist eingeschlossen
Pflegegeld Stufe C	Für Paraplegiker mit Störungen der Blasen- und Mastdarmfunktion, die lediglich wegen Besonderheiten des medizinischen Befundes, wie Höhe der Querschnittslähmung (etwa D 1 bis D 5), schwere Spastik, schwere Gelenkkontrakturen, erhebliche Fettsucht, vorgerücktes Alter, deutliche Intelligenzminderung und/oder – wegen behindernder räumlicher Verhältnisse und/oder – wegen Fehlens eines speziellen Trainingsverfahrens, in dem die selbständige Versorgung hätte erlernt werden können, regelmäßig und wiederkehrend einer *besonderen Hilfe und Pflege* durch eine Hilfsperson bedürfen – beim Anziehen von Kleidern und Schuhen und beim Anlegen des Stützapparates und/oder – beim Umsteigen vom Bett in den Rollstuhl, vom Rollstuhl auf die Toilette, auf den Toiletten- oder Duschstuhl und umgekehrt und/oder – bei der Reinigung überdurchschnittlich großer Mengen von Wäsche, die durch Wundsekret, Harn oder Kot beschmutzt ist und/oder – bei der täglichen Wundbehandlung von chronischen Druckgeschwüren. Die fremde Hilfe nach den Pflegestufen A und B ist eingeschlossen. Sind bei einem Querschnittsgelähmten alle vier Pflegeverrichtungen zu erledigen, tritt Pflegestufe D ein
Pflegegeld Stufe D	Für Paraplegiker mit Störungen der Blasen- und Mastdarmfunktion, die lediglich wegen Besonderheiten des medizinischen Befundes, wie Höhe der Querschnittslähmung (etwa D 1 bis D 5), schwere Spastik, schwere Gelenkkontrakturen, erhebliche Fettsucht, vorgerücktes Alter, deutliche Intelligenzminderung und/oder – wegen Fehlens eines speziellen Trainingsverfahrens, in dem die selbständige Versorgung hätte erlernt werden können, – regelmäßig und wiederkehrend einer *außergewöhnlichen Pflege bedürfen* beim täglichen Katheterisieren oder bei der Wartung eines Dauerkatheters (Blasenspülung) und/oder – beim Ausräumen des Mastdarms, bei regelmäßigen Einläufen. Die fremde Hilfe nach den Pflegestufen A und B und die besondere Hilfe nach der Pflegestufe C sind eingeschlossen
Pflegegeld Stufe E	Für Para- und Tetraplegiker mit Störungen der Blasen- und Mastdarmfunktion, die regelmäßig und häufig wiederkehrend einer *außergewöhnlichen Pflege* durch eine oder mehrere Hilfspersonen bedürfen – bei Paraplegikern in schlechtem Allgemein- oder Kräftezustand, die bettlägerige Pflegefälle geworden sind, – bei Tetraplegikern mit gewichtigen oder vollständigen Lähmungen von mindestens drei Gliedmaßen. Eingeschlossen ist dabei die Notwendigkeit, den Tetraplegiker zu füttern und seinen Rollstuhl zu schieben. Die fremde Hilfe und die Pflege nach den Pflegestufen A bis D sind eingeschlossen

die regelmäßige berufliche Tätigkeit. Er benötigt längere Zeit vom Aufstehen bis zum Verlassen der Wohnung, da besonders im Hinblick auf die Blasen-Mastdarm-Lähmung für die Körperpflege ein längerer Zeitraum erforderlich ist als beim Gesunden. Das Anziehen bereitet ihm größere Schwierigkeiten. Die Überwindung des Arbeitsweges führt für den Rollstuhlfahrer zu weiteren zusätzlichen körperlichen Beanspruchungen. Am Arbeitsplatz selbst setzt sich diese zusätzliche Kräftebeanspruchung fort, um bei der Rückkehr nach Hause einen nochmaligen Höhepunkt zu erreichen. Hierbei sind die unwägbaren Beeinträchtigungen durch einen eingeschränkten Aktionsradius am Arbeitsplatz, psychische Faktoren innerhalb der Umwelt der Gesunden und Schmerzen noch gar nicht berücksichtigt. Sie stellen aber nicht zu unterschätzende Faktoren dar. So wird man also sagen können, ein Paraplegiker kann mit leichten bis mittelschweren Arbeiten im Sitzen in geschlossenen, für ihn zugänglichen Räumen ohne Beschränkung der täglichen Arbeitszeit mit einigen zusätzlichen, über das betriebsübliche Maß hinausgehenden Pausen regelmäßig beschäftigt werden und ein angemessenes Einkommen erzielen. Die Tätigkeit ist aber mit erhöhten körperlichen und seelischen Beanspruchungen verbunden.

Berücksichtigt man diese Gesichtspunkte und den großen Ermessensspielraum, den der Gesetzgeber dem Rentenversicherungsträger belassen hat, so wäre vom ärztlichen Gesichtspunkt aus zumindest die Gewährung einer Teilrente wünschenswert, auch wenn eine Umschulung in einen neuen Beruf erfolgreich abgeschlossen wurde. Es bleibt vor allem die Beurteilung der Erwerbsunfähigkeit. Der Versicherte sieht in der Rentengewährung durch die Rentenversicherung einen Rechtsanspruch aufgrund der von ihm erbrachten Beitragsleistungen. Selbst die Gefahr der Umwandlung einer Rente wegen Erwerbsunfähigkeit in eine solche wegen Berufsunfähigkeit nach voller beruflicher Wiedereingliederung betrachtet er als eine Bedrohung, die geldliche Einbuße als ein Unrecht. Das aber führt in vielen Fällen dazu, eine Umschulung und spätere Arbeitsaufnahme abzulehnen, wiewohl das meistens nicht der einzige Grund ist. Bezieht er gar eine Unfallrente mit Pflegegeld, so entfällt der wirtschaftliche Druck, dem der nicht Unfallversicherte sich bei einer Querschnittslähmung gegenübersieht. Es bedarf in solchen Fällen der behutsamen Führung durch den behandelnden Arzt, um Verständnis dafür zu erreichen, daß die Wiederaufnahme einer Arbeit in erster Linie unter dem Gesichtspunkt eines neu aufzubauenden Lebensinhaltes und erst in zweiter Linie der zusätzlichen Sicherung der wirtschaftlichen Existenz zu sehen ist. Je weniger ausgeprägt die Lähmung und je größer der Nutzeffekt erhalten gebliebener Funktionen ist, um so eher wird man auch das Vorliegen von Erwerbsunfähigkeit von Anfang an verneinen und Berufsunfähigkeit auf einen überschaubaren Zeitraum beschränken können, sofern nicht der Weg der Überbrückung durch Übergangsgeld genutzt wurde. Entscheidend sind die verbliebenen Leistungsreserven.

Fehlende geistige Voraussetzungen können allerdings mitunter einen beruflichen Ansatz völlig unmöglich machen, insbesondere dann, wenn gleichzeitig die manuell-praktischen Fähigkeiten ebenfalls nur geringfügig entwickelt sind. Das gilt für einen großen Teil der Querschnittsgelähmten, die vor Eintritt des Körperschadens Hilfsarbeitertätigkeiten, wenn auch mit sehr guten Arbeitsleistungen, verrichtet haben. Hier wird man mangels geeigneter Ausbildungs- und Vermittlungsfähigkeit Erwerbsunfähigkeit auf Lebenszeit anerkennen müssen. Die erheblichen Einschränkungen im manuellen Bereich bei den Halsmarkgelähmten engen ihre Ausbildungs- und Einsatzfähigkeit sehr stark ein. Die notwendigen geistigen Voraussetzungen werden nicht überall erfüllt, mitunter ist aber auch das Ausmaß des Körperschadens ein absolutes Hindernis für jede berufliche Tätigkeit.

Insgesamt bleibt aber darauf zu verweisen: Die Skala der beruflichen Möglichkeiten für Tetra- und Paraplegiker reicht vom angelernten Arbeiter über den Facharbeiter bis zu den akademischen Berufen. Dafür gibt es heute zahlreiche Beispiele langjähriger Berufstätigkeit.

Beurteilung der Kraftfahreignung – Kraftfahrzeugversorgung

Grundsätzlich ist jeder Querschnittsgelähmte, dessen Lähmung unterhalb C 6 liegt, in der Lage, ein Kraftfahrzeug mit den entsprechenden Anpassungen (z. B. Handkontrollen, Automatik, Servolenkung und -bremsen) selbst zu führen. Die Aus- nahmen ergeben sich aus individuellen Gegebenheiten (s. hierzu auch S. 116). Wesentlich ist, ob vom körperlichen Befund her die „Werkzeugleistungen" gegeben sind, die als Voraussetzung zur Beherrschung eines Kraftfahrzeuges in Kenntnis gegebener Hilfsvorrichtungen erfüllt sein müssen. In den Spezialeinrichtungen wird diese Fragestellung in Verbindung mit besonders erfahrenen Fahrschulen, die angepaßte Kraftfahrzeuge zur Verfügung stellen können, meistens schon abgeklärt. Die zuständigen Verwaltungsbehörden werden in diese Bemühungen einbezogen. Die Möglichkeiten der Kraftfahrzeughilfe sind bei den einzelnen Leistungsträgern (Unfallversicherung, Versorgungsverwaltung, Rentenversicherung, Arbeitsverwaltung, Sozialhilfe) recht unterschiedlich und können hier nicht näher erörtert werden. Der Gutachter sollte auch mit Angaben über die Kraftfahrzeuggrößen oder -typen zurückhaltend sein. Mittelklassewagen haben sich weitgehend durchgesetzt. Er sollte aber verdeutlichen, daß ein Kraftfahrzeug bei Querschnittsgelähmten zunächst zur Teilnahme am Leben und nicht ausschließlich nur zum Zwecke der Berufsausübung unbedingt erforderlich ist.

Hinweise zur Notwendigkeit von Nachuntersuchungen

1. Gesetzliche Unfallversicherung, Versorgungswesen
Ein Gutachten ist in jedem Fall bei Abschluß der Rehabilitationsmaßnahmen oder ggf. der ersten Heilbehandlung, nach Ablauf eines weiteren Jahres und vor Ablauf des 2. Unfalljahres erforderlich. Bis zu diesem Zeitpunkt können insbesondere bei den Teillähmungen noch Besserungen oder Verschlimmerungen eintreten, die zu einer Änderung der Einschätzung der MdE berechtigen würden. Der Gutachter muß aber genau unterscheiden, was echte organische Befundänderung, was Trainingseffekt aufgrund besonderer Aktivitäten im Alltagsleben und was Aggravation oder Simulation ist. Nach diesem Zeitpunkt erscheint die Überprüfung der rentenrechtlichen Situation nur noch im Falle einer Verschlimmerung notwendig. Lebenslange Nachsorge aus medizinischer Sicht ist jedoch unabdingbar notwendig.

2. Gesetzliche Rentenversicherung
Da hier das Leistungsvermögen – unabhängig von der festgestellten MdE oder des GdB – im Vordergrund steht, scheinen Nachuntersuchungen nur erforderlich, wenn eine Berufsförderungsmaßnahme abgeschlossen wurde, und zu einem bestimmten Zeitpunkt nach Wiederaufnahme einer regelmäßigen Tätigkeit, frühestens ein Jahr danach.

3. Private Unfall- und Haftpflichtversicherung
Hier wird in beiden Bereichen auf den End- bzw. Dauerzustand abgestellt. Ein Gutachten sollte also erst dann erstellt werden, wenn mit Wahrscheinlichkeit davon ausgegangen werden kann, daß wesentliche Änderungen nicht mehr zu erwarten sind. Das kann bei vollständigen Lähmungen innerhalb des ersten und bei teilweisen Lähmungen ggf. innerhalb des zweiten Jahres nach Eintritt des Schadens sein. Nachuntersuchungen erübrigen sich dann.

Unabhängig vom zuständigen Versicherungsträger bleibt die Notwendigkeit, den weiteren Gesundheitszustand und das Leistungsvermögen in regelmäßigen Abständen durch ein Spezialzentrum lebenslang überprüfen zu lassen.

Literatur

1 Bilow, K.H.: Die posttraumatische Querschnittlähmung – Die Spätkomplikationen und ihre Therapie. Unfallheilkunde 85 (1982) 66–71
2 Bötel, U.: Die posttraumatische Querschnittlähmung – Indikationen und Technik des operativen Vorgehens. Unfallheilkunde 85 (1982) 51–58
2a Crüger, M., H. Arnold, G. Böttcher, F.-W. Meinecke: Posttraumatische Syringomyelie – Sicherung der Diagnose durch Myelogramm und spinale Computertomographie. In Kohlmeyer, H. (Hrsg.): Aktuelle Probleme der Neurotraumatologie und klinischen Neuropsychologie. Wissenschaftl. Verlagsgesellschaft Regensberg und Biermann, Münster i. W. 1987
2b Delank, H.W.: Neurologische Diagnostik der Schleuderverletzung der Halswirbelsäule. In Junghanns, H. (Hrsg.): Die Wirbelsäule in Forschung und Praxis, Bd. 62. Hippokrates, Stuttgart 1976
3 Deutsche Gesellschaft für Manuelle Medizin: Memorandum: Zur Verhütung von Zwischenfällen bei gezielter Handgriff-Therapie an der Halswirbelsäule. Manu. Med. 17 (1979) 53
4 Deutsches Institut für Normung e. V.: DIN 18025 Teil 1: Wohnungen für Schwerbehinderte, Planungsgrundlagen, Wohnungen für Rollstuhlbenutzer. Beuth, Berlin 1972

4a Erdmann, H.: Persönliche Mitteilung
4b Exner, G., F.-W. Meinecke, G. Bomnüter: Diagnostik und Behandlung der frischen Wirbelsäulenverletzung. In Meinecke, F.-W. (Hrsg.): Querschnittlähmungen. Springer, Berlin 1990
4c Exner, G., F.-W. Meinecke: Wie gut ist unser soziales Netz? – Erfahrungen mit der Vermittlung und Übernahme von Querschnittsgelähmten in Deutschland. Akt. Traumatol. 23 (1993) 332–336
5 Finke, K.-D.: Versicherungsfall Querschnittlähmung, 2. Aufl. Frankona Rück- und Mitversicherungs-AG, München 1982
5a Gerner, H.J.: Zur klinischen Rehabilitation des Querschnittgelähmten. Hat das Guttmann'sche Konzept noch Gültigkeit? Rehabilitation 31 (1992) 143–146
6 Jellinger, K.: Morphologie und Pathogenese der spinalen Mangeldurchblutung in Abhängigkeit von der Wirbelsäule. In Trostdorf, E., H.St. Stender (Hrsg.): Wirbelsäule und Nervensystem. Thieme, Stuttgart 1970 (S. 75)
7 Kuldschun, H., E. Rossmann: Planen und Bauen für Behinderte. Deutsche Verlagsanstalt, Stuttgart 1974
7a Kutzner, M., H.W. Delank: Rückenmarkstraumen. In Suchenwirth, R.M.A., G. Wolf (Hrsg.): Neurologische Begutachtung. Fischer, Stuttgart 1987
8 Lausberg, G.: Spätschäden des Rückenmarks nach Wirbelsäulenverletzungen. Dtsch. med. Wschr. 94 (1964) 72
9 Meinecke, F.-W.: Epiduraler Abszeß am Rückenmark als Unfallfolge. Mschr. Unfallheilk. 67 (1964) 403
10 Meinecke, F.-W.: Die versicherungsmedizinische Beurteilung der Querschnittlähmung. In: Der ärztliche Gutachter in der Rentenversicherung. Schriften zur Fortbildung, H. 8, hrsg. vom Verband Deutscher Rentenversicherungsträger 1971
11 Meinecke, F.-W.: Die Verletzungen der Wirbelsäule mit Markschäden. In Zenker, R., F. Deucher, W. Schink (Hrsg.): Chirurgie der Gegenwart, Bd. IV. Urban & Schwarzenberg, München 1974
12 Meinecke, F.-W.: Spinal cord lesions after diagnostic and therapeutic procedures. Paraplegia 17 (1979–80) 284
13 Meinecke, F.-W.: Verletzungen der Wirbelsäule und des Rückenmarks. In Baumgartl, F., K. Kremer, H.W. Schreiber (Hrsg.): Spezielle Chirurgie für die Praxis, Bd. III/2. Thieme, Stuttgart 1980 (S. 1)
14 Meinecke, F.-W.: Fünf Jahre BG-Anlaufstelle für die Vermittlung von Betten für Querschnittgelähmte. Berufsgenossenschaft 1 (1983) 1–7
15 Meinecke, F.-W.: Die posttraumatische Querschnittlähmung. Akutdiagnostik und Therapie. Unfallheilkunde 85 (1982) 42–50
16 Paeslack, V.: Internistische Störungen beim Paraplegiker. Thieme, Stuttgart 1965
17 Paeslack, V.: Sexualität und Sexualverhalten bei Rückenmarkgeschädigten. Beschäftigungsther. u. Rehabil. 20 (1981) 127
18 Paeslack, V.: Die posttraumatische Querschnittlähmung – Die weitergehende Rehabilitation. Unfallheilkunde 85 (1982) 59–65
19 Paeslack, V., H. Schlüter: Physiotherapie in der Rehabilitation Querschnittgelähmter. Springer, Berlin 1980
20 Pampus, I.: Ärztlicher Rat für Querschnittgelähmte. Thieme, Stuttgart 1978
21 Rossier, A.B.: Über die Rehabilitation der Paraplegiker. Doc. Geigy Act. klin. Nr. 3. Geigy, Basel 1964
22 Rossier, A.B., A. Werner, E. Wildi, J. Berny: Contribution to the study of the late cervical syringomyelic syndromes after dorsal or lumbar traumatic paraplegia. J. Neurol. Neurosurg. Psychiat. 31 (1968) 99
22a Silberstein, M., O. Hennessy: Cystic cord lesions and neurological deterioration in spinal cord injury: Operative considerations based on magnetic resonance imaging. Paraplegia 30 (1992) 661–668
22b Schönberger, A., G. Mehrtens, H. Valentin: Arbeitsunfall und Berufskrankheit, 5. Aufl. Schmidt, Berlin 1993
23 Stemshorn, A.: Bauen für Behinderte und Betagte, 2. Aufl. Koch, Berlin 1979
24 Sturm, E.: Rehabilitation von Querschnittgelähmten. Huber, Bern 1979
24a Vernon, J.D., J.R. Silver, H. Ohry: Post-traumatic syringomyelia. Paraplegia 20 (1982) 339
25 Wahle, H.: Besonderheiten der sozialmedizinischen Begutachtung. In Paeslack, Wahle, Meinecke: Rehabilitation von Patienten mit Rückenmarkschäden. Heidelberger Rehabilitationskongreß 1968, hrsg. von F.J. Scholz, Gentner, Stuttgart 1968 (S. 646)
26 Winter-Klemm, B.: Die psychische Situation des Querschnittgelähmten – mögliche psychotherapeutische Intervention im Rahmen der pflegerischen Betreuung. In Stock, D. (Hrsg.): Die Rehabilitation traumatisch Querschnittgelähmter. Bibliomed, Melsungen 1980 (S. 95)
26a Whitenec, C.G., S.W. Charlifue, H.L. Frankel, M.H. Fraser, B.P. Gardner, K.H. Gerhart, K.R. Krishnan, R.R. Menter, I. Nuseibeh, D.J. Short, J.R. Silver: Mortality, morbidity, and psychosocial outcomes of persons spinal cord injured more than 20 years ago. Paraplegia 30 (1992) 617–630
27 Zäch, G.A.: Rehabilitation von Querschnittgelähmten. Sandorama 1977/IV. Sandoz, Basel 1977
28 Grüninger, W. (Hrsg.): Spinale Spastik. Ueberreuter Wissenschaft, Wien 1989
29 Meinecke, F.-W. (Hrsg.): Querschnittlähmungen. Springer, Berlin 1990
30 Zäch, G.A. (Hrsg.): Rehabilitation beginnt am Unfallort. Springer, Berlin 1992
31 Gerner, H.-J.: Die Querschnittslähmung. Blackwell Wissenschaft, Berlin 1992
32 Walker, N. (Hrsg.): Langzeitverläufe und Spätresultate bei Querschnittslähmung. Springer, Berlin 1994
33 Meinecke, F.-W.: Querschnittslähmungen. In Witt, A.N., H. Rettig, K.F. Schlegel, W. Hupfauer (Hrsg.): Orthopädie in Praxis und Klinik, Bd. V/2, 2. Aufl. Thieme, Stuttgart

Rückenmarkkrankheiten

W. Beuche

Die *Untersuchung des Rückenmarkes* soll wie jede neurologische Untersuchung drei Fragen beantworten: Gibt es eine Läsion – woraus besteht sie? Wo ist sie im Gewebe lokalisiert? Was verursacht die Läsion?

Die Grundlagen zur Beantwortung dieser Fragen sind die Anamnese und klinische Untersuchung mit der detaillierten Kenntnis von der Organisation des Nervensystems (12, 32, 62). Erfahrung und Kenntnis der Krankheitsbilder geben Hinweise auf die Ursache der Läsion. Zum sicheren Nachweis sind meist technische Untersuchungen erforderlich.

Auf die Anatomie, spinale Reflexe, die klinischen Zeichen und Symptome bei bestimmten Läsionen und Lokalisationen des Rückenmarkes und auf die traumatischen Rückenmarkschäden wurde bereits im vorangegangenen Kapitel ausführlich eingegangen. Dieses Kapitel beschränkt sich deshalb auf die nichttraumatischen Rückenmarkerkrankungen.

Vaskuläre Syndrome

Spinale vaskuläre Läsionen verursachen plötzlich eintretende neurologische Ausfälle, die von flüchtigen Parästhesien bis zu kompletten Querschnittssyndromen reichen können. Je schneller und ausgeprägter die Läsion entsteht, um so wahrscheinlicher ist eine *Blutung* in das Parenchym. Geringere Ausfälle mit langsamerem Verlauf sprechen eher für eine *ischämische* Ursache. Transitorische ischämische Attacken sind selten, wobei die Ursache von „Drop attacks" möglicherweise darin begründet werden kann.

Die *Blutversorgung des Rückenmarkes* erfolgt von thorakal bis lumbal durch die Adamkiewicz-Arterie, die mit mehreren thorakalen Arterien anastomosiert, die wiederum mit zervikalen Arterien meist in Höhe Th 6 anastomosieren. Diese zuführenden Arterien bilden an der ventralen Seite die A. spinalis anterior, dorsal meist zwei Aa. spinales dorsales.

Das *klinische Bild* bei manifesten Infarkten kann sehr verschieden sein. Bei Verschluß der A. spinalis anterior mit großer Infarktzone kommt es zu einer Paraplegie mit Verlust der Schmerz- und Temperaturempfindung unterhalb der Läsion und Störung der Blasen- und Sphinkterkontrolle (1). Wie bei anderen Ursachen ist bei spinalem Schock die Lähmung anfangs schlaff (9). Im spinalen Schock ist auch der Darm paralytisch mit Stuhlretention und Meteorismus (39). Die Sexualfunktion ist oft gestört (64). Weitere internistische Komplikationen nach schwerwiegenden spinalen Läsionen sind meist Infektionen und Thrombosen (61). Die Besserung der motorischen Ausfälle ist individuell sehr verschieden und meist unvollständig. Die sensiblen Symptome können subjektiv ganz unscheinbar ausgeprägt sein, so daß der Patient die Ausfälle erst bei der klinischen Untersuchung angibt. Starke Schmerzen diffus oder radikulär können aber auch vorkommen. Typisch ist eine starke Beeinträchtigung von Schmerz und Temperaturempfinden unterhalb der Läsion mit geringer Beeinträchtigung von Berührung und oft erhaltenem Vibrationsempfinden. Blasen- und Mastdarmentleerungsstörungen sind anfangs häufig und bilden sich oft nicht vollständig zurück. Bei hoch zervikalen Läsionen kann Nystagmus mit einer Tetraplegie auftreten.

Blutungen in den Epiduralraum führen rasch zur Myelonkompression mit Querschnittslähmung und starken Rückenschmerzen (35, 59). Je rascher und je vollständiger sich die Ausfälle entwickeln, um so schlechter ist selbst bei schneller neurochirurgischer Entlastung die Prognose (58). Sofern das Hämatom im Zusammenhang mit einer Antikoagulantienbehandlung oder einer Periduralanästhesie (79) entstanden ist, müssen Indikation und erfolgte Aufklärung geprüft werden.

Myelitis

Bakterien- oder Virusinfekte können direkt oder eine Immunisierung (54, 65) kann indirekt zur Schädigung des Rückenmarkes führen (55). Meist sind weitere Symptome im akuten Stadium vorhanden wie enzephalitische Symptome, Fieber, Exanthem, Pneumonie, Hepatitis, Herpes simplex labialis etc.

Das *klinische Bild* besteht aus einer Paraparese, Sensibilitätsstörungen in den Beinen, Rückenschmerzen und radikulären Schmerzen. Blasen- und Mastdarmstörungen entwickeln sich meist im Verlauf. Die Arme sind häufig nicht betroffen. Die Ausfälle entwickeln sich schnell. Die Lähmungen sind anfangs schlaff, später spastisch. Die Schmerz- und Temperaturempfindung ist meist beeinträchtigt, seltener die Hinterstrangfunktionen. Eine hyperästhetische Zone markiert oft das höchst betroffene Segment. Die Rückbildung beginnt nach 2–12 Wochen. Hat sich nach 3 Monaten keine Besserung gezeigt, ist die weitere Prognose schlecht.

Poliomyelitis war vor der Einführung der Schluckimpfung die häufigste Ursache für Virusmyelitis. Andere Viren, insbesondere Enteroviren, können ähnliche Bilder erzeugen (4, 7, 48, 73). Die Infektionszeit der Poliomyelitis beträgt 7–14 Tage, nach der es zu einem unspezifischen fieberhaften Infektionsstadium kommt. 2–5 Tage später treten Lähmungserscheinungen mit einschießenden Schmerzen und Hyperästhesie auf. Die schlaffen Lähmungen sind oft asymmetrisch. Bulbäre Ausfallsymptome und enzephalitische Zeichen kommen vor.

Bei *retroviralen* Infektionen wie durch HIV (38, 51) oder HTLV-1 (74) kommt es häufig zu Störungen des Rückenmarkes. Direkt durch HIV ist die sog. vakuoläre Myelopathie bedingt, aber auch die opportunistische virale Myelitis kommt bei Immunsuppression vor (67).

Bakterielle Infekte, z. B. durch Treponema pallidum (40), Borrelia Burgdorferi (22), Mycoplasma pneumoniae (25, 43) oder bei Brucellose (49) und Tuberkulose, können ebenfalls zu einer Myelitis führen.

Abszesse im Myelon durch Bakterien, Pilze oder Parasiten sind selten, wobei Erkrankungen durch *Schistosomiasis* (Bilharziose) häufiger beschrieben sind (33). Die Symptome können sich schnell oder schleichend entwickeln. Die Infektion erfolgt durch Kontakt mit zerkarienhaltigem Wasser. Die Parasiten siedeln sich nach dem Eindringen im venösen System des Darmes und des Urogenitaltraktes an. Ihre hämatogen verschleppten Eier verursachen granulomatöse Entzündungen. Radikuläre Ausfälle, Cauda-equina-Syndrom oder Querschnittsmyelitis kommen vor.

Epidurale Abszesse sind häufiger (70). Akute epidurale Abszesse entstehen entweder hämatogen oder aus Nachbarschaftsprozessen (17, 24). Auch im Gefolge von periduralen Novocainblockaden sind solche Infektionen beschrieben (77). Staphylococcus aureus ist der häufigste Erreger. Zunehmende Rückenschmerzen mit starkem Klopfschmerz über der Wirbelsäule werden nach wenigen Tagen von einer Paraparese mit Blasen- und Mastdarmstörungen und mit Sensibilitätsausfällen gefolgt. Fieber und Leukozytose sind fast immer vorhanden. Im Liquor findet man eine geringe bis mäßige Zellzahlerhöhung mit starker Eiweißvermehrung. Epidurale Abszesse durch Mykobakterien, Pilze oder Parasiten entwickeln sich langsam über einige Monate ohne akute septische Zeichen. Destruierte Anteile der Wirbelkörper sind oft vorhanden.

Multiple Sklerose kann sich als vorwiegend spinale Verlaufsform klinisch mit spastischer Paraparese auswirken. Pollakisurie, imperativer Harndrang und Sphinkter-Detrusor-Dyssynergie mit hoher Restharnmenge sind typische Blasenstörungen bei MS. Die Kombination von gleichzeitiger Querschnittsmyelitis und Optikusneuritis ist für eine MS verdächtig, aber nicht spezifisch (5, 34, 37, 53).

Kollagenosen (50, 57), insbesondere Lupus erythematodes (66, 71), können eine Querschnittsmyelitis meist in den thorakalen Segmenten verursachen. Die Symptome entwickeln sich schnell mit schlechter Prognose.

Eine Querschnittsmyelitis bei *Morbus Crohn* durch direkte Kompression des Rückenmarkes durch Granulationsgewebe oder durch epidurale Fisteln oder Abszesse kommt vor (19, 28, 52). Seit kurzem ist die Autoimmunpathogenese des seltenen *Stiff-man-Syndroms* als Folge von Autoantikörpern gegen Glutaminsäure-Decarboxylase von GABA-ergen Neuronen aufgeklärt. Diese Erkrankung kann ein Beispiel für andere bislang ungeklärte spinale Störungen bei Autoimmunerkrankungen sein (11, 41, 68).

Myelopathie

Die *spondylogene* Myelopathie ist im höheren Lebensalter in der unteren zervikalen Wirbelsäule C 5 bis Th 1 am häufigsten (63). Männer erkranken häufiger als Frauen. Allgemeine Symptome wie Schwäche und geringe Gangstörung mit radikulären Schmerzen stehen am Anfang. Elektrische Sensationen bei Nackenbeugung (Lhermitte-Zeichen) können vorkommen. Typisch sind spastische Zeichen in den Beinen mit radikulären Schmerzen und Ausfällen in den Armen. Bei den sensiblen Ausfällen in den Beinen ist die Vibration am stärksten betroffen, Blasen- und Mastdarmstörungen sind untypisch (60).

Zu einer Myelopathie bei *rheumatoider Arthritis* kommt es durch *Subluxation des Dens im Atlantookzipitalgelenk*. Bei langem Verlauf der Erkrankung ist diese Störung häufig und wird durch entsprechende Kopfbewegungen akut verschlechtert, wie z. B. bei zahnärztlichen Behandlungen oder Intubation. Intermittierender Schwindel kann dabei ein frühes Zeichen für eine Läsion der unteren Medulla oblongata sein.

Eine Myelopathie bei mangelhafter Dekompression bei *Tauchunfällen* tritt meist in Verbindung mit anderen Symptomen auf: retrosternale Schmerzen, Husten, Schock oder Gelenkschmerzen (2, 18). Schmerzen zwischen den Schulterblättern beim Aufsteigen oder kurz nach dem Auftauchen können die spinale Läsion ankündigen. Parästhesien der Beine und im unteren Abdomen folgen, und kurz darauf bis Stunden später treten Lähmungen auf. Diese sind schlaff, distal betont und können asymmetrisch sein. Blasen- und Mastdarmstörungen sind häufig. Schmerz- und Temperaturempfindung sind mehr betroffen als die Hinterstrangfunktionen.

Eine Myelopathie nach *Elektrounfall* ist ungewöhnlich. Wenn sie vorkommt, besteht eine zervikale Myelopathie, wenn der Stromfluß von Hand zu Hand verläuft, dagegen eine lumbale Markschädigung beim Stromfluß durch beide Beine. Unter 1000 Volt kommt es oft zu Vorderhornschädigung mit Muskelatrophie. Über 1000 Volt oder bei Blitzschlag sind die Hinterstränge oder die Seitenstränge mitbetroffen. Der Nachweis der Strommarken an der Haut erleichtert die Zuordnung zum Elektrotrauma (78).

Eine Myelopathie bei *ionisierender Strahlung* entsteht meist im zentralen Strahlenfeld oder an der Grenze von zwei benachbarten Feldern. Die Läsion ist oft asymmetrisch und betrifft die weiße Substanz mehr als die graue. Am häufigsten tritt sie bei Bestrahlung von Tumoren im Nacken oder Thorax auf. Vier Formen der *Strahlenmyelopathie* wurden beschrieben: vorübergehende sensible Ausfälle, Vorderhornschädigung, akuter Querschnitt und chronische progressive Myelopathie. Die *vorübergehenden* Ausfälle treten zwischen der 2. und 37. Woche nach Bestrahlung, mit kurzen Sensationen, oft durch Lhermitte-Manöver provoziert, auf. Weitergehende Ausfälle sind danach nicht typisch. Die *chronisch progressive* Myelopathie tritt drei Monate bis fünf Jahre nach der Bestrahlung auf. Die ersten Symptome sind sensible Störungen in den Beinen, denen oft eine Paraplegie oder Tetraplegie folgt. Die Läsion kann asymmetrisch sein. Bei motorischen Ausfällen sind auch Blasen- und Mastdarmstörungen häufig vorhanden. Bei der Sensibilität sind Schmerz- und Temperaturempfinden bevorzugt betroffen. Das sensible Niveau ist in der Regel zervikal oder hoch thorakal lokalisiert. Die Störungen sind über Monate progredient mit schlechter Prognose. – Die Frage nach der Vermeidbarkeit des Strahlenschadens und nach der ausreichenden Aufklärung betrifft verständlicherweise das Ausmaß der Haftung des Strahlentherapeuten.

Metabolisch-toxische Schädigungen

Eine *toxische* Myelopathie kann durch verschiedene Toxine wie Heroin (21), Zyanide (10), Triarylphosphat (80), Benzol (27), Jodochlorhydroxychinolin, Stickstoffoxyd, in Kontrastmitteln für die Angiographie und Myelographie und beim Lathyrismus (81) entstehen.

Eine akute Myelopathie nach intramuskulärer Gabe von Penizillin (75) entsteht möglicherweise durch Gefäßspasmen (69) bei versehentlicher intraarterieller Injektion.

Chronische Lebererkrankungen mit Ammoniakerhöhungen und häufig mit vorangegangenen Episoden von Enzephalopathie können zur Myelopathie führen. Meist sind es Patienten mit Leberzirrhose und portaler Hypertension nach Anlage eines portokavalen Shunt (3). Eine langsam progrediente Gangstörung führt zur spastischen Paraparese ohne schwerwiegende Sensibilitätsstörungen mit erhaltener Blasen- und Mastdarmfunktion. Die Arme sind in der Regel nicht betroffen. Die Prognose ist schlecht.

Raumforderungen und Tumoren

Intraspinale Tumoren sind selten im Vergleich zu den hemisphärischen Tumoren.

Die meisten raumfordernden spinalen Prozesse sind gutartig. *Bandscheibenvorfälle* sind die häufigsten spinalen Raumforderungen.

Klinisch sind bei den *intraspinalen Tumoren* Rückenschmerzen, die bei Husten und Pressen verstärkt sind, häufig. Die Schmerzen verstärken sich oft beim Liegen, so daß die Patienten unter Schlafstörungen leiden. Der Schmerz wird oft diffus unterhalb der Schädigungsstelle von dumpf bohrendem Charakter angegeben. Meist kommt es zu einer spastischen Gangstörung und zu einer Spastik der Rückenmuskulatur. Die Sensibilität kann unterhalb der Störung oft dissoziiert beeinträchtigt sein oder auch radikulär in Höhe der geschädigten Segmente. Wenn der Tumor seitlich lokalisiert ist, kann ein Brown-Séquard-Syndrom entstehen. Inkontinenz und Impotenz können früh auftreten. Tumoren der zervikalen Region führen oft zur Atrophie der Hand- und distalen Armmuskulatur mit spastischer Paraparese der Beine und können so das Bild einer Motoneuronerkrankung vortäuschen. Tumoren der thorakalen Region führen zu radikulären Schmerzen, die zu Verwechslung mit Erkrankungen der intrathorakalen und abdominalen Organe führen können. Tumoren in der lumbalen Region verursachen oft Schmerzen, die beim Aufrichten stärker sind als im Sitzen oder Liegen.

Bei Rückenmarkstörungen sollte man nach Haut- und Skelettveränderungen suchen, wie Café-au-lait-Flecken, die ein *Neurofibrom* implizieren können oder Hinweise für einen Verschlußdefekt des Neuralrohres, wie sie z. B. durch einen *Pilonidalsinus* angezeigt sein können (8).

Neurinome sind die häufigsten spinalen Tumoren, danach *Meningeome* und *Gliome*. Sie führen früh zu radikulären Symptomen und sind bei typischer Lage im Neuroforamen als „Sanduhrgeschwülste" bekannt. Beim *Morbus von Recklinghausen* treten neben anderen gliösen Tumoren, Meningeomen oder Neurinomen multiple Neurofibrome auf.

Meningeome sind am häufigsten in der thorakalen Region und kommen bevorzugt bei älteren Frauen vor. Die häufigste Lokalisation ist im thorakalen Bereich mit früh auftretenden paravertebralen und radikulären Schmerzen. Bei Zunahme der Raumforderung treten Läsionen der motorischen langen Bahnen des Rückenmarkes, der sensiblen Bahnen sowie Blasenfunktionsstörungen hinzu. Meningeome oder andere Raumforderungen im Bereich des Foramen magnum sind klinisch schwierig zu erkennen, da die Symptomatik sehr variabel sein kann. Nacken- und Hinterkopfschmerz, Lähmungen und Parästhesien der oberen Extremitäten sind häufig. Muskelatrophie mit Faszikulationen in den Händen und Armen können zur Verwechslung mit Motoneuronerkrankungen führen. Der progrediente Verlauf kann durch Phasen von relativen Remissionen unterbrochen sein.

Die häufigsten *Gliome* sind die *Astrozytome*. Sie treten auf allen Höhen des Rückenmarkes auf und führen zu langsam progredienten klinischen Ausfällen. Chronische Rückenschmerzen sind ein häufiges frühes Symptom. Motorische Ausfälle mit Gangstörung und sensible Störungen folgen. *Ependymome* sind die häufigsten intramedullären Tumoren und treten in der 4. und 5. Lebensdekade bei Männern öfter als bei Frauen auf. Wie bei anderen spinalen Raumforderungen ist Schmerz ein frühes Symptom.

Seltenere intraspinale Tumore sind vaskuläre Raumforderungen, Lipome, Chordome, Epidermoid- oder Dermoidzysten, Teratome und Arachnoidalzysten. Medulloblastome, Pinealome, Glioblastome (36) und Ependymome können leptomeningeale Metastasen bilden.

In der zweiten Lebenshälfte sind *Metastasen* als Ursache von Myelonkompressionen sehr häufig. Meist gehen die Raumforderungen von der Wirbelsäule aus und liegen extradural und extramedullär, selten intramedullär. Rasch progrediente Ausfälle mit anfangs Rückenschmerzen oder radikulären Schmerzen sind typisch.

Paraneoplastische Syndrome mit dominierenden Symptomen der Rückenmarkschädigung sind insbesondere beim kleinzelligen Bronchialkarzinom bekannt. Die Symptome können als Myelitis oder in Kombination mit Enzephalitis, Hirnstammenzephalitis und Ganglioneuritis vorkommen (26, 31, 46).

Eine subakute Myelonkompression kann auch durch einen *epiduralen Abszeß* bedingt sein. Starke Rückenschmerzen mit Klopfschmerz und Bewegungsblockade im betroffenen Areal sind typisch. Die Symptome entwickeln sich über wenige Tage. Ausgangsherde sind häufig eine vertebragene Osteomyelitis oder Diszitis. Staphylococcus aureus ist der häufigste Erreger. Die Symptome bei einer Tuberkulose der Wirbelsäule mit epiduralen spezifischen Granulomen entwickeln sich langsam. Andere entzündliche Ursachen für spinale Raumforderungen wie Gummen bei Syphilis, Pilzinfektionen, Schistosomiasis oder Echinokokkuszysten sind selten.

Syringomyelie

Syringomyelie ist eine heterogene Krankheitsgruppe von chronischer Schädigung des Rückenmarkes und/oder der Medulla oblongata mit Ausbildung von Hohlräumen und Gliose (76).

Die *Pathogenese* ist vielfältig: Tumoren, Mißbildungen (45) wie der Typ 1 der Arnold-Chiari-Malformation (14, 42), Arachnoidalzysten und andere lokale Störungen (23, 72) auch durch Infektionen etc. sind als Ursache beobachtet worden (15, 16). Ob es eine erworbene Form der Erkrankung durch Verschluß des Zentralkanals gibt, wird spekuliert. Posttraumatisch sind Fälle von Syringomyelie nach 1–15 Jahren in 1,8 % beobachtet worden.

Klinisch manifestiert sich die Erkrankung durch dissoziierte Empfindungsstörung, Vorderhornschädigung, Störung der langen spinalen Bahnen und trophische Störungen. Die Symptomatik hängt von der Lokalisation der Höhlenbildung ab (20). Das typische Syndrom besteht aus Thermanästhesie und Analgesie an den oberen Extremitäten mit Atrophie der kleinen Handmuskeln (später auch der übrigen Armmuskulatur), mit spastischen Zeichen und Sensibilitätsstörungen der Beine. Skoliose und trophische Störungen wie ungleichmäßige Hautdurchblutung oder Horner-Syndrom können vorkommen. Einschießende oder bohrende Schmerzen sind möglich. Die Störung kann asymmetrisch verteilt sein.

Degenerative Syndrome

Spinale Läsionen im Rahmen von neurodegenerativen Erkrankungen sind häufig. Sie treten dann in charakteristischer Kombination mit anderen Störungen, z. B. der Kleinhirnfunktion, auf (7, 29). Die Erkrankungen sind oft hereditär, so daß weitere Erkrankte in der Verwandtschaft bekannt sind. Autosomal dominante und rezessive Formen und auch X-chromosomal rezessive Formen sind in einzelnen Familien beschrieben. Bei unergiebiger Familienanamnese kann eine sporadische Form vorliegen. Eine Reihe von assoziierten Symptomen können vorkommen.

Hinweise für eine degenerativ-hereditäre Störung sind frühes Erkrankungsalter mit chronisch progredientem Verlauf, z. B. bei der infantilen spinalen Muskelatrophie, und der Ausschluß anderer Möglichkeiten wie Raumforderung, entzündliche Ursachen oder vaskuläre Syndrome. Die Rückenmarksymptome können ganz dominieren, z. B. bei der spastischen familiären Paraplegie (6, 13). Auch bei der amyotrophen Lateralsklerose kann die Schädigung des 2. motorischen Neurons klinisch ganz im Vordergrund stehen.

Begutachtung

Kausalitätsfragen

Bei den Rückenmarkkrankheiten sind recht unterschiedliche Kausalitätsfragen zu beantworten:

Epidurale Blutungen und *Abszesse* (S. 288 f.) sind zuweilen in Verbindung mit ärztlichen Maßnahmen entstanden und können daher die *Arzthaftpflicht* berühren. Ebenso können *Strahlenschäden* (S. 290), die nicht selten in Verbindung mit strahlentherapeutischen Maßnahmen eintreten, zu haftpflichtrechtlichen Ansprüchen führen.

Elektrotraumen (S. 290) können sich als *Arbeitsunfälle* ereignet haben und müssen dann hinsichtlich ihrer Folgen entsprechend bewertet werden.

Bei der *Syringomyelie* und mehreren *degenerativen Syndromen* können sich vor allem im *sozialen Entschädigungsrecht* – und hier im Hinblick auf die sog. „Kannversorgung" – spezielle Fragen ergeben, auf die auf den S. 29 ff. ausführlich eingegangen ist.

Beurteilung der Leistungsfähigkeit im Erwerbsleben – MdE-/GdB-Einschätzung

Bei den meisten Erkrankungen des Rückenmarks sind weniger kausale Aspekte, sondern vor allem die Auswirkungen auf die *Berufs- und Erwerbsfähigkeit* einzuschätzen. Hier richtet sich die Beurteilung maßgeblich nach Schweregrad und Verlauf. Da Rückenmarkläsionen häufig zu Gangstörungen, Beeinträchtigung von Blasen- und Mastdarmfunktion und gestörter Sexualfunktion führen und oft mit Schmerzen einhergehen, sind diese Erkrankungen besonders beeinträchtigend. Die Berufs- und Erwerbsfähigkeit sind daher höhergradig eingeschränkt, als beispielsweise bei bilateralen Extremitätenschäden. Die Prognose ist hinsichtlich der Restitution nach größeren Parenchymschäden meist ungünstig. Internistische Komplikationen sind im Verlauf häufig. Bei Erkrankungen mit progredientem Verlauf ist das Erreichen der Erwerbsunfähigkeit absehbar.

Die *MdE-/GdB-Beurteilung* der aktuellen Ausfälle entspricht im Schweregrad den traumatischen Läsionen und ist aus der tabellarischen Übersicht auf S. 54 ff. zu entnehmen.

Literatur

1 Abdel-Azim, M., M. Sullivan, S.V. Yalla: Disorders of bladder function in spinal cord disease. Neurol. Clin. 9 (3) (1991): 727–740
2 Adkisson, G.H., M.A. Macleod, M. Hodgson, J.J. Sykes, F. Smith, C. Strack, Z. Torok, R.R. Pearson: Cerebral perfusion deficits in dysbaric illness. Lancet 2 (8655) (1989): 119–122
3 Bain, V.G., R.J. Bailey, J.H. Jhamandas: Postshunt myelopathy. J. clin. Gastroenterol. 13 (5) (1991): 562–564
4 Barak, Y., J.F. Schwartz: Acute transverse myelitis associated with ECHO type 5 infection. Amer. J. Dis. Child. 142 (2) (1988): 128
5 Barbieri, F., G.A. Buscaino: Neuromyelitis optica in the elderly. Acta neurol. Napoli. 11 (4) (1989): 247–251
6 Beltran, R.S., S.B. Coker: Familial spastic paraparesis: a case of a mitochondrial disorder. Pediat. Neurosurg. 16 (1) (1990–91): 40–42
7 Ben-Hamida, M., N. Attia-Romdhane, C.H. Triki, S. Oueslati, F. Hentati: Clinical and gentic analysis of 188 families with spinocerebellar degeneration. Friedreich's disease and P.Marie's hereditary ataxias. Rev. neurol. 147 (12) (1991): 798–808
8 Benzil, D.L., M.H. Epstein, N.W. Knuckey: Intramedullary epidermoid associated with an intramedullary spinal abscess secondary to a dermal sinus. Neurosurgery 30 (1) (1992): 118–121
9 Boshes, B.: Trauma to the spinal cord. In Baker, A.B., R.J. Joynt (Ed.): Clinical Neurology, Vol. 3. Harper & Row, Philadelphia 1987 (S. 1–58)
10 Cliff, J., P. Lundqvist, J. Martensson, H. Rosling, B. Sorbo: Association of high cyanide and low sluphur intake in cassava-induced spastic paraparesis. Lancet 2 (8466) (1985): 1211–1213
11 Clifton, E.R., S.H. Subramony: Stiff-man syndrome. S. Afr. med. J. 85 (7) (1992): 711–713
12 DeMyer, W.: Anatomy and clinical Neurology of the spinal cord. In Baker, A.B., R.J. Joynt (Ed.): Clinical Neurology, Vol. 3. Harper & Row, Philadelphia 1987 (S. 1–32)
13 Dennis, S.C., N.E. Green: Hereditary spastic paraplegia. J. pediat. Orthop. 8 (4) (1988): 413–417
14 Ducker, T.B.: Progressive myelopathy with syringomyelia and Arnold-Chiari malformation. J. Spinal. Disord 3 (3) (1990): 276–278

15 Fehlings, M.G., M. Bernstein: Syringomyelia as a complication of tuberculous meningitis. Canad. J. neurol. Sci. 19 (1) (1992): 84–87
16 Feve, A., C. Wallays, M.H. Nicolle, A. Guillard: Syringomyelia as a late complication of paralytic poliomyelitis. Neurology 42 (7) (1992): 1421–1422
17 Firsching, R., R.A. Frowein, K. Nittner: Acute spinal epidural empyema. Observations from seven cases. Acta Neurochir. 74 (1–2) (1985): 68–71
18 Francis, T.J., R.R. Pearson, A.G. Robertson, M. Hodgson, A.J. Dutka, E.T. Flynn: Central nervous system decompression sickness: latency of 1070 human cases. 15 (6) (1988): 403–417
19 Frank, B., F. Dorr, G. Penkert, E. Vogel, G. Tidow: An epidural spinal abscess with caudal symptoms as a complication of Crohn's disease. Dtsch. med. Wschr. 116 (35) (1991): 1313–1316
20 Gamache, F.W. jr., T.B. Ducker: Syringomyelia: a neurological and surgical spectrum. J. Spinal. Disord. 3 (4) (1990): 293–298
21 Guidotti, M., D. Passerini, M. Brambilla, G. Landi: Heroin myelopathy: a case report. Ital. J. neurol. Sci. 6 (1) (1985): 99–100
22 Hansen, K., C. Rechnitzer, N.S. Pedersen, M. Arpi, O. Jessen: Borrelia meningitis in Denmark. Zbl. Bakteriol. Mikrobiol. Hyg. A. 263 (3) (1987): 348–350
23 Hasegawa, O., Y. Suzuki, H. Nagamoto: A case of arteriovenous malformation associated with syringomyelia extended over the entire spinal cord that presented mainly as spastic paraparesis. 31 (6) (1991): 653–657
24 Heilbronn, Y.D., F. Tovi, M. Hirsch, J. Ronen: Transverse cervical myelopathy: an unusual complication of retropharyngeal abscess. Head Neck Surg. 6 (6) (1984): 1051–1053
25 Hely, M.A., P.M. Williamsson, T.R. Terenty: Neurological complications of Mycoplasma pneumoniae infection. Clin. exp. Neurol. 20 (1984): 153–160
26 Henson, R.A., H. Urich: Encephalomyelitis. In Henson, R.A., H. Urich: Cancer and the Nervous System. Blackwell Sci. Publ., Oxford 1982 (S. 334–339)
27 Herregods, P., R. Chappel, G. Mortier: Benzene poisoning as a possible cause of transverse myelitis. Paraplegia 22 (5) (1984): 305–310
28 Hershkowitz, S., R. Link, M. Ravden, K. Lipow: Spinal empyema in Crohn's desease. J. clin. Gastroenterol. 12 (1) (1990): 67–69
29 Holmberg, B.H., E. Hagg, M. Duchek, L. Hagenfeldt: Screening of patients with hereditary spastic paraparesis and Addison's disease for adrenoleukodystrophy/adrenoleucomyeloneuropathy. Acta neurol. scand. 85 (2) (1992): 147–149
30 Howell, J.M., D.A. McFarling, C.D. Chisholm: Ischemic injury to the spinal cord as a cause of transient paraplegia. Amer. J. Emerg. Med. 5 (3) (1987): 217–219
31 Huges, M., V. Ahern, R. Kefford, J. Boyages: Paraneoplastic myelopathy at diagnosis in a patient with pathologic stage 1A Hodgin disease. Cancer. 70 (6) (1992): 1598–1600
32 Hughes, J.T.: Neuropathology of the spinal cord. Neurol. Clin. 9 (3) (1991): 551–571

33 Joubert, J., P.J. Fripp, I.T. Hay, G.H. Davel, E.S. vanGraan: Schistosomiasis of the spinal cord – underdiagnosed in South Africa? S. Afr. med. J. 77 (6) (1990): 297–299
34 Kenik, J.G., K. Krohn, R.B. Kelly, M. Bierman, M.D. Hammeke, J.A. Hurley: Transverse myelitis and optic neuritis in systemic lupus erythematosus: a case report with magnetic resonance imaging findings. Arthr. u. Rheuma. 30 (8) (1987) 947–950
35 Klossek, H., E. Huller: Spontaneous spinal epidural hematomas. Zbl. Neurochir. 45 (2) (1984) 116–123
36 Knupffer, J., B. Helpap, U. Hettmannsperger: Metastatic glioblastoma with transverse myelitis symptoms. Histologic and immunohistochemical analyses. Pathologe. 10 (5) (1989) 294–299
37 Ko, F.J., C.H. Chiang, Y.J. Jong, C.H. Chang: Neuromyelitis optica (Devic's disease) report of one case. Acta pediat. Sin. 30 (6) (1989): 428–431
38 Koralnik, I.J., B. Hirschel: Neurological complication of human immunodeficiency virus infection. Presse med. 20 (24) (1991): 1129–1135
39 Longo, W.E., G.H. Ballantyne, I.M. Modlin: Colorectal disease in spinal cord patients. An occult diagnosis. Dis Colon Rectum. 33 (2) (1990): 131–134
40 Lowenstein, D.H., C. Mills, R.P. Simon: Acute syphillitic transverse myelitis: unusual presentation of meningovascular syphilis. 63 (5) (1987): 333–338
41 Meinck, H.M.: Stiff-man syndrome: an immunopathy? Nervenarzt 62 (12) (1991): 762–765
42 Menezes, A.H.: Chiari I malformations and hydromyelia-complications. Pediat. Neurosurg. 17 (3) (1991–92): 146–154
43 Mills, R.W., L. Schoolfield: Acute transverse myelitis associated with mycoplasma pneumoniae infection: a case report and review of the literature. Pediat. infect. Dis. 42 (4) (1992): 940
44 Moffie, D., S.Z. Stefanko, B. Makkink: Congenital malformations of the spinal cord without early symptoms. Clin. Neurol. Neurosurg. 88 (1) (1986): 27–37
45 Moossy, J.: Vascular diseases of the spinal cord. In Baker, A.B., R.J. Joynt (Ed.): Clinical Neurology, Vol. 3. Harper & Row, Philadelphia. 1987 (S. 1–19)
46 Nakagawa, M., R. Kubota, S. Takenaga, A. Nakamura, M. Osame: Nationwide survey of nekrotizing myelopathy associated with malignancy in Japan. Rinsho Shinkeigaku. 31 (5) (1991): 512–515
47 Nicholson, K.G.: Clinical features of Influenza. Semin. resp. Infekt. 7 (1) (1991): 26–37
48 Nussinovitch, M., N. Brand, M. Frydman, I. Varsano: Transverse myelitis following mumps in children. Acta Paediat. 81 (2) (1992): 183–184
49 Omasits, M., M. Brainin: Primary chronic neurobrucellosis. Fortschr. Neurol. Psychiat. 55 (10) (1987): 291–293
50 Pedersen, C., H. Bonen, F. Boesen: Transvers myelitis in mixed connective tissue disease. 6 (2) (1987): 290–292
51 Petito, C.K.: Review of central nervous system pathology in human immunodeficiency virus infection. Ann Neurol. 233 Suppl. (1988): S 54–57

52 Piontek, M., K.J. Hengels, H. Hefler, A. Aulich, G. Strohmeyer: Spinal abscess and bacterial meningitis in Crohn's disease. Dig. Dis. Sci. 37 (7) (1992): 1131–1135
53 Ramelli, G.P., T. Deonna, E. Roulet, M. Zwingli: Transverse myelitis and optic neuromyelitis in children. Apropos of 3 case reports. 81 (20) (1992): 661–663
54 Reed, S.J., G.J. Schapel, M.P. Pender: Acute transvers myelitis after tetanus toxoid vaccination. Lancet 339 (8801) (1992): 1111–1112
55 Reverdin, A., J. Berney, A. Ramadan, B. Rilliet, A. Werner: Myelopathies in a context of generalized infection: myelitis or compression? Neurochirurgie. 32 (5) (1986): 398–403
56 Rutan, G., A.J. Martinez, J.T. Fieshko, D.H. Van-Thiel: Primary biliary cirrhosis, Sjögrens syndrome, and transverse myelitis. Gastroenterology. 90 (1) (1986): 206–210
57 Phanthumchinda, K., S. Kaoropthum: Syringomyelia associated with post-meningitic spinal arachnoiditis due to Candida tropicalis. 67 (790) (1991): 767–769
58 Petersen, P.H., J.C. Ganz: Intraspinal epidural hematomas. Treatment and prognosis. T. norske Laegeforen. 112 (3) (1992): 333–335
59 Schmidt, A., H. Nolte: Subdural and epidural hematomas following epidural anaesthesia. A literature review. Anaesthesist 41 (5) (1992): 276–284
60 Schmidt, R.D., V. Markovchick: Nontraumatic spinal cord compression. J. Emerg. Med. 10 (2) (1992): 189–199
61 Schmitt, J., M. Midha, N. Mckenzie: Medical complications of spinal cord disease. Neurol. Clin. 9 (3) (1991): 779–795
62 Schoenen, J.: Clinical anatomy of the spinal cord. Neurol. Clin. 9 (3) (1991): 5003–5032
63 Scotti, G., G. Scialfa, S. Pieralli, E. Boccardi, F. Valsecchi, C. Tonon: Myelopathy and radiculopathy due to cervical spondylosis: Myelographic-CT correlations. Amer. J. Neuroradiol. 4 (3) (1983): 601–603
64 Seftel, A.D., R.D. Oates, R.J. Krane: Disturbed sexual function in patients with spinal cord disease. 9 (3) (1991): 757–778
65 Shaw, F.E. jr., D.J. Graham, H.A. Guess, J.B. Milstien, J.M. Johnson, G.C. Schatz, S.C. Hadler, J.N. Kuritsky, E.E. Hiner, D.J. Bregmann et al.: Postmarketing surveillance for neurologic adverse events reported after hepatitis B vaccination. Experience of the first three years. Amer. J. Epidemiol. 127 (2) (1988): 337–352
66 Simeon-Aznar, C.P., C. Tolosa-Vilella, R. Cuenca-Luque, R. Jordana-Comajuncosa, J. Ordi-Ros, J.A. Bosch-Gil: Transversemyelitis in systemic lupus erythematosus. Two cases with magnetic resonance imaging. Brit. J. Rheumatol. 31 (8) (1992): 555–558
67 Spitzer, P.G., D. Tarsy, G.M. Eliopoulos: Acute transverse myelitis during dissiminated cytomegalo-infection in a renal transplant recipient. Transplantation. 44 (1) (1987): 151–153
68 Solimena, M., P. De-Camilli: Autoimmunity to glutamic acid decarboxylase (GAD) in stiff-man syndrome and insulin-dependent diabetes mellitus. Trends Neurosci. 14 (10) (1991): 452–457
69 Stafford, W.W., H. Mena, W.S. Piskun, M.R. Weir: Transverse myelitis from intraarterial penicillin. Neurosurgery 15 (4) (1984): 552–556
70 Strohecker, J., M. Grobovchek: Spinal epidural abscess: an interdisciplinary emergency. Zbl. Neurochir. 47 (2) (1986): 120–124
71 Tola, M.R., E. Granieri, L. Caniatti, E. Paolino, C. Monetti, L. Dovigo, R. Scolozzi, P. De-Bastiani, M. Carreras: Systemic lupus erythematosus presenting with neurological disorders. J. Neurol. 239 (2) (1992): 61–64
72 Tumiati, B., P. Casoli: Syringomyelia with rheumatoid subluxation of the cervical spine. J. Rheumatol. 18 (9) (1991): 1403–1405
73 Tyler, K.L., R.A. Gross, G.D. Cascino: Unusual viral causes of transverse myelitis: hepatitis A virus and cytomegalovirus. Neurology. 36 (6) (1986): 855–858
74 Vernant, J.C., R. Bellance, G. Buisson: Neurologic manifestation related to HTLV-1 viruses. Rev. med. Interne. 12 (6) (1991): 441–446
75 Wilkins, A., B. Estanol: Transverse myelitis secondary to iontomuskular administration of benzathine penicillin. Arch. Invest. med. 18 (1) (1987): 25–29
76 Williams, B.: Syringomyelia. neurosurg. Clin. North. Amer. 1 (3) (1990): 653–685
77 Loew, F., K.A. Jochheim, R. Kivelitz: Klinik und Behandlung der lumbalen Bandscheibenschäden. In Handbuch der Neurochirurgie, 7. Bd./1. Teil. Springer, Berlin 1969 (S. 197)
78 Scheid, W.: Lehrbuch der Neurologie, 5. Aufl. Thieme, Stuttgart 1983 (S. 811)
79 ebd. S. 801
80 ebd. S. 945
81 ebd. S. 503

Periphere Nervenschäden und Nervenwurzelschäden bei degenerativen Wirbelsäulenveränderungen

H. C. Hopf

Allgemeines

Verlauf, sensibles Versorgungsareal und zugehörige Muskelgruppen jedes einzelnen peripheren Nervs an Arm und Bein, ihre häufigeren Variationen und ihr topographischer Bezug zu Integument, Muskeln und Knochenstrukturen sind in den Darstellungen von Mumenthaler u. Schliack (21) und Sunderland (29) ausführlich erläutert, so daß hier von einer globalen Beschreibung abgesehen werden kann. Vielmehr sollen nur Einzelaspekte, und zwar soweit sie für die Begutachtung von Belang sind, besprochen werden.

Offene Nervenverletzungen bei direkter Traumatisierung mit Verletzungen der Haut bieten gewöhnlich keine lokalisationsdiagnostischen Schwierigkeiten. Das Ausmaß der Schädigung, speziell die Frage, ob die Kontinuität eines Nervs teilweise oder ganz unterbrochen ist, läßt sich akut bei der Wundversorgung durch Inspektion oder durch aufwendige Reizantwortanalyse klären. Im Verlauf der ersten drei Wochen nach dem Trauma läßt sich der Axonuntergang nach 3–7 Tagen an der Abnahme bzw. dem Erlöschen der elektrischen Erregbarkeit der motorischen Axone im Abschnitt unterhalb des Läsionsortes ablesen und nach 2–3 Wochen am Auftreten von Spontanaktivität im Elektromyogramm (EMG) nachweisen (14). Ist in dieser Zeit in der betroffenen Muskulatur noch Willküraktivität vorhanden und ist eine Innervationsanomalie ausgeschlossen, so sichert dieser Befund lediglich die partielle Erhaltung der Kontinuität des Nervenstammes.

Geschlossene oder längere Zeit zurückliegende Nervenverletzungen erfordern eine noch sorgfältigere Untersuchung. In jedem Einzelfall ist neben der klinisch-topischen Diagnostik anhand des Innervationsschemas (Abb. **17a–d**) unter Einbeziehung von Röntgenaufnahmen, der vegetativen Diagnostik und der elektromyographischen Befunderhebung (14) eine exakte Analyse des Schädigungsvorganges erforderlich und im Gutachten detailliert wiederzugeben.

Innervationsanomalien

Abweichungen vom üblichen Innervationsschema können an der Hand für den motorischen Bereich von dem einen Extrem einer ausschließlichen Medianusversorgung („All median hand") bis zum anderen Extrem einer ausschließlichen Ulnarisversorgung („All ulnar hand") reichen (10, 29). Im sensiblen Bereich umfassen die Variationen eine Ulnarisinnervation von einem Finger bis zu drei Fingern mit entsprechender supplementärer Medianusinnervation von 4 Fingern bis zu 2 Fingern (10). Am Bein wurden bislang Anomalien nur für die motorische Innervation des N. peronaeus untersucht.

Pathogenese – spezielle Kausalitätsfragen

N. ulnaris (s. Schema Abb. **17a**)

Häufigste Schädigungsstelle ist der Ellbogenabschnitt des Nervs. Da der Ast zum M. flexor carpi ulnaris mitunter proximal des Gelenkes abgeht, kann dieser Muskel im Schädigungsbild ausgespart bleiben.

Geschlossene *Verletzungen am Ellenbogen* kommen vor als *unmittelbare Unfallfolge* durch einmalige stumpfe Traumatisierung (21) oder bei

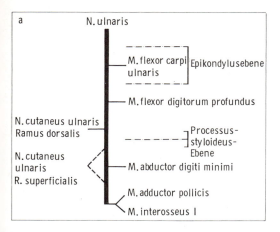

Abb. **17a**

Abb. **17a–d** Schematische Darstellung der Abzweigungen der einzelnen Muskeläste von den großen Extremitätennerven und Angabe der ossären Bezugsebenen (nach Hopf [12])

Kondylenfrakturen (28, 25), als *mittelbare Unfallfolge* bei unfallbedingt Bettlägerigen, durch Aufstützen mit einem Ellbogen auf der Seite des Nachttisches (20), als *Folgeschaden* mit Manifestation mehrere Monate oder gar Jahre *(Spätlähmung)* nach einem Weichteil- oder Knochentrauma und mit chronisch progredientem Verlauf (20) oder als *Berufskrankheit* durch Aufstützen des Armes auf eine harte Unterlage oder sehr häufiges Beugen des Ellbogens (z. B. Violinspieler [13]) sowie mit evtl. beträchtlicher Latenz bei Arbeitern mit Preßlufthämmern als Folge von beschäftigungsspezifischen Gelenkveränderungen (7). Als entscheidende pathogenetische Faktoren sind anzusehen: Wiederholte Dehnung durch Ellbogenbeugung, Druck infolge Kallusbildung, mechanische Irritationen bei Valgusdeformation, perineurale Adhäsionen, wiederholte Mikrotraumen (29).

Diese Zuordnung zu verschiedenen Schädigungstypen gilt analog für alle anderen Nerven.

Schädigungen am *Handgelenk* bei direkter, einmaliger oder rezidivierender Traumatisierung kommen zustande durch Stoß mit oder ohne Fraktur der Handwurzelknochen bzw. des Radiuskopfes und/oder der Ulna.

Beschäftigungsneuropathien werden nach Tätigkeiten angetroffen, die die ulnare Handwurzelregion traumatisieren, wie beispielsweise Radfahren, Schleifen und Polieren, Gehen mit Handstütze, kräftiges Hämmern, Fesselung usw. (18, 28). Da ein Ganglion, eine Gefäßschlinge oder andere Prozesse häufiger als Ursache gerade einer Läsion des tiefen Endastes des Ulnaris in Frage kommen (27, 28), sind solche Ursachen zu bedenken.

Unter den Ulnarisläsionen durch *therapeutische Maßnahmen* kommen Injektionsschäden sensibler Ulnarisäste praktisch nicht vor. Bei operativer Versorgung ellbogengelenksnaher Humerusfrakturen oder bei sekundärer Metallentfernung ist der N. ulnaris erheblich gefährdet, nicht nur durch direkte Traumatisierung, sondern auch durch Hämatombildung. Bekannte Mechanismen sind Bohrdrahtosteosynthese (25), Lagerung des „Narkosearmes" oder Manschettendruck bei Anlegen einer Blutleere (18), selten dagegen Röntgenbestrahlung (25).

N. medianus (s. Schema Abb. **17b**)

Unter den *Traumen am Oberarm* betreffen Luxationen des Schultergelenkes mit und ohne Fraktur oder Ellbogenluxationen nur ausnahmsweise den N. medianus, distale Humerusfrakturen dagegen recht häufig (25). Dabei sind Interpositionen des Nervs in den Frakturspalt selten, am ehesten sind Läsionen durch Knochenfragmente und Traktionslähmungen zu erwarten. Bevorzugt trifft das auf Frakturen mit starker Dislokation des distalen Segmentes nach volar zu. Sekundäre Läsionen mit Entwicklung nach Wochen und Monaten kommen gelegentlich vor. In jedem Einzelfall ist die Schädigungsmöglichkeit durch einen Prozessus oder ein Lig. supracondylicum zu erwägen.

Medianusläsionen nach *Vorderarmläsionen* sind recht selten. Eher noch ist lediglich der N. interosseus volaris betroffen (16, 29).

Beschäftigungsneuropathien mit akutem oder verzögertem Auftreten können dem Pronatorsyndrom entsprechen und sind bevorzugt durch Betätigungen des Armes mit Pronation und Streckung bedingt (6). Läsionen des N. interosseus volaris entstehen gelegentlich nach intensiver schwerer Arbeit mit dem Arm.

Bei *Läsionen im Handbereich* sind primäre Medianusschädigungen durch Radius- oder Handwurzelknochenfrakturen selten. Bei volar-dislozierten Frakturen überwiegen die sekundären

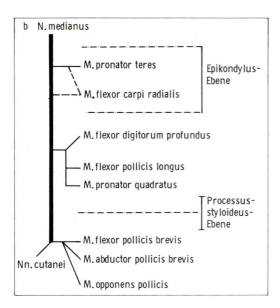

Abb. **17b**

Läsionen mit progredienter Manifestation nach 4–8 Wochen; exzessive Kallusbildung oder sich organisierende Hämatome sind gleichwertige Ursachen. Spätlähmungen treten unter dem Bild des Karpaltunnelsyndroms auf. *Beschäftigungsneuropathien* an dieser Stelle sind von Zigarrenwicklern, Schustern, Schneiderinnen, Tischlern usw. bekannt, werden aber heute kaum noch beobachtet. Evtl. kann bei häufiger Fingerbeugung eine Anomalie, bei der bei jeder Bewegung ein Muskelbauch in den Karpaltunnel gelangt und raumbeengend wirkt, zusätzlich wirksam sein. Stets sind die vielfältigen anderen Schädigungsmöglichkeiten abzugrenzen (29).

Chronischer Druck auf einzelne *Fingernerven* ist Ursache des Bowler-Daumens.

Medianusläsionen durch *therapeutische Maßnahmen* ergeben sich im Rahmen intravenöser Injektionen in die Ellenbeuge oder bei Punktionsversuchen der A. brachialis bzw. punktionsbedingten Hämatomen. Ebenso können größere Eingriffe, wie Anlegen eines arteriovenösen Shunts für die Dialyse, Freilegen der Arterie beim Herzkatheter oder die Axillarisangiographie durch eine Medianusläsion kompliziert sein. Selten werden anästhesiebedingte Medianusparesen beobachtet. Verkennung des Nervs als Sehne im Rahmen primärer Wundversorgungen sind nicht so selten, wie man glauben möchte. Eine kombinierte radiogene Parese von Medianus und sensiblem Radialisendast 12 Jahre nach zirkulärer Bestrahlung am Unterarm konnte ich selbst beobachten. Wie beim N. ulnaris spielen auch Manschettendruck oder Anlegen von Staubinden zur Blutleere eine Rolle. Dabei ist der Druckgradient, nicht jedoch die Ischämie der entscheidende pathogenetische Faktor. Drücke über 300 mm/Hg sind besonders gefährdend (2).

N. radialis (s. Schema Abb. **17c**)

Die Häufigkeit *traumatischer* Radialisparesen bei *Humerusfrakturen* liegt bei 10–12 %. Besondere Gefährdung ergibt sich bei Frakturen im mittleren Drittel, geringere für suprakondyläre Frakturen, kaum eine für Humeruskopffrakturen (29). Als Ursache der Zunahme von Radialisparesen in der jüngeren Zeit wird die häufigere operative Versorgung von Humerusfrakturen diskutiert; bei solchen Frakturversorgungen traten fast zwei Drittel der Radialislähmungen bei Erstoperation und gut ein Drittel bei Zweitoperationen auf (25, 27).

Unter den Frakturen am *Vorderarm* geht die Monteggiafraktur häufiger mit Läsionen des N. interosseus posterior einher (16), wobei auch sehr lange Latenzen im Sinne einer Spätlähmung beobachtet wurden. Pathogenetisch spielen Verletzungen durch ein Fragment, Überdehnungen infolge Dislokation und Reposition sowie Interposition zwischen Knochenfragmenten eine Rolle, für die Spätlähmung Narbeneinbettung und chronische Überdehnung bei überschießender Kallusbildung.

Als *Beschäftigungsneuropathie* ist eine Radialisparese oder -paralyse nach anhaltender Tätigkeit mit kräftiger Extension im Ellbogengelenk zu werten; Ursache ist eine Kompression des Nervs durch Sehnenzüge des lateralen Trizepskopfes zum Humerus am Sulcus nervi radialis. Auf ähnliche Weise kann es zu einer Parese des motorischen Endastes im sog. Supinatorkanal kommen. Gelegentlich wird bei diesem Syndrom anamnestisch ein ellbogennahes Trauma angegeben (6, 29). Die Lähmung durch Druck in der Axilla bei Metallprägern gehört wohl der Vergangenheit an.

Therapeutische Maßnahmen, wie intramuskuläre Injektionen in den rückwärtigen oder äußeren Aspekt des Oberarms sowie in die Vorderarmstreckseite oder auch Anlegen einer Drahtextension (25, 26), bringen die Gefahr einer Radialis-

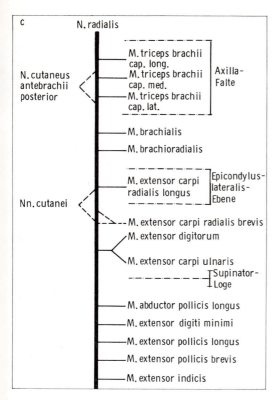

Abb. **17c**

läsion mit sich. Lagerungsfehler (Hinaushängen des Armes über eine harte Kante, Druck gegen eine seitliche Stange, Liegen des Armes zwischen Körper und Unterlage) stellen eine der drei häufigsten Formen von Lagerungsschäden an peripheren Nerven dar. Schädigungen durch Gipsverbände sind selten, Tourniquet-Einwirkung gefährdet den N. radialis wegen seines langen Verlaufes entlang des Humerus besonders stark. Durch die Erfahrung von Radialislähmungen bei Oberarmgehhilfen wurden diese inzwischen so abgewandelt, daß derartige Läsionen nicht mehr beobachtet werden.

Andere Armnerven (Auswahl)

N. axillaris

Injektionsschäden sind bei Injektionen in die dorsale Partie des M. deltoideus möglich, aber selten, ebenso auch Schäden durch Gipsverbände und ähnliche Maßnahmen (21, 30) oder durch falsche Lagerung. Häufigste Ursache von oft isolierten Axillarisläsionen sind Schulterluxationen mit und ohne Humeruskopffraktur.

N. suprascapularis

Dieser Nerv ist bei Frakturen des Collum scapulae gefährdet, auch mit der Möglichkeit der Spätparese. Tätigkeitsabhängig kommen Läsionen bei Steinträgern, Kunstturnern (6), Volleyballspielern oder akut bei wiederholtem Heben (21) vor. Ich sah eine Läsion nach Lymphknotenbiopsie am Hals.

N. thoracicus longus

Infolge seines langen Verlaufs ist dieser Nerv beim Tragen von Lasten („Rucksacklähmung"), durch wuchtiges Schlagen mit einem schweren Schlaginstrument (Schmiede, Holzfäller), durch kräftige stoßartige Gewalteinwirkung auf die Schulter, durch Gipsverband oder durch Tragen einer Abduktionsschiene gefährdet.

N. musculocutaneus

Dieser Nerv wird nur ausnahmsweise geschädigt; beschrieben sind Läsionen bei Frakturen, durch Druck, durch abruptes Armstrecken oder beim Sport.

Plexus brachialis

Stumpfe *Traumen* durch Stoß als Ursache einer Plexusläsion ergeben sich vor allem beim Sport, so beim Hockey und beim Schießen durch den Rückstoß. Lang dauernder Druck ist Ursache der „Rucksacklähmung" oder „Steinträgerlähmung"; wieweit dabei eine kostoklavikuläre Kompression eine Rolle spielt, ist noch nicht ausdiskutiert (21). Zug verschiedener Richtung und Vehemenz ruft Traktionslähmungen oder Wurzelausrisse hervor. Zug nach unten, nach außen oder plötzliche Vergrößerung des Hals-Schulter-Winkels führt bevorzugt zu oberer Plexuslähmung, Zug nach oben zur unteren Plexuslähmung. Plötzliches Rückwärtsschleudern der Schulter (Motorradfahrer!) wird je nach Gewalt und Richtungsvariation wirksam, doch sind überwiegend die Wurzeln C_7 und C_8 betroffen. Bei peripher angreifenden Kräften reißt zuerst die Durahülle nahe des Foramen intervertebrale und danach erst die Wurzel. Diagnostisch ist dabei akut blutiger Liquor und auch später noch der typische Befund im MRT und Myelogramm zu erkennen. Ausdehnung und Schwere der Läsionen werden bestimmt von dem Ausmaß der Gewalteinwirkung, etwaigen vorbestehenden Skelettveränderungen sowie Formierung und Lage des Plexus. Schulterluxationen, Humeruskopffrakturen oder Schulterblattfrakturen führen oft zu Plexusschäden, die jedoch nur selten bei Frakturen von Klavikula oder erster Rippe beobachtet werden.

Unter den Plexusläsionen unter *therapeutischen Maßnahmen* sind Geburtslähmungen speziell bei manuellen oder instrumentellen Entbindungen selten geworden, kommen gleichwohl aber noch vor. Injektionsschäden bei Stellatumblockade, Subklaviakatheter, Leitungsanästhesie usw. werden mechanisch oder durch Blutung hervorgerufen. In allen diesen Fällen ist auf Knochen- bzw. Weichteilanomalien im Schulterbereich zu achten (29), auch wenn eine Exkulpation dadurch gewöhnlich nicht gelingt. Die Trendelenburg-Lagerung prädestiniert zu Plexuslähmungen (3).

Als Ursache wird die Dehnung des Plexus zwischen Hals und Arm angenommen. Das gleiche Prinzip ist bei Rückenlage und bei über 90 Grad abduziertem Arm wirksam. Verstärkend wirkt sich die Drehung des Kopfes zur Gegenseite aus. Radiogene Paresen werden besonders nach Pendel- oder mehrfeldriger Stehfeldbestrahlung regionaler Lymphknoten in der Axilla beobachtet (25). Die Häufigkeit ist dosisabhängig; doch treten schon bei geringerer Dosis Strahlenschäden auf, sofern relativ hohe Einzeldosen unter geringer Fraktionierung gegeben werden.

N. phrenicus

Phrenikusparesen sind extrem selten und werden gelegentlich nach Katheterlegen in der V. jugularis oder V. subclavia gesehen.

N. ischiadicus (s. Schema Abb. 17d)

Die Beobachtung, daß bei Ischiadikusläsionen häufig die Ausfälle des peronäalen Anteils dominieren (1), hat Erklärungsversuche herausgefordert. Die Vermutung einer exponierten Lage der Peronäusfasern läßt sich nicht aufrechterhalten. Besonderheiten der Blutversorgung könnten zumindest für das Segment am Oberschenkel Bedeutung haben. Nach Sunderland sind Nerven mit wenig bindegewebigen Anteilen, aber großen und dichtgepackten Faszikeln, wie dies für den peronäalen Anteil zutrifft (29), mechanisch leichter vulnerabel. Ein weiterer Faktor ist wohl der besondere Verlauf des N. peroneus mit Fixierung am Fibulaköpfchen und daher geringerer Reservelänge.

Traumatische Nervenläsionen in Höhe von *Beckenring und Oberschenkel* entstehen gewöhnlich durch Frakturen im Bereich des Ileosakralgelenkes. Die Symptomatik ist sehr variabel. Im Bereich des Hüftgelenkes sind Luxationen, vor allem aber zentrale Gelenkbrüche und Brüche des hinteren Pfannenrandes für Ischiadikusparesen verantwortlich, und zwar infolge direkter Läsionen durch Knochenfragmente oder Traktion. Schaftfrakturen mit starker Dislokation rufen evtl. komplette Paresen hervor. Druckparesen entstehen nach längerem Sitzen auf harter Kante oder langem Liegen in Halbseitenlage (24).

In Höhe des *Kniegelenkes* bringen Verletzungen mit Dislokation in Valgusstellung eine besondere Gefährdung für den N. peroneus mit sich, in geringerem Ausmaß Frakturen mit anders gerichteter Dislokation.

Unter den Schäden durch *therapeutische Maßnahmen* ist die Spritzenlähmung des N. ischiadicus am bekanntesten. Schädigungsmöglichkeiten sind gegeben durch:

direkte Nadelverletzung mit oder ohne Blutung,
Applikation des Pharmakon in den Nerv mit mechanischer Schädigung,
Applikation des Pharmakon an den Nerv mit toxischer Schädigung und
Verletzung der großen ernährenden Gefäße.

Durch Diffusion der Substanzen entlang des Nervs können evtl. sehr lange Abschnitte nekrotisch werden. Die Symptome treten meist sofort oder nach wenigen Minuten auf; verzögertes Einsetzen spricht für nervenferne Applikation bzw. geringe Toxizität der Substanz. Rund 50 % der Patienten klagen über heftigen Schmerz im Ischiadikusareal. Reflexverlust (ASR, Tibialis-posterior-Reflex) ist sehr häufig. Motorische und sensible Ausfälle sind variabel ausgeprägt, die motorischen überwiegen meist. Ausfälle seitens des N. peroneus überwiegen die des N. tibialis im Verhältnis von 3 : 1 (25, 30). Die Differentialdiagnose gegenüber einem L_5/S_1-Syndrom (welches vielleicht Anlaß zur Injektion gab) ist mitunter nicht leicht. Hier kann nach eigener Erfahrung ein Elektromyogramm der paravertebralen Muskulatur weiterhelfen. Frühzeitige schwerste Lähmungen weisen auf Nervenstammnekrosen, die nur operativ zu bessern sind. Auch mäßige Paresen zeigen meist eine langsame und inkomplette Erholung; spätere Neurolysen sind nur gelegentlich als nützlich beschrieben. Leichte Paresen bessern sich meist rasch spontan.

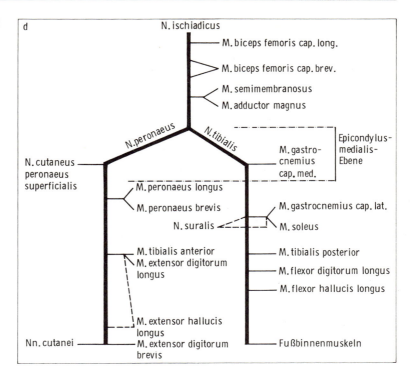

Abb. 17d

Die Differentialdiagnose ist im akuten Stadium auch gegenüber der *Nekrose des M. glutaeus* zu stellen. Sofort nach der Injektion verfärbt sich die Haut handtellergroß oder generalisiert über der Gesäßbacke weiß mit schmalem bläulichem Saum und erscheint bretthart infiltriert. Nach 24 Stunden tritt Demarkation ein; die Nekrosen sind multipel oder flächenhaft und reichen evtl. kegelförmig sehr tief bis zum Gefäßnervenstrang. Immer bestehen starke Schmerzen (17). Es handelt sich um medikamentöse arterielle Embolien (bevorzugt durch Präparate, die Quecksilber, Chinin, INH, Sulfonamide, ölige Penizilline oder Butazolidin enthalten). Weitere Schädigungen sind durch Hämatombildung, spontan oder nach Injektionen, bei markumarisierten Patienten beschrieben. Strahlenschäden wurden gelegentlich beobachtet (25, 26).

N. peronaeus (s. Schema Abb. 17d)

Schon durch stumpfe *Traumen*, wie Stoß oder Schlag, auch wenn keine Fraktur eintritt, kann der N. peronaeus wegen seiner exponierten Lage leicht geschädigt werden. Besondere Anlässe sind Sitzen mit gekreuzten Beinen im Schneidersitz oder in Yogaposition (1) sowie ungeschickte Lagerung von Gelähmten oder Bewußtlosen. Bei Fibulakopffrakturen ist der N. peronaeus häufig geschädigt (29).

Beschäftigungsneuropathien, wie sie früher häufig nach Arbeiten in knieender Position gesehen wurden (Rübenzieher, Steinklopfer, Fliesenleger, Parkettleger usw. [6]), kommen heute kaum noch vor; doch sind immer wieder Paresen bei Hobbyarbeitern durch unüberlegtes langes Verweilen in knieender Position oder in der Hocke zu beobachten. Ursache ist wahrscheinlich, daß bei gebeugtem Knie die Sehne des M. biceps femoris den Nerv gegen die Fibula preßt (6, 30); ein vaskuläres Moment muß dann in Erwägung gezogen werden, wenn neben der Peronäussymptomatik Symptome einer Beteiligung des N. tibialis (beispielsweise ASR-Verlust) vorhanden sind.

Infolge der besonderen anatomischen Lage des N. peronaeus mit Fixation am Fibulaköpfchen ist der Nerv leicht *Schädigungen bei Therapie-*

maßnahmen ausgesetzt, speziell bei Extension des Oberschenkels zur Nagelosteosynthese oder bei Verlängerungsosteotomien mit einseitiger Verlängerung um 3 cm oder mehr. Läsionen bei inkorrekter Anlegung einer Drahtextension sind vorgekommen. Lagerungsfehler in Narkose führen dazu, daß Peronäusparesen der zweithäufigste Lähmungstyp peripherer Nerven unter Narkose sind. Tourniquet-Lähmungen betreffen meist den N. peronaeus, wobei die Ischämie selbst keinen Einfluß nimmt (4, 24, 30). Am bekanntesten ist die Peronäuslähmung bei Unterschenkelgips, die aber heute glücklicherweise fast eine Seltenheit ist. Statt dessen scheinen Lagerungsschäden durch schlecht angepaßte Schienen zuzunehmen. An das Tibialis-anterior-Syndrom ist zu denken (5).

N. tibialis (s. Schema Abb. 17d)

Läsionen des Nervenstammes sind selten und setzen schwere Traumen voraus. Tibialisendäste im Bereich des Fußes können nach langen Märschen, stumpfen Traumen oder alten Frakturen unter dem Retinaculum flexorum am medialen Malleolus chronischem Druck ausgesetzt sein (Tarsaltunnelsyndrom). Ein N.-suralis-Engpaß-Syndrom wurde ebenfalls nach Trauma beschrieben. Wie bei der Metatarsalgie ist die Auswirkung einer Traumatisierung jeweils gegenüber dem spontanen Auftreten sorgfältig abzuwägen.

N. femoralis

Schambeinfrakturen oder plötzliche Überstreckung kommen als Ursache einer Femoralisparese bei stumpfer Gewalteinwirkung in Betracht (21). Strahlenschäden (25) und Blutungen (Antikoagulation! [15, 18]) sind weitere Schädigungsmöglichkeiten dieses ansonsten geschützt verlaufenden Nerven. Iatrogene Läsionen nach abdominalen Operationen (9, 18) müssen als Druckfolge der Spekulumblätter aufgefaßt werden, solche nach Operationen in Steinschnittlage oder bei Hüftgelenkersatz als Folge einer Überdehnung des Nervs (18, 25, 26), während für die Fälle nach vaginaler gynäkologischer Operation die Möglichkeit einer Druckschädigung in der Leistenbeuge durch Armdruck des Assistierenden nicht ganz abwegig erscheint (21). Punktionen in der Leistenbeuge können den Nerv selbst treffen oder über ein Hämatom wirksam sein; ich sah eine so zu erklärende doppelseitige Femoralisparese nach längerer Intensivbehandlung. Injektionen in den M. quadriceps femoris können einzelne größere oder kleinere Femoralisäste treffen. Strahlenschäden hat Stöhr (25, 26) zusammengefaßt.

N. saphenus: Druckläsionen dieses Nervs sind gewöhnlich Lagerungsfolge.

Plexus lumbosacralis

Für Schädigungen des Plexus lumbosacralis gelten im wesentlichen die gleichen Schädigungsmechanismen, die schon beim M. ischiadicus erwähnt sind. Unter Einschluß leichtester Läsionen, die zum Teil nur elektromyographisch faßbar sind, führen 50–60 % aller operativen Eingriffe am Hüftgelenk (Totalprothesen!) zu Nervenschäden. Klinisch relevante Läsionen machen 10 % aus (18, 25). Strahlenschäden sind vor allem bei paravertebraler Felderwahl zu erwarten. Bei Bestrahlung über dorsale und ventrale Gegenfelder liegt die Toleranzgrenze bei 1400 rd (= 4000 rd in 5wöchentlichen Dosen); oberhalb 6000 rd steigt der Anteil stark. Die Latenz ist von der Höhe der Gesamtdosis und der Anzahl der Fraktionierungen abhängig und liegt zwischen 0,1 und 17 Jahren. Unter den Traumen sind zentrale Hüftgelenks- und Os-sacrum-Frakturen mit Hämatombildung zu nennen. Besonders hervorzuheben, da kaum bekannt, ist die ein- oder beidseitige (dann meist asymmetrische) Beinplexuslähmung nach Injektion in die Nabelarterie anstelle der beabsichtigten Injektion in die Nabelvene. Ich kenne zwei solche Kinder mit bleibender Paralyse nach Bikarbonatinfusion. Akut tritt gewöhnlich eine ähnliche Hautveränderung am Gesäß auf wie bei intraarterieller Injektion in die A. glutaea.

Nervenwurzeln

Ein *Bandscheibenvorfall* kann in aller Regel nicht als Unfallfolge angesehen werden. Bei nur leichter Gewalteinwirkung auf den Körper kommt vorbestehenden degenerativen Veränderungen der entscheidende Einfluß zu. Ausnahmen ergeben sich bei Stich- oder Schußverletzungen, die die Bandscheibe direkt getroffen haben, oder bei schweren umschriebenen Gewalteinwirkungen, die zu Frakturen benachbarter Wirbel oder auch zu Distorsionen der Wirbelsäule (z. B. Schleudertraumen der Halswirbelsäule) geführt haben (32). Zeichen einer solchen Traumatisierung sind monosegmentale Dislokation (Funktions-Röntgenaufnahmen) mit umschriebener Osteochondrosebildung im weiteren Verlauf. Bei Arbeiten am Preßlufthammer oder vergleichbarer Tätigkeit wird eine berufsbedingte Bandscheibenvorschädigung (im HWS-Bereich) anerkannt.

Hinzuweisen ist außerdem auf die seit Anfang 1993 geltenden *Berufskrankheiten* 2108 „Bandscheibenbedingte Erkrankungen der Lendenwirbelsäule durch langjähriges Heben und Tragen schwerer Lasten oder durch langjährige Tätigkeit in extremer Rumpfbeugehaltung, ...", 2109 „Bandscheibenbedingte Erkrankungen der Halswirbelsäule durch langjähriges Tragen schwerer Lasten auf der Schulter, ..." und 2110 „Bandscheibenbedingte Erkrankungen der Lendenwirbelsäule durch langjährige, vorwiegend vertikale Einwirkung von Ganzkörper-Schwingungen im Sitzen, ..." (vgl. auch S. 33). Die Voraussetzungen für die Anerkennung dieser neuen Berufskrankheiten sind in den vom Bundesministerium für Arbeit und Sozialordnung herausgegebenen „Merkblättern zur Berufskrankheiten-Verordnung" ausführlich erläutert, und ausdrücklich sind hier als entsprechende Erkrankungen auch „mono- und polyradikuläre Wurzelsyndrome („Ischias") bzw. „zervikobrachiales Syndrom" genannt.

Bei Begutachtungen zur Zusammenhangsfrage spielen auch *Wurzelschädigungen nach Injektionen* eine Rolle. Der Mechanismus ist eingehend von Stöhr (25–27) dargestellt und diskutiert worden. Als mögliche schädigende Eingriffe sind Grenzstrangblockaden, Paravertebralanästhesien oder spinale bzw. peridurale Anästhesien bekannt geworden. Im wesentlichen sind direkte Verletzungen durch die Injektionsnadel und Blutungen in den Nerv zu diskutieren, mitunter aber auch toxische Einwirkungen des Medikamentes auf die Vasa nervorum, und zwar speziell, wenn bei Injektion in eine Segmenthöhe nachfolgend mehrere Wurzeln geschädigt sind (25, 27). Nur bei speziell neurotoxisch wirkenden Pharmaka (Tab. 36), die sich aber paravertebral sowieso verbieten, kommt eine direkte toxische Wirkung auf die Nervenfasern in Betracht.

Tabelle 36 Pharmaka mit der möglichen Folge einer „Spritzenlähmung" (nach Sunderland [29])

Alkohol	Arsenverbindungen
Propylen-Glykol	Magnesiumsulfat
	Quecksilbersalze
Butazolidin	Wismutpräparate
Diclofenac	
	Adrenalin/-derivate
Chloramphenicol	Barbiturate
Erythromycin	Chinin
Methacillin	Colchicin
Streptomycin	Paraldehyd
Sulfonamide	Promazin/-derivate
Tetrazyklin	

Folgeschäden peripherer Nervenläsionen

Am *Skelettsystem* sind als mögliche Folgen zu beachten: Gelenkkapseldehnung mit der Gefahr des Schlottergelenkes, Stellungsanomalien an Hand, Fingern und Fuß sowie fleckige Knochenatrophie. Einschränkungen der Gelenkbeweglichkeit, etwa im Gefolge einer Immobilisation, sind von orthopädischer Seite zu beurteilen. Vom Muskel sind vornehmlich Fibrose und Kontrakturen zu fürchten (29). Entsprechende funktionelle Beeinträchtigungen sind in der Höhe der MdE bzw. des Schadens mit zu berücksichtigen.

Als mittelbare Folge können – auch mit Latenz – eine Periarthritis humeroscapularis, eine Reflexdystrophie oder eine Kausalgie auftreten.

Im Rahmen der motorischen Regeneration und Reinnervation kommen drei Phänomene vor, deren funktionsbehindernde Auswirkung und Genese im Einzelfall genau geprüft werden müssen.

Als *Gewohnheitslähmung* ist ein überdauernder Zustand vollständiger oder teilweiser Bewegungsunfähigkeit von Muskelgruppen oder einzelnen Muskeln trotz nachgewiesener peripherer

Reinnervation zu bezeichnen. Der Begriff des autoparalytischen Phänomens ist wohl synonym gemeint. Für dieses Phänomen kommen zweierlei Ursachen in Betracht, einerseits eine dauerhafte Ausschaltung der betroffenen Muskeln aus dem Bewegungsschema entweder infolge unterschiedlich bewußtseinsnaher psychogener Mechanismen oder infolge Unfähigkeit, das ursprüngliche Bewegungsschema wieder einzuschleifen. Andererseits kann gelegentlich ein *persistierender Leitungsblock* beobachtet werden (11), kenntlich an der sich normalisierenden elektrischen Erregbarkeit des Muskels, der wiederkehrenden indirekten Erregbarkeit bei Reizung distal des Läsionsortes bei zugleich erloschener indirekter Erregbarkeit bei Reizung proximal des Läsionsortes.

Obwohl früher auch als Gewohnheitslähmung aufgefaßt, sind *pathologische Mitbewegungen* durch Fehlregeneration davon sorgfältig abzugrenzen. Die häufigste, anatomisch fixierte und durch Übung nicht korrigierbare Form kommt dadurch zustande, daß mindestens zwei Sprossen eines regenerierenden Axons in die Leitschienen zu zwei verschiedenen Muskeln einwachsen, so daß der Bewegungsimpuls, der für den einen Muskel gemeint war, zugleich den anderen Muskel zur Kontraktion bringt. Diese Situation ist am Fazialis jederzeit leicht belegbar und auch für periphere Nerven nachgewiesen (8). Für einen Musiker kann diese Störung Berufsunfähigkeit bedeuten, wenn sich etwa beim Abspreizen des Kleinfingers stets der Daumen adduziert, so daß ein exaktes Fingersetzen nicht mehr möglich ist. Ein Fehlanschluß der Art, daß etwa die Axone zum Hypothenar und zum M. adductor pollicis vertauscht sind, läßt sich bei intensiver Übung infolge der Plastizität des zentralen Nervensystems durch langsames Umlernen überwinden; doch habe ich noch keine reinnervierte periphere Läsion gesehen, bei der ein solcher Fehlanschluß die ganze Bewegungsstörung oder auch nur den wesentlichen Teil davon ausgemacht hätte.

Prinzipien der Rehabilitation

Die Rehabilitation peripherer Nervenschäden bezieht sich einerseits auf die Förderung der Regeneration und Erfolgsbedingungen, andererseits auf Ersatzoperationen zur Verbesserung der verbliebenen Funktion. Auf akute Therapiemaßnahmen, wie Ausschaltung der schädigenden Noxe, Nervennaht, Neurolyse usw., kann hier nicht eingegangen werden.

Es gibt eine Reihe von Hinweisen, daß die motorische Regeneration der peripheren Nerven am günstigsten durch willkürliche oder reflektorische Aktivierung des betroffenen Neuronenpools angeregt werden kann (22). Für sensible Fasern ist Entsprechendes nicht bekannt. Über den Wert der Elektrotherapie der Muskeln wird noch diskutiert. Es heißt aber, daß eine Elektrotherapie nur sinnvoll ist, solange die Muskeln paralytisch sind und die Muskeln unter isometrischen Bedingungen therapiert werden. Sobald die Möglichkeit zur Willküraktivierung gegeben ist, sollte die Elektrotherapie eingestellt werden, da dadurch die Bildung von Nerv-Muskel-Kontakten an nicht präformierten Stellen wahrscheinlich behindert wird.

Während der gesamten Zeit der Regeneration dürfen weder Nerven noch gelähmte Muskulatur einer Überdehnung ausgesetzt werden. Entsprechend ist eine Schienung erforderlich, die aber eine Möglichkeit zur aktiven und passiven Übung belassen muß, während auch kurzfristige Überstreckung durch passive Krankengymnastik und jede Maßnahme, die zu Schmerzen führt, zu vermeiden sind.

Die Untersuchungen über eine pharmakologische Anregung der Nervenregeneration sind noch nicht genügend belegt, als daß man derzeit eine Anwendung empfehlen könnte.

Im Vordergrund der konservativen Rehabilitation steht also die Krankengymnastik. Dabei muß das Training der sensiblen Funktion gleichzeitig mit dem Training der motorischen Funktion durchgeführt werden, da auch eine gute Motorik bei ungenügender Sensibilität nicht optimal genutzt werden kann. Die Krankengymnastik hat Techniken auf neurophysiologischer Grundlage anzuwenden. Entscheidend ist, von Beginn an die Gelenkbeweglichkeit im betroffenen Abschnitt zu erhalten; sekundäre Mobilisierung ist schwieriger, zeitraubend und gelingt oft nur unvollkommen. Massage ist nutzlos.

Ersatzoperationen sind nach Abschluß der Regeneration zu diskutieren und können grundsätzlich auf zwei Wegen Hilfe bringen. Durch

Arthrodesen kann der Ausfall einer Muskelfunktion evtl. ausgeglichen werden, durch Sehnenverpflanzung kann eine ausgefallene Funktion evtl. ersetzt werden (23). Jede dieser Maßnahmen setzt eine sorgfältige Analyse der Einzelfunktion, eine detaillierte Planung und eine genaue Absprache mit dem Orthopäden voraus.

Allgemeine Begutachtungshinweise

Beurteilung des ursächlichen Zusammenhangs

Der positive Beleg für den ursächlichen Zusammenhang einer peripheren Nervenschädigung ergibt sich in der überwiegenden Zahl der Fälle aus der vorn aufgezeigten charakteristischen Verletzungssituation, den lokalisatorischen Übereinstimmungen und der zeitlichen Koinzidenz zwischen Verletzung und Auftreten der Nervenschädigung. Da, wie angedeutet, nicht notwendigerweise das Schädigungsergebnis selbst (Schlag, Stoß, Luxation, Fraktur usw.), sondern auch eine erforderliche therapeutische Maßnahme (Zug, Hakendruck, Frakturreposition, Leitungsanästhesie, Verbände usw.) die Nervenschädigung herbeigeführt haben könnte, ist die zeitliche Zuordnung oft ein entscheidendes Kriterium. Unsicherheit darüber bleibt nur dann, wenn Latenzen im Auftreten vorliegen, wie gelegentlich durch Hämatombildung zu beobachten ist. Leider ist es noch nicht zur Gewohnheit geworden, bei jeder schweren Extremitätenverletzung einen genauen motorischen und sensiblen neurologischen Befund zu erheben. Versäumt dies der erstversorgende Arzt, so setzt er sich fahrlässig einem möglichen Regreßanspruch aus. In diesem Fall nämlich kann er nicht belegen, daß die Verletzung, und nicht mangelnde ärztliche Sorgfalt bei der Versorgung ursächlich verantwortlich war oder kein entschädigungsrelevanter Mangel an Aufklärung vorgelegen hat.

Die *Wirkung stumpfen Druckes* auf einen peripheren Nerv ist ausreichend bekannt. Problematisch ist oft der Nachweis einer stattgehabten Druckwirkung. Sofern eine periphere Läsion nach einem operativen Eingriff auftritt (Beispiel Femoralislähmung bei Bauchoperation, Plexuslähmung am Narkosearm), spricht schon der erste Anschein für einen ursächlichen Zusammenhang, wenn es sich um eine bekannte Komplikation handelt. Nun aber dreht sich die Beweislast um, und es obliegt dem Operateur der Gegenbeweis.

Die *Dehnungskapazität der einzelnen peripheren Nerven* ist unterschiedlich, wobei der Zeitfaktor mitentscheidend ist (29). Traktionslähmungen entstehen immer dann, wenn die kritische Zugbelastung und Länge überschritten wurde (Tab. **37**). Andererseits verringert Zug die Fläche des Nervenquerschnitts mit der Folge erhöhten Nervenbinnendruckes und Störung der Zirkulation, zuerst im venösen Schenkel und später bei 8 % Dehnung oder mehr auch der kapillären Phase, bis bei 11–18 % der Nerv einer Ischämie unterliegt. Der Traktionseffekt ist zugleich zeitabhängig. Sehr langsame Dehnungen im Verlauf von Wochen und Monaten, sogar wenn sie wesentlich über die kritische Länge hinausgehen, können noch ohne Strukturschäden vertragen werden. Als ungünstige Folge rascher Dehnung treten Axonrupturen an unterschiedlicher Stelle, verstreut über größere Nervenabschnitte auf; auch Gefäßrupturen mit Blutung sind festzustellen. Das Vorliegen pathologischer Mitbewegungen beweist eine periphere Nervenschädigung mit Axondegeneration und Regeneration (8). Fehlen von Mitbewegungen schließt eine solche Läsion nicht aus. Schweißsekretionsstörungen im peripheren Areal belegen eine Schädigung von Plexus bzw. Extremitätennerven und schließen eine (alleinige) Wurzelläsion aus (21).

Tabelle **37** Mechanische Eigenschaften der wichtigsten peripheren Nerven (nach Sunderland [28])

Nerv	Max. Gewicht		Max. Dehnung (%)	
	absolut kg	Ø kg/qmm	elast. Grenze	Ruptur
Medianus	7,3–22,3	1,0–3,1	7–20	7–30
Ulnaris	6,5–15,5	1,0–2,2	8–21	9–26
Tibialis	20,6–33,6	0,5–1,8	8–21	8–32
Peronäus	11,8–21,4	0,8–1,9	9–22	10–32

Einfluß von Vorschädigungen

Grundsätzlich kann eine vorbestehende allgemeine Schädigung des peripheren Nervensystems beispielsweise durch Alkohol, Diabetes mellitus, Schwangerschaft usw. die Entstehung einer lokalen peripheren Läsion begünstigen. In jüngerer Zeit ist dies am Beispiel der familiären Neigung zu Drucklähmungen eindrucksvoll bekannt geworden. In diesen Fällen ist eine lokale Nervenläsion durch Traumaeinwirkung voll als Unfallfolge zu werten, auch wenn das Trauma bei einem Gesunden ohne Lähmung verlaufen wäre.

Individualtypische Besonderheiten, wie eine abnorme Insertion von Muskeln, abnorme Position von Muskeln, Ausbildung derber Sehnengebilde anstelle von Muskeln (Atavismus), Halsrippen oder Halsligamenta und vieles andere mehr, sind primär unfall- bzw. schädigungsunabhängige Faktoren. In diesen Fällen wäre, wie beim Diskusprolaps, ein Zusammenhang mit einem angeschuldigten Ereignis abzulehnen, wenn die Schädigung im Rahmen einer allgemein üblichen Betätigung aufgetreten ist; die individuelle Anomalie wäre als allein wesentliche Ursache einzuschätzen. Tritt aber ein genau definiertes, außergewöhnliches Ereignis oder Trauma hinzu und ist der unmittelbare zeitliche Zusammenhang mit dem Auftreten des Beschwerdesymptoms gegeben, so ist von einer anderen Verknüpfung auszugehen. Hier kann nicht argumentiert werden, daß das Trauma bei einem Patienten, der nicht Träger einer solchen Anomalie ist, keine Schädigung verursacht hätte und daß deshalb eine Entschädigungspflicht entfalle.

Beurteilung des Defizits – Bewertung der MdE und des GdB

Für die Beurteilung des *motorischen Defizits* steht die bekannte und allgemein akzeptierte Skala des Medical Research Council zur Verfügung. Die Stufen bedeuten

M 0 = keine Anspannung erkennbar
M 1 = Anspannung erkennbar, doch kein Bewegungseffekt
M 2 = Bewegungsmöglichkeit unter Ausschaltung der Schwerkraft
M 3 = Bewegungsmöglichkeit gegen Schwerkraft und geringen Widerstand
M 4 = Bewegung gegen deutlichen Widerstand
M 5 = volle Kraft.

Da die Schritte von 3–5 sehr grob sind, wird häufig die Differenzierung 4–, 4+ oder 5– gewählt. Zumindest bei Zweifeln über die Mitarbeit des Patienten sollten Elektromyographie oder Mechanomyographie zur Objektivierung des Befundes herangezogen werden.

In den MdE-/GdB-Tabellen ist vernünftigerweise nicht auf die Paresegrade für einzelne Muskeln abgehoben. Entscheidend für die Zumessung des GdB/MdE-Grades ist der gesamte Funktionsausfall, der sich daran orientiert, wieweit Hand oder Fuß, Arm oder Bein bei kompletten Läsionen einzelner Nerven nicht mehr eingesetzt werden können. Bei Teillähmungen der Nerven oder bei Läsionen einzelner Muskeln oder einzelner Muskelgruppen ist in jedem Fall die Einbuße der Funktion abzuschätzen und in die MdE-/GdB-Beurteilung umzusetzen.

Die Beurteilung des *sensiblen Defizits* ist ungleich schwieriger. Die Störung ist weniger augenfällig und wird deswegen gerne unterschätzt. Analog der motorischen Graduierung gibt es auch eine Stufung der Störung in der Empfindung für Schmerz (S) und Berührung (B).

S 0/B 0 = Analgesie bzw. Anästhesie
S 1/B 1 = Registrieren eines vagen sensiblen Eindrucks
S 2/B 2 = Unterscheidung zwischen Spitze und Kopf einer Nadel, irradiierende Mißempfindung, Lokalisation nicht möglich
S 3/B 3 = Reiz im Prinzip erkannt, irradiierende Mißempfindungen, grobe Lokalisation auf „Handfläche", „Finger" oder ähnliches
S 4/B 4 = Wahrnehmung mit zumeist gewissen Mißempfindungen, Lokalisation auf Hand und Fuß gelingt auf 20 mm
S 5/B 5 = normale Empfindung

Diese Skalierung wird durch die Zweipunkte-Diskrimination (ZD) ergänzt, die für die Hand den wichtigsten Parameter für den sensibilitätsabhängigen Gebrauch darstellt. Da diese Diskriminationsleistung über die dickbemarkten Fasern läuft, spiegelt sich eine Störung gewöhnlich in Veränderungen des sensiblen Nervenaktionspotentials (19). Die ZD hat nur bei Läsionen der Handnerven praktische Bedeutung. Schutzsensibilität kann angenommen werden, wenn die ZD

10 mm oder weniger beträgt. Je feiner die Funktion sein soll, die von einer Hand gefordert wird, desto besser muß die ZD sein.

Die Beurteilung der *Defizite der trophischen und vegetativen Funktionen* darf nicht außer acht gelassen werden.

Die Störung der Trophik zeigt sich in Verdünnung der Haut, Verlust der Faltenbildung über den Gelenken, leicht zyanotischer Verfärbung, evtl. Pigmentverschiebung; Längsrillung, Buckelung, Brüchigwerden der Nägel; Verschmälerung der Finger, mit Verlust der Wölbung an den Fingerbeeren (Alföldi-Zeichen), Verlust der Behaarung, selten auch Hypertrichose.

Bei Patienten, die grobe und schwere Arbeit zu leisten haben, ist die gestörte Heilungstendenz von Wunden zu beachten, die das Tragen von Schutzhandschuhen erforderlich macht.

Der Verlust der Hautfeuchtigkeit bei Anhidrose hat kaum Aufmerksamkeit erlangt. Doch ist gerade die Hautfeuchtigkeit für die „Griffigkeit" der Hand mitunter wichtig.

Elektrophysiologische Befunde können den organischen Charakter der Störung, ihre Lokalisation und Ausdehnung belegen, nicht aber zur Abschätzung der Behinderung in Beruf und Privatleben beitragen.

Auf diesem Hintergrund sind die individuellen MdE-/GdB-Werte durch Interpolieren aus der Bewertungs-Tab. **3** (S. 55 ff.) zu ermitteln.

Bezüglich der Schmerzsyndrome nach Nervenschäden s. S. 368 ff.

Beurteilung zur Frage der Berufs- und Erwerbsunfähigkeit

Durch die Verletzung eines einzelnen peripheren Nervs wird Erwerbsunfähigkeit in aller Regel nicht bedingt. Berufsunfähigkeit kann dagegen sehr wohl gegeben sein. Wegen der Wichtigkeit dieses Aspekts ist dies schon verschiedentlich vorne erwähnt worden. Berufsunfähigkeit bei Residuen nach Läsionen einzelner Beinnerven kann für alle Berufe drohen, die auf eine volle Standfestigkeit oder Kraftentfaltung angewiesen sind, also etwa für Sportler, Sportlehrer, Artisten, Tänzer usw.

Vielfach genügt bei diesem Personenkreis auch allein ein leichtes sensibles Defizit (Seilartisten!). Häufig ergibt sich diese Frage nach Verletzungen der Handnerven, so beispielsweise für Berufe wie Musiker, Näherin, Sekretärin, Elektronikarbeiter, Feinmechaniker, Hausfrau und viele andere mehr. Dabei sind wiederum auch gerade sensible Residuen zu berücksichtigen. Für Musiker, Sekretärinnen und entsprechende Berufe wirken sich allein schon pathologische Mitbewegungen (S. 304) derart aus.

Literatur

1 Berry, H., P.M. Richardson: Common peroneal nerve palsy: A clinical and electrophysiologic review. J. Neurol. Neurosurg. Psychiat. 39 (1976) 1162–1171

2 Bolton, C.F., R.M. McFarlane: Human pneumatik tourinquet paralysis. Neurology 28 (1978) 787–793

3 Cooper, D.E., R.S. Jenkins, L. Bready, C.A. Rockwood: The prevention of injuries of the brachial plexus secondary to malposition of the patient during surgery. Clin. Orthop. 228 (1988) 33–41

4 Dobner, J.J., A.J. Nitz: Postmeniscectomy tourniquet palsy and functional sequelae. Amer. J. Sports Med. 10 (1982) 211–214

5 Echtermeyer, V.: Das Kompartmentsyndrom. Springer, Berlin 1985

6 Feldman, R.G., R. Goldman, W.M. Keyserling: Classical syndromes in occupational medicine. Amer. J. industr. Med. 4 (1983) 661–681

7 Hagen, J.: Schäden durch Preßluftwerkzeuge und vibrierende Maschinen. In E.W. Baader: Handbuch der gesamten Arbeitsmedizin, Band 2. Urban & Schwarzenberg, München 1961 (S. 427)

8 Holler, M., H.C. Hopf: Posttraumatische Synkinesien zwischen Zwerchfell und Muskeln des Plexus brachialis. Dtsch. Z. Nervenheilk. 193 (1968) 141–151

9 Hopf, H.C.: Femoralisdruckschädigung bei abdominalen gynäkologischen Operationen. Geburtsh.- und Frauenheilk. 29 (1969) 1076–1083

10 Hopf, H.C.: Innervationsanomalien an Hand und Fuß. In Hopf, H.C., K. Poeck, H. Schliack: Neurologie in Praxis und Klinik, Bd. 3, 2. Aufl. Thieme, Stuttgart 1993 (S. 6.137–6.140)

11 Hopf, H.C.: Elektrophysiologie der Neuropathien. Nervenheilk. 12 (1993) 395–398

12 Hopf, H.C.: Localization of lower motor neuronlesions. In H. v. Duijn, D.N.J. Jonker, A.C. v. Huffelen: Current Concepts in Clinical Neurophysiology. The Hague, Trio 1977 (S. 77–82)

13 Lederman, R.J.: Peripheral nerve disorders in instrumentalists. Ann. Neurol. 26 (1989) 640–646

14 Ludin, H.-P.: Praktische Elektromyographie. Enke, Stuttgart 1988

15 Meyer, H., H.O. Lincke: Verlauf konservativ behandelter, unter Antikoagulantien aufgetretener Femoralisparesen infolge retroperitonealer Blutungen. Akt. Neurol. 14 (1987) 117–121
16 Morris, H.H., B.H. Peters: Ponator syndrome: Clinical and electrophysiological fractures in seven cases. J. Neurol. Neurosurg. Psychiat. 39 (1976) 461–464
17 Müller-Vahl, H.: Aseptische Gewebsnekrose: eine schwerwiegende Komplikation nach intramuskulärer Injektion. Dtsch. med. Wschr. 109 (1984) 786–792
18 Müller-Vahl, H.: Mono-Neuropathien durch ärztliche Maßnahmen. Dtsch. Ärztebl. 83 (1986) 178–182
19 Muheim, G.: Vergleichende Beurteilung verschiedener Untersuchungsmethoden nach Fingernervendurchtrennungen. Schweiz. med. Wschr. 99 (1969) 1176
20 Mumenthaler, M.: Die Ulnarisparesen. Thieme, Stuttgart 1961
21 Mumenthaler, M., H. Schliack: Läsionen peripherer Nerven. 6. Aufl. Thieme, Stuttgart 1993
22 Nix, W., H.C. Hopf: Konservative Therapie peripherer Nervenläsionen. In Hopf, H.C., K. Poeck, H. Schliack (Hrsg.): Neurologie in Praxis und Klinik, Bd. 3, 2. Aufl. Thieme, Stuttgart 1993
23 Schlegel, K.F,; Ersatzoperationen nach peripheren Nervenverletzungen an den oberen Gliedmaßen. Akt. neurol. 8 (1981) 149–153
24 Shields, R.W., K.E. Root, A.J. Wilbourn: Compartment syndromes and compression neuropathies in coma. Neurology 36 (1986) 1370–1374
25 Stöhr, M.: Ioatrogene Nervenläsionen. Thieme, Stuttgart 1980
26 Stöhr, M.: Schädigungen des peripheren Nervensystems und des Rückenmarkes unter Regionalanästhesie und deren Begutachtung. Akt. neurol. 7 (1980) 185–194
27 Stöhr, M., B. Riffel: Nerven- und Nervenwurzelläsionen. VCH, Weinheim 1988
28 Sturzenegger, M., M. Rutz: Die Radialisparesen – Ursachen, Lokalisation und Diagnostik. Nervenarzt 62 (1991) 722–729
29 Sunderland, S.: Nerves and Nerve Injuries. Churchill Livingstone, Edinburgh 1978
30 Tackmann, W., H.P. Richter, M. Stöhr: Kompressionssyndrome peripherer Nerven. Springer, Berlin 1989
31 Williams, I.R., D. Jefferson, H. Gillia: Acute nerve compression during limb ischaemia. J. neurol. Sci. 46 (1980) 199–207
32 Anhaltspunkte für die ärztliche Gutachtertätigkeit im sozialen Entschädigungsrecht und nach dem Schwerbehindertengesetz, 1983, hrsg. vom Bundesminister für Arbeit und Sozialordnung

Hirnnervenstörungen

H. C. Hopf

Die Hirnnerven liegen geschützter als die Arm- und Beinnerven. Schäden tauchen deshalb seltener als Gegenstand gutachtlicher Fragestellungen auf. Teilweise trifft sich die neurologische Kompetenz mit der anderer Fachgebiete, so bei Sehstörungen mit der der Ophthalmologie, bei sensiblen Störungen im Gesicht mit der der Zahn-, Mund- und Kieferheilkunde und bei Hör- und Gleichgewichtsstörungen mit der der Hals-, Nasen- und Ohrenheilkunde. Hier wird nur auf die neurologischen Belange eingegangen.

Spezielle Begutachtungsaspekte

Riechstörungen (N. olfactorius)

Die traumatische Anosmie, ein- oder beidseitig, ist häufig und Folge von Kontusionen der Bulbi olfactorii, von Abrissen der Fila olfactoria oder anderen frontobasalen Verletzungen. Eigenartigerweise wird diese Störung öfter vorgetäuscht. Die Differenzierung gelingt aber meist mit der NH_3- oder Eisessigtestung. Operative Eingriffe, z. B. wegen traumatischer Liquorfisteln, können sekundäre Schädigungsursache sein. Weiter sind zahlreiche Medikamente bekannt, die zu Riechstörungen führen können (11).

Riechstörungen bedingen nur geringe Entschädigungsansprüche, können aber bei Köchen, Weinverkostern usw. Berufsunfähigkeit bedeuten.

Sehstörungen

Gesichtsschädelfrakturen (Orbitaspitzenfraktur, Blow-out-Fraktur) betreffen den *N. opticus* an der Orbitaspitze. Weitere Schädigungsmomente sind Druck auf die Orbita infolge ungewöhnlicher Lagerung in Narkose, Leitungsanästhesien des N. infraorbitalis und retrobulbäre Injektionen sowie embolischer Zentralarterienverschluß bei Thrombendarteriektomie (TEA) (7). Toxisch-medikamentöse Schädigungsmöglichkeiten sind vielfältig (S. 314; [11]). Der N. opticus ist besonders empfindlich gegenüber Röntgenbestrahlung (6).

Diplopie (Nn. oculomotorius, trochlearis und abducens)

Intraorbitale Schädigungen kommen vor allem nach Leitungsanästhesie vor. Operationen im Bereich des Ganglion Gasseri sind eine seltene Ursache. Am ehesten sieht man traumatische Okulomotoriusläsionen, die oft Residuen hinterlassen, darunter gerne pathologische Mitbewegungen (11), und so die Abgrenzung von der diabetischen Okulomotoriusparese erlauben.

Sensibilitätsstörungen im Gesicht (N. trigeminus)

Die dem Neurologen bekanntesten Störungen sind Läsionen durch Zahnextraktionen (*N. mandibularis* bzw. *mentalis*), nach Leitungsanästhesie (evtl. in Kombination mit dem *N. lingualis*), zu tiefes Einbringen von Implantaten u. ä. (14). Beim Facelifting können verschiedene kleinere Hautäste betroffen und Anlaß zu vielfältigen Klagen sein. Kieferhöhlen-Radikaloperationen führen bei bis zu 70 % zu hartnäckigen Sensibilitätsstörungen, was eine restriktive Indikation und sorgfältige Aufklärung begründet (16). Traumatische Trigeminusläsionen sind bei Gesichtsschädelfrakturen nicht selten.

Fazialisparesen

Bei Parotistumoroperationen sind Fazialisastparesen oft unvermeidbar; dies erfordert Aufklärung. Gleiches gilt für Operationen am Felsenbein und im Kleinhirnbrückenwinkel. Traumatische Fazialisparesen treten nach Felsenbeinfrakturen sofort oder mit einer Latenz von wenigen Tagen auf. Für den Zoster oticus mit Fazialislähmung gilt, was allgemein zum Zoster gesagt wurde. Bei Operationen am Hals können Verlaufsvarianten Anlaß zu Fazialisastparesen sein (12).

Pathologische Mitbewegungen nach regenerierter Fazialisparese können für Schauspieler, Sänger, Models usw. Berufsunfähigkeit bedeuten (auch wenn Schauspieler wie Helga Feddersen und Jürgen von Manger mit einer solchen Störung weiter aufgetreten sind).

Hör- und Vestibularisstörungen

Für Läsionen des *N. statoacusticus* gilt weitgehend das gleiche wie für den N. facialis. Besonderheiten sind Knalltrauma und Lärmschwerhörigkeit, Trommelfellverletzungen und Störungen der Gehörknöchelchen, die otologisch zu beurteilen sind. Auf toxische Schäden gerade infolge Medikation sei besonders hingewiesen (S. 314), auch unter dem Aspekt einer mittelbaren Schädigungsfolge.

Für den Neurologen hat der *benigne paroxysmale Lagerungsschwindel* Bedeutung. Ätiologisch kommen Traumen, Ohroperationen und längere Bettlägerigkeit (vorzugsweise bei älteren Menschen) in Betracht, wobei letzteres als indirekte Schädigungsfolge gelten kann. Da jedoch spontanes Auftreten häufig ist, muß der Zusammenhang zurückhaltend und unter Abwägung der Adäquanz der jeweiligen Einwirkung beurteilt werden (3).

Schluck- und Stimmstörungen (Nn. glossopharyngeus, vagus und hypoglossus)

Geläufig sind *Rekurrensparesen* nach Struma- (2–19 %) und anderen Halsoperationen, beispielsweise TEA (15 %) und Neck dissection (5, 9), wobei leichtere Funktionsstörungen oft nur laryngoskopisch erkennbar sind. Sie zählen als unvermeidbare Komplikation (9) und sind aufklärungspflichtig. Rekurrensparesen können Berufsunfähigkeit für Sänger und Schauspieler bedingen.

Insbesondere ist auch der N. hypoglossus bei Halsoperationen wie TEA oder Neck dissection (5, 8, 15), durch Intubation und Laryngoskopie (1) und Tonsillektomie (13) gefährdet. Strahlenschäden sind an N. hypoglossus und recurrens beobachtet worden (2).

Arm- und Schulterhebung

Der *N. accessorius* ist wohl der häufigst iatrogen geschädigte Nerv. Maßgeblich sind Lymphknotenexstirpationen (10). Das Risiko kann durch gezielte präparative Nervendarstellung gesenkt werden (4).

Zur MdE-/GdB-Einschätzung bei Hirnnervenstörungen wird auf die Bewertungstabellen auf S. 46 ff. hingewiesen.

Literatur

1 Agnoli, A.: Isolierte Hypoglossus- und kombinierte Hypoglossus-Lingualisparesen nach Intubation und direkter Laryngoskopie. HNO 18 (1970) 237–239
2 Berger, P.S., J.P. Bartaini: Radiation induced cranial nerve palsy. Cancer 40 (1977) 152–155
3 Brandt, T., Büchele, W.: Augenbewegungsstörungen. Fischer, Stuttgart 1983
4 Carstensen, G.: Intra- und postoperative Komplikationen. Springer, Berlin 1983
5 Evans, W.E., D.S. Mendelowitz, C. Liapis, V. Wolfe, C.L. Florence: Motor speech deficit following carotid endarteriectomy. Ann. Surg. 196 (1982) 461–464
6 Hildebrand, J.: Lesions of the nervous system in cancer patients. Raven Press, New York 1978
7 Lorber, C.G.: Zwischenfälle bei der zahnärztlichen Lokalanästhesie. Zahnärztl. Welt 84 (1975) 1081–1083
8 Matsumoto, G.H., D. Cossmann, A.D. Callow: Hazards and safeguards during carotid endarterectomy. Amer. J. Surg. 133 (1977) 458–462
9 Müller-Vahl, H.: Mono-Neuropathien durch ärztliche Maßnahmen. Dtsch. Ärztebl. 83 (1986) 178–182
10 Oeken, F.W., L. Kessler: Fehler und Gefahren bei Routineeingriffen. Thieme, Leipzig 1975
11 Schmidt, D., J.P. Malin: Erkrankungen der Hirnnerven. Thieme, Stuttgart 1986
12 Stöhr, M.: Iatrogene Nervenläsionen. Thieme, Stuttgart 1980
13 Süß, W., H.C. Hopf, G. Krämer, R. Rohrbach: Hypoglossusparesen nach Tonsillektomie. Akt. Neurol. 11 (1984) 21–22
14 Tetsch, P., W. Wagner: Die operative Weißheitszahnentfernung. Hanser, München 1982
15 Verta, M.J., E.L. Applebaum, D.A. McClucky, J.S. Yao, J.J. Bergan: Cranial nerve injury during carotid endarterectomy. Ann. Surg. 185 (1977) 192–195
16 Westernhagen, B.v.: Die operative Kieferhöhlensanierung – ein Routineeingriff? HNO 31 (1983) 158–160

Polyneuropathien

H. C. Hopf

Einleitung

Im Industriezeitalter ist der Mensch einer sehr großen Zahl, zudem ständig wechselnder, externer Einflüsse ausgesetzt, die zu einer Polyneuropathie (PNP) führen können. Die Hauptgefährdungsbereiche sind heute der Arbeitsplatz und die medikamentöse Behandlung. Doch kommen zunehmend auch andere Bereiche ins Spiel, beispielsweise Infektionen, alimentäre Momente, etwa durch Aufbringen schwermetallhaltigen Klärschlammes auf landwirtschaftlich genutzte Flächen, weitflächige Anwendung von Pestiziden und Insektiziden oder Verwendung von flüchtigen Lösungsmitteln im Bau und vieles andere mehr.

Die Aufdeckung solcher Zusammenhänge gleicht oft einem kriminalistischen Puzzlespiel: Die Szenen wechseln rasch, Gefährdungen tauchen unerwartet auf, wo etwa, wie geschehen, offen gelagertes bleihaltiges Material mit dem Wind verstreut wird und so in die Nahrungskette gelangt. Unsere Kenntnisse hinken oft hinterher. Auch ergibt sich durch neu entwickelte Untersuchungstechniken Evidenz für den ätiologischen Mechanismus, wie bei der Polyradikulitis im Gefolge von Impfungen; Koinzidenzen erweisen sich dagegen evtl. als trügerisch und ohne ätiologische Relevanz.

Gerade bei der PNP stellen sich klinisch diagnostische Schwierigkeiten. Nach den verschiedenen Aufstellungen zur Ätiologie (8) bleibt rund ein Drittel aus dieser Krankheitsgruppe ätiologisch ungeklärt. Vom körperlich-neurologischen Befund her ist die Symptomatik der PNP so charakteristisch, daß die Diagnose zwar gewöhnlich eindeutig gestellt werden kann. Die besondere Funktionsstörung der abnormen Leitfähigkeit aber läßt sich keineswegs immer nachweisen. Die verläßlichste objektive Nachweismethode scheint die Histologie zu sein, die sich aber in der Gutachtenpraxis als einwilligungsbedürftige Maßnahme erfahrungsgemäß nur selten durchführen läßt.

Anlaß für die Abhandlung hier ist vor allem, daß eine PNP eine entschädigungspflichtige Krankheit sein kann, und zwar entweder im Rahmen berufsgenossenschaftlicher Fragestellungen oder bei privatrechtlichen Auseinandersetzungen bzw. auch im Zusammenhang mit entzündlichen Krankheiten, beispielsweise im Rahmen des Wehrdienstes usw.

Spezielle Ätiopathogenese

Polyneuropathie durch Schwermetalle

Blei

Blei kann über Haut, Darm und Lungen in den Körper gelangen. Stadtbewohner nehmen täglich etwa 100–2000 µg Blei auf; hinzugerechnet werden muß eine tägliche Inhalation von 90 µg (20). Etwa die gleiche Menge wird ausgeschieden. Es stellt sich aber ein Blutspiegel von 0,11–0,21 µg ein, der um den Faktor 100 höher als der bei Primitiven liegt. Der toxische Blutspiegel wird unterschiedlich angegeben (~ > 80 µg/100 ml), Ausscheidungswerte im Urin von über 300 µg/Tag, oder unter D-Penicillamin 1000 µg/Tag, werden als Intoxikationshinweis gewertet.

Die gefährdeten Berufe sind Schweißer, Maler, soweit Bleifarben und Mennige benutzt werden, Arbeiter in Bleihütten und Akkumulatorenfabriken, während die Gefährdung durch Arbeiten mit Benzin noch in der Diskussion ist. Ein Verbleiben von Bleischrot in Körperwunden oder nach Verschlucken im Appendix wurde als Intoxikationsursache beschrieben, früher auch die Verwendung bleihaltiger Salben und Kosmetika.

Prädisponierender Faktor ist regelmäßiger Alkoholgenuß.

Klinisch finden sich neben internistischen (Blut!) und zentralnervösen Symptomen (Bleienzephalopathie) Myalgien, Parästhesien und Schmerzen sowie Paresen. Die Paresen bevorzugen die beanspruchten Muskeln (Handstrecker bei Malern, Fußheber bei Kindern) und dominieren oft die klinische Symptomatik (5). Dies drückt sich auch in der verlangsamten Leitgeschwindigkeit, vor allem im Radialis bei Erwachsenen und im Peronäus bei Kindern aus (21). Histologisch ergab sich beim Meerschweinchen eine zahlenmäßige Reduktion markhaltiger Fasern, dickbemarkte waren stärker betroffen als dünnbemarkte. Axonale Degeneration, segmentale Demyelinisation und Remyelinisationsvorgänge kommen nebeneinander vor.

Arsen

Die Aufnahme erfolgt oral, über Atemluft und Haut. Nach Einzeldosen wurden Ausscheidungen über 10 Tage, nach wiederholter Applikation über 70 Tage nachgewiesen. Die Manifestation klinischer Symptome und die Urinausscheidung hängen davon ab, ob der Betroffene an Arsen gewöhnt ist oder nicht.

Die Gefährdung ergibt sich durch Aufnahme arsenhaltiger Substanzen, die in Insektiziden, in Lacken, Farben, Desinfektionslösungen und anderem verwendet werden, oder durch Anwendung von Fowler-Lösung.

Klinisch entwickeln rund 60 % der Betroffenen eine Polyneuropathie, die zwei Stunden bis zwei Jahre nach Exposition auftreten kann, gewöhnlich nach 7–14 Tagen. Die PNP ist gewöhnlich symmetrisch, gemischt, nur selten rein motorisch. Es finden sich Parästhesien, brennende Schmerzen und starke Hyperpathie, Druckschmerz und Krämpfe der Wadenmuskeln, Faszikulieren, Hyperhidrose. Bei chronischer Anwendung werden Arsenmelanose und Hyperkeratose gesehen; Mees-Streifen finden sich nach 30–40 Tagen. Der Nachweis gelingt im Urin und Haar. Histologisch kommt es zur axonalen Degeneration, zur Bildung von Markballen, gelegentlich zu segmentaler Demyelinisation und Markscheidenverdickung (20).

Quecksilber

Die Aufnahme erfolgt durch Haut, Lunge und Darm. Gefährdete Berufe ergeben sich bei der Herstellung von Thermometern, Barometern, Röntgengeräten, Spiegeln, Lampen, Filzhüten, Schmelzen von Gold, Umgang mit Saatgut. Größere Epidemien sind durch Nahrungsmittelkontamination entstanden: „Minimata"-Krankheiten durch Abgabe von Quecksilbersalzen ins Meer und Verzehr der kontaminierten Fische.

Der klinische Befund zeigt bei chronischer Intoxikation eine leichte gemischte PNP, kombiniert mit Symptomen einer Schädigung des zentralen Nervensystems. Gelegentlich wurde ein ALS-artiges Bild beobachtet. Das Problem der Koinzidenz gewinnt hier Bedeutung: Die Feststellung einer Exposition gegenüber Quecksilber belegt noch nicht, daß eine PNP dadurch bedingt ist. Urinspiegel von > 50 µg/24 Stunden sind verdächtig.

Polyneuropathie durch andere Industrietoxine

Triarylphosphat

Gewöhnlich erfolgt die Aufnahme enteral; gesichert ist auch ein Fall mit perkutaner Resorption.

Gefährdung: Eine Epidemie in Marokko (1959) entstand durch illegale Beimengung von Industrieöl zum Speiseöl. Weitere Quellen sind mangelnde Säuberung von Containern, früher Arbeiten in der Kunststoffindustrie (TOCP = „Weichmacheröl") und durch Anwendung von Apiol, Benutzung von Torpedoöl der ehemaligen Wehrmacht als „Speiseöl".

Die klinischen Symptome beginnen 3–35 Tage nach Intoxikation. Anfangs treten Muskelkrämpfe und Faszikulieren auf, 12–14 Stunden später Schmerzen und Parästhesien in den Beinen, weitere Stunden später auch Schwächen der Hände. Meist sistieren die Schmerzen nach vier Tagen. Sensible Störungen bleiben im Hintergrund. Es entwickeln sich bleibende Muskelatrophien. Bald werden die peripheren von zentralmotorischen Störungen überdeckt, bis zur Entwicklung schwerer spastischer Defektsyndrome (8, 20). Die Restitutionsneigung ist gering. Cholinesterase und Pseudocholinesterase sind stark vermindert.

Schwefelkohlenstoff (CS_2)

Die Resorption erfolgt gewöhnlich über Lunge oder Haut. Gefährdung ergibt sich bei der Herstellung von Gummi und Viskosefasern.

Etwa 9 von 10 Betroffenen entwickeln eine PNP vom symmetrischen, gemischten Typ mit distaler Betonung. Bei 2 % tritt eine Optikusbeteiligung hinzu. Die Symptome können sich bessern, stationär bleiben oder progredient verlaufen. Zentralnervöse Symptome sind nicht selten. Die Nervenleitgeschwindigkeit ist mäßig verzögert (19).

Kohlenmonoxid (CO)
Intoxikationen kommen nur über die Atemluft zustande, und zwar bei einem CO-Gehalt der Luft über 55 mg/m^3. Eine Gefährdung ergibt sich im Zusammenhang mit der Autoindustrie im weitesten Sinne. Periphere Nervenschäden sind meist wohl sekundär durch Druck bedingt (langes Liegen).

Trichloräthylen (TCA)
Bei Inhalation gelangt die Substanz über die Schleimhäute des oberen Respirationstraktes in den Körper. Die toxischen Substanzen sind vor allem chlorierte Azetylene, speziell Dichlorazetylen (4). Die Gefährdung ergibt sich bei der Herstellung von Polyvinylchlorid, im medizinischen Bereich bei Gebrauch von Trichloräthylen zur Anästhesie im geschlossenen System.

Symptome im Sinne einer Ponsschädigung treten nach 8 bis 48 Stunden auf, vor allem Trigeminusstörungen, seltener Läsionen von Fazialis, Glossopharyngeus, Vagus und Hypoglossus oder Optikus. Besserungen erstrecken sich über einen Zeitraum bis zu 1,5 Jahren.

Ethylenoxid
Die Substanz wird über die Lunge aufgenommen. Gefährdung ergibt sich bei Gassterilisation. Der Grenzwert wird zwischen 0,5–50 ppm am Arbeitsplatz angegeben. Klinisch bestehen distale sensible Störungen, Reflexverlust und Ataxie (21).

N-Hexan
Diese Substanz wird eingeatmet. Der Grenzwert wird mit 60–240 ppm angegeben. Die Gefährdung ergibt sich durch die Verwendung der Substanz als Lösungsmittel von Druckfarben und Klebstoffen in der Möbel-, Leder- und Druckindustrie. Klinisch entwickelt sich eine symmetrisch distale, motorisch betonte PNP, mit meist langsamem Beginn und Progredienz über 1–4 Monate. Die anschließende Besserung kann 1,5 Jahre betreffen. Die Nervenleitgeschwindigkeit ist mäßig bis deutlich verlangsamt. Methyl-Butylketon und Methyl-Äthylketon potenzieren die Wirkung (8).

Acrylamid
Das toxische Agens ist vor allem das monomere Substrat. Im Tierversuch war eine PNP durch 10–15 mg/kg täglich nach 6–12 Wochen auszulösen (20). Die Aufnahme erfolgt oral, konjunktival und perkutan. Der toxische Grenzwert wird mit 0,3 mg/m^2 Hautfläche angegeben. Gefährdete Berufe finden sich in Tunnelbau, Papierindustrie und biochemischen oder medizinischen Laboratorien. Nach Exposition über 4–12, evtl. 180 Wochen stellen sich krampfartige Muskelschmerzen in den Beinen ein, Parästhesien an Zehen und Fingern, frühzeitig auch eine periphere Ataxie und Hyperhidrose (20). Elektrophysiologisch und histologisch handelt es sich um eine axonale Degeneration. Von seiten des ZNS kommen Tremor und Halluzinationen vor.

Polyneuropathie durch Medikamente

Im Rahmen ärztlich-therapeutischen Handelns sind Polyneuropathien nach verschiedenen Medikamenten bekannt geworden. Nur wenn das Gewicht der therapeutischen Wirkung größer einzuschätzen ist als das Risiko der Nebenwirkung, können solche Substanzen weitere Verwendung finden. Als Unsicherheitsfaktor für die Beurteilung kommt hinzu, daß nicht alle Patienten in gleicher Weise anfällig sind. Besonderheiten des individuellen Metabolismus spielen offenbar eine mitentscheidende Rolle, beispielsweise für die INH-PNP. Andere Substanzen rufen eine PNP nur bei vorbestehender Stoffwechselstörung hervor, beispielsweise Barbiturat bei der Porphyrie. Heute gebräuchliche Medikamente mit der möglichen Folge einer PNP sind in Tab. **38** aufgeführt. Bei ihrer Anwendung muß auf die Komplikationsmöglichkeiten hingewiesen werden, um sich nicht dem Vorwurf der mangelhaften Aufklärung auszusetzen.

Tabelle 38 Gutachtlich relevante Wirkstoffe mit der möglichen Folge einer Polyneuropathie
(s. a. Ludin u. Tackmann [8, 11])

A Schwermetalle
Blei
Arsen
Quecksilber

B Industrietoxine (20)
Triarylphosphat
Schwefelkohlenstoff
Kohlenmonoxid
Trichloräthylen
n-Hexan
Acrylamid
Benzin
Chordecone
Dioxin
Methylbromid
Tetrachlorbiphenyl

C Physikalische Faktoren (13)
Elektrotrauma
ionisierende Strahlen
Kälte

D Biologische Agentien
Borreliose
Botulismus
Guillain-Barré-Sydrom
Serumneuritis
Tetanus
Tollwut

E Medikamente

Substanz	Tages-/Gesamtdosis
Amiodaron (•, s/m, a/d)	> 300 mg/Tag
Cisplatin (•, s,a)	> 300 mg/Tag
Disulfiram (s/m,a)	1,0–1,5 g/Tag
Ethambutol (s,II)	20–40 mg/m^2
Isoniazid (•, s/v,a)	> 400 mg/Tag
Misonidazol (s,a)	> 10 g/m^2 gesamt
Nitrofurantoin (•, s,a)	> 400 mg/Tag
Perhexilin (•, s/m,d)	> 200 mg/Tag
Phenytoin (•, s,a)	> 30 μg/ml BS
Pyridoxin (s,a)	0,2–5,0 g/Tag
Vincristin (•, s,a)	4–34 mg gesamt

Aminoglykoside (m. II/VIII a.)
Dapson (m,a)
Natriumzyanat
Penizillin (s,a)
Pyridoxin (s,a)
Thalidomid (s,a)

wenig gesichert erscheinender Zusammenhang
Clioquinol (s/v,a)
Chloroquine (m,a)
Gold (s/m,a)
Glutethimid (s/m)
Imipramin (s/m)
Metronidazol (s,a)
Misomidazol (s,a)

• macht häufig PNP, a axonale Läsion, d demyelinisierende Läsion, m motorische, s sensible,
v vegetative Symptomatik, II Optikusläsion, VIII Akustikusläsion

Chloramphenicol
Visusminderung und zentrale Skotome und eine leichte sensible PNP wurden in Einzelfällen nach 1,3–3,0 g pro Tag über Wochen und Monate beobachtet.

Diphenylhydantoin
Abhängig von der Behandlungsdauer mit Diphenylhydantoin entwickelt sich nach 5 Jahren bei 18 % der Patienten, nach 15 Jahren bei 50 % eine leichte periphere Neuropathie. Deutliche Beeinträchtigungen ergaben sich nur in Einzelfällen. Die Leitverzögerung im peripheren Nerv ist bei toxischen Blutspiegeln deutlich. Durch andere Antikonvulsiva sind, trotz gleichartiger Auswirkung bei Kurzzeitbeobachtung (5, 17), unter Langzeitbeobachtung Neuropathien nicht beschrieben.

Disulfiram
Wenige Patienten haben nach Gebrauch von Disulfiram eine vorwiegend sensible PNP vom axonalen Typ entwickelt. Die Abgrenzung gegenüber der Neuropathie bei Alkoholabusus ist schwierig; Muskelschmerz und Hyperpathie fehlen gewöhnlich. Die Betroffenen haben in der Regel unter sehr hohen Dosen von 1000–1500 mg gestanden.

Isoniazid
Die Neurotoxizität des INH ist tierexperimentell bewiesen (14). Die PNP entspricht dem axonalen Typ. Sie kündigt sich an durch distale Parästhesien, die sich bei Therapieabbruch vollständig zurückbilden. Fortsetzung der Therapie resultiert in progredienten brennenden Parästhesien und Hyperpathie sowie in Ausfällen aller sensiblen Qualitäten und leichteren motorischen Störungen, die sich nur zögernd bessern. Pyridoxin, 150–400 mg, verhindert die PNP selbst bei täglichen Dosen von 20 mg/kg INH, ist aber bei einmal vorhandener PNP unwirksam. Mangelernährung prädisponiert zur PNP. Es gibt eine Patientengruppe, die INH rasch azetyliert und niedrige Blutspiegel aufbaut; dem steht eine andere Gruppe mit langsamer Inaktivierung, hohen Blutspiegeln über 3–4 µg/ml und Neigung zur PNP gegenüber (2, 8).

Verwandte Substanzen, wie Ethionamid und Hydralazin, führen ebenso gelegentlich zur PNP (2, 9).

Nitrofurantoin
Tierexperimentell ließ sich die neurotoxische Wirkung beweisen. Nitrofurantoin ist bei Niereninsuffizienz kontraindiziert; es wird dann nämlich mangelhaft ausgeschieden, ist in den ableitenden Harnwegen geringer, im Körper dagegen höher konzentriert als bei Nierengesunden. Hohe Blutspiegel über 3–5 µg/ml und lange Behandlungsdauer über Monate prädisponieren zur PNP. Elektrophysiologisch wurde schon nach 400 mg Nitrofurantoin täglich über 2 Wochen eine PNP bei 37 % nierengesunder Patienten gefunden. Die PNP beginnt mit sensiblen Reizerscheinungen, wenig später kann eine plötzliche Verschlechterung mit Paresen folgen; reine motorische Neuropathien kommen vor. Die Rückbildung verläuft langsam. Zur Abgrenzung gegenüber der urämischen PNP hilft, daß diese gewöhnlich erst bei Kreatininwerten über 7,0 angetroffen wird und die Leitstörung sich unter Dialyse bessert (10).

Cisplatin
Sensible Symptome an den Füßen treten oft nach Gaben von > 300 mg/m² pro Tag auf. Der Schädigungstyp ist axonal (15), die Prognose noch unklar.

Sulfonamide
Die neurotoxische Wirkung ist tierexperimentell bewiesen. Symmetrische, vorwiegend motorische PNP wurde nach Sulphamethylthiazol und Sulphanilyl-Dimethylsulphanilamid beobachtet, asymmetrische PNP oder Mononeuropathien nach anderen Sulfonamiden. Für letztere muß eine Verursachung über eine immunologische Reaktion diskutiert werden (2).

Vinka-Alkaloide
Obgleich tierexperimentell myopathische Befunde überwiegen, ist die Neurotoxizität von Vincristin als belegt anzusehen (3, 9). Die Entwicklung der Symptome ist dosisabhängig. Bei niedriger Gesamtdosis kommt es zu Reflexverlust, bei Gesamtdosen von 20–30 mg oder darüber evtl. zu Sensibilitätsstörungen und ausgeprägten Paresen. Therapieabbruch oder Dosisreduktion führt zur Besserung, zumal wenn diese vorgenommen wird, sobald die Amplitude des Nervenaktionspotentials abzunehmen beginnt (12); einige Patienten tolerierten 0,5 mg/Woche über lange Zeit. Nach histologischen und elektophysiologischen Kriterien handelt es sich um eine axonale Neuropathie. Vinblastin ist wesentlich geringer neurotoxisch als Vincristin.

Thalidomid
Thalidomid ist die Wirksubstanz in Präparaten mit dermatologischer Indikation. Es kommt zu sensibler Polyneuropathie mit distaler Betonung und symmetrischer Ausprägung, die histologisch und elektrophysiologisch einer axonalen Läsion entspricht.

Polyneuropathie durch Mangelernährung und Erkrankungen des Magen-Darm-Traktes

Generelle Mangelernährung, besonders ausgesprochen einseitige Ernährung (beispielsweise Thiamin-, Nikotinsäure-, Riboflavin-, Pyridoxin-, Vitamin-B_{12}-Mangel und anderes) kann zu einer PNP führen. Die klinische Symptomatik ist von Sluga u. Donis (18) zusammengefaßt. Betroffen sind Personen, die chronischem Hunger unterworfen sind (Krieg, Gefangenschaft usw.) oder nach Erkrankung des Magen-Darm-Traktes an Malabsorption leiden. Ebenso sind PNP bei Leberkrankheiten bekannt.

Diagnostische Probleme

Die Beurteilung einer PNP als entschädigungsrelevante Krankheit wirft insofern Probleme auf, als die Ursache von 20–30 % aller PNP ungeklärt bleibt. Selbstverständlich ist nach Möglichkeit die behauptete Ursache positiv nachzuweisen. Dabei ist zu beachten, daß die individuellen Symptome den bekannten klinischen Folgen der angeschuldigten Noxe nicht widersprechen. Für die toxische PNP ist die Exposition und deren mögliche Relevanz zu prüfen. In jedem Falle sind die häufigen anderen Ursachen auszuschließen bzw. bei zusätzlichem Vorliegen deren Mitwirken abzuschätzen.

Rehabilitation

Die Maßnahmen zur Rehabilitation nach Überstehen der eigentlichen Krankheitsphase beschränken sich bei Folgezuständen der PNP im wesentlichen auf krankengymnastische Übungsbehandlung. Einerseits ist Krafttraining erforderlich; derartige aktive Übungen fördern gleichzeitig die Regeneration, andererseits kann durch Tastübungen der bessere Umgang mit der gestörten Sensibilität erlernt werden. Schließlich sind bei Ataxie Stabilität, Stehen und Gehen einzuüben. Je nach Schwere der Residuen und den Anforderungen des früheren Berufes muß evtl. eine neue Berufsfindung und Umschulung eingeleitet werden.

Begutachtung

Beurteilung des ursächlichen Zusammenhangs

Der ursächliche Zusammenhang ist anzunehmen, wenn die *Exposition gegenüber einem Toxin* gegeben war, die Noxe nachgewiesen ist und die PNP zeitlich eng an die Schädigungsphase gebunden aufgetreten ist. Ein längeres, freies Intervall spricht im allgemeinen gegen einen Zusammenhang. Doch ist zu berücksichtigen, daß in Einzelfällen etwa bei Schwermetall-Intoxikationen die PNP verspätet im Rahmen einer Mobilisierung der im Körper abgelagerten Substanzen (Blei!) sich manifestieren kann.

Kann die schädigende Noxe nicht mehr nachgewiesen werden, ist anzustreben, aufgrund der klinischen Gegebenheiten, speziell der Übereinstimmung der Krankheitssymptomatik mit dem noxentypischen Schädigungsbild, gemäß den Darlegungen im Abschnitt „Ursächlicher Zusammenhang" – „Tatbestand" (S. 16 f., 18 ff.), zu entscheiden. Dabei spielt mitunter auch das Problem der gemeinsamen Verursachung durch mehrere Noxen eine Rolle („Wesentliche Bedingungen" s. S. 18 ff.). Bei Begutachtungen im sozialen Entschädigungsrecht kommt im übrigen bei der *akuten idiopathischen Form der PNP* auch eine „Kannversorgung" in Betracht ([23] S. 28 ff.).

Für die *PNP bei Malabsorption* infolge Darmerkrankung oder *bei Amyloidose* infolge chronischen Infektes (16) ist ein Zusammenhang gegeben, sofern die Darmkrankheit bzw. der Infekt als Schädigungsfolge anzuerkennen sind. Analoges gilt für die *PNP bei Lebererkrankungen*. Eine mittelbare Schädigungsfolge ist anzunehmen, wenn wegen einer Störung von Trophik und Schmerz im Rahmen einer anerkannten PNP nach einer zusätzlichen Verletzung der Haut eine Phlegmone oder Sepsis entsteht.

Für den Komplex der *PNP durch Medikamente* kann sich – insoweit die Medikamente nicht wegen Schädigungs- oder Unfallfolgen verordnet wurden – eine Entschädigungskonsequenz auch aus mangelnder Aufklärung ergeben; die Notwendigkeit zur Feststellung der Kausalität bleibt davon unberührt.

Einfluß von Vorschädigungen

Liegen zwei gleichzeitig nachweisbare Noxen vor (Beispiel: PNP bei antikonvulsiver oder tuberkulostatischer Behandlung eines Patienten, der Alkoholiker ist oder an Vitamin-B_{12}-Mangel leidet), so ist die Wahrscheinlichkeit der Verursachung durch die eine Noxe nach der typischen Ausprägung des klinischen Bildes abzuschätzen (18). Ergibt sich daraus aber keine klare Zuordnungsmöglichkeit, so muß im allgemeinen von der Gleichwertigkeit beider Noxen ausgegangen werden.

Die Frage, ob eine zu einem früheren Zeitpunkt abgelaufene PNP eine Vorschädigung darstellt, auf der sich später leichter als ohne Vorschädigung oder mit schwerer ausgeprägter Symptomatik eine zweite PNP entwickeln kann, ist bislang ungeklärt und, soweit ich sehe, niemals positiv belegt worden. Eine andere Beurteilung ergibt sich nur für die Situation einer umschriebenen Schädigung eines Einzelnervs im Rahmen einer Polyneuropathie oder einer familiären Neigung zu Drucklähmungen, worauf im Abschnitt über die Schäden einzelner peripherer Nerven eingegangen ist (S. 306).

Besondere Gesichtspunkte bei entzündlichen Neuropathien

Eine *Neuropathie, multiple Neuropathie oder PNP durch bzw. im Gefolge von Infektionen* kann dann eine entschädigungspflichtige Krankheit sein, wenn die Infektion im Rahmen der Berufstätigkeit oder Dienstverpflichtung akquiriert wird. Der Gesamtkomplex kann hier nicht detailliert diskutiert werden. Ich bin mit drei Einzelbereichen befaßt gewesen, die als Grundlage für Analogbeurteilungen kurz erläutert werden sollen:

Beim *Herpes zoster* sind weniger die oft reversiblen, peripheren sensiblen und auch motorischen Störungen, sondern die Postzoster-Neuralgie wegen der evtl. erheblichen Beeinträchtigung Anlaß zu Entschädigungswünschen. Die Erkrankung an Zoster setzt einen apparenten (Varizellen) oder inapparenten (stille Feiung) früheren Kontakt des Körpers mit dem Virus voraus. Am häufigsten soll eine Reaktivierung des im Körper verbliebenen Virus durch Absinken der Immunität vorkommen, seltener eine massive exogene Reinfektion (1). Infektiös ist der Bläscheninhalt. Übertragungen von Mensch zu Mensch lassen in besonderen Ausnahmefällen von einem kausalen Zusammenhang ausgehen (direkter intensiver Kontakt zu einem Zoster- oder Varizellenkranken, Inkubationszeit von 7–21 Tagen; wir sahen einen Patienten mit generalisiertem Zoster bei Plasmozytom, dessen Sohn 19 Tage später Varizellen bekam). In einem konkreten Fall stand zu entscheiden, ob der Zoster eines Zahnarztes Berufskrankheit sei, was abzulehnen war, weil die letzten Punkte sich nicht belegen ließen. Der Identitätsnachweis zwischen „Empfänger-" und „Spendervirus" ist noch in keinem Fall gelungen. In anderen Fällen mag der Zusammenhang mit einem Trauma behauptet werden. Aber auch wenn das Trauma die Region betrifft, in der nachher der Zoster auftritt, läßt sich ein Zusammenhang nicht annehmen; beschrieben ist nur ein Zoster des Trigeminus nach Eingriffen am Ganglion Gasseri, also nach direkter struktureller Schädigung des virustragenden Ganglions.

Zeckenradikulitis, Erythema migrans und *Acrodermatitis chronica atrophicans* werden durch Zeckenstich übertragen. Dabei können sich meningitische und peripher-neurologische Symptome entwickeln. Gelegentlich taucht die Frage auf, ob ein Zeckenstich eine arbeits- oder dienstbedingte Einwirkung ist. Die Borrelien- bzw. FSME-Inokulation folgt nicht der der Infektionskrankheiten im üblichen Sinne, der Übertragungsmodus ist ähnlich dem Fleckfieber. Diese Gruppe von Krankheiten ist im § 2 Abs. II (3) AUB 88 der privaten Unfallversicherung ausgeschlossen. Für die gesetzliche Unfallversicherung, das Versorgungswesen und das Beamtenversorgungsgesetz dürfte sich jedoch der Unfallcharakter aus der erforderlichen Hautverletzung beim Stich der Zecke ergeben. Dieser Gesichtspunkt kommt aber nur zum Tragen, wenn der dienstliche Charakter der Tätigkeit während des „Erwerbs" der Zecke bzw. des Zeckenstiches festgestellt wird (7). Ich hatte den Fall eines Fernfahrers zu entscheiden, der berufsbedingt in einer zeckenreichen Region beim Austreten von Zecken befallen wurde; der Anerkennung als BG-Leiden wurde stattgegeben.

Die *Polyradikulitis* mit Guillain-Barré-Liquor-Syndrom gehört zu den entzündlichen Reaktionen des peripheren Nervensystems; bei einigen Fällen, vermutlich denen mit Besserung durch Plasmapherese, ist ein immunologisches Geschehen zu unterstellen. Für die nach Impfungen aufgetretenen Fälle (s. hierzu S. 351 ff.) ist der ursächliche Zusammenhang anzuerkennen, wenn die Latenzen („Inkubationszeit": bei 86 % zwischen dem 4. und 28. Tag) eingehalten sind (6). Für die anderen Fälle läßt sich gewöhnlich der Zusammenhang nicht nachweisen: Das Guillain-Barré-Syndrom ist relativ häufig, 70–75 % der Patienten geben 14 Tage vorauslaufend einen unspezifischen Rachen- oder Darminfekt an, der Erreger läßt sich in aller Regel nicht identifizieren, und unspezifische Infekte sind ubiquitär verbreitet.

Die *Polyneuropathie durch Diphtherietoxin* gilt als Folgeschaden und führt entsprechend zur Anerkennung, sofern die Diphterie als Schädigungsleiden feststeht. Diese Situation betraf vor allem Fälle aus der Zeit des letzten Krieges.

MdE-/GdB-Einschätzung und Beurteilung der Hilflosigkeit

Bei einer PNP sind im allgemeinen die erkennbare Muskelatrophie und die gut meßbare Kraftminderung einleuchtende Kriterien zur Festlegung der *MdE* oder des *GdB*. Dennoch weist keine MdE-/GdB-Tabelle unmittelbar ablesbare Werte für eine PNP aus. Man muß hier von den für die einzelnen peripheren Nervenausfälle angegebenen Werten (S. 56 ff.) ausgehen und im Vergleich mit diesen Nervenschäden die MdE oder den GdB analog bewerten. Schwieriger ist diese Beurteilung bei Patienten mit reiner oder überwiegend sensibler PNP. Die Beeinträchtigung der Funktion infolge sensibler Störungen wird leicht unterschätzt. Schon leichte Störungen können zu ausgeprägten Behinderungen bei feinen, Geschicklichkeit erfordernden Tätigkeiten führen. Hier ist u. a. auch darauf zu achten, ob Schutzsensibilität gegeben ist oder nicht.

Hilflosigkeit ergibt sich bei einem Zustand nach PNP nur für ganz schwere Folgezustände, bei denen der Gebrauch aller vier Extremitäten erheblich eingeschränkt ist.

Beurteilung zur Frage der Erwerbs- und Berufsunfähigkeit

Leichte oder deutlich sensible Residuen können schon allein Berufsunfähigkeit bedingen. Für Seiltänzer, Berufssportler, Näherinnen, Elektroniker, Feinmechaniker, Musiker, bildende Künstler, Töpfer und viele andere mehr ist dies ohne weiteres einsichtig. Deswegen ist der jeweilige Beruf als wesentliches Kriterium zu berücksichtigen. Erwerbsunfähigkeit ist nur bei schweren Residuen gegeben, allerdings wird es schwerfallen, für manche Berufsgruppen (Musiker) zumutbare Umschulberufe zu finden.

Literatur

1 Bock, H.E., R. Siegert: Herpes Zoster. In Gsell, O., W. Mohr: Infektionskrankheiten, Band I/1. Springer, Berlin 1967 (S. 617 ff.)
2 Critchley, E.M.R.: Neuropathies due to drugs. In Vinken, P.J., G.W. Bruyn, H.L. Klawans (Hrsg.): Handbook of Clinical Neurology, Vol. 51. Elsevier, Amsterdam 1987 (S. 293–314)
3 Grren, L.S., J.A. Donoso, I.E. Heller-Bettinger, F.E. Samson: Axonal transport disturbances in vincristine-induced peripheral neuropathy. Ann. Neurol. 1 (1977) 255–262
4 Henschler, D., F. Broser, H.C. Hopf: „Polyneuritis cranialis" durch Vergiftung mit chlorierten Acetylenen beim Umgang mit Vinylidenchlorid-Copolymeren. Arch. Toxikol. 26 (1970) 65–75
5 Hopf, H.C.: Anticonvulsant drugs and spike propagation of motor nerves and skeletal muscle. J. Neurol. Neurosurg. Psychiat. 36 (1973) 574–580
6 Hopf, H.C.: Guillain-Barré-Syndrom nach Tetanus-Schutz-Impfung. Akt. neurol. 7 (1980) 195–200
7 Hopf, H.C., G. Klingmüller: Acrodermatitis chronica atrophicans Herxheimer mit Gelenkbeteiligung und neurologischen Ausfällen. Nervenarzt 36 (1965) 364–366

8 Kaeser, H.E.: Polyneuropathien durch chemische und industrielle Gifte. In Hopf, H.C., K. Poeck, H. Schliack: Neurologie in Praxis und Klinik, Band III. Thieme, Stuttgart 1993 (S. 4.68–4.88)
9 LeQuesne, P.: Neuropathy Due to Drugs. In Dyck, P.J., P.K. Thomas, E.H. Lambert, R. Bunge (eds.): Peripheral Neuropathy. Vol. II, 2nd Ed. Saunders, Philadelphia 1984 (S. 2162–2197)
10 Lowitzsch, K., U. Göhring, E. Hecking, H. Köhler: Refractory period, sensory conduction velocity, and visual evoked potentials before and after hemodialysis. J. Neurol. Neurosurg. Psychiat. 44 (1981) 121–128
11 Ludin, H.-P., W. Tackmann: Polyneuropathien. Thieme, Stuttgart 1984
12 Mamoli, B., W.D. Heiss, I. Podreka, M. Turnheim: Elektroneurographische Untersuchungen der Vincristin-Polyneuropathie. Z. EEG-EMG 11 (1980) 21–27
13 Mumenthaler, M.: Neuropathies due to physical agents. In Vinken, P.J., G.W. Bruyn, H.L. Klawans (Hrsg.): Handbook of Clinical Neurology, Vol. 51. Elsevier, Amsterdam 1987 (S. 133–142)
14 Schröder, J.M.: Die Feinstruktur markloser (Remakscher) Nervenfasern bei der Isoniazid-Neuropathie. Acta Neuropathol. 15 (1970) 156–175
15 Shapiro, W.R., D.F. Young: Neurological complications of antineoplastic therapy. Acta neurol. scand. 70, Suppl. 100 (1984) 125–132
16 Shimada, K., S. Maeda, S. Wakasugi, T. Murakami, S. Araki, K. Yamamura: Molecular genetics of familial amyloidotic polyneuropathy. Enzyme 38 (1987) 65–71
17 Shorvon, S.D., E.H. Reynolds: Anticonvulsant peripheral neuropathy. J. Neurol. Neurosurg. Psychiat. 45 (1982) 620–626
18 Sluga, E., J. Donis: Deficiency neuropathies. In Vinken, P.J., G.W. Bruyn, H.L. Klawans (Hrsg.): Handbook of Clinical Neurology, Vol. 51. Elsevier, Amsterdam 1987 (S. 321–354)
19 Vasilescu, C., A. Florescu: Clinical and elektrophysiological studies of carbon disulphide polyneuropathy. J. Neurol. 224 (1980) 59–70
20 Windebank, A.J.: Peripheral neuropathies due to chemical and industrial exposure. In Vinken, P.J., G.W. Bruyn, H.L. Klawans (Hrsg.): Handbook of Clinical Neurology, Vol. 51. Elsevier, Amsterdam 1987 (S. 263–292)
21 Zampollo, A., O. Zacchetti, G. Pisati: On ethylene oxide neurotoxicity. Ital. J. neurol. Sci. 5 (1984) 59–65
23 Anhaltspunkte für die ärztliche Gutachtertätigkeit im sozialen Entschädigungsrecht und nach dem Schwerbehindertengesetz, 1983, hrsg. vom Bundesminister für Arbeit und Sozialordnung
24 Barbieri, S., C. Pirovano, G. Scarlato, P. Tarchini, A. Zappa, M. Maranzana: Long-term effects of 2,3,7,8-tetrachlordibenzo-p-Dioxin on the peripheral nervous system. Neuroepidemiology 7 (1988) 29–37

Beschäftigungsmyopathien und Kompartmentsyndrome

H. C. Hopf

Symptomatik – Ätiopathogenese

Die bekannteste unter den Beschäftigungsmyopathien ist das *Tibialis-anterior-Syndrom* (6). Obwohl es nach Traumen wohl am häufigsten vorkommt (3), entwickelt sich die gleiche Symptomatik auch nach Überlastung des Muskels, etwa bei anstrengendem längeren Gehen oder Marschieren (2), epileptischen und tetanischen Anfällen sowie Lagerung (Tab. 39). Betroffen sind die Muskeln der Tibialisloge (Mm. tibialis anterior, extensor hallucis longus, extensor digitorum longus) und der in der Loge verlaufende N. peronaeus profundus. Die Volumenvermehrung muß so erheblich sein, daß der Druck innerhalb der von einer derben, unnachgiebigen Faszie umgebenen Muskelloge über den arteriellen Blutdruck ansteigt, die Arterie komprimiert und dadurch sekundär eine ischämische Muskelnekrose hervorruft. Die N. peronaeus-Schädigung kann mit einer Latenz folgen (6). Die Peronäusloge kann einbezogen werden oder auch allein betroffen sein (3).

Gleiche Mechanismen wurden für den *M. soleus* (4), *M. tibialis posterior* (6), den *M. interosseus II* (8), den *M. extensor carpi ulnaris* (10) sowie für Handbinnenmuskeln (6) beschrieben.

Klinisch stehen Schmerzen und Paresen im Vordergrund, wobei sich die Beschwerden nicht selten innerhalb von Stunden oder langsamer entwickeln. Charakteristisch ist eine derbe Veränderung der betroffenen Muskeln, meist mit erkennbarer Schwellung. Die Diagnose ergibt sich aus der von den üblichen peripheren Paresen abweichenden Symptomkonstellation mit Schmerz, Parese, Schwellung und Kontraktur. Im EMG finden sich elektrische Stille oder Denervationszeichen. CT und MRT lassen Ischämie wie Blutungen gut erkennen.

Begutachtung

Ein *ursächlicher Zusammenhang* kann angenommen werden, wenn eine der oben erwähnten bekannten Muskelgruppen betroffen ist und eine ungewohnte oder übermäßige Tätigkeit mit Beanspruchung dieser speziellen Muskelgruppe oder ein anderer der genannten Mechanismen (Tab. 39) vorausging. Da Dauerschäden oft weitgehend vermieden werden können, wenn beispielsweise beim Tibialis-anterior-Syndrom eine frühe operative Dekompression durch Eröffnung der Tibialisloge vorgenommen wird, stellt sich möglicherweise auch einmal die Frage der verspäteten Therapieeinleitung als Ursache eines ungünstigen Residualzustandes. Für diese individuell zu klärende Frage können keine allgemeinen Richtlinien gegeben werden.

Tabelle **39** Ursachen von Kompartmentsyndromen

Volumenvermehrung im Kompartment
- Blutung in die Faszieloge
  (Weichteiltrauma, Fraktur, Operation, Spontanblutung)
- Entzündung
- schwere venöse Abflußstauung

Verengung des Logenraumes
- Fasziennaht bei Defekten
- Verlängerungsosteotomie

Kompression von außen
- zirkuläre Verbände
  (Gips, Zinkleimverband)
- ungünstige Lagerung

Ödembildung im Muskel
- Folge von Muskelischämie
  (Arterienverletzung, Blutleere, Embolie, intraarterielle Injektion)
- Überbeanspruchung des Muskels mit Laktatanstieg

Die *MdE* oder der *GdB* bemißt sich nach den verbleibenden Funktionsausfällen und ist beim Tibialis-anterior-Syndrom meist einer Peronäusparese gleichzusetzen. *Berufsunfähigkeit* kommt allenfalls für Fußballspieler (wenn das Bein betroffen ist) oder für Musiker (wenn die Hand betroffen ist) in Frage.

Literatur

1 Dugdale, T.W., S.F. Schutzer, M.K. Deavenbough, R.A. Bartosh: Compartment syndrome complicating use of hemi-lithotomy position during femoral nailing. J. Bone Jt Surg. 71 (1989) 1556–1557
2 Echtermeyer, V.: Das Kompartmentsyndrom. Springer, Berlin 1985
3 Kalff, R., Z. Jamjoon, M. Mehdorn, A.H. Towigh: Beidseitiges laterales Unterschenkelsyndrom nach Militärmarsch. Nervenarzt 55 (1984) 108–109
4 Kirby, M.G.: Exercise ischaemia in the fascial compartment of soleus. J. Bone Jt Surg. 52-B (1970) 738–740
5 Matsen, F.A.: Compartmental syndromes. Grune & Stratton, New York 1980
6 Müller-Vahl, H.: Compartment Syndrom. In: Hopf, H.C., K. Poeck, H. Schliack: Neurologie in Praxis und Klinik, Band III. Thieme, Stuttgart 1993 (S. 6.140–6.144)
7 Pedowitz, R.A., A.R. Hargens, S.J. Mubarak, D.H. Gershuni: Modified criteria for the objective diagnosis of chronic compartment syndrome of the leg. Amer. J. Sports Med. 18 (1990) 35–40
8 Reid, R.L., R.T. Travis: Acute necrosis of the second interosseus compartment of the hand. J. Bone Jt Surg. 55-A (1973) 1095–1097
9 Stöhr, M., B. Riffel: Nerven- und Nervenwurzelläsionen. VCH, Weinheim 1988
10 Tompkins, D.G.: Exercise Myopathy of the extensor carpi ulnaris muscle. J. Bone Jt Surg. 59-A (1977) 407–408

Besondere Krankheiten und Syndrome

Multiple Sklerose (MS)

W. Firnhaber

Allgemeine Probleme

Die Begutachtung von MS-Kranken bringt mehrfache Schwierigkeiten mit sich, die im Wesen der Erkrankung liegen. Auch nur annähernd feste Parameter im Hinblick auf Ätiologie, Pathogenese, Diagnose, Symptomatologie, Verlauf und Prognose fehlen, so daß so handfeste Fragen nach Rehabilitation, Behinderungsgrad, Erwerbs- oder Berufsfähigkeit, Krankheitsbeginn, nach krankheitsauslösenden oder krankheitsverschlimmernden Faktoren und nach den Fähigkeiten, ein Kraftfahrzeug zu führen, nur mit mehr oder weniger einschränkenden Kompromissen beantwortet werden können. Allgemeingültige Regeln sind nicht aufstellbar. Nur die detaillierte Einzelanalyse kann der individuellen Problematik des zu Begutachtenden gerecht werden. Hier allerdings können trotz der angeführten Einschränkungen Trendaussagen zum Problem der MS hilfreich sein, die aber nicht für den Einzelfall (absolut) verbindlich sein müssen. Sie können aber im Sinne des Betroffenen helfen, einen praktikablen Lösungsweg aufzuzeigen.

Die erste Schwierigkeit ist, daß nach wie vor die *Ursache* der MS letztlich *ungeklärt* ist. Die jahrelang angenommene Hypothese, daß ein Virus als auslösendes Agens nach einer 10- bis 15jährigen Einwirkungszeit für den zentralnervösen disseminierten Entmarkungsprozeß verantwortlich sei, hat sich nicht bestätigen lassen. Nach wie vor sind aber die epidemiologisch gewonnenen Erkenntnisse richtig, daß die MS auf der Erde unterschiedlich häufig vorkommt. Sie befällt Erwachsene, die aus Gebieten mit hohen Prävalenzraten in solche mit niedrigen auswandern, genauso oft wie die Bevölkerung, aus der sie stammen. In deutlich geringerem Ausmaße erkranken jugendliche Auswanderer; und die in der neuen Heimat Geborenen leiden an MS nur so häufig wie die dortige Urbevölkerung. Da aber nirgendwo Endemien oder gar Epidemien gesichert aufgetreten sind, muß der befallene menschliche Organismus in spezieller Weise reagieren. Hier wurde schon 1942 von Pette (16) die Bezeichnung der Neuroallergie eingeführt, die den eigentlichen Entmarkungsprozeß in Gang zu setzen scheint.

Die zweite Schwierigkeit ist die der *Diagnosefindung*. Gerade zu Krankheitsbeginn wird eine MS häufig nicht erkannt. So werden flüchtige Sensibilitätsstörungen oder flüchtige Paresen nicht immer als Ausdruck einer sich anbahnenden disseminierten Enzephalomyelitis (DE) gewertet, zumal immer noch ein spezifischer Labornachweis im Liquor oder Blut fehlt, der die differentialdiagnostische Unsicherheit aufheben könnte. Da der zentralnervöse Entmarkungsprozeß bei über 50 % aller Betroffenen mit spinalen Symptomen beginnt und da sich gerade in den ersten Wochen der Erkrankung ebenso wie bei einem erneuten akuten Schub die unspezifische, aber wegweisende IgG-Erhöhung im Liquor noch nicht eingestellt hat, bleiben nach McAlpine (14) gut 30 % aller Ersterkrankungen an MS zunächst unerkannt und somit auch unbehandelt. Aber in den letzten Jahren konnten durch Bestimmungen der oligoklonalen Banden im Liquor cerebrospinalis die differentialdiagnostischen Schwierigkeiten deutlich eingeengt werden. Zu etwa 95 % sind diese Banden isoliert im Nervenwasser bei MS-Kranken erhöht. Diese Tatsache belegt die Wichtigkeit der Liquoruntersuchung auch bei Ersterkrankten. – Außerdem haben neben den Untersuchungen von SSEP (somatosensible evozierte Potentiale) die Bestimmungen der visuellen evozierten Potentiale (VEP) bei MS-Kranken hohen differentialdiagnostischen Stellenwert. Für die Frühdiagnostik ist der Einsatz der MRT (= Magnetresonanztomographie) häufig entscheidend, um die Multilokalität des Krankheitsprozesses nachweisen zu können. Diese Methode aber hat für die Verlaufskontrollen und für prognostische Einschätzungen keine entscheidende Bedeutung.

Auch die unterschiedlichen *klinischen Erscheinungsformen* weisen Schwierigkeiten für allgemeine Richtlinien bei der Begutachtung von MS-Kranken auf. Hier sind nicht nur die mannigfaltigen Symptome, sondern auch ihre verschiedenartigen Kombinationen angesprochen.

Schließlich sind als weitere Schwierigkeit verschiedene *Verlaufsformen* bei der MS möglich, die sich in der Regel erst retrospektiv voneinander unterscheiden lassen, aber für die Diagnosefindung und vor allem für die *prognostische* Einschätzung des Einzelfalls von großer Wichtigkeit sein können.

Rehabilitation

Der weitverbreiteten Ansicht, daß sich eine berufliche Rehabilitation eines MS-Kranken generell nicht lohne, muß heftig widersprochen werden. Sicher ist die Ausgangslage ungünstiger als z. B. bei einem traumatischen Querschnittsgelähmten, bei dem die Rehabilitation auf eine abgeschlossene Krankheitsphase aufbauen kann, während bei einem MS-Patienten mit sich plötzlich veränderndem Krankheitsbild oder mit langsamer Zunahme des Leidens gerechnet werden muß. Aber statistische Langzeituntersuchungen (4, 5, 11) haben zeigen können, daß die Arbeitsfähigkeit bei MS-Kranken wesentlich länger besteht bleibt, als generell vermutet wird, obwohl bei diesen Untersuchten keine rehabilitativen Maßnahmen eingeleitet oder durchgeführt wurden. So waren nach 5 Jahren Krankheitsdauer noch über 70 %, nach weiteren 5 Jahren noch 50 % und nach 15 Jahren nach Krankheitsbeginn noch 30 % in irgendeiner Form berufstätig. Diese Zahlen ließen sich durch gezielte Umschulungen zweifelsohne erhöhen.

Um derartige Maßnahmen sinnvoll planen zu können, sollten allgemeine *prognostische Erkenntnisse* bei der MS berücksichtigt werden, die hier kurz zusammengefaßt wiedergegeben werden (11):

1. Je früher die MS auftritt, um so mehr neigt sie zum sogenannten typisch disseminierten Bild;
oder:
je später es zur MS kommt, desto mehr zeigt sie spinale Erscheinungsformen, die ganz allgemein bei 50 % aller Fälle als Anfangssymptome zu finden sind.
Somit kann gesagt werden:
Jüngere Patienten neigen eher zu disseminierten und ältere mehr zu spinalen Krankheitsbildern.
2. Je eher jemand an einer MS erkrankt, um so wahrscheinlicher wird die Krankheit zumindest in den Anfangsstadien schubförmig verlaufen;
oder:
je älter der Betroffene bei Beginn der MS ist, um so häufiger wird sich die Krankheit chronisch progredient entwickeln.
Mit zunehmender Dauer des Nervenleidens nimmt der Anteil der schubförmig bleibenden Verlaufsformen ab. Immerhin behalten aber 12,5 % der initial schubförmigen MS-Fälle diesen Verlaufstyp noch 19 und mehr Jahre nach der Erstmanifestation.
3. Je jünger ein Kranker bei Erstauftreten der MS ist, um so eher ist mit einem schwerwiegenderen Verlauf zu rechnen;
oder:
je älter ein Kranker bei Erstauftreten der MS ist, um so wahrscheinlicher wird diese gutartiger verlaufen.
4. Nach Fog (13) und auch nach anderen Autoren ist bekannt, daß die MS am aggressivsten in den ersten 2 Jahren nach ihrer klinischen Manifestation ist und daß die dann folgenden 3 Jahre in der Regel das Lebensschicksal des betroffenen MS-Patienten bestimmen.

Diese 4 Punkte besagen konkreter zusammengefaßt:
Ein frühes Erkrankungsalter bedeutet am ehesten einen multilokalen Befall, einen schubförmigen, aber schwerwiegenden Verlauf;
ein späteres Erkrankungsalter beinhaltet am ehesten eine spinale Symptomatik und einen chronisch progredienten, aber milden Verlauf.

Neben diesen etwas apodiktisch abgefaßten statistichen Ermittlungen, die eine Aussage über die Prognose bei MS-Kranken versuchen sollen, muß bei der Frage der sozialen oder beruflichen Wiedereingliederung berücksichtigt werden, welche gesundheitlichen Beeinträchtigungen die Leistungsfähigkeit bei MS-Kranken am häufigsten einschränken. Die wichtigsten limitierenden Faktoren der Erwerbsfähigkeit sind:

1. spastische Paresen, vor allem der Beine,
2. Koordinationsstörungen und
3. Störungen der Blase und des Darmes

in der genannten Reihenfolge. Weitere Symptome, wie Hirnnervenstörungen, Sensibilitätsstörungen oder psychische Alterationen, haben für die Frage der Leistungsfähigkeit der meisten MS-Kranken nur untergeordnete Bedeutung, wenn ihnen allerdings im Einzelfall durchaus besonderes Gewicht zukommen kann.

Statistische Aussagen können daher nicht von der Aufgabe entbinden, den Einzelfall gerade unter dem Gesichtspunkt der spezifischen Rehabilitation zu analysieren. Die vorliegenden Ergebnisse vermögen nur Richtlinien aufzuweisen, die für die allgemeine Planung rehabilitativer Maßnahmen bei MS-Kranken als Basis angesehen werden können.

Begutachtung

Beurteilung des ursächlichen Zusammenhangs

Regelungen in anderen Ländern

Nach Bauer herrscht in den verschiedenen Ländern als gemeinsames Merkmal bei der Begutachtung von MS-Kranken Unsicherheit hinsichtlich der Kausalzusammenhangsfrage vor, die vor allem aus der Unkenntnis der Ätiologie erwächst. Das Dilemma besteht zwischen dem Bestreben, sozialen Notständen abzuhelfen, und dem Wissen, daß konstruierte Zusammenhangshypothesen angesichts mangelnder Tatsachen anfechtbar sind.

In den *USA* wird die MS als Wehrdienstbeschädigung (WDB) anerkannt, wenn der zeitliche, nicht aber der ursächliche Zusammenhang mit Besonderheiten des Wehrdienstes zur Erstmanifestation des Nervenleidens nicht mehr als 7 Jahre beträgt. Diese Regelung besteht trotz der Erkenntnis, daß eine Ersterkrankung während des Wehrdienstes als unwahrscheinlich anzusehen ist, da die MS mit hoher Wahrscheinlichkeit schon im Kindesalter acquiriert wird.

In *Großbritannien* bestehen keine festen Regelungen, ob und wie eine MS als Wehrdienstbeschädigung Anerkennung findet. Hier wird von Fall zu Fall unter Berücksichtigung von Belastungen während der Dienstzeit entschieden.

In *Belgien* wird ein ursächlicher Zusammenhang zwischen Wehrdiensteinflüssen und multipler Sklerose dann abgelehnt, wenn das Intervall zwischen Ende des Wehrdienstes und der klinischen Manifestation der MS mehr als 6–12 Monate beträgt und wenn nicht besondere Belastungen während des Wehrdienstes nachgewiesen werden können.

In *Dänemark* wird eine Erkrankung an multipler Sklerose während des Wehrdienstes nicht als entschädigungspflichtige Wehrdienstbeschädigung angesehen.

In *Norwegen, Schweden* und *Finnland* wird ebenfalls nicht nach streng wissenschaftlichen Kriterien verfahren. Im allgemeinen wird ein Zusammenhang zwischen Wehrdiensteinflüssen und multipler Sklerose angesehen, wenn der erste Schub der Erkrankung während strapaziöser Wehrdienste oder im Zusammenhang mit entzündlichen Krankheiten im Wehrdienst auftrat, insbesondere dann, wenn die Therapien vernachlässigt werden mußten.

Auch in *Österreich* wird eine MS als Wehrdienstbeschädigung dann anerkannt, wenn im engen zeitlichen Zusammenhang des Wehrdienstes unter besonderen Belastungen die ersten Anzeichen der Erkrankung aufgetreten sind.

In der *Schweiz* genügt für das Anerkennen der MS als wehrdienstbedingtes Leiden lediglich der zeitliche Zusammenhang zur Erstmanifestation.

In der *Tschechischen* und der *Slowakischen Republik* wurden bisher höchstens äußere Einflüsse als die Krankheit verschlimmernde Faktoren angesehen.

Beurteilungen im sozialen Entschädigungsrecht und in der gesetzlichen Unfallversicherung

Wenn es richtig ist – und die epidemiologischen Erkenntnisse sprechen dafür (s. oben) –, daß die Voraussetzungen, an einer MS zu erkranken, in der Kindheit gelegt werden, so könnte die primäre Bedingung des Leidens nicht als Folge eines beruflichen oder wehrdienstbedingten Einflusses angesehen werden. In wenigen Ländern wird nach Bauer (3) so argumentiert.

Im Bereich des sozialen Entschädigungsrechts und der gesetzlichen Unfallversicherung gilt jedoch die *Kausalitätsnorm der wesentlichen Bedingung,* und bei dieser kommt es nicht allein auf die primäre Bedingung an. Auch anderen Bedingungen, die zum Ausbruch eines Leidens beigetragen haben, kann eine ursächliche Bedeutung beigemessen werden, wenn sie für die Krankheitsmanifestation gegenüber der primären Noxe oder anderen weiteren Bedingungen zumindest eine annähernd gleichwertige Bedeutung gehabt haben (s. S. 18 ff.).

Nun haben allerdings statistische Erhebungen (4, 5, 9, 10) an zum Teil großen Fallzahlen keinen Beweis erbringen können, daß äußere Umstände eine MS auslösen oder signifikant häufiger schubförmig exazerbieren lassen, so daß vom rein wissenschaftlichen Standpunkt ein ursächlicher Zusammenhang zwischen exogenen Faktoren und Erstmanifestation oder Auftreten eines akuten Rezidivs einer MS nicht als wahrscheinlich zu bezeichnen ist.

Andererseits bleibt aber – wie eingangs schon betont – zu beachten, daß die Ätiopathogenese der MS letztlich nicht als ausreichend geklärt angesehen werden kann. Unter diesem Aspekt ist bei Kausalitätsbeurteilungen einer MS im *sozialen Entschädigungsrecht* (Versorgungswesen) zu prüfen, ob eine sog. *Kannversorgung* vorzuschlagen ist, die im Hinblick auf Krankheiten geschaffen wurde, deren Ursachen in der medizinischen Wissenschaft so ungewiß sind, daß eine Beurteilung mit der erforderlichen Wahrscheinlichkeit nicht gegeben werden kann. Einzelheiten hierzu ergeben sich aus S. 28 ff. Die Voraussetzungen für eine solche „Kannversorgung" sind vom Bundesministerium für Arbeit und Sozialordnung nach Anhören von Sachverständigen folgendermaßen formuliert worden (1):

„Bei der multiplen Sklerose (MS) besteht in der medizinischen Wissenschaft Ungewißheit darüber, ob es sich um eine Infektionskrankheit oder um ein neuroallergisches, auf einer Autoimmunitätsreaktion beruhendes Krankheitsgeschehen handelt. Auch die Bedeutung endogener Faktoren ist noch umstritten.

In seltenen Einzelfällen kann trotzdem ein Zusammenhang der MS mit einer Schädigung wahrscheinlich sein, z. B., wenn ein Schub des Leidens in augenfälliger zeitlicher Verbindung mit außergewöhnlich massiven Belastungsfaktoren auftritt und dann bei jeder der genannten wissenschaftlichen Hypothesen die gleiche Beurteilung abzugeben wäre.

Sonst ist eine „Kannversorgung" in Betracht zu ziehen. Unter Berücksichtigung der verschiedenen wissenschaftlichen Hypothesen ist ungewiß, ob folgende Umstände als exogene Faktoren für die Entstehung und den weiteren Verlauf der MS von ursächlicher Bedeutung sind:

a) Körperliche Belastungen oder Witterungseinflüsse, die nach Art, Dauer und Schwere geeignet sind, die Resistenz herabzusetzen,
b) Krankheiten, bei denen eine toxische Schädigung oder eine erhebliche Herabsetzung der Resistenz in Frage kommt.

Haben solche Umstände als Schädigungstatbestände vorgelegen, sind die Voraussetzungen für eine „Kannversorgung" dann als gegeben anzusehen, wenn die Erstsymptome der MS während der Einwirkung der genannten Faktoren oder mehrere Monate (bis zu 8 Monaten) danach oder in der Reparationsphase (bis zu 2 Jahren) im Anschluß an eine unter extremen Lebensbedingungen verlaufene Kriegsgefangenschaft aufgetreten sind. Außerdem sind die Voraussetzungen für eine „Kannversorgung" als erfüllt anzusehen, wenn die MS ein enger zeitlicher Verbindung mit langdauernden konsumierenden Krankheiten, die selbst Schädigungsfolge sind, aufgetreten ist. Eine enge zeitliche Verbindung ist ebenfalls zu fordern, wenn eine Impfreaktion ursächlich in Betracht kommt."

Trotz dieser Richtlinien, die die Begutachtung von MS-Kranken hinsichtlich der ursächlichen Zusammenhangsfrage praktikabel gestalten, bleibt dem neurologischen Gutachter noch viel Ermessensfreiraum, weil es oft schwierig ist, den Zeitpunkt des Beginns der Krankheit festzustellen. Mit Ritter (17) kann in dieser Beziehung die Arbeit des Neurologen mit der eines Historikers verglichen werden, der aus Resten früherer ärztlicher Tätigkeit, die meistens ohne Mitwirkung eines Nervenarztes geschah, und aus Zeugnissen Dritter möglichst sachlich die Vergangenheit rekonstruieren soll. Hier ist der neurologische Gutachter oft, ebenso wie ein Richter, überfordert, da nicht nur die Glaubwürdigkeit des Probanden und der Zeugen zu prüfen ist, sondern weil auch manchmal schwer zu entscheiden ist, ob etwa „außergewöhnlich massive Belastungsfaktoren" oder „körperliche Belastungen oder Witterungseinflüsse, die nach Art, Schwere und Dauer geeignet sind, die Resistenz herabzusetzen", vorgelegen haben.

Im Bereich der *gesetzlichen Unfallversicherung* gibt es eine „Kannversorgung" nicht. Hier muß in jedem Fall beurteilt werden, ob ein Zusammenhang etwa zwischen einem Unfall und einer MS als wahrscheinlich anzusehen ist oder nicht. Da als Schädigung im allgemeinen nur ganz akute Ereignisse und außerdem kaum die Entstehung, sondern allenfalls die Verschlimmerung einer schon bestehenden MS zu erörtern sind, ergeben sich in praxi nicht so viele Schwierigkeiten. Hier ist schon wegen des nun überschaubaren zeitlichen Intervalls der Sachverhalt besser aufdeckbar als etwa bei lange zurückliegenden Ereignissen aus dem letzten Kriege. Daher sind eine zuverlässigere Analyse und ein genaues Abwägen der näheren Umstände noch möglich. Hier sollte das Einzelereignis genauestens geprüft werden, ob es nach Lage der Dinge den Kriterien des Außergewöhnlichen standhält. Kommt man im Einzelfall unter Würdigung aller Umstände zu einer für den Antragsteller positiven Entscheidung, so ist darüber zu befinden, ob nur eine vorübergehende Verschlimmerung oder ob eine richtunggebende Verschlimmerung bzw. eine dauernde Verschlimmerung anzunehmen ist. Im ersteren Fall ist bei der Zubilligung einer unfallbedingten Erwerbsminderung auch der Zeitraum anzugeben, nach dem die Verschlimmerung abgeklungen sein dürfte oder nach dem sich das schicksalhafte Leiden ohne Einfluß äußerer Einwirkungen bis zur gleichen Stufe entwickelt hätte. Wird eine richtunggebende Verschlimmerung angenommen, so muß auch die weitere Entwicklung des Leidens in vollem Umfang so anerkannt werden, als sei es durch den Unfall selbst entstanden. Bei einer dauernden Verschlimmerung wird im allgemeinen ein bleibender Einfluß des Unfallereignisses bei der Bemessung der Entschädigung zu unterstellen sein (19).

MdE-/GdB-Einschätzung zur Frage der Erwerbs- und Berufsunfähigkeit

In den „Anhaltspunkten für die ärztliche Gutachtertätigkeit im sozialen Entschädigungsrecht und nach dem Schwerbehindertengesetz" (1) heißt es zur *Beurteilung der MdE* bei der MS (was ebenso für die Einschätzung des „Grades der Behinderung" – GdB – gilt):

„Die MdE richtet sich vor allem nach den Ausfallserscheinungen. Zusätzlich ist die aus dem klinischen Verlauf sich ergebende Krankheitsaktivität zu berücksichtigen. Bei gesicherter Diagnose ist im akuten Stadium und für zwei Jahre danach in jedem Fall eine MdE um mindestens 50 v. H. anzunehmen."

Betrachtet man dazu die MdE-/GdB-Tabellen, die auf S. 46 ff. dieses Buches als Auszug aus den „Anhaltspunkten" und für den Bereich der gesetzlichen Unfallversicherung zusammengestellt sind, so ergibt sich, daß diese sich überwiegend auf posttraumatische Zustände beziehen. Das hat seinen Grund darin, daß statische gesundheitliche Beeinträchtigungen in der Leistungseinbuße noch am ehesten meßbar erscheinen. Bei einer dynamischen Erkrankung wie der MS aber treffen zu viele fließende Parameter zusammen, die sich insbesondere aus der für dieses Leiden typischen Multilokalisation und aus dem Verlauf ergeben. Sie verbieten Festschreibungen der MdE oder des GdB im einzelnen.

Bei der Bestimmung des Schweregrades einer MS könnte nach dem Schema vorgegangen werden, das in der Göttinger Neurologischen Universitätsklinik auf statistischen Erhebungsbögen für MS-Kranke lange Zeit benutzt wurde (4) und das sich modifiziert folgendermaßen darstellt:

1. Geringfügige neurologische Abweichung ohne sichtbare Leistungsminderungen — MdE/GdB unter 20

2. Leichte neurologische Störungen, wie leichte Spastik, leichte Schwäche, leichte Gangstörungen oder Sensibilitätsstörungen — MdE/GdB = 20–30

3. Mittelschwere neurologische Störungen, wie Monoparesen, leichte Hemiparesen, mäßige Ataxien, stärkere Sensibilitätsstörungen, Blasenstörungen; Kombination mehrerer leichterer Störungen — MdE/GdB = 30–50

4. Relativ schwere neurologische Störungen wie deutliche Paresen, deutliche Gangstörungen, deutliche Ataxien, aber noch keine Stockhilfen; Kombination von mehreren mittleren Störungen — MdE/GdB = 50–80

5. Schwere neurologische Störungen, wie schwere Gangstörungen, die Gehhilfen erfordern, schwere zerebellare Ataxien, Blasen- und Mastdarmstörungen; Kombination von relativ schweren Störungen — MdE/GdB = 80–100

6. Schwerste neurologische Störungen wie Gehunfähigkeit aufgrund von spastischen Paresen oder aufgrund von hochgradigen Ataxien — MdE/GdB = 100

Auch diese Tabelle kann nur als Versuch gewertet werden, dem Dilemma hinsichtlich der Einstufung der MdE bzw. des GdB bei MS-Kranken abzuhelfen. Sie kann nicht den Anspruch der Allgemeingültigkeit für sich erheben. Vielleicht ist sie aber in der Lage, Richtlinien aufzuweisen und somit praktikable Hilfen zu geben.

Beurteilung der Kraftfahreignung

Bei dem hohen Rang, den der Besitz eines Führerscheins heute innehat, ist das Problem dringender geworden, ob Körperbehinderte ein Kraftfahrzeug auch bei zunehmender Verkehrsdichte lenken dürfen oder nicht. Da technische Erleichterungen durchaus bei fast allen PKWs möglich sind, ist eine großzügige Handhabung unter genauer Analyse des Einzelfalles sehr zu empfehlen. Allerdings sollte das aktive Fahren von Taxis, LKWs oder Omnibussen, also somit das berufsmäßige Kraftfahren, ausgeschlossen sein.

Wie bei allen in diesem Kapitel angeschnittenen Problemen stellt sich auch dieses bei MS-Kranken komplizierter als bei anderen Körperbehinderten dar, weil die Erkrankung grundsätzlich immer als dynamisch aufzufassen ist. Dieser Schwierigkeit aber kann man dadurch begegnen, daß sich der betroffene Kranke freiwillig regelmäßig neurologischen Begutachtungen in stets erneut abzusprechenden Intervallen vorstellt. Der Gutachter müßte allerdings einen Terminkalender führen, der ihm schnell aufzeigt, ob der MS-Patient die terminliche Auflage eingehalten hat. Diese Kontrolle in gegenseitiger Absprache zwischen Patient und Arzt muß nicht unbedingt das Vertrauen zwischen beiden stören, sondern kann es sogar noch festigen, wenn gemeinsam nach unter Umständen notwendigen neuen Lösungen gesucht wird.

Der neurologische Befund ist selbstredend richtungsweisend für die Zustimmung oder Ablehnung des Führens eines PKWs. Motorradfahren sollte grundsätzlich ausgeschlossen sein. In einigen Fällen sind Geschwindigkeitsbegrenzungen, nur Fahren am Tage oder auch nur von kurzen Strecken, abzusprechen, worüber schriftliche Aufzeichnungen vom Arzt abzufassen sind.

Während einem Kranken mit einer spastischen Paraparese der Beine bei erhaltenen Armfunktionen durchaus das Führen eines PKWs, der auf Handbetrieb umgestellt sein muß, mit Einschränkungen zugebilligt werden kann, schließen zerebellare Ataxien, die höchst selten sich nur an den Beinen negativ zeigen, das aktive Autofahren weitgehend aus. Gerade Kleinhirnstörungen pflegen in Streßsituationen an Deutlichkeit zuzunehmen, so daß unvorhergesehene Ereignisse im Straßenverkehr inadäquate Folgen haben können. Aber es kann immer nur im Einzelfall entschieden werden. Generelle Richtlinien aufzustellen, verbietet sich.

Ein noch schwierigeres Problem liegt dann vor, wenn der MS-Kranke wesensgeändert ist und vor allem nicht über das Einsichtsvermögen verfügt, daß er nicht mehr in der Lage ist, ein Auto verkehrssicher zu beherrschen. In diesen Fällen muß ein psychologisches Zusatzgutachten eingeholt werden, das insbesondere zur Frage der Verkehrstauglichkeit Stellung zu nehmen hat.

Ganz allgemein aber ist festzuhalten, daß unter verantwortungsbewußter Würdigung aller Umstände für den MS-Kranken möglichst positiv entschieden werden sollte. Ihn der Fähigkeit, ein Kraftfahrzeug zu führen, vorzeitig zu berauben, heißt wahrscheinlich, ihn von noch bestehenden zwischenmenschlichen Kontakten zu trennen und ihn somit weiter zu isolieren, als es das chronische Nervenleiden automatisch schon mit sich bringt.

Fragen nach der *Berufsunfähigkeit* oder gar nach der *Erwerbsunfähigkeit* sind der Regel leichter zu beantworten als nach dem Grad der Behinderung. Auch hier sind für MS-Kranke allerdings keine verbindlichen Regeln aufzustellen. Das Problem läßt sich aber eher lösen, da die Fragestellungen klarer sind.

Schlußbetrachtungen

Das vorliegende Kapitel zur Frage der Begutachtung von MS-Kranken sollte vor allem die Schwierigkeiten aufzeigen, die sich hinsichtlich zu regelnder sozialer Fragen bei einem chronischen Nervenleiden einstellen, das nicht zu einem abgeschlossenen Krankheitsbild führt, sondern sich in einem stetigen dynamischen Ablauf befindet. Trotz dieses Handikaps und trotz der ätiologischen Unkenntnisse bei der multiplen Sklerose wurde versucht, in mancher Beziehung allgemein zu berücksichtigende Faktoren herauszustellen, die manche Entscheidung erleichtern könnten. Allerdings muß betont werden, daß es unerläßlich bleibt, den Einzelfall genau zu analysieren, um gerecht urteilen zu können. Es ist selbstverständlich, daß dem Anliegen des Betroffenen stets ein hoher Rang zukommt.

Literatur

1 Anhaltspunkte für die ärztliche Gutachtertätigkeit im sozialen Entschädigungsrecht und nach dem Schwerbehindertengesetz, 1983 hrsg. vom Bundesminister für Arbeit und Sozialordnung
2 Bauer, H.J.: Multiple Sklerose: Grundlagen und Hypothesen der modernen Ursachenforschung. Z. ges. Neurol. Psychiat. 198 (1970) 5–32
3 Bauer, H.J.: unveröff. (1972)
4 Bauer, H.J., W. Firnhaber: Zur Leistungsprognose Multiple-Sklerose-Kranker. Dtsch. med. Wschr. 27 (1963) 1357–1364
5 Bauer, H., W. Firnhaber, B. Winkler: Prognostic criteria in multiple sclerosis. Ann. N. Y. Acad. Sci. 122 (1965) 429–438
6 Bauer, H., G. Kersting, R. Magun: Multiple Sklerose und Wehrdienst. Nervenarzt 28 (1957) 119–122
7 Blumenthal, W., W. Firnhaber: Rehabilitation von Kranken mit multipler Sklerose. Rehabilitation 3 (1975) 123–145
8 Firnhaber, W.: Vorkommen der multiplen Sklerose und epidemiologische Aspekte in einem umschriebenen Gebiet Südniedersachsens – Organisation eines Areals zur prospektiven Langzeitbeobachtung. Habil. Schrift, Göttingen 1969
9 Firnhaber, W.: Die praktische Bedeutung klinisch-statistischer Untersuchungen bei der multiplen Sklerose. Med. Klin. 32 (1971) 1079–1085
10 Firnhaber, W.: Klinische und sozialmedizinische Aspekte bei der multiplen Sklerose. Nervenarzt 44 (1973) 117–127
11 Firnhaber, W.: Leistungsvermögen und Rehabilitation von Multiple-Sklerose-Kranken. Neurol. Psychiat. 5 (1979) 440–445
12 Firnhaber, W.: Hinweise für Beratungsdienste zur Rehabilitation Behinderter: Beratung von Kranken mit multipler Sklerose (MS). Rehabilitation (1980)
13 Fog, T., F. Linnemann: The Course of Multiple Sclerosis. Munksgaard, Kopenhagen 1970
13a Kesselring, J., J. Mertin: Rehabilitation bei multipler Sklerose. Psycho 18 (1992) 471–477
14 McAlpine, D., Ch.E. Lumsden, E.D. Acheson: Multiple Sclerosis – a Reappraisal. Livingstone. Edingburgh 1972
15 Pette, E., H. Pette, H. Bauer: Ätiologie und Pathogenese der Multiplen Sklerose. Dtsch. med. Wschr. 84 (1959) 2061–2066, 2115
16 Pette, H.: Die akut entzündlichen Erkrankungen des Nervensystems. Thieme, Leipzig 1942
17 Ritter, G.: Forensische Probleme der Neurologie. Dtsch. med. Wschr. 99 (1974) 1879–1889
18 Ritter, G.: Kraftfahrzeugtauglichkeit bei Epilepsie, Multipler Sklerose und Parkinsonismus. In: Führerschein bei Hirnerkrankungen und Schädel-Hirn-Trauma, hrsg. von W. Grote, W.J. Bock. Thieme, Stuttgart 1980 (S. 86–93)
19 Scheid, W.: Lehrbuch der Neurologie, 4. Aufl. Thieme, Stuttgart 1980 (S. 301)
20 Suchenwirth, R.M.A., G. Wolf (Hrsg.): Neurologische Begutachtung. G. Fischer, Stuttgart 1987

Spinale Muskelatrophien, Myasthenia gravis und Myopathien

W. Tackmann

Klassifikation

Bei der überwiegenden Zahl der hier erwähnten Krankheitsbilder ist die zu Grunde liegende Ursache bisher nicht geklärt. Eine Klassifikation kann deshalb auch nicht optimal sein. Sie ist vielfach auch in der Nomenklatur der einzelnen neuromuskulären Erkrankungen an historische Beschreibungen angelehnt. In der vorliegenden Übersicht wurde die von Walton (1991) publizierte Klassifikation übernommen (Tab. **40**). Es wird bewußt nur auf die häufigeren Erkrankungen Bezug genommen; die Vielzahl der aus der Literatur nur in Einzelfällen bekannten neuromuskulären Erkrankungen wurde weggelassen oder nur in Tabellen aufgeführt.

Allgemeine Gesichtspunkte

Klinische Symptome und Zusatzdiagnostik

Leitsymptome
Trotz der Vielzahl neuromuskulärer Erkrankungen ist das Spektrum klinischer Symptome sehr begrenzt. Leitsymptome sind Muskelatrophie, Muskelhypertrophie und Pseudohypertrophie, Schwäche, Ermüdbarkeit, Schmerzen. Keines der genannten Symptome ist für eine der in Tab. **40** aufgeführten neuromuskulären Erkrankungen spezifisch.

Muskelatrophien sind bei den meisten Muskeldystrophien proximal und symmetrisch angeordnet, jedoch finden sich auch bei den genetisch determinierten spinalen Muskelatrophien (Werdnig-Hoffmann, Kugelberg-Welander), dem Polymyositis-/Dermatomyositis-Komplex, endokrinen Myopathien, einigen kongenitalen Myopathien mit Strukturanomalien proximale Akzentuierungen.

Distale Atrophien und Paresen weisen meist auf eine neurogene Ursache hin. Ausnahmen stellen die im Erwachsenenalter häufige myotone Muskeldystrophie Curschmann-Steinert und die seltenen distalen Myopathien dar.

Echte *Muskelhypertrophien* kommen generalisiert bei den kongenitalen Myotonien, wesentlich ausgeprägter bei der Thomsen-Form als bei der Becker-Form, vor; sie werden aber auch bei Glykogenspeichererkrankungen (Typ III Forbes, Typ V McArdle), zentronukleärer Myopathie, gelegentlich bei der Sarkoidose sowie bei endokrinen Myopathien angetroffen.

Umschriebene Hypertrophien sowie Pseudohypertrophien, meist im Wadenbereich, finden sich dagegen vorwiegend bei den Muskeldystrophien Typ Duchenne und Typ Becker, können jedoch ebenfalls bei Muskeldystrophien vom Gliedergürteltyp und spinalen Muskelatrophien beobachtet werden.

Klagen über eine *rasche Ermüdbarkeit* nach Belastung werden von Patienten mit amyotropher Lateralsklerose geäußert, häufig lange bevor andere Symptome in Erscheinung treten. Bei Patienten mit mitochondrialen Myopathien stehen diese Beschwerden ganz im Vordergrund. Eine rasche Ermüdbarkeit wird auch von Patienten mit Glykogenspeichererkrankungen angegeben. – Bei der Myasthenia gravis klagen die Patienten weniger über eine abnorme Ermüdbarkeit, vielmehr über eine fluktuierende, meist zum Abend hin zunehmende Muskelschwäche.

Muskelschmerzen finden sich beim Polymyositis-/Dermatomyositis-Komplex, Karnitin-Palmityl-Transferase-Mangel, Myoglobinurie, Enzymdefekten des Glykogenstoffwechsels oder der mitochondrialen Atmungskette, seltener bei Hypothyreose, Hypokaliämie. Auch Patienten mit

Tabelle **40**
Klassifikation neuromuskulärer Erkrankungen

Spinale Muskelatrophien und Motoneuronerkrankungen
infantile spinale Muskelatrophie (Werdnig-Hoffmann)
intermediäre Form
juvenile oder adulte Form (Kugelberg-Welander)
distale Formen
skapuloperoneale Formen
Motoneuronerkrankungen
    amyotrophe Lateralsklerose
    amyotrophe Lateralsklerose-Parkinson-Demenz-Komplex
    progressive Bulbärparalyse
andere

Hereditäre und idiopathische periphere Neuropathien

Entzündliche Neuropathien
Polyneuropathien bei toxischen Schädigungen und bei Autoimmunerkrankungen

Erkrankungen des neuromuskulären Übergangs
Myasthenia gravis
neonatale Myasthenie
medikamentös induzierte Myasthenie
Lambert-Eaton-Syndrom
Botulismus
andere

Muskelerkrankungen
kongenitale Muskeldystrophien
morphologisch determinierte kongenitale Myopathien
Muskeldystrophien
    Typ Duchenne
    Typ Becker
    Typ Emery-Dreifuss
    skapuloperoneale Form
    fazioskapulohumerale Form
    Gliedergürtel-Form
    okuläre Form
    okulopharyngeale Form
    andere
myotone Muskelerkrankungen
    Myotone Muskeldystrophie (Curschmann-Steinert)
    Myotonia congenita
        dominant vererbter Typ (Thomsen)
        rezessiv vererbter Typ (Becker)
    Paramyotonia congenita (Eulenburg)
    chondrodystrophische Myotonie (Schwartz-Jampel-Syndrom)
toxische Myopathien
endokrine Myopathien
erbliche metabolische Myopathien
    Glykogenspeicherkrankheiten
    familiäre periodische Lähmungen
    Lipidspeicherkrankheiten
    mitochondriale Myopathien
    andere
entzündliche Myopathien (Myositiden)
    infektiös bedingte Myositiden
        Viren, Bakterien, Pilze, Parasiten
    Autoimmunerkrankungen
        Polymyositis
        Dermatomyositis
        Polymyositis bei Kollagenerkrankungen
        Einschlußkörperchenmyositis
        eosinophile Myositis
        Myositis bei Sarkoidose
        Polymyalgia rheumatica
andere Myopathien ungeklärter Ätiologie
    Arthrogryposis multiplex congenita
    lokalisierte Myositis ossificans
    andere

spinalen Muskelatrophien, amyotropher Lateralsklerose und Muskeldystrophien können über Myalgien klagen.

Abzugrenzen von den muskelkaterartigen Schmerzen sind *Muskelkrämpfe (Krampi)*. Hierbei handelt es sich um spontan oder nach Willkürbewegungen auftretende, oft sehr schmerzhafte Kontraktionen einzelner Muskeln oder Muskelgruppen. Krampi finden sich bei amyotropher Lateralsklerose, spinalen Muskelatrophien, Enzymdefekten des Glykogenstoffwechsels, Karnitin-Stoffwechselstörungen, maligner Hyperthermie, Myotonien sowie recht charakteristisch bei der progressiven Muskeldystrophie Typ Becker.

Zusatzdiagnostik
Serumenzyme
Als wesentlich für die Diagnostik neuromuskulärer Erkrankungen hat sich die Bestimmung der Serumkonzentration der Kreatinkinase (CK) erwiesen. Exzessiv hohe CK-Werte beobachtet man bei progressiver Muskeldystrophie Typ Duchenne in den Anfangsstadien, aber auch bei anderen Muskeldystrophien, maligner Hyperthermie, paroxysmaler Myoglobinurie. Bei Muskeldystrophien kann man während des Krankheitsverlaufes eine Abnahme der CK-Werte als Folge der reduzierten Gesamtmuskelmasse beobachten.

Eine Erhöhung der CK-Werte ist jedoch auch z. B. bei Hypothyreose und neurogenen Muskelatrophien zu beobachten. Permanent, oft deutlich erhöhte CK-Werte findet man jedoch auch bei einigen Leuten ohne jeglichen Hinweis auf eine neuromuskuläre Erkrankung, meist nach forcierter körperlicher Arbeit, ohne daß diesen Veränderungen ein Krankheitswert zukommt. Die Ursache dieser Veränderungen ist bislang unklar.

Elektromyographie
Die Elektromyographie kann bei der Untersuchung neuromuskulärer Erkrankungen hilfreich zur Unterscheidung neurogener Prozesse von Myopathien sein.

Bei neurogenen Läsionen (spinale Muskelatrophien, ALS, Polyneuropathien) degeneriert primär die motorische Vorderhornzelle oder das Axon, und es kommt zu einem sekundären Untergang der Muskelfasern. Anders ist bei Myopathien die Muskelzelle selbst primär betroffen. Neurogene Läsionen und Myopathien führen zu unterschiedlichen Veränderungen motorischer Einheiten im Muskel. Bei neurogenen Prozessen kommt es infolge einer Regeneration vielfach zu einer Vergrößerung motorischer Einheiten, bei Myopathien dagegen durch den Untergang von Muskelfasern innerhalb der einzelnen motorischen Einheit zu einer Verkleinerung dieser. Elektrophysiologisch führen diese Veränderungen bei neurogenen Prozessen zu einer Amplitudenzunahme und Potentialverlängerung, bei Myopathien zu einer Verkürzung und Aufsplitterung sowie zur Amplitudenreduktion der Muskelaktionspotentiale. Anzumerken ist, daß diese Veränderungen unspezifisch sind, nicht mit dem Schweregrad der Erkrankung einhergehen müssen und nur im Zusammenhang mit der klinischen Symptomatik interpretiert werden dürfen.

Muskelbiopsie
Die morphologische Untersuchung eines entnommenen Stückchens Muskel ist notwendig, um klinisch sehr ähnliche, ätiologisch aber sehr unterschiedliche Myopathien voneinander zu unterscheiden. So lassen sich die verschiedenen Formen der Muskeldystrophien von erblichen metabolischen Myopathien, kongenitalen Myopathien mit speziellen Strukturanomalien sowie entzündlichen Muskelerkrankungen trennen. Damit sind entscheidende Aussagen über Prognose und eventuelle Therapieansätze möglich. Neurogene Muskelatrophien sind ebenfalls erkennbar; jedoch läßt sich bei den spinalen Muskelatrophien und Motoneuronerkrankungen, die im Erwachsenenalter vorkommen, die Diagnose mit Hilfe der Elektromyographie stellen, so daß eine Muskelbiopsie häufig überflüssig wird.

Bildgebende Verfahren
In den letzten Jahren wurde der Aussagewert moderner bildgebender Verfahren – Sonographie, CT und Magnetresonanztomographie – bei neuromuskulären Erkrankungen untersucht. Man kann mit Hilfe dieser Techniken Verteilung von Muskelatrophien und Hypertrophien, das Ausmaß von Umbauvorgängen im Muskel, Verkalkungen sehr gut darstellen sowie den optimalen Ort für eine Muskelbiopsie herausfinden. Diese Techniken erlauben es auch, Verlaufsuntersuchungen durchzuführen. Spezifische Veränderungen sind jedoch damit nicht zu erfassen.

Genetische Untersuchungen
Durch Verbesserung molekularbiologischer Techniken konnte bei einer Vielzahl neuromuskulärer Erkrankungen der für diese verantwortliche Gendefekt nachgewiesen und lokalisiert werden. Dadurch ist es möglich, bei den einzelnen Familienmitgliedern eine Erkrankung bereits vor

Auftreten klinischer Symptome in einem hohen Prozentsatz zu erkennen oder klinisch gesunde Familienmitglieder als wahrscheinliche Überträger zu identifizieren bzw. einen zugrundeliegenden genetischen Defekt weitgehend auszuschließen.

Pränatal lassen sich etwaige Gendefekte durch Untersuchungen an Amnionzellen oder an fetalen, in den mütterlichen Blutkreislauf übergetretenen und markierten Leukozyten nachweisen. Eine genetische Beratung sollte bei jeder Neuerkrankung dem Betroffenen empfohlen werden.

Allgemeine Aspekte in der Begutachtung

Der Gutachter wird überwiegend mit der Frage der *Leistungsbeeinträchtigung* im Hinblick auf *Berufsunfähigkeit oder Erwerbsunfähigkeit* konfrontiert. Fragen des ursächlichen Zusammenhanges stellen sich fast nur bei erregerbedingten Myopathien und Vorderhornzellerkrankungen bzw. immunologisch induzierten Myositiden, z. B. bei Inokulation mit artfremden Gewebe (Frischzelltherapie).

Berufe, bei denen eine normale körperliche Belastbarkeit gefordert wird (Tätigkeiten mit dauerndem Heben, Tragen von schweren Gegenständen, permanentem Stehen, Klettern auf Leitern oder Gerüsten), können von Patienten mit neuromuskulären Erkrankungen nicht ausgeübt werden. Diesen Gegebenheiten ist auch bereits bei der *Berufsberatung* sowie bei *Berufsförderungsmaßnahmen* Rechnung zu tragen. Es ist jedoch in vielen Fällen möglich, unter entsprechender Gestaltung des Arbeitsplatzes Patienten in sog. „Büroberufe" einzugliedern.

Der Grad der „*Minderung der Erwerbsfähigkeit*" *(MdE)* oder der „*Grad der Behinderung*" *(GdB)* richtet sich nach dem Ausmaß der Paresen; dabei muß die Tatsache, daß Patienten mit neuromuskulären Erkrankungen rasch ermüden, berücksichtigt werden. Einbezogen werden müssen auch die nicht selten reduzierte kardiale und pulmonale Belastbarkeit, ferner Beeinträchtigungen durch Skoliose und Kontrakturen.

Da viele der genannten Erkrankungen progredient sind, wird nicht selten nach Ablauf von zwei bis drei, spätestens nach fünf Jahren eine erneute Begutachtung notwendig sein.

Einige der erwähnten neuromuskulären Erkrankungen (periodische Lähmungen, wenn sich keine Paresen hinzugesellen; gutartige kongenitale Myotonien, endokrine Myopathien nach erfolgreicher Therapie) bedingen unseres Erachtens keine Einschränkung der Erwerbsfähigkeit.

Spinale Muskelatrophien und Erkrankungen der Motoneurone

Hierunter werden Erkrankungen zusammengefaßt, bei denen es zu einer Degeneration des zweiten Motoneurons (spinale Muskelatrophien) oder zu einer kombinierten Erkrankung des ersten und zweiten Motoneurons (amyotrophe Lateralsklerose) kommt.

Spinale Muskelatrophien

Diesen Erkrankungen liegt eine ursächlich bisher unbekannte Degeneration der Vorderhornzellen zugrunde, die zu Muskelatrophien, Paresen, Faszikulationen und Areflexie führt. Bei den meisten Formen findet man proximal-betonte Muskelatrophien. Vielfach läßt sich eine Heredität nachweisen. Der Erbgang ist meist autosomal rezessiv, seltener autosomal dominant. X-chromosomal rezessive Formen wurden ebenfalls beschrieben. Ferner kommen sporadisch auftretende Fälle vor.

Aufgrund der klinischen Symptomatik und des Verlaufes lassen sich bei den hereditären autosomal rezessiv vererbten spinalen Muskelatrophien drei Formen voneinander abgrenzen. Für alle drei wurde ein alleler Gendefekt auf dem 5. Chromoson im Bereich q11–13 nachgewiesen.

1. Infantile spinale Muskelatrophie (Werdnig-Hoffmann)

Es handelt sich um die häufigste spinale Muskelatrophie mit einer Inzidenz von etwa 1:25 000 Lebendgeburten. Bei etwa 30 % der Kinder fallen bereits intrauterin verminderte Kindsbewegungen auf; bei 95 % wird die Krankheit vor dem 4. Lebensmonat manifest. Die Kinder weisen eine generalisierte Muskelhypotonie mit fehlender Kopfkontrolle, verminderten Spontanbewegungen, Trinkschwäche und ein nur leises schwaches Schreien auf. Die Schwäche betrifft zu Anfang die Beckengürtel- und Beinmuskulatur stärker als die Schulter- und Armmuskeln. Proximale Muskeln sind stärker betroffen als distale. Im Verlauf weniger Monate sind die Paresen dann generalisiert. Der Befall der Interkostal- und Bulbärmuskulatur führt zu ausgeprägten Atem- und Schluckstörungen. Atrophien werden durch Überlagerung von subkutanem Fettgewebe häufig verdeckt. Aus diesem Grunde werden auch Faszikulationen vielfach an den Rumpf- und Extremitätenmuskeln nicht erkennbar und können nur an der Zunge beobachtet werden. Die Muskeleigenreflexe fehlen. Der Verlauf ist durch eine rasche Progredienz gekennzeichnet. Ca. 95 % der Kinder sterben in den ersten 18 Lebensmonaten an Atemwegserkrankungen.

Die *Diagnose* läßt sich im EMG durch den Nachweis eines generalisierten Denervierungsprozesses sichern. Darüber hinaus können im relaxierten Muskel über Stunden Spontanentladungen motorischer Einheiten registriert werden. Histologisch findet sich eine felderförmige Atrophie. Die CK und andere Muskelenzyme sind im Serum meist normal.

2. Intermediäre Form

Erstsymptome manifestieren sich zwischen dem 6. und 18. Lebensmonat. Etwa ein Viertel aller Kinder kann ohne fremde Hilfe sitzen. Nur ein geringer Prozentsatz lernt jedoch selbständig laufen. Betroffen sind zunächst vorwiegend die Becken- und Schultergürtelmuskulatur, im weiteren Verlauf dann auch die distale Extremitäten-, Rumpf- und Atemmuskulatur. Muskeleigenreflexe fehlen oder sind abgeschwächt. Wadenhypertrophien kommen gelegentlich vor. Bei zwei Dritteln der Patienten können Faszikulationen an der Zunge beobachtet werden. Nicht selten findet sich ein Tremor der Hände. Der Verlauf ist durch das Auftreten von Skoliosen und Kontrakturen kompliziert. Die Lebenserwartung ist deutlich verkürzt. Elektromyographie, Histologie und Serumenzyme weisen die gleichen Veränderungen auf wie beim Typ Werdnig-Hoffmann.

3. Juvenile oder adulte Form (Wohlfart-Kugelberg-Welander)

Eine Heredität läßt sich bei zwei Dritteln aller Fälle nachweisen. Der Krankheitsbeginn ist jedoch sehr variabel. Er reicht vom Kindes- und Jugendalter bis zum 40. Lebensjahr. Die Häufigkeit beträgt etwa 1:75 000 Lebendgeburten. Das männliche Geschlecht ist häufiger als das weibliche betroffen. Charakteristisch ist der Beginn der Paresen im Bereich der Beckengürtelmuskulatur mit Schwierigkeiten beim Aufrichten aus der Hocke, Aufstehen vom Stuhl und beim Treppensteigen. Etwa 25 % der Patienten entwickeln eine Pseudohypertrophie der Wadenmuskulatur. Ohne Zuhilfenahme von *EMG* oder *Muskelbiopsie* wurde deshalb das Krankheitsbild früher als Muskeldystrophie vom Gliedergürteltyp fehlinterpretiert. Bei genauerer klinischer Betrachtung kann man jedoch Hinweise gewinnen, die eher an die Diagnose einer spinalen Muskelatrophie als an eine Muskeldystrophie denken lassen. So sind bei 30 bis 50 % aller Kugelberg-Welander-Erkrankungen Faszikulationen erkennbar, häufiger im Zungen- als im Extremitätenmuskelbereich. Bei etwa 30 % findet man einen Fingertremor, bei 3 % ein positives Zeichen nach Babinski. Die Muskeleigenreflexe an den Beinen sind abgeschwächt oder fehlen. Der Verlauf ist sehr unterschiedlich; je früher der Beginn, desto rascher progredient ist der Verlauf und desto kürzer ist die Lebenserwartung.

Diagnostik: Die Serumenzyme sind bei etwa der Häfte der Patienten mit einer Wohlfart-Kugelberg-Welander-Erkrankung leicht bis mäßig, in Einzelfällen jedoch auch extrem erhöht. Elektromyographisch können in über 95 % Zeichen einer generalisierten neurogenen Läsion nachgewiesen werden. Histologisch ist ein Muster mit feldförmig gruppierter Atrophie charakteristisch, denen Gruppen normaler oder hypertrophierter Fasern gegenüberliegen.

Andere spinale Muskelatrophien

Neben den proximalbetonten, autosomal rezessiv vererbten Formen sind spinale Muskelatrophien mit distaler Lokalisation beschrieben worden, die teils sporadisch, teils autosomal dominant oder autosomal rezessiv auftreten und sich bereits während der Kindheit oder im Erwachsenenalter manifestieren können. Es handelt sich um den Peronealtyp, den Unterarmtyp (Aran-Duchenne). Manifestationsformen im skapulären Bereich (skapulo-humeraler Typ [Vulpian-Bernhard], fazio-skapulo-humeraler Typ, skapulo-peronealer Typ) sowie im bulbospinalen Bereich sind seltener.

Begutachtung

Eine Erwerbsfähigkeit ist bei der infantilen und intermediären Form der spinalen Muskelatrophien nicht gegeben. Wegen des sehr unterschiedlichen Beginns und Verlaufs der Kugelberg-Welander-Krankheit kann keine generelle Bewertung gegeben werden. Eine Berufstätigkeit mit körperlich schwerer Belastung ist aber zu vermeiden, und bei den vielfach jugendlichen Patienten ist dieser Aspekt bereits bei der Berufsplanung zu berücksichtigen. Bei älteren Patienten muß ggf. eine Umschulung angestrebt werden.

Zur Kausalitätsbeurteilung der spinalen Muskelatrophien im sozialen Entschädigungsrecht – vor allem im Hinblick auf die sog. „Kannversorgung" bei im Erwachsenenalter aufgetretenen Erkrankungen – wird auf S. 30 f. verwiesen.

Amyotrophische Lateralsklerose (ALS)

Die Ursache dieser Erkrankung ist unklar. Es handelt sich um eine Degeneration des 1. und 2. motorischen Neurons. Nur in 5 % läßt sich eine Heredität mit einem dann autosomal dominanten Erbgang nachweisen.

Man rechnet mit etwa 0,5 bis 1,8 Neuerkrankungen pro 100 000 Einwohner pro Jahr. Männer sind etwas häufiger betroffen als Frauen. Die Krankheit kann bereits im Jugendalter auftreten. Ein Häufigkeitsgipfel findet sich zwischen dem 50. und 60. Lebensjahr. Bezieht man die Zahl der ALS-Fälle auf die Populationen der einzelnen Lebensdekaden, so läßt sich jedoch ein deutlicher Anstieg mit steigendem Lebensalter erkennen.

Die Erkrankung beginnt vielfach mit Krampi bei bestimmten Bewegungen; diese Symptome können dem Auftreten von Paresen und Atrophien oft um viele Monate vorausgehen. Bei nahezu der Hälfte der Patienten stellen sich Muskelatrophien und Paresen zuerst im Arm-Hand-Bereich ein (Hand-Unterarm-Typ). Die Patienten bemerken dies an einer zunehmenden Störung der Feinmotorik, z. B. beim Knöpfen und Schreiben. Im typischen Fall dehnen sich Paresen und Atrophien auf proximale Muskelgruppen derselben Extremität aus, wobei die Flexoren eher betroffen sind als die Extensoren. Etwas später ist dann mit ähnlichem Muster der Gegenarm betroffen. Im weiteren Verlauf kommt es zu Lähmungen und Atrophien der Beinmuskeln, zuletzt sind Schlund-, Gaumen- und Zungenmuskulatur betroffen.

Bei ca. 20 % beginnt die Erkrankung im Bereich der Unterschenkelmuskulatur mit Paresen der Fuß- und Zehenheber (peronaealer Typ). In ähnlicher Weise, wie oben beschrieben, werden im weiteren Verlauf Muskeln der kontralateralen Extremität, dann die der Arme und zuletzt die bulbäre Muskulatur befallen.

Von diesen Extremitätentypen läßt sich eine Form abgrenzen, bei der sich initial Sprech- und Schluckstörungen zeigen. Sie wird als *Bulbärparalyse* bezeichnet und findet sich in etwa 25 % aller Fälle. Es kommt zu Atrophien und Paresen der Gaumensegel-, Schlund- und Zungenmuskulatur. Die Sprache klingt verwaschen, näselnd und wird im weiteren Verlauf völlig unverständlich. Die Nahrungsaufnahme wird ebenfalls zunehmend schwieriger. Es kommt zum häufigen Verschlucken und Aspiration. Im weiteren Verlauf bieten auch diese Patienten das Vollbild einer ALS mit Atrophien und Paresen der Extremitätenmuskeln. Charakteristisch sind bei allen Formen der ALS eine spastische Tonuserhöhung, eine Steigerung der Muskeleigenreflexe und das Auftreten von Pyramidenbahnzeichen. Diese Symptome können jedoch bei rasch progredienten Verläufen mit ausgeprägten Atrophien auch fehlen. Sensibilitätsstörungen gehören typischerweise nicht zum Krankheitsbild, können jedoch in Einzelfällen nachgewiesen werden.

Der Verlauf dieser Erkrankung ist immer fatal. Etwa 50 % der Patienten sterben nach Auftreten der Erstsymptome im Verlauf von zwei bis drei Jahren, 20 bis 40 % innerhalb von fünf Jahren. Nur in 10 % wurden Verläufe über 10 bis 20 Jahre beobachtet.

Die *Diagnose* ist aus der klinischen Symptomatik und dem Verlauf zu stellen. Die Serumenzyme sind normal oder nur leicht erhöht. Die Elektromyographie dient zum Nachweis eines generalisierten Denervierungsprozesses auch in klinisch scheinbar nicht betroffenen Muskeln.

Begutachtung

Aufgrund der bei Diagnosestellung bereits ausgeprägten Symptomatik und der meist raschen Progredienz der Erkrankung ist eine Erwerbsfähigkeit nicht mehr gegeben.

Die Kausalitätsbeurteilung im sozialen Entschädigungsrecht – vor allem im Hinblick auf die sog. „Kannversorgung" – ist auf S. 29 f. erörtert.

Erkrankungen im Bereich der motorischen Endplatte

Myasthenia gravis

Es handelt sich um eine Autoimmunerkrankung. Der postsynaptische Anteil der Endplatte der quergestreiften Muskulatur wird nicht mehr als körpereigen erkannt und toleriert. Wodurch eine Autoantikörperbildung gegen die postsynaptische Membran der Endplatten und damit deren Zerstörung hervorgerufen wird, ist bis heute ungeklärt. Man vermutet jedoch, daß die Thymusdrüse dabei eine entscheidende Rolle spielt.

Pathophysiologisch kommt es im Muskel an einzelnen Endplatten zu einer Blockierung der Impulsübermittlung.

Die Häufigkeit dieser Erkrankung wird auf 4 bis 7 pro 100 000 Einwohner geschätzt. In der Gruppe der bis zu 40 Jahre alten Patienten sind Frauen deutlich häufiger betroffen als Männer, bei den über 50jährigen findet sich ein umgekehrtes Verhältnis.

Kardinalsymptom der Myasthenie ist eine lokalisierte oder generalisierte Muskelschwäche, die nach körperlicher oder psychischer Belastung zunimmt.

Entsprechend dem Verteilungsmuster der Paresen lassen sich nach Ossermann vier verschiedene Formen unterscheiden, die jedoch nicht streng voneinander getrennt werden dürfen, sondern zum Teil während des Krankheitsverlaufs Übergänge erkennen lassen.

I Okuläre Form: Bei etwa 40 % aller Myastheniepatienten finden sich Erstsymptome im Bereich der äußeren Augenmuskeln; sie klagen über intermittierend auftretende Doppelbilder, die sich besonders nach längerem Lesen oder abends beim Fernsehen einstellen und verstärken. Hinzu kommt eine ein- oder doppelseitige Ptose. Bei 60 % der zunächst rein okulären Form kommt es im weiteren Krankheitsverlauf zu einer Generalisierung der Symptome.

II a und II b: Bei ca. 30 bis 40 % aller Myastheniefälle tritt die Erkrankung mit leichten bis mittelschweren Paresen der okulären, bulbären und Extremitätenmuskulatur in Erscheinung. Die Patienten sprechen bei der Form *II a* gut auf Cholinesterasehemmer, bei der Form *II b* jedoch nur mäßig auf diese Medikamente an. Bei beiden Formen ist die Mortalität gering.

III: Etwa 10 % aller Patienten weisen einen akuten generalisierten Beginn mit Einbeziehung der Atemmuskulatur auf. Bei ihnen kommt es zu einem raschen Fortschreiten der Erkrankung. Cholinesterasehemmer wirken kaum. In dieser Gruppe treten gehäuft myasthene Krisen auf. Vielfach findet sich eine Thymom. Die Mortalität ist hoch.

IV: Hierbei handelt es sich um Patienten mit rasch progredienten und schweren Paresen, die etwa ein bis zwei Jahre nach Erkrankungsbeginn auftreten, nachdem zuvor eine rein okuläre Form oder eine Form II a oder II b bestanden hatte. Die Symptome sprechen schlecht auf Cholinesterasehemmer an. Die Prognose ist ungünstig, auch in dieser Gruppe finden sich häufig Thymome.

Die *Diagnose* einer Myasthenie ist aus der klinischen Symptomatik, dem Auftreten gegen Endplattenstrukturen gerichteter Antikörper im Serum, elektrophysiologisch durch den Nachweis eines pathologischen Amplitudenabfalls evozierter Muskelaktionspotentiale nach repetitiver Nervenstimulation oder einer gestörten Endplattenfunktion in der Einzelfasermyographie zu stellen. Serologisch und elektrophysiologisch sind jedoch besonders bei der okulären Form häufig falsch negative Befunde anzutreffen.

Die Therapie besteht in der Gabe von Cholinesterasehemmern, bei mittelschweren und schweren Formen in der Applikation von Immunsuppressiva (Kortikoide, Azathioprin, Cyclosporin A). Eine operative Entfernung der Thymusdrüse sollte bei allen Patienten erwogen werden, deren Symptome nicht länger als zwei Jahre bestanden haben.

Begutachtung

Bei der Beurteilung der Erwerbsfähigkeit muß der individuelle Verlauf berücksichtigt werden. Patienten mit einer rein okulären Form sind mit Einschränkungen zunächst voll erwerbsfähig. Patienten mit generalisierter Myasthenie sind dagegen meist als erwerbsunfähig anzusehen.

Primäre Erkrankungen der Muskulatur

Muskeldystrophien

Muskeldystrophie Typ Duchenne

Vorkommen und Genetik: Diese Erkrankung stellt die häufigste hereditäre Muskeldystrophie des Kindesalters dar. Die Inzidenz wird mit etwa 1 auf 3500 Knabengeburten angegeben. Die Erkrankung wird X-chromosomal rezessiv vererbt. Das erkrankte Gen wurde auf dem kurzen Arm des X-Chromosoms in der Region p21 lokalisiert. Bei etwa einem Drittel der Erkrankten soll es sich um Neumutationen handeln. Nahezu alle Patienten sind männlichen Geschlechtes. Nur selten sind Mädchen betroffen, die dann Chromosomenanomalien im Sinne eines Turner-Syndroms (X/0; X/XX) aufweisen.

Klinik: Die frühkindliche Entwicklung ist meist normal. Das Laufenlernen kann jedoch verspätet sein. Erste Symptome machen sich ab dem 3. Lebensjahr bemerkbar. Die Knaben fallen durch häufiges Hinfallen auf. Die Bewegungen werden ungeschickt. Die Eltern bemerken zunehmende Schwierigkeiten beim Gehen und Treppensteigen. Die Patienten entwickeln einen „Watschelgang", ein positives Trendelenburg-Zeichen sowie eine Hyperlordose. Der Bauch wird vorgewölbt. Vielfach besteht ein Pes planus mit einer deutlichen Tendenz, auf der Innenseite des Fußes zu stehen. Die Knie sind oft rekurviert und weisen eine Valgusstellung auf. Im weiteren Verlauf fällt auf, daß die Knaben beim Aufstehen aus liegender oder sitzender Position an sich hochklettern müssen (Zeichen nach Gowers). Sie entwickeln abstehende Schulterblätter. Neben Muskelhypertrophien findet man häufig Pseudohypertrophien. Hiervon sind besonders die Wadenmuskulatur, die Mm. glutei sowie die Mm. deltoidei betroffen. In fortgeschrittenen Stadien können derartige Symptome aber fehlen. Ab dem 8. bis 10. Lebensjahr wird meist eine rasche Verschlechterung bemerkt. Es kommt zum Auftreten von Kontrakturen im Bereich der Wadenmuskeln des M. tensor fasciae latae, der Adduktoren, der Hüft- und Ellenbogenbeuger. Bei nahezu allen Patienten sind zum Teil ausgeprägte Skoliosen zu finden. Die Muskeleigenreflexe fehlen in fortgeschrittenen Stadien immer.

Bei 90 % aller Fälle läßt sich eine *kardiale Mitbeteiligung* nachweisen. Es handelt sich um EKG-Veränderungen mit überhöhten R-Amplituden rechts-präkordial sowie tiefer Q-Zacken links-präkordial, ferner bestehen Sinustachykardien und Arrhythmien. Echokardiographisch wurde eine verminderte Beweglichkeit des li. Ventrikels gefunden, in späteren Stadien entwickelt sich meist eine dilatative Kardiomyopathie.

Zwischen dem 10. und 15. Lebensjahr kommt es zu einer *Herabsetzung der Lungenfunktion* mit einer Verminderung der Vitalkapazität und Abnahme des exspiratorischen und inspiratorischen Drucks. Bei ca. 40 % aller Duchenne-Knaben besteht eine genetisch determinierte *Intelligenzminderung*. Die Lebenserwartung ist durch die kardialen und pulmonalen Funktionsstörungen deutlich beeinträchtigt, die Patienten werden selten älter als 25 Jahre.

Diagnostik: Im Serum findet sich eine oft exzessive Erhöhung der CK mit Werten von über 10 000 U/l. Diese Veränderungen sind besonders in präklinischen und Frühstadien zu finden. Auch andere Serumenzyme (ALD, GOT, GPT, LDH) sind oft deutlich erhöht. Im Verlauf der Erkrankung nehmen diese Veränderungen ab. Elektromyographisch findet man eine Verkürzung der Muskelaktionspotentiale, eine Zunahme polyphasischer Potentiale. Typisch ist eine Erhöhung der Entladungsfrequenz motorischer Einheiten. Spontanpotentiale (Fibrillationspotentiale) finden sich bei 50 bis 80 %. In der Muskelhistologie werden große Variationen des Durchmessers einzelner Muskelfasern mit einer echten Hypertrophie einzelner Fasern, einer Vermehrung binnenständiger Kerne, eine Zunahme des Bindegewebes im Endomysium gesehen, daneben werden Areale mit deutlichen Muskelfaserdegenerationen neben solchen mit

Regenerationen angetroffen. Typisch sind ferner sog. hypertrophierte, kalziumüberladene Fasern, die sich in der Hämatoxylin-Eosin-Färbung basophil darstellen. Mit fluoreszenzmikroskopischen Techniken läßt sich ein nahezu vollständiges Fehlen des Dystrophins, ein Eiweißkörper in der Muskelfasermembran, nachweisen. Typisch ist im weiteren Verlauf der zunehmende Ersatz des Muskelgewebes durch Binde- und Fettgewebe. In den letzten Jahren wurden mit bildgebenden Verfahren (Computer-, NMR-Tomographie, Sonographie) Veränderungen der Textur des Muskelgewebes, Hypertrophien neben Atrophien sowie ein kompletter fettiger Umbau einzelner Muskeln nachgewiesen.

Die *genetische Beratung* von Frauen aus Familien mit „Duchenne-Kranken" spielt eine wichtige Rolle. Man unterscheidet mögliche, wahrscheinliche und sichere Konduktorinnen: Als *mögliche Konduktorinnen* werden solche Frauen angesehen, die einen erkrankten Sohn haben oder Frauen mit einem an einer Muskeldystrophie Duchenne erkrankten Bruder, Neffen oder Onkel in der mütterlichen Linie. Als *wahrscheinlich* ist der Konduktorinnenstatus anzusehen, wenn eine Mutter zwei oder mehr erkrankte Knaben hat, alle übrigen männlichen Familienmitglieder in mütterlicher Linie jedoch gesund sind. *Sichere Konduktorinnen* sind solche Frauen mit einem Sohn, der an einer Muskeldystrophie Duchenne erkrankt ist, und im Stammbaum mütterlicherseits wenigstens einem weiteren erkrankten männlichen Verwandten; Mütter mit zwei erkrankten Söhnen, die von verschiedenen Vätern stammen; Mütter mit einem erkrankten Sohn sowie einer Schwester, die ebenfalls einen an einer Muskeldystrophie Duchenne erkrankten Sohn hat.

Klinisch können bei etwa 5 bis 10 % der *Konduktorinnen* meist nur leichte Symptome einer Muskelerkrankung gefunden werden in Form von leichten proximalen Paresen und Wadenhypertrophien. Die CK ist in 70 bis 80 % erhöht. In einem deutlich kleineren Prozentsatz lassen sich histologisch oder elektromyographisch ebenfalls Veränderungen nachweisen. Die molekulargenetische Untersuchung mit Hilfe der Restriktions-Fragmentlängen-Polymorphismen-Analyse zum Nachweis eines DNS-Defektes kann ebenfalls zum Nachweis des Konduktorinnenstatus dienen. Diese Technik ermöglicht auch eine pränatale Diagnostik durch DNS-Untersuchung der Chorionzellen, die mittels Biopsie gewonnen werden können.

Begutachtung

Eine Erwerbstätigkeit ist nur in den wenigsten Fällen möglich, dann nur in körperlich nicht belastenden Berufen, z. B. an Bildschirmarbeitsplätzen, ggf. mit besonderen Hilfen.

Muskeldystrophie Typ Becker-Kiener

Die Häufigkeit dieser Erkrankung wird mit etwa 1 auf 30 000 männliche Neugeborene angegeben. Sie wird wie die Muskeldystrophie Typ Duchenne X-chromosomal rezessiv vererbt. Das erkrankte Gen liegt auf dem kurzen Arm des X-Chromosoms ebenfalls in der Region p21.

Die Erkrankung manifestiert sich zwischen dem 5. und 20. Lebensjahr, im Mittel um das 10. Lebensjahr herum; auch ein späteres Auftreten wurde beschrieben. Erstsymptome machen sich in der Becken- und Oberschenkelmuskulatur bemerkbar. Im weiteren Verlauf kommt es zu Paresen im Bereich der Schultergürtel- und Armmuskeln. Ferner sind, wenn auch geringer, die Halsmuskeln betroffen. Eine Pseudohypertrophie der Wadenmuskulatur findet man bei ca. 80 % aller Patienten. Die Muskeleigenreflexe sind im Verlauf abgeschwächt oder fehlen. Kontrakturen in den Sprung- und Hüftgelenken werden bei der Hälfte der Patienten gefunden. Recht charakteristisch sind Krampi der Wadenmuskeln, die bei etwa 90 % aller Patienten erfragt werden können. Eine kardiale Mitbeteiligung besteht bei 50 % der Fälle, diese ist jedoch klinisch über lange Zeit weniger ausgeprägt als bei der Muskeldystrophie Typ Duchenne. Die Progredienz der Symptome ist wesentlich geringer, so daß erst nach einem Verlauf von 25 bis 30 Jahren mit einer Gehunfähigkeit zu rechnen ist. Die Lebenserwartung ist mit einem Alter von unter 50 Jahren jedoch deutlich vermindert. Häufigste Todesursachen sind pulmonale oder kardiale Komplikationen.

Diagnostik: Man findet besonders in den Anfangsstadien eine deutliche Erhöhung der CK-Werte und anderer Serumenzyme, die im Verlauf deutlich abnehmen und sogar später normal sein können. Im EMG werden neben „myopathischen" Veränderungen motorischer Einheiten auch Spontanpotentiale in Form von Fibrillationspotentialen und hochfrequenten bizarren Entladungen beschrieben. Histologisch finden sich ähnliche Veränderungen wie bei der Muskeldystrophie Typ Duchenne, daneben können Faseruntergänge und Regenerate auch gruppenförmig angeordnet sein und so an eine neurogene Schädigung erinnern. Der Dystrophingehalt der Muskelfasermembranen ist ebenfalls vermindert.

Eine vollständige berufliche Integration unter Berücksichtigung der kardialen und pulmonalen Belastbarkeit ist möglich.

Muskeldystrophie vom Gliedergürteltyp

Es wird mit einer Häufigkeit von 1 auf 20 000 Geburten gerechnet. Die Erkrankung wird in der überwiegenden Zahl autosomal rezessiv vererbt. Möglicherweise handelt es sich um eine genetisch inhomogene Gruppe von Muskeldystrophien aufgrund der sehr heterogenen Merkmale, wie Manifestationsalter, Prognose und Verlauf; dies gilt insbesondere für den im Beckengürtelbereich beginnenden *Typ Leyden-Möbius* und den im Schultergürtelbereich zuerst sich manifestierenden *Typ Erb*.

Klinik: Der Beginn dieser Gliedergürtelformen schwankt zwischen dem 2. und 50. Lebensjahr; die Mehrzahl der Patienten erkrankt jedoch vor der Pubertät. In 90 % sind zunächst die Beckengürtel- und Oberschenkelmuskulatur betroffen; nach mehreren Jahren treten dann auch Paresen im Bereich der Schultergürtelmuskulatur auf, asymmetrische Verteilungen sind nicht selten. Pseudohypertrophien findet man bei nicht ganz einem Drittel. Kontrakturen treten in der Spätphase der Erkrankung auf. Betroffen sind besonders die Wadenmuskeln, Knie- und Hüftbeuger sowie Ellenbogenflexoren und der M. erector trunci. Skoliosen sind vielfach zu beobachten. Kardiale Manifestationen sind selten. Die Progredienz und Prognose dieser Erkrankung sind sehr unterschiedlich. Im Einzelfall können nur schwer Voraussagen gemacht werden. Als Faustregel kann jedoch gelten, daß je früher die Erkrankung beginnt, desto eher mit einer Immobilisierung zu rechnen und desto kürzer die Lebenserwartung ist.

Diagnostik: CK und andere Serumenzyme sind meist erhöht, können in Einzelfällen aber auch normal sein. Elektromyographisch finden sich Veränderungen wie bei den anderen Myopathien beschrieben; bei einem Viertel aller Fälle können aber normale Befunde gesehen werden. Histologisch sind die Veränderungen oft geringer als bei anderen Myopathien; die Befunde können jedoch sehr wechselnd sein.

Begutachtung

Wegen der unterschiedlichen Ausprägung und Progredienz der klinischen Symptome sind hinsichtlich der Erwerbsfähigkeit keine generellen Aussagen möglich.

Fazio-skapulo-humerale Muskeldystrophie

Diese auch nach *Landouzy, Dejerine* und *Duchenne de Boulogne* benannte Muskeldystrophie kommt in einer Häufigkeit von 4 auf 1 Million Einwohner vor. Diese Muskeldystrophieform wird autosomal dominant vererbt. Das defekte Gen konnte auf dem langen Arm des 4. Chromosoms (4q) lokalisiert werden.

Klinik: Der Erkrankungsbeginn liegt zwischen dem 10. und 20. Lebensjahr, ist häufig wegen der initial nur spärlichen Symptomatik schwer festzulegen. Paresen der mimischen Muskulatur, nicht selten asymmetrisch, sind ein Erstsymptom. Die Patienten können nicht mehr pfeifen oder aus einem Strohhalm saugen. Der Augenschluß wird unvollständig. Bei anderen Patienten treten zuerst Atrophien und Paresen im Schultergürtelbereich auf, wobei die Mm. deltoidei weitgehend verschont bleiben. Der dystrophische Prozeß betrifft vorwiegend die Mm. serratus anterior, rhomboidei, pectorales und trapezius. Die Muskeldehnungsreflexe an den Armen fehlen meist, der Quadrizepsreflex kann ebenfalls abgeschwächt sein oder fehlen, während der Triceps-surae-Reflex lange Zeit erhalten ist. Eine klinisch relevante Mitbeteiligung der Herzmuskulatur findet sich bei dieser Erkrankung nicht. Die klinische Symptomatik ist von Fall zu Fall, auch in den betroffenen Familien, sehr unterschiedlich. Die Beteiligung der Gesichtsmuskulatur kann bei einigen Patienten nur gering ausgeprägt sein, deshalb kann die Diagnosestellung schwierig sein. Die Erkrankung zeigt meist einen gutartigen Verlauf mit nur langsamer Progredienz, so daß die Patienten lange Zeit gehfähig bleiben. Die Lebenserwartung ist normal oder nur geringfügig herabgesetzt. Rasch progrediente Verläufe sind in Einzelfällen jedoch auch bekannt geworden.

Diagnostik: Die Serumenzyme sind nur leicht erhöht, in nahezu der Hälfte sogar normal. Im EMG findet man typische myopathische Veränderungen. Histologisch wurden sehr unterschiedliche Veränderungen beschrieben, wahrscheinlich davon abhängend, welcher Muskel biopsiert wurde. Zum Teil bestehen ausgeprägte Faserhypertrophien, daneben können entzündliche Infiltrate gefunden werden, die die Abgrenzung von einer Myositis erschweren können.

Begutachtung

Aufgrund des meist gutartigen Verlaufs können die Patienten bei Berücksichtigung ihrer körperlichen Leistungsfähigkeit über viele Jahre hinweg voll erwerbstätig bleiben.

Muskeldystrophie Emery-Dreifuss

Es besteht eine X-chromosomale rezessive Vererbung. Der Gendefekt konnte auf dem langen Arm des X-Chromosoms im Abschnitt q27–q28 nachgewiesen werden. Die Erkrankung ist sehr selten.

Der Beginn liegt vielfach im Alter von 4 bis 10 Jahren, gelegentlich aber auch noch im Jugend- und frühen Erwachsenenalter. Charakteristisch sind Lähmungen der Mm. biceps brachii, triceps brachii, gastrocnemius und tibialis anterior. Frühzeitig treten Kontrakturen der Ellenbogen und Sprunggelenke auf. Ferner wird eine verminderte Beweglichkeit der Wirbelsäule gefunden. Vielfach besteht ein Pectus excavatum. Eine Kardiomyopathie mit Störungen der atrio-ventrikulären Überleitung ist in nahezu allen Fällen in fortgeschrittenen Stadien nachweisbar. Die Lebenserwartung kann hierdurch limitiert sein. Der muskeldystrophische Prozeß ist im Gegensatz dazu eher benigne. Nächtliche Hypoventilationsstörungen können vorkommen. Diagnostisch findet man eine leicht bis mäßig erhöhte Kreatinkinase; in der Histologie sind geringe Zeichen einer Dystrophie, im EMG myopathische, gelegentlich auch neurogene Veränderungen nachweisbar.

Bei Vorliegen einer Kardiomyopathie besteht unserer Meinung nach Erwerbsunfähigkeit.

Andere, seltene Muskeldystrophien

Hierzu gehören die *Quadrizepsmyopathie*, die *okuläre Muskeldystrophie*, die autosomal dominant vererbte, im späten Lebensalter auftretende *okulopharyngeale Muskeldystrophie* und die *distalen Myopathien*. Die zuletzt genannten Erkrankungen stellen aufgrund der ganz überwiegend in den distalen Extremitätenabschnitten auftretenden Atrophien und Paresen eine Besonderheit dar, da bei den übrigen Myopathien sich diese Symptome in den proximalen Extremitäten- und Gliedergürtelmuskeln manifestieren. Man kann aufgrund des unterschiedlichen Manifestationsalters eine *Myopathia distalis infantilis, Myopathia distalis juvenilis hereditaria (Biemond)* und eine *Myopathia distalis tarda hereditaria (Welander)* unterscheiden. Die distalen Myopathien werden meist autosomal dominant vererbt.

Muskelerkrankungen mit Myotonie

Myotone Dystrophie (Curschmann-Steinert)

Diese Erkrankung stellt die häufigste Muskeldystrophie des Erwachsenenalters dar. Sie kommt in einer Häufigkeit von 1 auf 20 000 Einwohner vor und wird autosomal dominant vererbt. Das defekte Gen wurde auf dem langen Arm des Chromosoms 19 (Region q13) lokalisiert.

Klinik: Die Erkrankung beginnt im Jugend- oder frühen Erwachsenenalter mit einer Schwäche und Atrophie der distalen Arm- und Beinmuskeln. Betroffen sind ferner die mimische Muskulatur, Kaumuskeln, Mm. sternocleidomastoidei. Häufig besteht eine Ptosis. Die Atemmuskulatur kann ebenfalls betroffen sein. Neben diesen Symptomen findet sich eine *Myotonie*, eine fehlende Relaxation der Muskeln nach Kontraktion, der Gesichtsmuskulatur. Die geschlossenen Augen werden verzögert geöffnet. Beim Versuch, die maximal geöffneten Augen zu schließen, bleibt das Oberlid kurzzeitig zurück (myotoner Lid-Lag). Die Finger können nach Faustschluß auf Kommando nur verzögert geöffnet werden. Besonders gut im Bereich des Daumenballens und der Zunge kann mit dem Reflexhammer eine sog. Perkussionsmyotonie nachgewiesen werden. Die Myotonie läßt sich durch mehrfach wiederholte Bewegungen „wegüben"; durch Kälte wird sie verstärkt. In späteren Krankheitsstadien findet sich in über 50 % eine kardiale Mitbeteiligung mit Reizleitungsstörungen, die eine Schrittmacherimplantation notwendig machen können. Kardiomyopathien kommen seltener vor. Weitere typische Befunde sind eine Stirnglatze bei über 80 % der Männer und nahezu 20 % aller erkrankten Frauen. In nahezu 100 % besteht eine Linsentrübung, die bei der Spaltlampenuntersuchung bereits in einem präklinischen Stadium zu sehen ist. Bei einem Teil der Patienten lassen sich Hörstörungen nachweisen. Häufig ist eine verminderte Peristaltik mit Dilatation der Hohlorgane (Speiseröhre, Magen, Gallenblase, Kolon) zu finden. Ein Viertel aller Patienten läßt im Verlauf eine Demenz erkennen. Bei nahezu 80 % männlicher Patienten bestehen Libido- und Potenzstörungen sowie eine Hodenatrophie. Ovarielle Dysfunktionen wurden bei nicht ganz der Hälfte aller betroffenen Frauen gefunden. Röntgenologisch ist bei einem Teil der Patienten eine Hyperostosis frontalis oder eine verkleinerte Sella zu erkennen. Die Lebenserwartung ist durch kardiale Komplikationen deutlich reduziert.

Als Besonderheit muß die *kongenitale myotone Dystrophie* angesehen werden. Sie wurde bisher nur bei Kindern von Müttern mit myotoner Muskeldystrophie beobachtet. Die Kinder sind bei Geburt hypoton, trinken schlecht und weisen auch eine Schwäche der Atemmuskulatur auf. Die Hypotonie ist intrauterin bereits durch mangelnde Kindsbewegungen auffällig. Häufig besteht ein Hydramnion. Wenn die Störungen der Fetalperiode überlebt werden, kommt es zu einem allmählichen Rückgang der Muskelhypotonie, die weitere motorische und intellektuelle Entwicklung ist jedoch verzögert. Häufig bestehen Sprachstörungen. Eine Myotonie läßt sich bei den Kindern in der Frühphase klinisch nie nachweisen, elektrophysiologisch gelingt dies nur in Ausnahmefällen.

Diagnostik: Bei erwachsenen Patienten sind elektromyographisch sog. myotone Entladungssalven nachweisbar, die Potentiale motorischer Einheiten können verkürzt oder aufgesplittert sein. Histologisch werden myopathische Gewebsmuster gefunden, die jedoch nicht krankheitsspezifisch sind. Histochemisch wurde eine typische Typ-I-Faseratrophie gesehen.

Therapeutisch kann bei ausgeprägter Myotonie diese durch die Gaben von Diphenylhydantoin oder Mexitil günstig beeinflußt werden.

Myotonia congenita

Der Erbgang ist bei der Myotonia congenita *Thomsen* autosomal dominant, bei einer zweiten, von *Becker* beschriebenen Form, autosomal rezessiv. Die Erkrankung ist selten.

Die *dominante Form* beginnt meist im Säuglingsalter. Die Kinder fallen durch eine verzögerte motorische Entwicklung auf. Die Bewegungen wirken plump und ungeschickt. Man findet eine Perkussions- und Aktionsmyotonie. Durch Wiederholung der Bewegungen läßt sich diese Myotonie vermindern, bei einigen Patienten ist jedoch auch ein gegenteiliger Effekt beobachtet worden. Die Myotonie wird durch Kälte und Hunger verstärkt. Sie betrifft die gesamte quergestreifte Muskulatur. Eine Muskelhypertrophie fällt meist im Bereich der Nackenmuskulatur im M. deltoideus, M. biceps brachii, M. triceps brachii, M. quadriceps femoris, M. triceps surae auf. Sie kann in einzelnen Fällen auch generalisiert sein. – In der Labordiagnostik findet man normale oder nur leicht erhöhte Serumenzyme. Elektromyographisch ist eine typische myotone Reaktion zu hören und zu registrieren. Histologisch fällt eine Faserhypertrophie auf.

Die *autosomal rezessive Form (Becker)* beginnt in der Kindheit nach dem 4. Lebensjahr. Knaben sind häufiger betroffen als Mädchen. Zunächst sind die Beinmuskeln, im weiteren Verlauf auch Armmuskeln und die übrige Muskulatur betroffen. Die Myotonie ist bei der autosomal rezessiven Form stärker ausgeprägt als bei der autosomal dominanten Form. Bei einigen Fällen finden sich auch Muskelatrophien und Paresen, was die Differenzierung von der myotonen Dystrophie erschweren kann. Die Serumenzyme sind normal oder leicht erhöht. Elektrophysiologisch und histologisch findet man gleiche Veränderungen wie bei der Thomsen-Form.

Anders als bei der dystrophischen Myotonie finden sich bei den beiden Formen der Myotonia congenita jedoch nie weitere akzessorische Symptome wie Linsentrübungen, Hörstörungen, Funktionsstörungen im Bereich des Magen-Darm-Traktes und eine Demenz. Die Lebenserwartung ist bei den kongenitalen Myotonien nicht verkürzt.

Paramyotonia congenita Eulenburg

Die Erkrankung ist wesentlich seltener als die übrigen Myotonien. Sie wird autosomal dominant vererbt. Erste Symptome finden sich in der frühen Kindheit in Form vorübergehender myotoner Reaktionen der Gesichts-, Hals- und Handmuskulatur, die in der Kälte wesentlich verstärkt werden. Im Gegensatz zur dystrophischen Myotonie und den kongenitalen Myotonien Thomsen und Becker verstärken Wiederholungen rascher Bewegungen die Myotonie. Muskelatrophien oder Hypertrophien wurden nur vereinzelt beschrieben. Neben diesen Symptomen wurden auch episodische schlaffe Lähmungen mitgeteilt. Die CK ist erhöht. Histologisch finden sich meist Normalbefunde.

Begutachtung

Bei den gutartigen kongenitalen Myotonien ist die Erwerbsfähigkeit bei entsprechender Berufswahl nicht eingeschränkt.

Kongenitale Myopathien

Es handelt sich um eine Gruppe von Muskelerkrankungen, die histologisch durch spezifische Strukturanomalien gekennzeichnet sind (Tab. **41**). Diese Erkrankungen weisen einen autosomal rezessiven oder autosomal dominanten Vererbungsmodus auf. Sporadische Fälle kommen ebenfalls vor. Erstsymptome finden sich bereits bei der Geburt; die Kinder weisen einen schlaffen Muskeltonus und eine Schwäche auf. Es besteht ein sogenanntes Floppy-baby- oder Floppy-infant-Syndrom. Bei einigen Erkrankungen liegt der Beginn im frühen Kindesalter. Die Beckengürtel-

Tabelle 41   Kongenitale Myopathien

Central-Core-Krankheit
Multi-Core-Krankheit
Nemalinemyopathie
zentronukleäre Myopathie
kongenitale Fasertypdysproportion
Fingerprint-Myopathie
sarkotubuläre Myopathie
Reducing-body-Myopathie
Myopathie mit Auflösung der Myofibrillen
Myopathie mit tubulären Aggregaten
Myopathie mit zytoplasmatischen Körperchen
Zebra-body-Myopathie
Spheroid-body-Myopathie
triilaminäre Myopathie
Spiral-Körperchen-Myopathie
Mallory-Körperchen-Myopathie

muskulatur ist in der Regel etwas stärker betroffen als die des Schultergürtels. Die Muskeln sind verschmächtigt. Die motorische Entwicklung ist deutlich verzögert. Auffällig sind Skelettanomalien wie Hüftgelenksluxationen, Hohlfüße, Kyphoskoliosen und ein hoher Gaumen. Der Verlauf ist meist gutartig. Eine rasche Progredienz wurde dagegen bei Fällen mit Nemalinekrankheit, zentronukleärer Myopathie, kongenitaler Fasertypdysproportion, Reducing-body-Myopathie beschrieben. Das EMG und die Bestimmung der Serumenzyme tragen wenig zur Diagnosefindung bei, diese wird bei vorgegebener Klinik einzig und allein durch histologische, insbesondere elektronenmikroskopische Untersuchungen der Muskelfasern möglich.

Myopathien bei endokrinen Störungen

Diese können bei Hypo- oder Hyperthyreose, bei Hypo- oder Hyperparathyreoidismus, Akromegalie, Morbus Addison, Morbus Cushing und nach exogener Kortisonzufuhr auftreten.

Erbliche metabolische Myopathien

Störungen des Kohlenhydratstoffwechsels (Glykogenosen)

Es handelt sich um seltene autosomal oder X-chromosomal rezessiv vererbte Muskelerkrankungen mit gestörter Glukoseversorgung des Muskels. Die Glukose, Abbauprodukt des Glykogens, ist ein wichtiges Energiesubstrat der Muskelzelle. Bei den verschiedenen Glykogenosen (Tab. **42**) ist der Abbau des Glykogens auf unterschiedlichem Niveau, bedingt durch verschiedene Enzymdefekte, gehemmt, wodurch es zu einer Anhäufung von Glykogen in der Muskelzelle kommt.
Charakteristische klinische Symptome dieser Glykogenosen sind Muskelschwächen, verbunden mit einer Hypotonie, die sich mehr oder minder rasch entwickeln wie bei den verschiedenen Formen der *Pompe-Erkrankung*, der *Forbes-* und der *Andersen-Erkrankung*. Paresen sind proximal-betont, Wadenhypertrophien kommen vor, weshalb die Erkrankungen mit Muskeldystrophien verwechselt werden können. Eine Ateminsuffizienz ist häufig; ebenso kommt es zu einer Kardiomegalie, Makroglossie und Vergrößerung von Leber und Milz.

Bei anderen Glykogenosen – *McArdle-Krankheit, Morbus Tarui, Phosphoglycerat-Kinase Mangel, Phosphoglycerat-Mutase-Mangel* – stehen belastungsabhängige Muskelschmerzen, Kontrakturen, verbunden mit belastungsabhängiger Myoglobinurie im Vordergrund.

Tabelle 42   Glukogen-Speicher-Krankheiten

	Betroffenes Enzym	Erkrankung benannt nach dem Erstbeschreiber	
I	Glukose-6-Phosphatase	von Gierke	1929
II	Saure Maltase	Pompe	1932
III	Amylo-1,6-Glukosidase	Forbes	1953
IV	Amylo-1,4-1,6-Transglukosiadase	Andersen	1956
V	Muskelphosphorylase	McArdle	1951
VI	Leberphosphorylase	Hers	1959
VII	Phosphofruktokinase	Tarui	1965
VIII	Phosphoglycerat-Kinase	Rosa	1982
IX	Phosphoglycerat-Mutase	Di Mauro	1981
X	Lactatdehydrogenase	Kanno	1980

Periodische Lähmungen

Diese Erkrankungen sind mit einer Störung des Kaliumstoffwechsels vergesellschaftet, der erblich oder erworben sein kann. Aufgrund der im Anfall im Serum anzutreffenden Kaliumwerte werden hypokaliämische von hyperkaliämischen Lähmungen unterschieden.

Die *familiäre hypokaliämische Lähmung* wird autosomal dominant vererbt. Erste Lähmungsattacken treten im 2. Lebensjahrzehnt auf, meist nach kohlenhydratreichen Mahlzeiten, Alkohol, Kälte, in der Ruhephase nach forciertem Muskeltraining. Die Symptome manifestieren sich meist in den frühen Morgenstunden. Die Lähmungen betreffen einzelne Extremitätenabschnitte oder sind generalisiert. Die Dauer der paralytischen Attacken reicht von Stunden bis zu einer Woche. Bei einigen Patienten kommt es im Laufe der Erkrankung zu bleibenden, meist jedoch nicht sehr ausgeprägten Lähmungen.

Die *familiäre hyperkaliämische Lähmung* (Adynamia episodica hereditaria, Gamstorp) wird autosomal dominant vererbt. Der Gendefekt liegt auf dem Chromosom 17. Erste Attacken werden in früher Kindheit manifest. Sie treten während des Tages auf. Die Paresen betreffen die Extremitätenmuskeln, besonders die proximalen Partien der Beinmuskeln. Die Attacken können durch Kälte, Fasten, Ruhe nach forcierter Muskelarbeit, Kortikoide, Kaliumzufuhr provoziert werden. Sie dauern meist nur Minuten bis zu zwei Stunden.

Mitochondriale Myopathien

Es handelt sich um äußerst seltene Krankheitsbilder. Die Patienten leiden meist an einer Belastungsintoleranz mit rascher Ermüdbarkeit und Muskelschwäche, diese können vorübergehend oder progredient sein. Eine für die einzelnen Krankheitsbilder typische Symptomatik existiert nicht. Oft sind auch andere Organe als die quergestreifte Muskulatur betroffen (ZNS, Retina, Leber, Niere), so daß man diese Erkrankungen besser als mitochondriale Zytopathien bezeichnet.

Diagnostisch richtungweisend sind manchmal schon ein erhöhter Anstieg von Laktat und Pyruvat im Serum nach Belastung, ferner die oft schon lichtmikroskopisch nachweisbaren „Ragged-red fibres", die eine Akkumulation pathologisch veränderter Mitochondrien unter dem Sarkolemm darstellen. Elektronenmikroskopisch weisen diese Mitochondrien parakristalline Einschlüsse auf. Der zugrundeliegende Defekt läßt sich nur durch biochemische Untersuchungen des Mitochondrienstoffwechsels nachweisen. Hierbei kann es sich um Defekte im Substrattransport in die Mitochondrien, in der Substratutilisation, in der mitochondrialen Atmungskette oder der oxidativen Phosphorylierung handeln.

Entzündliche Muskelerkrankungen

Unter dieser Rubrik sind Autoimmunmyositiden sowie infektiöse Myositiden zusammengefaßt. Die Erkrankungen sind im einzelnen in Tab. **40** (S. 332) aufgeführt.

Autoimmunmyositiden

Hauptgruppe dieser auf dem Boden pathologischer Immunprozesse zustandegekommener entzündlicher Muskelerkrankungen ist der *Polymyositis-Dermatomyositis-Komplex (PDMK)*. Je nachdem, ob nur die Muskulatur oder Muskulatur und Haut entzündliche Veränderungen aufweisen, wird von einer Polymyositis oder von einer Dermatomyositis gesprochen. Die Übergänge zwischen den beiden Erkrankungen sind jedoch fließend, weshalb viele Autoren von einem Polymyositis-Dermatomyositis-Komplex sprechen und keine strikte Trennung zwischen beiden Krankheiten durchführen.

Die Erkrankung kann sich in jedem Lebensalter manifestieren. Sie kann akut bzw. subakut oder chronisch verlaufen. Bei nahezu allen Patienten findet man über wenige Tage, manchmal auch über mehrere Wochen oder Monate sich entwickelnde Paresen, die fast immer symmetrisch und proximal angeordnet sind. Häufig sind Hals-, Stamm- und Schlundmuskulatur mit in den Krankheitsprozeß einbezogen. Atrophien manifestieren sich erst später und sind nur bei etwas über 50 % aller Patienten vorhanden. Spontane, dumpfe, muskelkaterartige Schmerzen treten bei etwa 60 % aller Patienten auf. Hinzu kommt oft eine diffuse Druckempfindlichkeit der Muskulatur. Die Muskeln können auch geschwollen sein. Arthralgien, Raynaud-Phänomen, Fieber, Gewichtsverlust, gastrointestinale Beschwerden können ebenfalls auftreten. Bei der Dermatomyositis treten Hautveränderungen im Gesicht als schmetterlingsähnliches Erythem an Hals, Schultern, Stamm und vorwiegend den Streckseiten der Extremitäten auf. Typisch sind lila Verfärbungen im Bereich der Oberlider, kleine Blutungen und

Mikroaneurysmen im Bereich des Nagelfalzes. Eine kardiale Mitbeteiligung kann bei über zwei Dritteln gefunden werden. Diese reichen von leichten Arrhythmien bis hin zu kongestiven Kardiomyopathien.

Der *Verlauf* ist sehr variabel. Etwa bei einem Viertel der Patienten treten Verschlimmerungen nach zunächst eingetretener Remission innerhalb der ersten drei Jahre nach Krankheitsbeginn auf. Bei 20 % zieht sich der Verlauf über mehr als zehn Jahre hin; die Krankheit brennt dann langsam aus. Ein Fünftel bis ein Drittel aller Patienten verstirbt innerhalb von 10 bis 12 Jahren häufig an kardialen oder pulmonalen Komplikationen.

Zu beachten ist, daß besonders bei älteren Männern in einem hohen Prozentsatz bei Auftreten der Polymyositis/Dermatomyositis bisher nicht entdeckte *Malignome* vorhanden sind.

Besonders bei Kindern mit Polymyositis oder Dermatomyositis können sich Verkalkungen im Bereich der Muskulatur entwickeln, man spricht dann von einer *Myositis ossificans*.

Die *Diagnose* läßt sich anhand der klinischen Symptome, Labor, EMG und bioptischer Befunde stellen. Die Blutkörperchensenkungsgeschwindigkeit ist nur bei ca. 50 % erhöht, die Werte korrelieren nicht mit dem Schweregrad der Erkrankung. Ein Anstieg der Serumenzyme wird bei 90 %, des Myoglobins bei 75 % aller Patienten beobachtet.

Therapeutisch ist die Gabe von Kortikoiden, die lange und hoch genug appliziert werden müssen, die Therapie der Wahl. Eine Kombination der Kortikoide oder die alleinige längerdauernde Gabe von Immunsuppressiva kommt dann in Frage, wenn Kortikoide nur unzureichend oder gar nicht wirken.

Begutachtung

Zwei Drittel aller Patienten zeigen nach einem 4- bis 10jährigen Verlauf keine oder nur geringgradige Paresen. Der GdB/MdE-Grad ist nach der Ausprägung der Paresen und Kontrakturen zu beurteilen.

Arthrogryposis multiplex congenita

Die Erkrankung tritt meist sporadisch, selten familiär auf. Die Häufigkeit wurde mit 1 : 3000 Geburten angegeben. Es handelt sich um eine pränatale Anlagestörung mit Muskelatrophien, die neurogen oder myogen bedingt sein können. Hinzu kommen meist symmetrische, distalbetonte Gelenkkontrakturen, Kyphoskoliosen, Spina bifida, Subluxationen einzelner Gelenke, Fußdeformitäten, tiefer Ohransatz, flache Nase, Mikrognathie, hoher Gaumen, Herzfehler. Die Erkrankung ist nicht progredient. Andere Erkrankungen, die ebenfalls bereits bei Geburt zu Kontrakturen führen können, wie die kongenitale Fasertypendysproportion, kongenitale Muskeldystrophie, kongenitale myotone Muskeldystrophie, HMSN III, müssen durch EMG und Muskel- bzw. Nervenbiopsie abgegrenzt werden.

Literatur

Bethlem, J., C.E. Knobbout: Neuromuscular diseases. Oxford University Press, Oxford 1987
Dubowitz, V.: Muscle disorders in childhood. Saunders, London 1978
Dubowitz, V.: Atlas der Muskelerkrankungen des Kindesalters. Hippokrates, Stuttgart 1991
Engel, A.G., B.Q. Banker: Myology. McGraw-Hill, New York 1986
Heyck, H., G. Laudahn: Die Progressiv-dystrophischen Myopathien. Springer, Berlin 1969
Jerusalem, F., St. Zierz: Muskelerkrankungen, 2. Aufl. Thieme, Stuttgart 1991
Pongatz, D.E.: Atlas der Muskelkrankheiten. Urban und Schwarzenberg, München 1990
Walton, J.: A simple classification on neuromuscular diseases. Neuro Muscular Dis. News Bull. (9–10) 1991

Impfschäden

W. Ehrengut und J. Ehrengut-Lange

Ermittlung der Vorgeschichte bei Impfschäden

Der Gutachter, der in Impfschadensangelegenheiten tätig wird, muß oft Jahrzehnte nach einer angeblichen Impfschädigung nach Aktenlage die Anamnese verwerten. Es ist eine alte Erfahrungstatsache, daß alle Vorgänge, die in relativ engem zeitlichen Zusammenhang mit dem vermuteten schädigenden Ereignis den Angehörigen eines Impflings in Erinnerung blieben, am glaubwürdigsten sind. *Mit zunehmendem Abstand vom Geschehen stellen sich Erinnerungslücken ein, die zu unrichtiger Wiedergabe, beispielsweise der Inkubationszeiten, führen.* Völlig widersprechende Angaben der Angehörigen können so im Laufe mehrerer Jahrzehnte die Glaubwürdigkeit der Aussagen in Zweifel stellen. Da diese unterschiedlichen Angaben aber ohne weiteres verständlich sind, wird ein erfahrener Gutachter nur die frühesten Angaben werten, wenngleich im Gutachten spätere widersprüchliche Daten zwar Erwähnung finden sollen, aber durch Erinnerungslücken erklärt werden sollten.

Erfahrungsgemäß ist die *Sammlung anamnestischer Unterlagen* die wesentliche Voraussetzung für eine zuverlässige Beurteilung eines Falles. Nicht selten machen Versorgungsämter und Sozialgerichte dem Gutachter zur Auflage, fehlende Unterlagen sich selbst zu beschaffen. Da die Pflicht zur Aufbewahrung ärztlicher Dokumente nur für zehn Jahre besteht, sind weiter zurückliegende Erkrankungen eines Antragstellers oder Klägers nicht mehr rekonstruierbar. Manchmal verfügen aber die Hausärzte über Arztbriefe von Kliniken, die bei Wohnungswechsel dann in die Hände des späteren Hausarztes gelangten und von diesem abgerufen werden können. Bei fraglich prä- oder perinatalen Schäden eines Impflings sollten die Unterlagen des Geburtshelfers oder der Entbindungsanstalt möglichst im Original eingesehen werden bzw. bei Hausentbindungen das Hebammenbuch, das beim zuständigen Gesundheitsamt verwahrt wird.

Wenn auch nur ein Teil der Kinder in *Mütterberatungsstellen* vorgestellt wird, so können diese Unterlagen einen Eindruck über die *statomotorische Entwicklung* und über einen eventuellen postvakzinalen *Entwicklungsknick* erbringen. Bei älteren Kindern kann eine genaue *Überprüfung der Schulzeugnisse* oder von Schulheften Aufschluß über Änderungen der Leistungen eines Kindes geben, die im Zusammenhang mit Schulversagen in angeblichem Zusammenhang mit Schutzimpfungen von Bedeutung sein können. Die jetzt üblichen Vorsorgeuntersuchungen können wichtige Hinweise auf die kindliche Entwicklung geben.

Erhebung der Vorgeschichte

a) Die *Familienanamnese* wird selten, wenn man von Krampfleiden in der Familie absieht, wesentliche Beiträge für das Verständnis eines Krankheitsbildes bei angeblicher Impfschädigung bringen. In einigen Fällen, in denen ein Leiden (familiärer Morbus Wilson, Fälle von familiärer Taubheit) als Folge einer Schutzimpfung behauptet wurde, wurde uns die familiäre erbliche Belastung verschwiegen und nur durch Zufall offenbar.

b) Die *Eigenanamnese* sollte den Verlauf der Schwangerschaft (Infektionskrankheiten der Mutter, Blutungen, Fieberzustände, Nephropathia gravidarum, Tetanie) berücksichtigen.

Perinatale Vorgänge (z. B. Sectio caesarea, Zangengeburt, Querlagen, abnorm lange Entbindungszeiten, Blausucht und Atemnotsyndrom) oder Krämpfe am ersten Lebenstag, häufiges Erbrechen, *Hinweise auf Geburtstrauma,* fehlende Gewichtszunahme, Trinkschwäche, Frühgeburt, müssen eingehend eruiert werden. Über die *postnatale Periode* sollten alle Daten über Zeitpunkte des Erlernens von Fähigkeiten (Kopfheben, Greifen nach Gegenständen, Erlernen des Sitzens und Stehens sowie Laufens, Beginn der Papelsprache, Formulierung von kleinen Sätzen etc.) erfaßt werden. Auch Zeitpunkt und Dauer von Krankheiten sowie ihre Ausprägung einschließlich von Infektionskrankheiten sind von besonderem Interesse. Mögliche Zäsuren der kindlichen statomotorischen Entwicklung im Gefolge solcher Krankheiten müssen festgehalten werden. Auch die Gewichtszunahme eines Kindes im Säuglings- und Kleinkindesalter kann wichtige Hinweise über den Gesundheitszustand geben, wobei Wiegekarten der Mütterberatungsstelle oder des Kinderarztes hierfür in Frage kommen.

c) Die *Verifizierung der Impfanamnese* (Zeitpunkt der Einzelimpfung, Fixierung der Art und Häufigkeit der Anwendung von Einzel- oder Mehrfachimpfstoffen), die anhand von Impfausweisen oder Impfbüchern erfolgen sollte, wird selten Schwierigkeiten machen. Besonderer Wert ist auf Fixierung von Impfzwischenfällen (Datum und Dauer eines Krampfanfalls, einer Bewußtlosigkeit oder Lähmung) oder von Hautausschlägen mit möglichen Allgemeinerscheinungen (Erbrechen, Durchfälle, Fieber, Gewichtsverlust etc.) zu legen. Auch das Ergebnis einer Lumbalpunktion (Pleozytose mit Liquoreiweiß- oder Zuckervermehrung) und von virologisch-serologischen Befunden (Virusnachweis im Stuhl, zum Ausschluß in Frage kommender interkurrenter Erkrankungen, Antikörperbildung gegenüber dem Impfantigen in Doppelseren) wird nach Möglichkeit mit verwertet werden müssen.

In Ausnahmefällen ist nach einem Antikörpermangel zu fahnden, falls negative serologische Befunde eine Auseinandersetzung mit den Antigenen des verabreichten Impfstoffes unwahrscheinlich machen. Bei erfolgloser Pockenschutzimpfung kann der Nachweis von neutralisierenden Antikörpern gegen das Vacciniavirus eine Klärung bringen (20).

Wiederholte EEG-Ableitungen, eine Kernspintomographie, Computertomographie oder in seltenen Fällen bei Halbseitenparesen ein Arteriogramm, stellen für die Begutachtung wichtige Hilfen dar.

Im folgenden sollen die einzelnen zentralnervösen Komplikationen nach Schutzimpfungen im Hinblick auf ihre Begutachtung besprochen werden.

Zentralnervöse Komplikationen nach Pockenschutzimpfung

Klinik

Zwischen der postvakzinalen Enzephalopathie und Enzephalitis lassen sich von der Symptomatik her oft keine wesentlichen Unterscheidungsmerkmale herausstellen. Die Tatsache, daß sich bei den zwei Krankheitsbildern wesentliche *Unterschiede im neurohistologischen Bild* nachweisen lassen, ist nach den eingehenden Untersuchungen von de Vries (94) und Schleussing (83) gesichert. Die *postvakzinale Enzephalopathie* ist durch eine schwere *Bluthirnschranken-Störung* bei unter zweijährigen Impflingen gekennzeichnet, während infolge der dann eingetretenen Markreifung *bei den über zweijährigen* anatomisch eine *Mikrogliaenzephalitis* besteht (wenn man von Ausnahmefällen mit sehr kurzer Inkubationszeit und Exitus letalis absieht).

Das eindrucksvolle *Symptom der Enzephalopathie* stellen *Krampfanfälle* dar. Allein 75 % aller Probanden weisen Krämpfe auf, wobei in unserer Studie von 1972 (23) unter 365 Fällen 37,3 % mehrmals unter Krämpfen zu leiden hatten. Auch die *Krampfdauer* kann ein Hinweis auf Impfenzephalopathie sein; konnten wir doch unter 143 Probanden mit bekannter Dauer einmaliger Krämpfe in 40,6 % eine Krampfdauer über eine Stunde nachweisen. Hinsichtlich der *Form der Krämpfe* ist es erwähnenswert, daß in unserem großen Krankengut 44,4 % aller Probanden generalisierte Krämpfe aufwiesen, während seitenbetonte Krämpfe nur bei 23,3 % vermerkt wurden.

Besonders interessant ist die Tatsache, daß wir unter 488 Probanden nur einen Fall mit BNS-Krämpfen fanden, ein Hinweis darauf, daß hier wohl nur ein rein zufälliges Zusammentreffen angesichts der relativen Häufigkeit solcher Krämpfe anzunehmen ist.

Der *Beginn der postvakzinalen Hirnerkrankung* ist normalerweise akut, Fieber ist die Regel (unter 419 verfügbaren Angaben waren nur 4,8 % fieberfrei). Unkomplizierte Infektkrämpfe können nur aufgrund des *späteren Verlaufs* (weitere Krampfattacken bei Fieber sistieren nach dem sechsten Lebensjahr) von Krampfanfällen, ausgelöst durch eine Impfenzephalopathie, abgetrennt werden. Angesichts einer hohen Krampfhäufigkeit von Kindern im Gefolge der Pockenschutzimpfung (1 Krampf auf rund 1000 Geimpfte [22]) und der Tatsache, daß 5,5 % der Kinder mit postvakzinalen Krämpfen später bei Nachuntersuchungen ein Krampfleiden aufweisen (12), somit als komplizierte Infektkrämpfe eingeordnet werden müssen, darf der Gutachter von vornehrein nicht einen Zusammenhang zwischen Infektkrampf und Impfung ablehnen, vor allem wenn beispielsweise familiär bereits Krämpfe bekannt sind.

Daß die Dauer der Krämpfe nicht unbedingt mit einer höheren Schädigungsrate korreliert sein muß, haben unsere obengenannten Studien ergeben: Im Gegensatz zu der Auffassung anderer Autoren konnten wir an einem repräsentativen Krankengut aufzeigen, daß Probanden mit einem über einer Stunde anhaltenden Krampfanfall keine Erhöhung der Rate an Dauerschäden aufwiesen. Pathologische EEGs kommen nach Ablauf des akuten Stadiums in zwei Drittel der Fälle vor (23).

Krampfrezidive sind bei einem Drittel aller in der akuten Phase der Enzephalopathie krampfenden Patienten zu erwarten. Auch Jahre nach dem Ereignis kann es zu einem neuerlichen Krampfanfall kommen, der ursächlich mit der Erstmanifestation der Krämpfe in Beziehung gesetzt werden muß.

Treten bei einem Impfling Krämpfe auf, so wird sich der Gutachter die Frage vorzulegen haben, ob diese durch eine postvakzinale Hirnerkrankung ausgelöst wurden. In unserer Bevölkerung ist mit 0,5 bis 0,7 % Epileptikern zu rechnen. Angesichts dieser Tatsache werden sich bei Massenimpfungen auch Krampfleiden manifestieren, welche im Gefolge der Impfung aus der Latenz gehoben werden. Kann man z. B. ein Krampfleiden ohne neurologische Schäden als Folgezustand einer Impfgehirnentzündung anerkennen? Müller (73) hat in einer katamnestischen Studie alle rein *anlagebedingten Folgezustände* nach Pockenschutzimpfung ausgeschlossen (z. B. Epilepsie).

Ähnlich ist die Situation, wenn die Art des Anfalles (z. B. pyknoleptische Anfälle) auf eine vorwiegend anlagemäßig bedingte Epilepsie hinweist. *Falls der Krankheitsverlauf im akuten Geschehen den geforderten obigen Kriterien entspricht, kann aber ein Zusammenhang mit der Impfung bejaht werden,* denn nach neueren Erkenntnissen können bei derartigen Anfällen mit generalisierten EEG-Veränderungen organische Schäden eine wesentliche Rolle spielen.

Tritt beispielsweise im Rahmen einer *Wiederimpfung gegen Pocken* einige Wochen später bei einem 12jährigen erstmals ein *epileptisches Leiden* in Erscheinung, so ist es *kaum wahrscheinlich, daß hier eine unerkannte Impfenzephalitis abgelaufen ist* (Häufigkeit 1:1,5 Mill.): Puntigam u. Berger (79) konnten bei Nachuntersuchungen von 178 Fällen von Impfenzephalitis (ältere Individuen) lediglich in 1,7 % der Probanden Krampfanfälle objektivieren, so daß Krämpfe als Folgen einer Impfenzephalitis eine große Seltenheit darstellen. Der Beginn eines epileptischen Krampfleidens um die Pubertätszeit ist die Regel.

Postparoxysmale oder isolierte *Lähmungen* sind bei Impfenzephalopathie in 20,9 % der Fälle zu erwarten (23), Hemiplegien liegen in 9,6 % vor. Hinweise auf meningeale Reizungen (Opisthotonus) fanden wir bei 20,3 % unserer Probanden. Abnorme Liquorbefunde in Form von Pleozytose (über 15/3 Zellen) zeigten sich bei 36,5 %, eine Eiweißvermehrung (über 40 mg %) bei 27,6 % und eine Liquorzuckererhöhung (über 90 mg %) bei 43,2 %.

Es muß aber besonders betont werden, daß ein normaler Liquor eine Enzephalopathie keinesfalls ausschließt. Eine *Bewußtlosigkeit* war bei der Hälfte der Probanden mit Impfenzephalopathie nachzuweisen. Eine länger anhaltende Bewußtlosigkeit scheint vorwiegend geistig-psychische Schäden zu induzieren.

Eine Beeinträchtigung der *sprachlichen Fähigkeiten* mußte bei 20,9 % von 321 an Impfenzephalopathie Erkrankten in Kauf genommen werden. Relativ gering ist der Anteil von *Hörschäden* bei 321 nachuntersuchten Fällen (1,2 %).

23,8 % von unseren 488 Probanden sind akut im Gefolge der Enzephalopathie *verstorben*. 1,2 % kamen später an Enzephalopathiefolgen ad exitum. Fast die Hälfte der Erkrankten (44,9 %) haben keine Folgen aufzuweisen, weitere 8 % sind fast erscheinungsfrei, 18,2 % müssen als geschädigt aufgefaßt werden.

Für die Begutachtung sehr wesentlich ist die Erkenntnis, daß bei sorgfältiger neurologischer Untersuchung bereits zum Zeitpunkt der Klinikentlassung eines Patienten eine *Dauerschädigung* sehr wohl ermittelt werden kann: So war bei unseren Probanden im ersten Lebensjahr in 80 % ein bleibender Schaden, im zweiten Lebensjahr in 91,7 % und im dritten Lebensjahr in 100 % zu ermitteln. Es ist deshalb unwahrscheinlich, daß neurologische Störungen, die nach sorgfältiger klinischer Entlassungsuntersuchung im dritten Lebensjahr vermißt wurden und zu einem späteren Zeitpunkt noch manifest werden, mit der früheren Enzephalopathie in direktem Zusammenhang stehen.

Bei der *postvakzinalen Enzephalitis* stehen *enzephalomeningomyelitische Bilder* im Vordergrund (54). Mit Bewußtlosigkeit bis zum schweren Koma ist ebenso wie mit Lähmungen zu rechnen. Als Folgezustände stehen *spastische Lähmungen* im Vordergrund, während geistige Schäden und Krampfleiden die Ausnahme darstellen.

Diagnose

Ein wesentliches Kriterium für die Diagnosestellung einer postvakzinalen Enzephalitis bzw. Enzephalopathie ist die sog. „normierte Inkubationszeit". Als Inkubationszeit verstehen wir bei der postvakzinalen Hirnerkrankung die Zeitspanne zwischen dem Tag nach der Impfung (1. Inkubationstag) und dem Auftreten der ersten eindeutigen neuralen Symptome wie Krämpfe, Bewußtlosigkeit, Lähmungen und Somnolenz. Gemeinsam mit Weber und einer von uns (97) hatten wir seinerzeit bei 256 autoptisch verifizierten Fällen von „postvakzinaler Enzephalitis" sowie von „postvakzinaler Enzephalopathie" einen eng umgrenzten Zeitraum der Inkubationszeiten von 4 bis 18 Tagen feststellen können. Recherchen über Angaben von längeren oder kürzeren Inkubationszeiten erwiesen sich als unglaubwürdig. Zu demselben Ergebnis kam Hendriok (52) an klinischen Fällen von postvakzinaler Enzephalitis. Auch eine gutachterliche Abklärung von 488 Fällen von postvakzinaler Enzephalopathie der deutschen Bundesrepublik der Jahre 1956 bis 1965 ergab kaum ein abweichendes Intervall. Inkubationszeiten von 3 bzw. 19 Tagen erschienen in dieser Studie klinisch möglich, sie wurden aber nicht autoptisch untermauert (23).

Bei allen Fällen mit Angaben über extreme Inkubationszeiten ist ein Zusammenhang mit der Impfung unwahrscheinlich.

Wenn sich trotzdem Gerichte in einzelnen Streitfällen über diese wissenschaftlich fundierten Erkenntnisse hinwegsetzen, können solche Entscheidungen die *international anerkannten Grenzen der postvakzinalen Hirnerkrankung* nicht erschüttern.

Während die *äußeren Grenzen* der Inkubationszeit bei Kindern über und unter zwei Jahren identisch sind (4 bis 18 Tage), liegt der *mittlere Erkrankungsbeginn* bei der jüngeren Gruppe um etwa vier Tage früher (Häufigkeitsgipfel der Inkubationszeit 8 Tage p. v.) als bei der älteren Gruppe (Häufigkeitsmaximum 12 Tage p. v.).

Der für das erste und zweite Lebensjahr charakteristische foudroyante Krankheitsverlauf findet Ausdruck in einer maximalen *Letalität* innerhalb der ersten 24 Stunden (50 %), während sich bei den älteren Kindern die Zahl der Todesfälle um den vierten Krankheitstag häuft (25 % der Fälle).

Klinisch ergeben sich mithin *für die Begutachtung* von Impfschadensfällen *folgende Gesichtspunkte:* Für die Fälle von postvakzinaler Enzephalitis und Enzephalopathie gilt:

1. Die äußeren Grenzen der Inkubationszeiten liegen bei 4 und 18 Tagen (der Erkrankungsbeginn ist durch das Auftreten eindeutiger zerebraler Symptome festgelegt).
2. Der Zusammenhang mit der Impfung ist am ehesten wahrscheinlich, wenn bei Individuen über zwei Jahren die zerebralen Symptome am 12. bis 14. Tag, bei Kindern unter zwei Jahren zwischen dem achten und neunten Tag nach der Impfung auftreten.
3. Eine progrediente zentralnervöse Verlaufsform von Krankheitserscheinungen „post vaccinationem" deutet auf eine nicht impfbedingte Ursache hin.
4. Im Falle eines Exitus ist ein Zusammenhang mit der Impfung dann am meisten wahrscheinlich, wenn im Alter unter zwei Jahren der Tod innerhalb der ersten drei Krankheitstage nach Beginn der Gehirnerkrankung, im Alter über zwei Jahren zwischen dem zweiten und siebenten Krankheitstag erfolgt.
5. Bei Eintritt des Todes nach dem 32. Tag p. v. ist die Annahme eines Zusammenhangs mit der Impfung unwahrscheinlich (97), falls keine Brückensymptome einen späteren Tod erklärlich machen.
6. Hinsichtlich des klinischen Verlaufs stehen im Alter bis zu zwei Jahren Krämpfe (in 75 %), bei älteren Impflingen spastische Lähmungen im Vordergrund.

Enzephalitis bei Pockenschutzwiederimpfung

Die Klinik der Enzephalitis bei *nachweislicher Pockenschutzwiederimpfung* (Narben von der Erstimpfung müssen vorhanden sein), weicht nicht wesentlich von dem Bild der Erstimpflingsenzephalitis ab. Die Inkubationszeit *kann* etwas verkürzt sein ([2]: 12 Fälle mit Inkubationszeit zwischen vier und 20 Tagen). Merry (69) beschrieb zwei Fälle mit Inkubationszeiten von vier bzw. 17 Tagen, wobei es sich beim letzteren Fall um eine Querschnittsmyelitis handelte. Die falschen Angaben in der Literatur über besonders kurze Inkubationszeiten sind darauf zurückzuführen, daß die Definition von Weber u. Lange ([97]: eindeutige neurale Symptomatik als Beginn der Inkubationszeit zu fordern) nicht eingehalten wurde. Außerdem sind einige Fälle von van Bouwdijk Bastiaanse (2) und von de Vries ([94]: ibidem p. 100) als Poliomyelitiden eingestuft worden, die mit einer Impfenzephalitis verwechselt werden können (21). Eine echte *Mikrogliaenzephalitis gibt es bei Revakzinierten nicht* (74). Folgt man der sehr sorgfältigen Analyse von de Vries (94), so *findet sich in der Literatur kein Fall mit einer Inkubationszeit von 0 bis 3 Tagen.*

Boeters' u. Reimers Fall 1 (6) mit einer Inkubationszeit von höchstens 42 Stunden ist von uns aufgrund der Kürze der Inkubationszeit nicht als Wiederimpflingsenzephalitis anerkannt worden.

Postvakzinale Myelitis

Die *Inkubationszeit der postvakzinalen Myelitis* ist von der Inkubationszeit der postvakzinalen Hirnerkrankung eindeutig abzugrenzen. Eine Myelitis, die am dritten oder vierten Tag p. v. einsetzt, kann nicht durch eine mikrogliale Reaktion ausgelöst sein (94). Unter diesen Bildern verbergen sich Fälle mit Nekrose und Malazie oder hämorrhagischen Entzündungserscheinungen. Ist tatsächlich eine enzephalitische Reaktion vorhanden, so manifestiert sich diese gewöhnlich 0 bis 3 Tage vor Einsetzen von myelitischen Zeichen. In vier von de Vries (94) gesammelten Fällen war die *Inkubationszeit länger als 16 Tage* (äußerste Grenze 32 Tage).

Nur die wenigsten Fälle von Querschnittsmyelitis nach Pockenschutzimpfung sind nach de Vries (94) Folge einer perivenösen Enzephalomyelitis; sie sind entweder als Myelitis necroticans, postinfektiöse akute disseminierte Enzephalomyelitis oder als akute Poliomyelitis anterior anzusehen. So könnte die große Variabilität der Inkubationszeiten in diesen Fällen ihre Erklärung finden.

Abortive Form einer postvakzinalen Enzephalopathie

Einen symptomarmen Krankheitsverlauf einer postvakzinalen Enzephalopathie kann es im Säuglingsalter geben, wenn – meist nach einer Inkubationszeit von achten Tagen – ein scheinbar gesunder Säugling von den Eltern tot im Bett angetroffen wird. Unerwartet plötzliche Todesfälle (SIDS im Englischen) im Säuglings- und Kleinkindesalter sind nicht ganz selten. Erbringt die neurohistologische Untersuchung eine schwere Bluthirnschranken-Störung, so ist an der Diagnose einer „postvakzinalen Enzephalopathie" kaum Zweifel. Hinter diesem „symptomarmen Verlauf" verbirgt sich ein schweres akutes Hirnödem mit foudroyantem Verlauf.

Findet sich bei einem bis zur Impfung unauffälligen Säugling etwa drei bis vier Wochen später eine Halbseitenlähmung oder sonstige neurologische Störung, so ist die Wahrscheinlichkeit groß, daß hier eine *blande Impfgehirnentzündung* abgelaufen ist, wobei möglicherweise des Nachts Krämpfe bei schlecht beobachteten Kindern vorgelegen haben. Länger dauernde Krämpfe oder Bewußtseinsverlust, die zu einer späteren Dauerschädigung führen, können aber bei Säuglingen kaum übersehen werden. Vor allem spastische Lähmungen oder Sprachausfall, wie sie im Gefolge einer Impfenzephalitis bei über Zweijährigen häufiger zu finden sind, sind nach unseren eingehenden Untersuchungen (23) beim älteren Kleinkind in jedem Fall nach Abklingen der akuten Krankheitserscheinungen vorhanden. Wenn man von rezidivierenden Krämpfen im Gefolge einer Impfgehirnentzündung absieht, die unbehandelt zunehmend zu einer geistigen Schädigung führen können, sind *progrediente Verschlimmerungen eines Leidens nach einer Impfgehirnentzündung unbekannt.* Ebenso sind nachträgliche Feststellungen wie, das Kind habe bereits etwas laufen können, dies aber nach der Impfung langsam wieder verlernt, verdächtig auf eine Vorschädigung, wenn das Kind bereits vor der Impfung in orthopädischer Behandlung wegen Laufschwierigkeiten war. Auch ist zu bedenken, daß pränatale Schäden in Form zerebraler Bewegungsstörungen erst gegen Ende des ersten Lebensjahres manifest werden können, wobei der Zeitpunkt der Impfung rein zufällig mit diesem Ereignis zusammenfallen kann. Wir konnten aufzeigen, daß *eine* spastische Lähmung in Hamburg im Geburtsjahrgang 1971 bei 589 Lebendgeborenen zu erwarten war (insgesamt 30 Fälle bei ungeimpften Kindern), während unter 294 691 gegen Pocken erstgeimpften Kindern in den Jahren 1956 bis 1972 nur *eine* Zerebralparese als Folge einer Impfgehirnentzündung nachgewiesen wurde (26). Eine solche Zerebralparese war also bei Geimpften 500mal seltener als Zerebralparesen bei Ungeimpften, wobei man natürlich die Rückstellungen von der Impfung als Auslesefaktor berücksichtigen muß.

Kann man nach einer blanden Impfenzephalopathie einen *Schwachsinn* erwarten? Schwachsinn kann sich nur im Gefolge einer eindeutigen Gehirnentzündung entwickeln, die zu einer ausgeprägten Hirnschädigung geführt hat. Es ist ziemlich unwahrscheinlich, daß eine Hirnschädigung ohne entsprechende klinische Symptomatik (Krämpfe bzw. Bewußtlosigkeit) abläuft. Insofern ist Doose (16) beizupflichten, wenn er darauf hinweist, es sei *bis heute nicht erwiesen, daß diese blanden Enzephalopathien schwere Defektzustände, z. B. einen ausgeprägten Schwachsinn, hinterlassen können.* Leider werden eindeutig schwachsinnige Kinder noch im Alter von einem Jahr und später von manchen Eltern als vollkommen normal angesehen (16): „Fällt die – bis dahin nicht gewonnene oder verdrängte – Erkenntnis des offensichtlichen Krankseins zeitlich mit der Pockenschutzimpfung zusammen, so wird das verständliche Kausalitätsbedürfnis des Laien nur zu leicht durch die Annahme eines echten kausalen Zusammenhangs befriedigt."

Postvakzinale Neuritis bzw. Polyneuritis

Winkelman (99) hat auf gewisse *Gemeinsamkeiten zwischen der Serumneuritis und der postvakzinalen Neuritis* hingewiesen:

1. Inkubationszeit meist zwischen 4 bis 14 Tagen.
2. Meist heftige Lokalreaktion.
3. Ausgeprägt akuter Beginn, der mit intensiven Krankheitserscheinungen einhergeht.
4. Keine Beziehung der neuralen Ausfälle zur Impfstelle.
5. Neuritisschmerz von Beginn der Krankheitserscheinungen an.
6. Vorwiegender Befall von Armen und Schultern (5. bis 6. Zervikalnerv), gelegentlich periphere Nerven betroffen.
7. Parese innerhalb weniger Tage mit schnellem Einsetzen einer Atrophie, Fehlen der Reflexe.
8. Veränderungen der elektrischen Erregbarkeit.
9. Schmerzhaftigkeit der Nervenstränge und Muskeln.
10. Oft sensible Ausfälle vorhanden.
11. Normale Laborwerte.
12. Schnelle Besserung des Krankheitsbildes mit meist klinischer Heilung innerhalb weniger Monate.

Winkelman hebt hervor, daß Neuritiden auch in Verbindung mit einer postvakzinalen Hirnerkrankung vorkommen können, doch sei eine postvakzinale Hirnerkrankung vorwiegend beim Erstimpfling zwischen dem 3. bis 9. Lebensjahr zu erwarten, eine Altersperiode, die für die postvakzinale Neuritis nicht typisch sei.

Es unterliegt keinem Zweifel, daß postvakzinale Neuritiden selten sind (3, 14, 18, 57, 62, 66, 74, 99). Eggers weist darauf hin, daß die Inkubationszeit zwischen 4 bis 27 Tagen betragen kann, was der Inkubationszeit der serogenetischen Neuritis entspricht (18). Die Geringgradigkeit der Liquorveränderungen spreche gegen das Vorliegen eines *Guillain-Barré-Syndroms*. Eine *Polyneuritis* kann von einem Guillain-Barré-Syndrom nicht immer eindeutig abgegrenzt werden (64). Fälle von Guillain-Barré-Syndrom sind auch nach Pockenschutzimpfung berichtet worden (17, 48, 60, 64).

Brachialneuritiden wurden von Spillane u. Wells bei älteren Erstimpflingen nachgewiesen (70).

Eine *Neuritis des N. acusticus* stellt sicher eine große Seltenheit dar (26). Wir selbst verfügen über eine Beobachtung, die für eine derartige Möglichkeit spricht, wobei eine Ertaubung als Impfschaden anerkannt wurde. Die Krankheitserscheinungen waren bei dem Kind, das eindeutig vor der Impfung gehört hat, am 8. Tag p. v. eingetreten.

In der Mehrzahl der von uns begutachteten Fälle war eine Ertaubung gleichzeitig mit einer postvakzinalen Hirnerkrankung aufgetreten, was die Diagnose erleichtert.

Masernschutzimpfung

Nach Pocken, der Pockenschutzimpfung und den Masern kann sich eine perivenöse Herdenzephalitis einstellen. Um so erstaunlicher ist es, daß nach der Masernschutzimpfung diese typischen Hirnbefunde nicht beschrieben wurden. Eine Enzephalitis, die nach der Masernschutzimpfung in einer Häufigkeit von einem Fall auf 1 Million Geimpfte (84) beobachtet wurde, wurde als rein zufällig angesehen, da in ungeimpften Kollektiven sogar über zwei Enzephalitiden ermittelt wurden.

Die Frage des Kausalzusammenhanges ist aber noch nicht ganz spruchreif, da Dietsch u. Kiehl eine Enzephalopathie auf 38 000 gegen Masern Geimpfte (15) und Allerdist einen Fall auf 17 650 Geimpfte (1) ermittelten. Prospektive Studien sind hier besonders erwünscht.

Nach der Measles Surveillance CDC der USA (1971) scheinen sich die neuralen Komplikationen zwischen dem 7. und 13. Tag nach der Masernschutzimpfung zu häufen, so daß hier immunpathologische Mechanismen bedeutsam sein dürften (67). Diese Periode hat sich eindeutig als Risikozone in dem britischen „Report of the National Childhood Encephalopathy Study" (Whooping Cough, Reports from the Committee on Safety of Medicines and the Joint Committee on Vaccination and Immunisation, London HMSO, 1981) herausgestellt. Der Bericht kam zu folgender Schlußfolgerung: „The results suggest that immunization against measles is causally associated in a small proportion of cases with the development of *serious neurological disorders, which occur typically between 7 and 14 days after the immunization*" (ibidem, S. 143).

Fest steht, daß *vor dem 6. Tag p. v. keine Virämie zu erwarten* ist (84), so daß *alle zentralnervösen Komplikationen, die bis zu diesem Zeitpunkt auftreten, mit Sicherheit nicht der Impfung zur Last gelegt werden können* (1). Möglicherweise hängt die Krampfbereitschaft nach Masernimpfung neben einer genetischen Disposition zu Krämpfen von Umwelteinflüssen (beispielsweise epidemischer Häufung von Virusinfektionen diverser Art), aber auch von der Attenuierung der Masernvakzine (WHO Technical Report No. 263 [1963]) ab. Allerdist beobachtete bei Anwendung der Schwarz-Vakzine postvakzinale Krampfanfälle in einer Häufigkeit von 1 : 2500 Geimpften (1). Mit dem stärker attenuierten, sog. Moraten-Stamm ist die Krampfhäufigkeit auffallend gering.

Da durch *Interferenz mit anderen Viren* theoretisch die Masernvakzine gar nicht zur Vermehrung kommen kann, ist es bei allen vermuteten Schadensfällen entscheidend, Masernantikörperbestimmungen durchzuführen, um das Haften des Impfvirus zu belegen. Wir kennen eine „postvakzinale" Enzephalitis nach Masernimpfung, die zu keiner serologischen Auseinandersetzung geführt hat, das Antikörperbildungsvermögen war aber normal. Bei einem Immundefekt kann ein postvakzinaler Krampfanfall ungeachtet des Fehlens von Masernantikörpern doch durch die Impfung verursacht sein (31). *Kommt es im Rahmen eines zwischen dem 7. und 14. Tag p. v. auftretenden Infektkrampfes später zu einem Krampfleiden, so muß gutachterlich ähnlich wie bei Krampfleiden nach der Pockenschutzimpfung verfahren werden.*

Mumpsschutzimpfung

Eine Mumpsmeningitis ist eine sehr häufige, aber auch relativ harmlose Mumpskomplikation. So war es zu erwarten, daß auch nach einer Mumpsschutzimpfung, in Abhängigkeit vom Grade der Attenuierung des Impfvirus, solche Zwischenfälle auftreten würden (40).

Als Komplikation der Mumpsschutzimpfung haben wir auch *seröse Meningitiden ohne Dauerschäden* beschrieben (38). Um zu klären, ob es sich evtl. um eine interkurrente Mumpsmeningitis oder um eine durch das Impfvirus bedingte Meningitis handelt, war eine Differenzierung durch Bestimmung der Nukleotidsequenz des Virus notwendig (49). Der Mumpsimpfstamm Am 9 induzierte häufiger *vakzinale Meningitiden* als der Stamm Jeryl-Lynn, wobei ersterer aus dem Verkehr gezogen wurde. Dauerschäden sind ungeachtet dessen nicht bekannt geworden (38).

Poliomyelitisschutzimpfung

Nicht selten steht der Gutachter angesichts der häufigen Anwendung der Polioschluckimpfung vor der Frage, ob eine *andere interkurrente Erkrankung*, beispielsweise Pertussis, durch die Impfung über eine *Minderung der Resistenz* einen schweren Verlauf (Pertussisenzephalitis) genommen hat. Diese Annahme kann aufgrund der eingehenden Untersuchungen von Ehrengut u. Ehrengut-Lange (32) eindeutig verneint werden. *Weder bei der Poliomyelitis noch der Schluckimpfung gegen Polio ist eine Resistenzminderung bekannt.* Doch sind *parallergische Vorgänge nach der Schluckimpfung* beschrieben worden (87).

Unter *Impfpoliomyelitis* versteht man den Eintritt einer *Paralyse, bevorzugt der geimpften Extremität*, bei einem in der Inkubation der Poliomyelitis stehenden Impfling. *Solche Lähmungen manifestieren sich innerhalb vier Wochen nach Injektionsimpfung, sei es nach DT-, DPT- oder DPT-Salk-Impfung* (30). *Doch auch nach der Schluckimpfung ist eine Virämie bekannt* (34), *wobei bei simultaner Injektionsimpfung eine Lähmung der beimpften Extremität vorkommen kann* (10, 43). Von dieser Form der Impfpoliomyelitis mit bevorzugter Extremitätenlähmung ist die durch das attenuierte Impfvirus (Polio Typ I–III) selbst verursachte *Impfpoliomyelitis* abzugrenzen, die äußerst selten (1 Fall auf 1 Mill. Geimpfte) eintritt. Nach einer Inkubation von 4 bis 30 Tagen p. v. (Lähmungsbeginn nicht vor dem 6. Tag p. v.) stellen sich die ersten Krankheitserscheinungen ein, die dem Bild der Poliomyelitis entsprechen (20).

Bei *Erkrankungen von Kontaktfällen* können sich die Krankheitserscheinungen zwischen 7 bis 60 Tagen nach der des Kontaktfalles hinauszögern (98). Solche Ereignisse lassen sich durch gleichzeitige Immunisierung der ganzen Familie weitgehend verhindern.

Es besteht kein Zweifel, daß Probanden mit Immundefekten für eine Impfpoliomyelitis anfällig sind. So fanden sich unter 132 paralytischen Poliofällen in den Jahren 1968 bis 1976 in den USA allein 11 mit *Antikörpermangelzuständen* (75). Bei diesen Kranken kann die *Inkubationszeit auch mehr als 30 Tage* betragen, so daß bei längerer Inkubation erst bei normalen immunologischen Befunden ein Kausalzusammenhang mit der Impfung abgelehnt werden kann. Bei 5 der 11 Probanden betrug die Inkubationszeit 21 bis 158 (!) Tage. Nach Lopez u. Mitarb. (65) ist für das Überstehen einer Polioinfektion ein intaktes zelluläres und humorales Abwehrsystem nötig.

Da Probanden mit Immundefekten das Polioimpfvirus bis zu 281 Tagen p. v. im Stuhl ausscheiden können (65), ist es verständlich, daß sie auch nach längerer Inkubationszeit Krankheitserscheinungen aufweisen können: So beschrieben Davis u. Mitarb. (13) einen Säugling mit drei Monaten nach der Schluckimpfung einsetzenden rhythmischen Zuckungen der Extremitäten und der Gesichtsmuskulatur. Drei Monate später kam es zum Exitus letalis. Polioimpfvirus Typ III konnte aus dem Gehirn des Kindes isoliert werden. Ein Befall der Basalganglien durch die Impfviren wurde als Ursache der Krankheitserscheinungen angenommen.

Bei Impflingen mit Immundefekten (Fehlen der Isoagglutinine und Antikörpern gegen alle drei Polioimpfviren) kann man, wie in einem Fall von Mortier u. Mitarb. (72), mit den Symptomen einer *Enzephalomeningitis* am 7. Tag p. v. rechnen. Später stellten sich Gangunsicherheit und Spastizität ein, die dem Bild einer *subakuten Enzephalitis* entsprachen. Hier muß ein Zusammenhang mit der Impfung bejaht werden.

Die Manifestation einer *Encephalomyelitis disseminata* ist bei Massenimpfungen gegen Polio denkbar, wobei die Frage des Kausalzusammenhanges angesichts der ungeklärten Ätiologie des Leidens in jedem Falle strittig bleibt (5). Nach den vom Bundesminister für Arbeit und Sozialordnung herausgegebenen „Anhaltspunkten" (8) ist die Anerkennung solcher zweifelhafter Fälle im Sinne der „Kannversorgung" (s. auch S. 327) möglich. Die Erkrankung sollte dann aber innerhalb 30 Tagen p. v. aufgetreten und Impfviren müssen zur Vermehrung gekommen sein (Antikörpernachweis); andere Ursachen der Erkrankung müssen ausschließbar sein.

Jeder Infekt kann bei einem Impfling einen *Infektkrampf* auslösen. Die frühere Auffassung, daß die Poliomyelitis und somit auch die Schluckimpfung von *Krampfleiden* ausgespart sei (58), muß als überholt gelten. Seit 1962 haben wir 59 Krämpfe innerhalb zwei Wochen nach Polioschluckimpfung beobachtet, wobei sich allein 43 Fälle innerhalb acht Tagen manifestierten (34). Ab 1978 haben wir prospektiv das Problem studiert, wobei in vorläufigen Ergebnissen Krämpfe bei unter dreijährigen Impflingen viermal häufiger nachzuweisen waren als in der Kontrollgruppe (35). Nach den „Anhaltspunkten" (8) ist ein ursächlicher Zusammenhang hirnorganischer Anfälle mit der Impfung dann als wahrscheinlich anzusehen, wenn diese innerhalb der gesamten Frist nach der Impfung erstmalig aufgetreten sind, außerdem Impfviren im Darm oder Rachen und eine Antikörperbildung nachzuweisen waren und andere Ursachen ausscheiden. – Dies kann deshalb von Bedeutung sein, da rund 5 % aller Probanden mit Infektkrämpfen später ein Krampfleiden aufweisen (12).

Rötelnschutzimpfung

Das Institute of Medical Sciences der National Academy of Sciences/Washington hat Fälle von Radikuloneuritis und Neuropathien im Gefolge der Rötelnschutzimpfung auf ihre kausale Beziehung zur Impfung überprüft. Es fand keine ausreichenden Anhaltspunkte für einen derartigen Zusammenhang (92a). Statistiken über Nebenwirkungen mit dem jetzt üblichen RA 27/3 Rötelnimpfvirus lagen nicht vor, so daß man die Äußerung mit Zurückhaltung betrachten muß.

Ein im Gefolge einer *Rötelnimpfarthropathie* auftretendes *Karpaltunnelsyndrom* (39) sollte unserer Ansicht nach als Impfkomplikation gewertet werden.

Tollwutschutzimpfung

Eine Impfkomplikation nach Tollwutschutzimpfung nach Gabe der jetzt üblichen HDC-Vakzine (aus menschlichen Diploidzellkulturen) wurde dreimal in Form eines Guillain-Barré-Syndroms beschrieben (91). So sahen Tornatore und Richert acht Tage nach der zweiten HDC-Vakzination bei einer 25jährigen eine Schwäche der rechten Körperhälfte: Mittels Kernspintomographie konnten entzündliche, demyelinisierende Herde in periventrikulären Bezirken und auch in der weißen Substanz des Zerebellums nachgewiesen werden. Da mehrere Millionen der HDC-Vakzine bis jetzt verteilt wurden, ist ein Kausalzusammenhang ungewiß.

Influenzaschutzimpfung

Bislang waren nach Influenzaschutzimpfung nur *allergische Reaktionen* bekannt, die durch Spuren von Eiantigen (der Impfstoff wird auf Hühnerembryonen gezüchtet) bedingt sind. Die neuen Influenzavakzinen sind zwar alle hochgereinigt, doch können bei hochallergischen Individuen auch noch geringste Reste von Eiantigen zu *anaphylaktischen* Zuständen oder *serogenetischen* ZNS-Erkrankungen führen, die zwischen dem 6. und 26. Tag p. v. einzusetzen pflegen.

Die vor allem bei Betriebsimpfungen sehr praktischen Impfpistolen führen durch einen kegelartigen Injektionsbereich, der vom Impfstoff imbibiert wird, zu seltenen *Schädigungen von Hautnerven* im Bereich des Oberarmes, die durch sofortiges Auftreten von Schmerzen und *sensible Ausfälle* im Versorgungsgebiet des lädierten Hautnerven gekennzeichnet sind (27).

Seit 1968 haben wir *zentralnervöse Komplikationen* nach Influenzaschutzimpfung gesammelt, die teils unter dem Bild eines *Guillain-Barré-Syndroms* (GBS), teils unter *enzephalitischen Erscheinungen* ablaufen (33). 1976 kam es in den USA gelegentlich einer Massenimpfung der Bevölkerung gegen das A/New-Jersey-Influenza-Virus zu einer Häufung von Erkrankungen unter dem Bild eines GBS. Allein in 11 US-Bundesstaaten zeigte sich, daß unter 1 Mio. gegen Influenza Geimpften 1,55 Fälle von GBS auftraten, während unter den ungeimpften gleichgroßen Kontrollen lediglich 0,17 Fälle von GBS verzeichnet wurden. Das US-Advisory Committee on Immunization Practices kam deshalb zu dem Schluß, daß zwischen der Influenzaschutzimpfung und dem GBS ein eindeutiger Zusammenhang bestehen müsse (33, 70).

Die Influenzaschutzimpfung wird vorwiegend älteren Personen angeboten. So mag es verständlich sein, daß sich allein 58 % der an GBS-Erkrankten in der Altersgruppe der 30- bis 59jährigen befanden und 31 % über 60 Jahre alt waren. Die *Inkubationszeit* des GBS lag bei US-Fällen bei 12 % innerhalb 7 Tagen p. v., 74 % hatten einen Krankheitsbeginn zwischen 8 bis 28 Tagen p. v., die restlichen Fälle erkrankten nach dem 29. Tag p. v.

Hypothetisch kann man sich vorstellen, daß das GBS entweder durch eine Virusinfektion hervorgerufen wird oder daß es auf ein immunologisches Geschehen zurückzuführen ist, das im Gefolge einer vorausgegangenen Erkrankung oder Impfung zustande kommt. Seyal u. Mitarb. (85) beschrieben zwei Probanden mit GBS: Bei der einen Patientin wurde fünf Monate nach der Ausheilung des GBS eine Influenzaschutzimpfung durchgeführt, wodurch bereits eine Woche später ein Rezidiv des GBS eintrat, das noch zwei Monate später Beschwerden verursachte. Bei der zweiten Patientin mit praktisch ausgeheiltem GBS in der Anamnese kam es bereits vier Tage nach einer Influenzaschutzimpfung zu pelzigem Gefühl in Armen und Beinen als Symptom eines beginnenden GBS. Die *Verkürzung der Inkubationszeit* im zweiten Fall spricht dafür, daß hier eine Hypersensitivität gegenüber peripherem Nervengewebe vorliegt (vergleiche die Verkürzung der Inkubationszeit bei zentralnervösen Komplikationen nach Diphtherie-Toxoid). Poser betonte, daß bei der engen Definition eines GBS atypische Manifestationen einer idiopathischen Polyradikuloneuropathie ausgeschlossen würden, die auf alle Fälle mit einbezogen werden müßten (78a+b). So können nach Influenzaschutzimpfungen sowohl Teile des zentralen als auch des peripheren Nervensystems betroffen sein. Die Auffassung, daß Komplikationen nach dieser Impfung nur nach Schweine-Influenzaschutzimpfung zu erwarten seien, ist nach Poser unzutreffend (44a).

Hepatitis-B-Schutzimpfung

Als Impfstoff dient entweder eine *Plasmavakzine* oder eine rekombinante Hepatitis-B-Vakzine, die gentechnisch in Hefen produziert wird. Shaw et al. (86) berichten über Fälle von *Guillain-Barré-Syndrom*, *Optikusneuritis* bzw. *Querschnittmyelitis* nach Gabe der erstgenannten Vakzine.

Auch nach Injektionen von *Rekombinantenvakzine* sind solche Ereignisse bekannt geworden (Lin et al. [63]; WHO Drug Information 1990). Herroelen et al. beschrieben zwei Fälle mit *Hemiparese*. Die Demyelinisierung wurde durch MRI-Technik belegt. In einem ihrer Fälle litt der Impfling allerdings an MS. Obwohl der Kausalzusammenhang mit der Impfung schwer zu beweisen ist, sollte bei MS-Kranken von der Impfung Abstand genommen werden (56). Von Ganry et al. wurde eine *periphere isolierte Fazialispares mit Hyperakusis* am 2. Tag nach der dritten Rekombinantenvakzination in Verbindung gebracht; differentialdiagnostisch in Frage kommende Erkrankungen wurden ausgeschlossen (46).

Frühsommer-Meningoenzephalitis-Schutzimpfung

Als Impfschaden wurde vom Sozialgericht München (S 20 Vi 5/92) ein Fall einer *Polyradikulitis* am 11. Tag nach einer FSME-Schutzimpfung anerkannt (44). Auch ein lebensbedrohliches *Quincke-Ödem* sofort nach der erstmaligen Verabreichung dieser Impfung sowie *erstmalige Krampfanfälle* bei einem 3jährigen Kind *unmittelbar nach der ersten und zweiten Applikation der FSME-Vakzine* sprechen für einen ursächlichen Zusammenhang zwischen beiden Ereignissen und der Vakzination (44).

BCG-Schutzimpfung

Bei der BCG-Schutzimpfung werden vermehrungsfähige, abgeschwächte Rindertuberkelbakterien intrakutan injiziert. Von den möglichen BCG-Impfkomplikationen sollen nur die zentralnervösen Schäden besprochen werden.

Daß bei Impflingen mit angeborenen Immundefekten auch *BCG-Meningitiden* auftreten können, ist verständlich. So lagen im Falle von Veslot et al. (95) neben einer Agammaglobulinämie noch eine Alymphozytose und Thymushypoplasie vor. Andererseits beschrieben Gardborg et al. (47) einen Todesfall nach BCG-Meningitis, bei welchem eine *unspezifische Meningitis* nachgewiesen wurde, während Carlgren et al. bei dieser Konstellation über eine milde, *chronisch unspezifische Leptomeningitis* berichteten (9). Ungeklärt sind Fälle von BCG-Meningitis ohne nachweisbare Immundefekte mit tödlichem Ausgang (76); nur in der Hypophyse waren Granulome vorhanden. Auf der anderen Seite berichteten Tardieu et al. (90) von zwei Impflingen mit BCG-Meningitis, die immunologisch unauffällig waren, mit Heilung, obwohl BCG-Keime aus dem Liquor isoliert wurden.

Watanabe et al. (96) beschrieben den Fall eines 3jährigen Impflings, der anfangs nur eine regionale Lymphadenitis und nachfolgend subkutane Abszesse aufwies. Erst mit 13 Jahren verschlechterte sich sein Zustand in Form von Durchfällen und *Krampfanfällen*. Bei der Autopsie wurde eine Tuberkulose mit fehlendem tuberkulösen Granulationsgewebe, aber *Tuberkulomen* gefunden. Die isolierten säurefesten Stäbchen waren von BCG-Keimen nicht zu unterscheiden.

Einen ähnlich gelagerten Fall mit BCG-Disseminierung im 3. Lebensjahr (BCG-Darmtuberkulose, die nicht lange genug tuberkulostatisch behandelt wurde) haben wir beschrieben (41):

Abgesehen von therapieresistenten Candida-Infektionen der Haut- und Schleimhäute waren bis zum 22. Lebensjahr keine ernsteren Symptome vorhanden. Plötzlich stellte sich eine *brachiofaziale sensomotorische Halbseitenlähmung* ein (Liquoreiweiß 339 mg %), die sich nach Therapie zurückbildete. Eine Schwangerschaft im 7. Monat der 24jährigen war von hohem Fieber und Durchfällen begleitet. Es kam zur Dünndarmperforation mit notwendiger Resektion (histologisch: areaktive Darm- und Peritonealtbc.), BCG-Keimnachweis. Im Alter von $25^{3/4}$ Jahren *Okulomotoriuslähmung* links. Im CT ältere enzephalomalazische Defekte im linken Okzipitallappen sowie Kalkherde in den linken Stammganglien. Trotz massiver tuberkulostatischer Therapie Exitus. Autoptisch *BCG-Meningitis* sowie *Aneurysmen der A. basilaris und der A. cerebri media* mit älteren Thromben. In der Adventitia der A. basilaris fand sich ein *Makrophagengranulom mit säurefesten Stäbchen* im Inneren, so daß die Diagnose *BCG-Arteriitis necroticans* feststand.

Veith und Scherz konnten bei einem Impfling ein anfangs als „Enzephalitis" gedeutetes Krankheitsbild elf Jahre später bei der Autopsie als durch *intrakranielle Thrombosen* bedingt identifizieren (93).

Haemophilus-Influenzae-Typ-B-Schutzimpfung

Der derzeit zugelassene HIB-Impfstoff besteht aus einem Diphtherie-Toxoidprotein in konvalenter Bindung mit dem gereinigten Kapselpolysaccharid des Haemophilus influenzae Typ B. Diese Impfung ist vor allem für unter 5jährige indiziert, um sie vor dieser durch HIB ausgelösten Meningitis (in 50 % für alle bakteriellen Meningitiden verantwortlich) zu schützen.

Obwohl die HIB-Impfung neu ist, wurden in den USA über 14 Mill. Dosen verteilt (49a). Dementsprechend sind Berichte über zentralnervöse Komplikationen verständlich. So beschreiben d'Cruz et al. (11) drei unter 3jährige Impflinge, die in weniger als acht Tagen nach der HIB-Impfung an Gehbeschwerden litten: Sie konnten zuerst nur noch wenige Schritte, dann aber gar nicht mehr laufen. Bei fehlenden Beinreflexen fanden sich im Liquor normale Zellzahlen mit deutlich erhöhten Eiweißwerten, ein Beweis für ein *Guillain-Barré-Syndrom*. Bei einem Patienten führte eine Plasmapherese zu rascher Heilung, bei den anderen Fällen kam es nach zwei Monaten zu vollständiger Restitution. Bis jetzt wurden 5 GBS-Fälle bekannt; im Hinblick auf die Zahl der verkauften Impfdosen sicher ein sehr seltenes Ereignis.

Pertussisschutzimpfung

Die Pertussis-Ganzkeimvakzine führt isoliert oder in Kombination mit anderen Vakzinen nicht ganz selten zu *zentralnervösen Komplikationen*. Typisch ist die *Inkubationszeit*, die in der Regel zwischen einer halben Stunde bis zu 72 Stunden p. v., aber auch bis zu 7 Tagen p. v. schwanken kann. Der schnelle Eintritt der Schädigung läßt sich über Endotoxine des Impfstoffes erklären. Wird die vakzinale Genese einer *Konvulsion* nach der ersten Injektion des DPT-Impfstoffes nicht erkannt, kann eine weitere Zufuhr der Pertussiskomponente zu einer Wiederholung der Anfälle führen (25).

Die individuelle *Krampfdisposition* muß im Erbgut verankert sein, da eineiige Zwillinge (im Gegensatz zur Enzephalopathie nach Pockenschutzimpfung) im Gefolge der Pertussisimpfung konkordant erkrankten (25). Auf eine genetische Disposition zu Krämpfen weist auch eine Photosensibilität mit Thetarhythmisierung im EEG hin.

Die Häufigkeit der neuralen Komplikationen nach Pertussisschutzimpfung wird unterschiedlich angegeben. In der Bundesrepublik Deutschland wurden Dauerschäden in einer Häufigkeit von 1 auf rund 25 000 Geimpfte registriert (36). Die Meinung von Stehr und Heininger, daß Dauerschäden nach einer Pertussisimpfenzephalopathie nicht existieren (89), ist sehr umstritten (43). Das US-Institute of Medicine (IOM) hat seine frühere Auffassung, wonach Pertussisimpfschäden ohne Dauerschäden einhergehen (92a), revidiert. Anlaß war eine Nachuntersuchung von Impflingen mit postvakzinalen Krampfanfällen der National Childhood Encephalopathy Study durch Miller u. Mitarb. (92b): 10 Jahre p. v. fanden sich bei vorher gesunden 18 Probanden 12 mit Dauerschäden (9 mit neurologischen Dysfunktionen und 3 Todesfälle). Das IOM stellte fest, daß *zentralnervöse Schäden sowohl nach febrilen als auch nach afebrilen postvakzinalen Krampfanfällen innerhalb von 7 Tagen p. v. auftreten können*.

Als Folgen einer *Pertussisimpfenzephalopathie* kommt es zur Ausbildung eines *Hydrocephalus internus*, wobei spastische Lähmungen, Imbezillität oder Krampfleiden typisch sind. Auch einen Verschluß der Cisterna magna im Gefolge einer meningitischen Beteiligung hatten wir als Impfschadensfolge bei einem Kind anzuerkennen, das nach der DPT-Impfung durch schrilles, unstillbares Schreien auffiel.

Kinder mit *BNS-Krämpfen* weisen häufig zerebrale Vorschäden auf. Das Leiden pflegt sich zwischen dem 3. bis 10. Lebensmonat zu manifestieren, eine Zeitspanne, in welcher in der Regel die drei Dosen der Pertussisvakzine verabreicht werden. So kann der Beginn eines BNS-Leidens rein zufällig zustande kommen (68).

Neben Krämpfen und Enzephalopathien kommen nach Pertussisschutzimpfung gelegentlich auch *Neuritiden* vor, die beispielsweise zur Lähmung von Augenmuskeln oder auch Ertaubung (50, 51) führen können. Da junge Säuglinge meist vor Erlernen der Sprache gegen DPT geimpft werden, sind die Schwierigkeiten der Begutachtung enorm.

Eine *Minderung der Resistenz für Infekte* ist aufgrund tierexperimenteller und klinischer Erfahrung nach Applikation von Impfstoffen mit Pertussiskomponente innerhalb der ersten sieben Tage post vaccinationem möglich. Auch eine Herpesenzephalitis kann durch die Pertussisimpfung provoziert werden (5 eigene Fälle). Es ist zu erwarten, daß die jetzt verfügbaren *azellulären Vakzinen* durch ihre geringe Reaktogenität die Zahl der Impfkomplikationen reduzieren werden.

Diphtherieschutzimpfung

Bei der Diphtherieschutzimpfung wird das chemisch und durch Wärme entgiftete Toxin des Diphtheriebakteriums (= Toxoid) injiziert. Gelegentlich kommt es mit zunehmendem Lebensalter der Impflinge zu stärkeren Reaktionen an der Injektionsstelle, die auf eine frühere Auseinandersetzung mit dem Diphtherie-Antigen, sei es durch stille Feiung oder wiederholte Immunisierung, hinweisen.

Neben diesen relativ harmlosen Erscheinungen sind bei bestimmter allergischer Disposition auch *Komplikationen von seiten des Zentralnervensystems* möglich, die hinsichtlich ihrer Inkubationszeit den ZNS-Schäden im Gefolge der Serumkrankheit ähneln (19).

Bekanntlich stellt sich die *serogenetische Enzephalomyelitis* zwischen 6 bis 26 Tagen p. v. ein. Allgemein ist bekannt, daß bei jüngeren

Kindern serogenetische ZNS-Schäden äußerst selten vorkommen. Nach einer Literaturstudie treten die Komplikationen nicht vor dem 5. Tag p. v. nach der Erstimpfung mit Diphtherietoxoid auf, doch konnten wir an einem eindrucksvollen Fall darlegen, daß bei wiederholter Gabe des Diphtherieimpfstoffes zentralnervöse Störungen nach einer kürzeren Inkubationszeit sich wiederholen (19).

Dies läßt sich durch die vorausgehende Sensibilisierung erklären. So können auch bei älteren Impflingen, die eine stille Feiung durch Kontakt mit dem Diphtherieerreger erwarben, schon am ersten Tag p. v. Krankheitserscheinungen, beispielsweise in Form von *Halbseitenlähmungen* auftreten, die einer Enzephalitis ähneln. Bei einem von Mittelmeier publizierten Fall erkrankte ein Impfling drei Tage nach der zweiten Diphtherieschutzimpfung an einer *Sinusthrombose*, die als anaphylaktisch-toxische Gefäßwandschädigung aufgefaßt wurde (71). Immunpathologisch handelt es sich um eine Form der „bakteriellen Allergie" (Hansen), die zu Permeabilitätsstörungen des Endothels mit Quellung der Gefäßintima (71) führte. In der akuten Phase solcher ZNS-Erkrankungen sollte deshalb immer der Serum-Diphtherie-Antitoxin-Spiegel bestimmt werden, um eine Aussage über eine eventuelle frühere stille Feiung bei Eintritt der zentralnervösen Störung nach der ersten Diphtherieschutzimpfung machen zu können. Wir konnten zentralnervöse Ausfälle nach Gabe von Diphtherietoxoid bei Impflingen nachweisen, die den von der Diphtherie bevorzugten *Lähmungen des Gaumensegels* und der *Akkomodation* entsprechen (19). Bakteriologisch muß außerdem in jedem Fall eine echte Diphtherie ausgeschlossen werden. *Infarzierungen von Hirngefäßen* wurden von Ehrengut (37, 42) sowie Keuth (59) nach Diphtherieschutzimpfungen beschrieben, wobei Keuth allein über sechs auf Infarkt verdächtige zerebrale Erkrankungen zu begutachten hatte.

Tetanusschutzimpfung

Die Tetanusschutzimpfung galt bisher als bestens verträglich. Unsere Ansicht hierüber hat sich insofern modifiziert, als jetzt eindeutig feststeht, daß *Allergien gegen Tetanustoxoid* doch möglich sind. So ist es wohl auch kein Zufall, daß ein Allergiker (Fall Blumstein u. Kreithen [4]) mit Hypersensitivität gegenüber dem Tetanustoxoid schon sieben Stunden nach der ersten Gabe von Toxoid an einer *peripheren Neuropathie* erkrankte. Die Gruppe der sog. „hyperimmunisierten" Impflinge (6 Injektionen von Tetanustoxoid und mehr, mit hohem Tetanusantitoxinspiegel im Serum) weist im allgemeinen nur sehr starke Lokalreaktionen (Rötung, Schwellung) auf, aber keine ZNS-Beteiligung. Eichler u. Neundörfer beschrieben einen Patienten, der 1½ Jahre nach der dritten Injektion von Tetanustoxoid eine vierte Toxoidgabe erhielt (62). Neben örtlicher Reaktion an der Impfstelle stellte sich am 8. Tag p. v. eine Urtikaria ein, der eine linksseitige *Rekurrenslähmung* folgte (die zwei Monate bestand). Kürzlich haben Quast u. Mitarb. über 22 Fälle von *Mono- und Polyneuritis* nach der Tetanusschutzimpfung berichtet (0,4 Fälle auf eine Million verteilte Impfdosen [81]). Wir haben 16 Arbeiten mit Berichten über Mono- bzw. Polyneuritis nach Tetanustoxoidgabe zusammengestellt. *In keinem dieser Fälle lag die Inkubationszeit über 21 Tage post injectionem* (44). Pollard u. Selby beschrieben eine *Polyneuropathie*, die dreimal nach Tetanustoxoidgabe bei einem Impfling auftrat (77). Durch subtile immunologische Untersuchungen konnte die Spezifität der Reaktion gegen Tetanustoxoid erwiesen werden. Re- und Demyelinisierungsvorgänge waren bei bioptischen Untersuchungen von Nervengewebe nachzuweisen, was wiederum den oben erwähnten Pathomechanismus stützt.

Selbst der für Tetanus typische *Trismus* wurde schon drei Stunden nach Gabe der ersten Tetanustoxoiddosis beobachtet, was als allergisches Phänomen bei einem bisher nicht sensibilisierten Organismus (keine Tetanusantitoxine im Serum) aufgefaßt wurde (28).

Anaphylaktische Schockzustände mit tödlichem Ausgang nach Tetanustoxoidgabe sind problematisch (24). Sorgfältige immunologische, histologische und toxikologische Studien fehlen hierzu.

Literatur

1 Allerdist, H.: Über zentralnervöse Komplikationen nach Masernschutzimpfung. Eine Analyse des Hamburger Krankengutes von 1971–1977. Mschr. Kinderheilk. 127 (1979) 23–28
2 van Bastiaanse, B.F.S: On the difference between the encephalomyelitis following revaccination during partial immunity, and the well known picture after primary vaccination (Clinico-pathological observations). Folia Psychiat. Neerl. 58 (1955) 147–153
3 Biörklund, H.: Akut skulderneurit efter smittkoppsvaccinering Svenska Läk. – Tidn. 60 (1963) 1772
4 Blumstein; G.I., H. Kreithen: Peripheral neuropathy following tetanus toxoid administration. J. Amer. med. Ass. 198 (1966) 1030–1031
5 Bodechtel, G., R. Haas, G. Joppich, H. Lennartz, R. Siegert: Zur Frage der Impfschäden nach der Poliomyelitis-Schluckimpfung. Münch. med. Wschr. 119 (1977) 521–528
6 Boeters, U., F. Reimer: Gibt es cerebrale Komplikationen nach Pockenschutz-Wiederimpfung? Nervenarzt 41 (1970) 223–226
7 Bundesgesundheitsblatt 2 (1959) 333: Deltoideus-Lähmung als Impfschaden
8 Bundesminister für Arbeit und Sozialordnung: Anhaltspunkte für die ärztliche Gutachtertätigkeit im sozialen Entschädigungsrecht und nach dem Schwerbehindertengesetz. Bonn 1983
9 Carlgren, L.E., C.G. Hansson, L. Henricson, P. Wahlén: Fatal BCG infection in an infant with congenital. lymphocytopenic agammaglobulinemia. Acta paediat. scand. 55 (1966) 636–644
10 Collingham, K.E., T.M. Pollock, M.O. Roebuck: Paralytic poliomyelitis in England and Wales 1976–7. Lancet 1 (1978) 976–1977
11 D'Cruz, O'N.F., E.D. Shapiro, K.N. Spiegelman et al.: Acute inflammatory demyelinating polyradiculoneuropathy (Guillain-Barré-syndrome) after immunization with Haemophilus influenzae type b conjugate vaccine. J. Pediat. 115 (1989) 743–746
12 Dahm, I.: Katamnestische Untersuchungen bei 200 Patienten mit postvakzinalen Krämpfen (Hamburg, Impfjahre 1956 bis 1966). Inaug.-Dissertation, Hamburg 1970
13 Davis, L.E., D. Bodian, D. Price, I.J. Butler, J.H. Vickers: Chronic progressive poliomyelitis secondary to vaccination of an immunodeficient child. New. Engl. J. Med. 297 (1977) 241–245
14 Deliyannakis, E.: Peripheral nerve and root disturbances following active immunization against smallpox and tetanus. Milit. Med. May (1971) 458–462
15 Dietzsch, H.-J., W. Kiehl: Zentralnervöse Komplikationen nach Masern-Schutzimpfung. Dtsch. Gesundh.-Wes. 31 (1976) 2489–2491
16 Doose, H.: Spezielle Probleme der Begutachtung von zerebralen Impfschäden. Kriegsopferversorgung 23 (1974) 97–103
17 Drouet, P.L., G. Faivre, P. Lamy, A. Larcan: Syndromes de Guillain-Barré apparus après une vaccination antivariolique. Rev. méd. Nancy 81 (1956) 22
18 Eggers, C.: Die postvaccinale Polyneuritis als Komplikation nach Pockenschutzimpfung. Mschr. Kinderheilk. 122 (1974) 169–171
19 Ehrengut, W.: Über neurale Komplikationen nach Diphtherieschutzimpfung oder Impfungen mit Diphtherietoxoid-Mischimpfstoffen. Mschr. Kinderheilk. 112 (1964) 331–338
20 Ehrengut, W.: Impffibel, 2. Aufl. Schattauer, Stuttgart 1966
21 Ehrengut, W.: Die Pockenschutzimpfung. In Opitz, H., F. Schmid (Hrsg.): Handbuch der Kinderheilkunde, 3. Bd. Springer, Berlin 1966 (S. 644 ff.)
22 Ehrengut, W.: Pocken: Frühimpfung oder Impfung im zweiten Lebensjahr. Dtsch. med. Wschr. 94 (1969) 2403–2404
23 Ehrengut, W., J. Ehrengut-Lange, D. Seitz, G. Weber: Die postvakzinale Enzephalopathie. Klinik und Prognose bei 488 Fällen unter besonderer Berücksichtigung des Impfalters (Bundesrepublik Deutschland, Impfjahre 1956–1965). Schattauer, Stuttgart 1972
24 Ehrengut, W.: Anaphylaktische Reaktion nach Tetanustoxoid-Injektion. Dtsch. med. Wschr. 98 (1973) 517
25 Ehrengut, W.: Über konvulsive Reaktionen nach Pertussis-Schutzimpfung. Dtsch. med. Wschr. 99 (1974) 2273–2279
26 Ehrengut, W.: Gibt es Schädigung des Hörorgans durch eine Revakzination gegen Pocken? Laryngol. Rhinol. Otol. 53 (1974) 809–814
27 Ehrengut, W.: Hautnervenschädigung durch Impfung mit der Jet-Injektion. Med. Klinik 76 (1981) 351
28 Ehrengut, W.: Diskussionsbemerkung. Develop. biol. Standard 43 (1979) 44
29 Ehrengut, W.: Aktuelle Probleme der Begutachtung von Impfschäden. Med. Sachverständ. 77 (1981) 42–44
30 Ehrengut, W., H. Rüstow: Zusammenhänge zwischen Pockenschutzimpfung und Poliomyelitis. Öff. Gesundh.-Dienst 19 (1957) 64–73
31 Ehrengut, W., J. Ehrengut-Lange: Fieberkrämpfe bei Antikörpermangelzuständen. Dtsch. med. Wschr. 89 (1964) 166–170
32 Ehrengut, W., J. Ehrengut-Lange: Interkurrente tödliche Erkrankung nach Polioschluckimpfung und Pockenschutzimpfung. Münch. med. Wschr. 111 (1969) 1092–1099
33 Ehrengut, W., H. Allerdist: Über neurologische Komplikationen nach der Influenzaschutzimpfung. Münch. med. Wschr. 119 (1977) 705–710
34 Ehrengut, W., J. Ehrengut-Lange: Über konvulsive Reaktionen nach Polioschluckimpfung. Klin. Pädiat. 191 (1979) 261–270
35 Ehrengut, W., J. Ehrengut-Lange: Schlußwort auf die Stellungnahme von G. Joppich „Poliomyelitisschluckimpfung und Krampfleiden". Klin. Pädiat. 192 (1980) 393–395
36 Ehrengut, W.: Impfschäden nach Pertussis-Schutzimpfung in der Bundesrepublik Deutschland (1970 bis 1978). Öff. Gesund.-Wes. 48 (1986) 123–126

37 Ehrengut, W.: Neurale Komplikationen nach Diphtherie-Schutzimpfung und Impfungen mit Diphtherietoxoid-Mischimpfstoffen. Dt. med. Wschr. 111 (1986) 939–942

38 Ehrengut, W., K. Zastrow: Komplikationen „nach" Mumpsschutzimpfungen in der Bundesrepublik (einschließlich Mehrfachschutzimpfungen). Mschr. Kinderheilk. 137 (1989) 398–404

39 Ehrengut, W.: Central nervous system sequelae of immunization against measles, mumps, rubella and poliomyelitis. Acta paediat. jap. 32 (1990) 8–11

40 Ehrengut, W.: Attenuierung und Antigenität der Mumpsvakzine. Pädiat. Prax. 40 (1990) 379–381

41 Ehrengut, W.: BCG-itis während der Kindheit und in der Schwangerschaft. Zugleich ein Beitrag zu einer BCG-bedingten nekrotisierenden zerebralen Arteritis. Klin. Pädiat. 202 (1990) 303–307

42 Ehrengut, W.: Infarzierung von Hirnarterien nach Diphtherie-Schutzimpfung. Pädiat. Prax. 44 (1992) 265–266

43 Ehrengut, W.: Die Pertussisimpfenzephalopathie, eine Legende? Kinderarzt 23 (1992) 220–226; 23 (1992) 1042–1044

44 Ehrengut, W.: Fehlerquellen bei der Begutachtung von Impfschäden. Med. Sachverständ. 90 (1994) H. 1

44a Ehrengut, W.: Guillain-Barré-Syndrom nach Vakzination: Frage des Kausalzusammenhanges mit verschiedenen Impfantigenen (in Vorbereitung)

45 Eichler, W., B. Neundörfer: Rekurrenslähmung nach Tetanustoxoid-Auffrischimpfung (mit allergischer Lokalreaktion). Münch. med. Wschr. 111 (1969) 1692–1695

46 Ganry, O., F. Lerailler, M. Verceletto et al.: Une vaccination contra l'hepatite b: A propos d'un cas. 13ièmes journees français. de pharmacovigilance, Nice 28–29 Okt. 1991

47 Gardborg, O., O.H. Iversen, B.J. Torheim, I. Hesselberg: Generalized BCG infection with fatal course in an infant. Acta Paediat. 52 (1963) 293–303

48 Glander, R.: Kasuistischer Beitrag zur Polyradiculoneuritis (Guillain-Barré) im Kleinkindesalter, davon ein Fall nach Pockenschutzimpfung. Arch. Kinderheilk. 139 (1950) 144–154

49 Gray, J.A., S.M. Burns: Mumps vaccine meningitis. Lancet II (1989) 927

49a Gross, T.P., S.W. Hayes: Haemophilus conjugate vaccine and Guillain-Barré Syndrome. J. Pediatr. 118 (1991) 161

50 Hallberg, O.E.: Sudden deafness of obscure origin. Laryngoscope 66 (1956) 1237–1267

51 Hannik, C.A.: Major reactions after DPT-Polio vaccination in the Netherlands. Symp. Series Immunobiol. Standard 13 (1970) 161–170

52 Hendriok, E.: Zur Symptomatik und Prognose der postvaccinalen Encephalitis bei Überlebensfällen unter besonderer Berücksichtigung der Altersdisposition. Inaug.-Dissertation, München 1964

53 Hennessen, W., H. Freudenstein, H. Engelhardt: Observations on a BCG vaccine causing adverse reactions in newborns. J. biol. Standard. 5 (1977) 139–146

54 Herrlich, A., W. Ehrengut, J. Weber: Untersuchungen über Disposition und Prognose der Encephalitis postvaccinalis. Münch. med. Wschr. 98 (1956) 156–159

55 Herrlich, A.: Handbuch der Schutzimpfungen. Springer, Berlin 1965

56 Herroelen, L., J. de Keyser, G. Ebinger: Central-nervous-system demyelination after immunisation with recombinant hepatits B vaccine. Lancet II (1991) 1174–1175

57 Jakob, H.: Postvakzinale Enzephalitis und Enzephalopathie, Fortschr. Neurol. Psychiat. 24 (1956) 651–668

58 Joppich, G.: Wirkungen und Nebenwirkungen der oralen Poliomyelitisschluckimpfung. Mschr. Kinderheilk. 112 (1964) 112–115

59 Keuth, U.: Über zentral-nervöse Schäden nach Diphtherie-Impfung. Paediat. Prax. 44 (1992) 266–267

60 Kisch, A.L.: Guillain-Barré syndrome following smallpox-vaccination. New Engl. J. Med. 258 (1958) 83–84

61 Knittel, T., G. Ramadori, W.-J. Mayet, H. Löhr, K.-H. Meyer zum Büschenfelde: Guillain-Barré syndrome and human diploid cell rabies vaccine. Lancet I (1989) 1334–1335

62 Lane, J.M., F.L. Ruben, J.M. Neff, J.D. Millar: Complications of smallpox vaccination, 1968: Results of ten statewide surveys. J. infect. Dis. 122 (1970) 303–309

63 Lin, J.-J., M.-K. Chang, C.-Te Hsu, H.-S. Tang: A rare association between hepatitis B virus vaccination and Guillain-Barré Syndrome-A case report. Chin. J. Gastroenterol. 6 (1989) 229–232

64 Lindquist, T., N.M. Stenström: A case of Guillain-Barré's syndrome following vaccination against smallpox. Acta psychiat. scand. 23 (1948) 279

65 Lopez, C., W.D. Biggar, B. Hak Park, R.A. Good: Nonparalytic poliovirus infection in patients with severe combined immunodeficiency disease. J. Pediat. 84 (1974) 497–502

66 Magri, R., E. Bisiach: Peripheral nerve complication of anti-smallpox vaccination (Case report). Sist. Nerv. 11 (1959) 278, ref. Exc. Sect. VIII, 13 (1960) 548

67 Measles Surveillance Report No. 10, CDC, U.S. Dep. Hlth., Educ., a. Welf. Publ. Hlth. Serv. 1973–1976

68 Melchior, J.C.: Infantile spasms and early immunization against whooping cough. Danish survey from 1970 to 1975. Arch. Dis. Childh. 52 (1977) 134–137

69 Merry, P.H.: Neurological complications following secondary vaccination. A report of two cases. Ann. phys. Med. 7 (1964) 266–270

70 Meyer, H.M. jr., H.E. Hopps, P.D. Parkmann, F.A. Ennis: Review of existing vaccines for influenza. Amer. J. clin. Pathol. 70 (1978) 146–152

71 Mittelmeier, H.: Generalisierte anaphylaktisch-toxische Gefäßwandschädigung mit Sinusthrombose nach aktiver Diphtherie-Schutzimpfung. Mschr. Kinderheilk. 106 (1959) 288–293

72 Mortier, W., L. Rupprecht, E. Zuleger: Chronisch progrediente enzephalitische Krankheitsbilder bei Immundefekt. Mschr. Kinderheilk. 122 (1974) 431–432

73 Müller, H.: Über die Disposition zur Impfencephalitis. Öff. Gesundh.-Dienst 19 (1957/58) 526–534

74 Neff, J.M., R.H. Levine, J.M. Lane, E.A. Ager, H. Moore, B.J. Rosenstein, J.D. Millar, D.A. Henderson: Complications of smallpox vaccination United States, 1963. II. Results obtained by four state wide surveys. Pediatrics 39 (1967) 916–923
75 Neurotropic Diseases Surveillance, CDC, U.S. Dep. Hlth., Educ., a. Welf. Publ. Hlth. Serv. October 1977
76 Pedersen, F.K., H.C. Engbaek, H. Herz, B. Vergmann: Fatal BCG infection in an immunocompetent girl. Acta Paediatr. Scand. 67 (1978) 519–523
77 Pollard, J.D., G. Selby: Relapsing neuropathy due to tetanus toxoid. J. neurol. Sci. 37 (1978) 113–125
78a Poser, C.M.: Criteria for the diagnosis of the Guillain-Barré Syndrome. J. neurol. Sci. 52 (1981) 191–199; derselbe: Neurological complications of swine influenza vaccination. Acta neurol. scand. 66 (1982) 413–431
78b Poser, C.M.: Swine influenza vaccination: truth and consequences. Arch. Neurol. 42 (1985) 1090–1092
79 Puntigam, F., K. Berger: Über die Häufigkeit von Folgezuständen nach Encephalitis post vaccinationem. Wien. med. Wschr. 106 (1956) 66–69
80 Quast, U., W. Hennessen, R.M. Widmark: Mono- and polyneuritis after tetanus vaccination (1970–1977). Develop. biol. Standard 43 (1979) 25–32
81 Quast, U., W. Hennessen, R.M. Widmark: Vaccine induced mumpslike disease. Develop. biol. Standard. 43 (1979) 269–272
82 Reutens, D.C., J.W. Dunne, H. Leather: Neuralgic amyotrophy DNA hepatitis B vaccination. Musc. and Nerve 13 (1990) 461
83 Schleussing, H.: Über Frühstadien postvaccinaler Enzephalomyelitis. Fortschr. Med. 71 (1953) 327–328
84 Schwarz, A.J.: Entwicklung und Eigenschaften einer stark abgeschwächten Masern-Lebend-Vakzine. Impfsymposium Berlin 1973. Dtsch. Grünes Kreuz, Marburg (S. 27)
85 Seyal, M., D.K. Ziegler, J.R. Couch: Recurrent Guillain-Barré syndrome following influenza vaccine. Neurology 28 (1978) 725–726
86 Shaw, F.E., D.J. Graham, H.A. Guess et al.: Postmarketing surveillance for neurologic adverse events reported after hepatitis B vaccination. Experience of the first three years. Amer. J. Epidemiol. 127 (1988) 337–352
87 Sommerfeld, E., W. Ehrengut: Über vakzinale Effloreszenzen im Bereich von Pockenimpfnarben nach Sabin- und Salk-Impfungen. Münch. med. Wschr. 105 (1963) 2282–2285
88 Spillane, J.D., C.E.C. Wells: The neurology of Jennerian vaccination. Brain 87 (1964) 2–44
89 Stehr, K., U. Heininger: Aktueller Stand der Keuchhustenschutzimpfung. Pädiat. Prax. 42 (1991) 402; 43 (1992) 560–564
90 Tardieu, M., C. Truffot-Pernot, J.P. Carriere, Y. Dupic, P. Landrieu: Tuberculous meningitis due to BCG in two previously healthy children. Lancet I (1988) 440–441
91 Tornatore, C.S., J.R. Richert: CNS demyelination associated with diploid cell rabis vaccine. Lancet I (1990) 1346–1347
92a US Government: A report of the Committee to review the adverse consequences of pertussis and rubella vaccine. Div. Hlth. Promotion and Disease Prevention, Institute of Medicine. National Academy Press, Washington 1991
92b DPT Vaccine and chronic Nervous system Dysfunction. A new analysis. Institute of Medicine, Washington, National Academy Press Washington, D.C. 1994
93 Veith, G., W. Scherz: Anatomische Beurteilung eines irreversiblen Hirnschadens nach BCG-Schutzimpfung. Mschr. Kinderheilk. 115 (1967) 596–600
94 de Vries, E.: Postvaccinal perivenous encephalitis. Elsevier, Amsterdam 1960
95 Veslot, J., G. Nezelof. P. Villemin: Becegite mortelle, agammaglobulinemie, alymphoplasmocytose et hypoplasie thymique. Arch. franç. Pédiat. 22 (1966) 1113–1134
96 Watanabe, T., K. Tanaka, Y. Hagiwara: Generalized tuberculosis after BCG vaccination-Report of an autopsy case. Acta pathol. jap. 19 (1969) 395–407
97 Weber, G., J. Lange: Zur Variationsbreite der „Inkubationszeiten" postvakzinaler zerebraler Erkrankungen. Dtsch. med. Wschr. 86 (1961) 1461–1468
98 WHO consultation: The relation between persisting spinal paralysis and poliomyelitis vaccine (oral): results of a WHO enquiry. Bull. Wld. Hlth. Org. 53 (1976) 319–329
99 Winkelmann, N.W.: Peripheral nerve and root disturbances following vaccination against smallpox. Arch. Neurol. Psychiat. 62 (1949) 421–438

Schmerz und Schmerzsyndrome

J.-U. Krainick

Definitionen

Immer wieder wurde versucht, Schmerz zu definieren, ohne daß eine allgemein anerkannte Formulierung gefunden worden wäre. So stellte O. Förster 1927 fest (1):

„Der Schmerz ist ein uns bekanntes bestimmtes psychisches Erlebnis. Er gehört zu der Gruppe derjenigen psychischen Phänomene, die man im allgemeinen als Gefühle oder Affekte bezeichnet und den Empfindungen und Wahrnehmungen im engeren Sinn gegenüberstellt."

Die 1979 erarbeitete „Definition der International Association for the study of pain" (IASP) lautet in deutscher Übersetzung:

„Schmerz ist ein unangenehmes Sinnes- und Gefühlserlebnis, das mit aktueller oder potentieller Gewebsschädigung verknüpft ist oder mit Begriffen einer solchen Schädigung beschrieben wird."

Dieser letzte Definitionsversuch und die ihn begleitenden, später mehrfach ergänzten Erläuterungen, ebenso wie viele vorhergehende beinhalten, daß eine strikte Trennung in eine *physiologische (somatogene)* und eine *psychologische (psychogene)* Schmerzgenese dem komplexen Geschehen des Schmerzes durchweg nicht entspricht und für diagnostische und gutachterliche Ziele nur bedingt geeignet ist. Dennoch wird aus Gründen der besseren Verständlichkeit und der Systematik diese Trennung im folgenden beibehalten werden müssen.

Nozizeption und Schmerz

Die moderne neurophysiologische und biochemische Deutung der Schmerzentstehung, Weiterleitung und Verarbeitung kann die alte Kontroverse zwischen Spezifitäts-, Reizmuster- und Intensitätstheorien in vielen Punkten überbrücken. Die Spezifitätstheorie deutet Schmerz als spezifische Sinnesmodalität mit speziellen Rezeptor- und Leitungssystemen. Die Reizmustertheorie hingegen macht die räumliche und zeitliche Summation von Erregungsmustern unspezifischer Rezeptoren für die Schmerzempfindung verantwortlich. Da der Nachweis spezifischer Nozisensoren für die Gewebe der Eingeweide noch nicht in der gleichen Klarheit wie im somatischem Gewebe vorliegt, wird für diesen Bereich noch die Reizmustertheorie diskutiert.

In peripheren Nerven werden nozizeptive Signale in A-delta- und C-Fasern geleitet. Die myelinisierten A-delta-Fasern vermitteln die Signale mit einer Geschwindigkeit zwischen 5 und 25 m pro Sekunde, während die C-Fasern, welche nur schwach myelinisiert werden, eine Leitungsgeschwindigkeit zwischen 0,6 und 2,5 m pro Sekunde erreichen. Dies bedeutet, daß zwei durch einen Reiz ausgelöste nozizeptive Signale das Zentralnervensystem zeitlich versetzt erreichen. Seit langem wird diesen unterschiedlichen Fasertypen auch eine unterschiedliche Qualität der Empfindung zugeordnet: Der rasch einsetzende, scharf lokalisierbare Schmerz soll über A-delta-Fasern und der nachfolgende diffuse, schlecht lokalisierbare, langsam an- und abschwellende Schmerz hingegen über C-Fasern ausgelöst werden. Dieser zweite Schmerz, der auf seinem Weg Verbindung zum limbischen System hat, wird auch für die unterschiedlichsten vegetativen Phänomene, die mit Schmerz verbunden sind, verantwortlich gemacht.

Nozizeptive Schmerzen

In der Haut sind Nozizeptoren für Druck, Hitze und Kälte sowie chemische Rezeptoren, die auf algetische Substanzen reagieren, nachgewiesen worden. Auch die Skelettmuskulatur und die Gelenkkapseln enthalten spezifische Nozizeptoren. Von besonderem Interesse ist der Nachweis sog. „schlafender Nozisensoren", deren Erregungsschwelle so hoch ist, daß sie auch bei den extremsten noxischen Reizen stumm bleiben. Bei Gewebsschädigung, so z. B. bei Entzündungen, werden sie jedoch hochsensibel, also „wach". Dies mag die Schmerzempfindlichkeit entzündeter Gelenke erklären (12).

Nozizeptoren können durch Einwirkungen körpereigener schmerzproduzierender Substanzen sensibilisiert werden. Solche Substanzen werden bei Entzündungen oder mechanischen Gewebsschädigungen freigesetzt und zeigen zwei weitere wesentliche Eigenschaften: Sie ändern die lokale Durchblutung und Gefäßpermeabilität und wirken schon in geringer Konzentration sensibilisierend auf den Nozizeptor. So ist es zu verstehen, daß z. B. Entzündungsschmerzen mit einer höheren Empfindlichkeit und Schmerzhaftigkeit des Gewebes verbunden sind.

Über die hintere Wurzel gelangen die A-delta- und C-Fasern in das Rückenmark, modulieren in einem komplizierten Netz von Zwischenzellen ihre Erregung gegenseitig und münden dann in aufsteigende Leitungssysteme. Die Fortleitung geschieht vor allen Dingen im Tractus spinothalamicus, der sich in einen neospinothalamischen Teil mit Verschaltung über die lateralen spezifischen thalamischen Relaiskerne zum Kortex und einen palaeospinothalamischen Teil zu den medialen, kortexunabhängigen Thalamuskernen unterteilen läßt. Darüber hinaus enthält dieser Trakt Fasern zur Formatio reticularis, also einen spinoretikulären Anteil. Dieser Anteil triggert Wachheit und Aufmerksamkeit, Herz-Kreislauf-Effekte und bestimmte aktive Reaktionen sowie autonome Reflexe. Neben diesen klassischen Schmerzbahnen wird eine weitere Möglichkeit nozizeptiver Leitungen im Rückenmark diskutiert, da eine Durchtrennung des Tractus spinothalamicus (Chordotomie) nur vorübergehend zu einer Analgesie führt.

Nozizeptive Signale, aber auch die durch sie ausgelösten motorischen oder sympathischen Reflexe können durch absteigende Hemmsysteme geändert werden. Diese Hemmsysteme wurden durch elektrische Reizung verschiedener Hirnareale sowie pharmakologisch belegt. Sie spielen sicher eine wichtige Rolle in der Therapie chronischer Schmerzen. Möglicherweise greifen hier die Opiate an (17).

Schmerzen, die als Folge der Erregung von normalen Nozisensoren auftreten, stellen die *physiologische* Form von Schmerzen dar. Im Gegensatz hierzu kann Schmerz aber auch resultieren, wenn Änderungen in der normalen Funktion des nozizeptiven Systems auftreten. Die meisten dieser Veränderungen resultieren aus einer Fehl- und Übererregbarkeit des nozizeptiven Systems, in deren Gefolge abnorme und in der Regel gesteigerte Schmerzempfindungen auftreten. Neben diesen peripheren Sensibilisierungs- und Desensibilisierungsprozessen werden auch spinale Sensibilisierungsprozesse diskutiert, die bei länger anhaltendem, erhöhtem afferenten Einstrom langfristige biochemische Veränderungen im Rückenmark bewirken (9). Hier zeichnet sich erstmals ein neurobiologischer Mechanismus der Schmerzchronifizierung ab. Dies bedeutet für den Patienten, daß durchaus reale Schmerzen erlebt werden, obwohl die periphere Noxe eliminiert wurde. Dieser Zustand kann über Wochen anhalten und sollte nicht dazu verführen, den Schmerz als psychogen zu apostrophieren (16).

Neurogene Schmerzen

Die gesunde nozizeptive afferente Nervenfaser ist normalerweise in ihrem Verlauf durch einen mechanischen, thermischen oder chemischen Reiz nicht oder nur kaum erregbar. So kommt es z. B. bei heftiger mechanischer Reizung des N. ulnaris am Ellenbogen lediglich zu einer kurzdauernden Mißempfindung im Versorgungsgebiet dieses Nerven (10). Wird jedoch ein Nerv durch vollständige oder unvollständige Durchtrennung oder durch chronischen Zug und/oder Druck auf Dauer geschädigt, entstehen Schmerzen, die als *neurogen* oder *neuropathisch* bezeichnet werden (9). Wird ein peripherer Nerv durchtrennt, wachsen aus dem proximalen Ende Axone aus, die zusammen mit dem Narbenbindegewebe ein Neurom bilden. Diese Neurome sind häufig spontan oder auf lokalen mechanischen Reiz schmerzhaft. Die Schmerzen werden in das Versorgungsgebiet des durchtrennten Nerven projiziert (*„projizierter Schmerz"*) (9).

Auch bei einer Durchtrennung des Plexus brachialis (nicht Ausriß zervikaler Wurzeln!) und bei unvollständigen Nervendurchtrennungen werden *Neurome* für das Auftreten von Schmerzen verantwortlich gemacht. Man spricht dann von einem Kontinuitätsneurom entlang dem Verlauf des verletzten Nerven (10). Durch die Freisetzung von Katecholaminen und Neuropeptiden kommt es zu einer Beteiligung des sympathischen Nervensystems, was sich klinisch in der Ausbildung von Durchblutungs- und Ernährungsstörungen manifestiert *(Kausalgie, sympathische Reflexdystrophie)*.

Nach einer *Amputation* kann es als Folge der Nervendurchtrennung zu *Schmerzen in der Stumpfregion*, zu *Phantomschmerzen* und zu schmerzhaftem Stumpfschlagen (unwillkürliche, nicht unterdrückbare Eigenbewegungen des Stumpfes) kommen (7). Der Pathomechanismus dieser Schmerzen ist bisher noch nicht geklärt. Sicher spielen nicht nur periphere, sondern auch zentrale Mechanismen im Sinne einer Übererregbarkeit zentraler nozizeptiver Systeme eine Rolle.

Die meisten neurogenen Schmerzsyndrome sind auf mechanische Nervenläsion (Zug und/oder Druck) zurückzuführen. Ähnlich wie bei einem Neurom zeigen solche geschädigten Nerven eine erhöhte Erregbarkeit im Sinne einer ektopischen Schrittmacheraktivität (3): Geringe mechanische und wahrscheinlich auch chemische Reize können bei einem so geschädigten Nerven zu anhaltenden Impulsentladungen führen, die dann im Ausbreitungsgebiet dieses Nervs als Schmerz empfunden werden. Dies wird als *projizierter Schmerz* bezeichnet (9). Diesem Modell entsprechen wahrscheinlich auch die Schmerzen bei Wurzelkompressionen. Allerdings scheint die akute Wurzelkompression nicht immer schmerzhaft zu sein. Dies ist vielleicht die Erklärung für viele asymptomatische Bandscheibenvorfälle.

Die mechanische Erregbarkeit eines geschädigten peripheren Nerven wird auch diagnostisch genutzt: Leichtes Beklopfen der vermuteten Läsionsstelle löst einen Schmerz aus, der in das Versorgungsgebiet des betroffenen Nervs projiziert wird *(Tinel-Zeichen)*.

Übertragene Schmerzen

Häufig führen Erkrankungen innerer Organe zu Schmerzempfindungen an der Körperoberfläche, wobei den jeweiligen inneren Organen ganz bestimmte typische Areale der Körperoberfläche zugeordnet werden können. Diese Areale werden als *Haed-Zonen* bezeichnet. Auch bei Gelenkaffektionen (z. B. kleine Wirbelgelenke, Iliosakralgelenke) finden wir charakteristische Schmerzverteilungsmuster, die als *übertragene Schmerzen („Referred pain")* bezeichnet werden (6).

Die distale Schmerzausbreitung ist nicht radikulär, sie korrespondiert nicht mit dem Versorgungsgebiet des peripheren Nerven oder dem einer Nervenwurzel. Es wird als Erklärung angenommen, daß sensible Afferenzen aus verschiedenen Segmenten im Rückenmark konvergieren und das resultierende summierte Signal in höhere Zentren geleitet wird. Beim Fehlen anderer zusätzlicher sensibler Informationen ist das Gehirn nicht in der Lage zu determinieren, letztlich welche Aktivität in dem spinalen Neuron zu einem zentripetalen Signal geführt hat.

Zentrale Schmerzen

Zentrale Schmerzen entstehen durch Schädigung des Rückenmarks, des Hirnstammes und des Thalamus. Bei der traumatischen *Querschnittsläsion* treten folgende Schmerzphänomene auf (15):

- spontane Schmerzen in den gelähmten Körperregionen, die durch mechanische Reize (z. B. Erschütterung), aber auch durch emotionale Reize getriggert werden können.
- bewegungsunabhängige, jedoch kutan triggerbare Schmerzen in Höhe und proximal der geschädigten Segmente („Transitionszone") (11),
- spontane Schmerzen, die erst später auftreten und durch eine posttraumatisch entstandene Syrinx bedingt sind („Syringomyelie"),
- begleitende, bewegungsabhängige Schmerzen, bedingt durch Verletzung der Nachbarstrukturen (z. B. Instabilität).

Weitere Formen zentraler Schmerzen sind die *Syringomyelie*, die *postherpetische Neuralgie* und die *Tabes dorsalis*.

Beim *traumatischen Ausriß zervikaler spinaler Wurzeln* entsteht ebenfalls ein zentraler

Schmerz, wobei hier deafferentierte Neurone im Bereich der Substantia gelatinosa des Rückenmarks verantwortlich gemacht werden. Es kommt zu Spontanentladungen und vermehrter Aktivität im nozizeptiven System.

Auch für den *Thalamusschmerz*, der vor allen Dingen bei vaskulären Affektionen als Dauerschmerz von brennendem Charakter auftritt, werden ähnliche Mechanismen im Sinne einer Zunahme von Aktivität in geschädigten Neuronen diskutiert. Nur die genannten zentralen Schmerzen sind im engeren Sinne Deafferentierungsschmerzen (9).

Akuter, chronischer, chronifizierter Schmerz

Beim *akuten Schmerz* ist der Ort der Schädigung meist eindeutig lokalisierbar, und das Ausmaß des Schmerzes hängt direkt von der Intensität des Reizes ab. Akute Schmerzen haben eine Signal- und Warnfunktion. Sie weisen auf eine drohende oder bereits eingetretene Gewebsschädigung hin und klingen nach Beseitigung dieser Schädigung wieder ab. Den akuten Schmerz begleitet eine Aktivierung des autonomen Nervensystems und Teile des motorischen Systems mit Steigerung der Herzfrequenz und des Blutdrucks, mit Vertiefung der Atmung, Erweiterung der Pupillen, Anspannung der Muskulatur und Verstärkung der Schweißdrüsen der Handflächen.

Langanhaltende oder intermittierend wiederkehrende Schmerzen mit identifizierbaren organischen Ursachen, also z. B. tumorbedingte Dauerschmerzen, die immer wiederkehrenden Schmerzen einer Angina pectoris, einer Migräne oder einer Trigeminusneuralgie werden als *chronische Schmerzen* bezeichnet. Hier verwischt sich häufig die beim akuten Schmerz enge Beziehung zwischen Reizintensität und Ausmaß der Schmerzempfindung. Dies bedeutet, daß chronische Schmerzen oft intensiver oder auch weniger intensiv empfunden werden, als vom Ausmaß der Schädigung erwartet werden müßte. Auch die vegetativen Veränderungen werden vielgestaltiger, und es können erhebliche affektive Störungen auftauchen (z. B. Depressionen).

Ein chronischer Schmerz kann nach Beseitigung der ihn verursachenden Noxe in derselben oder ähnlicher Form weiterbestehen oder nach einem schmerzfreien Intervall in dieser Form wieder auftreten, ohne daß eine erneute Noxe dafür vorhanden ist. Dieser Schmerz wird als *chronifizierter Schmerz* bezeichnet. Er entspricht in seiner Symptomatologie weitgehend dem chronischen Schmerz, und es kommt ihm, wie diesem, keine erkennbare physiologische, nicht selten aber eine soziale Funktion zu. Dem chronifizierten Schmerz fehlt definitionsgemäß eine eindeutig identifizierbare, organische Gewebsschädigung als Schmerzursache. Man ist somit berechtigt, diese Schmerzen als psychologisch bedingt *(psychogen)* anzusehen (9). Andere Autoren sprechen von „Verselbständigung" des Schmerzes und von *„Schmerzkrankheit"*.

Solche Schmerzen können jedoch auch ohne vorhergehende Periode chronischer Schmerzen als reine psychogene Schmerzen vorkommen. Sie können entstehen als unmittelbare Folge sozialer Umstände, emotionaler Vorgänge oder als psychische Erkrankung. Diese Schmerzen werden im engeren Sinne als *psychogene Schmerzen* bezeichnet.

Schmerz und Krankheitsverhalten

Die vollständige Beurteilung und Bewertung eines Schmerzsyndroms lassen sich durch Exploration und Untersuchung des Patienten allein nicht erreichen. Ein Gesamtbild ergibt sich erst, wenn die Antwort des Patienten auf seinen Schmerz – wie er ihn „darbietet" oder wie er „damit umgeht" –, mit einbezogen wird. Schon die Angabe über die Lokalisation des Schmerzes und seiner Art gestattet eine Aussage, in welche Richtung das Schmerzsyndrom zu werten ist, mehr somatisch oder psychisch. Schmerzen, die scharf lokalisiert werden können und einem Dermatom oder dem Versorgungsgebiet eines peripheren Nerven entsprechen, von wechselnder Intensität, evtl. abhängig von Belastungen sind, „klingen" organischer als solche, deren Lokalisation diffus ist, keinem nervalen Versorgungsgebiet zugeordnet werden können, immer gleich intensiv und durch nichts zu beeinflussen sind. Überwiegt dann auch die emotional gefärbte Beschreibung wie „erdrückend", „furchtbar", „widerlich" etc., steht die Schmerzverarbeitung gegenüber dem eigentlichen organischen Schmerz im Vordergrund.

Kopf- und Gesichtsschmerzen

Die Häufigkeit von Kopf- und Gesichtsschmerzen wird für die Bundesrepublik mit 10 bis 20 % angegeben (USA bis 30 %). Die schwankenden Angaben gehen zurück auf die unterschiedlichen Diagnosekriterien der verschiedenen Autoren. Eine Klassifikation der Kopf- und Gesichtsschmerzen nach pathogenetischen Gesichtspunkten ist bisher nicht möglich. Die Tab. 43 gibt die Einteilung der Kopfschmerzformen der International Headache Society (1988) wieder (2).

Auch die Kopf- und Gesichtsschmerzen lassen sich nach dem pathophysiologischen Prinzip der neurogenen und nozizeptiven Schmerzentstehung einteilen (4). Unter die neurogenen Kopf- und Gesichtsschmerzen fallen die in Tab. 44 aufgelisteten Neuralgieformen.

Die *„idiopathische"* Trigeminusneuralgie oder der *„Tic douloureux"* ist die weitaus häufigste Neuralgie der kaudalen Hirnnerven. Das Schmerzbild ist so charakteristisch, daß die Diagnose schon allein aus der Schmerzschilderung gestellt werden kann: Blitzartig einschießende, äußerst heftige Schmerzen, meist einseitig und meist in den Ästen II und III, Triggerung durch Haut- und Schleimhautreize in und um das Schmerzgebiet. – Frauen erkranken bevorzugt, vor allem jenseits des 40. Lebensjahres. Da bei 5 % ein raumfordernder Prozeß des Kleinhirnbrückenwinkels als Schmerzursache verantwortlich ist, sollte immer eine weiterführende Diagnostik (NMR, CT) erfolgen. Dies betrifft vor allen Dingen bei Manifestation vor dem 40. Lebensjahr.

Aufgrund der Erfolge der mikrochirurgischen Dekompression der Nervenwurzeln nach Janetta (4) wird als Ätiologie ein intermittierender Druck arteriosklerotischer Gefäße diskutiert. Neben dieser peripheren Schmerzursache sind jedoch auch zentrale Mechanismen beteiligt, die das Auftreten der Schmerzattacken und den therapeutischen Effekt antiepileptischer Medikamente erklären. Eine operative Therapie ist nur in den seltensten Fällen nötig, da 90 % der Patienten durch Carbamazepin schmerzfrei werden.

Streng zu trennen von der „idiopathischen" Trigeminusneuralgie ist die *symptomatische Form* nach Läsionen peripherer Äste des Trigeminus. Diese Neuralgie ist wesentlich häufiger und oft schon durch die Anamnese abzugrenzen: Die Schmerzattacken sind nicht so paroxysmal, sie sind weniger heftig, kaum zu triggern. Es sind eher Dauerschmerzen, wobei vegetative Folgen überwiegen. – Im Gegensatz zur idiopathischen Trigeminusneuralgie finden sich hier meist neurologische sensible Defizite. Die Schmerzen entsprechen in ihrer Ausbreitung dem Versorgungsgebiet des verletzten Astes. Die symptomatische Trigeminusneuralgie kann nach Frakturen des Gesichtsschädels, nach stumpfen Verletzungen sowie nach Kiefer- und Stirnhöhlenoperationen auftreten.

Tabelle **43** Einteilung der Kopfschmerzen der International Headache Society

1. Migräne
2. Kopfschmerz vom Spannungstyp
3. Cluster-Kopfschmerz und chronisch-paroxysmale Hemikranie
4. Verschiedenartige Kopfschmerzformen ohne begleitende strukturelle Läsion
5. Kopfschmerz nach Schädeltrauma
6. Kopfschmerz bei vaskulären Störungen
7. Kopfschmerz bei nichtvaskulären intrakraniellen Störungen
8. Kopfschmerz durch Einwirkung von Substanzen oder deren Entzug
9. Kopfschmerz bei nicht primär den Kopfbereich betreffenden Infektionen
10. Kopfschmerz bei metabolischen Störungen
11. Kopfschmerz bei Gesichtsschmerz bei Erkrankungen des Schädels sowie im Bereich von Hals, Augen, Ohren, Nase, Nebenhöhlen, Zähnen, Mund und anderen Gesichts- oder Kopfstrukturen
12. Kopf- und Gesichtsneuralgie, Schmerzen bei Affektionen von Nervenstämmen und Deafferenzierungsschmerzen
13. Nichtklassifizierbarer Kopfschmerz

Tabelle **44** Neurogene Kopf- und Gesichtsschmerzen

Neuralgie des N. trigeminus
Neuralgie des N. auriculotemporalis
Neuralgie des N. intermedius
Neuralgie des N. glossopharyngeus
Neuralgie des N. laryngeus superior
Postherpetische Neuralgie
„Okzipitalis"-Neuralgie

Unter den nozizeptiven Kopf- und Gesichtsschmerzen sind der *Spannungskopfschmerz* und *Muskel-Gelenk-Kopfschmerz* sowie die *Migräne* die häufigsten Formen (Tab. **45**).

Sicher wird die Diagnose einer *Migräne* viel zu häufig gestellt, wenn man sich nicht an die Definition der IHS hält: „Idiopathischer Kopfschmerz, der intermittierend in Attacken von 4 bis 72 Stunden auftritt. Typisch sind Einseitigkeit, pulsierende Qualität, Verstärkung durch körperliche Belastung und Assoziation mit Übelkeit, Photo- und Phonophobie" (2). – Migräne kann schon im Schulalter auftreten und nimmt mit zunehmendem Lebensalter an Häufigkeit zu. Frauen sind häufiger betroffen (2:1). Anfallauslösende Einflüsse können Wetterwechsel, Entspannung, Menstruation, Alkohol und Nahrung, Hypoglykämie, Gefäßkrankheiten, Nierenleiden sein. Auch postkommotionelle und medikamentöse (orale Kontraceptiva) Einflüsse sind möglich. Die Pathogenese der Migräne ist noch unklar, es spielen regionale Vasokonstriktionen und darauffolgende Dilatationen mit perivaskulärem Ödem eine Rolle.

Die Symptomatologie des *chronischen Spannungskopfschmerzes* umfaßt Kopfschmerzen, die „mindestens an 15 Tagen pro Monat über mindestens sechs Monaten bestehe. Die Kopfschmerzen werden gewöhnlich als drückend/pressend in der Qualität, von geringer bis mittlerer Intensität und bilateral geschildert. Sie nehmen nicht mit einer physischen Alltagsbelastung zu. Übelkeit, Photophobie und Phonophobie können auftreten" (2). Bei dieser Kopfschmerzform ist immer nach dem psychosozialen Umfeld zu fragen, nach Belastungen im beruflichen und privaten Bereich. Manchmal ist ein spezielles psychologisches Interview mit entsprechenden Tests zur Beurteilung notwendig.

Die *Myoarthropathie des Kauapparates* ist ein Schmerzsyndrom, welches meist nicht erkannt wird und daher von besonderer Bedeutung für den gutachterlich tätigen Arzt ist. Es ist gekennzeichnet durch druckschmerzhafte Ansätze der am Kauakt beteiligten Muskeln. Da dies in sehr unterschiedlicher Ausprägung die gesamte Kopf-, Gesichts- und Schultermuskulatur betreffen kann und die Schmerzen auch in Attacken und halbseitig auftreten können, wird meist die Fehldiagnose „Migräne" gestellt. Man unterscheidet eine *arthrogene* Form (z. B. nach Gelenkverletzungen oder bei Arthrosen des Kiefergelenkes) von einer *muskulären* (13), die in der Ätiologie dem Spannungskopfschmerz und/oder dem myofaszellen Schmerz nahesteht. So sind Überschneidungen auch die Regel. Zur Klinik und Ätiologie s. Tab. **46**.

Für die Beurteilung sollte ein gnathologisch geschulter Zahnarzt hinzugezogen werden. Wichtig ist, daß die genannten Kopf- und Gesichtsschmerzformen wie Migräne, Spannungskopfschmerz, Myoarthropathie und myofaszielle Schmerzsyndrome ineinander übergehen und auch im zeitlichen Verlauf ihre Erscheinungsformen ändern können. Schon deshalb ist häufig eine klare Diagnosezuordnung nicht möglich.

Tabelle **45** Nozizeptive Kopf- und Gesichtsschmerzen

Spannungskopfschmerz – Muskel-Gelenk-Schmerz
Migräne – vasomotorischer Kopfschmerz
psychogener Kopfschmerz
„Begleitkopfschmerz" bei Erkrankungen und Verletzungen der Augen, Ohren, Nase, Nebenhöhlen, intrakraniell, extrakraniell, entzündlich, allergisch, vaskulär, tumorös etc.

Tabelle **46** Myoarthropathie des Kauapparates

Klinik
Druckschmerzhafte Kaumuskeln
Kiefergelenkgeräusche
eingeschränkte Mundöffnung

Ätiologie
Malokklusion
Streß (Knirschen etc.)
Arthropathie des Gelenkes (z. B. Unfall)
psychogene Faktoren (Depression, Angst, Konversion)

Posttraumatischer Kopfschmerz

Relativ einfache gedeckte Schädelhirntraumen mit oder ohne Commotio bzw. Contusio cerebri können in manchen Fällen langwierige chronische Kopfschmerzen verschiedenster Genese verursachen. Es kann nach einem Trauma zu zentralen Regulationsstörungen mit Orthostaseneigung kommen, was dann dem Bild eines vasomotorischen Kopfschmerzes entspricht. Es ist jedoch darauf zu achten, daß solche Kopfschmerzen bei prädisponierten Patienten durch das Trauma aktiviert werden können. Bei schweren Schädelhirntraumen mit Subarachnoidalblutungen kann es zu posttraumatischen Arachnitiden und Liquorzirkulationsstörungen und damit zu entsprechenden Schmerzen kommen.

Da beim Schädelhirntrauma auch oft die Halswirbelsäule in Form von Bandzerrungen oder Subluxationen miteinbezogen ist, können Schmerzen auftreten, wie sie beim Hyperreflexionstrauma der HWS beschrieben werden (s. unten).

Schmerzen in der Halswirbelsäulen-, Schulter- und Armregion

Die Bewertung von Schmerzen, die von Strukturen der *Halswirbelsäule* oder der *Schultergelenke* ausgehen, erfordern immer eine subtile neurologische und orthopädische Untersuchung. Es ist nach radikulären Zeichen (zervikale Wurzelkompression) und nach Störungen der „langen Bahnen" (zervikale Myelopathie) zu fahnden.

Periphere Nervenengpaßsyndrome wie *Karpaltunnelsyndrom* und *Ulnarisrinnensyndrom* sind meist durch entsprechende sensible Defizite gekennzeichnet. Wichtig ist, daß auch der Nervenverlauf proximal der Läsionsstelle deutlich druckdolent sein kann, wofür es bisher keine pathophysiologische Erklärung gibt.

Auch eine *Arthropathie* führt häufig zu Sensibilitätsdifferenzen der oberen Körperhälfte, was auf vegetative Begleitphänomene zurückgeführt wird. Es empfiehlt sich also immer die Prüfung der Sensibilität (kalt/warm, spitz/stumpf) im Rechts-/links-Seitenvergleich. So können beispielsweise beim *Rotatorenmanschettenriß* Schmerzen vom Patienten geschildert werden, die vom Nacken bis in die Hand ausstrahlen (Referred pain) und daher leicht für radikulär gehalten werden. Auch ist darauf zu achten, daß zervikale Wurzelkompressionen zur Schonhaltung im Schultergelenk und damit zu Inaktivitätsarthropathien mit entsprechenden Schmerzen führen können. Solche Schmerzen sind als durchaus glaubhaft zu bewerten.

Die Diagnose eines „*Schleudertraumas*" der *Halswirbelsäule* wird sicher viel zu häufig gestellt. Ein echtes Schleudertrauma oder *Hyperreflexionstrauma* (Synonym: HWS-Distorsion) ist nur zu erwarten beim überraschendem Auffahrunfall von hinten, im allgemeinen ohne Kopfstütze, evtl. sogar nicht angegurtet. Eine sorgfältige Analyse des Unfallherganges ist besonders wichtig. Auch ist nach der Höhe des Schadens zu fragen. Bagatellschäden schließen ein Hyperreflexionstrauma aus. Typischerweise besteht Subtotal- bis Totalschaden am Fahrzeug. Weiterhin ist zu fordern, daß die Schmerzen erst im Laufe von Stunden (bis Tagen) mit Decrescendoverlauf einsetzen. Wesentliche pathologische Vorbefunde an der HWS biographischer oder überhaupt psychopathologischer Art müssen im allgemeinen ausgeschlossen werden. Im akuten Stadium kann die Kernspintomographie evtl. diskoligamentäre Schäden aufzeigen und damit das Hyperreflexionstrauma diagnostisch erhärten.

Verletzungen der Schulterregionen, die mit wiederzunehmendem Zweiradverkehr häufiger werden, können zu schweren Schmerzsyndromen führen. Hierbei ist scharf zu differenzieren zwischen *Verletzungen des Plexus brachialis* durch Überdehnung bei erhaltener Kontinuität und irreparablem Ausriß zervikaler Wurzeln. Bei der erstgenannten Verletzung können die neurologischen Defizite wieder regenerieren, nicht jedoch, wenn die zervikalen Wurzeln aus dem Rückenmark herausgerissen sind (8). Die Abgrenzung einer Plexusschädigung vom Ausriß zervikaler Wurzeln ist extrem wichtig, da fast nur beim Wurzelausriß schwere therapieresistente Schmerzen entstehen. Die Intensität der Schmerzen korreliert hier mit der Anzahl der ausgerissenen Wurzeln (14). Klärung kann hier die Kernspintomographie bringen.

Schmerzen in der Rumpfregion

Aufgrund der breiten Überlappung der thorakalen Spinalnerven kommt es weder sensibel noch motorisch zu sichtbaren Defekten bei Läsion eines einzelnen Spinalnerven. Häufiger sind hier Schmerzsyndrome, die als übertragene Schmerzen aufgrund Störung innerer Organe zurückzuführen sind *(Haed-Zonen)*. Thorakale *Bandscheibenvorfälle* sind zwar seltener als im HWS- oder LWS-Bereich, aber auch sehr viel schwieriger zu diagnostizieren. Sicher sind viele Krankheitsbilder, die früher als multiple Sklerose gedeutet wurden, auf thorakale Bandscheibenvorfälle zurückzuführen. Kernspintomographie und Computertomographie sind im Zweifelsfall unabdingbar. Interkostalneuralgien kommen nach Stichverletzungen, Rippenfrakturen und thoraxchirurgischen Eingriffen vor und sind nur sehr schwer therapierbar.

Schmerzen in der Lendenwirbelsäulen- und Beinregion

Vertebragene Kreuz- und Beinschmerzen sind für den gutachterlichen tätigen Arzt sicher das größte Problem. Auch spielen sie volkswirtschaftlich eine negativ herausragende Rolle (Kosten in den USA: 60 Milliarden pro Jahr).

Die menschliche *Lendenwirbelsäule* macht einen (physiologischen) *Degenerationsprozeß* durch. Nach einer Phase der Dysfunktion folgt die Phase der Instabilität und dann im Alter die Phase der Restabilisierung (6). In der Phase der Dysfunktion kommt es vorwiegend durch abrupte Rotationsbewegungen zu zirkumferenten traumatischen Einrissen im Knorpel der kleinen Wirbelgelenke und/oder des Zwischenwirbelraumes, die klinisch als „Hexenschuß" imponieren. Die Risse heilen wieder aus und führen nach mehrfachen Wiederholungen zu einer Erschlaffung der Gelenkkapsel und zur inkorrekten Führung des Gelenkspiels mit nachfolgender Instabilität. Die am Bewegungssegment beteiligten Komponenten, die kleinen Wirbelgelenke und der Zwischenwirbelraum („Three joint complex") (6) versuchen durch Vergrößerung der Gelenkflächen die mangelnde Funktion zu kompensieren (Osteophyten). Es folgt dann die knöcherne Überbrückung der Segmente, ggf. mit Einengung der Lumina, durch die die nervalen Substrate geführt werden.

Wie geschildert, ist dieser Lauf ein physiologischer Alterungsprozeß. Daher kann man einen *Bandscheibenvorfall* nur dann als *traumatisch bedingt* ansehen, wenn er in diesen physiologischen Ablauf nicht hineinpaßt. Dies ist der Fall bei sehr jungen Patienten und in direktem Zusammenhang mit einem traumatischen Ereignis.

Es ist sicher nicht richtig, Kreuz- und/oder Beinschmerzen *allein* auf berufliche körperliche Belastung zurückzuführen. Aber durch das System der gesetzlichen Unfallversicherung, bei der als Voraussetzung für eine Versicherungsleistung eine berufliche Noxe genügt, die nur eine wesentliche *Mitursache* darstellt, ist das Problem Kreuzschmerz auch zu einem versicherungsrechtlichen Problem geworden, da der betroffene Patient oft einen direkten Zusammenhang zwischen beruflicher Belastung und pathologischen Veränderungen der Lendenwirbelsäule herzustellen versucht. Es gibt natürlich allgemein akzeptierte Risikofaktoren, wie z. B. ständiges Anheben schwerer Gegenstände mit ausgestreckten Armen in rotierter Anteflexion (z. B. Bierfahrer!). Auch Vibrationen, wie sie z. B. Traktorfahrer ausgesetzt sind, erhöhen das Risiko eines Bandscheibenvorfalls um das Dreifache (5). In diesem Zusammenhang ist auf die seit 1993 geltenden neuen *Berufskrankheiten* 2108 und 2110 „Bandscheibenbedingte Erkrankungen der Lendenwirbelsäule ..." hinzuweisen, die schon auf den S. 33 und 303 genannt sind. Wie entsprechende Studien gezeigt haben, spielen jedoch psychosoziale Faktoren eine weitaus größere Rolle.

Auch beim vertebragenen Kreuz-Bein-Schmerz gilt das Prinzip der Einteilung nach neurogen und nozizeptiv: Durch die chronische Kompression einer Nervenwurzel entstehen ektopische Nozisensoren, die für einen Schmerz im Versorgungsgebiet der entsprechenden Wurzel verantwortlich sind. In den arthrotischen Zwischenwirbelgelenken und Zwischenwirbelräumen kommt es andererseits zu Aktivität („Erwachen") schlafender Nozisensoren (9), die einen bewegungsabhängigen und haltungsabhängigen Schmerz signalisieren. Insbesondere diese Rezeptorschmerzen bieten sich häufig nicht nur lokal im Kreuz, sondern auch als übertragene Schmerzen nach kranial und kaudal ohne radikuläre Zuordnung an.

Auch Affektionen der Iliosakralgelenke, der Bänder und Muskeln des Beckens können radikuläre Schmerzen vortäuschen.

Ein besonderes, gutachterlich sehr relevantes Problem stellen anhaltende Schmerzen nach Diskotomien dar. Um das *Postdiskotomiesyndrom* zu definieren, ist es zuvor notwendig, Ziel und Zweck der Bandscheibenoperation abzustecken: Die Diskotomie ist nicht die Operation der Bandscheibe, sondern des Bandscheibenvorfalls mit dem Ziel, eine oder mehrere spinale, durch Nukleusmaterial komprimierte Wurzeln zu entlasten. Hierdurch werden in erster Linie radikuläre Symptome beseitigt.

Ein weiterhin verbleibender Kreuzschmerz ist nicht als Postdiskotomiesyndrom zu bezeichnen, sondern ist auf den Degenerationsprozeß der Lendenwirbelsäule oder auf andere Ursachen zurückzuführen. Das sog. „Postdiskotomiesyndrom" ist demnach zu unterteilen in ein primär präoperativ programmiertes und ein operativ bedingtes (Tab. 47).

Wenn man die seltenen operationsbedingten Ursachen wie falsche Höhe, falsche Seite, intraoperative Verletzung von Nerven oder Gefäßen unberücksichtigt läßt, sind die wesentlichen Ursachen operationsbedingter Beschwerden die *epidurale Fibrose*, die *laterale und/oder zentrale Stenose* und die *segmentale degenerative Instabilität*. Die klinischen Symptome sind in den Tab. **48** bis **50** dargestellt.

Die modernen bildgebenden Verfahren, wie NMR und CT erhärten die klinisch gestellten Diagnosen.

Tabelle **47**   „Postdiskotomiesyndrom"

Präoperativ programmiert
primär falsche Indikation
   (z. B. Kreuzschmerz deutlich stärker als Beinschmerz)
primär falsche Diagnostik
   (Myelographie bei lateraler Stenose)
primär falsche Selektion
   (z. B. laufendes Rentenverfahren)

Operativ bedingt
postoperative Instabilität
   (exzessive Ausräumung, Resektion der Facetten)
postoperative Fibrose
postoperative laterale und/oder zentrale Stenose

Tabelle **48**   Epidurale Fibrose

Klinik
radikulärer Schmerz entsprechend dem operierten Segment
Dauerschmerz wechselnder Intensität
Schmerz auch in Ruhe
   (z. B. physiologische Schlafhaltung)
Schmerzqualität meist kribbelnd bis brennend

Tabelle **49**   Laterale und/oder zentrale Stenose

Klinik
Claudicatio spinalis
   (durch Schwäche und Schmerzen begrenzte Wegstrecke)
Anteflexion lindert, keine Probleme beim Fahrradfahren
Nächtlicher Beinschmerz verschwindet nach einigen Minuten Umhergehen
Weniger Kreuz- als Beinschmerzen

Tabelle **50**   Segmentale Degeneration

Deutlich mehr Kreuz- als Beinschmerz
Durchbrechgefühl
Kein Schmerz in sog. physiologischer Schlafhaltung
Aufrichten aus der Anteflexion schmerzhafter als Beugen
Maximaler Schmerz bei axialer Belastung in rotierter Anteflexion (z. B. Bierkiste in das Auto heben)

Rehabilitation und Begutachtung

Akute und rezidivierende „klassische" Schmerzsyndrome werden in der Regel je nach Frequenz und therapeutischem Zugang im Rahmen der Organzugehörigkeit gutachtlich bewertet (vgl. zur MdE-/GdB-Bewertung S. 41, 47 und 55).

Größere Schwierigkeiten ergeben sich bei *chronischen Schmerzzuständen*, bei denen die eingetretene Entwicklung zunächst erhebliche Anstrengungen in Verbindung mit einer multidisziplinären Schmerzklinik auslösen sollte. In den USA und Kanada sind derartige Programme zumeist in Verbindung mit Rehabilitationseinrichtungen verfügbar, weil sie, im Gegensatz zur bei uns vielfach noch empfohlenen Schonung, gerade die Aktivierung des Betroffenen zum Ziel haben. Vorsichtiger, schrittweiser Abbau von Schmerz- und Beruhigungsmitteln, antidepressive Medikation, verhaltenstherapeutische Techniken und zunehmende körperliche Belastung führen oft zur wesentlichen Verbesserung des eigenen Umgangs mit chronischem Schmerz und damit zu einem entscheidenden Zuwachs an Leistungsfähigkeit und Lebensqualität. Sofern allerdings ein sekundärer Krankheitsgewinn im Rahmen eines Entschädigungsverfahrens zu erwarten ist, sind auch derartige interdisziplinäre Ansätze, wie die Erfahrung lehrt, wenig aussichtsreich.

Wenn bei einem chronischen Schmerzsyndrom die *Frage der Berufs- oder Erwerbsunfähigkeit* zu prüfen ist, sollte ein derartiger Rehabilitationsversuch vorausgeschickt werden, der einen wesentlich besseren Einblick in das individuelle Schmerzerleben unter unterschiedlichen Belastungsformen ermöglicht, als lediglich die Schmerzschilderung in der ärztlichen Sprechstunde unter üblichen Untersuchungsbedingungen.

Das im Bürgerlichen Gesetzbuch als immaterieller Schadensausgleich angesprochene *Schmerzensgeld* umfaßt einen wesentlich breiteren Rahmen eingeschränkter Lebensqualität als die Bewertung der Schmerzen selbst. Die ärztliche Begutachtung kann allenfalls zur Beschreibung dieser Einschränkungen beitragen; die Zuordnung zur monetären Entschädigung ist eine ausschließlich juristische Aufgabe (vgl. S. 121).

Schlußbemerkung

Zusammenfassend erfordert die Beurteilung eines Schmerzsyndroms eine gründliche Exploration und Beobachtung des Patienten, eine Auslotung des psychosozialen Umfeldes und eine schmerzbezogene Untersuchung. Die Folgerung, wie sich der Schmerz auf die Lebensführung, auf Beruf, Familie, Freizeit und Umfeld auswirkt, welchen Stellenwert er in diesem Rahmen hat, ist die weitere schwierige gutachterliche Aufgabe.

Literatur

1. Foerster, O.: Die Leitungsbahnen des Schmerzgefühls und die chirurgische Behandlung der Schmerzzustände. Urban & Schwarzenberg, Berlin 1927
2. Headache Classification Committee of the International Headache Society. Classification and diagnostic criteria for headache disorders, cranial neuralgias and faciel pain. Cephalsalgia (1988) [Suppl. 7] 8: 1. Deutsche Übersetzung: Kopfschmerzen-Klassifikations-Komitee: Klassifikation und diagnostische Kriterien für Kopfschmerzerkrankungen, Neuralgien und Gesichtsschmerz. Nervenheilkunde 4 (1988) 161
3. Howe, J.F., J.D. Loeser, W.H. Calvin: Mechanosensitivity of dorsal root ganglia and chronically injured axons: a physiological basis for the radicular pain of nerve root compression. Pain 3 (1977) 25–41
4. Janetta, P.J.: Treatment of trigeminal neuralgia. Neurosurgerey 4 (1977) 93
5. Jayson, M.I.V.: The Lumber Spine and Back Pain. Churchill Livingstone, Edinburgh 1992 (S. 537 ff.)
6. Kirkaldy-Willis, W.H., Ch.V. Burton: Menaging low back pain, Churchill Livingstone, Edinburgh 1992
7. Krainick, J.-U., U. Thoden: Schmerzphänomene bei Amputierten. Neurochirurgia 19 (1976) 72
8. Krainick, J.-U., H. Waisbrod: Zur Diagnostik und Therapie der Schmerzen nach zervikalem Wurzelausriß und nach Läsion des Plexus brachialis (1988). In Lücking, C.H., U. Thoden, M. Zimmermann (Hrsg.): Nervenschmerz. Fischer, Stuttgart 1988

9 Krainick, J.-U., R.F. Schmidt: Nozizeption und Schmerz. In Hierholzer, K., R.F. Schmidt: Pathophysiologie des Menschen, edition medizin, Weinheim 1991
10 Mumenthaler, M., H. Schliak: Läsionen peripherer Nerven, 6. Aufl. Thieme, Stuttgart 1993
11 Nashold, B.S. jr.: Neurosurgical technique of the dorsal root entry zone operation. Appl. Neurophysiol. 51 (1988) 136–145
12 Schaible, H.-H., R.F. Schmidt: Time course of mechanosen-sitivity changes in articular afferents during a developing arthritis. J. Neurophysiol. 60 (1988) 2180–2195
13 Sharav, N.: Orofacial pain. In Wall, P.D., R. Melzack: Textbook of Pain. Churchill Livingstone, Edingburgh 1989
14 Thoden, U.: Neurogene Schmerzsyndrome. Hippokrates, Stuttgart 1987
15 Waisbrod, H., H.V. Gerbershagen: Chronic pain in paraplegics. Neurosurgery 15 (1984) 933–944
16 Wall, P.D., R. Melzack: Textbook of Pain, Churchill Livingstone, Edingburgh 1989
17 Zimmermann, M.: Physiologie von Nozizeption und Schmerz. In Zimmermann, M., H.O. Handwerker (Hrsg.): Schmerz-Konzepte und ärztliches Handeln. Springer, Berlin, 1984 (S. 1)

Psychoreaktive Störungen

G. Möllhoff

Einleitung

Ausführungen zu versicherungsmedizinischen Bewertungen psychoreaktiver Störungen sind zeit- und gesellschaftsgebunden, sie spiegeln den gegenwärtigen Stand psychiatrischer Forschung und gutachterlicher Praxis wider. Der Einfluß ideologischer Trends und zumeist ephemerer politischer Doktrinen klingt in Diskussionen und Sachvorträgen in Rechtsstreiten der Prozeßbeteiligten immer wieder an; nach und nach tritt jedoch eine Distanzierung gegenüber manchen vermeintlich „neuen Wahrheiten" und Zielen ein, die allgemeine Befreiung, Demokratisierung und Emanzipation propagieren. Formelhafte Behauptungen wie jene von der „Soziogenese allen Leids" werden zögernd relativiert, vielerorts ungebrochen ist die Gleichstellung politischen Bekennertums mit moralischer Integrität und sozialer Fortschrittlichkeit. Gegner und Zweifler an den chiliastischen Theoremen (35, 39) werden mit innerer Überzeugung vielerorts noch mit der Metapher „konservativ ewig Gestrige" belegt oder gar zur Feindprojektion hochstilisiert. Leider wirken sich solche esoterischen Überzeugungen häufig noch bis in die Bereiche zwischenmenschlicher Vertrauensbildung aus (31). „Schuld an Ihrer Krankheit sind Ihre verstockten, repressiven Eltern"; „Schizophrenien gibt es nicht, was so heißt, ist eine Auswirkung von Gesellschaft und Familie zur Beherrschung des Individuums (R. Laing [52]); ... „Institutionen sollen den Kranken Gelegenheit geben, ihre Reise durch den Wahnsinn zu tun" (Barsaglia [3]). Während diese Zeitströmung in der wissenschaftlichen Psychiatrie mangels Sachkunde ihrer Autoren und angemessener Intentionen seit 15 Jahren beendet ist, hat ihre Terminologie in vielen Rechtsstreiten im „Kampf für alle Unterprivilegierten, rückständigen und mißachteten Minderheiten" einen gewissen Marktwert behalten.

In diesem Beitrag werden somatisch bedingte seelische Störungen, wie die „symptomatischen Psychosen", die „organischen Durchgangssyndrome" im Sinne von H. H. Wieck, die „traumatische Hirnleistungsschwäche" und die „Wesensveränderungen" unter Hinweis auf die Beiträge der Mitautoren nicht behandelt.

Epidemiologie psychoreaktiver Störungen

Statistische Daten mit systembezogenen Informationen bietet das Zahlenwerk der gesetzlichen Rentenversicherungsträger (VDR):

Von 80 Mill. Bundesbürgern waren 1991 35 528 000 erwerbstätig, die Gesamtzahl der *Rentner* betrug 15 293 202. Von 741 009 zugegangenen Rentenanträgen wurden in 4 % Renten wegen Berufsunfähigkeit und 22 % wegen Erwerbsunfähigkeit der Versicherten gewährt. In der Aufgliederung der *psychoreaktiven Störungen* ergaben sich folgende Zuordnungen: Neurosen 16 478 Fälle (9226 m, 7182 w), Persönlichkeitsstörungen 5263 Fälle (2118 m, 3145 w), Alkoholismus 3559 Fälle (3146 m, 416 w), sexuelle Verhaltensstörungen 12 Fälle (10 m, 2 w).

Im Bereich der *Rehabilitation* wurden wegen Neurosen, Persönlichkeitsstörungen und anderer nichtpsychotischer Beeinträchtigungen Maßnahmen bei 96 684 Patienten (47 827 m, 48 203 w) (Durchschnittsalter von 44,4 bzw. 46,4 Jahre) gewährt. Neurosen in engerem Sinne 19 943, sexuelle Verhaltensabweichungen 46, Alkoholabhängigkeit 22 601, Medikamenten- und Drogenabhängigkeit 4506, funktionelle Störungen (psychovegetative Beeinträchtigungen) 32 891, akute Belastungsreaktionen 1826, Anpassungsstörungen 8100. Von den für den Gesamtbereich der Rehabilitation aufgewendeten Mitteln – 6 482 Mio. DM – wurden 539 Mio. DM für psychisch Kranke verwendet. Aufwendungen für Suchtbehandlungen: 633,7 Mio. DM.

Deutsche *Feldstudien*, u. a. in Mannheim (79), zeigten, unter Einbeziehung der Gesamtbevölkerung eine andere statistische Gliederung: Etwa 20–30 % der Wohnbevölkerung war durch „psychische Störungen" im weitesten Sinne beeinträchtigt, $^{1}/_{3}$ dieser Personenzahl war therapeutisch nicht mehr erreichbar, die Hälfte bedurfte individuell ausgerichteter psychiatrisch-psychotherapeutischer Hilfen, zum geringen Teil auch stationärer Therapie. Frauen waren häufiger als Männer wegen psychoneurotischer und psychosomatischer Störungen behandlungsbedürftig, bei ihnen stellten sich Beeinträchtigungen im affektiven Bereich, in Partnerschaft, Ehe und Familie als wichtige Mitdeterminanten dar. Bei Männern hatten Rang- und Statusfragen, berufliche und persönliche Mißerfolge, Einbußen der Selbstwertbilanz und Anerkennungsdefizite einen besonderen pathogenetischen und pathoplastischen Stellenwert. Prämorbide, asthenisch-phobische Persönlichkeitszüge und latente innerseelische Konfliktsituationen waren für die Manifestation, wie auch den Verlauf, besondere Risikofaktoren.

Krankheitsbilder

Akute Belastungsreaktionen (F 43.0 ICD 10)

Psychotraumatische Erlebnisse, wie Bedrohungen der persönlichen Sicherheit und Unversehrtheit bei Überfällen, Brand, Flugzeugabstürzen, Flutkatastrophen und Erdbeben, manifestieren sich zumeist mit massiven vegetativen Reaktionen, starker Unruhe, gelegentlich auch Paniksyndromen, nicht selten kommt es zu blinden „Bewegungsstürmen", oft aber auch zu Stupor und einem Abblenden der Realität bis hin zur Verkennung realer Rettungsmöglichkeiten. Kurzdauernde partielle, aber auch totale Amnesien für den Geschehensablauf selbst werden gelegentlich beobachtet. Körperliche Erschöpfung und individuell erhöhte Vulnerabilität sowie vorauslaufende Affektstauung bahnen gelegentlich explosive Durchbrüche mit Einengung der rationalen Kontrolle, vornehmlich auch dann, wenn das Geschehen das Empfinden der Unterlegenheit und Isolation vermittelt (60). Flash-backs analoger Situationen einerseits, wie andererseits das Vorhandensein individueller Copingstrategien können das Bild in besonderer Weise abwandeln, oft auch die Restitutionsphase bestimmen. Zumeist sind die psychischen Traumafolgen im Rahmen der ambulanten psychiatrischen Therapie zu beheben; in besonderem Maße sind hier Suizidgefährdungen zu bedenken (66e, 96).

Posttraumatische chronifizierte Belastungsreaktionen (F 43.1 ICD 10)

Nach besonders belastenden lang andauernden Ereignissen (Naturkatastrophen, schweren Unfällen, Terror, Folterung, Vergewaltigung usw.), die nahezu bei jedem Menschen zu tiefen Verstörungen führen, können protrahierte Reaktionen auftreten, die gelegentlich aber auch erst nach einem Intervall von Wochen und Monaten eindeutig manifest werden. Verhältnismäßig selten kommt es zu paranoiden Entwicklungen mit eingeengter Realitätskontrolle; zeitweilig trifft man auch auf depressiv-hypochondrische und sensitive Reaktionen, die oft über Monate hin andauern, insbesondere dann, wenn Erleben und Verstehen erheblich und bleibend verändert sind und darüber hinaus ein deutlicher Leidensdruck und Störungen im sozialen Umfeld vorliegen.

Zur Deutung so gearteter Zustandsbilder sind in Amerika eine ganze Reihe von *Streßkonzepten* entwickelt worden, die sich mit der Frage der psychischen Traumatisierung und anschließender Bewältigungsprozesse (Coping) befassen. Die Arbeiten haben insbesondere Niederschlag in den Modellvorstellungen der Alarm-, Adaptations- und Erschöpfungsphasen auf psychischem und psychosozialem Gebiet gefunden (11, 54, 84).

Die Studien wendeten ihre Aufmerksamkeit vielen marginalen Einflüssen, sozialen und personalen Gegebenheiten, zu, die die Belastungen additiv verändern, aber auch mindern können, z. B. dem Problem der individuellen Vulnerabilität. Die „Zweifaktorentheorie" geht von erlebten Angst- und Aktivierungsmechanismen aus, in deren Gefolge es zu Blockaden der Kontroll- und Hemmungsmechanismen, mit dem Ergebnis einer „Überhöhung der Reizmenge" kommt. Verhaltenstherapeuten deuten die Geschehensabläufe als Konditionierung auf ereignisassoziierte Stimuli mit operant verstärktem sekundären Vermeidungshalten.

Andauernde Persönlichkeitsänderungen nach Extrembelastungen (F 62 ICD 10)

Die Erfahrungen des Zweiten Weltkrieges (4a, 6, 23, 44, 45, 47, 56, 62, 66, 71, 89) haben gezeigt, daß es lang dauernde Erlebniskonstellationen gibt, die in ihrer Eindruckskraft und spezifischen Bedeutung von einer so erheblichen individuellen Repräsentanz sind, daß aus ihnen eine Umformung im bionegativen Sinne, ein Anderswerden der Daseinsform, resultieren kann. Leidensverläufe dieser Schwere sind insbesondere bei Konzentrationslagerhäftlingen und deutschen Kriegsgefangenen in Regimelagern der UdSSR (Workutafälle), vereinzelt auch nach 1945 bei Langsträflern in den NKWD-Gefängnissen der DDR (sog. Sonderanstalten) beobachtet worden. Die Gefangenen wurden über lange Zeit mit einem Terror konfrontiert, der auf Sinn- und Wertberaubung der Person und der sozialen Existenz ausgerichtet war („Annihilierung").

Katamnesen zeigten, daß Art und Ausmaß der psychischen Dauerbelastungen zwar gewisse Korrelationen zur Primärpersönlichkeit, dem Alter und dem Zeitpunkt der Schädigung wie auch den späteren Umweltverhältnissen aufwiesen. Unverkennbar blieb aber, daß bei diesen Opfern ein irreversibler Bruch der Daseinsordnung, eine Abwandlung in der Kontinuität ihrer Biographie eingetreten war. Die Patienten litten bleibend unter dem Empfinden, ständig bedroht und beobachtet zu sein; Entfremdungsverhalten, persistierendes Mißtrauen und phobische Reaktionen (Flucht vor der Grenzsituation „Tod") waren überwiegend zu beobachten.

In Ansehung der langen Haftzeiten bis zu 15 Jahren ist es nicht verwunderlich, daß die Opfer Symptome sozialen Rückzugs und der Fehlanpassung, insbesondere mit zunehmendem Lebensalter zeigten; sie blieben unflexibel, der Bruch der Daseinsordnung manifestierte sich auch nachhaltig in beruflicher Hinsicht. Offenbar hatte die „Schwere" der Traumatisierung für die Opfer einen „Zwang zur Sinnentnahme" zur Folge, der sich bleibend auswirkte und die Seinsmodalität abwandelte (88, 92). Bei länger in Kriegsgefangenschaft verbliebenen Veteranen des Korea- und Vietnamkrieges zeigten sich seelische Dauerschäden dieses Ausmaßes nicht, hier waren es die besonders gravierenden Belastungen nach der Heimkehr (9), das Erleben des „Nichtangenommenwerdens" und der erschwerten Wiedereingliederung in das bürgerliche Leben, die zu überdauernden Schädigungsfolgen wurden (26, 27).

Schwere reaktive Depressionen nach Traumen (F 32, 2 ICD 10)

Schwere *Traumen* legen für den Verletzten, oft erstmalig im Leben, schlagartig den bedrohlichen Charakter des Daseins in symbolhafter Eindrücklichkeit frei, vornehmlich dann, wenn schuldlose Betroffenheit und eigene ohnmächtige Unterlegenheit gegenüber dem Geschehen bestehen. Das Erlebnis vermittelt zugleich einen individuellen Sinngehalt des Unfalls, der damit häufig den Charakter einer repräsentativen Funktion für die seinshistorische Modalität erhält (21, 22, 48, 64, 66 b). Vielfältige Empirie belegt, daß es keine Gewöhnung an vitale Bedrohungen gibt; wiederholte analoge Geschehensabläufe führen vielmehr oft zu besonders ausgeformten Erwartungsspannungen und depressiv gefärbter Unruhe, die Angstbereitschaften in Gang setzen und unterhalten können. Gewicht und Stellenwert solcher Erfahrungen sind interindividuell völlig verschieden, es kommt auf die jeweiligen strukturellen Gegebenheiten, das Trauma, die sekundären Belastungen, die sozialen Faktoren, das Lebensalter und nicht so selten auch die Beeinträchtigung des Rechtsbewußtseins an, ob eine Angleichung erfolgt oder ob der Unfall passager oder gar auf lange Zeit zu einer Abwandlung des Weltbezuges führt.

Besondere Gefährdungen ergeben sich für *Hirntraumatiker*, vornehmlich Stirnhirnverletzte, Anfallkranke, *Querschnittsgelähmte* und *polytraumatisch Geschädigte*, bei denen es im weiteren Verlauf durchaus auch zu pathologischen Reaktionsketten kommen kann, die als einen der möglichen Endpunkte den Suizid haben können (66e, 96). Patienten mit Summationstraumen, bei denen bestimmte Organe oder Extremitäten mehrfach nacheinander betroffen wurden, wie auch Versehrte mit chronischen Phantomschmerzen und Kausalgien zeigten im Laufe der Jahre eine immer nachhaltigere Schmerzresonanz; ihnen werden täglich von neuem die traumabedingten Funktionseinbußen deutlich. Einzelne Leidensphasen tauchen ihnen oft in der Art eines „déjà vécu" plastisch und zugleich bedrückend auf; nicht so selten kommt es zu protrahierten Rückblenden mit nachhaltigen affektiven Beeinträchtigungen, Identitätskrisen, schweren depressiven Verstimmungen sowie letztlich auch zu dem Gefühl einer „Sinnentleerung des Daseins", die Inklinationsbedingungen suizidaler Handlungen sind.

Besondere Risiken ergeben sich für *ältere Verletzte*, bei denen zerebrale Gefäßleiden, Bluthochdruck, Fettstoffwechselstörungen kombiniert auftreten, gelegentlich spielt auch eine massive analgetische Therapie eine Rolle, die im Zuge zerebraler Hypoxydose das Terrain für ungünstige psychische Entwicklungen vorbereitet.

Reaktive Depressionen haben unterschiedlich lange *Verlaufszeiten* (Tage bis Monate), sie lassen sich im allgemeinen in ihren Motiven auf aktuelles Erleben beziehen und sind insoweit, im Gegensatz zu den affektiven Psychosen, „einfühlbar", der „Sinngehalt der Erlebnisreaktion" tritt deutlich zutage. In dem oft mehrstufigen Verlauf stellen das „Schwernehmen" und die vegetative Begleitsymptomatik, insbesondere Störungen im Verdauungstrakt wie auch im Herz-Kreislauf-Bereich wesentliche Elemente dar. Nach einer Phase, die von Verzweiflung, Unruhe, trotziger Abwehrhaltung, nicht selten auch einmal von substuporöser Verschlossenheit geprägt ist, kommt es in einer zweiten Phase oft zu außengerichteten Aggressionen, bei innerer Freud- und Interessenlosigkeit, Willens- und Entschlußschwäche. Klagen über Leeregefühl und starke Ichbezogenheit stehen zeitweilig im Vordergrund. Im allgemeinen klingt der Erlebnisschmerz nach Tagen oder Wochen ab, und es erfolgt dann eine Rückwendung zum gewohnten Lebensrhythmus. „Neurotische Ausgestaltungen" sieht man bei vorgegebener Selbstunsicherheit, Verschlossenheit, erhöhter Verstimmbarkeit und „schizoiden" Wesenszügen, so daß hier sicher in vielem zu Recht von „anlagespezifischen Antworten" gesprochen wird.

Die früher vertretene Lehrmeinung, daß alle schweren und seelischen Erlebnisse innerhalb weniger Monate abklingen müßten, zumal sie dem Vergessen und dem Verdrängen anheimfielen, ist empirisch gesehen in starkem Maße relativiert worden. *Differentialdiagnostisch* ist in besonderem Maße auf die endogenen Depressionen (affektive Psychosen) zu achten, im weiteren sind auch die Grenzen zu den neurotischen Depressionen oft unscharf. Psychoanalytiker meinen, daß jede über das Maß einfühlbarer Trauer hinausgehende erlebnisreaktive Depression durch vorgegebene neurotische Vorschäden bestimmt, zumindestens aber ausgeformt sei.

Spezifische Persönlichkeitsstörungen (F 60 – F 62 ICD 10)

Die schweren Störungen liegen in der charakterlichen Konstitution des Verhaltens, die mehrere Bereiche der Persönlichkeit beeinträchtigen. Die ersten Erscheinungen treten häufig erstmals in der Kindheit oder der Adoleszenz in Erscheinung, und sie werden im Erwachsenenalter dann deutlich manifest. Sie umfassen tief verwurzelte Verhaltensmuster, die sich in starren Reaktionen auf unterschiedliche persönliche und soziale Lebenslagen zeigen. Man findet gegenüber der Mehrheit der Bevölkerung deutliche Abweichungen im Wahrnehmen, Denken, Fühlen und in der persönlichen Interaktion. Diese Verhaltensmuster sind in aller Regel stabil, beziehen sich auf viele Bereiche der personalen Interaktionen und psychischen Funktionen. Die Patienten selbst geben an, unter ihrem „Sosein" zu leiden, zumeist kommt es zu gleicher Zeit auch zu erheblichen sozialen Funktionsstörungen (72a u. b, 81).

Persönlichkeitsstörungen werden vorwiegend nach Merkmalsgruppen qualifiziert; man hat hierzu Subtypen gebildet, die als *Sonderformen der Persönlichkeitsabweichung* klassifiziert werden, die Trennung zwischen Störung der Persönlichkeit und anderen erlebnisbedingten Verhaltensänderungen ist besonders zu beachten. Kulturelle und auch regionale Unterschiede beeinflussen die Entwicklung der Persönlichkeitseigenschaften; man differenziert zwischen paranoiden und schizoiden Persönlichkeitsstörungen, dissozialen Persönlichkeitsvarianten und emotional instabilen. Häufig findet man auch histrionische wie andererseits ängstliche und asthenische Leidensverläufe; relativ selten sind anankastische, charakterologische Abwandlungen, die zumeist mit anderen Verlaufsformen kombiniert sind.

Persönlichkeitsstörungen treten im Rahmen sozial- und arbeitsmedizinischer Begutachtung relativ selten in Erscheinung, zu Konflikten kommt es insbesondere dann, wenn dissoziale und soziopathische Auffälligkeiten bestehen, explosive Verhaltensmuster als Außensymptomatik deutlich werden, ebenso auch wenn Auswirkungen der Willens- und Gemütsarmut manifest werden. Das Ausagieren der Symptome erfolgt in aller Regel ohne Selbstreflexion bei erheblicher Frustrationsintoleranz.

Die Grenzstellung zum „pathologischen Narzißmus" und zu den Borderline-Fällen ist vorzunehmen (46). Die alten Definitionen wie „Charakteropathie", „Psychopathie" und „Charakterneurose" sind in Erinnerung zu bringen. Abzugrenzen sind die komplexen Bilder querulatorischen Verhaltens (66h).

Borderline-Syndrom (F 60, 31 ICD 10)

Besonderes Interesse hat in den letzten Jahren eine psychische Störung gefunden, die phänomenologisch zwischen Neurose, Psychose und schweren Charakteropathien fixiert und seit 1967 als „relativ stabil bleibend" umschrieben wurde.

Die emotional instabile Persönlichkeitsstörung beruht auf einer spezifischen Ich-Abwandlung, die regelhaft in Verbindung mit anderen Symptomen auftritt. Im allgemeinen beobachtet man freiflottierende Angst, multiple Phobien, Dysmorphophobie, dissoziative Reaktionen, Amnesien mit Bewußtseinsbeeinträchtigungen, chronische Depersonalisationserlebnisse, Panikattacken, Wahnbildungen, Denk- und Wahrnehmungsstörungen sowie depressive Verstimmungen. Die Abwandlung des eigenen Selbstbildes, die Störung der „inneren Präferenzen", innere Krisen und autoaggressive Verhaltensweisen sowie Suiziddrohungen komplettieren das klinische Bild (5, 42, 77).

Simulation und Aggravation (F 68 ff ICD 10/Z 76.5)

Simulation und Aggravation stellen keine Krankheitsentitäten dar, es handelt sich überwiegend um ein histrionisches Verhalten mit nachfolgender Ausgestaltung körperlicher Beschwerden und Traumafolgen. Überwiegend besteht die Tendenz, materielle Strebung zu realisieren, daneben liegen aber auch häufig heterogene, reaktive und finale Antriebe vor. Ursächlich kann es sich auch um aktualisierte neurotische Zustände handeln, die pathogenetisch durch soziale Komponenten mitbestimmt werden. Einbußen der normalen Integration verstärken die Divergenz zur sozialen Sicherungsstruktur, sie beeinträchtigen zugleich auch den Umgang mit der Krankenrolle und der Krankheit.

Im Erscheinungsbild dominieren „Anspruchs- und Vorwurfshaltungen der Entrechteten oder Zukurzgekommenen", die zudem mit übersetzten Erwartungen an die Sozietät befrachtet sind. Zwischen den objektiven Behinderungen und der Außensymptomatik besteht zumeist ein erheblicher Hiatus. Fast alle dieser Menschen weisen Symptome allgemeiner Lebensangst (Krankheitsangst) auf, das Leistungsvermögen ist eingeschränkt und tritt hinter dem Sicherheitsstreben stark zurück. Simulation und Aggravation sieht man in relativ reiner Form im Strafvollzug, gelegentlich beim Militär, da und dort auch einmal bei Wohnungsämtern, weit seltener jedoch im Alltagsleben. Leichtere Autoaggressionen stehen neben der Tendenz, sich mit Pharmaka Intoxikationen zuzufügen.

Die Zustandsbilder werden oft mit erheblichem theatralischen Aufwand inszeniert. Ständige körperliche Untersuchungen, ja selbst „vorsorgliche Operationen" sind bei diesem Hintergrund keineswegs selten. Zufriedenheit oder Unzufriedenheit mit ärztlichen und pflegerischen Bemühungen können gleichermaßen die Symptomatik erhalten, auch Rentengewährung bzw. begünstigende Gerichtsurteile führen nicht zwingend zu einem Sistieren dieser Störungen, die im wesentlichen oral-kaptativen Charakter haben. Im amerikanischen Schrifttum spricht man von „hospital-hopper-Syndrom", „Peregrination patient" und „Münchhausen-Syndrom" (30, 82, 83).

Entwicklungstendenz der Neurosen (10a. u. b., 77, 94, 97a u. b ICD 10)

In den letzten 20 Jahren ist das Interesse an Nosologie, Psychodynamik und Psychopathologie neurotischer Störungen deutlich zurückgegangen. Fallbezogene, therapeutische Aktivitäten sind in den Vordergrund getreten, gleichzeitig ist eine Akzentuation verhaltenstherapeutischer Arbeiten festzustellen. Analytisch und psychodynamisch ausgerichtete Beiträge gehen, mit Ausnahme der Persönlichkeitsstörungen im Sinne narzißtischer Neurosen und der Borderline-Fälle, zurück. Die Nosologie der Neurosen ist zunehmend aus der Diskussion verschwunden.

Der Begriff der „*Neurose*" ist bereits in der 3. Aufl. des DSM III gestrichen worden und durch den der „Störung" ersetzt worden (vgl. auch ICD 10). Es zeichnet sich eine „Rückkehr zu den Phänomenen" ab, frühere Einheiten wie Angstneurose, neurotische Depression und Hysterie werden praktisch nicht mehr verwendet, demgegenüber sind die einfachen Phobien und Zwangsneurosen verblieben. Die Neufassung der ICD 10 verwendet zwar den Begriff „neurotisch" noch in Einzelfällen, überwiegend richtet sich das Interesse aber auf „Störungen", die klinisch erkennbare Komplexe von Symptomen und Verhaltensauffälligkeiten aufzeigen, die ihrerseits auf Gruppen- oder sozialer Ebene mit Belastungen oder Beeinträchtigungen von Funktionen vergesellschaftet sind.

Der Begriff „*psychogen*" wird als Bezeichnung diagnostischer Kategorie wegen seiner unterschiedlichen Bedeutung in verschiedenen Ländern und Schulen nicht mehr verwendet, er erscheint jedoch nach wie vor in Publikationen; ähnliches gilt auch für den Begriff „*psychosomatisch*", der, in mannigfacher Weise abgewandelt, noch verwendet wird (somatoforme Störungen, Eßstörungen, psychische und Verhaltensstörungen bei bestimmten klassifizierten Beeinträchtigungen und Erkrankungen).

S.O. Hoffmann (34) hat als *Definition neurotischer Störungen* ausgeführt, daß unter diesem Begriff psychogene, überwiegend umweltbedingte Erkrankungen zu fassen sind, die eine Störung im psychischen und/oder körperlichen und/oder charakterlichen Bereich bedingen. Das psychoanalytische Verständnis sieht die Neurosen als unzureichende symbolische Verarbeitungsversuche unbewußter, in ihrer Genese infantiler Konflikte oder Traumen. Die *Lerntheorie* betont die genetische Bedeutung von Konditionierung in der Folge verfehlter und zu starker oder zu schwacher Lernvorgänge.

Zur Neurosengenese
Neurosengenetisch werden *vier Modelle* diskutiert, die sich zum Teil nicht unerheblich überlagern:

a) reaktualisierte Entwicklungskonflikte, *b)* erhaltene Entwicklungsschäden, *c)* das Modell der verfehlten Lernvorgänge und *d)* das genetisch konstitutionelle Modell. Daneben werden Ordnungssysteme nach daseinsanalytischen-kognitiven, materialistisch-gesellschaftlichen und biologischen Betrachtungsweisen verwendet. Besondere Bedeutung haben bei allen Verlaufsformen das Atmosphärische der frühkindlichen Phase und der Erziehungsstil mit sekundären Abwandlungen, der Antriebsqualität, der Intentionalität und der Kontaktfähigkeit. Die Psychoanalyse hat diese Probleme, insbesondere auch die der Triebentwicklung, bearbeitet: Ich- und Über-ich-Bildungen, die Integration des Erlebten und der Kontrollinstanzen des Über-Ichs sind hierbei die wesentlichen Bezugspunkte gewesen. Bei Mißlingen ergeben sich Störungen der sozialen Anpassung, Entwicklung von Abwehrmechanismen, Verdrängung, Konversionen und letztlich ausgeformte bleibende Symptombildungen. Bei vielen Patienten ist die Grundeinstellung zum Leben und zur Arbeit gestört, innerseelische Konflikte und situative Belastungen führen zu Leistungsversagen. Es kommt, insbesondere bei therapielosen Intervallen, zu Trainingsverlusten und Fixierungen des „Krankheitsbewußtseins" und letztlich auch des subjektiven Eindrucks der weitgehenden Leistungsinsuffizienz.

S.O. Hoffmann hat eine *Aufteilung* in *Neurosen mit vorwiegender Angstentwicklung* (Angstneurosen, phobische Neurosen, hypochondrisch-neurasthenische Syndrome), *Neurosen mit vorrangig depressiven Symptomen* (neurotische Depressionen), *Neurosen mit vorrangigen Zwangssymptomen* (Zwangsneurosen), *Neurosen mit vorrangigen körperlichen Symptomen* (hysterische Neurosen, Neurosen vom Konversionstyp) und *Neurosen mit vorrangiger Störung des Selbstwertgefühls* (Neurosen vom dissoziativen Typ und neurotische Depersonalisationssyndrome) vorgenommen, die eine gute Zuordnung und Abgrenzung ermöglicht.

(1, 7, 9, 18, 24, 28, 29, 33, 34, 36, 65, 74, 75, 78, 90, 94, 97a u. b).

Psychosomatische Störungen (F 45 ICD 10)

Die *körperlichen Störungen* in diesen Leidensverläufen sind *seelisch mitverursacht* und in der überwiegenden Zahl aller Fälle funktioneller Natur, also ohne oganisches Substrat. Es handelt sich um Irritationen des Magen-Darm-Traktes und Beeinträchtigungen im Herz-Kreislauf-System. Daneben gibt es aber auch Krankheiten mit (inzwischen eingetretenen) morphologischen Befunden, z.B. mit der Initialsymptomatik: Ulcera ventriculi et duodeni, Colitis ulcerosa, Hauterkrankungen u.ä. Viele Patienten weisen spezielle Dispositionsfaktoren auf, die (möglicherweise) genetisch determiniert sind.

In *neurosenpsychologischer Sicht* spielen Erlebnisse eines Objektverlustes mit oral-regressiven Fixierungen und Aggressionsabwehr sowie eingeschränkte Introspektionsfähigkeit eine besondere Rolle. Konflikthafte Inhalte werden oft nicht bewältigt und können zumeist nicht einmal verbalisiert werden. Häufig auftretende Leitsymptome sind bei diesen Patienten Abhängigkeitswünsche und oral-libidinöse Fixierungen. Individuell kann das Krankheitsbild durch mannigfache Variationen ausgeformt sein, etwa direkte oder indirekte Aggressionen, Mißtrauen, autistisches, regressives, wie aber auch vorwurfsvolles Verhalten. Oft trifft man auf jahrzehntelang verlaufende Patientenkarrieren, chronische Abhängigkeiten von Analgetika und Tranquilizern.

Die *Therapie* kann, nach psychosomatischanalytischen Konzepten, mit deutenden ärztlichen Gesprächen und supportiver Psychotherapie erfolgen. In den letzten Jahren sind in Skandinavien und auch der Bundesrepublik psychosomatische Störungen mit Bevorzugung des Magen-Darm-Traktes wie auch des Herz-Kreislauf-Systems beschrieben worden, die mit depressiven Verstimmungen einhergingen. Allen gemeinsam war, daß diese Patienten über Monate hin am Arbeitsplatz ständig personaler Mißachtung, abwertender Kritik und steigenden Leistungsanforderungen konfrontiert waren. Die selbstwertlabilen, sensiblen Patienten waren nicht imstande, sich gegen die zumeist rüden Anwürfe durch ihre Umwelt zu wehren und dem permanenten „*Mobbing*" (Anpöbelei) zu widersetzen. Die Versagenszustände können mit gezielten Therapiekonzepten positiv beeinflußt werden (angstfreie, entspannte Atmosphäre, Bewußtmachung der belastenden Faktoren, Einüben von Abwehrtechniken) (10a u. b).

Aufgaben des Gutachters

In Ausführung gerichtlicher Beweisbeschlüsse bzw. der Verwaltungsaufträge ist der medizinische Sachverhalt zu klären; gestützt auf die eigenen Feststellungen zum „Tatsächlichen" soll eine qualifizierte Beratung der Gerichte bzw. Administrationen erfolgen, deren Aufgabe es dann ist, die verfahrensrelevante Bewertung (Urteil bzw. Verwaltungsakt) vorzunehmen.

Der medizinische Sachverständige ist gehalten, seine Untersuchungen *individualpsychologisch* auszurichten, auf die besonderen Gegebenheiten bei eben diesen Versicherten einzugehen, sich mit den biographischen Daten und psychodynamischen Geschehensabläufen zu beschäftigen. Die Feststellungen sollten sich zugleich auf die Abgrenzung somatischer Leiden und toxischer Einflüsse erstrecken, zumal differentialdiagnostische Gesichtspunkte in vielen Gutachten über Patienten mit psychoreaktiven Störungen vernachlässigt werden. Die Tatsache, daß „neurotische Symptome" gefunden werden, verleitet leicht dazu, das gesamte Konzept auf den „Erlebnisbereich" zu fokussieren. Die Erfahrung zeigt aber, daß sich hinter schillernden Fassaden nicht so selten gravierende organische Prozesse verbergen, die erst nach lang dauernden, vergeblichen psychotherapeutischen Bemühungen unübersehbar zutage treten. Analoges gilt für die Abgrenzung gegenüber den Psychosen aus dem Formenkreis der Schizophrenien und den multifaktoriell determinierten Depressionen. Zur Diagnostik gehört also unabdingbar ein mehrdimensionales Vorgehen, zu dem eingehende neurologische, psychiatrische und ggf. auch technische Untersuchungen (EEG, EMG, Computertomogramm, Kernspintomogramm) zu rechnen sind.

Die gesetzlich gegebenen Grenzen der „*Zumutbarkeit*" und „*Duldungspflicht*" sind zu beachten, generell kann niemand gezwungen werden, ärztliche Untersuchungen zu tolerieren; lehnt der Patient es ab, diagnostische Maßnahmen an sich vornehmen zu lassen, so ist diese Willensbekundung strikt zu beachten. Wenn *Zusatzgutachten* eingeholt werden, so obliegt im allgemeinen dem Hauptgutachter die Pflicht, eine sozialmedizinische Synopsis vorzunehmen (66d).

Gutachten sind nach bestem Wissen und Gewissen, objektiv, frei von Formverstößen (keine Zeugenvernehmungen, keine Usurpation juristischer Kompetenzen, keine Grenzüberschreitungen), logisch und allgemeinverständlich, unter vollständiger Erfassung der Sachverhalte zu erstellen. Die kritische Wertung sollte auch die Grenzen eigener Erkenntnisfähigkeit beachten, einschließlich des „non liquet". *Gütekriterien* sind die Reliabilität und Validität wie auch die Schlüssigkeit der Folgerungen mit ihrer Verwendbarkeit für die Rechtsanwendung (49, 50, 86, 87, 93; 32, 66b, 70).

Verwaltungen und *Judikatur* sollen sich darüber klar sein, was sie vom Sachverständigen *verlangen*: die Abgrenzung personaler und sozioökonomischer Anpassungsbehinderungen psychisch gestörter Antragsteller, Aussagen über die „verbliebene Eigenverantwortlichkeit", die „Zumutbarkeit des Andershandelns" unter Berücksichtigung der speziellen individuellen Verhältnisse. Nur wenn diese Gegebenheiten beachtet werden, erschließt sich das angemessene Verständnis für die Divergenzen ärztlicher Aussagen, wie andererseits aber auch die Fehlerbreite der Auskünfte.

Gutachterliche Stellungnahmen zu psychoreaktiven Störungen haben also oft eine subjektive Färbung, da sich in ihnen „Lehrmeinungen" widerspiegeln, sie werden gelegentlich auch durch „Vorentscheidungen" geprägt, die sich aus deterministischen oder indeterministischen Grundeinstellungen herleiten (s. unten).

Der Sachverständige sollte die Subsumptionsfähigkeit seiner Feststellungen unter Beachtung der Beweisregeln (Äquivalenz- oder Adäquanztheorie, Finalität, „Ursachenlehre der wesentlichen Bedingung" u. ä.) vornehmen und beachten, ob die soziale Zweckbestimmung des Sicherungssystems erfaßt wurde (Erfüllung der Voraussetzungen der versicherungsrechtlichen Norm, Abgrenzung der Leistungsfähigkeit, positives und negatives Leistungsbild, Rehabilitationsindikationen etc.). Im weiteren sind Fragen des kausalen Nexus und prognostische Aussagen, begrenzt auf die medizinische Kompetenz, sorgfältig zu beantworten („Möglichkeit", „Wahrscheinlichkeit", „mit an Sicherheit grenzender Wahrscheinlichkeit", gemessen an der allgemeinen Lebenserfahrung; ob und inwieweit vernünftige Zweifel ausscheiden).

Beurteilungskriterien psychoreaktiver Störungen

Die Gutachten sollen die psychischen Störungen in ihren Ursachen und Determinanten in der Art eines Verlaufsprofils aufzeigen und das gegenwärtige Zustandsbild im einzelnen definieren. Art und Ausprägung der Beeinträchtigungen, seien es nun neurotische Konflikte oder erlebnisreaktive Belastungen von Dauercharakter, sind in ihrem Schweregrad und hinsichtlich evtl. vitaler Gefährdungen zu erfassen. Das Wirksamwerden oder Versagen von Abwehr- und Kontrollmechanismen, exogene Dauerbelastungen, das Bezugsfeld der Familie und die berufliche Situation sind zu würdigen; letztlich ist auch eine Aussage zu den verbliebenen Freiheitsgraden der Person und ihrer Willensfähigkeit zu erwarten. Als allgemeine Hinweise für die Bewertung sind einige *empirische Anmerkungen* einzubringen:

Je länger psychische Störungen nach der Pubertät bestehen, um so schwerer ist im allgemeinen der Verlauf; gleiches gilt auch für die Konditionierung von neurotischen Wiederholungszwängen, massives Ausagieren zwanghafter Störungen wie auch periodischer phobischer Symptome; gleichermaßen spricht auch die leichte Auslösbarkeit neurotischen Agierens bei jahrelangem Verlauf für eine ungünstige Prognose. Je lärmender, schillernder und aufdringlicher das Zustandsbild ist, als um so leichter ist die psychoreaktive Störung einzuordnen. Dies gilt auch für die grob-demonstrativ bewußtseinsnah ablaufenden Symptomverstärkungen mit Ausrichtung auf einen Krankheitsgewinn (36).

Viele Sachkenner sehen in der Tatsache des *„Versichertseins"* eine wesentliche Versuchungssituation, die eine besondere Psychodynamik in Gang bringt: im aktiven Bereich die *„Rentenkampfhaltung"*, im passiven die *Aggravation*. Rentenbegehren wird in diesem Zusammenhang als Teil einer versuchten Konfliktbewältigung gesehen: Die narzißtische Kränkung des eigenen Versagens in der Situationsbewältigung wird verdrängt, es erfolgen Außenprojektionen im Sinne einer sekundären Rationalisierung; die Schuld wird letztlich dann der Gesellschaft bzw. der „Versicherung" zugemessen und damit die Anspruchsbegründung, wie andererseits auch die Anspruchshaltung, innerlich begründet. Frustrationen werden damit ausgeglichen und oral-kaptative Tendenzen befriedigt. Zugleich bieten sich aber auch im Sinne von Ersatzbefriedigungen Abwehrreaktionen an. Die einzelnen Strebungen sind untereinander oft in besonderem Maße verwoben, bemerkenswert sind allgemein gesehen der geringe Leidensdruck und die Chronizität der Verläufe. In diesem Zusammenhang ist auch auf die Verführung, *„Krankheit zu leben"*, hinzuweisen. Verschiedene Autoren haben hierbei die „Feindprojektion" auf den Arzt besonders herausgestellt, weil er sich bemüht, Symptome wegzuheilen.

Beurteilung des ursächlichen Zusammenhangs

Aus psychiatrischer und psychoanalytischer Sicht wird immer wieder betont, daß nur schweren psychischen Traumen, die zu einer Umstrukturierung des Ichs führten, im Hinblick auf neurotische Störungen und erlebnisreaktive Dauerschäden der Stellenwert einer wesentlichen oder zumindestens gleichwertigen Ursache für das Ingangkommen der psychischen Störung beigemessen werden kann. Das Ereignis müßte in solchen Fällen zu einem „Erlebnis" geworden sein, das die Relationen des Ich, des Es und des Über-Ichs abwandelte. Nur dann, wenn solche Gegebenheiten vorliegen, kann dem Konflikt ein so großer Stellenwert zugestanden werden, daß ihm auch die „Schuld" für die Gesamtentwicklung zuzurechnen ist. Im Einzelfall müßte also glaubhaft gemacht sein, daß die *freie Willensentscheidung* durch das Trauma nachhaltig beeinträchtigt und behindert wurde und daß deswegen die Situation weder ich- noch realitätsgerecht gelöst werden konnte. Allgemein gilt also, daß *nur Deformierungen des Ich* und ein *Versagen der Abwehr die Annahme rechtfertigen, daß eine schwere seelische Störung vorliegt, die der Steuerung entglitten ist.*

Reaktivierungen vorauslaufender Störungen sind, im Bereich der gesetzlichen Unfallversicherung und auch des sozialen Entschädigungsrechts, in denen die „Kausalitätsnorm der wesentlichen Bedingung" gilt, mithin auch allenfalls nach schweren psychischen Traumen (und dann ggf. im Sinne der Verschlimmerung) als Traumafolgen anzusehen.

Allgemein gesehen sollte man auch den kritischen Einwurf würdigen, ob die vorliegenden psychoreaktiven Störungen eindeutig *nach* dem Trauma, also in der Entlastungssituation entstanden, wie auch, ob sie nicht doch weitgehend präformiert bestanden, so daß das Trauma nur als eine „Gelegenheitsursache" (S. 19) bzw. ein Katalysator für eine ohnehin neurosereife Situation zu werten ist.

Rehabilitation vor Rente

In jedem Einzelfall ist zu prüfen, ob und in welchem Umfange *rehabilitative Maßnahmen* Erfolg versprechen. Renten, die kurzschlüssig und ohne Ausschöpfung der therapeutischen Möglichkeiten bewilligt werden, sind praktisch Dauerrenten, zumal der Nachweis einer „wesentlichen Besserung" in aller Regel in der Folgezeit nicht gelingt, selbst wenn, wie es die Erfahrung belegt, sich die Intensität psychoreaktiver Störungen im Streckenverlauf und mit zunehmendem Alter tatsächlich mindert. *Viele* der *Verläufe* sind, bei rechtzeitiger Erkennung, allein mit symptomorientierter, zudeckender bzw. konfliktzentrierter Behandlung *gut zugänglich*, man sollte daher auch in allen Teilen der Sozialversicherung eine intensive Therapie durchführen. Viele dieser Störungen klingen unter gezielter Behandlung relativ rasch ab. Wenn man sich im Geltungsbereich der gesetzlichen Unfallversicherung und im sozialen Entschädigungsrecht mehr als bisher zu solchem Handeln entschließen könnte, würde man wahrscheinlich mit diesem präventiven Vorgehen eine Reihe von Rechtsstreiten vermeiden. Die *Übergangsregelungen* materieller Sicherung der Therapie in der gesetzlichen Renten- und Krankenversicherung wie auch im Geltungsbereich der gesetzlichen Unfallversicherung und des sozialen Entschädigungsrechts bieten für ein solches Vorgehen de facto gute Voraussetzungen.

Mit besonderer Sorgfalt sind die *Risiken* zu bedenken, die sich *aus „Krankschreibungen"* ohne therapeutische Konzepte ergeben, da sie den Kontakt zur vertrauten Arbeitsumwelt unterbrechen, die eigene Aktivität der Patienten einengen und die Willenskraft nach und nach paralysieren. Das iatrogen induzierte Verbleiben im Schutz der „Krankenrolle" sollte sorgsam dosiert werden.

Besondere Risikosituationen ergeben sich bei prämorbid bestehenden asthenisch-phobischen Persönlichkeitszügen und bland verlaufenden Versagenshaltungen, sie bestimmen oft den weiteren Verlauf, wenn sie auch oft zunächst nur als „rein vegetative Beeinträchtigungen" imponieren. Bei intensiverer Exploration werden Angst, innere Unruhe, Furcht und Vermeidungshaltung, Vigilanzabwandlungen, Einengungen des Lebenskreises und Sensibilisierung gegen äußere Belastungen deutlich. Die rechtzeitige Einholung fachärztlicher Beratungen ist hier von hohem präventiven Wert. Die rechtzeitige Einbeziehung psychiatrischer Konsiliarii ist von verlaufsentscheidender Bedeutung.

Im Einzelfall sind Art und Ausmaß des Vorgehens abzugrenzen, oft wird Gesprächsbehandlung, evtl. kombiniert mit initialer Psychopharmakotherapie, ausreichen, den Aktualkonflikt zu beheben. Entschließt man sich zu erweitertem, psychotherapeutischem Handeln, so wird das *Grundanliegen* zu beachten sein: Motivationen und Aktivierungen der Willenskräfte in Gang bringen, Gewohnheitsbildungen unterbrechen und Leistungstraining motivieren, Belastungen mit positiver Grundhaltung anzugehen lernen.

Entscheidend ist, daß neben der Therapie die Wiedereingliederung in den Arbeitsprozeß stets im Auge behalten wird. Ist erst ein Rechtsstreit eingeleitet, so werden viele Bemühungen ohne reale Chancen einer Besserung bleiben. Die „Kampfhaltung" ist dann fixiert und dem Kläger wird es offenkundig, daß er evtl. allein mit dem Beharren auf seinem „Versagen" das Ziel einer Berentung erreichen kann. Den medizinischen Gutachtern aller Dienste erwächst aus diesen Erkenntnissen eine Vorpostenfunktion: Hier stehen 78 Wochen ambulante Behandlungszeit zur Verfügung, die ggf. durch stationäre Rehabilitation verstärkt werden können; schon in der Initialphase müssen die Störungen erkannt und gezielt angegangen werden.

Abschließend ist noch einmal auf die Forderung der höchstrichterlichen Rechtsprechung hinzuweisen, die mit Nachdruck immer wieder darauf verwiesen hat, daß eine sehr sorgfältige und kritische *Prüfung der Freiheitsgrade* des einzelnen in und nach der Belastungsreaktion sowie die der „*Willensfreiheit*" notwendig ist.

Zum Problem der „Willensfreiheit"

Die *Rechtsprechung* sieht „Willensfreiheit" als ein Verantwortlichkeitsprinzip, das ein Andershandelnkönnen des Menschen zur Voraussetzung hat, sie erkennt in ihr einen unverzichtbaren Bestandteil der erlebten Welt, ein Stück Empirie und zugleich ein „ontisches Strukturelement des Menschen, das untrennbar mit seinem Selbst verbunden ist" (16).

Eine nicht behebbare Aporie kann sich daraus ergeben, daß der einzelne auf normativer Ebene frei erscheint, zugleich aber auf der Seinsebene determiniert gesehen wird. Der Mensch handelt nach Motiven, also final. Motive können zwar als Causae des Verhaltens angesehen werden, ohne daß diese jedoch zugleich Determinanten sind.

Empirisch zeigt sich, daß der *Gesunde* in Alternativsituationen *Spielräume seiner Entscheidung* hat. Dieser Sachverhalt wird auch nicht durch S. Freuds Theorie widerlegt, der Motive und Determinanten gleichsetzte und annahm, daß eine lückenlose Bestimmtheit im Psychischen bestehe. Hier ergeben sich gewisse Parallelen auch zu M. Danners Deutungen (14), nach denen der Wille des Menschen durch seine eigenen Wertgefühle, deren Herr er nicht sei, Bestimmung erfährt. Es zeigt sich vielmehr, daß der geistig gesunde Mensch auch in Wahlsituationen für oder gegen das Recht entscheiden kann. In diesem Sinne hat beispielsweise das Strafrecht, das auf dem Begriff der Schuld aufbaut und mit der Strafe einen Vorwurf gegen den Täter und seine Entscheidung für das Unrecht verbindet, seine Auffassung begründet (BGH-Rechtsprechung seit 1952), denn „Menschsein bedeutet in der Lebenswirklichkeit frei zu sein, zum Guten und zum Bösen". W. Naukes (69) meint, daß man nicht am verhärteten Streit um das Determinismus-Indeterminismus-Problem beharren sollte: Die subjekitv Zurechnung von Handlungen, das Verantwortlichmachen für Taten, das Schuldig-sein-Können, sei ein selbstverständliches Organisationsprinzip menschlichen Verhaltens – „das positive Recht ist zu begreifen, auf die Frage, was geschehen würde, wenn man vom Prinzip der Unfreiheit des Menschen ausgehe".

Zusammenfassend steht also die Rechtsprechung gegenwärtig auf dem Standpunkt, daß der von der Gesellschaft praktizierte Indeterminismus auch in der Gegenwart seine Bestätigung findet. Bei *psychischen Erkrankungen* ist „Freiheit" nicht oder nur eingeschränkt gegeben, etwa dann, wenn es morbogen an kognitiven Fähigkeiten, Sinnverständnis, Orientierungsfähigkeit und Motivationen mangelt.

Anthropologisch gesehen kann „Wollen" im Menschen nur in einem Umfang wirksam werden, der durch das jeweilige „Dasein" und „Sosein" abgegrenzt wird. Menschliche Freiheitsgrade stehen unter diesem Aspekt zu Anlagen, Antrieben, Strebungen und affektiven Besetzungen, vorgegebenen und situativen Komponenten in einem engen Kontext. Innere Entscheidungen, insbesondere Willensbildung, haben interindividuell unterschiedlich ausgeprägte Spielräume, Entwürfe zu verifizieren oder zu negieren. Menschliches Handeln ist unter diesen Aspekten weder als „ganz frei" noch als „unfrei" zu verstehen, man hat es weit eher wohl *mit Abstufungen eines „Mehr-oder-Weniger" individueller Freiheitsgrade* als mit „Entweder-oder-Entscheidungen" zu tun. Das spezifisch Menschliche, das was Selbstbestimmung als Ausdruck der Conditio humana ausmacht, ist die Fähigkeit, „Angebote" und „Situationen" abzuwägen, ihnen eine rationale oder innere Zustimmung zu geben bzw. zu versagen. Der Mensch ist weder primär noch unter Alltagsbedingungen entscheidend durch die Umwelt determiniert, er ist kein willenloser Spielball seiner Triebe, Affekte und Impulse mit den aus ihnen resultierenden Motivationen. Er hat auch in psychodynamischen Prozessen noch über lange Strecken hin eigene Freiheitsgrade, Möglichkeiten, „anders zu wollen" und auch „anders zu handeln." Die Willensbildung hat zum anderen enge Beziehungen zur ichhaften Seite und seiner Integration; man wird sie daher auch nicht als eine eigene Instanz oder als ein autonomes, umweltstabiles, abtrennbares „Leistungssystem" betrachten können. In diesem Bereich gibt es nun in der Tat viele Vorstellungen darüber, wie sich psychische und situative Einflüsse in individuell unterschiedlichem Ausmaße auf Handlungsvorstufen und Verhalten eines Menschen auswirken können (40, 76, 71, 46).

So kann man sich auf der einen Seite der Skala menschlichen Fehlverhaltens bewußtseinsnahe, geplante und final ausgerichtete Verhaltensweisen vorstellen, bei denen aufkommende, eigene und situativ angebotene Reaktionsformen mit der Kraft des eigenen Entschlusses beschickt werden im Sinne einer „lecture en continuité", während im Gegenpol die schweren, erlebnisreaktiven Dauerabwandlungen der Persönlichkeitsstruktur zu lokalisieren wären, die unter der Eindrucksmacht des Geschehens keine Neuorientierung innerer Ordnungen aus eigener Willenskraft mehr erlauben. Zwischen beiden sind limitative Willensprozesse einzuordnen, die als passive, „läßlich-zulassende Geschehensabläufe" umschrieben werden. In ihnen gibt das Ich aktuellen Triebregungen und Strebungen gleichsam billigend nach, „es entläßt sie in die Bahn desjenigen Tuns, die durch diese elementar vorgezeichnet sind", etwa die Regression, die Anpassung oder die Gegenstrebung. Motive werden, wie dieses Denkmodell (Ricoeur [76], Keller [40], W. v. Baeyer [4b]) zeigt, erst dann wirklich handlungsbestimmend, wenn die Person, das Wollen, sich von ihnen bestimmen läßt und nach ihnen richtet. Sind die biologisch-psychologischen Zusammenhänge, in die ein solches Geschehen eingebettet ist, nicht gravierend gestört, so ergeben sich in aller Regel auch keine tragfähigen Anhaltspunkte dafür, daß die Willens- und Entschlußbildung gröberen, z. B. „unwiderstehlichen exogenen Einflüssen" ausgesetzt sei.

Man hat also im Einzelfall bei der Persönlichkeitsanalyse abzuwägen, ob und wann in der Phase der Auseinandersetzungen etwa ein *willkürliches Sichhineinleben*, eine *„zulassende Stellungnahme des Subjekts"* oder ein *übermächtiges Geschehen* wirksam wurden. Prädisponierende Faktoren, vorgegebene Reaktionsmuster, Affektlage, innere Auseinandersetzungen und stellungnehmende Willensakte, die von der Gewissensinstanz zugelassen wurden, sind also zu eruieren, ehe eine Aussage in der einen oder anderen Richtung möglich ist. Orientierungshilfen können uns die Unfreiheit der Weltorientierung, der Urteilsbildung und der Akzentsetzung im affektiven Bereich, das „Involontaire" des Psychotikers, der im gleichsam ptolomäischen Erlebnisfeld seiner Wahnwelt gebunden ist und der den „Überstieg" in die uns allen gemeinsame Welt, die „kopernikanische Wendung" (12) nicht vollziehen kann, geben. Man wird beachten müssen, daß Motive, Determinanten und Anlässe nicht zwingend zu „Taten" führen müssen.

Literatur

1 Alexander, F.: Psychosomatische Medizin. De Gruyter, Berlin 1952
2 Anhaltspunkte für die ärztliche Gutachtertätigkeit im sozialen Entschädigungsrecht und nach dem Schwerbehindertengesetz: hrsg. vom Bundesministerium für Arbeit und Sozialordnung Bonn, 1983
3 Barsaglia, F.: Die negierte Institution oder die Gemeinschaft der Ausgeschlossenen. Suhrkamp, Frankfurt/M. 1971
4a Baeyer, W.v.: Die Freiheitsfrage in der forensischen Psychiatrie unter besonderer Berücksichtigung der Entschädigungsneurosen. Nervenarzt 28 (1957) 337
4b Baeyer, W.v.: Zur Frage der strafrechtlichen Zurechnungsfähigkeit von Psychopathen. Nervenarzt 38 (1967) 185
4c Baeyer, W.v., H. Häfner, K.P. Kisker: Psychiatrie der Verfolgten. Springer, Berlin 1964
5 Benedetti, G.: Das Borderline-Syndrom. Nervenarzt 48 (1977) 641–650
6 Bensheim, H.: Die KZ-Neurose rassisch Verfolgter. Ein Beitrag zur Psychologie der Neurosen. Nervenarzt 31 (1960) 462
7 Binder, H.: Der psychopathologische Begriff der Neurose. Schweiz. Arch. Psychiat. 89 (1962) 185
8 Bleuler, E.: Lehrbuch der Psychiatrie. Springer, Berlin 1972
9 Bolewski, M.: Neurose, Streß und psychische Beanspruchung (Eine tiefenpsychologische Untersuchung an Spätheimkehrern). Z. psycho-som. Med. 18 (1972) 48

10a Bräutigam, W.: Reaktionen, Neurosen, Abnorme Persönlichkeiten, 5. Aufl. Thieme, Stuttgart 1985
10b Bräutigam, W.: Anthropologie der Neurose. In Gadamer, H.G., P. Vogler (Hrsg.): Neue Anthropologie, Bd. 6. Thieme, Stuttgart 1975
11 Cannon, W.B.: Stresses and strains of homeostasis. Anmer. v. Sci. 189 (1935) 1–14
12 Conrad, W.: Die beginnende Schizophrenie. Versuche einer Gestaltsanalyse des Wollens, 6. Aufl. Thieme, Stuttgart 1992
13 Cooper, B.: Die Rolle von Lebensereignissen bei der Entstehung von psychischen Erkrankungen. Nervenarzt 51 (1980) 321–331
14 Danner, M.: Gibt es einen freien Willen? Eine psychologische Studie. Kriminalistik Heidelberg 1977
15 Dohrenwald, B. et al.: Report on stress and life events. In Elliott, G.R., Eisdorfer, C. (eds.): Stress an human health. Springer Publ. Co, New York 1982
16 Dreher, E.: Die Willensfreiheit. Beek, München 1987
17 Dubitscher, F.: Seelisches Trauma und Neurose. Med. Sachverständ. 53 (1957) 125
18 Dührssen, A.: Psychogene Erkrankungen bei Kindern und Jugendlichen. Hogrefe, Göttingen 1954
19 Ebermann, H., G. Möllhoff: Psychiatrische Beobachtungen an heimatvertriebenen Donaudeutschen. Nervenarzt 28 (1957) 399
20 Ernst, H., H. Kind, M. Rotach-Fuchs: Ergebnisse der Verlaufsforschung bei Neurosen. Springer, Berlin 1968
21 Faust, C.: Akute psychogene Reaktionen nach Schädelhirntraumen und Detonationsschäden. In Psychiatrie der Gegenwart, Bd. II. Springer, Berlin 1972
22 Fischer-Homberger, E.: Die traumatische Neurose. Huber, Bern 1979
23 Frankl, V.E.: Theorie und Therapie der Neurosen. Urban & Schwarzenberg, München 1956
24 Freud, S.: Gesammelte Werke, Imago Publ., London 1946
25 Fürstenau, P.: Wandlungen des Verständnisses und der Therapie psychogener Störungen in jüngster Zeit. In Psychiatrie der Gegenwart. Neurosen. Springer, Berlin 1990
26 Galles, I. et al.: Posttraumatic stress disorder in Vietnam combat veterans. I. traum. stress 1 (1988) 181–192
27 Glover, H.: Four syndroms of post-traumatic stress-disorder. Stresses and conflicts of the traumatizer with special focus of the Vietnam combat veteran. I. traumat. stress 1 (1988) 57
28 Hau, T.E.: Zur Psychodynamik neurotischer Rententendenzen. Psychol. Rdsch. 13 (1962) 308
29 Häfner, H.: Prozess und Entwicklung als Grundbegriffe der Psychopathologie. Fortschr. Neurol. Psychiat. 31 (1963) 393
30 Heigl, F.: Indikation und Prognose in Psychoanalyse und Psychotherapie. Vandenhoeck und Ruprecht, Göttingen 1972
31 Heinrich, K.: Zeitgeist und ärztliches Handeln am Beispiel der Psychiatrie. Hippokrates, Stuttgart 1979
32a Hennies, G.: Begutachtung im Sozialrecht. Z. ärztl. Fortb. 86 (1992) 783–792
32b Hennies, G.: Rechtsgrundlagen der Begutachtung im System der sozialen Sicherung und Wiedergutmachung. In Marx, H.H. (Hrsg.): Medizinische Begutachtung, 6. Aufl. Thieme, Stuttgart 1992
32c Hennies, G.: Ergänzbares Lexikon des Rechts. LdR 60. 11/90. Luchterhand, Neuwied 1992
33 Hirschmann, J.: Abnorme seelische Reaktionen und Entwicklungen nach Unfall. In Grundzüge der Neurosenlehre, Bd. I. Urban & Schwarzenberg, München 1972
34 Hoffmann, S.O.: Psychoneurosen und Charakterneurosen. In Psychiatrie der Gegenwart. Neurosen. Psychosomatische Erkrankungen. Psychotherapie. Springer, Berlin 1990
35 Horkheimer, M., Th.W. Adorno: Dialektik der Aufklärung. Fischer, Frankfurt/M. 1969
36 Horney, K.: Der neurotische Mensch unserer Zeit. Kindler, München 1951
37 ICD 10: Internationale Klassifikation psychischer Störungen. Huber, Berlin 1991
38 Kalinowsky, L.B.: Problems of war neuroses in the light oft experiences in other countries. Amer. J. Psychiat. 107 (1950) 340
39 Keitz, H.v.: Über „psychogene Gewohnheitslähmungen". Kriegsopferversorgung 7 (1958) 209
40 Keller, W.: Psychologie und Philosophie des Wollens. Reinhardt, München 1954
41 Kensey, F.: Beurteilung neurotischer Störungen. Kriegsopferversorgung 7 (1958) 209
42 Kernberg, O.F. et al. The structural diagnosis of borderline personality organisation. Int. Univ. Press, New York 1977
43 Kilpatrick, D.G. et al.: Assessment of the aftermath of rape. Patterns of fear. I. Behav. Assessm. 1 (1979) 133–158
44 Kisker, K.P.: Bemerkungen zum Erleben des Leibes bei Verfolgten. Hb. Psychol. u. Psychother. 11 (1964) 82
45 Kluge, E.: Über die Folgen schwerer Haftzeiten. Nervenarzt 29 (1958) 462
46 Kohut, H.: Narzißmus. Suhrkamp, Frankfurt 1972
47 Kolle, K.: Die Opfer der nationalsozialistischen Verfolgung in psychiatrischer Sicht. Nervenarzt 29 (1958) 143
48 Kreither, S., H. Kreither: Trauma and anxiety. The cognitive approach. I. traum. stress 1 (1988) 35–56
49 Kretschmer, E.: Die Begutachtung der Neurosen und psychopathischen Reaktionen in der Sozialversicherung. Dtsch. med. Wschr. 82 (1957) 434
50 Krevellen, D.A. v.: Einige Gedanken über Jatrogenie. Int. J. Child, Psychiat. 37 (1970) 317
51 Kuiper, P.C.: Die seelischen Krankheiten des Menschen. Klett, Stuttgart 1968
52 Laing, R.D.: Phänomenologie der Erfahrung. Suhrkamp, Frankfurt 1967
53 Langen, D.: Psychotherapie, 4. Aufl. Thieme, Stuttgart 1969
54 Lazarus, R.S.: Stress, appraisal and coping. Springer, Berlin 1984
55 Leonhard, K.: Zur nosologischen Differenzierung der endogenen Psychosen und der Neurosen. Nervenarzt 49 (1978) 416

56 Levinger, L.: Psychiatrische Untersuchung in Israel an 800 Fällen mit Gesundheitsschäden – Forderungen wegen Naziverfolgung. Nervenarzt 33 (1962) 75
57 Loch, W.: Die Krankheitslehre der Psychoanalyse. Hirzel, Stuttgart 1971
58 Lorenzer, A.: Methodologische Probleme der Untersuchung traumatischer Neurosen. Psychose 22 (1968) 861
59 Marcuse, H.: Konterrevolution und Revolte. Suhrkamp, Frankfurt/M. 1973
60 Margraf, I., S. Schneider: Panik. Springer, Berlin 1990
61 Martin, M.L.: Psychiatric aspects of patients with compensation problems. Psychosomatics 11 (1971) 84
62 Matussek, P.: Die Konzentrationslagerhaft und ihre Folgen. Springer, Berlin 1971
63 Meyer, J.E.: Die abnormen Erlebnisreaktionen im Kriege bei Truppe und Zivilbevölkerung. In Psychiatrie der Gegenwart, Bd. II. Springer, Berlin 1961
64 Miller, H., N. Cartlidge: Simulation und malingering after injuries to the brain and spinal. Lancet I (1972) 580
65 Mitscherlich, A.: Krankheit als Konflikt. Suhrkamp, Frankfurt/M. 1966
66a Möllhoff, G.: Psychotherapie in der Rentenversicherung. Dtsch. Rentenvers. 4 (1966) 279
66b Möllhoff, G.: Die versicherungsmedizinische Begutachtung von Neurosen. Dtsch. Rentenvers. 9 (1971) 147
66c Möllhoff, G.: Gefährdung der Rehabilitation im psychischen Bereich durch Anerkennung als Schwerbehinderter. Arb. soz. Prävent. Med. 14 (1972) 22
66d Möllhoff, G.: Zur versicherungsmedizinischen Bewertung psychoreaktiver Störungen. Zschr. f. Rechtsmedizin 77 (1975) 1–16
66e Möllhoff, G.: Psychiatrische und sozialrechtliche Aspekte des Suizidproblems. Dtsch. Rentenvers. 5 (1977) 361
66f Möllhoff, G.: Psychische Dauerfolgen nach Hungerdystrophie. In Wehrpsychiatrie, Wehr und Wissen. Bonn 1979
66g Möllhoff, G.: Psychische Schäden nach lange zurückliegender Gefangenschaft und Haft. Med. Sachverst. (1993)
66h Möllhoff, G.: Querulanten. Versicherungsmedizin 46 (1994) 63
67 Müller, Ch.: Psychiatrische Erkrankungen und ihr Verlauf sowie ihre Beeinflussung durch das Alter. Huber, Bern 1981
68 Müller-Suur, H.: Abgrenzung neurotischer Erkrankungen gegenüber der Norm. In Handbuch der Neurosenlehre und Psychotherapie, Bd. I. Urban & Schwarzenberg, München 1959 (S. 250)
69 Naukes, W.: Strafrecht. Beck, München 1982
70 Pabel, F.: Anforderungen an ein sozialmedizinisches Gutachten aus juristischer Sicht. Landesversicherungsanstalt Württemberg 1991
71 Panse, F.: Angst und Schreck. Thieme, Stuttgart 1952
72a Petrilowitsch, N.: Abnorme Persönlichkeiten. Karger, Basel 1960
72b Petrilowitsch, N.: Charakterstudien. Karger, Basel 1969
73 Pfister-Amende, M.: Psychologie und Psychiatrie der Internierung und des Flüchtlingsdaseins. In Psychiatrie der Gegenwart, Bd. III. Springer, Berlin 1960
74 Pongratz, L.J.: Psychologie menschlicher Konflikte. Hogrefe, Göttingen 1961
75 Reich, W.: Charakteranalyse. Technik und Grundlagen. Selbstverlag, Berlin 1933
76 Ricoeur, P.: Philosophie de la Volonté, Vol. I. Le Volontaire et l'Involontaire, Paris 1949
77 Rohde-Dachser, C.: Das Borderline Syndrome. Huber, Bern 1983
78 Roskamp, H.: Grundzüge der Neurosenlehre. In Loch, W. (Hrsg.): Die Krankheitslehre der Psychoanalyse. Hirzel, Stuttgart 1971
79 Schepank, H.: Verläufe. Seelische Gesundheit und psychogene Erkrankungen heute. Springer, Berlin 1990
80 Schewe, G., G. Reinhardt: Forensische Psychopathologie. In Schwerd, W. (Hrsg.): Rechtsmedizin. Dtsch. Ärzteverlag, Köln 1992
81 Schneider, K.: Klinische Psychopathologie, 14. Aufl. Thieme, Stuttgart 1992
82 Schubert, E.: Sozialrecht, In Göppinger H., H. Witter (Hrsg.): Handbuch der forensischen Psychiatrie, Teil A. Springer, Berlin 1972
83 Schultz, J.H.: Grundfragen der Neurosenlehre. Thieme, Stuttgart 1955
84 Selye, H.: The stress-concept, past present, future. In Cooper, C.L. (ed.): Stress research. Wiley, Chichesto, New York 1987
85 Siegrist, J.: Die Bedeutung von Lebensereignissen für die Entstehung körperlicher und psychosomatischer Erkrankungen. Nervenarzt 51 (1980) 313–320
86 Spengler, F.: Gründe und Hintergründe zum Antrag auf Rente. Münch. med. Wschr. 108 (1966) 2295–2301
87 Strasser, F.: Zur Nosologie und Psychodynamik der Rentenneurose. Nervenarzt 45 (1974) 225
88 Straus, E.: Geschehnisse und Erlebnisse. Springer, Berlin 1930
89 Strauss, H.: Besonderheiten der nichtpsychotischen Störungen bei Opfern der nationalsozialistischen Verfolgung und ihre Bedeutung bei der Begutachtung. Nervenarzt 32 (1961) 551
90 Thomae, H.: Der Mensch in der Entscheidung. Barth, München 1960
91 Undeutsch, U.: Zurechnungsfähigkeit bei Bewußtseinsstörungen. In Ponsold, A. (Hrsg.): Lehrbuch der Gerichtlichen Medizin, 3. Aufl. Thieme, Stuttgart 1967
92 Venzlaff, K.: Die psychoreaktiven Störungen nach entschädigungspflichtigen Ereignissen (die sog. Unfallneurosen). Springer, Berlin 1958
93 Villinger, O.: Neurose mit besonderer Berücksichtigung der Frage des Krankheitswertes und der Entschädigung im Rahmen des BVG. Ärztl. Sachverständigenbeirat Bonn 1952
94 Völkel, H.: Neurotische Depressionen, Thieme, Stuttgart 1959
95 Weitbrecht, H.: Psychiatrie im Grundriß, Springer, Berlin 1973
96 Weissmann, M.M. et al.: Suicidal ideation and suicide attemps in panic disorders. New. Engl. I. 321 (1989) 1209

97a Weizsäcker, V. v.: Der kranke Mensch. Klett, Stuttgart 1951
97b Weizsäcker, V. v.: Körpergeschehen und Neurose. Klett, Stuttgart 1947
97c Weizsäcker, V. v.: Über sog. Unfallneurosen, Zbl. Psychother. 12 (1940) 209–222
98a Witter, H.: Zur medizinischen und rechtlichen Beurteilung von Neurosen. Dtsch. Ärztebl. (1984) 1166–1172
98b Witter, H.: Zur Beurteilung erlebnisbedingter Persönlichkeitsschäden. Dtsch.Ärztebl. 61 (1964) 187
98c Witter, H.: Determinationsstruktur und Freiheitsgrad bei der rechtlichen Beurteilung von Neurosen. Neue jur. Wschr. 11 (1958) 24
99 Wyrsch, J.: Zur Differentialdiagnose und Therapie der Depression. Dtsch. med. Wschr. 80 (1955) 775

Neuere *Rechtsquellen:*
Beachtung der individuellen Verhältnisse (seel. Tragfähigkeit etc.): BSGE 11, 50; 18, 163; 18, 175; 19, 278; 20, 241; 28, 14.10
Neurotische Störungen, nicht schuldhaftes Verhalten: BSGE 21, 189; BSG SozR Nr. 38, § 1246 RVO
Krankheitswert: BSGE 8, 209, 213; 10, 209, 219; Hineingleiten in die Neurose: BSGE 21, 189; 21, 163, 166
Simulation, Aggravation: BSGE 21, 189; Breith. 1985, 108; BSG SozR § 1246 Nr. 38
Willensschwäche: BSGE 18, 173, 176; Aktivierung der eigenen Willenskraft: BGH NJW 1965, 2993

Besonderheiten in der Neuropädiatrie
H. G. Schlack

Methodik und Grundbegriffe

Besonderheiten der Untersuchung

Die Besonderheiten der Neurologie des Kindesalters liegen in der Entwicklungsdynamik begründet. Der Untersucher hat es nicht mit einem funktionell ausgereiften und dadurch relativ statischen System zu tun; er muß daher das diagnostische Rüstzeug der jeweiligen Entwicklungsstufe anpassen. Die Methodik der neurologischen Untersuchung des Erwachsenen ist daher um so weniger geeignet und ausreichend, je jünger das zu untersuchende Kind ist.

Es ist nicht Aufgabe dieses Kapitels, eine methodische Anleitung für die neuropädiatrische Untersuchung zu geben; dafür wird auf entsprechende Literatur (8, 11, 19, 21, 22) verwiesen. Vielmehr soll auf einige Aspekte der Anamnese- und Befunderhebung eingegangen werden, die für die neurologische Begutachtung wichtig sind.

Anamnese

In gutachtlichen Fragestellungen, welche den ursächlichen Zusammenhang einer Behinderung mit einem bestimmten Ereignis (z. B. Impfung, Unfall) betreffen, geht es häufig darum, die Entwicklung des Kindes vor dem in Frage stehenden Schädigungsanlaß zu beurteilen. Risikofaktoren oder Verdachtsmomente für eine schon vorher bestehende Entwicklungsstörung sind zu erfassen oder ggf. auszuschließen.

Dazu empfiehlt sich eine „programmierte" Anamneseerhebung (Tab. 51). Sie kann auch in Form eines Fragebogens durchgeführt werden, der von den Eltern unter Zuhilfenahme des Mutterpasses, des Früherkennungsuntersuchungsheftes und anderer Dokumente ausgefüllt wird. Besonders aufschlußreich kann die Dokumentation der Kopfumfänge im Rahmen der Früherkennungsuntersuchungen sein, wenn z. B. nach einem Schadensereignis in der frühen Kindheit das Kopfwachstum hinter der bisherigen Wachstumskurve zurückbleibt. Durch Photographien können in vielen Fällen die Aussagen über Entwicklungsstufen, die ein Kind vor einer Schädigung erreicht hatte, gestützt werden.

Ein sehr bedeutsames anamnestisches Kriterium ist der *Entwicklungsknick*. Man versteht darunter eine Unterbrechung des bisherigen Entwicklungsfortschritts, in vielen Fällen mit (zumindest vorübergehendem) Verlust bereits beherrschter Entwicklungsfunktionen. Geht die Entwicklung nach einem solchen Knick wieder weiter, wenn auch oft mit deutlicher Verlangsamung im Erwerb neuer Fähigkeiten, so spricht dies für ein Residualsyndrom nach (abgeschlossener) Schädigung. Bei fortschreitender Verschlechterung und zunehmendem Verlust bereits erlangter Fähigkeiten muß an eine neurometabolische oder neurodegenerative Erkrankung gedacht werden. Die weitere Klärung dieser Frage ist von entscheidender Bedeutung für die Begutachtung, die Planung rehabilitativer Maßnahmen und die genetische Beratung.

Allgemeinbefund

Zur Dokumentation des allgemeinen körperlichen Zustandes gehört die Messung von Körpergröße, Gewicht und Kopfumfang, jeweils mit Hilfe von Nomogrammen auf die Altersnorm bezogen, ferner die Beurteilung des Pflegezustandes. Mißbildungen innerer Organe (insbesondere Herzfehler) sowie sonstige Fehlbildungen (Gesichts- und Gaumenspalten, Genitaldysplasien, Hautanomalien, wie z. B. multiple Hämangiome oder Naevi, depigmentierte Flecken, Fehlbildungen der Extremitäten u. a.) können Ausdruck komplexer pränataler Entwicklungsstörungen sein, die auch das ZNS betreffen. Bestimmte morphologische Befunde erlauben es, gutachtenrelevante Diagnosen oder Verdachtsdiagnosen zu stellen (z. B. Down-Syndrom). Bewegungseinschränkungen (Kontrakturen) sind in ihren Ausmaßen nach Winkelgraden festzuhalten, damit Verlaufsbeurteilungen möglich sind.

Tabelle 51 Programmierte Anamneseerhebung zur Erfassung prä- und perinataler Risikobelastung

I. Familienanamnese
erbliche Stoffwechseldefekte (z. B. Phenylketonurie)
neurodegenerative Erkrankungen, Myopathien
genetisch bedingte Blindheit und Taubheit

II. Schwangerschaft
nicht optimales Gebäralter der Mutter
    (unter 18, über 30 Jahre)
Mutter nicht verheiratet/Schwangerschaft unerwünscht
starke psychische Belastung der Mutter
längere unerwünschte Infertilität
hormonelle Insuffizienz der Mutter
    (z. B. Zyklusstörungen)
mehrere vorangegangene Fehlgeburten
mehr als 6 vorangegangene Geburten
Adipositas oder Magersucht der Mutter
chronische interne Erkrankungen der Mutter
    (bes. Herzfehler, Nephropathien)
differente Chemotherapeutika
Alkoholkonsum
Zigarettenkonsum
Röntgenuntersuchungen

Anämie
Bluthochdruck
Proteinurie
Ödeme
Diabetes
Hypothyreose
Blutgruppenunverträglichkeit
uterine Blutungen
Hydramnion
fieberhafte Erkrankungen
Lebendimpfungen

Schwangerschaftsdauer unter 37 Wochen
    über 42 Wochen

Geburtsgewicht unter 2500 g,
    über 4000 g

III. Geburt
Plazenta- und Nabelschnuranomalien
Lageanomalien (Beckenend-, Quer-, Deflexionslagen)
Mehrlingsgeburt
operative Entbindung
    (Sectio, Zange, Vakuumextraktion)
verlängerte Geburt
    (Eröffnung > 24 Stunden, Austreibung > 2 Stunden)
Sturzgeburt
grünes Fruchtwasser

Blasensprung > 6 Std. vor Geburt
schlechte kindliche Herztöne (Dezeleration)
unter Geburt
Verengung des Geburtskanals
Beginn der Spontanatmung später als 1 Min. p. p.
postnataler Apgarwert < 7
notwendige Reanimation

IV. Neugeborenenperiode
Atemstörungen, maschinelle Beatmung
septische und andere fieberhafte Erkrankungen
Icterus gravis
Apathie

Hypoglykämie
Trinkschwäche
Krämpfe

Neurologischer Befund

Der neurologische Untersuchungsgang muß altersadäquat und umfassend sein, d. h., er muß eine Aussage über alle wichtigen Funktionsbereiche des ZNS machen können. Da eine Untersuchung, die gegen den Widerstand eines Kindes durchgeführt wird, oft keine verwertbaren Ergebnisse bringt, ist ein starres Untersuchungsschema nicht sinnvoll; vielmehr muß sich vor allem bei jungen Kindern der Ablauf der Untersuchung nach ihrer Kooperation richten (19). Inhaltlich läßt sich der Untersuchungsgang in allen Altersstufen in vier Kategorien unterteilen:

a) *Motoskopische Untersuchung:* Beobachtung und Beurteilung der Körperhaltung in verschiedenen Stellungen (Rückenlage, Bauchlage, Sitz, Vierfüßlerstand) sowie der spontanen Bewegungen beim Aufrichten, Gehen, Greifen usw. Hieraus ist nicht nur der aktuelle Stand der Körperbeherrschung zu erkennen, sondern auch die Art einer pathologischen Abweichung (z. B. Innenrotation der Beine in den Hüften und Spitzfußneigung bei Diplegie; Ataxie, choreoathetotische Hyperkinesen, Asymmetrien usw.)

b) *Beurteilung des Muskeltonus* als Widerstand gegen passive Bewegung.

c) Prüfung von Koordination und Gleichgewicht: Gleichgewichtsbewahrung bei passiver Lageänderung in Sitz und Stand, Einbeinstand, einbeiniges Hüpfen, Seiltänzergang, Diadochokinese, Finger-Nasen-Versuch u. a., je nach Alter und motorischen bzw. geistigen Fähigkeiten.

d) Reflexe und Einzelfunktionen: Muskeleigenreflexe, Bauchdeckenreflexe, Hirnnerven.

Die Prüfung der *Sensibilität* ist meist nur bei älteren, kooperativen Kindern möglich. Besondere praktische Bedeutung in der Begutachtung hat die Untersuchung der epikritischen Sensibilität der Hand (Stereognosie, 2-Punkt-Diskrimination) bei zerebraler Bewegungsstörung, insbesondere Hemiplegie, wovon die Gebrauchsfähigkeit der Hand wesentlich bestimmt wird.

Mit Hilfe der Schmerzreaktion (Nadelstich) läßt sich schon bei jungen Säuglingen mit Meningomyelozele das neurale Segment ermitteln, in welchem die Läsion beginnt.

Für *periphere Lähmungen* bei Kindern ergeben sich hinsichtlich der Diagnostik gegenüber Erwachsenen keine besonderen Gesichtspunkte.

Psychischer Befund und Entwicklungsdiagnostik

Wegen der Komplexität frühkindlicher Hirnschädigungen und des Zusammenhangs zwischen „körperlicher" (motorischer) und „geistiger" Entwicklung ist neben der neurologischen Untersuchung in der Regel eine Beurteilung der geistigen, sprachlichen und sozialen Entwicklung anhand standardisierter Kriterien notwendig. Die Bedeutung der Psychodiagnostik bei der Begutachtung liegt darin, daß vom 2. Lebensjahr an die Entwicklungsquotienten einen hohen prognostischen Aussagewert für das spätere Niveau der geistigen Leistungsfähigkeit haben und sich so der Grad einer späteren Behinderung mit einiger Wahrscheinlichkeit vorhersagen läßt (5, 17). (Es handelt sich dabei um eine statistische Beziehung, die erhebliche Abweichungen im Einzelfall nach oben und unten natürlich nicht ausschließt.)

Da dieser Aspekt eine so weitreichende Bedeutung hat, sollte der Arzt – falls er nicht über eine entsprechende Ausbildung und Erfahrung verfügt – auf diesem Gebiet nicht diagnostisch dilettieren, sondern den Psychologen hinzuziehen.

Zusätzliche Untersuchungen

Vermutete oder offenkundige Störungen des Sehens, Hörens und Sprechens erfordern für die Begutachtung in der Regel die Hinzuziehung des Ophthalmologen bzw. Phoniaters.

Bezüglich der Inanspruchnahme technischer Hilfsuntersuchungen gelten ähnliche Grundsätze wie beim Erwachsenen. Notwendig erscheint der Hinweis, daß die Beurteilungskriterien des kindlichen EEG sehr stark altersabhängig sind und daß seine Auswertung und gutachtliche Bewertung spezielle Erfahrung in *pädiatrischer* Elektroenzephalographie voraussetzt.

Das Ziel einer mehrdimensionalen Diagnostik ist die Zusammenfassung der Befunde in einer einheitlichen Beurteilung, die erforderlichenfalls in der Teamberatung erarbeitet werden muß.

Besonderheiten gutachtenrelevanter Kriterien im Kindesalter

Behinderung

Im § 39 des Bundessozialhilfegesetzes (BSHG) ist der Begriff der Behinderung, deren Feststellung die Voraussetzung für die Eingliederungshilfe ist, nicht definiert. Nach Konvention und Gutachterpraxis ist darunter jeder regelwidrige körperliche, geistige oder seelische Zustand zu verstehen, der über mehr als sechs Monate andauert. Der Grad der Abweichung vom alterstypischen Regelzustand und damit die Auswirkung und Bedeutung wird durch den „Grad der Behinderung" (GdB) ausgedrückt (S. 39 ff.).

Der Begriff der Behinderung ergibt sich im Kindesalter daher aus dem Vergleich mit der Entwicklung eines gesunden Kindes. Ein Kind ist als behindert zu bezeichnen, *wenn es in einer oder mehreren Entwicklungsfunktionen wesentlich und nicht nur vorübergehend beeinträchtigt ist.* Als Funktionsbereiche sind zu verstehen:

Körperbeherrschung und Fortbewegung,
Sinneswahrnehmung, Handfunktion und nonverbale Intelligenz,
Sprache und sprachgebundene Intelligenz,
Selbständigkeit und sozialer Kontakt.

Zwischen diesen Funktionsbereichen bestehen in der Entwicklung mannigfaltige Interdependenzen. In der Neufassung des § 39 BSHG von 1974 wurde auf die Abgrenzung einzelner Behinderungsformen verzichtet. Mehrfachbehinderungen sind ohnedies eher die Regel als die Ausnahme.

Entscheidend für die Feststellung einer Behinderung im *frühen Kindesalter* ist daher die Beantwortung folgender Fragen:

1. Geht die Entwicklungsstörung über den Grad der Normvariation hinaus?
2. Liegen Befunde vor, die auf eine eingetretene Schädigung hinweisen und/oder nach der Erfahrung ein Andauern der Entwicklungsstörung erwarten lassen?

Im *Schulalter* ist eine Behinderung als gegeben anzusehen, wenn ein Kind nicht in der Lage ist, eine Regelschule zu besuchen (d. h. eine Sonderschule besuchen muß). Andererseits schließt der Besuch einer Regelschule eine Behinderung nicht aus, da in den vergangenen Jahren verstärkt und erfolgreich versucht wurde, behinderte Kinder in Regelschulen zu integrieren (18).

Darüber hinaus müssen schwerwiegende Beeinträchtigungen in einzelnen Leistungsbereichen, welche den erfolgreichen Besuch einer Regelschule in Frage stellen, als Ausdruck einer *Bedrohung* der geistigen und/oder seelischen Entwicklung angesehen werden. Hierunter fallen z. B. schwere Formen von Legasthenie, isolierte Rechenschwäche u. ä. Für diese Kinder kann demnach § 39 Abs. 2 BSHG zutreffen.

Die Annahme einer *drohenden Behinderung* gem. § 39 Abs. 2 BSHG setzt in der Regel den Nachweis regelwidriger Zustände (z. B. pathologischer neurologischer Befunde) voraus, die eine eingetretene Schädigung vermuten lassen, deren Auswirkung im Sinne einer Behinderung aber noch nicht eindeutig ist (Risikokinder im engeren Sinne).

Die Einbeziehung seelisch Behinderter und von seelischer Behinderung Bedrohter in den von § 39 BSHG benannten Personenkreis führt folgerichtig dazu, die Störungen der Persönlichkeitsentwicklung und des sozialen Verhaltens infolge frühkindlicher Deprivation als Behinderung zu werten („soziale Behinderung" [12]). Dies ist insofern zutreffend, als die Auswirkung schwerwiegender Defizite an Zuwendung, Anregung und erzieherischer Führung in der frühen Kindheit derjenigen körperlich begründeter Behinderung vergleichbar ist. Andererseits sind hier die Maßnahmen zur Eingliederung überwiegend pädagogischer und sozialtherapeutischer Art, so daß sich die Zuständigkeit der Jugendhilfe ergibt. Abgrenzungsprobleme zwischen Sozialhilfe und Jugendhilfe werden auf S. 392 f. besprochen.

Grad der Behinderung (GdB)

Der früher benutzte Begriff „Minderung der Erwerbsfähigkeit" (MdE) ist im Schwerbehindertengesetz durch „Grad der Behinderung" (GdB) ersetzt worden, ohne daß inhaltlich darunter etwas anderes zu verstehen ist. Der GdB gilt als Maß für die Auswirkung einer Behinderung oder Schädigungsfolge in allen Lebensbereichen (1). Die Bemessung des GdB orientiert sich an den in den „Anhaltspunkten für die ärztliche Gutachtertätigkeit im sozialen Entschädigungsrecht und nach dem Schwerbehindertengesetz" (1) enthaltenen Tabellen.

Der Begriff des GdB ist bei Kindern grundsätzlich gleich wie bei Erwachsenen zu verstehen. Die Höhe des GdB bezieht sich auf den Grad der Abweichung vom alterstypischen Zustand, d. h. dem durchschnittlichen Entwicklungsstand bzw. den durchschnittlichen Fähigkeiten gleichaltriger Kinder.

Pflegebedürftigkeit – Hilflosigkeit

Im *Bundessozialhilfegesetz (BSHG)* ist die Hilfe zur Pflege ab 1995 im wesentlichen den Leistungen der sozialen Pflegeversicherung – also dem SGB XI – (S. 67 f.) angepaßt.

§ 68 BSHG lautet in der Neufassung von 1994:

„(1) Personen, die wegen einer körperlichen, geistigen oder seelischen Krankheit oder Behinderung für die gewöhnlichen und regelmäßig wiederkehrenden Verrichtungen im Ablauf des täglichen Lebens auf Dauer, voraussichtlich für mindestens 6 Monate, in erheblichem oder höherem Maße der Hilfe bedürfen, ist Hilfe zur Pflege zu gewähren. Absatz 5 und § 69 sind auch auf Kranke und Behinderte anzuwenden, die voraussichtlich für weniger als sechs Monate der Hilfe bedürfen, einen geringeren Hilfebedarf als nach Satz 1 haben oder die der Hilfe für andere Verrichtungen als nach Absatz 4 bedürfen.

(2) Krankheiten oder Behinderungen im Sinne des Absatzes 1 sind:
1. Verluste, Lähmungen oder andere Funktionsstörungen am Stütz- und Bewegungsapparat,
2. Funktionsstörungen der inneren Organe oder der Sinnesorgane,
3. Störungen des Zentralnervensystems wie Antriebs-, Gedächtnis- oder Orientierungsstörungen sowie endogene Psychosen, Neurosen oder geistige Behinderungen,
4. andere Krankheiten oder Behinderungen, infolge derer Personen pflegebedürftig im Sinne des Absatzes 1 sind.

(3) Der Hilfebedarf des Absatzes 1 besteht in der Unterstützung, in der teilweisen oder vollständigen Übernahme der Verrichtungen im Ablauf des täglichen Lebens oder in Beaufsichtigung oder Anleitung mit dem Ziel der eigenständigen Übernahme dieser Verrichtungen.

(4) Gewöhnliche und regelmäßig wiederkehrende Verrichtungen im Sinne des Absatzes 1 sind:
1. im Bereich der *Körperpflege* das Waschen, Duschen, Baden, die Zahnpflege, das Kämmen, Rasieren, die Darm- oder Blasenentleerung,
2. im Bereich der *Ernährung* das mundgerechte Zubereiten oder die Aufnahme der Nahrung,
3. im Bereich der *Mobilität* das selbständige Aufstehen und Zu-Bett-Gehen, An- und Auskleiden, Gehen, Stehen, Treppensteigen oder das Verlassen und Wiederaufsuchen der Wohnung,
4. im Bereich der *hauswirtschaftlichen Versorgung* das Einkaufen, Kochen, Reinigen der Wohnung, Spülen, Wechseln und Waschen der Wäsche und Kleidung oder das Beheizen.

(5) Dem Pflegebedürftigen sollen auch die Hilfsmittel zur Verfügung gestellt werden, die zur Erleichterung seiner Beschwerden wirksam beitragen. Um der Gefahr einer Vereinsamung des Pflegebedürftigen entgegenzuwirken, sollen bei der Leistungserbringung auch die Bedürfnisse des Pflegebedürftigen nach *Kommunikation* berücksichtigt werden."

Die *häusliche Pflege* ist in § 69 BSHG geregelt:

„Reicht im Falle des § 68 Abs. 1 häusliche Pflege aus, soll der Träger der Sozialhilfe darauf hinwirken, daß die Pflege einschließlich der hauswirtschaftlichen Versorgung durch Personen, die dem Pflegebedürftigen nahestehen, oder im Wege der Nachbarschaftshilfe übernommen wird. ..."

Pflegegeld wird nach § 69a BSHG gewährt:

„(1) Pflegebedürftige, die bei der Körperpflege, der Ernährung oder der Mobilität für wenigstens zwei Verrichtungen aus einem oder mehreren Bereichen mindestens einmal täglich der Hilfe bedürfen und zusätzlich mehrfach in der Woche Hilfe bei der hauswirtschaftlichen Versorgung benötigen *(erheblich Pflegebedürftige)*, erhalten ein Pflegegeld in Höhe von 400 DM monatlich.

(2) Pflegebedürftige, die bei der Körperpflege, der Ernährung oder der Mobilität für mehrere Verrichtungen mindestens dreimal täglich zu verschiedenen Tageszeiten der Hilfe bedürfen und zusätzlich mehrfach in der Woche Hilfe bei der hauswirtschaftlichen Versorgung benötigen *(Schwerpflegebedürftige)*, erhalten ein Pflegegeld in Höhe von 800 DM monatlich.

(3) Pflegebedürftige, die bei der Körperpflege, der Ernährung oder der Mobilität für mehrere Verrichtungen täglich rund um die Uhr, auch nachts, der Hilfe bedürfen und zusätzlich mehrfach in der Woche Hilfe bei der hauswirtschaftlichen Versorgung benötigen *(Schwerstpflegebedürftige)*, erhalten ein Pflegegeld in Höhe von 1300 DM monatlich.

(4) Bei pflegebedürftigen *Kindern* ist der infolge Krankheit oder Behinderung gegenüber einem gesunden gleichaltrigen Kind zusätzliche Pflegebedarf maßgebend."

Zu *anderen Leistungen* heißt es im *§ 69b BSHG*:

„(1) Pflegebedürftigen im Sinne des § 68 Abs. 1 sind die angemessenen Aufwendungen der Pflegeperson zu erstatten; auch können angemessene Beihilfen gewährt sowie Beiträge der Pflegeperson für eine angemessene Alterssicherung übernommen werden, wenn diese nicht anderweitig sichergestellt ist. Ist neben oder anstelle der Pflege nach § 69 Satz 1 die Heranziehung einer besonderen Pflegekraft erforderlich oder eine *Beratung* oder zeitweilige Entlastung der Pflegeperson geboten, so sind die angemessenen Kosten zu übernehmen."

Zu unterscheiden von der *Pflegebedürftigkeit* nach dem BSHG ist der Begriff **Hilflosigkeit**, zu dem bei Begutachtungen nach dem *Schwerbehindertengesetz* und ebenso im *sozialen Entschädigungsrecht* und in der *gesetzlichen Unfallversicherung* Stellung zu nehmen ist und der auf S. 63 ff. ausführlich dargestellt ist.

Wichtig für die Beurteilung von Kindern ist, daß der Begriff „Hilflosigkeit" gegenüber den Erwachsenen durch zwei Besonderheiten gekennzeichnet ist:

1. Es kommt nur der Umfang an Pflege- und Betreuungsmaßnahmen in Betracht, der über den für ein gesundes gleichaltriges Kind erforderlichen Aufwand hinausgeht. Dabei ist auch die Notwendigkeit einer ständigen Überwachung wegen unberechenbaren Verhaltens oder zerebraler Anfälle zu berücksichtigen.
2. Zu diesem Mehraufwand gehören alle Therapie- und Förderungsmaßnahmen, welche die Pflegepersonen (Eltern) als häusliche Übungsbehandlung durchführen (1).

Diese Besonderheiten führen dazu, daß bei Kindern in der Regel Hilflosigkeit schon bei niedrigerem GdB als bei Erwachsenen angenommen werden kann. Dies gilt besonders bei geistig behinderten Kindern mit Verhaltensstörungen und bei anfallskranken Kindern in Abhängigkeit von Häufigkeit und Schwere der Anfälle (1).

Grundsätzlich anzunehmen ist Hilflosigkeit bei einem GdB von 100; bei angeborener schwerer Hirnschädigung, Blindheit, ausgeprägtem Down-Syndrom und Behinderungen vergleichbarer Schwere auch schon im ersten Lebensjahr. Bei Behinderungen mit niedrigerem GdB ist erforderlichenfalls die Frage der Hilflosigkeit anhand detaillierter Erfassung des Mehraufwandes an Pflege und Betreuung zu prüfen.

Die Voraussetzungen für die Annahme der Hilflosigkeit können entfallen, wenn

1. eine wesentliche Besserung (mit Verminderung des GdB) eingetreten ist,
2. das Kind mit dem Älterwerden (vor allem nach der Pubertät) ein hinlängliches Maß an Selbständigkeit erreicht hat,

3. regelmäßige therapeutische Übung und Anleitung durch die Pflegepersonen zu Hause nicht mehr nötig sind.

Bei *geistig Behinderten,* die in den täglichen Verrichtungen eine gewisse Selbständigkeit erreicht haben, ist Pflegebedürftigkeit so lange anzunehmen, als die Pflegeperson noch in ständiger Bereitschaft stehen muß (1, 7).

Allgemeine Hinweise zur Therapie, Förderung und Rehabilitation behinderter Kinder

Zuständigkeiten und Abgrenzungsfragen

Die Zuständigkeit für die einzelnen Förderungs- und Rehabilitationsmaßnahmen im Kindesalter sind durch verschiedene Gesetze geregelt (Tab. 52).

Probleme in der Abgrenzung der Zuständigkeit ergeben sich besonders auf zwei Gebieten: bei der Frühbehandlung behinderter Kinder zwischen den gesetzlichen Krankenkassen und der Sozialhilfe sowie bei der Eingliederung psychisch gestörter, verhaltensbehinderter Kinder zwischen Sozialhilfe und Jugendhilfe.

a) Frühbehandlung/Frühförderung:
Für medizinische Behandlungs- und Rehabilitationsmaßnahmen, die vom Arzt oder unter ärztlicher Aufsicht von nichtärztlichen Therapeuten durchgeführt werden, sind grundsätzlich die gesetzlichen Krankenkassen zuständig. Hierunter fallen alle Leistungen, die im Einheitlichen Bewertungsmaßstab für Ärzte (EBM) definiert sind. *Die Beratung und Anleitung der Eltern,* welcher im Rahmen der Frühbehandlung eine zentrale Be-

Tabelle 52 Zuständigkeiten für verschiedene Formen von Behandlungs-, Förderungs- und Rehabilitationsmaßnahmen im Kindesalter

Art der Maßnahme	Gesetzliche Grundlage	Zuständige Stelle
ärztliche Behandlung einschließlich Krankengymnastik, Bewegungstherapie, Sprachtherapie, Beschäftigungstherapie	SGB V, RehaAnglG	gesetzliche Krankenkassen
Versorgung mit orthopädischen und anderen Hilfsmitteln (einschl. Instandsetzung, Ersatzbeschaffung, Anleitung zum Gebrauch)	SGB V, RehaAnglG	gesetzliche Krankenkassen
pädagogische Frühförderung (vor Schulpflicht)	BSHG	Sozialamt (in einigen Bundesländern Beteiligung der Kultusbehörden)
Förderung im Sonderkindergarten	BSHG	Sozialamt
Hilfen zur allgemeinen sozialen Eingliederung, z. B. behinderungsgerechte Gestaltung des Wohnraumes und der Einrichtung, Kommunikationsmittel, schul- und berufsvorbereitende Maßnahmen	BSHG	Sozialamt
Beschulung in Sonderschulen	Ländergesetze	Kultusverwaltungen
Hilfe zur Erziehung, Eingliederung seelisch behinderter Kinder und Jugendlicher	SGB VIII	Jugendamt
Heimunterbringung je nach Art der Behinderung und der erforderlichen Maßnahmen	BSHG, SGB VIII	Sozialamt, Jugendamt

deutung zukommt, wird allerdings von den gesetzlichen Krankenkassen nur teilweise getragen. So wird im Rahmen ambulanter vertragsärztlicher Versorgung die Elternanleitung bei verschiedenen Formen funktioneller Übungsbehandlung mit Ziffer 965 EBM vergütet. Wenn sich jedoch die therapeutischen Maßnahmen in erster Linie an die Eltern behinderter Kinder richten (z. B. in Form eines Eltern-Verhaltenstrainings oder einer psychotherapeutischen Behandlung bei Interaktions- und Beziehungsstörungen), fehlt eine verbindliche Regelung der Kostenübernahme. Das ist sehr unbefriedigend, weil die genannten Maßnahmen oft erst die Voraussetzung für eine effektive Behandlung und Rehabilitation des behinderten Kindes schaffen (11, 20).

Bei stationärer Behandlung wird die Mitaufnahme eines Elternteils, soweit sie aus ärztlicher Indikation erforderlich ist, mit dem Pflegesatz abgegolten. Damit werden aber keine Aufwendungen erstattet, die etwa für spezielle Therapieanleitungen der Eltern anfallen.

Die heilpädagogischen und psychosozialen Maßnahmen im Rahmen der Frühförderung fallen in die Zuständigkeit der Eingliederungshilfe (§§ 39, 40 BSHG). Da die Frühförderung grundsätzlich interdisziplinär angelegt ist, ergibt sich für die in der Frühförderung tätigen Institutionen die Notwendigkeit der Mischfinanzierung. Daraus resultieren z. B. für die Sozialpädiatrischen Zentren (§ 119 SGB V) erhebliche praktische Probleme, da es keine verbindliche Regelung für die Kooperation von gesetzlicher Krankenversicherung und Sozialhilfe bei der Frühförderung und Rehabilitation von Kindern gibt. Die Sozialhilfe ist bisher nicht in den Kreis der Rehabilitationsträger einbezogen.

b) Eingliederung psychisch behinderter bzw. verhaltensgestörter Kinder:
Das Kinder- und Jugendhilfegesetz (KJHG, SGB VIII) sieht den Begriff der seelischen Behinderung nicht vor. Tatsächlich können aber „soziale Benachteiligungen" und „individuelle Beeinträchtigungen" zu Folgen im sozialen Verhalten und in der psychischen Verfassung führen, die einer Behinderung im Sinne des § 39 BSHG entsprechen. Vorgesehene Hilfen nach SGB VIII reichen von der Erziehungsberatung über Erziehungsbeistand und sozialpädagogische Familienhilfe bis zur teil- oder vollstationären Betreuung (Heimerziehung). Nach § 10 SGB VIII gehen diese Leistungen den Leistungen nach BSHG vor. Wenn allerdings eine körperliche oder wesentliche geistige Behinderung vorliegt, haben Leistungen nach BSHG Vorrang (derzeit gültige Fassung des § 10 SGB VIII; Änderung geplant in dem Sinne, daß die Jugendhilfe grundsätzlich Vorrang hat).

Abwägung zwischen ambulanter und stationärer Behandlung und Förderung

Bei jungen Kindern ist der *ambulanten Behandlung* grundsätzlich der Vorzug zu geben. Spezielle therapeutische Maßnahmen können die Förderung in der Familie nicht ersetzen, sondern müssen diese ergänzen.

Stationäre Behandlung von Säuglingen und Kleinstkindern zur Durchführung rehabilitativer Maßnahmen ist daher nur sinnvoll, wenn entweder zugleich die Mutter aufgenommen wird oder wenn in der Klinik mit hohem Personalaufwand und größtmöglicher Konstanz der Bezugspersonen eine familienähnliche Betreuungsstruktur geschaffen wird (letzteres wird bisher nur an wenigen sozialpädiatrischen Einrichtungen verwirklicht). Andernfalls besteht die Gefahr, daß der negative Effekt der Hospitalisierung den Nutzen der Therapie überwiegt.

Die *teilstationäre Betreuung* in Sonderkindergärten bzw. Tagesstätten bietet im Vorschulalter die sinnvolle Ergänzung zur Förderung in der Familie, vor allem den Kontakt zu anderen Kindern.

Immer sollte auch geprüft werden, ob nach Art und Schwere der Behinderung und nach den örtlichen Gegebenheiten auch eine Integration im Regelkindergarten möglich ist.

Für die Notwendigkeit einer *Heimunterbringung* auf Dauer ist in erster Linie die Schwere der Behinderung ausschlaggebend; daneben spielt die Belastbarkeit der Familie und die Frage, ob das behinderte Kind dort noch ausreichend betreut werden kann, eine Rolle für die Beurteilung. Nach § 100 BSHG werden die Kosten vom überörtlichen Träger der Sozialhilfe übernommen, wenn die Heimunterbringung „wegen der Behinderung ... in Verbindung mit den Besonderheiten des Einzelfalles erforderlich ist".

Bei der ärztlichen Begutachtung sind vor allem folgende Faktoren zu berücksichtigen, welche die Grenzen der Belastbarkeit der Familie anzeigen: Wiederholte Erschöpfungszustände der hauptsächlichen Pflegeperson, neurotische Fehlentwicklung der Geschwisterkinder, Vernachlässigung des behinderten Kindes (z. B. wegen einer therapeutisch nicht zu beeinflussenden Ablehnung durch die Eltern), ungünstige sozioökonomische Bedingungen (ungesichertes Familieneinkommen, große Kinderzahl, beengte Wohnverhältnisse u. a.).

Der Ermessensspielraum bei der Berücksichtigung der „Besonderheiten des Einzelfalls" ist allerdings durch § 3 Abs. 2 BSHG begrenzt: „Wünschen des Hilfeempfängers, die Hilfe in einer Anstalt, einem Heim oder einer gleichartigen Einrichtung zu erhalten, soll nur entsprochen werden, wenn dies nach der Besonderheit des Einzelfalles erforderlich ist, weil andere Hilfen nicht möglich sind oder nicht ausreichen. Der Träger der Sozialhilfe braucht Wünschen nicht zu entsprechen, deren Erfüllung mit unverhältnismäßigen Mehrkosten verbunden wäre." § 3a BSHG betont den Vorrang von Hilfe, die „soweit wie möglich außerhalb von Anstalten, Heimen oder gleichartigen Einrichtungen gewährt werden kann".

Vom Gesichtspunkt der Schwere der Behinderung sind vor allem hochgradige motorische Unruhe, aggressives oder selbstgefährdendes Verhalten sowie die pflegerische Belastung bei Bewegungsunfähigkeit als Gründe für eine Heimunterbringung zu werten. Bei älteren Kindern kommen zunehmende Körperkräfte und größeres Körpergewicht als zusätzliche Belastungsfaktoren hinzu.

Kurmaßnahmen bei Kindern (stationäre Kinderheilbehandlung) sind nach § 31 SGB VI möglich, wenn sie der Chronifizierung einer Krankheit und damit einer späteren Einschränkung der Erwerbsfähigkeit vorbeugen (z. B. bei Erkrankungen der Atmungsorgane, des Herz-Kreislauf-Systems, des Bewegungsapparats oder bei Folgezuständen von Nervenkrankheiten). Bei körperlichen Behinderungen, die absehen lassen, daß eine spätere dauerhafte Eingliederung in das Erwerbsleben nicht möglich sein wird, können Kinderheilbehandlungen dagegen nicht zu Lasten des Rentenversicherungsträgers erfolgen (15). In solchen Fällen ist ggf. die Möglichkeit und Angemessenheit einer medizinischen Rehabilitationsmaßnahme nach § 40 SGB V zu prüfen.

Hilfsmittel

Für orthopädische und andere Hilfsmittel, die erforderlich sind, um einer drohenden Behinderung vorzubeugen, den Erfolg einer Heilbehandlung zu sichern oder eine körperliche Behinderung auszugleichen, werden nach § 33 SGB V die Kosten von den gesetzlichen Krankenkassen übernommen. Entscheidend für die Zuständigkeit der Krankenkassen ist die Funktion eines Hilfsmittels, die Folgen eines regelwidrigen Körperzustandes in *medizinischer* Hinsicht zu bessern oder zu beheben. Auch Hilfsmittel, die einer Verschlechterung vorbeugen, sind darunter zu zählen (z. B. Kopfschutz beim epileptischen Kind).

Nicht als Hilfsmittel anerkannt werden demgegenüber Gegenstände, die dazu dienen, nachteilige Folgen von Behinderungen auszugleichen, nicht aber die Funktionsstörung selbst beeinflussen. So fällt z. B. eine elektrische Schreibmaschine für ein zerebralparetisches Kind nicht in die Leistungspflicht einer Krankenkasse. Ebenso sind Gebrauchsgüter des täglichen Lebens keine Hilfsmittel im Sinne des § 33 SGB V, selbst wenn sie durch die Behinderung unter besonderen Gesichtspunkten eingesetzt werden (z. B. didaktisches Spielzeug). In Fällen, in denen Gebrauchsgegenstände die Funktion eines Hilfsmittels erfüllen, kann die Krankenkasse die Kosten übernehmen (z. B. spezielle Eßhilfen bei Kindern mit Zerebralparese oder Dysmelie; behinderungsgerechte Toilettenzurichtung).

Die Hilfsmittel für Kinder mit zerebralen Bewegungsstörungen (Zerebralparesen) lassen sich in drei Kategorien einteilen:
a) Hilfsmittel zur Unterstützung der Krankengymnastik (Gymnastikball, Gymnastikmatte, Gymnastikrolle, Keilkissen, Knetplastik u. ä.).
b) Hilfsmittel zur Haltungskorrektur (Abduktionskeile, Abduktionsstehständer, Bauchliegebrett, Sitzschale, spezielle Sitzbank, Stehbrett u. ä.).
c) Hilfsmittel zur Fortbewegung (Gehstützen, Krabbler, Rollstuhl, Rollator, Spastiker-Dreirad, Gehbarren).

Die Leistungspflicht der Krankenkassen für einen bestimmten Gegenstand orientiert sich an dem von den Spitzenverbänden der Krankenkassen herausgegebenen Hilfsmittelkatalog. Änderungen und Instandsetzungen von Hilfsmitteln, Ersatzteilbeschaffung und die Anleitung im Gebrauch müssen ebenfalls von den gesetzlichen Krankenkassen getragen werden.

Transport zur Behandlung

Der Träger einer bestimmten Behandlungs- oder Eingliederungsmaßnahme ist auch für die Übernahme der Kosten zuständig, die für die dazu notwendige An- und Rückfahrt entstehen. Die Krankenkassen übernehmen die Fahrtkosten bei ambulanter und stationärer Behandlung für das behinderte Kind und die erforderliche Begleitperson nach Maßgabe des § 60 SGB V. Dies gilt jedoch nur soweit, als die therapeutische Maßnahme selbst von der Krankenkasse getragen wird. Wird dagegen z. B. eine beschäftigungstherapeutische Behandlung vom Sozialhilfeträger angeboten, so muß die Krankenkasse für die Transportkosten nicht aufkommen (Entscheidung des BSG v. 18. 8. 1982, Az. 3 RK 25/81).

In diesem Zusammenhang ist häufig die ärztliche Stellungnahme erforderlich, ob dem Patienten die Benutzung öffentlicher Verkehrsmittel zuzumuten ist. Für die Notwendigkeit, ein privates Kraftfahrzeug oder einen Mietwagen zu benutzen, kommen vor allem folgende Gründe in Betracht:

Gehunfähigkeit bei einem Kind, welches wegen seiner Größe und seines Gewichts nicht mehr getragen werden kann;
hohe Anfallshäufigkeit bei Epilepsie;
erhöhte Gefährdung durch Infektionserkrankungen (z. B. Säuglinge im ersten Lebenshalbjahr, Kinder mit herabgesetzter Resistenz);
lange Anfahrtswege mit schlechten Verkehrsverbindungen, wenn damit eine so starke Belastung und Ermüdung des Kindes verbunden ist, daß die nachfolgende Behandlung ineffektiv wäre.

Bei Transporten zum Sonderkindergarten oder zur Sonderschule ist gelegentlich strittig, welcher Kostenträger für die Ausrüstung eines Fahrzeugs mit speziellen Transporthilfen (z. B. Sitzschale, besondere Gurte) für schwer körperbehinderte Kinder zuständig ist. Sofern es sich um eine Maßnahme handelt, die für den Transport eines bestimmten Kindes aus medizinischen Gründen unerläßlich ist, ist sie als Hilfsmittel zur Haltungskorrektur anzusehen und die Leistungspflicht der Krankenkasse zu bejahen.

Spezielle Therapiearten in der Rehabilitation behinderter Kinder

Die *funktionelle Übungshandlung* zur Kompensation von Ausfallserscheinungen des Nervensystems stellt für die Entwicklungsförderung und Rehabilitation im Kindesalter eine eigenständige und wichtige Kategorie von Behandlungsmaßnahmen dar. In § 10 RehaAnglG werden die Krankengymnastik, Bewegungstherapie, Sprachtherapie und Beschäftigungstherapie ausdrücklich als Maßnahmen der medizinischen Rehabilitation aufgeführt.

Eine entscheidend wichtige Ergänzung dieser funktionstherapeutischen Maßnahmen sind die verschiedenen Formen der *Psychotherapie*, die bei der Förderung und Rehabilitation behinderter Kinder indiziert sind. Noch weit stärker als beim Erwachsenen wirkt sich beim Kind eine Behinderung auf die Entwicklung der geistig-seelischen Persönlichkeit aus, weil davon das Verhalten und die Wechselbeziehungen zu den Bezugspersonen von Beginn an ungünstig beeinflußt werden können.

Daher ist eine ausschließlich auf Funktionstraining ausgerichtete Behandlung in den wenigsten Fällen ausreichend. Vielmehr schafft erst die Anbahnung eines für Lernbereitschaft, soziale Anpassungsfähigkeit und Selbständigkeit optimalen Verhaltens die Grundlage dafür, daß das Funktionstraining sinnvoll und mit Erfolg durchgeführt werden kann. Eine solche Verhaltensoptimierung setzt ihrerseits eine eingehende Beratung und Führung der Eltern, erforderlichenfalls die psychotherapeutische Hilfe bei der Aufarbeitung von Ablehnung, Schuldgefühlen und anderen ungünstigen Einstellungen gegenüber dem behinderten Kind voraus (16, 20).

Die (psycho-)therapeutische Arbeit mit den Eltern ist somit als essentieller Bestandteil der Förderung und Rehabilitation behinderter Kinder anzusehen. Die Kostenübernahme für diesen wichtigen Bereich ist jedoch ein noch ungelöstes Problem, wie dies schon auf S. 393 dargelegt wurde.

Bewährte psychotherapeutische Verfahren in der Arbeit mit behinderten Kindern sind vor allem die *therapeutische Verhaltensmodifikation* (Verhaltenstherapie), die *Gesprächspsychotherapie* (besonders bei älteren Kindern und in der Elternarbeit) und die nondirektive *Spieltherapie*. Letztere ist den tiefenpsychologisch orientierten Verfahren zuzuordnen und kommt auch bei behinderten Kindern mit zusätzlicher neurotischer Pfropfstörung in Betracht. (Demgegenüber ist die Spieltherapie im Sinne der heilpädagogischen Übungsbehandlung eine Form des Funktionstrainings zur Förderung der Wahrnehmung, der Feinmotorik und des Sprachverständnisses.)

Eine Kombination psychotherapeutischer und funktionstherapeutischer Behandlungsansätze bietet die *psychomotorische Therapie*. Sie ist vor allem bei Kindern mit leichter Hirnfunktionsstörung (minimaler zerebraler Dysfunktion, MCD) indiziert, wird meist in der Kleingruppe durchgeführt und enthält Elemente zur Förderung der Körperbeherrschung, der sensomotorischen Koordination, der Wahrnehmung, des Kontaktverhaltens und der sozialen Anpassungsfähigkeit. Diese Therapieform ist in Analogie zu den in § 10 RehaAnglG aufgeführten Maßnahmen der medizinischen Rehabilitation zuzuordnen.

Therapeutisches Reiten ist der Überbegriff für unterschiedliche Maßnahmen, die leistungsrechtlich verschieden zu bewerten sind (15):
„Hippotherapie" = krankengymnastische Behandlungsmethode auf neurophysiologischer Grundlage, die sich des Pferdes als therapeutisches Medium bedient, durchgeführt durch Krankengymnasten mit spezieller zusätzlicher Ausbildung;
„Heilpädagogisches Voltigieren/Reiten" = heilpädagogische Maßnahme zur Verhaltensmodifikation, durchgeführt durch Angehörige pädagogischer Berufsgruppen oder Psychologen mit spezieller Ausbildung;
„Reiten als Behindertensport", geleitet von Reitausbildern mit Übungsleiter-S-Lizenz des Deutschen Behinderten-Sportverbands.

Ein Anspruch gegen die Krankenkasse ist nach der Rechtsprechung des Bundessozialgerichts (Urteil des BSG v. 22. 7. 81 – 3 RK 50/79) zu bejahen, wenn im Einzelfall das therapeutische Reiten zweckmäßig ist und das Maß des Notwendigen nicht überschreitet. Demnach ist in jedem Fall eine individuelle Begründung erforderlich. Notwendigkeit und Angemessenheit der Hippotherapie können gegeben sein, wenn ein behindertes Kind für andere krankengymnastische Methoden nicht mehr zu motivieren ist oder wenn mit diesen Methoden keine vergleichbar gute Wirkung erzielt werden kann.

Behinderung und Schule

Für alle Kinder, die den Anforderungen der Regelschule (Grund- und Hauptschule) nicht gewachsen sind, gibt es in der Bundesrepublik Deutschland ein differenziertes System von Sonderschulen.

Zugleich besteht für alle behinderten Kinder grundsätzlich Schulpflicht bzw. aus der Sicht des Kindes ein Recht auf schulische Förderung. Die Entscheidung über die Zuweisung eines Kindes an eine Sonderschule trifft die untere Schulaufsichtsbehörde *unter Berücksichtigung einer gutachtlichen Stellungnahme des Schularztes* (Sonderschulaufnahmeverfahren, SAV).

Die Schuleingangsuntersuchung zielt auf die Feststellung der „Schulfähigkeit", d. h. auf die Frage, ob das Kind von seinem gesundheitlichen Zustand und seiner körperlichen Entwicklung her ausreichend belastbar für die Anforderungen der Schule ist. Demgegenüber bezieht sich der Begriff „Schulreife" (s. unten) zusätzlich auf kognitive und soziale Fähigkeiten, die bei der ärztlichen Schuleingangsuntersuchung nur näherungsweise eingeschätzt werden können und in Zweifelsfällen einer pädagogischen und/oder psychologischen Beurteilung bedürfen.

Werden bei der Schuleingangsuntersuchung Entwicklungsdefizite, körperliche Erkrankungen oder eine Behinderung festgestellt, so müssen sich weitere Maßnahmen anschließen (Veranlassung einer diagnostischen Klärung, Einleitung der Behandlung, ggf. Wahl einer geeigneten Sonderschule).

Schulreife und Rückstellung von der Einschulung

Zur Beurteilung der Schulreife sind körperliche, geistige und soziale Entwicklungskriterien heranzuziehen. Bei fehlender oder fraglicher Schulreife muß genau zwischen Behinderung und physiologischer Variation der Entwicklung unterschieden werden.

Körperliche Kriterien, welche hierbei vor allem in Betracht gezogen werden müssen, sind grob- und feinmotorische Ungeschicklichkeit, Einschränkungen des Hör- und Sehvermögens, Sprachfehler, verminderte körperliche Belastbarkeit (bei Herzfehler, nach lang dauernden Erkrankungen), außergewöhnlich erhöhte Infektanfälligkeit. Demgegenüber spielen körperliche Reifemerkmale, wie Größe, Körperproportionen und Zahnwechsel, eine untergeordnete Rolle für den Schulerfolg.

Das Niveau der *intellektuellen* Befähigung ist vom Beginn des Schulalters an schon weitgehend stabil, d. h. kaum noch abhängig von individuellen Schwankungen des Reifetempos. Die tatsächliche schulische Leistungsfähigkeit wird aber nicht nur von der „geistigen Reife", sondern wesentlich von der *sozialen Schulreife* bestimmt; dazu gehören Ausdauer, Konzentrationsvermögen, Mitarbeit ohne direkte Stimulation durch einen Erwachsenen, Einordnung in eine Gruppe, Anstrengungsbereitschaft auch bei kleinen Mißerfolgen (Frustrationstoleranz).

Eine *Rückstellung von der Einschulung* bei noch nicht gegebener Schulreife ist vor allem angezeigt, wenn davon auszugehen ist, daß das Kind bei späterer Einschulung den Anforderungen der Regelschule gewachsen sein wird (z. B. als Ergebnis zwischenzeitlich durchgeführter Behandlung), oder wenn die Entscheidung über die Zuweisung an eine Sonderschule noch nicht mit ausreichender Sicherheit zu treffen ist.

Demgegenüber ist eine Rückstellung nicht sinnvoll, wenn die intellektuelle Leistungsfähigkeit wesentlich eingeschränkt ist (im Sinne der „Lernbehinderung" oder „geistigen Behinderung", s. unten) oder wenn andere Behinderungen vorliegen, welche auch künftig die Aufnahme in eine Sonderschule notwendig machen. In diesen Fällen führt eine Rückstellung eher zur Verzögerung einer angemessenen schulischen Förderung. Eine Ausnahme von dieser Regel kann angebracht sein, wenn z. B. ein behindertes Kind gerade in einem Sonderkindergarten eine Phase positiver Entwicklung in der Gruppenfähigkeit und Selbständigkeit durchmacht und darin nicht durch einen Wechsel der Umgebung und der Gruppe gestört werden soll.

Sonderschultypen

Die in der Bundesrepublik Deutschland bestehenden Sonderschultypen und die jeweiligen Anteile sonderschulpflichtiger Kinder sind in Tab. 53 aufgeführt.

Die Lehrpläne der Sonderschulen – ausgenommen die Sonderschulen für Lernbehinderte und geistig Behinderte – sind am Lehrplan der Regelschule orientiert. Jedoch sind vor allem in den Sonderschulen für Körperbehinderte Klassen oder Züge für Mehrfachbehinderte eingerichtet, welche dem Umstand Rechnung tragen, daß ein großer Teil der körperlich behinderten Kinder auch an Einschränkungen der geistigen Leistungsfähigkeit leidet. Dennoch ergeben sich durch Mehrfachbehinderungen (z. B. Sinnesbehinderungen plus Körperbehinderung, Minderbegabung plus Sprachbehinderung, geistige Behinderung plus schwere Verhaltensstörung) oft erhebliche Schwierigkeiten, eine angemessene Eingliederung in das vorgegebene Sonderschulsystem zu finden.

Die *Klassifikation der geistigen Minderleistung* orientiert sich im schulischen Bereich an den Kategorien „Lernbehinderung" und „geistige Behinderung" (auch „Bildungsschwäche", „praktische Bildbarkeit"). Diese Begriffe haben die früher gebräuchlichen, zum Teil diskriminierenden Ausdrücke „Debilität", „Imbezillität" und „Idiotie" abgelöst. Als Grenze zwischen unterdurchschnittlicher „Normalbegabung" und Lernbehinderung wird ein IQ (Intelligenzquotient) von 85, als Grenze zwischen Lernbehinderung und geistiger Behinderung ein IQ von 65 angegeben (6, 13). Hierbei handelt es sich – das muß nachdrücklich betont werden – nur um ungefähre Anhaltswerte. Der Schulerfolg hängt nämlich nicht nur von der Testintelligenz ab, sondern sehr wesentlich von Leistungsmotivation, Ausdauer, Anpassungsfähigkeit und anderen Kriterien der „sozialen" Entwicklung. (Diese Faktoren sind großenteils umweltabhängig und damit grundsätzlich beein-

Tabelle 53 Sonderschulwesen in der Bundesrepublik Deutschland
(aus M. Maneke: Sozialpädiatrie. Urban & Schwarzenberg, München 1975 [6])

Sonderschultypen (offizielle Nomenklatur)	Prozentuale Anteile (Mittelwerte) Sonderschulpflichtiger bezogen auf Gesamtzahl der Vollzeitschulpflichtigen	Klassenfrequenzen der einzelnen Sonderschulen
Schule für Blinde (Sonderschule)	0,015 %	10 Schüler
Schule für Gehörlose (Sonderschule)	0,05 %	8 Schüler
Schule für Geistigbehinderte (Sonderschule)	0,60 %	8 Schüler
Schule für Körperbehinderte (Sonderschule)	0,20 %	6–10 Schüler, je nach Schweregrad
Schule für Kranke (Sonderschule) und Hausunterricht	–	–
Schule für Lernbehinderte (Sonderschule)	4,00 %	16 Schüler
Schule für Schwerhörige (Sonderschule)	0,18 %	10 Schüler
Schule für Sehbehinderte (Sonderschule)	0,10 %	12 Schüler
Schule für Sprachbehinderte (Sonderschule) (dazu ambulante Therapiebedürftige)	0,50 % 1,00 %	12 Schüler
Schule für Verhaltensgestörte (Sonderschule) (einschl. der Kinder und Jugendlichen in Erziehungsheimen)	1,00 %	12 Schüler

Quelle: Empfehlung zur Ordnung des Sonderschulwesens
(Ständige Konferenz der Kultusminister der Länder in der BRD)

flußbar.) Es genügt daher nicht, eine Sonderschulzuweisung hauptsächlich nach einem ermittelten IQ-Wert zu richten, vor allem dann nicht, wenn der IQ in der Nähe der genannten „Grenzwerte" liegt. Sofern eine Lernbehinderung durch gravierende Schwächen in einzelnen Teilbereichen (Teilleistungsschwächen) verursacht wird, hat ein gezielter *Förderunterricht* Vorrang vor der Sonderbeschulung.

Grenzfälle und Durchlässigkeit

Bei Mehrfachbehinderungen richtet sich die Wahl der Sonderschulart nach der Behinderung, welche unter pädagogischen und therapeutischen Gesichtspunkten im Vordergrund steht, sowie nach dem Aspekt der Durchlässigkeit. So ist z. B. ein körperbehindertes Kind mit zusätzlicher Lernbehinderung in die Sonderschule für Körperbehinderte aufzunehmen; dort kann es einerseits die notwendige Zusatztherapie (Krankengymnastik, Beschäftigungstherapie) erhalten, andererseits besteht bei hinlänglichen Leistungen die Möglichkeit, ohne Schulwechsel vom Lernbehinderten- in den Normalbegabtenzweig aufzusteigen.

Bei Einfachbehinderungen können sich Grenzfallprobleme ergeben bei der Entscheidung zwischen Regelschulfähigkeit und Sonderschulbedürftigkeit. Dabei sollte die Möglichkeit einer *Integration in die Regelschule* stets sorgfältig überlegt und ausgeschöpft werden, da der Besuch einer Sonderschule auch mit nicht zu übersehenden Nachteilen verbunden ist (verminderter Kontakt zu den gesunden Altersgenossen, Ghetto-Effekt,

Minderwertigkeitsgefühle, längere Schulwege). Besonders kritisch ist der Sonderschulbesuch, wenn er von den ersten Schuljahren an mit Internatsunterbringung verbunden ist (z. B. in Schulen für Hör- oder Sehbehinderte mit großem Einzugsgebiet). Hierdurch können gravierende Deprivations-(Hospitalisierungs-)schäden verursacht werden, die von dem Nutzen der speziellen Pädagogik nicht aufgewogen werden.

Auch schwere und mehrfache Behinderungen stehen einer integrativen Beschulung nicht grundsätzlich entgegen. Die „Integrierbarkeit" eines behinderten Kindes in eine Regelschule läßt sich nicht allein aus der Art und dem Grad der Behinderung ableiten, sie hängt vielmehr von vielen weiteren Bedingungen ab (Schule, Lehrer, Eltern, Mitschüler). Erfolgversprechend sind Integrationsversuche vor allem bei nicht zu hochgradigen Sinnesbehinderungen, bei Kindern mit schon früh (im Kindergarten) erfahrener integrativer Erziehung, bei optimalem Engagement der Eltern und der Schule und bei Vorhandensein flankierender therapeutischer Dienste (18).

Ruhen der Schulpflicht

Wenn ein behindertes Kind in einer Sonderschule nicht „zu sinnvoller Tätigkeit oder ausreichender sozialer Anpassung" geführt werden kann, ist ein Ruhen der Schulpflicht (Ausschulung) möglich. Die Entscheidung darüber liegt bei der unteren Schulaufsichtsbehörde unter Berücksichtigung eines (schul-)ärztlichen Gutachtens.

Auch für schwerstbehinderte Kinder hat der Schulbesuch Bedeutung (z. B. basale Stimulation, sozialer Kontakt, Abwechslung). Deshalb sollte der begutachtende Arzt das Ruhen der Schulpflicht nur unter besonderen Umständen befürworten (z. B. bei geplanter Unterbringung des Kindes in einem Pflegeheim, in welchem keine schulische Betreuung möglich ist).

In Fällen, in welchen der Besuch der Sonderschule hauptsächlich wegen schwierigen (z. B. erethischen oder autistischen) Verhaltens in Frage steht, ist zunächst (neben der Veranlassung ärztlicher Maßnahmen) an die Möglichkeit des *Einzelunterrichts* zu denken.

Befreiung vom Schulsport

Von den neurologischen Krankheitsbildern gibt in erster Linie die Epilepsie Anlaß, die Befreiung vom Schulsport zu beantragen. Hierbei muß man sich um individuelle Lösungen bemühen, um ein Kind nicht mehr als unbedingt nötig zum Außenseiter zu machen. Kinder mit mehrjähriger Anfallsfreiheit und saniertem EEG können wie gesunde Kinder belastet werden. Bei noch bestehendem Anfallsrisiko sind Klettern und Geräteturnen, Schwimmen (Gefahr der Wasseraspiration!) und körperlich sehr erschöpfende Übungen (z. B. Dauerlauf) zu verbieten; ein genereller Ausschluß vom Sport ist dagegen meist nicht nötig.

Ferner wird gelegentlich erwogen, ein motorisch leicht behindertes Kind mit „minimaler zerebraler Bewegungsstörung", welches die Regelschule besucht, vom Sport zu befreien, weil es dort nur Mißerfolge erlebt. Auch hier erscheint eine generelle Nichtteilnahme eher nachteilig für die Integration des Kindes. Vielmehr sollte der Lehrer über die Natur der Bewegungs- und Koordinationsstörungen informiert sein, darauf Rücksicht nehmen und das Kind im Rahmen seiner Möglichkeiten (ggf. unter Aussetzung der Notengebung) am Schulsport teilnehmen lassen.

Spezielle Hinweise zur Begutachtung neurologischer und neuropsychiatrischer Behinderungsformen im Kindesalter

Im Rahmen der Thematik dieses Buches sollen hier typische Behinderungsformen des Kindesalters besprochen werden, die auf einer neurologischen Erkrankung bzw. Schädigung beruhen.

Zur Beurteilung chronischer nicht-neurologischer Erkrankungen, die zu Behinderungen führen, finden sich Hinweise an anderer Stelle (1, 4).

Zerebrale Bewegungsstörungen (infantile Zerebralparesen)

Definition. Unter diesem Dachbegriff sind alle Formen motorischer Behinderung einzuordnen, die durch eine abgeschlossene (nicht progrediente) Schädigung des Gehirns während der Phase der zentralnervösen Entwicklung eingetreten sind. Als Entwicklungsphase gilt die Zeitspanne vom Beginn der Organogenese (8. Schwangerschaftswoche) bis zum Abschluß der Neuronendifferenzierung (Ende des 3. Lebensjahres). Schädigungen, die danach eintreten, können zwar zu sehr ähnlichen neurologischen Ausfällen führen, sie gehören aber streng genommen nicht zu den infantilen Zerebralparesen. Der Hauptunterschied liegt darin, daß die Symptomatik der früh (vor Abschluß der Hirnreifung) erlittenen Schädigungen einer sehr viel stärkeren Entwicklungsdynamik unterliegt, die sich sowohl in Verschlechterung als auch in Besserung äußern kann.

Soweit die Unterscheidung zwischen den infantilen und den später (nach dem 3. Lebensjahr) verursachten zerebralen Bewegungsstörungen von gutachtlicher Bedeutung ist, wird im folgenden darauf hingewiesen. Im übrigen gelten die Ausführungen für beide Gruppen motorischer Funktionsstörungen.

Die *Klassifikation* sowohl der infantilen als auch der später erworbenen Zerebralparesen wird nach qualitativen und nach topischen Gesichtspunkten durchgeführt. Qualitativ unterscheidet man

- spastische Syndrome,
- dyston-dyskinetische oder (choreo-)athetotische Syndrome,
- ataktische Syndrome,
- hypotone Syndrome.

Bestimmend für die Entstehung dieser verschiedenen Formen sind Art und Umfang des entstandenen Ungleichgewichts zwischen den für die Motorik zuständigen neuralen Systemen (pyramidales, extrapyramidales und Kleinhirnsystem). Mischformen sind häufig, da bei der Komplexität der verantwortlichen Noxen selten eines der motorischen Systeme isoliert geschädigt, sondern eher schwerpunktmäßig mit Einbeziehung auch der anderen Systeme betroffen ist.

Hypotone Syndrome gehören nur in geringem Umfang zu den zerebralen Bewegungsstörungen; mehrheitlich kommen andere Ursachen wie muskuläre oder metabolische Erkrankungen in Betracht (10).

Nach topischen Gesichtspunkten sind die spastischen Syndrome in drei Grundformen zu unterteilen (21):

Tetraplegie: betroffen sind alle vier Extremitäten in etwa gleich schwerer Ausprägung mit erheblicher Beeinträchtigung der Kopf- und Rumpfkontrolle;

Hemiplegie: betroffen sind die Extremitäten einer Seite mit Betonung der oberen Extremität und meist nur geringer Beeinträchtigung der Kopf- und Rumpfkontrolle;

Diplegie: betroffen sind im wesentlichen die unteren Extremitäten und die untere Rumpfregion, wogegen die oberen Extremitäten und die Kopfkontrolle geringere (u. U. nur minimale) Beeinträchtigungen aufweisen.

Der Begriff der Paraplegie sollte spinalen Lähmungen der unteren Extremitäten vorbehalten bleiben, wobei die oberen Extremitäten mit Sicherheit nicht betroffen sind.

Bei den infantilen zerebralen Bewegungsstörungen ist eine endgültige Klassifikation in der Regel erst im 2. Lebensjahr möglich. Erst dann ist die Funktionsreifung des zentralen Nervensystems so weit fortgeschritten, daß sich Art, Ausdehnung und Schwere der motorischen Funktionsstörung zuverlässig beurteilen lassen. Wenn demgegenüber Schädigungen ein funktionell ausgereiftes Nervensystem treffen, ist eine Klassifikation der motorischen Störung bereits nach 2–3 Monaten möglich, eine endgültige Einschätzung des Schweregrades aber erst nach einem Jahr oder später.

Ätiologie und Pathogenese

Als Ursachen zerebraler Bewegungsstörungen kommen alle Noxen in Betracht, die das Gehirn während der Schwangerschaft, unter der Geburt und auch während der nachgeburtlichen Entwicklung schädigen können. Es gibt keine Form zerebraler Bewegungsstörungen, die mit Sicherheit auf eine bestimmte Ursache zurückgeführt werden kann; wohl aber gibt es Prädilektionstypen, die auf bestimmte ätiopathogenetische Zusammenhänge hinweisen. So lassen z. B. Diplegien und die athetotischen Formen mit großer Wahrscheinlichkeit auf perinatale Verursachung schließen (21). Spastische Tetraplegien in Verbindung mit dysplastischen Merkmalen und geistiger Behinderung sprechen eher für eine Schädigung in der frühen Schwangerschaft. Wesentliche Besserungen während des ersten Lebensjahres treten häufig nach perinataler, selten nach pränataler Schädigung ein (16, 17).

Probleme bei der Beurteilung des *ursächlichen Zusammenhangs* ergeben sich besonders bei Kindern im 1. und 2. Lebensjahr, welche ein Ereignis mit potentieller Schädigung (z. B. Unfall, Narkosezwischenfall, Impfung u. ä.) erlitten haben. Die Abgrenzung von Folgezuständen einer angeborenen Schädigung kann sehr schwierig sein, da in beiden Fällen die Symptomatik durch die Entwicklungsdynamik des ZNS beeinflußt wird und eine angeborene Schädigung möglicherweise vorher übersehen wurde. Hinweise zu einer differentialdiagnostischen Abwägung sind im einleitenden Abschnitt (ab S. 387) gegeben.

Rehabilitation und Therapie

Die je nach Erfordernissen des Einzelfalles notwendigen therapeutischen und rehabilitativen Maßnahmen lassen sich in folgende Kategorien einteilen:

1. Funktionelle Übungsbehandlung (Krankengymnastik, Beschäftigungstherapie, logopädische Behandlung),
2. Versorgung mit Hilfsmitteln,
3. operative Behandlung,
4. pädagogische Förderung und therapeutische Elternarbeit,
5. Behandlung begleitender Störungen (Sehfehler, Hörstörungen, zerebrale Anfälle).

In der Frühtherapie spielt die *Krankengymnastik auf neurophysiologischer Grundlage* die wichtigste Rolle. Die am weitesten verbreiteten Methoden sind die nach Bobath und nach Vojta. Die Prinzipien der Bobath-Methode sind darauf ausgerichtet, pathologische Haltungs- und Bewegungsmuster, die aufgrund des gestörten Gleichgewichts der motorischen Systeme zustande kommen, zu hemmen und zugleich normale Bewegungsmuster auf sensomotorischem Weg anzubahnen. Bei der Vojta-Methode werden primäre reflektorische Bewegungsmuster aktiviert, auf denen die weitere Bewegungsentwicklung aufbaut.

Operationen zur Verbesserung der Steh- und Gehfähigkeit sind in der Frühtherapiephase nicht indiziert. In der Regel läßt sich etwa vom 6. Lebensjahr an beurteilen, ob von einer Operation ein funktioneller Gewinn zu erwarten ist.

Alle operativen Therapieformen bedürfen in der Nachbehandlung der aktiven Mitarbeit des Patienten; die Erfolge sind deshalb bei zusätzlicher geistiger Behinderung oft unbefriedigend.

Zur *Hilfsmittelversorgung*, zur *therapeutischen Elternarbeit* und zur *schulischen Förderung* wurden oben Hinweise gegeben (S. 394 ff.).

GdB

Bei der Bemessung des GdB ist zu berücksichtigen, daß Kinder mit infantilen zerebralen Bewegungsstörungen in der Regel mehrfach-behindert sind, d. h. mit einer hohen Wahrscheinlichkeit begleitende Störungen der geistigen Entwicklung, der Sinnesfunktionen und der zentralen Wahrnehmungsverarbeitung aufweisen können. Ferner kommt es häufig zu sekundären Verbildungen des Skeletts (vor allem Skoliosen, Hüftgelenksluxationen, Kontrakturen) und zu zerebralen Anfällen. Auch mit schwerwiegenden Verhaltensstörungen, die wesentlich von der Art der Betreuung und dem Eltern-Kind-Verhältnis mitbestimmt werden, muß gerechnet werden.

Eine *Nachprüfung des GdB* ist bis zum Schulalter im Abstand von 2 Jahren sinnvoll. Bis zu diesem Zeitpunkt kann im allgemeinen beurteilt werden, ob entweder eine wesentliche funktionelle Verbesserung und damit eine Verringerung des Behinderungsgrades eingetreten ist, oder ob ein unveränderter bzw. durch Sekundärschäden erhöhter Schweregrad vorliegt. Ob vom Schulalter an weitere Nachprüfungen sinnvoll und notwendig sind, muß nach dem Verlaufstrend im Einzelfall entschieden werden.

Bei späterworbenen Bewegungsstörungen (z. B. nach Unfall) ist in jedem Falle 2 Jahre nach dem Schadenereignis eine Nachprüfung angemessen.

Hilflosigkeit. Bei der Beurteilung der Hilflosigkeit ist neben dem Behinderungsgrad zu berücksichtigen, daß Maßnahmen der funktionellen Übungsbehandlung in der Regel mehrmals täglich von den Eltern oder anderen Bezugspersonen durchgeführt werden müssen (vgl. S. 391). Danach ist Hilflosigkeit anzunehmen, solange ein Kind wegen einer zerebralen Bewegungsstörung einer täglichen krankengymnastischen oder anderen Übungsbehandlung bedarf und in den täglichen Verrichtungen unselbständig ist. Durch Verbesserung der Selbständigkeit kann bei älteren Kindern u. U. Hilflosigkeit nicht mehr gegeben sein, auch wenn der GdB unverändert zu veranschlagen ist.

Spina bifida

Definition
Sammelbegriff für alle Verschlußstörungen des Neuralrohrs mit Ausstülpung von Hirnhäuten und (meist) von Nervensubstanz. Sofern nur Hirnhäute betroffen sind (reine Meningozelen), liegen in der Regel keine neurologischen Ausfälle vor. Meningomyelozelen führen zu einer vollständigen oder unvollständigen Lähmung der abhängigen Körperpartien (Paraplegie) und meist zu fehlender Kontrolle der Blasen- und Mastdarmfunktion. Chronische Harnwegsinfektionen mit sekundärer Nierenfunktionsstörung sind zu beachten. Eine weitere häufige Begleiterkrankung ist ein Hydrozephalus mit primären und sekundären Auswirkungen auf die Hirnfunktion. Enzephalozelen führen im allgemeinen nicht zu Lähmungen, wohl aber wegen begleitender zerebraler Dysplasien häufig zu geistiger Leistungseinschränkung und motorischen Koordinationsstörungen.

Ätiologie und Pathogenese
Es handelt sich um eine Hemmungsmißbildung während der Embryogenese. Ursächlich kommen verschiedene Noxen im Zusammenwirken mit einer genetischen Disposition in Betracht.

Rehabilitation und Therapie
Die Maßnahmen müssen sich auf folgende Bereiche erstrecken:

1. *Neurochirurgische Versorgung:* Sofortoperation der Zele in der Neugeborenenperiode, ggf. Shunt-Operation bei Hydrozephalus, regelmäßige Kontrolle wegen Gefahr der Ventilinsuffizienz und der Hirndrucksteigerung (Gefahr zusätzlicher Hirnschädigung und Erblindung!).
2. *Orthopädische Versorgung:* Hilfsmittelversorgung, Operationen zur Verbesserung der Steh- (evtl. Geh-)fähigkeit.
3. *Krankengymnastische Behandlung,* je nach zusätzlicher zerebraler Schädigung auch andere Formen funktioneller Übungsbehandlung (Beschäftigungstherapie, Sprachtherapie).
4. *Urologische Versorgung:* Infektionsprophylaxe, Blasentraining, ggf. harnableitende Operationen.
5. *Sonstige Maßnahmen,* wie therapeutische Elternführung, sonderpädagogische Förderung, Behandlung begleitender oder komplizierender Erkrankungen (Sehfehler, Anfallsleiden), wie bei den zerebralen Bewegungsstörungen beschrieben.

GdB
Die Bemessung des GdB hat das Ausmaß der Lähmung, die Blasen- und Mastdarmstörung sowie mögliche Beeinträchtigungen der Nierenfunktion, der geistigen Leistungsfähigkeit und des Sehvermögens zu berücksichtigen.

Nachprüfungen sind nur bei GdB-Sätzen unter 100 sinnvoll, da eine Besserung des Leidens nicht zu erwarten ist, wohl aber u. U. eine Zunahme der Behinderung (durch Hirndruck, Ventilkomplikationen, progrediente Nierenfunktionsstörung).

Hilflosigkeit ist bei Meningomyelozelen mit Steh- und Gehunfähigkeit und Inkontinenz grundsätzlich anzunehmen.

Geistige Entwicklungsstörungen

Lernbehinderung
Definition. Der aus der Pädagogik stammende Begriff „Lernbehinderung" bezeichnet eine verminderte intellektuelle Leistungsfähigkeit mit einem Intelligenzquotienten (IQ) etwa zwischen 65 und 85; das entspricht weitgehend dem früher vorzugsweise gebrauchten Begriff „Debilität".

Ätiologie und Pathogenese
Lernbehinderung steht häufig in Zusammenhang mit ungünstigen äußeren Lebensbedingungen; lernbehinderte Kinder kommen vermehrt aus sozial schwächeren Schichten. Neben diesen Milieufaktoren müssen auch genetische Faktoren sowie (schichtenunabhängig) frühkindliche Hirnschäden

in Betracht gezogen werden. (Zur Frage des ursächlichen Zusammenhangs bei erworbenen Hirnschäden s. im folgenden unter „Geistige Behinderung".) Lernbehinderung kann sich nicht nur in einer gleichmäßigen Intelligenzminderung äußern, sondern auch durch ausgeprägte Schwächen in einzelnen Intelligenzfunktionen (Teilleistungsschwächen) zustande kommen. Letzteres ist vor allem bei hirnorganischer Ursache der Fall.

Bedingt durch die erwähnte Ätiopathogenese finden sich bei der Lernbehinderung häufig begleitende Störungen der sozialen Anpassung, der Affektivität und des Antriebs in unterschiedlicher Ausprägung.

Rehabilitation und Therapie
Die notwendigen Maßnahmen sind einerseits pädagogischer und sozialtherapeutischer Art; hierfür kommen vorzugsweise Hilfen nach dem KJHG Betracht (S. 392 f.). Andererseits können als medizinische Maßnahmen funktionelle Übungsbehandlungen zum Ausgleich von Entwicklungsrückständen oder neurogenen Teilleistungsschwächen erforderlich sein sowie medikamentöse und psychotherapeutische Behandlung.

GdB
Für die Bemessung des GdB ist nicht allein das Ergebnis eines Intelligenztests ausschlaggebend, sondern ebenso die soziale Anpassungsfähigkeit und andere Verhaltensmerkmale. Nachprüfungen sind nach 2–3 Jahren angebracht, da ein einmal gemessener IQ-Wert u. U. nicht repräsentativ für das tatsächliche intellektuelle Leistungsvermögen ist, und weil vor allem im Verhalten wesentliche Änderungen in positiver oder negativer Richtung möglich sind.

Hilflosigkeit liegt bei Lernbehinderung in der Regel nicht vor.

Geistige Behinderung
Definition. Unter dem Begriff „geistige Behinderung" faßt man die schweren Formen intellektueller Leistungsminderung (mit Intelligenzquotienten unter 65) zusammen.

Ätiologie und Pathogenese
Ursachen geistiger Behinderungen sind entweder Residualschäden exogener Noxen, die prä-, perioder postnatal eingewirkt haben, oder genetische Faktoren verschiedener Art (polygen oder monogen vererbter Schwachsinn; genetisch bedingte Stoffwechseldefekte; Chromosomenaberrationen, z. B. Down-Syndrom). Die Klärung des *ursächlichen Zusammenhangs* kann bei Nachweis eines genetischen Enzymdefekts oder einer typischen Kongruenz von Anamnese und Befund (z. B. Rötelnerkrankung der werdenden Mutter, Gregg-Syndrom beim Kind) zweifelsfrei möglich sein. Bei Behinderungen, die ärztlichen Maßnahmen (Geburtshilfe, Impfungen, Medikamente, Operationen) oder Unfällen angelastet werden, gelten ähnliche Überlegungen, wie sie bei den zerebralen Bewegungsstörungen (S. 401) erwähnt wurden. Bei perinatal entstandenen geistigen Behinderungen findet sich in der Regel eine neurologische Symptomatik im Sinne zerebraler Bewegungsstörungen unterschiedlichen Schweregrades, meist auch eine anamnestische Risikobelastung.

Die bei geistiger Behinderung praktisch immer vorhandenen Störungen des Verhaltens, des Affekts und der Emotionalität sind nicht ausschließlich (und oft nur zum geringeren Teil) direkte Folge der Behinderung; sie werden entscheidend von Umgebungsfaktoren (Art der Betreuung und Förderung, Eltern-Kind-Beziehung) beeinflußt.

Rehabilitation und Therapie
In den ersten Lebensjahren sind von ärztlicher Seite verschiedene Formen funktioneller Übungsbehandlung (Krankengymnastik, Beschäftigungstherapie, Sprachtherapie, je nach individuellen Erfordernissen) zur Entwicklungsförderung indiziert, wobei grundsätzlich ambulante Behandlungsangebote vorzuziehen sind. Wahrscheinlich noch wichtiger als Übungsbehandlung ist gerade bei geistiger Behinderung die (psycho-)therapeutische Elternarbeit, weil nur auf der Grundlage einer positiven emotionalen Beziehung eine effektive Therapie möglich ist (16, 20). Komplementäre Maßnahmen sind die pädagogische Frühförderung, im entsprechenden späteren Alter die Förderung im Sonderkindergarten bzw. in der Sonderschule.

GdB
Bei der Beurteilung des GdB gelten ähnliche Überlegungen, wie sie bei der „Lernbehinderung" dargelegt wurden. Auf Nachprüfungen wird man bei eindeutigem und schwerem Schwachsinn (Intelligenz- bzw. Entwicklungsquotient unter 50) verzichten können, außer wenn der begründete Verdacht besteht, daß die geistigen Fähigkeiten teilweise oder erheblich durch eine aufgepfropfte und umweltabhängige Verhaltensstörung eingeschränkt werden. Beim Down-Syndrom ist eine Nachprüfung im allgemeinen nicht erforderlich, da eine grundsätzliche Änderung nicht eintreten wird.

Hilflosigkeit ist bei geistig behinderten Kindern im Vorschulalter grundsätzlich anzunehmen. Bei einem durch Chromosomenanalyse bestätigten Down-Syndrom mit schwerem Hirnschaden wird Hilflosigkeit schon ab dem frühen Säuglingsalter angenommen. Analog wird man bei vergleichbar schwer behinderten Säuglingen verfahren (z. B. bei Mißbildungen mit bekannt schlechter Entwicklungsprognose).

Für die Beurteilung der Hilflosigkeit bei älteren geistig behinderten Kindern wird auf die Ausführungen auf S. 392 hingewiesen.

Frühkindlicher Autismus

Definition. Der frühkindliche Autismus (Autismus infantum) ist ein nur phänomenologisch definiertes Krankheitsbild mit unscharfen Grenzen. Die Diagnose setzt das Vorhandensein folgender drei Kardinalsymptome voraus: 1. Extreme Abwehr gegen personale (soziale) Kontaktnahme, 2. ausgeprägtes Bedürfnis nach Konstanthaltung der dinglichen Umwelt mit Veränderungsangst, 3. Beginn in den ersten drei Lebensjahren. Häufig begleitende, aber nicht „konstituierende" Merkmale sind: Unter- oder Übererregbarkeit gegen einzelne Sinnesreize, eingeschränkte Interessenlage und stereotype Vorliebe für bestimmte Beschäftigungen, mehr oder weniger ausgeprägter geistiger Entwicklungsrückstand, verschiedenartige Sprachstörungen (z. B. Ausbleiben der Sprachentwicklung, Echolalie, Sprachstereotypien u. a.), Bewegungsstereotypien. Das Vollbild des frühkindlichen Autismus mit betonter Ausprägung der beiden erstgenannten Kardinalsymptome ist selten; häufig ist dagegen bei geistiger Behinderung eine autistische Symptomatik (z. B. mehrere der genannten Nebensymptome bei nur geringer Ausprägung der Kardinalsymptome) zu beobachten.

Für die Begutachtung ist diese Differenzierung von untergeordneter Bedeutung, d. h. die geistigen Behinderungen mit autistischer Symptomatik sind wegen der vergleichbaren Schwere der Behinderung und Hilflosigkeit wie der „eigentliche" Autismus zu beurteilen.

Ätiologie und Pathogenese

In den meisten Fällen von Autismus finden sich Symptome einer frühkindlichen Hirnschädigung, auch in den übrigen Fällen wird eine organische zentralnervöse Schädigung postuliert. Genetische Faktoren scheinen zusätzlich eine disponierende Rolle zu spielen. Die ursächlichen Faktoren sind nicht für den Autismus spezifisch, d. h., es kommt praktisch die ganze Palette potentieller Noxen wie bei anderen Behinderungen in Betracht. Die Entstehung autistischer Symptomatik hängt wahrscheinlich mit einer schweren Beeinträchtigung der zentralen Wahrnehmungsverarbeitung, d. h. mit einer Schädigung der dafür zuständigen Gehirnstrukturen, zusammen.

Störungen der Mutter-Kind-Beziehungen sind bei Vorliegen autistischer Symptomatik häufig; sie sind aber die Folge und nicht, wie früher angenommen, die Ursache dieser Behinderungsform.

Rehabilitation und Therapie

Die Behandlung autistischer Kinder ist wegen des eingeschränkten sozialen Kontaktes schwierig und langwierig. In Betracht kommen je nach den individuellen Erfordernissen verschiedene Formen der funktionellen Übungsbehandlung (z. B. Sprachtherapie, Wahrnehmungstraining, Bewegungstherapie), der Psychotherapie und der Heilpädagogik. Von besonderer Wichtigkeit ist die Elternberatung, erforderlichenfalls unter Einbeziehung psychotherapeutischer Verfahren (z. B. Gesprächspsychotherapie).

Die schulische Förderung gestaltet sich meist sehr schwierig, zumal es (von sporadischen Modellversuchen abgesehen) für autistische Kinder keine spezielle Sonderschulform gibt. Meist bleibt nur die Aufnahme in die Sonderschule für geistig Behinderte übrig wegen der dort gegebenen kleinen Klassenstärke und der damit verbundenen Individualisierungsmöglichkeit, obwohl das intellektuelle Potential vieler autistischer Kinder über dem Niveau geistig Behinderter liegt.

GdB

Der GdB ist im allgemeinen (von den seltenen leichteren Verläufen abgesehen) auf 100 anzusetzen. Wenn die Diagnose schon in den ersten 3 Lebensjahren gestellt wurde, ist eine Nachprüfung etwa mit 6 Jahren sinnvoll (wegen eventueller Fehlbeurteilung in der frühen Lebensphase und möglicher Erfolge der Frühbehandlung), danach noch einmal mit 14 Jahren (bis zu diesem Alter tritt in manchen Fällen über ein besseres Umweltverständnis auch eine erweiterte soziale Kontaktfähigkeit ein).

Hilflosigkeit ist bis zum 14. Lebensjahr anzunehmen, danach ist diese Frage im Einzelfall nach Maßgabe der Selbständigkeit, Kontaktfähigkeit und weiterer Therapiebedürftigkeit zu prüfen.

Leichte Hirnfunktionsstörung (minimale zerebrale Dysfunktion, „MCD"), Teilleistungsschwächen

Definition. Die genannten Bezeichnungen sind Oberbegriffe für sehr unterschiedliche Krankheits- bzw. Störungsbilder. Ihnen gemeinsam sind mehr oder weniger umschriebene Schwächen bzw. Entwicklungsdefizite, häufig verbunden mit Verhaltensproblemen.

Die Symptome sind uneinheitlich und variabel kombiniert, die Ätiologie heterogen und die Verhaltensproblematik überwiegend sekundär (umweltabhängig); deshalb wird empfohlen, den MCD-Begriff (der ein definierbares, einheitliches Syndrom suggeriert) aufzugeben (3). Statt dessen sollen die im Einzelfall vorliegenden Teilleistungsschwächen (umschriebene Entwicklungsrückstände auf kognitivem, sprachlichem oder motorischem Gebiet) sowie die psychopathologischen Begleit- oder Folgeerscheinungen konkret benannt werden.

Teilleistungsschwächen liegen bei 12–14 % aller Schulkinder vor. Sie beeinträchtigen eine erfolgreiche schulische Laufbahn (obwohl keine generelle Minderbegabung vorliegt) und disponieren zu neurotischen und dissozialen Entwicklungen (14).

Ätiologie und Pathogenese

Die Ursachen der Teilleistungsschwächen sind uneinheitlich. Genetische Faktoren spielen ebenso eine Rolle wie exogene Schädigungen während Schwangerschaft und Geburt sowie in der nachgeburtlichen Entwicklung (z. B. infektiös, traumatisch). Die Störungen des Verhaltens und der Emotionalität resultieren hauptsächlich aus der Wechselwirkung der Teilleistungsschwächen mit äußeren Bedingungen (z. B. schulische Überforderung, familiäre Interaktionen).

Rehabilitation und Therapie

Von medizinischer Seite sind verschiedene Formen funktioneller Übungsbehandlung (Wahrnehmungstraining, Krankengymnastik, vor allem psychomotorische Therapie) sowie psychotherapeutische Verfahren angezeigt (vgl. S. 395 f.). Notwendige komplementäre Maßnahmen seitens der Schule müssen darauf ausgerichtet sein, durch gezielten Förderunterricht und Individualisierung den erfolgreichen Besuch einer Regelschule zu ermöglichen.

Kinder, die wegen der bestehenden Verhaltens-, Lern- und Bewegungsstörungen nicht in eine normale Grundschule (Regelschule) integriert werden können, werden je nach der vorherrschenden Problematik einer Sonderschule für Verhaltensgestörte, Lernbehinderte oder Körperbehinderte zugewiesen. Es muß jedoch betont werden, daß im allgemeinen keine dieser Sonderschulformen den besonderen Gegebenheiten und pädagogischen Erfordernissen für Kinder mit leichten Hirnfunktionsstörungen angemessen ist.

GdB

Bei der Beurteilung des GdB sind die im Einzelfall vorliegenden Störungen und Behinderungen in den genannten Teilbereichen zu berücksichtigen und insgesamt in ihrer Auswirkung auf die Persönlichkeitsentwicklung zu bewerten. Besonderes Gewicht hat dabei die Frage, ob ein Kind mit leichter Hirnfunktionsstörung in eine Regelschule integrierbar ist oder nicht. Im negativen Fall muß man davon ausgehen, daß eine bedeutsame Behinderung mit wahrscheinlicher Auswirkung auch auf die spätere Berufsausbildung vorliegt. Eine Nachprüfung des GdB ist – bei Erstdiagnose im Vorschulalter – mit 7 Jahren (nach einjährigem Schulbesuch), später mit 10–11 Jahren (nach Abschluß der Primarstufe) und mit 14 Jahren angezeigt.

Hilflosigkeit ist in der Regel nicht anzunehmen. Eine Ausnahme kann bei massiven Verhaltensstörungen gegeben sein (z. B. Notwendigkeit ständiger Beaufsichtigung wegen starker Hyperaktivität und unberechenbaren Verhaltens).

Sprachbehinderungen, Hörbehinderungen

Sprachentwicklungsstörungen durch angeborene oder früherworbene Schwerhörigkeit bzw. Taubheit

Definition. *Hörverluste* zwischen 20 und 40 dB entsprechen einer leichtgradigen, zwischen 40 und 60 dB einer mittelgradigen, zwischen 60 und 80 dB einer hochgradigen, darüber einer an Taubheit grenzenden Schwerhörigkeit.

Ohne Behandlung bleibt bei angeborener hochgradiger Hörstörung die *Sprachentwicklung* aus; tritt erst nach der Geburt eine hochgradige Hörstörung oder Ertaubung ein, so muß vor allem vor dem 7. Lebensjahr mit partiellem oder vollständigem Verlust der Sprache gerechnet werden. Schon leichtgradige Hörstörungen können Stammelfehler (audiogene Dyslalie) verursachen; mittelgradige Hörstörungen beeinträchtigen die Sprachentwicklung erheblich und können u. U. fälschlicherweise den Eindruck einer geistigen Behinderung hervorrufen (2).

Ätiologie und Pathogenese
Mögliche Ursachen für kindliche Hörstörungen sind:
- Genetische Faktoren: dominant und rezessiv vererbte Schwerhörigkeit, Schwerhörigkeit im Rahmen genetischer Syndrome.
- Pränatale Schädigungen: Virusinfektionen (z. B. Röteln), Medikamente, ionisierende Strahlen.
- Perinatale Schädigungen: Hypoxie, Bilirubinenzephalopathie.
- Postnatale Schädigungen: eitrige und seröse Meningitiden (z. B. bei Mumps!), Schädelhirntraumen, Medikamente (z. B. Streptomycin, Gentamycin).

Rehabilitation und Therapie
Vorrangig wichtig sind hörverbessernde Maßnahmen (Hörgeräteversorgung, bei Schalleitungsschwerhörigkeit evtl. operative Behandlungsmöglichkeiten). Eine apparative Versorgung ist im allgemeinen bei einem Hörverlust über 50 dB unabdingbar; besondere Anforderungen (z. B. Schule) erfordern gelegentlich schon Hörgeräte bei einem Hörverlust von 30–45 dB (2). Nach heutigem Wissensstand soll bei hochgradiger Schwerhörigkeit die Hörgeräteversorgung unbedingt schon im 2. Lebens*halb*jahr erfolgen.

Zu der Geräteversorgung gehört unbedingt ein logopädisches Hör- und Sprachtraining. Vom Grad der Hör- und Sprachstörung und vom Ausmaß der durch Hörgeräte und logopädische Behandlung erzielten Besserung hängt es ab, ob ein schwerhöriges Kind die Regelschule besuchen kann oder aber in eine Sonderschule für Schwerhörige oder Gehörlose aufgenommen werden muß.

Bei der Planung der Therapie- und Rehabilitationsmaßnahmen ist zu beachten, daß die zur Hörstörung führenden exogenen Noxen auch die geistige und motorische Entwicklung behindern können und dann entsprechende mehrdimensionale Maßnahmen notwendig machen.

GdB
Bei angeborener oder früh (bis zum 7. Lebensjahr) erworbener Taubheit oder an Taubheit grenzender Schwerhörigkeit, also bei Hörstörungen über 80 dB (auch mit Hörgeräten), ist lebenslang ein GdB von 100 anzusetzen, eine Nachprüfung ist demnach nicht erforderlich.

Bei geringergradigen Hörstörungen müssen zur Bemessung des GdB der Grad der Sprachentwicklungsbehinderung und evtl. zusätzlich vorhandener Störungen der geistigen Entwicklung, der Motorik und des Verhaltens berücksichtigt werden.

Hilflosigkeit ist bei Taubheit oder an Taubheit grenzender Schwerhörigkeit grundsätzlich bis zum Abschluß der Ausbildung anzunehmen (BSG-Urt. vom 23. 6. 1993 – 9/9a RVs 5192).

Sprachentwicklungsverzögerung

Definition. Dieser Begriff umfaßt alle Formen gestörten Spracherwerbs vom 18. Lebensmonat an. Ausgenommen sind hier die oben besprochenen, durch Hörstörungen bedingten Sprachbehinderungen. Das Spektrum reicht vom völligen Ausbleiben der Sprache (Alalie) bis zur verspätet einsetzenden, verzögert verlaufenden, später aber sich normalisierenden Sprachentwicklung.

Ätiologie und Pathogenese
Alalie ist immer Ausdruck einer Hirnschädigung, die häufig komplexer Natur ist und auch andere Bereiche der geistigen Entwicklung miteinbezieht. Leicht- und mittelgradige Formen von Sprachentwicklungsverzögerung kommen oft im Rahmen einer leichten Hirnfunktionsstörung und nach frühkindlicher Deprivation vor. Schließlich ist (vor allem bei leichten Formen mit relativ günstigem Verlauf) auch das Vorliegen einer konstitutionellen Variante (familiäre Sprachschwäche) in Betracht zu ziehen.

Rehabilitation und Therapie

Wegen der begleitenden Störungen ist eine ausschließliche Sprachtherapie meist nicht ausreichend, vielmehr sind je nach individuellen Gegebenheiten zusätzliche Maßnahmen, wie Beschäftigungstherapie, Wahrnehmungstraining, psychomotorische Therapie, Heilpädagogik und Musiktherapie, erforderlich. Bei Alalie ist in der Regel eine funktionelle Entwicklungstherapie auf nichtsprachlichem Bereich (Wahrnehmung, Aufmerksamkeit, Imitation, sozialer Kontakt) erforderlich, bevor man mit Sprachtherapie im engeren Sinne beginnen kann.

Die schulische Eingliederung richtet sich hauptsächlich nach der intellektuellen Leistungsfähigkeit. In Sonderschulen für Sprachbehinderte (Sprachheilschulen) werden im allgemeinen nur solche Kinder aufgenommen, die den Stoff der Grundschule bewältigen können. Für die anderen kommen je nach weiterer Symptomatik Sonderschulen für Lernbehinderte, geistig Behinderte oder Körperbehinderte in Frage.

GdB

Bei der Beurteilung ist nicht nur der Grad der Sprachbehinderung zu berücksichtigen, sondern auch deren Auswirkung auf die soziale Kontakt- und Kommunikationsfähigkeit und eventuelle begleitende Behinderungen.

Hilflosigkeit. Hierzu sind die gleichen Überlegungen anzustellen wie beim GdB. Außerdem ist ggf. die Notwendigkeit täglicher häuslicher Übungsbehandlung zu berücksichtigen.

Aphasie

Definition. Unter Aphasie versteht man den Verlust bereits erworbener Sprache. Es besteht kein grundsätzlicher nosologischer Unterschied zwischen der Aphasie des Kindes und des Erwachsenen.

Ätiologie und Pathogenese

Aphasien bei Kindern sind ganz überwiegend Folgen von Kontusionen; gelegentlich treten sie auch nach entzündlichen Gehirnerkrankungen oder im Rahmen einer akuten infantilen Hemiplegie auf.

Rehabilitation

Entsprechend der Komplexität kontusioneller Hirnschäden tritt eine Aphasie selten isoliert auf, und die Rehabilitationsmaßnahmen müssen dementsprechend mehrdimensional ausgerichtet sein (neben logopädischer Behandlung ggf. Krankengymnastik, Beschäftigungstherapie, Psychotherapie u. a.).

GdB, Hilflosigkeit

Es gelten entsprechende Grundsätze, wie sie oben bei der Sprachentwicklungsverzögerung genannt sind. Nachprüfungen sind nach 2 Jahren angemessen.

Stottern

Definition. Stottern ist eine Störung des Sprechablaufs mit Hemmungen und Unterbrechungen.

Ätiologie und Pathogenese

Ursächlich sind psychische Faktoren in Verbindung mit einer genetischen Disposition in unterschiedlicher Gewichtung wirksam. Zentralnervös bedingte motorische Koordinationsschwächen (etwa im Rahmen einer leichten Hirnfunktionsstörung) können offensichtlich begünstigend wirken.

Rehabilitation und Therapie

Für die Behandlung des Stotterns werden sehr unterschiedliche Ansätze empfohlen, die von der ausschließlichen Psychotherapie bis zur reinen Übungsbehandlung reichen. Im Kindesalter ist am ehesten eine Kombination von beidem aussichtsreich mit Zurückhaltung gegenüber sehr direktiven, kontrollorientierten Vorgehensweisen.

GdB

Die Beurteilung muß nicht nur den Grad der Sprachstörung, sondern auch die primäre Persönlichkeitsstörung und die Auswirkung des Stotterns auf die soziale Kontaktfähigkeit berücksichtigen.

Epilepsie

Unter Hinweis auf die Ausführungen von Penin auf S. 207 ff. sollen hier nur einige Aspekte besprochen werden, die bei Epilepsien im Kindesalter besonders zu berücksichtigen sind.

Rehabilitation und Therapie
Im Kindesalter treten zerebrale Anfälle häufig im Rahmen einer Mehrfachbehinderung auf. Das gilt insbesondere für das Propulsiv-Petit-mal (BNS-Krämpfe, West-Syndrom) und für das myoklonisch-astatische Petit mal (Lennox-Syndrom), in etwas geringerem Maße für große und für psychomotorische Anfälle mit Erstmanifestation in den ersten drei Lebensjahren. Dementsprechend sind neben der medikamentösen Therapie mehrdimensionale Behandlungsmaßnahmen erforderlich, wie sie in den vorstehenden Abschnitten aufgeführt wurden. Besonders wichtig ist die Beratung und (erforderlichenfalls psychotherapeutische) Führung der Eltern, weil nur dadurch eine zuverlässige Medikation erreicht werden kann.

Chronische Überforderung, vor allem in der Schule in Verbindung mit elterlichem Ehrgeiz, kann die Anfallsdisposition erhöhen. Ist der Besuch einer Regelschule nicht (oder nicht mehr) möglich, werden anfallskranke Kinder meist in Sonderschulen für Körperbehinderte aufgenommen. Wird die Aufnahme in eine Internatsschule oder ein Heim notwendig, so ist darauf zu achten, daß die ärztliche Überwachung gewährleistet bleibt und das Heimpersonal im Umgang mit anfallskranken Kindern erfahren ist.

GdB
Die Höhe richtet sich nach Häufigkeit und Schwere der Anfälle (s. hierzu GdB-Tabelle auf S. 51 f.) und nach dem Vorhandensein zusätzlicher körperlicher und geistiger Behinderungen oder Störungen.

Eine Nachprüfung ist bei schwer mehrfach behinderten Kindern (z.B. BNS-Krämpfe mit geistiger Behinderung und Zerebralparese) nicht erforderlich, da auch bei Beherrschung der Anfälle auf Dauer ein GdB von 100 vorliegt. Bei Anfallsformen mit besserer Prognose ist eine Nachprüfung in größeren (etwa 4- bis 5jährigen) Abständen angezeigt.

Hilflosigkeit. Wegen der Notwendigkeit ständiger Überwachung des Kindes ist Hilflosigkeit häufig auch bei GdB-Werten unter 100 gegeben. Außerdem müssen oft wegen begleitender Behinderungen häusliche Übungsbehandlungen zur Entwicklungsförderung durchgeführt werden, was bei der Frage der Hilflosigkeit neben dem reinen Pflegeaufwand zu berücksichtigen ist.

Literatur

1 Anhaltspunkte für die ärztliche Gutachtertätigkeit im sozialen Entschädigungsrecht und nach dem Schwerbehindertengesetz. Der Bundesminister für Arbeit und Sozialordnung Bonn 1983
2 Biesalski, P., F. Frank: Phoniatrie und Pädaudiologie, 2. Aufl. Thieme, Stuttgart 1982
3 Esser, G., M.H. Schmidt: Minimale zerebrale Dysfunktion – Syndrom oder Leerformel? Enke, Stuttgart 1987
4 Ewerbeck, H.: Beurteilung von behinderten Kindern nach dem Schwerbehindertengesetz. Mschr. Kinderheilk. 125 (1977) 802
5 Largo, R.H.: Sollen und wollen wir die Entwicklung des Kindes wissenschaftlich untersuchen? Sozialpädiatrie 11 (1989) 695
6 Maneke, M.: Sonderschulwesen. In Maneke, M. (Hrsg.): Sozialpädiatrie. Urban & Schwarzenberg, München 1975
7 Masur, R.: Pflegegeld für behinderte Kinder im Bundessozialhilfegesetz. Kinderarzt 11 (1980) 218
8 Matthes, A., R. Kruse: Neuropädiatrie. Thieme, Stuttgart 1973
9 Medizinischer Dienst der Spitzenverbände der Krankenversicherung: Begutachtungsanleitung Schwerpflegebedürftigkeit (§ 53 ff. SGB V). R. Hobbing, Essen 1990
10 Michaelis, R., U. Hege: Die infantilen Zerebralparesen. Akt. Neurol. 9 (1982) 35
11 Neuhäuser, G.: Neurologische Erkrankungen/Neurologische Untersuchungen. In Wendt, G.G. (Hrsg.): Praxis der Vorsorge. Med. Verlagsges., Marburg 1984
12 Pechstein, J.: Sozial behinderte Kinder. In Hellbrügge, Th. (Hrsg.): Kindliche Sozialisation und Sozialentwicklung. Urban & Schwarzenberg, München 1975
13 Pechstein, J.: Das behinderte Kind. In Maneke, H. (Hrsg.): Sozialpädiatrie. Urban & Schwarzenberg, München 1979
14 Remschmidt, H.: Teilleistungsschwächen im Kindes- und Jugendalter. Dtsch. Ärztebl. 88 (1991) 1335
15 Ritter, G.: Handbuch für Behinderte und Helfer. Asgard, St. Augustin 1992
16 Schlack, H.G.: Das sozialpädiatrische Konzept der Entwicklungsförderung behinderter Kinder. Fortschr. Med. 97 (1979) 1745
17 Schlack, H.G.: Zur Diagnostik der gestörten geistigen Entwicklung in den ersten Lebensjahren. In Michaelis, R., R. Nolte, M. Buchwald-Saal, G.H. Haas (Hrsg.): Entwicklungsneurologie. Kohlhammer, Stuttgart 1984

18 Schlack, H.G.: Bedingungen fur eine erfolgreiche schulische Integration behinderter und nicht-behinderter Kinder – Realitäten und Perspektiven. Öff. Gesundh. Wes. 48 (1986) 520
19 Schlack, H.G.: Die entwicklungsneurolgische Untersuchung im Kleinkindalter. Pädiat. Prax. 36 (1987/88) 215
20 Schlack, H.G.: Elternarbeit und psychotherapeutische Aufgaben in sozialpädiatrischen Zentren. Sozialpädiatrie 14 (1992) 47
21 Thom, H.: Die infantilen Zerebralparesen, 2. Aufl. Thieme, Stuttgart 1982
22 Touwen, B.C.L.: Die Untersuchung von Kindern mit geringen neurologischen Funktionsstörungen. Thieme, Stuttgart 1982

Sachverzeichnis

(Halbfett gedruckte Seitenzahlen weisen auf ausführliche Beschreibung hin)

A

Abartigkeit, seelische 123
Abasie 186
Abszeß, epiduraler, Rückenmark 274, 289, 291, 293
– Myelon 289
Acrodermatitis chronica atrophicans 317
Acrylamid-Intoxikation 313 f.
Adäquanztheorie 18
Adie-Syndrom 225
Adynamia episodica hereditaria 344
Affektivitätsstörungen 203
Afterschließmuskelschwäche 55
Aggravation 5 f., 249, 377, 380
Agnosie 50, 175, 203
– visuelle 203
Agrammatismus 200
Akromegalie 230
Aktendurchsicht 3
Alalie 406 f.
Alexie 200
Alkoholabusus 84, 107, 124, 212 f., 224 f., 258, 279, 281
Alkoholeinwirkung, Schädelhirntrauma 167
Alkoholepilepsie 213
Allergie, Impfstoff 354, 356
Allgemeinstörungen, vegetative 223, 228 ff., 237
Allgemeinsyndrom, nach Hirntrauma 161, 165
Alterserscheinungen, physiologische 40 f., 259, 263
Altersrente, vorzeitige 74
Alzheimer Krankheit 225, 253
Amentia 248, 251
Amnesie 124, 154, 159, 172, 246, 248, 251
– posttraumatische 154, 159, 172
– retrograde 154
Amtsarzt, Gutachten 100 ff.
Amyloidose, Polyneuropathie 317
Amyotrophische Lateralsklerose 29 f., 292, 336 f.
Anamnese 4, 277 f., 346 f., 387
Anamneseerhebung, programmierte 388
Änderung, wesentliche s. Wesentliche Änderung
Aneurysma, traumatisches 167
Anfälle, epileptische (s. auch Epilepsie) 70 ff., 122, 207 ff., 399, 408

– – BU-EU 214 ff.
– – Dienstunfähigkeit 220
– – fokale 110, 209, 212 f., 218
– – große 209 ff., 218 f.
– – Hilflosigkeit 64 f., 408
– – Impfschaden 347 f., 352 f., 355 ff.
– – Kausalität 17, 19, 208 ff.
– – kleine 209, 212, 218, 408
– – Kraftfahreignung 109 ff., 221
– – MdE/GdB 51 f., 213, 408
– – postoperative 111
– – posttraumatische 27, 111, 154, 156, 166, 175, 177, 181, 210 ff.
– – psychomotorische (komplex-fokale) 209, 212, 408
– – pyknoleptische 212
– – Rehabilitation 208, 408
– – hirnorganische s. Anfälle, epileptische
– – hypoglykämische 232
– – synkopale 50, 110, 232, 239 f.
– – tetanische 232
– – vegetative 50, 110, 232, 239 f.
Angstneurose 228
Anknüpfungstatsachen 19
Anlagebedingte Leiden 22, 34
Anorexie 225 ff., 230
Anosmie 48, 156, 165, 309
Anschlußheilbehandlung 95
Antikörpermangel 352 f.
Antriebsstörungen 203
Apallisches Syndrom 154, 168, 172, 176 f., 226, 231
Aphasie **198 ff.**
– amnestische 200
– Broca 199 f.
– BU-EU 204
– Geschäftsfähigkeit 204
– globale 200
– Kinder 175, 407
– Kraftfahreignung 204
– MdE/GdB 50, 204, 407
– Testierfähigkeit 205
– Wernicke 200
Aphonie 48
Apoplexie, Hirnverletzung 25, 65, 167
Apraxie 50, 175, 201
Äquivalenztheorie 17
Arbeitsbelastbarkeit 106
Arbeitserprobung 5, 106, 164, 188, 208, 239, 255, 265

Arbeitsfähigkeit
– Unfallversicherung Schweiz 141
Arbeitsförderungsgesetz 103 ff.
Arbeitslosengeld 103
Arbeitsplatz 81, 86 f.
Arbeitstherapie 178, 208
Arbeitsunfähigkeit **81 ff.**, 131, 239 f.
– Beendigung 92 f.
– Eintritt 87 ff.
– Österreich 133
– Privatversicherungen 119 f.
Arbeitsunfähigkeitsbescheinigung 81 ff., 88 ff., 93 f.
Arbeitsunfall 13
Arbeitsvermittlung 103 ff.
Arbeitsversuch, mißglückter 96
Armplexus s. Plexus brachialis
Armverlust 56, 66 f.
Arsenintoxikation 33, 224, 312
Arteria spinalis anterior, Infarkt 288
– – – Syndrom 274
Arthrogryposis multiplex congenita 345
Arthropathie 368
Artikulationsstörungen 49
Arzthaftung 130 f., 293
Asomnie 226
Astasie 186
Astrozytom, intramedullär 291
Ataxie, vegetative 229
Atemstörungen, zentrale 226, 231
Athetotische Bewegungsstörungen 175, 181, 193
Attacke, transitorische ischämische 288
Aufklärungspflicht 128 f., 131, 305
Augenmuskellähmungen 53, 165, 174, 309
Ausfälle, intellektuelle, Hirnverletzung 160
Auslösung 19
Ausnahmezustand 123
Autismus 404

B

Ballismus 193
Bandscheibenschaden 19, 33, 291, 303, 369
Bauernsozialversicherung (Österreich) 135
BCG-Meningitis 356
BCG-Schutzimpfung 356
Beamte, Eignung 100 ff., 220

Beamten-Dienstrechtsgesetz (Österreich) 135
Beamtenrechtsrahmengesetz 101
Beamtenversorgungsgesetz 14, 16, 37
Bedingungstheorie s. Wesentliche Bedingung
Beeinträchtigung der Bewegungsfähigkeit im Straßenverkehr, erhebliche 70 f.
– soziale 6
Befangenheit, Gutachter 1
Befindensstörungen 85
Befunderhebung 5 ff.
– bei Kindern 387 ff.
Begleiterscheinungen, seelische 41
Begleitung, Notwendigkeit ständiger 71
Behandlungsfehler 129 ff.
Behandlungsvertrag 128
Behindertensport 178, 235, 396
Behinderung 39, 70, 389 f.
– drohende 390
– geistige (s. auch Schwachsinn) 39, 65, 71 f., 391 f., 398, 403 f.
– Grad (GdB) 39 ff.
– soziale (Kinder) 388
Beinverlust 59, 66 f., 71
Belastungserprobung 7, 95, 106, 178, 208, 235, 239
Belastungsreaktion, akute 374
– chronifizierte, posttraumatische 374
Benommenheit 251
Berufliches Betroffensein, MdE 25, 37, 39, 43, 237
Berufsberatung 103
Berufsbildungswerk 178, 208
Berufsförderungswerk 178, 208
Berufsgenossenschaften 13, 173, 311
Berufskrankheiten 14, 32 f., 224, 297, 303, 311 ff., 369
– Österreich 134
– Schweiz 140
Berufskrankheiten-Verordnung 32 f., 303
Berufsschadensausgleich 25
Berufsunfähigkeit (BU) (s. auch einzelne Syndrome u. Krankheiten) 74 ff.
– Definition, Deutschland 74
– Pensionsversicherung, Österreich 133 f.
Berufsunfähigkeitsversicherung 120
Berufsunfall, Schweiz 140 f.
Beschäftigungsmyopathien 320 f.
Beschäftigungsneuropathien 297 f., 301
Beschleunigungstrauma 152
Betreuungsrecht 126 f.

Beweis 16 f.
Beweislastumkehr 130
Bewußtlosigkeit 124, 226, 232, 245, 248
– Hirntrauma 154, 172
Bewußtseinsstörung 123 ff.
– anfallartige (s. auch Anfälle) 109 ff., 114
Bewußtseinstrübung 172, 226, 245 ff., 248, 250 f.
Bing-Horton-Syndrom 231
Blasenstörungen 54 f., 66 f., 227, 231, 237, 269 ff., 272, 279, 285, 288, 325, 402
Bleienzephalopathie 312
Bleiintoxikation 33, 224, 311 f.
Blickparese 174
Blindheit 52, 65 ff., 70, 392, 398
Blutung s. Hämatom
Bollinger-Spätapoplexie 167
Borderline-Syndrom 377
Botulismus 332
Bowler-Daumen 298
Boxerenzephalopathie 157
Broca-Aphasie 199 f.
Brown-Séquard-Syndrom 268
Brückensymptome 20
Brustmarkschädigung 54, 66 f., 269 f.
Bulbärparalyse 336
Bulimie 226 f., 230
Bundesbeamtengesetz 101, 220, 264
Bundesentschädigungsgesetz 14, 18, 34, 234
– § 1 BEG 14
– § 15 BEG 34
– § 28 BEG 14, 34
– § 31 BEG 34
– § 171 Abs. 2 BEG 28, 34
Bundesmantelvertrag (Ärzte) 87
Bundes-Seuchengesetz
– §§ 51 Abs. 1, 52 Abs. 1 BSeuchG 13
– § 52 Abs. 2 BSeuchG 28
Bundessozialhilfegesetz 172
– §§ 3, 3a BSHG 394
– § 39 BSHG 389 f.
– §§ 68, 69, 69a, 69b BSHG 390 f.
– § 100 BSHG 394
Bundesversorgungsgesetz § 1 Abs. 1 BVG 12
– § 1 Abs. 3 BVG 28
– § 30 Abs. 1 BVG 25, 37, 40
– § 30 Abs. 2 BVG 25, 37, 43
– § 31 Abs. 3 BVG 38
– § 31 Abs. 5 BVG 41 f.
– § 35 BVG 25, 63, 65 f.
– § 38 BVG 31
Bürgerliches Gesetzbuch 124 ff., 371
– §§ 104, 105 BGB 124 f.
– § 106 BGB 126
– §§ 276, 278 BGB 131

– § 611 BGB 128
– § 1896 BGB 126 f.
– § 1905 BGB 127
– § 2229 BGB 125

C

Cephalea s. Kopfschmerzen
Chloramphenicol, Polyneuropathie 315
Chorea Huntington 191, 193, 253, 259 f.
Choreatische Bewegungsstörungen 175, 181
Cisplatin, Neuropathie 315
Claudicatio spinalis 370
Commotio cerebri 52, 158, 172 f., 181 f., 234 f.
Computertomographie 164, 173, 179, 181, 186, 211, 260, 273, 279, 333, 339, 347, 370
Contusio cerebri 158, 172 f., 211, 259
– spinalis 16, 224, 274
Crohn-Krankheit, Rückenmarkschaden 289
Cushing-Syndrom 226, 230

D

Dämmerzustand 111, 123, 154, 163, 168, 248, 251, 261
Dauerrente 3, 44, 77
Dauerzustand 40
Debilität 397, 402
Degeneration, segmentale 370
Degenerative Syndrome, Rückenmark 292
– Systemerkrankungen, Kannversorgung 29 ff.
Delir 246, 248, 251, 258 f.
Demenz 114 f., 220, 246 ff., 252 ff., 260 f., 339
– Begriff 253
Depression, endogene 249, 376
– neurotische 376
– reaktive 375 f., 379
Deprivation 390, 399, 406
Diabetes insipidus 226, 230, 237
Diagnosefehler 131
Diamed-System 256
Dienstbeschädigung, Kriegsopferversorgung, Österreich 135
Dienstunfähigkeit, Beamte **100 f.**, 220, 239, 264
– Österreich 134 f.
Dienstunfall 14
Diphenylhydantoin, Neuropathie 315
Diphtherie, Polyneuropathie 318
Diphtherieschutzimpfung 357 f.
Diplegie 400
Diplopie 53, 309

Disulfiram, Neuropathie 315
Dokumentation, Hirntrauma 162
Dokumentationspflicht 130
Doppelbildaufzeichnung, simultane 210
Doppeltsehen 53, 309
Doppler-Sonographie 186
Down-Syndrom 387, 391, 403 f.
Drogensucht 84, 249, 258
Drop attack 288
Drucklähmung 298 ff., 305
Duldungspflicht 2, 379
Durchblutungsstörungen, zerebrale **185 ff.**
Durchgangssyndrom 172 f., 175, 182, 186, 235, 245, 247 f., 250 f., 254, 257, 259, 261
Durchschnitts-MdE/GdB 41, 263
Durchwanderungsmeningitis 156, 182
Dysarthrie 175
Dysarthrophonie 199
Dysautonomie Riley-Day 233
Dysfunktion, minimale zerebrale (MCD) 396, 405
Dyslalie 406
Dystonie, vegetative 223, 236, 239
Dystrophia adiposogenitalis 230
Dystrophie s. Fehl- und Mangelernährung

E
Einbuße der körperlichen Beweglichkeit 71
Eingliederungshilfe 7
Einkommensteuergesetz 63, 70
Einstellungsuntersuchung 102
Einwilligung, Eingriff 128 f.
Einwilligungsvorbehalt (Betreuungsrecht) 127
Eklampsie 232
Elektroenzephalographie (EEG) 110 ff., 164, 179, 181, 186, 209 ff., 218, 347 f., 389
Elektromyographie 296, 300, 320, 333, 339, 345
Encephalitis epidemica (lethargica) 20, 26, 190, 224
Encephalomyelitis disseminata s. Multiple Sklerose
Endokrinopathie, Traumafolge 167
Engpaßsyndrom 302
Entgeltfortzahlung 83, 88, 96
Entschädigungsbehörde 14
Entschädigungsrecht, soziales s. Soziales Entschädigungsrecht
Entscheidungskompetenz 1
Entstehung, Anerkennung im Sinne von 22, 34
Entwicklungsknick 346, 387
Enzephalitis, Impfschaden 347 ff., 353 f.

Enzephalomyelitis, Diphtherieschutzimpfung 357
Enzephalopathie, Impfschaden 347 ff., 357
– postvakzinale, abortive Form 350 f.
Ependymom, intramedullär 291
Epidurale Fibrose 370
Epilepsie (s. auch Anfälle, epileptische) **207 ff.**
– genuine, idiopathische 209, 212
– posttraumatische 27, 111, 154, 156, 166, 175, 177, 181, 210 ff.
– psychische Störungen 215 f., 218 f., 260 f.
– symptomatische 209 ff.
Erlebnisreaktion 247, 374 ff.
Erschöpfungssyndrom, affektivvegetatives 229
Erwerbsfähigkeit, Invalidenversicherung Schweiz 144
– Unfallversicherung Schweiz 141
Erwerbsunfähigkeit, Rentenversicherung (s. auch einzelne Syndrome u. Krankheiten) 76 f.
– – Definition 76
– soziales Entschädigungsrecht 38
– Sozialversicherung Österreich 135
Erythema migrans 317
Extrapyramidale Syndrome 115, 167, 175, 181, **190 ff.**
– BU-EU 194 f.
– Kausalität 195
– Kraftfahreignung 115, 196
– MdE/GdB 195
– neurotoxische Ursachen 191 f.
– Rehabilitation 194

F
Fahrlässigkeit, ärztliches Handeln 130 f.
Fahrtauglichkeit, Deutschland s. Kraftfahreignung
– Österreich 138
Fazialisparese s. Nervus facialis
Fehl- und Mangelernährung 224 f., 227, 260, 316
Fettembolie 153
Fieberkrampf 208, 348, 353
Fingerverlust 56
Folgeschaden 26 f.
Freiheitsentziehung 13
Frühanfälle 154, 175
Frührehabilitation 157, 177
Frühsommer-Meningoenzephalitis 317
Frühsommer-Meningoenzephalitis-Schutzimpfung 355
Führerschein-Richtlinie 108 f.
Funktionsdiagnostik 5, 106
Funktionseinschränkung 6, 39
Fürsorgeerlaß 102

G
GdB (s. auch einzelne Syndrome u. Krankheiten) **39 ff.**
– Begriff 39
– Beurteilungsgrundsätze 40 ff.
– – Kinder 40, 390
– Tabellen 44 ff.
Gedächtnisstörungen 201 f.
Gefäßprozeß, zerebraler 185 ff.
Gehbehinderung, außergewöhnliche 71
– erhebliche 70 f.
Gehirnerschütterung s. Commotio cerebri
Gehörlosigkeit s. Taubheit
Geisteskrankheit (s. auch Psychosen, endogene) 124 f.
Gelegenheitsanfälle 110, 208 f., 213
Gelegenheitsursache 19, 188, 381
Gesamt-MdE/GdB 24, 42
Geschäftsfähigkeit 124 ff., 195, 204
– beschränkte 126
– Österreich 138 f.
Gesichtsentstellung 46
Gesichtsfeldausfall 53
Gesichtsneuralgien 47, 366
Gesundheitsamt 100
Gesundheitsschaden 6, 15 f.
Gewahrsam 13, 15
Gewohnheitslähmung 303
Gleichgewichtsstörungen, zerebellare 50
Gliom, spinal 291
Glykogenosen 343
Grad der Behinderung s. GdB
Grand mal s. Anfälle, epileptische, große
Guillain-Barré-Syndrom 225, 318, 351, 354 ff.
Gutachtenauftrag 3
Gutachtenvorbereitung 3 f.
Gutachter, Aufgaben 1 ff.

H
Haemophilus-Influenzae-Typ-B-Schutzimpfung 356
Häftlingshilfegesetz, § 4 Abs. 1 HHG 13
– § 4 Abs. 5 HHG 28
Haftpflichtversicherung 121, 172, 179, 182, 286
Haftsyndrom, Epilepsie 261
Halbseitenblindheit 53, 174, 200
Halbseitenlähmung 51, 174, 271, 400
Halluzinose 248, 250, 313
Halsmarkschädigung 54, 67, 269
Halsrippe 22, 306
Hämatom, epidurales 152, 288
– intrazerebrales 153, 185
– subarachnoidales 185, 259
– subdurales 153, 167, 254

Handverlust 56, 66 f.
Harninkontinenz (s. auch Blasen-
 störungen) 55
Heilungsbewährung 41, 44
Heimunterbringung 393 f.
Heiserkeit 48
Hemianopsie 53, 174, 200
Hemiparese 51, 174, 271, 400
Hepatitis-B-Schutzimpfung 355
Heredoataxie 190
Herpes zoster 317
N-Hexan-Intoxikation 313
Hilfeleistung, unterlassene 131
Hilflosenentschädigung, Schweiz
 140, 144
Hilflosigkeit (s. auch einzelne
 Syndrome u. Krankheiten) 25,
 63 ff., 70, 391 f.
– Begriff 63 f.
– Kinder u. Jugendliche 64, 183,
 391 f.
– Nachschaden 25
– Österreich 134
Hilfsmittelversorgung 7, 281 f., 394 f.
– Invalidenversicherung Schweiz
 144
Hippotherapie 396
Hirnabszeß 26, 156, 162, 166, 182
Hirnatrophie 167, 260
Hirndrucksteigerung 153
Hirndurchblutungsstörungen 113 f.,
 259
Hirngefäßprozeß 259
Hirninfarkt 185, 187
Hirnkontusion s. Contusio cerebri
Hirnleistungsschwäche 161, 248,
 251 f.
Hirnnervenschäden 46 ff., 53, 153,
 165, 174, 309 f.
Hirnödem 153
Hirnorganische Anfälle s. Anfälle,
 epileptische
Hirnprozesse, degenerative 259 f.
Hirnschaden, frühkindlicher 260,
 400 ff., 405
– Hilflosigkeit 65, 67, 391
– MdE/GdB 49 ff., 263
Hirntod, Kriterien 157
Hirntrauma **152 ff.**
– Alterungseinflüsse 26 f., 161
– Anfälle 154, 166, 175, 177, 210
– Apoplexie 25, 65, 167
– Arbeitsunfähigkeit 168
– BU-EU 168
– gedecktes 158, 171
– Hilflosigkeit 65, 67, 183
– Kausalität 167 f., 181 f.
– Kindler **171 ff.**
– – Rehabilitation 177 f.
– – Unfallursachen 171
– Kraftfahreignung 112 f.
– leichtes 158, 165

– MdE/GdB 49 ff., 182, 263
– offenes 152, 158, 171
– Schuldfähigkeit 122 f., 168
– schweres 160, 166
– Tumorentwicklung 167, 210
– vegetative Störungen 50, 173 f.,
 234 f.
Hirntumor, Traumafolge 167, 210
Hirnverletzung s. Hirntrauma
HIV-Infektion, Myelitis 289
Horner-Syndrom 226 f., 230, 269
Hospitalisierungsschaden 390, 399,
 406
Hydrozephalus 402
Hygrom, subdurales 153
Hyperästhetisch-emotionelles
 Syndrom 250, 252
Hyperkinesen 72, 167, 176
Hyperreflexie, autonome 272
Hypersomnie 226, 233
Hyperthermie 226, 230
Hypophysentumor 230
Hyposomnie 232 f.
Hypothermie 226, 230

I
Iatrogener Schaden (s. auch Injektions-
 schaden) 129 f., 195, 280, 298 ff.
Idiotie (s. auch Schwachsinn) 260,
 397
Imbezillität (s. auch Schwachsinn)
 260, 397
Impfpoliomyelitis 353
Impfschäden 13, 15, 318, **346 ff.**
Impotenz, sexuelle s. Sexualfunk-
 tionsstörungen
Impressionstrauma 152
Impulsiv-Petit-mal 212
Infektionskrankheiten, Neuropathie
 317 f.
Infektkrampf 208, 348, 353
Influenzaschutzimpfung 354 f.
Injektionsschaden 298, 300 f., 305
Innervationsanomalien 296
Insuffizienz, vertebrobasiläre 185
– zerebrovaskuläre 185, 210
Integritätsschaden (Schweiz) 45 ff.,
 140 f., 146 ff.
Intelligenztest 180, 256
Interkostalneuralgie 369
Invalidenrente, Unfallversicherung
 Schweiz 140
Invalidenversicherung, Schweiz 144
Invalidität, Invalidengesetz Österreich
 136
– Invalidenversicherung Schweiz
 144
– Pensionsversicherung Österreich
 133 f.
– private Unfallversicherung
 Deutschland 119 f.
– – Österreich 136 f.

– – Schweiz 145
– Unfallversicherung Schweiz 141
Invaliditätsgrad, private Unfallversi-
 cherung Deutschland 45 ff., 120
– – – Österreich 45 ff., 137
– – – Schweiz 45 ff.
Ischämie, transitorische zerebrale
 185
Ischialgie 55, 303
Isoniazid, Neuropathie 314 f.

J
Jackson-Anfälle 209, 212

K
Kalottendefekt 165
Kannversorgung 28 ff., 316, 327,
 353
Karotisdissektion 187 f.
Karpaltunnelsyndrom 298, 354, 368
Kaudaschädigung 54, 271
Kausalgie 231, 237, 239, 303, 364,
 375
Kausalität (s. auch einzelne Syndrome
 u. Krankheiten) **12 ff.**, 65, 129
– haftungsausfüllende 16 f.
– haftungsbegründende 16
– Kunstfehler 129
Kausalitätsnorm, wesentliche Bedin-
 gung s. Wesentliche Bedingung
Kausalitätstheorien 17 f.
Kausalkette 15 f.
Kennmuskeln 271
Kernspintomographie s. Magnet-
 resonanztomographie
Kinder, behinderte, Hilfsmittel 394 f.
– – Kurmaßnahmen 394
– – Psychotherapie 395 f., 403 ff.
– – Rehabilitation 392 ff.
– – Schule 396 ff.
– – Übungsbehandlung 395
Kindesmißhandlung 171
Kleine-Levin-Syndrom 226, 233
Kohlenmonoxidvergiftung 33, 224,
 249, 313
Koma (s. auch Bewußtlosigkeit) 154
Koma-Skala, Glasgow 157, 173
Kommunikation, Defizit 8, 63, 68,
 391
Kompartmentsyndrom 320 f.
Kompensationsverlust 166
Kompressionstrauma 152
Kontusionspsychose 251, 259
Konus-Kauda-Syndrom 271
Koordinationsstörungen 50, 325
Kopfschmerz, Einteilung 366
– posttraumatisch 161, 366, 368
– vegetativ-vasomotorisch 231, 366
Korsakow-Syndrom 247 f., 250, 253
Kraftfahreignung, allgemeine Richt-
 linien **108 ff.,** 117
– Anfallsleiden 109 ff., 221, 240

Sachverzeichnis

- Aphasie 204
- Demenz 114 f., 265
- Hirnschaden 112 ff., 183, 240, 265
- Muskelkrankheiten 116
- Parkinson-Syndrom 115, 196
- Persönlichkeitsveränderung, organische 114 f., 265
- Richtlinien Österreich 138
- Rückenmarkschaden 116, 285 f.
- zerebellare Syndrome 115, 196

Kraftfahrzeugversorgung, Rückenmarkschäden 285 f.
Krampfanfälle s. Anfälle, epileptische
Krankengeld 81 ff., 88 ff., 95 f.
Krankenkassenentscheidung 93 f.
Krankenstand 83
Krankenversicherung, gesetzliche s. Sozialgesetzbuch V
- private 120
- Sozialversicherung, Österreich 133
Krankheit, „dieselbe" 96
Krankheitsbegriff,
- Krankenversicherung (Deutschland) 83 ff.
- Krankenversicherung (Österreich) 133
- Rentenversicherung 74
Kriegsopferversorgungsgesetz (Österreich) 135 f.
Kunstfehler 129 f., 195
Kurmaßnahmen, Kinder 394

L

Labilität, vegetative 227, 229
Lagerungsschwindel 310
Lähmung, periodische 116, 344
- zerebrale 51, 174, 348 f.
Lebensverkürzung 32
Lebensversicherung 119
Leberkrankheiten, Polyneuropathie 316 f.
Legasthenie 388
Lehrmeinung, medizinisch-wissenschaftliche 6, 21
Leistungsbeurteilung 75
Leistungsbild, positives/negatives 73 ff., 79, 104 ff.
Leistungsfähigkeit 5, 81, 283
Leistungsminderung 73 ff., 81, 85, 103 ff., 214, 323
Leistungsmotivation 85 f.
Leistungsproben 104, 106
Leistungsstörungen, kognitive 156 f., 160, 163, 166, 198 f., 201
Leistungstest 5, 180, 256
Lendenmarkschädigung 54, 67, 270
Lernbehinderung 397 f., 402 f.
Libidostörungen (s. auch Sexualfunktionsstörungen) 226, 237 f.
Linguistik 198

Lippendefekt 48
Logopädie 198
Lohnfortzahlungsgesetz 81, 88
Luftembolie 153
Lumbalsyndrom 55, 369 f.
Lupus erythematodes, Myelitis 289

M

Magnetresonanztomographie 164, 181, 186, 190, 198, 211, 260, 273, 279, 324, 333, 339, 347, 368, 370
Malabsorption, Neuropathie 316
Mangeldurchblutung, spinale 273 f.
Mangelernährung s. Fehl- und Mangelernährung
Mantelkantensyndrom 156
Marksyndrom 270 f.
Masernschutzimpfung 352
Mastdarmstörungen 54, 67, 227, 231, 237, 269 ff., 285, 288, 325, 402
MdE (s. auch einzelne Syndrome u. Krankheiten) **37 ff.**
- Begriff 37 ff.
- Beurteilungsgrundsätze 40 ff.
- – Kinder 40
- Nachschaden 25
- Tabellen 44 ff.
- Vorschaden 24
Medikamente, Polyneuropathie 313 ff., 317
Medikamentenabusus 258, 279
Medikamentenwirkung 5, 107, 111, 261, 264
Medizinischer Dienst, Krankenversicherung 92 ff.
Menière-Syndrom 232
Meningeom, spinal 291
- zerebral 27, 167
Meningitis, Hirnverletzung 182
Meningoenzephalitis 258
Metatarsalgie 302
Migräne 47, 168, 231, 365 ff.
Militärversicherung, Schweiz 145
Minderung der Erwerbsfähigkeit s. MdE
Mitbewegungen, pathologische 304 f., 307, 309
Mitursache 18 ff., 34
Multiple Sklerose 116, 167, 225, 229, 258, 289, **324 ff.,** 353
- Kausalität 17, 28, 34, 326 ff., 353
- Kraftfahreignung 329
- MdE/GdB 328 f.
- Rehabilitation 325 f.
Mumpsschutzimpfung 352
Muskelatrophie, spinale 30, 292, 332, 334 ff.
Muskelbiopsie 333, 345
Muskeldystrophien 332, 338 ff.
Muskel-Gelenk-Kopfschmerz 367
Muskelkrankheiten **331 ff.**

- BU-EU 334
- Kausalität 334
- Kraftfahreignung 116
- MdE/GdB 334
Muskelnekrose, ischämische 320
Myasthenia gravis 116, 332, 337 f.
Myelitis 289
- postvakzinale 350, 355
- transversalis 274
Myelopathie, Elektrounfall 290, 293
- spondylogen 290
- Strahlen- 290, 293
- Tauchunfall 290
- toxisch 290
Myoklonie-Syndrome 193
Myopathie, endokrine 332, 343
- entzündliche 332, 344 f.
- erbliche, metabolische 332, 343 f.
- kongenitale 342 f.
- mitochondriale 344
- toxische 332
Myositis, Autoimmun- 332, 344 f.
- entzündliche 332, 344
- ossificans 332, 343
Myotone Dystrophie 332, 341
Myotonia congenita 332, 342

N

Nachschaden 25 f.
Nachteilsausgleich, Schwerbehinderte 9, 63, 70 ff.
Nachuntersuchung 9 f., 79, 115, 179, 286
Narkolepsie 110, 233, 239
Nasenverlust 48
Neologismen 200
Nerven-Muskelreizerscheinungen 55
Nervenschäden, periphere **296 ff.**
- – BU-EU 307
- – Injektionsschaden 298, 300 ff.
- – Kausalität 305
- – MdE/GdB 56 ff., 306 f.
- – Rehabilitation 304
- – Strahlenschaden 300 f., 302
- – traumatisch 296, 299 f.
Nervenwurzelschäden 303
Nervi glutaei 59
Nervus abducens 53, 174, 309
- accessorius 310
- axillaris 57, 299
- cutaneus femoralis lateralis 59
- facialis 46, 174, 309, 313
- femoralis 60, 302
- glossopharyngeus 310, 313
- hypoglossus 310, 313
- ischiadicus 60, 300 f.
- medianus 57 f., 297 f., 305
- musculocutaneus 57, 299
- oculomotorius 53, 174, 309
- opticus 174, 309, 313, 355
- peronaeus 60, 301 f., 305
- phrenicus 300

Nervus radialis 57 f., 298 f.
– saphenus 302
– statoacusticus 174, 310, 351
– suprascapularis 299
– thoracicus longus 57, 299
– tibialis 60, 302, 305
– trigeminus (s. auch Trigeminusneuralgie) 309, 313
– trochlearis 53, 174, 309
– ulnaris 57 f., 296 f., 305
– vagus 310, 313
– vestibularis 310
Nervus-suralis-Engpaß-Syndrom 302
Neugeborenenkrämpfe 208
Neuralgie 47, 363 f.
Neuritis, Impfschaden 351, 355, 357
Neurofibrom 291
Neurom 363 f.
Neuropädiatrie **387 ff.**
Neuropsychologische Untersuchung 5 f., 107, 163, **179 ff.**, 186, 188, 198 f., 202 f., **255 ff.**
Neurose, Begriff 378
– Formen 378
– Genese 378
Neurotische Störungen 6, 21, 85, 123, 165, 173, 176, 249, 377 f., 380
Nitrofurantoin, Neuropathie 315
Nozizeption 362 f.
Nuclear Magnetic Resonance s. Magnetresonanztomographie

O

Oberlidlähmung 53
Ohnhänder 56, 66 f., 71
Ohrmuschelverlust 48
Oligophrenie s. Schwachsinn
Opferentschädigungsgesetz 13
Orientierungsstörungen 70 f., 201
Ossifikation, paraartikuläre 174 f., 231

P

Pachymeningeosis haemorrhagica 167
Pan-Dysautonomie 234
Paramyotonia congenita 342
Paraphasie, phonematische 199 f.
– semantische 200
Paraplegie (s. auch Querschnittslähmung) 54, 66 f., 269 f., 400
Parasomnie 233
Parkerleichterung 70 f.
Parkinsonismus, postenzephalitischer 20, 26, 190
Parkinson-Syndrom 115, 156, 167, 190, 194 f., 225, 233
Pausen, betriebsunübliche 76
Peitschenhieb s. Schleudertrauma
Periarthritis humeroscapularis 303
Periduralanästhesie 288 f., 303

Persönlichkeitsänderung, erlebnisreaktive 247, 375
– Extrembelastungen 375
– schwere, MdE/GdB 52
Persönlichkeitsstörungen, spezifische 376
Persönlichkeitstest 5, 180, 258
Persönlichkeitsveränderung, organische 247, 252 f., 258 ff.
Pertussisschutzimpfung 357
Petit mal s. Anfälle, epileptische, kleine
Pflegebedürfnis, außergewöhnliches 66
Pflegebedürftigkeit
– Bundessozialhilfegesetz 390 f.
– – Definition (§ 68 BSHG) 390 f.
– – Stufen (§ 69a BSHG) 391
– Pflegeversicherung 67 f.
– – Definition (§ 14 SGB XI) 68
– – Stufen (§ 15 SGB XI) 68
Pflegegeld, Bundessozialhilfegesetz 391
– gesetzliche Unfallversicherung 25, 63, 65 ff., 284
Pflegekassen 68
Pflegeleistungen, Unfallversicherung Schweiz 140
Pflegezulage, Kriegsopferversorgung Österreich 136
– soziales Entschädigungsrecht 25, 63, 65 ff.
Phantomschmerz 231, 237, 239, 364, 375
Phenylketonurie, Hilflosigkeit 64
Phobien 52, 228, 378
Pick-Krankheit 253 f., 259 f.
Pickwick-Syndrom 226, 233
Plexus brachialis 56, 299 f., 368
– lumbosacralis 59, 302
Pockenschutzimpfung 347 ff.
Poliomyelitis 289
Poliomyelitisschutzimpfung 353 f.
Polizeidienstunfähigkeit 101
Polydipsie 226, 230
Polymyositis-Dermatomyositis-Komplex 344
Polyneuritis, postvakzinale 351
Polyneuropathie 225, **311 ff.**, 332
– akute idiopathische 316
– BU-EU 318
– Impfschaden 318, 351, 358
– Kausalität 316 ff.
– MdE/GdB 318
– Rehabilitation 316
Polyphagie 230
Polyradikulitis 318
Positronen-Emissionstomographie 190, 198, 260
Postdiskotomiesyndrom 370
Post-Poliomyelitis-Syndrom 30

Postzoster-Neuralgie 317
Potentiale, evozierte 164, 324
Potenzstörungen s. Sexualfunktionsstörungen
Prader-Willi-Syndrom 234
Privatversicherungen **119 ff.**
Prozeßfähigkeit 126
Pseudodemenz 6, 249
Pseudoneurasthenisches Syndrom 247 f., 251 ff.
Psychische Störungen, organische s. Psychosyndrom, organisches
Psychogene Störungen 5 f., 21, 227, 249, 304
Psychologische Tests s. Neuropsychologische Untersuchung
Psychomotorische Störungen 203
Psychopathometrie 255, 257
Psychoreaktive Störungen 162 f., 173, 176, 247, **373 ff.**
– Epidemiologie 373
– Kausalität 381
– MdE/GdB 52
– Rehabilitation 380 f.
Psychose, endogene 227, 249, 376
– Hilflosigkeit 65
– posttraumatische 156, 163
– symptomatische s. Psychosyndrom, organisches
Psychosomatische Störungen 378 f.
Psychosyndrom, endokrines 253
– hirnlokales 253
– organisches 71, 122 ff., 156, 160, 175 f., 215 f., 218 f., **245 ff.**
– – BU-EU 264
– – Geschäftsfähigkeit 124 ff.
– – Hilflosigkeit 64, 66 f.
– – Kausalität 262 f.
– – Kraftfahreignung 114 f., 265
– – MdE/GdB 49, 263 f.
– – Rehabilitation 262
– – Schuldfähigkeit 122 f.
Psychotherapie, Kinder 395 f., 403 ff.
Psychovegetatives Syndrom 52, 223, 225 f., 228 f., 236, 373
Pubertas praecox 226, 230

Q

Quadrantensyndrom 227, 231
Quecksilberintoxikation 33, 224, 312
Querschnittslähmung (s. auch Rückenmarkschäden) 54, 65 ff., 71, **268 ff.**
– Spezialeinrichtungen 276

R

Rauschtat 123
Rechenschwäche 388
Rechtsvermutung 31, 34
Recklinghausen-Krankheit 291
Reflexblase 227

Reflexdystrophie 303, 364
Rehabilitation (s. auch einzelne Syndrome u. Krankheiten) 3, 5, 7 ff., 38, 68, 73 f., 95 f., 103 f.
– berufliche, Arbeitsförderungsgesetz 103 f., 216
– Hirnverletzte 157, 216
– Invalidenversicherung Schweiz 144
– Kinder 177 f., 392 ff.
– Krankenversicherung 95 f.
– Rentenversicherung 73 f., 76
– Sozialversicherung Österreich 134 f.
Rehabilitationsangleichungsgesetz 395
Reichsversicherungsordnung, Unfallversicherung
– – §§ 537, 548, 550 RVO 13 f.
– – § 551 RVO 14, 32
– – § 558 RVO 25, 63, 65
– – § 580 RVO 40
– – § 581 RVO 37, 40, 43
– – § 589 RVO 31
– – § 622 RVO 44
Rekurrenslähmung 48, 310, 358
Rentenantrag, Gang 78
Rentenumwandlung 77 f.
Rentenversicherung, gesetzliche (s. auch Berufsunfähigkeit, Erwerbsunfähigkeit, Sozialgesetzbuch VI) **73 ff.**
Residualschaden, Hirntrauma 160, 162
Resistenzminderung 15, 30 f., 327, 353, 357
Restaphasie 50
Riechvermögen, Verlust 48, 309
Riley-Day-Syndrom 225, 233
Risikokinder 181, 390
Rotationstrauma 153
Rotatorenmanschettenriß 368
Rötelnschutzimpfung 354
Rückenmarkschäden **268 ff., 288 ff.**
– BU-EU 283, 293
– Hilflosigkeit 65 ff., 283 f.
– Kausalität 16, 280 f., 293
– Kraftfahreignung 116, 285 f.
– MdE/GdB 54
– Rehabilitation 274 ff.
Rückenmarktumoren 274, 291 f.
Rucksacklähmung 299
Rundfunkgebührenpflicht, Befreiung 70, 72

S

Sachwalterschaft, Behinderte (Österreich) 138 f.
Sakralmarkschädigung 270
Schädelbasisbruch 152
Schädelhirntrauma s. Hirntrauma
Schädelknochendefekt 46
Schädelprellung 165, 234 f.
Schadenersatz 131
Schadensbemessung, abstrakt 38
Schadensbezeichnung 6
Schädigendes Ereignis 15 f.
Schädigung, gesundheitliche 15 f.
Schädigungsfolge 15
– mittelbare 27
Schizophrenie, sog. symptomatische 249, 254
Schlafapnoesyndrom 233
Schlafstörungen 50, 232 f.
Schleudertrauma 143, 224, 274, 303, 368
Schmerz, akuter 365
– chronifizierter 365
– chronischer 363, 365
– entzündungsbedingter 363, 367
– Halswirbelsäule 368
– Lendenwirbelsäulen-Beinregion 369
– neurogener 363 f.
– nozizeptiver 363
– projizierter 363
– psychogener 362, 365, 367
– Rumpf 369
– Schulter-Armregion 368
– übertragener 364
– zentraler 364 f.
Schmerzkrankheit 365
Schmerzensgeld Deutschland 121, 131, 238, 278, 371
– Österreich 137
Schmerzsyndrome **362 ff.**
– BU-EU 371
– MdE/GdB 41
– Rehabilitation 371
– vegetative 231 f.
Schuldfähigkeit 122 f.
Schülerunfallversicherung 13, 172
Schulpflicht, Ruhen 399
Schulreife 177, 397
Schulsport, Befreiung 399
Schulter-Arm-Syndrom 55, 368
Schwäche der körperlichen und geistigen Kräfte 74, 101
Schwachsinn (s. auch geistige Behinderung) 122 f., 260, 351, 403
Schwefelkohlenstoffintoxikation 33, 224, 312 f.
Schweigepflicht, ärztliche 2
Schweißregulationsstörungen 230
Schwerbehindertengesetz 39 f., 44, 63, 70, 101
Schwerbehinderung 9, 39, 70 ff., 101 f., 213, 220
Schwerhörigkeit 54, 310, 406
Schwerstbeschädigtenzulage 42
SED-Unrechtsbereinigungsgesetz, Erstes 13, 28

Sehbehinderung, hochgradige 65 f.
Selbständigkeitsindex 8
Selbstbetreuung, Defizite 64
Sensibilitätsstörungen, Gesichtsbereich 46, 165
– zerebrale 175
Sexualfunktionsstörungen 226 f., 231, 234, 237 f., 271 f., 278
Sheehan-Syndrom 230
Shy-Drager-Syndrom 190, 225 f., 233
Simulation 5 f., 249, 377
Single-Photon-Emissions-Computer-tomographie (SPECT) 260
Sinusthrombose 358
Skalenussyndrom 22
Skoliosebildung 174, 279, 401
Sluder-Neuralgie 231
Soldatenversorgungsgesetz 12, 28
Somnolenz 248, 251
Sonderkindergarten 393, 397, 403
Sonderschule 177, 396 ff., 403, 405 ff.
Sonographie 333, 339
Sopor 248, 251
Soziales Entschädigungsrecht (s. auch Bundesversorgungsgesetz, Soldatenversorgungsgesetz) 12 f., 37, 40, 43 ff., 63, 65 f.
Sozialgerichtsgesetz, § 85 94
Sozialgesetzbuch, Erstes Buch, § 65 SGB I 2
– Fünftes Buch (Krankenversicherung) § 40 SGB V 394
– – – – § 44 SGB V 81, 83
– – – – § 48 SGB V 84, 95 f.
– – – – §§ 50, 51 SGB V 95
– – – – § 74 SGB V 95
– – – – § 119 SGB V 393
– – – – § 275 SGB V 88, 92 f., 95 f.
– – – – § 277 SGB V 93 f., 96
– Sechstes Buch (Rentenversicherung) §§ 11, 15, 16 SGB VI 74
– – – – § 43 Abs. 2 SGB VI 74
– – – – § 44 Abs. 2 SGB VI 76
– – – – § 116 SGB VI 95
– Zehntes Buch §§ 44, 45, 48 SGB X 43 f.
– – – § 96 SGB X 2
– Elftes Buch (Pflegeversicherung) §§ 5, 14–17 SGB XI 67 f.
Sozialmedizinische Dienste 2 f.
Sozialpädiatrische Zentren 393
Sozialversicherung, Gewerbliche (Österreich) 135
Sozialversicherungsgesetz, Allgemeines (Österreich) 133 f.
– – – Hilflosigkeit 134
– – – Krankenversicherung 133
– – – Pensionsversicherung 133

Sozialversicherungsgesetz, Rehabilitation 134 f.
– – – Unfallversicherung 134
– – – Versehrtenrente 134
Spätabszeß 156, 166
Spätapoplexie 167
Spätepilepsie, traumatische 156, 175
Spätmeningitis 166
Spätschaden 26
Spina bifida 402
Spinalparalyse, spastische 30
Sprachentwicklungsstörung, audiogene 406
Sprachentwicklungsverzögerung 406 f.
Sprachstörungen s. Aphasie
Spritzenlähmung 300 f., 303
Steinträgerlähmung 299
Steuererleichterungen, Behinderte 70 f.
Stiff-man-Syndrom 289
Stirnhirnsyndrom 203
Stottern 49, 407
Strafgesetzbuch 122 f., 131
Straßenverkehrsordnung 70
Straßenverkehrszulassungsordnung 110 ff.
Streßulkus 226, 230
Stumpfschmerz 364
Stützrente 40
Subarachnoidalblutung 259
Sudeck-Syndrom 226, 230 f., 237
Suizid 21, 176, 190, 281
Sulfonamide, Neuropathie 315
Synkopale Anfälle 50, 110, 232, 239 f.
Syringomyelie 31, 280, 292 f., 364
Systemerkrankungen, degenerative 292
– – Kannversorgung 29 ff.

T
Tachykardie, paroxysmale 232
Tarsaltunnelsyndrom 302
Tatbestandsfeststellung 15 ff.
Taubheit 54, 72, 351, 406
Tauchunfall, Myelopathie 290
Teil-Arbeitsfähigkeit 95
Testierfähigkeit 124 ff., 195, 205
Tests, psychologische s. Neuropsychologische Untersuchung
Tetanusschutzimpfung 358
Tetraparese (s. auch Querschnittlähmung) 54, 67, 269, 400
– Hirnverletzung 174
Thalamusschmerz 231, 365
Thalidomid, Neuropathie 315
Thorotrastschaden 27
Tibalis-anterior-Syndrom 320
Tic douloureux 366
Tic-Syndrome 193

Tinel-Zeichen 364
Tod – Schädigungsfolge 31 f., 280
Tollwutschutzimpfung 354
Torsionsdystonie 193
Torticollis spasmodicus 193
Traktionslähmung 299, 305
Translationstrauma 152 f.
Tremor 194, 313
Triarylphosphat-Vergiftung 312
Trichloräthylen-Intoxikation 313
Trigeminusneuralgie 47, 165, 365 f.
Trismus 358
Trunksucht s. Alkoholabusus
Tumoren, intraspinal 291

U
Ulnarisrinnensyndrom 368
Unfall 15 f., 217
– Definitionen Österreich 134, 136
Unfallfürsorge, beamtenrechtliche s. Beamtenversorgungsgesetz
Unfallverhütungsvorschriften 217
Unfallversicherung, gesetzliche (s. auch Reichsversicherungsordnung) 13 f., 37, 43 ff., 63, 65 ff., 172
– obligatorische, Schweiz 141 f.
– private 14 f., 25, 119 f., 172, 182, 207, 286
– – Invaliditätsgrade 45 ff., 120
– – §§ 1, 2 AUB 88 14 f.
– – § 7 I AUB 88 25
– – Österreich 136 f.
– – Schweiz 145
– – Sozialversicherung Österreich 134
Unfallversicherungsbedingungen (AUB 88) 119 f.
Ungewißheit in der medizinischen Wissenschaft 28 ff.
Unterbringungsverfahren, Österreich 139
Untersuchungen, nicht duldungspflichtige 2
– genetische 333 f.
Untersuchungsbefund 5 f.
Ursachenbegriff 17 f.
Ursachenbündel 17, 19
Ursächlicher Zusammenhang s. Kausalität
Unrichtigkeit von Entscheidungen 31, 44

V
Vasomotorische Störungen 50, 230
Vegetativ-dienzephale Syndrome 230
Vegetative Syndrome **223 ff.**
– – Arbeitsunfähigkeit 239 f.
– – BU-EU 239
– – Kraftfahreignung 240

– – MdE/GdB 50, 52, 237 f.
– – Rehabilitation 235 f.
– – Rückenmarkschäden 226 f., 231, 272
Verantwortlichkeit, strafrechtliche 122 f.
Verfolgung 14 ff., 34
Verfügbarkeit, Arbeitsvermittlung **103 ff.**, 239, 264 f.
Verhaltensstörungen, Kinder 180 f., 391, 393, 397, 399, 403, 405
Versagenszustände, vorzeitige 260
Verschiebung der Wesensgrundlage 236
Verschlimmerung, Anerkennung im Sinne von 22 f., 34, 188
– Arten 23
– Unfallversicherung Schweiz 143
Versorgung, hauswirtschaftliche 67
Versorgungsrecht s. Soziales Entschädigungsrecht
Versorgungsverwaltung 12
Vertragsarzt 94 f.
Verweisbarkeit 76, 96
Verwirrtheit 125, 248, 251
Verwundung 15
Verzögerungstrauma 152
Vinka-Alkaloide, Neuropathie 315
Vollbeweis 16
Vorgeschichte s. Anamnese
Vormundschaftsgericht 126 f.
Vorschaden 24 f., 317
– zerebraler 171, 182

W
Wahrscheinlichkeit 16, 19 f., 28 f., 117
Wegefähigkeit, Beeinträchtigung 71, 76
Wegeunfall 14
Wehrdienstbeschädigung 12
Werkstatt für Behinderte 178
Wernicke-Aphasie 200
Wernicke-Mann-Lähmung 156
Wesensänderung, organische 156, 161, 173, 176, 186 f., 201, 216, 218, 220, 252 f., 261
Wesentliche Änderung 41, 43 f., 78
Wesentliche Bedingung 18 ff., 22, 25 f., 31, 65
Wiedereingliederung, stufenweise 95
Wiedergutmachung s. Bundesentschädigungsgesetz
Willensbestimmung, freie 124 f., 382 f.
Willenserklärung 124 f.
Wirbelsäulenveränderungen, degenerative 55, 303
Wohnungshilfe, Querschnittsgelähmte 283

Z
Zeckenradikulitis 317
Zeitrente 77, 264
Zentralvegetative Störungen **223 ff.**
Zerebellare Syndrome 50, 115, 175, **190 ff.**
– – BU-EU 194 f.
– – Kausalität 195
– – Kraftfahreignung 115, 196
– – MdE/GdB 50, 195
– – neurotoxische Ursachen 191 f.
– – Rehabilitation 194
Zerebralparese, infantile 400 ff.
Zeugungsunfähigkeit 227, 237 f.
Zivildienstbeschädigung 12
Zivildienstgesetz 12, 28
Zumutbarkeit, Unfallversicherung Schweiz 141
Zusatzgutachten 3, 179, 379
Zyklothymie, sog. symptomatische 249, 254